TRATAMENTO CLÍNICO E CIRÚRGICO DA DOR **OROFACIAL**

Coordenador
João Gualberto de Cerqueira Luz

TRATAMENTO CLÍNICO E CIRÚRGICO DA DOR **OROFACIAL**

manole
editora

Editora: Cristiana Gonzaga S. Corrêa
Projeto gráfico: Departamento Editorial da Editora Manole
Diagramação: Elisabeth Miyuki Fucuda
Ilustrações: Eduardo Borges e Luargraf Serviços Gráficos
Capa: Iuri Guião

CIP-BRASIL. CATALOGAÇÃO NA PUBLICAÇÃO
SINDICATO NACIONAL DOS EDITORES DE LIVROS, RJ

T698

Tratamento clínico e cirúrgico da dor orofacial / coordenação João Gualberto de Cerqueira Luz. - 1. ed. - Barueri [SP] : Manole, 2025.

Inclui bibliografia
ISBN 9786555760606

1. Odontologia. 2. Dor orofacial. 3. Dentes - Doenças - Diagnóstico. 4. Dentes - Doenças - Cirurgia. I. Luz, João Gualberto de Cerqueira.

CDD: 617.605
24-94529 CDU: 616.314-089

Meri Gleice Rodrigues de Souza - Bibliotecária - CRB-7/6439

Edição – 2025

Editora Manole Ltda.
Alameda Rio Negro, 967 – cj. 717 – Alphaville
06454-000 – Barueri – SP – Brasil
Fone: (11) 4196-6000
www.manole.com.br | https://atendimento.manole.com.br/

Impresso no Brasil
Printed in Brazil

Coordenador

João Gualberto de Cerqueira Luz

Professor Titular do Departamento de Cirurgia, Prótese e Traumatologia Maxilofaciais da Faculdade de Odontologia da Universidade de São Paulo (FOUSP). Mestre, Doutor e Livre-docente pela USP. Especialista em Cirurgia e Traumatologia Bucomaxilofaciais. Especialista em Disfunção Temporomandibular e Dor Orofacial. Prêmio Horace Wells por modelo experimental de trauma à articulação temporomandibular. Conselheiro do International College for Maxillo-Facial Surgery (ICMFS).

Autores

Alessandra Tumonis Fernandes

Graduada em Odontologia e em Ciências Biológicas. Mestre pela Universidade Metropolitana de Santos (Unimes). Professora Titular da Universidade Municipal de São Caetano do Sul, nos cursos da Saúde e Medicina. Professora do Laboratório Morfofuncional da Universidade São Judas Tadeu.

Alyne Simões Gonçalves

Doutora pela Faculdade de Odontologia da Universidade de São Paulo (FOUSP). Intercâmbio com a Universidade de Aachen, Alemanha. Pós-doutorado na University of Illinois at Chicago, EUA. Professora Associada do Departamento de Biomateriais e Biologia Oral da FOUSP.

André Sakima Serrano

Especialista em Cirurgia e Traumatologia Bucomaxilofaciais. Plantonista da Retaguarda em Cirurgia e Traumatologia Bucomaxilofaciais do Hospital Israelita Albert Einstein (HIAE).

Anna Laura Freire Gabellini

Graduada em Fonoaudiologia pela Universidade Federal de Santa Catarina (UFSC). Membro da Therapy Taping Association. Pesquisadora nas áreas de Linguagem e Motricidade Orofacial, com foco em Disfunção Temporomandibular.

Carlos Wiering

Graduado em Educação Física e Fisioterapia. Especialista e com formação Sênior em Reeducação Postural Global (R.P.G.) pela Université Internationale Permanente de Thérapie Manuelle. Especialista em Ergonomia pela CNRossi Ergonomia.

Carolina Lapaz Vivan

Mestre e Doutoranda pela Faculdade de Odontologia da Universidade de São Paulo (FOUSP). Especialista em Ortodontia. Coordenadora do Curso "*Lasers* em Ortodontia" da Fundação da FOUSP.

Caroline Maria Gomes Dantas

Mestre e Doutoranda pela Faculdade de Odontologia da Universidade de São Paulo (FOUSP). Especialista em Ortodontia. Coordenadora do Curso "*Lasers* em Ortodontia" da Fundação da FOUSP.

Eduardo Felippe Duailibi Neto

Mestre e Doutor em Odontologia pela Faculdade de Odontologia da Universidade de São Paulo (FOUSP). Especialista em Radiologia Odontológica e Imaginologia.

Esther Mandelbaum Gonçalves Bianchini

Graduada em Fonoaudiologia. Especialista em Motricidade Orofacial. Mestre pela Pontifícia Universidade Católica de São Paulo (PUC-SP) e Doutora pela Faculdade de Medicina da Universidade de São Paulo (FMUSP). Professora do Programa de Estudos Pós-Graduados em Fonoaudiologia da PUC-SP.

Fabiane Miron Stefani

Graduada em Fonoaudiologia. Mestre e Doutora pela Faculdade de Medicina da Universidade de São Paulo (FMUSP). Professora Associada do Curso de Fonoaudiologia e do Programa de Pós-graduação em Fonoaudiologia da Universidade Federal de Santa Catarina (UFSC).

Fernando Rodrigues Carvalho

Mestre, Doutor e Pós-Doutorado em Ciências pela Escola Paulista de Medicina da Universidade Federal de

São Paulo (EPM-Unifep). Especialista em Ortopedia Funcional dos Maxilares e em Ortodontia. Minirresidência em Dor Orofacial na University of Southern California, EUA, e em Disfunção Temporomandibular na University of Kentucky, EUA. Pesquisador no Laboratório Especial de *Laser* em Odontologia da Faculdade de Odontologia da Universidade de São Paulo (FOUSP). Coordenador do Curso "Laserterapia para Disfunção Temporomandibular" da Fundação da FOUSP.

Helcio Ono

Mestre pelo Instituto de Ciências Biomédicas da Universidade de São Paulo (ICB-USP). Cirurgião Bucomaxilofacial do Hospital Nipo-Brasileiro. Cirurgião do Núcleo Bucomaxilofacial do Hospital Sírio-Libanês.

Israel Chilvarquer

Mestre, Doutor e Livre-docente pela Faculdade de Odontologia da Universidade de São Paulo (FOUSP). Pós-Graduado pela University of Texas at San Antonio, EUA. Diretor Clínico do Instituto de Documentação Ortodôntica e Radiodiagnóstico (INDOR).

Ivo Contin

Mestre e Doutor pela Faculdade de Odontologia da Universidade de São Paulo (FOUSP). Especialista em Disfunção Temporomandibular e Dor Orofacial. Professor Doutor do Departamento de Prótese da FOUSP.

João Gualberto de Cerqueira Luz

Professor Titular do Departamento de Cirurgia, Prótese e Traumatologia Maxilofaciais da Faculdade de Odontologia da Universidade de São Paulo (FOUSP). Mestre, Doutor e Livre-docente pela USP. Especialista em Cirurgia e Traumatologia Bucomaxilofaciais. Especialista em Disfunção Temporomandibular e Dor Orofacial. Prêmio Horace Wells por modelo experimental de trauma à articulação temporomandibular. Conselheiro do International College for Maxillo-Facial Surgery (ICMFS).

Jorge Elie Hayek

Mestre e Doutor pela Faculdade de Odontologia da Universidade de São Paulo (FOUSP). Especialista em Radiologia pela FOUSP. Diretor Clínico do Instituto de Documentação Ortodôntica e Radiodiagnóstico (INDOR).

Leandro Lauriti

Mestre e Doutor pela Universidade Nove de Julho (Uninove). Especialista em Cirurgia e Traumatologia Bucomaxilofaciais. Professor da Disciplina de Cirurgia do Curso de Odontologia da Uninove.

Lilian Victoria Pérez Espínola

Mestre e Doutora pela Faculdade de Odontologia da Universidade de São Paulo (FOUSP). Residência em Cirurgia e Traumatologia Bucomaxilofaciais no Hospital Policlin de São José dos Campos, SP. Cirurgiã Bucomaxilofacial da Retaguarda em Cirurgia e Traumatologia Bucomaxilofaciais do Hospital Santa Catarina.

Lucimar Rodrigues

Mestre, Doutora e Programa de Pós-doutorado em Cirurgia e Traumatologia Bucomaxilofaciais pela Faculdade de Odontologia da Universidade de São Paulo (FOUSP).

Luís Ronaldo Picosse

Doutor em Ciências Morfofuncionais pela Universidade de São Paulo (USP). Professor Titular de Cirurgia e Traumatologia Bucomaxilofaciais da Universidade do Vale do Paraíba (Univap). Professor do Curso de Reabilitação Protética com ênfase em Implantes, da FUNDECTO na Faculdade de Odontologia da Universidade de São Paulo (FOUSP). Professor Doutor Aposentado do Departamento de Anatomia do Instituto de Ciências Biomédicas da Universidade de São Paulo (ICB-USP). Ex-Professor Titular da Disciplina de Anatomia da Universidade Cidade de São Paulo (Unicid).

Luiz Carlos Souza Manganello

Cirurgião-dentista Bucomaxilofacial. Médico Cirurgião Plástico. Mestre e Doutor em Cirurgia pela Faculdade de Medicina da Universidade de São Paulo (FMUSP). Presidente da Associação de Fissurados Labiopalatinos.

Maria Aparecida Alves de Cerqueira Luz

Mestre, Doutora e Livre-docente pela Universidade de São Paulo (USP). Professora Associada do Departamento de Dentística da Faculdade de Odontologia Universidade de São Paulo (FOUSP).

Marina Cleia Palo Prado

Mestre e Doutora pela Faculdade de Odontologia da Universidade de São Paulo (FOUSP). Curso de Pós-Graduação *Lato Sensu* "Especialização Profissional e Acadêmica em Acupuntura". Professora Doutora do Departamento de Cirurgia, Prótese e Traumatologia Maxilofaciais da FOUSP.

Michel Eli Lipiec

Especialista em Radiologia Odontológica e Imaginologia. Radiologista do Instituto de Documentação Ortodôntica e Radiodiagnóstico (INDOR).

Oswaldo Crivello Junior

Mestre, Doutor e Livre-docente em Cirurgia, Prótese e Traumatologia Maxilofaciais. Professor Associado do Departamento de Cirurgia, Prótese e Traumatologia Maxilofaciais da Faculdade de Odontologia da Universidade de São Paulo (FOUSP).

Patrícia Moreira de Freitas

Mestre pela Universidade Estadual de Campinas (Unicamp) e Doutora pela Universidade de São Paulo (USP), tendo realizado Estágio de Doutorado na Universidade da Califórnia, São Francisco, EUA. Professora Titular do Departamento de Dentística da Faculdade de Odontologia da Universidade de São Paulo (FOUSP) e Co-responsável do Laboratório Especial de *Laser* em Odontologia da FOUSP.

Paulo Geraldo Dorsa

Neurocirurgião. Ex-Chefe do Serviço de Neurocirurgia do Hospital Municipal Dr. Arthur Ribeiro de Saboya. Ex-Assistente do Serviço de Dor do Hospital das Clínicas da Faculdade de Medicina da Universidade de São Paulo (HCFMUSP). Ex-Assistente do Serviço de Neurocirurgia da Real e Benemérita Associação Portuguesa de Beneficência.

Renan Lucio Berbel Silva

Mestre pela Faculdade de Odontologia da Universidade de São Paulo (FOUSP). Professor da Disciplina de Diagnóstico da Universidade Cidade de São Paulo (Unicid). Especialista em Radiologia Odontológica e Imaginologia.

Renata Cantisani Di Francesco

Professora Livre-Docente da Disciplina de Otorrinolaringologia da Faculdade de Medicina da Universidade de São Paulo (FMUSP). Doutora pela FMUSP. Pesquisadora da USP e Médica-Assistente do HCFMUSP.

Ricardo Pimenta D'Ávila

Especialista em Cirurgia e Traumatologia Bucomaxilofaciais. Mestre e Doutor pela Faculdade de Odontologia da Universidade de São Paulo (FOUSP). Cirurgião Bucomaxilofacial da Retaguarda em Cirurgia e Traumatologia Bucomaxilofaciais do Hospital Santa Catarina.

Samantha Cristine S. X. B. Cavalcanti

Mestre e Doutora pela Faculdade de Odontologia da Universidade de São Paulo (FOUSP). Especialista em Cirurgia e Traumatologia Bucomaxilofaciais e em Endodontia. Coordenadora Pedagógica do Curso de Graduação em Odontologia do Centro Universitário das Faculdades Metropolitanas Unidas (FMU).

Sandra Kalil Bussadori

Mestre e Doutora pela Faculdade de Odontologia da Universidade de São Paulo (FOUSP). Pós-Doutorado em Pediatria pela Universidade Federal de São Paulo (Unifesp). Professora do Programa de Mestrado e Doutorado em Biofotônica aplicada à Ciências da Saúde e em Ciências da Reabilitação e Professora Titular da Universidade Nove de Julho (Uninove).

Sumário

Prefácio

Após 1934, ano em que o médico James B. Costen descreveu a síndrome que leva seu nome, referente a uma série de sinais e sintomas dolorosos na região das aurículas, inúmeros trabalhos têm sido publicados por cirurgiões-dentistas, evidenciando o interesse por tão extenso e complexo tema.

Excelentes pesquisas e livros passaram a ser editados, muitas vezes não levando em conta os aspectos didáticos e do imediato interesse do profissional que se depara, no dia a dia, com problemas sediados na articulação temporomandibular (ATM). Nesse aspecto, a presente obra é, sem dúvida alguma, da melhor qualidade possível, pelo fato de a matéria ser exposta de maneira concisa, atualizada e com formato multidisciplinar. Aliás, essa qualidade é uma característica marcante do Professor Dr. João Gualberto C. Luz, com quem convivi durante alguns anos quando de sua atuação como professor da Disciplina de Oclusão e ATM, a meu convite, à época em que dirigi a Faculdade de Odontologia da Universidade Cidade de São Paulo (FO-UNICID).

Fiel a sua sólida formação científica, o autor deste importante texto, que enfatiza a dor orofacial, procura acercar-se de um elenco de colaboradores de alta competência, não apenas no setor odontológico como de outros afins à área de saúde. Dessa maneira, atinge o Prof. Dr. João Gualberto um de seus objetivos primordiais, qual seja o do trabalho em equipe sob sua competente e entusiasta liderança. Como resultado temos uma obra cujo mérito é estar alinhada com as modernas abordagens científicas do diagnóstico e das terapias às disfunções temporomandibulares.

A disposição ordenada dos capítulos com diversificada e atualizada bibliografia, abordando aspectos ligados à morfologia, fisiologia e outros, até finalizar com noções terapêuticas e cirúrgicas aplicadas às disfunções da ATM, falam por si só da importância atual e futura da presente edição.

Sinto-me honrado em prefaciar este livro escrito pelo meu ex-aluno da USP, hoje renomado professor – livro que, pelo seu teor, é ao mesmo tempo básico e aplicado, não devendo, portanto, faltar na biblioteca dos que militam tanto no campo da especialidade como da clínica.

Parabéns ao Prof. Dr. João Gualberto e aos seus colaboradores, por mais esta significativa contribuição à Odontologia brasileira.

Prof. Dr. Flávio Vellini-Ferreira
Diretor Presidente do Instituto Vellini

Apresentação

A dor é uma experiência complexa e multidimensional. Vivenciada pela totalidade dos seres humanos, seja ela aguda ou crônica, acarreta incalculáveis sofrimentos físicos acompanhados de sofrimentos mentais e emocionais, e suas consequências incluem incapacidade temporária e/ou permanente em diferentes aspectos da vida do doente. Entendê-la é o caminho fundamental para chegarmos ao seu alívio.

Este livro coordenado pelo Professor Titular João Gualberto de Cerqueira Luz, do Departamento de Cirurgia, Prótese e Traumatologia Maxilofaciais da Faculdade de Odontologia da Universidade de São Paulo (FOUSP), e seus coautores, nos traz a temática da dor orofacial. Conseguiram reunir nesta valiosa obra suas experiências fundamentadas em um saber acadêmico e suas competências profissionais, com contribuições próprias que configuram o atual estado da arte neste assunto.

Com uma leitura agradável, enriquecedora e esclarecedora, os 28 capítulos de *Tratamento clínico e cirúrgico da dor orofacial* nos revela um conteúdo abrangente e objetivo, integrando disciplinas básicas e aplicadas com abordagens de casos clínicos de dimensões extensivas às áreas odontológica, médica e afins. A morfologia da ATM, dos músculos associados e do nervo trigêmeo; a fisiologia estomatognática e da dor (nocicepção); as artropatias temporomandibulares e as disfunções intra-articulares e musculares, as neuralgias faciais e as odontalgias; os métodos e os recursos modernos e atuais de diagnósticos; as orientações e condutas terapêuticas mais apropriadas – as medicamentosas, as placas oclusais, a fisioterapia, os ajustes oclusais; e os enfoques nos tratamentos cirúrgicos e intervencionistas da ATM são os temas capitais, bem como outros de grande importância clínica, discutidos nesta obra.

Seja para os estudantes de graduação, seja para os de pós-graduação, para os profissionais cirurgiões-dentistas e médicos clínicos gerais e os especialistas, bem como para todos os profissionais das áreas médicas correlatas, enfim, para os que participam de equipes multiprofissionais envolvendo a dor orofacial, a essência deste livro está coroada por uma escrita agradável, por uma documentação primorosa e um cuidado editorial dos mais elogiosos.

Parabenizo o Professor Titular João Gualberto de Cerqueira Luz e os coautores em oferecer à Odontologia e a toda a área médica brasileira esta obra valiosa e moderna, contribuindo para um melhor diagnóstico, planejamento, prognóstico e tratamento do complexo tema dor orofacial.

Prof. Dr. Rodney Garcia Rocha
Professor Titular do Departamento
de Estomatologia da FOUSP.
Diretor da FOUSP – 2009-2013 e 2017-2021

Morfologia da articulação temporomandibular, músculos associados e nervo trigêmeo

Luís Ronaldo Picosse

ARTICULAÇÃO TEMPOROMANDIBULAR

A articulação temporomandibular (ATM), uma articulação sinovial, exibe características peculiares e propriedades específicas que a tornam ímpar em relação às outras articulações de mesma classificação anatômica. Seus elementos ósseos ativos são dois côndilos, isto é, duas superfícies ósseas salientes ou convexas, com finalidade articular. Essa conformação classifica a articulação temporomandibular como uma bicondiloartrose bilateral, complexa.

Seus componentes anatômicos, presentes em todas as articulações sinoviais, são:

- Superfícies articulares.
- Sistema ligamentoso.
- Disco ou menisco articular.
- Membranas sinoviais.

SUPERFÍCIES ARTICULARES

Dois ossos integram a articulação: osso temporal e mandíbula. O temporal participa com a cavidade ou fossa mandibular e eminência articular (côndilo ou tubérculo articular); a mandíbula, com a cabeça (côndilo) da mandíbula.

Osso temporal

A cavidade mandibular e a eminência articular formam um quadrilátero irregular, no qual predomina o diâmetro transversal. Anteriormente, é formado pela eminência articular; posteriormente, pela face articular da cavidade mandibular, que coincide com a vertente posterior da eminência articular. O restante da cavidade destina-se à função passiva de alojar o côndilo da mandíbula em posição de repouso.

A eminência articular é uma saliência de forma cilíndrica, com direção oblíqua de lateral para medial e de anterior para posterior. Uma pequena depressão em sua parte central delimita dois segmentos – um medial e outro lateral – divergentes entre si. Essa disposição propicia os movimentos mandibulares. Ao segmento lateral é atribuída maior efetividade dos movimentos de abaixamento e protrusão da mandíbula, ao passo que ao segmento medial é atribuída maior efetividade nos movimentos de lateralidade mandibular.

Lateralmente à eminência articular, sobre a chamada raiz longitudinal do zigoma, há uma pequena saliência denominada tubérculo zigomático anterior ou pré-glenoidal, que serve para a inserção de um dos ligamentos dessa articulação, descrito adiante.

A cavidade mandibular (antiga fossa mandibular) é uma fossa de profundidade variável, cujo longo eixo, transversal, coincide com o da eminência articular. Limita-se posteriormente com o canal auditivo externo por meio do osso timpânico, com o processo vaginal da apófise estiloide e com o tubérculo zigomático posterior (ou retroarticular – que impede deslocamentos bruscos do côndilo mandibular para trás); anteriormente, com a eminência articular e o tubérculo zigomático anterior; medialmente, com a espinha do osso esfenoide; e lateralmente com a raiz longitudinal do osso zigomático.

Uma fissura – a fissura petrotimpânica – divide essa cavidade em duas regiões distintas: a anterior, articular, constitui a cavidade mandibular propriamente dita, e a posterior, formada principalmente pelo osso timpânico, define um espaço importante: o espaço retroarticular (Figuras 1 e 2).

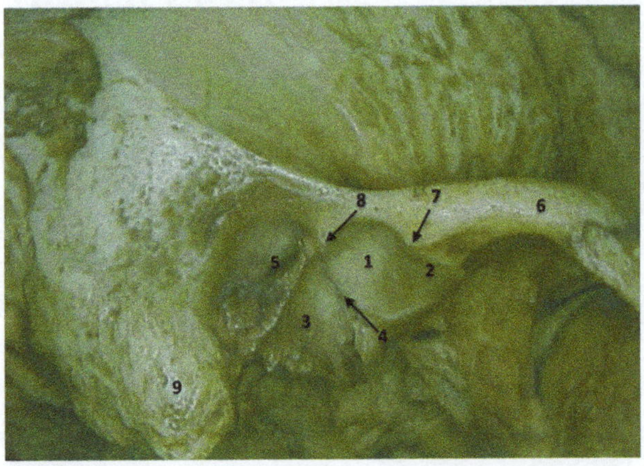

FIGURA 1 Vista lateral da região articular: 1: fossa mandibular; 2: eminência articular do osso temporal; 3: osso timpânico; 4: fissura petrotimpânica; 5: conduto auditivo externo; 6: processo zigomático; 7: tubérculo zigomático anterior; 8: tubérculo zigomático posterior; 9: processo mastóideo.

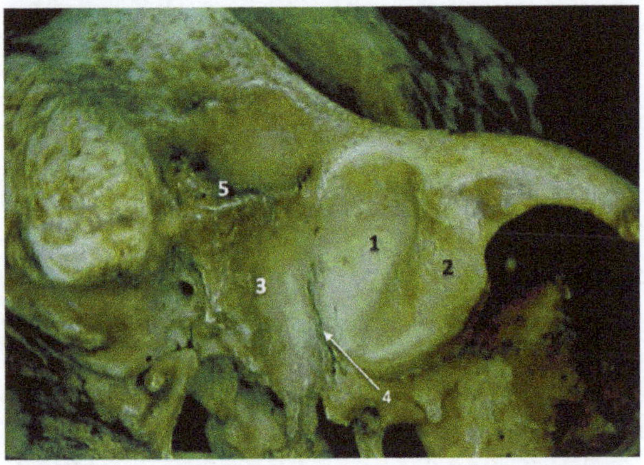

FIGURA 2 Vista inferior da região articular de ATM. 1: fossa mandibular; 2: eminência articular do temporal; 3: osso timpânico; 4: fissura petrotimpânica; 5: meato acústico externo.

Mandíbula

Envolve-se na articulação através do côndilo mandibular (ou cabeça da mandíbula). Essa estrutura, situada na extremidade proximal do ramo mandibular, apresenta configuração elíptica, com seu maior eixo dirigido no sentido transversal, acompanhando a mesma direção da eminência articular e da cavidade mandibular do osso temporal. Se os longos eixos do côndilo, eminência articular e cavidade mandibular de ambos os lados forem prolongados, encontrar-se-ão no interior do buraco occipital, a 0,5 cm da região mediana de sua borda anterior.

A cabeça da mandíbula, no sentido anteroposterior, apresenta duas vertentes ou facetas, uma anterior e outra posterior, que ao se unirem formam uma aresta ou crista conhecida como crista transversal do côndilo. Sua vertente anterior apresenta duas facetas, uma lateral e outra medial, unidas por uma suave crista vertical, a crista sagital do côndilo, que se aloja exatamente naquela depressão existente na eminência articular, já descrita.

Nas extremidades do côndilo, reconhecemos a presença de dois polos, lateral e medial, sendo o primeiro bastante perceptível à palpação quando colocamos a polpa digital sobre a articulação (Figuras 3 e 4).

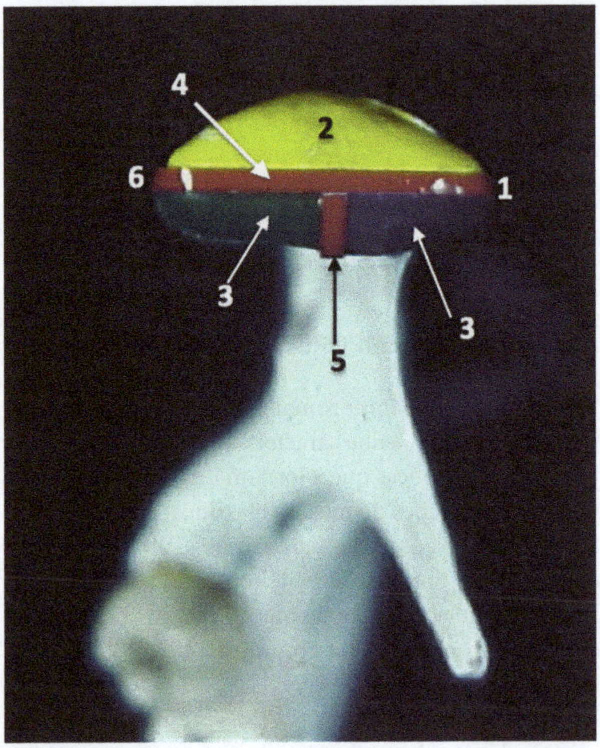

FIGURA 3 Imagem vista de cima da cabeça da mandíbula: 1: polo lateral; 2: vertente posterior (amarelo); 3: vertente anterior (medial – verde – e lateral – azul); 4: crista transversal da cabeça; 5: crista sagital; 6: polo medial.

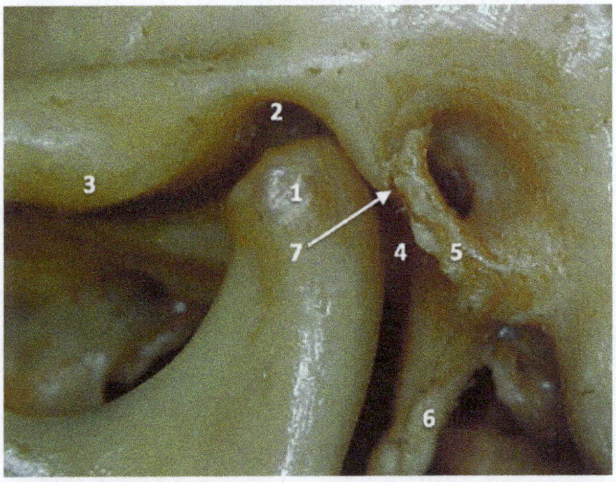

FIGURA 4 Vista lateral da ATM mostrando o deslocamento da mandíbula para trás, evidenciando a função do tubérculo zigomático posterior, preservando estruturas nobres no espaço retroarticular. 1: cabeça da mandíbula; 2: fossa mandibular; 3: eminência articular; 4: espaço retroarticular; 5: osso timpânico; 6: processo estiloide; 7: fissura petrotimpânica.

Cartilagem articular

Sob essa denominação se definem as cartilagens que revestem as superfícies ósseas de todas as articulações sinoviais. É importante ressaltar que em todas elas a cartilagem articular é do tipo "hialina", exceção feita à ATM, na qual essa cartilagem, específica, é do tipo "fibrosa", sendo, portanto, uma fibrocartilagem. Tal peculiaridade tem explicação na formação da cartilagem, que se origina da cartilagem embrionária do primeiro arco branquial (cartilagem de Meckel).

Essa característica assume particular importância, pois a fibrocartilagem articular da ATM tem a propriedade exclusiva de constante formação óssea, existindo a possibilidade de se regenerar quando lesada.

Outro aspecto de igual relevância é a variação de espessura dessa fibrocartilagem. Nas regiões em que a pressão do côndilo da mandíbula sobre a superfície articular do osso temporal é maior, o revestimento de fibrocartilagem é mais espesso, adelgaçando-se nas áreas menos solicitadas. Essa observação permite afirmar que as superfícies sujeitas a maior esforço funcional são: no osso temporal, a crista e a vertente posterior da eminência articular; na mandíbula, a crista e a vertente anterior do côndilo.

Da mesma forma, verifica-se que o teto e a parede posterior da cavidade mandibular, bem como a crista e a vertente posterior do côndilo da mandíbula, não sofrem qualquer tipo de pressão, porque a fibrocartilagem de revestimento é, nessas regiões, bastante delgada, corroborando a opinião de diversos autores de que a fossa mandibular serve apenas de receptáculo para o côndilo da mandíbula, em posição de repouso ou em início de qualquer movimento (Figura 5).

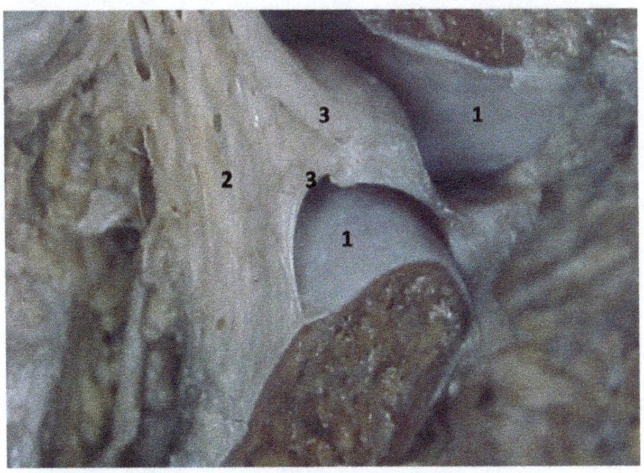

FIGURA 5 Peça dissecada mostrando: 1: cartilagem articular; 2: cápsula articular; 3: ligamento posterior (zona bilaminar).

SISTEMA LIGAMENTOSO

O sistema ligamentoso das articulações sinoviais exerce duas funções principais: proteger a articulação, envolvendo-a para manter sua perfeita lubrificação, e impedir o afastamento dos ossos durante os movimentos para que não haja perda de efetividade de ação, já que os ossos funcionam como braços de alavancas.

Esse sistema pode ser dividido, didaticamente, em:

- Cápsula articular.
- Ligamentos capsulares.
- Ligamentos acessórios.

Cápsula articular

Constituída de tecido conjuntivo fibroso, assemelha-se a um cone truncado de base maior superior que tem como perímetro exatamente a área articular, ou seja, a eminência e a região anterior da fossa mandibular; sua base menor, inferior, insere-se ao redor do colo do côndilo da mandíbula (Figura 5). Sua inserção superior é feita, anteriormente, ao longo da vertente anterior da eminência articular; medialmente, próximo à sutura com o osso esfenoide e a espinha do esfenoide; lateralmente, ao longo da raiz longitudinal do zigoma; posteriormente, nos lábios das fissuras petrotimpânica e timpanoescamosa.

Duas lâminas ou camadas constituem essa estrutura: uma superficial, formada por fibras largas e grossas que se estendem ao longo das duas superfícies ósseas da articulação; outra profunda, de fibras curtas, que se interrompem nas bordas do disco articular, principalmente em suas regiões anterior e posterior, contribuindo para a perfeita delimitação das cavidades supra e inframeniscal.

Extremamente lassível, a cápsula permite deslocamentos bastante amplos do côndilo mandibular em seu deslize pela vertente posterior da eminência articular, até sua posição final ao término de um movimento mandibular.

Ligamentos capsulares

Os ligamentos capsulares são reforços da própria cápsula, fazendo parte desta (Figura 6).

Com importantes funções na manutenção da estabilidade articular, esses ligamentos situam-se nas faces lateral, medial e posterior da cápsula, recebendo o nome do local em que se encontram. Assim, temos os ligamentos temporomandibulares lateral, medial e posterior.

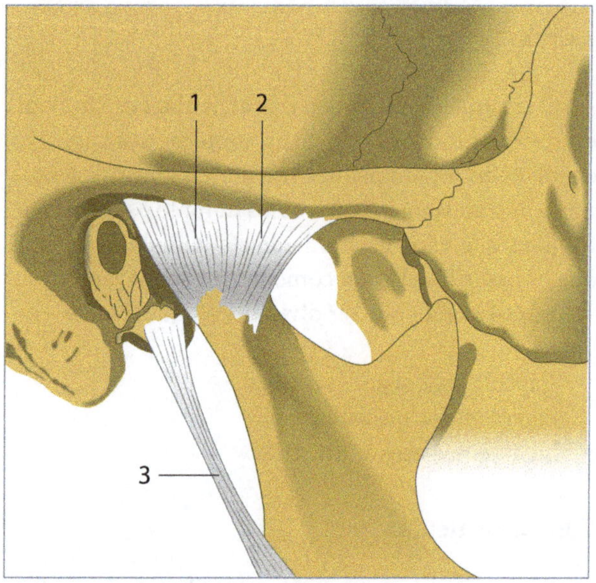

FIGURA 6 Vista lateral destacando: 1: cápsula articular; 2: ligamento extracapsular, denominado temporomandibular lateral; 3: ligamento estilomandibular.

O ligamento temporomandibular lateral ou, simplesmente, ligamento lateral é uma faixa de reforço capsular que se insere no tubérculo zigomático anterior e se dirige obliquamente para baixo e para trás, até se fixar nas porções lateral e posterior do colo mandibular. Essa disposição de fibras permite o deslizamento do côndilo para anterior até determinado limite, funcionando como elemento frenador. Além disso, impede deslocamentos para baixo e para lateral, já que as articulações direita e esquerda são, funcionalmente, uma só.

O ligamento temporomandibular medial, de menor volume e espessura que o anterior, insere-se na base da espinha do esfenoide e na região posteromedial do colo mandibular. Sua ação é discutível, e muitos autores não o descrevem.

O ligamento temporomandibular posterior (Figura 5) é um espessamento bem acentuado da parte posterior da cápsula, apresentando certa quantidade de fibras elásticas. Exibe um contingente de fibras superficiais que se inserem no lábio anterior da fissura petrotimpânica e na face posterior do colo mandibular, e um feixe profundo que adentra a articulação, inserindo-se na borda posterior do menisco articular, limitando a excursão deste e da cabeça da mandíbula. Essas fibras profundas, conhecidas como ligamento posterior ou zona bilaminar, são ricamente vascularizadas e inervadas, o que as torna sede de algias nos distúrbios da ATM, segundo alguns autores.

Ligamentos acessórios

São ligamentos que se inserem a distância cuja finalidade é a união dos elementos articulares, impedindo seu afastamento. Os ossos envolvidos na articulação funcionam como braços de alavanca, e sua aproximação contribui para a eficácia dos movimentos mandibulares.

Constituídos por tecido conjuntivo fibroso denso, com a presença de fibras colágenas, possuem aspecto brilhante à semelhança de um tendão muscular.

O ligamento esfenomandibular, uma lâmina fibrosa de aproximadamente 3 mm de largura, insere-se na espinha do esfenoide, superiormente e na língula da mandíbula, inferiormente. Assim, sua situação anatômica realmente impede o abaixamento da cabeça da mandíbula.

Outro ligamento, o estilomandibular, origina-se da borda anterior da apófise estiloide e dirige-se para baixo e para a frente, indo inserir-se na borda posterior do ramo e ângulo mandibulares. É uma larga faixa de tecido conjuntivo que muitas vezes é confundida com a inserção do músculo pterigóideo medial (Figura 7).

Um terceiro ligamento, o pterigomandibular, insere-se no gancho pterigóideo da apófise pterigoide do osso esfenoide e no trígono retromolar, na mandíbula. De fato, esse ligamento difere dos anteriores porque não abriga fibras colágenas, o que o torna mais frágil e é o motivo pelo qual muitos autores não o descrevem como um ligamento acessório da articulação temporomandibular. Sua principal função é dar inserção aos músculos bucinador e constritor superior da faringe (Figura 7).

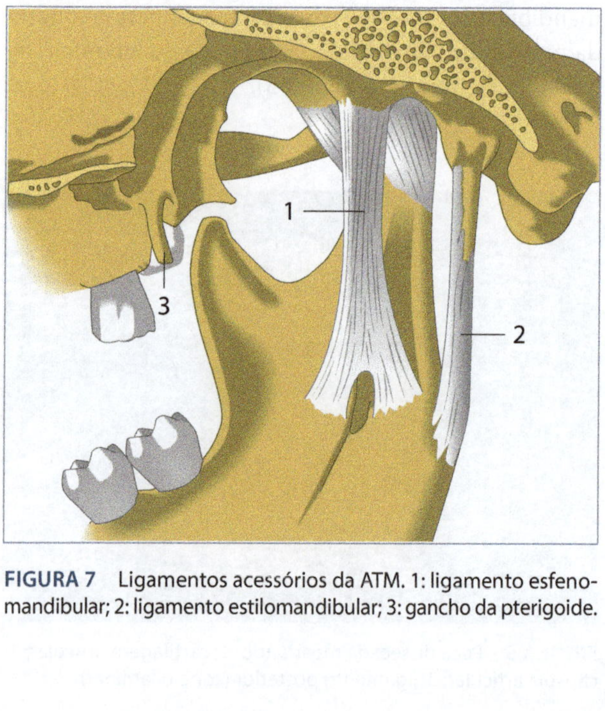

FIGURA 7 Ligamentos acessórios da ATM. 1: ligamento esfenomandibular; 2: ligamento estilomandibular; 3: gancho da pterigoide.

DISCO ARTICULAR

À semelhança de outras articulações do esqueleto, a articulação temporomandibular guarda um elemento fibrocartilaginoso, de forma elíptica e com perfil em "S", cuja função é tornar harmônicas superfícies ósseas discordantes, além de oferecer estabilidade à articulação durante os movimentos mandibulares – o disco articular (Figura 8).

Histologicamente, identificam-se fascículos conjuntivos dispostos em todas as direções, entremeados de discretas fibras elásticas e células conjuntivas. Em áreas efetivamente articulares, há pequena quantidade de células cartilaginosas irregularmente colocadas. Podemos salientar que essa estrutura não apresenta vascularização ou inervação, a não ser em sua região posterior, na qual se fixa o ligamento posterior, já descrito.

Morfologicamente, o menisco é de configuração peculiar em suas duas superfícies: a superior, côncavo-convexa no sentido anteroposterior, adapta-se à convexidade e à concavidade da eminência articular e da fossa mandibular, respectivamente; a inferior, apenas côncava, adapta-se à convexidade do côndilo da mandíbula, em sua vertente anterior principalmente (Figura 8). Quando com a boca aberta, o disco acompanha o deslocamento anterior da cabeça da mandíbula e se torna relativamente bicôncavo, com a finalidade de tornar harmônicas, que agora, com a relação biconvexa da cabeça da mandíbula e da eminência articular do temporal, tornaram-se desarmônicas (Figura 9).

Sua espessura é variável: posterior e medialmente, junto à zona bilaminar, chega a medir 3-4 mm; anterior e lateralmente, onde se une à cápsula articular e às fibras do músculo pterigóideo lateral, é menos espesso: mede 1-2 mm. Sua região central, a mais delgada, mede cerca de 1 mm. É nela que, eventualmente, acontecem perfurações patológicas (Figura 8).

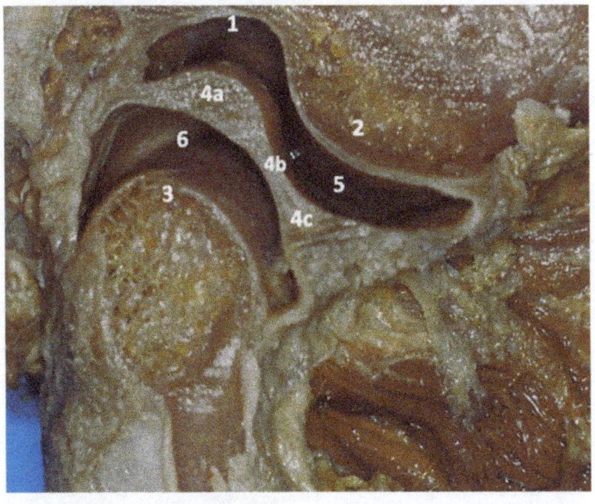

FIGURA 8 Peça anatômica em vista lateral, destacando-se o disco articular e sua configuração convexo-côncava (superior) e apenas côncava (inferior). 1: fossa mandibular; 2: eminência articular; 3: cabeça da mandíbula; 4a: disco articular (zona posterior); 4b: disco articular (zona central); 4c: disco articular (zona anterior); 5: cavidade temporodiscal; 6: cavidade mandibulodiscal.

Quanto a suas inserções, o menisco fixa-se à cápsula articular em sua borda anterior; na borda anteromedial, está unido às fibras do feixe superior do músculo pterigóideo lateral; na posterior, ao ligamento posterior ou zona bilaminada; em suas bordas lateral e medial, insere-se na cápsula articular e principalmente nos polos do côndilo mandibular, lateral e medial, respectivamente.

Essa firme fixação permite ao menisco acompanhar todos os movimentos da cabeça do côndilo, calçando-a como um boné, tal é a perfeição de sua adaptação (Figura 10).

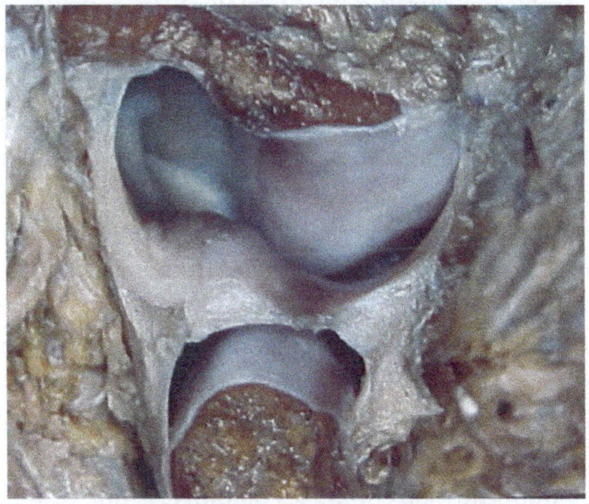

FIGURA 9 Peça anatômica da ATM simulando o deslocamento anterior da cabeça da mandíbula em relação à eminência articular do temporal, mostrando que a configuração do disco, antes convexa-côncava, se aproxima de uma biconcavidade para harmonizar as duas saliências ósseas.

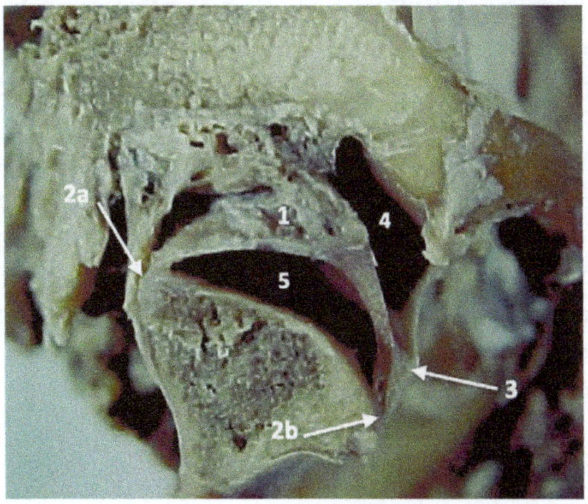

FIGURA 10 Vista posterior de um corte frontal da ATM. 1: disco articular; 2a: sua inserção no polo medial; 2b: inserção no polo lateral da cabeça da mandíbula; 3: inserção do disco na cápsula articular; 4: cavidade temporodiscal; 5: cavidade mandibulodiscal.

Finalmente, a situação anatômica do menisco na intimidade da articulação temporomandibular resulta na divisão da cavidade articular em dois espaços estanques: cavidade temporomeniscal, superior, entre menisco e osso temporal, e cavidade mandibulomeniscal, inferior, entre menisco e côndilo. Funcionalmente, o espaço superior relaciona-se aos movimentos de translação do côndilo mandibular, sob ação principal do músculo pterigóideo lateral, ao tempo em que o espaço inferior é solicitado na rotação da cabeça da mandíbula, quando esta se encontra sob a ação dos músculos supra-hióideos (Figuras 8 e 10).

LÍQUIDO E MEMBRANAS SINOVIAIS

A membrana sinovial, uma delicada lâmina de tecido conjuntivo frouxo, é um estroma de fibras colágenas e fibroblastos que reveste internamente a cápsula articular. É dupla como a cavidade articular (Figura 7), dividida pelo menisco. A cavidade superior (temporomeniscal), de maior capacidade volumétrica que a inferior - 1,5-2 cm^3 –, é revestida por uma sinovial de configuração cilíndrica. A inserção superior dessa sinovial coincide com a inserção da cápsula articular; inferiormente, implanta-se nas bordas superiores do menisco.

A cavidade inferior (mandibulomeniscal), de capacidade volumétrica aproximada de 0,5-1 cm^3, portanto menor, é praticamente virtual, e sua sinovial estende-se do lábio inferior da borda do menisco até o colo mandibular. Observe-se, pelo exposto, que as duas cavidades só se comunicam sob condições patológicas que resultem de perfuração do menisco. Essa afirmação se tornou inconteste com o advento da artroscopia, nos últimos anos.

O líquido sinovial, ou simplesmente sinóvia, é produzido pelas membranas sinoviais. De alta viscosidade, sua função é lubrificar os elementos articulares, evitando o atrito prejudicial. A quantidade normal desse líquido é mínima, suficiente para umedecer e lubrificar os componentes articulares.

Como em qualquer articulação sinovial, lesões traumáticas ou infecciosas sobre a ATM induzem a formação de edema intra-articular por descontrole das membranas na fabricação da sinóvia. Longos períodos de imobilização dessa articulação podem resultar na transformação das membranas sinoviais em tecido conjuntivo fibroso, com sérias consequências funcionais.

VASCULARIZAÇÃO E INERVAÇÃO

A intensa vascularização e inervação observadas no sítio da articulação temporomandibular são responsáveis por seu refinamento e importância no contexto craniomandibular. A cápsula articular, os ligamentos e a membrana sinovial são tecidos bastante ricos em terminações nervosas, principalmente as do tipo simpático, o que torna suas reações inflamatórias muito exacerbadas. Terminações nervosas exteroceptivas existentes na cápsula transmitem estímulos de dor, temperatura e pressão ao sistema nervoso central; terminações proprioceptivas existentes na cápsula, nos ligamentos e tendões musculares enviam informações constantes ao sistema nervoso central, dando consciência da situação espacial da mandíbula.

A inervação da ATM possui duas origens:

1. Ramos oriundos do nervo auriculotemporal – ramo do nervo mandibular do trigêmeo: conferem sensibilidade à cápsula e à membrana sinovial, em suas porções medial, posterior e lateral.
2. Ramos do nervo masseterino – também originários do nervo mandibular do trigêmeo: inervam a porção anterior das mesmas estruturas (Figuras 10 e 11).

No que tange à vascularização, as artérias que irrigam essa articulação provêm de várias origens. São ramos da artéria temporal superficial (divisão terminal da carótida externa), das artérias timpânica (ramo da meníngea média) e temporal profunda média (ramo da maxilar interna). Em menor grau, contribuem para essa irrigação ramos parotídeos (da artéria auricular posterior) e palatina ascendente (ramo da artéria facial).

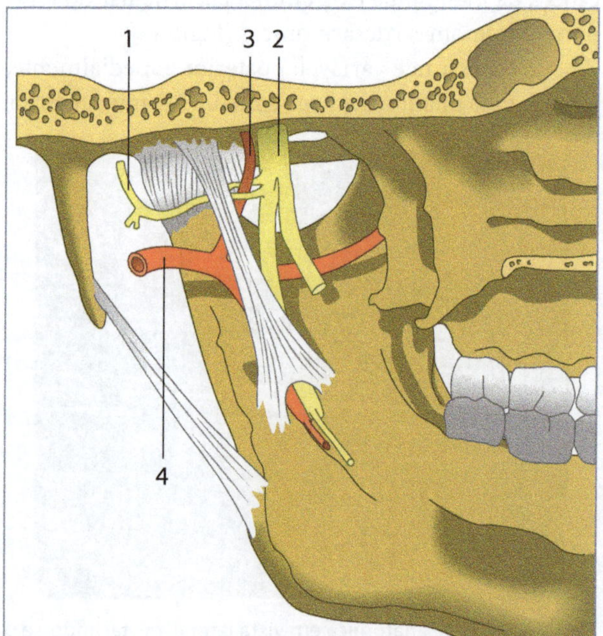

FIGURA 11 Vista medial da ATM mostrando seus principais ramos nervosos e vasculares. 1: nervo aurículo-temporal; e 2: seu tronco de origem, o ramo mandibular do trigêmeo; 3: artéria meníngea média; e 4: seu tronco de origem, a artéria maxilar.

Cumpre salientar que um plexo vascular não constante pode ser evidenciado na porção posterior da cápsula, servindo para igualar a pressão nos tecidos por meio de enchimento e esvaziamento, quando o côndilo se movimenta ritmicamente para diante e para trás durante o ato mastigatório.

PRINCIPAIS RELAÇÕES DA ATM

Tão importante quanto a descrição anatômica da articulação temporomandibular é o relato de suas relações com estruturas nobres circunvizinhas.

Dessa forma, podemos descrever em sua face lateral a relação com a pele da face, constituída nessa área por uma capa relativamente grossa de tecido celuloadiposo, no meio da qual se encontram a artéria transversa da face e os ramos temporais do nervo facial (Figura 13). O côndilo posiciona-se imediatamente à frente do trago da orelha, onde se encontre também um pequeno gânglio linfático – o gânglio pré-auricular. Entre o côndilo e o trago, em meio ao tecido celular subcutâneo, estão o nervo auriculotemporal, a artéria temporal superficial e a veia de mesmo nome (Figuras 12 e 14).

Em relação a sua face medial, observam-se os nervos alveolar inferior e lingual; com mais estreita proximidade, os nervos corda do tímpano e auriculotemporal – este último cruza obliquamente o ligamento medial e, em seguida, o colo da mandíbula. São ainda contíguos a artéria maxilar interna e seus ramos, como a timpânica, meníngea média e a meníngea menor (Figura 15).

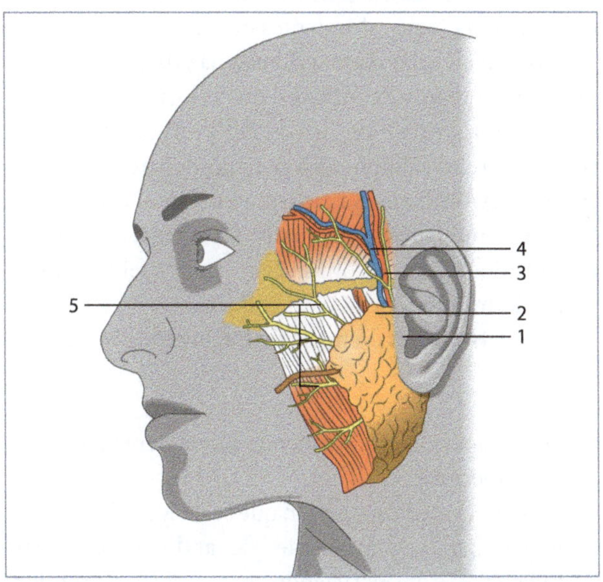

FIGURA 12 Principais relações topográficas da ATM. 1: com o "trago" da orelha; 2: com a borda superior da glândula parótida; 3: com o nervo aurículo-temporal; 4: com vasos temporais superficiais; 5: com ramos do nervo facial.

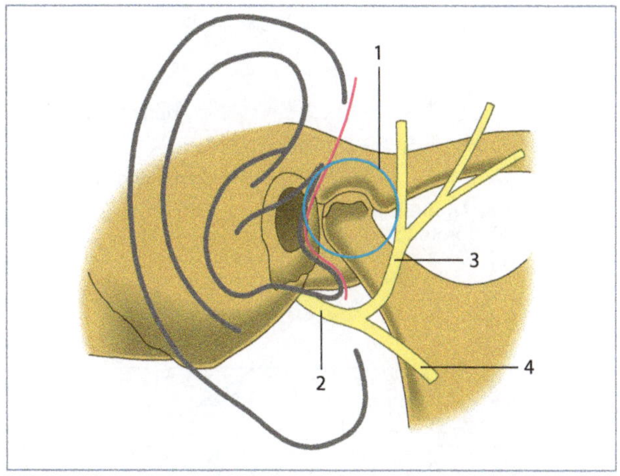

FIGURA 13 Relação topográfica da ATM com o nervo facial. 1: região da ATM; 2: tronco do nervo facial e sua divisão em dois ramos principais: 3: ramo temporofacial e 4: ramo cervicofacial.

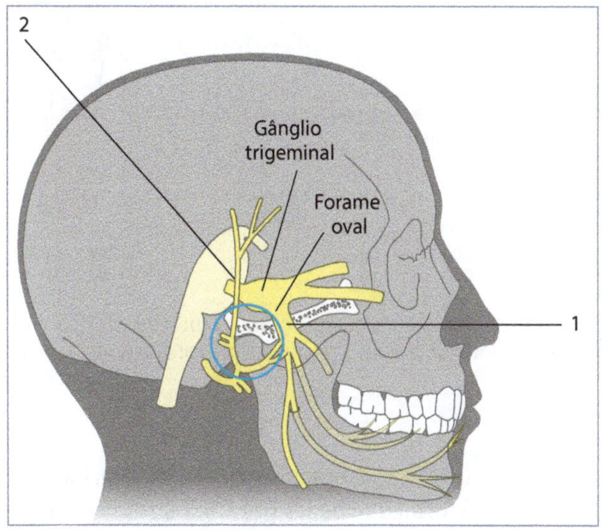

FIGURA 14 Região da ATM mostrando suas relações com: 1: nervo mandibular do trigêmeo; 2: nervo aurículo-temporal.

Posteriormente, o côndilo e o menisco relacionam-se com o canal auditivo, tanto ósseo como cartilaginoso. Entretanto, coloca-se entre essas estruturas um pequeno e importante espaço, preenchido por tecido gorduroso e pelo prolongamento ascendente da glândula parótida, denominado "espaço retroarticular".

Anteriormente, são adjacentes dois robustos músculos: o masseter, que por seus fascículos posteriores tangencia a face anterolateral da cápsula articular, e o pterigóideo lateral, que se insere no colo da mandíbula, na cápsula e no menisco. Entre referidos músculos, coloca-se a incisura mandibular, que abriga os vasos e nervos masseterinos.

Superiormente, as relações dessa articulação com a parede craniana, com a dura-máter e circunvoluções cerebrais merecem consideração especial. A espessura da parede superior diminui, desde a eminência articular

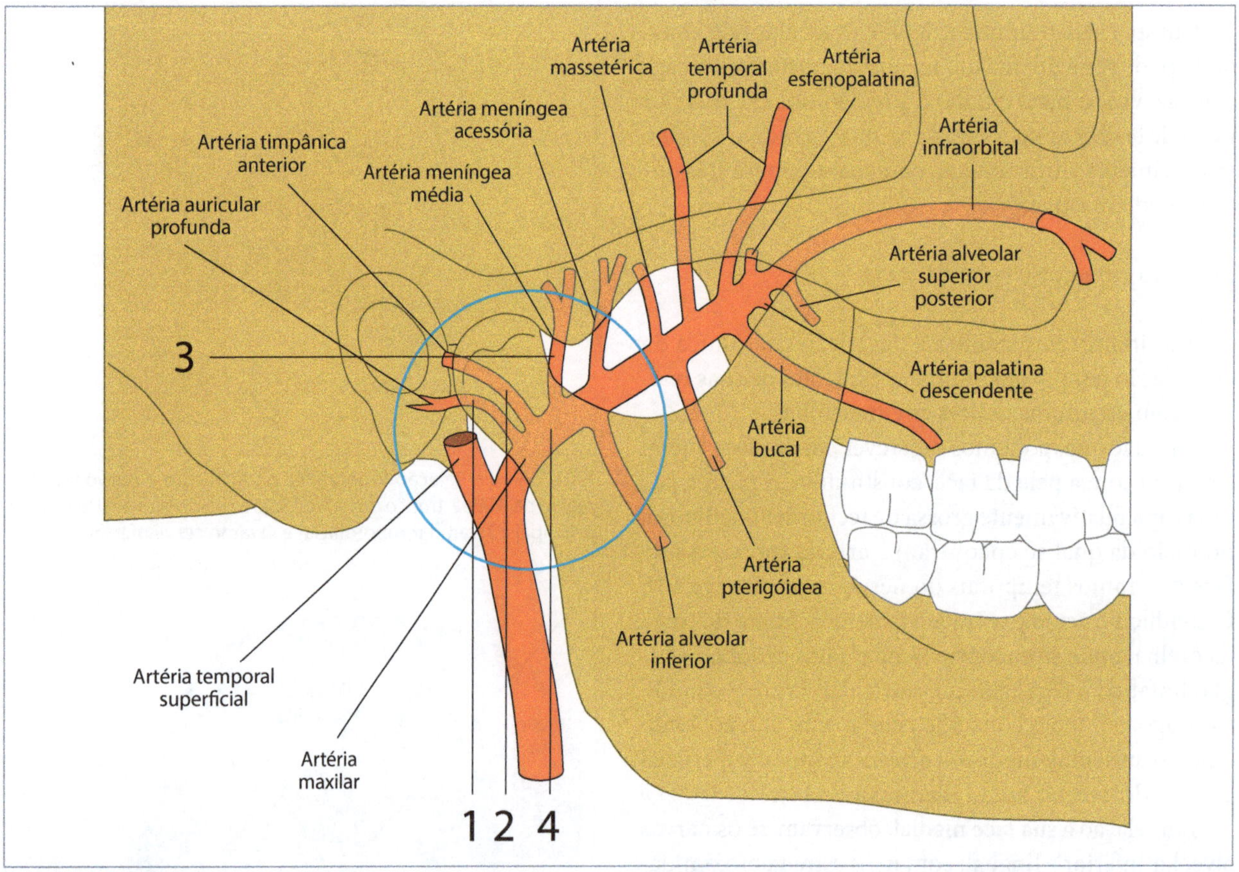

FIGURA 15 Desenho esquemático mostrando os principais ramos arteriais que nutrem a ATM. 1: artéria auricular profunda; 2: artéria timpânica anterior; 3: artéria meníngea média; 4: artéria maxilar.

até o fundo da fossa mandibular, e nesse ponto, bastante delgada, é formada apenas por uma lâmina cortical de aproximadamente 5 mm. Isso permite que traumas ou processos infecciosos se disseminem da articulação para aquela área.

MÚSCULOS ASSOCIADOS À ARTICULAÇÃO TEMPOROMANDIBULAR

Músculo bucinador

Apesar de ser considerado um músculo cutâneo – que movimenta a cútis –, tem importante papel na movimentação da mandíbula também. É um músculo par, largo e achatado, situado na região da bochecha em íntimo contato com a mucosa da parede lateral da boca. Estende-se, em altura, do rebordo alveolar da maxila à semelhante região da mandíbula, e, em comprimento, da comissura labial à fossa zigomática; é um dos principais elementos da parede lateral da boca, formando seu verdadeiro substrato anatômico.

De direção anteroposterior, esse músculo origina-se nos seguintes locais: superiormente, no rebordo alveolar da maxila, na região dos dentes molares; inferiormente, no rebordo alveolar da mandíbula, na crista bucinadora, também na região de molares; posteriormente, no gancho da pterigoide e no ligamento pterigomandibular (que se estende do gancho pterigóideo aos lábios do trígono retromolar). Sua inserção é feita na comissura labial por intermédio de quatro feixes musculares entrecruzados e que se confundem com os feixes comissurais do músculo orbicular da boca.

Os quatro feixes do músculo bucinador distinguem-se em:

- Feixe superior, que se estende diretamente para o lábio superior.
- Feixe intermédio-superior, que se dirige obliquamente para baixo e para diante, passando pela comissura labial e se entrecruzando com as fibras do semiorbicular inferior.

- Feixe intermédio-inferior, que, de sua origem posterior, dirige-se para cima, passando pela comissura labial, e vai fixar-se no lábio superior.
- Feixe inferior, que se dirige diretamente para o lábio inferior, entrecruzando-se com o semiorbicular inferior.

Esses quatro feixes do músculo bucinador terminam inserindo-se na face profunda da pele e da mucosa labial, da mesma maneira que o orbicular da boca.

Constituindo um dos principais músculos cutâneos, o bucinador (Figura 17) guarda uma série de relações anatômicas dignas de nota. Deve-se considerar nessa descrição o seguinte: atrás, ao nível de sua inserção no ligamento pterigomandibular, o bucinador relaciona-se com o músculo constritor superior da faringe; adiante, na altura da comissura labial, relaciona-se com o músculo orbicular da boca; internamente, ou melhor, por sua face profunda, está em contato com a mucosa da parede lateral da boca, aderindo intimamente a ela; externamente ou superficialmente, está recoberto por uma delgada camada – a fáscia bucinadora – que, posteriormente, continua com a espessa fáscia masseterina. Através dessa membrana conjuntiva o músculo bucinador mantém relações com várias formações interessantes:

- Com a face interna do ramo mandibular, da apófise coronoide e o tendão do músculo temporal.
- Com os feixes anteriores do músculo masseter, que o recobre parcialmente.
- Com a bola adiposa da boca, que se interpõe entre o masseter e sua superfície externa.
- Com o ducto (canal) parotídeo (Figura 16), que, vindo da região masseterina, perfura a parte média do músculo bucinador para se dirigir ao vestíbulo da boca.
- Com os ramos do nervo bucal ou bucinador, que igualmente atravessa os feixes musculares para se dirigir à mucosa gengival e à mucosa vestibular inferior.
- Com os vasos faciais (artéria e veia), já que estes o cruzam em sua face externa, em seus trajetos naturais.
- Com algumas ramificações do nervo facial.
- Finalmente, com algumas pequenas glândulas salivares, mais ou menos esparsas, conhecidas por glândulas molares ou jugais.

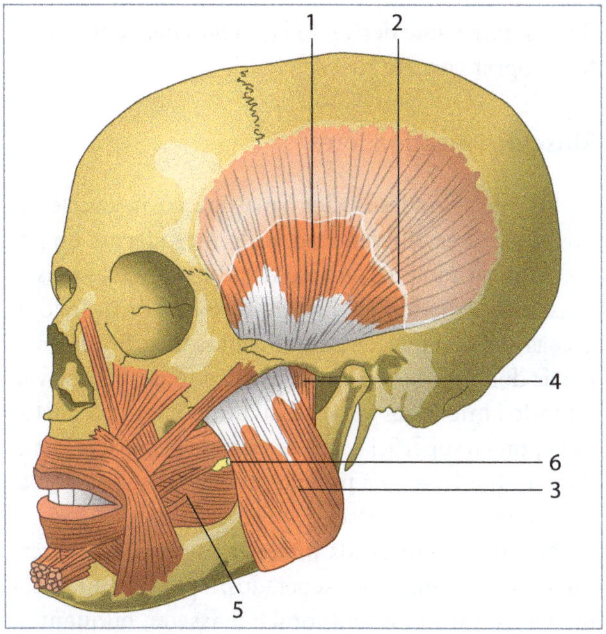

FIGURA 16 Vista lateral da cabeça mostrando os músculos cutâneos e os da mastigação. 1: m. temporal (com seus feixes anterior, médio e posterior); 2: sua fáscia própria; 3: m. masseter (feixe superficial); 4: m. masseter (feixe profundo); 5: m. bucinador; 6: ducto parotídeo.

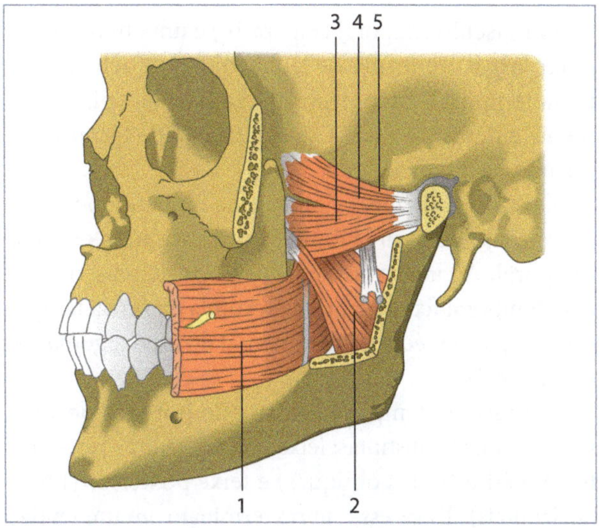

FIGURA 17 Vista lateral dos músculos da mastigação. 1: m. bucinador; 2: m. pterigóideo medial; 3: feixe inferior (pterigóideo) do m. pterigóideo lateral; 4: feixe superior (esfenoidal) do m. pterigóideo lateral; 5: fascículo do feixe superior do m. pterigóideo lateral destinado ao disco articular da ATM.

Ações

Os músculos bucinadores, ao se contraírem, puxam para trás as comissuras labiais, aumentando o diâmetro transversal da boca. Aplicam os lábios de encontro aos dentes e tornam as bochechas achatadas ou planas. O músculo bucinador é acionado, portanto, para auxiliar a mastigação, o assovio e para soprar instrumentos. Na mastigação ele faz os alimentos voltarem do vestíbulo para a cavidade bucal para que sofram a ação mastigadora; no assovio e no sopro de instrumentos, o bucinador atua comprimindo a bochecha e expelindo o ar que se encontra contido no interior da boca; daí a origem do seu nome, que deriva do latim *buccinare*, que significa "soprar corneta".

Músculos mastigadores

Os músculos destinados à mastigação, nos vertebrados superiores, diferenciam-se do mesoderma do primeiro arco branquial ou arco mandibular. Essas massas musculares distintas assumem esse caráter individual graças aos complicados movimentos mandibulares. A partir dos anfíbios e répteis, o único músculo dos vertebrados inferiores aparece dividido em duas partes: uma porção superficial, que se estende pela parte lateral da mandíbula, e uma porção profunda, que se coloca medialmente a esse osso.

Nos mamíferos, cada uma dessas porções diferencia-se em dois músculos separados: a porção superficial forma os músculos temporal e masseter, enquanto a porção profunda forma os músculos pterigóideo medial e pterigóideo lateral.

Músculo temporal

O músculo temporal (Figura 16) é uma massa muscular larga, em forma de leque, que preenche toda a fossa temporal. Essa massa alargada afila-se inferiormente e desce até a fossa zigomática, onde termina inserindo-se na mandíbula.

Do lado craniano, origina-se na linha temporal inferior e em toda a área limitada por essa linha ou fossa temporal. Ao lado dessas inserções principais, o músculo temporal fixa-se na face profunda da fáscia temporal e na parte média da face medial do arco zigomático (feixe jugal).

O músculo temporal é formado por três porções funcionalmente distintas: feixe anterior (fibras verticais); feixe médio (fibras oblíquas) e feixe posterior (fibras horizontais). Todas essas fibras terminam em um tendão robusto, achatado, que vai se inserir na apófise coronoide da mandíbula, em parte no vértice, em parte em suas bordas anterior e posterior e, principalmente, na face medial dessa apófise. Algumas fibras musculares que provêm da parte inferior da grande asa do esfenoide vão terminar, de maneira mais ou menos distinta, no lábio medial da borda anterior do ramo da mandíbula, ao nível do terceiro molar.

Fáscia temporal

O músculo temporal está aplicado diretamente na fossa temporal por sua fáscia própria. Essa membrana é bastante resistente, de aspecto brilhante e nacarado, porém de dimensão vertical menor que a do músculo, pois, em lugar de dirigir-se ao processo coronoide, fixa-se na borda superior do arco zigomático. Ela não envolve, por isso, completamente o músculo em toda a sua extensão, mas o faz somente em seus dois terços superiores.

A fáscia temporal insere-se, superiormente, na borda posterior do processo frontal do osso zigomático, na borda posterior do processo orbitário externo do frontal, na linha temporal superior em toda a sua extensão; dessa inserção superior, a fáscia dirige-se para baixo em direção ao arco zigomático. Antes de atingir esse arco, a fáscia desdobra-se em duas lâminas que vão se fixar nos lábios externo e interno que existem na borda superior do arco. Entre as duas folhas da fáscia temporal, nesse nível, existe certa quantidade de tecido adiposo, bem como a artéria temporal profunda posterior (Figura 16).

A face superficial dessa fáscia encontra-se recoberta pelo couro cabeludo, estando separada da pele por uma expansão da fáscia epicraniana e por uma camada de tecido conjuntivo na qual transitam vasos e nervos superficiais.

Entre a face profunda do músculo e a parede óssea interpõem-se os vasos e nervos temporais profundos. O tendão terminal do músculo temporal está, lateralmente, em parte recoberto pelo arco zigomático e pelos feixes profundos do músculo masseter. Sua face medial relaciona-se com a bola adiposa da bochecha (de Bichat), o músculo pterigóideo lateral e o músculo bucinador. A borda posterior do músculo localiza-se em uma goteira óssea formada pela base do processo zigomático do osso temporal, enquanto sua borda anterior situa-se em outra goteira óssea formada pelo osso zigomático, existindo entre ambos quantidade mais ou menos considerável de tecido gorduroso, que representa emanação da bola adiposa da face.

Percebe-se, pela palpação, o tendão inferior do músculo temporal colocando-se a polpa do dedo indicador no espaço retromolar, percebendo-se lateralmente a borda anterior do ramo da mandíbula e, medialmente, o tendão distendido (ponto de reparo importante nas anestesias tronculares da mandíbula).

Ações

Funcionalmente, o músculo temporal age como três entidades distintas, graças às direções diferentes de suas fibras musculares. Mas essas três funções somam-se na realização da principal ação desse músculo: a elevação da mandíbula. Não devemos esquecer, entretanto, que os movimentos reais de qualquer músculo mastigador e, principalmente, do músculo temporal são sempre complexos, e que muitos dos movimentos simples estão combinados entre si. É por isso que se costuma dividir as ações do músculo temporal em três tipos: elevação, protrusão ou projeção e retrocesso.

O movimento de elevação realiza-se graças às fibras anteriores do músculo, que se dirigem verticalmente para cima; o movimento de protrusão é sobremaneira facilitado pela ação conjunta de alguns músculos elevadores, incluindo-se nesse grupo o feixe anterior do próprio músculo temporal; o retrocesso da mandíbula é ocasionado pela ação dos feixes posteriores desse músculo, cujas fibras horizontais trazem de volta à fossa mandibular o côndilo da mandíbula.

No entanto, estudos eletromiográficos vieram acrescentar algo às ações do músculo temporal, em suas três porções.

Assim, no movimento de elevação da mandíbula foi constatado que, sem esforço e sem contato oclusal, os três feixes do músculo temporal permanecem inativos. Entretanto, quando o movimento de elevação é feito em indivíduos desdentados completos, a elevação da mandíbula acusa a contração dos três grupos de fibras do músculo temporal, pois há um esforço muscular tentando aproximar os rebordos gengivais.

Na protrusão mandibular, a eletromiografia veio a mostrar que esse movimento se realiza sem o auxílio de qualquer dos feixes do músculo temporal nos indivíduos dentados, ao passo que nos desdentados houve ação somente do feixe anterior. Aliás, essas constatações invalidam o antigo conceito de que em qualquer caso o feixe anterior do músculo temporal é um dos propulsores da mandíbula.

O movimento de retrocesso mandibular é acusado, eletromiograficamente, apenas no feixe posterior, quer na mandíbula em protrusão, quer na mandíbula em repouso.

Músculo masseter

O músculo masseter é um músculo quadrilátero, robusto e curto, situado na face lateral do ramo da mandíbula, abaixo do arco zigomático.

Facilmente palpável através da pele da região facial posterior, possui direção oblíqua de baixo para cima e de trás para diante.

É constituído, na realidade, por dois feixes distintos que são visíveis quando observado lateralmente: o feixe superficial, mais oblíquo, e o feixe profundo, quase vertical (Figura 16).

Feixe superficial

É o mais volumoso, inserindo-se superiormente no arco zigomático em seus dois terços anteriores. Essa inserção faz-se por intermédio de um tendão curto e forte que se estende sobre a face lateral do músculo e se prolonga até sua parte média, onde termina em forma de linguetas mais ou menos afiladas. As fibras musculares oblíquas desse feixe dirigem-se para o ângulo da mandíbula e aí deixam uma série de impressões rugosas, mais ou menos paralelas, conhecidas pelo nome de tuberosidades massetéricas.

O feixe superficial relaciona-se, lateralmente, com o prolongamento anterior da glândula parótida e seu ducto parotídeo, que o cruza obliquamente. A artéria transversa da face, ramo da artéria temporal superficial, acompanha o ducto parotídeo e ambos são envolvidos por filetes do nervo facial. A face profunda desse feixe relaciona-se com o músculo bucinador, adiante, estando separada dele pela bola adiposa da bochecha. Próximo à borda anterior e inferior desse feixe transitam artéria e veia faciais, que vão se distanciando uma da outra à medida que ascendem na face. A borda anterior e a porção superior do músculo masseter são cruzados pelo músculo cutâneo zigomático maior, que se dirige para a comissura dos lábios (Figura 16).

Feixe profundo

O feixe profundo do músculo masseter, bem menor, mais vertical e situado sob o feixe superficial, sobressai somente na parte posterior e superior deste. As fibras que o formam inserem-se na borda inferior e na face medial do arco zigomático, atrás das inserções do feixe superficial. Desse local, as fibras musculares dirigem-se para baixo e para diante, sob o feixe superficial, e vão terminar na face lateral do ramo da mandíbula, desde a zona de inserção do feixe precedente até a base do processo coronoide (Figura 16).

Fáscia masseterina

A fáscia masseterina é uma membrana resistente, fibrosa, que reveste superficialmente a glândula parótida e envia prolongamentos que delimitam a loja parotídea. Depois de formar o envoltório glandular, essa fáscia dirige-se sobre o músculo masseter, tornando-se menos espessa e recebendo algumas fibras musculares que nela se fixam. A fáscia masseterina recobre o músculo e se fixa, no alto, no arco zigomático, enquanto embaixo se continua com a fáscia cervical superficial; adiante ela vai se fixar no processo coronoide e se continua com a fáscia bucofaríngea. Forma assim, juntamente com o ramo da mandíbula, uma loja osteofibrosa que encerra em seu interior o músculo masseter. Essa loja é aberta superiormente ao nível da incisura mandibular, dando passagem aos vasos e nervos destinados ao músculo.

Ações

A ação principal do músculo masseter é a de elevar a mandíbula, quando o seu todo se contrai. O feixe superficial age acessoriamente na propulsão da mandíbula quando esta se encontra abaixada pela ação dos músculos abaixadores. O feixe profundo é totalmente elevador da mandíbula, pois, devido à direção de suas fibras, esse feixe só ocasiona a elevação do osso.

A eletromiografia aplicada ao músculo masseter veio corroborar as ações elevadora e protrusiva, enquanto demonstrou a ausência de ação no movimento da lateralidade mandibular, admitida por alguns.

Músculo pterigóideo medial

O músculo pterigóideo medial é uma massa muscular quadrilátera, situada medialmente à face medial do ramo da mandíbula e que se dirige do processo pterigoide ao ângulo mandibular.

Obliquamente dirigido de cima para baixo e de dentro para fora, esse músculo toma inserções nos seguintes elementos ósseos:

- Face lateral da asa medial do processo pterigoide.
- Face medial da asa lateral do processo pterigoide.
- Fundo da fossa pterigoide, abaixo da fosseta escafoide, isto é, acima das inserções do músculo elevador do véu palatino.
- Face posterior do processo piramidal do osso palatino, onde algumas fibras podem atingir o túber da maxila.

Da fossa pterigoide, as fibras desse músculo dirigem-se para a face medial da mandíbula e terminam na região do ângulo desse osso e nas partes próximas do ramo mandibular. Essa zona de inserção inferior estende-se, portanto, desde o ângulo da mandíbula até o orifício de entrada do canal mandibular.

As fibras do músculo pterigóideo medial, ao nível da borda inferior e do ângulo da mandíbula, parecem continuar-se com as do músculo masseter. Assim, estabelece-se uma cinta muscular que abraça a mandíbula, estendendo-se do arco zigomático, por fora, até o processo pterigoide, por dentro. Essa disposição é conhecida por funda muscular (Figura 17).

O músculo pterigóideo medial encontra-se profundamente situado entre o esqueleto facial e a faringe, separado dessa segunda porção do tubo digestivo por um espaço triangular denominado espaço maxilofaríngeo. Nesse espaço transitam as artérias carótidas, a veia jugular interna e os nervos glossofaríngeo, vago, acessório, hipoglosso e simpático.

Lateralmente, o músculo pterigóideo medial está em relação com o músculo pterigóideo lateral, ficando dele separado por uma fáscia – a fáscia interpterigóidea. Essa fáscia é quadrilátera, orientada de cima para baixo, de diante para trás e de dentro para fora. Superiormente, prende-se na base do crânio, na fissura petrotimpânica, na espinha do osso esfenoide e no rebordo do buraco oval. Inferiormente, insere-se na face medial do ramo da mandíbula, acima das inserções do músculo pterigóideo medial e abaixo da entrada do canal mandibular. Anteriormente, a fáscia interpterigóidea prende-se na borda posterior da asa lateral do processo pterigoide; posteriormente, a fáscia é livre, sendo reforçada por fibras conjuntivas verticais que constituem o ligamento esfenomandibular, da articulação temporomandibular.

Essa fáscia não apresenta, em toda a sua altura, a mesma espessura; ela é muito espessa na parte posterior, quando reforçada pelo ligamento esfenomandibular, e, ao contrário, é tênue e crivada de orifícios nas porções superior e média, recebendo aí a denominação especial de zona cribiforme da fáscia interpterigóidea.

Ações

O músculo pterigóideo medial faz parte do grupo dos músculos elevadores da mandíbula. Essa ação principal deve-se à orientação de suas fibras, entretanto esse músculo atua também na protrusão e na lateralidade da mandíbula, auxiliando os músculos pterigóideos laterais.

Uma ação acessória do músculo pterigóideo medial verifica-se quando o músculo temporal traz os dentes em oclusão central, no momento do retrocesso mandibular. A contração dos pterigóideos mediais ajuda na atividade daquele músculo no final do movimento de retorno mandibular. É um bom exemplo de sinergismo muscular.

Músculo pterigóideo lateral

O músculo pterigóideo lateral é um músculo curto, orientado no sentido anteroposterior e situado na região pterigomandibular, fixado ao colo da mandíbula, posteriormente, e, no processo pterigoide e na asa maior do esfenoide, anteriormente.

Esse músculo apresenta a particularidade de ser formado por dois corpos em quase toda a sua extensão, pois de origem comum na mandíbula destacam-se duas porções distintas, uma superior e outra inferior (Figura 17).

Suas inserções principais são:

- O feixe superior, horizontal, insere-se na porção horizontal da asa maior do esfenoide, correspondendo ao teto da fossa zigomática, no espaço compreendido entre o processo pterigoide e a crista esfenotemporal.
- O feixe inferior, mais oblíquo e descendente, fixa-se nos dois terços inferiores da face lateral da lâmina lateral do processo piramidal do palatino, adjacente ao túber maxilar.
- Os dois feixes, separados por um hiato muscular, juntam-se antes de atingirem a mandíbula e vão se inserir na fosseta pterigóidea, situada anteromedialmente no colo mandibular. Algumas fibras desse músculo fixam-se na parte anterior do disco da articulação temporomandibular, enquanto outras se inserem na cápsula fibrosa dessa mesma articulação (Figura 17).

As relações mais importantes desse músculo estabelecem-se entre suas duas faces, lateral e medial, e alguns elementos vasculonervosos da região. Lateralmente, percebe-se no hiato entre os feixes superior e inferior o nervo temporobucal, dividindo-se em seus dois ramos terminais, bucal e temporal profundo anterior; essa face encontra-se recoberta pela face profunda do músculo masseter, ao nível da incisura mandibular, e pelo processo coronoide reforçado pelo tendão do músculo temporal que aí se insere. O prolongamento da bola adiposa interpõe-se entre essas formações e a face lateral do músculo pterigóideo lateral. Medialmente, o músculo pterigóideo lateral relaciona-se com os seguintes elementos anatômicos:

- Face lateral do músculo pterigóideo medial.
- Nervos lingual, alveolar inferior e auriculotemporal.
- Artéria maxilar interna.

Ações

O músculo pterigóideo lateral age sobre a mandíbula deslocando-a para a frente, devido ao fato de suas fibras fixarem-se, anteriormente, na base do crânio e, posteriormente, no único osso móvel da face. Quando a contração dos dois músculos pterigóideos laterais é simultânea, a mandíbula é deslocada para diante, acontecendo ao mesmo tempo a abertura da boca. Nesse movimento de projeção, os côndilos da mandíbula deslizam sob os tubérculos articulares dos ossos temporais e os dentes inferiores colocam-se adiante dos superiores.

Entretanto, se há contração alternada desses músculos, a mandíbula executa movimentos de lateralidade, provocando deslocamento para o lado oposto ao do movimento muscular. Essa alternância, nas contrações dos músculos pterigóideos laterais, caracteriza o movimento de trituração ou diducção.

Músculos supra-hióideos

Além desses quatro músculos oriundos de duas massas musculares primitivas, outros agem nos movimentos da mandíbula, auxiliando sobremaneira a abertura da boca: são os músculos ventre anterior do digástrico, milo-hióideo e geni-hióideo. Considerados músculos supra-hióideos por sua localização, sob o ponto de vista da inervação os dois primeiros poderiam pertencer aos músculos mastigadores, já que são inervados pelo mesmo nervo que inerva aqueles; já o terceiro, o músculo geni-hióideo, apesar de ser inervado por outro ramo nervoso – o nervo hipoglosso –, exerce nítida ação depressora da mandíbula, o que poderia sugerir também pertencer ao grupo dos músculos mastigadores.

Ventre anterior do músculo digástrico

O músculo digástrico tem, como seu próprio nome indica, duas massas musculares alongadas, fusiformes, que se fixam na base do crânio, no osso hioide e na parte central e inferior da região mentual. Entre as duas porções carnosas do músculo intercala-se um tendão – o tendão intermediário –, recurvado, que o transforma em dois elementos anatômicos estanques: o ventre posterior ou mastóideo, que atua na elevação do osso hioide, e o ventre anterior ou mandibular, que representa um dos músculos supra-hióideos.

O ventre anterior do músculo digástrico é fusiforme, par, situado lateralmente à linha mediana da região supra-hióidea e está dirigido para baixo e ligeiramente para diante (Figura 18).

Suas inserções são a fosseta digástrica e o tendão intermediário, que se encontra fixado no corpo do osso hioide. Esse feixe muscular situa-se logo abaixo da pele e da fáscia cervical superficial da região supra-hióidea e repousa sobre a face inferior ou cervical do músculo milo-hióideo. À medida que os dois ventres anteriores se tornam descendentes, vão se afastando um do outro, deixando um interstício triangular cuja base se localiza no osso hioide (Figura 18).

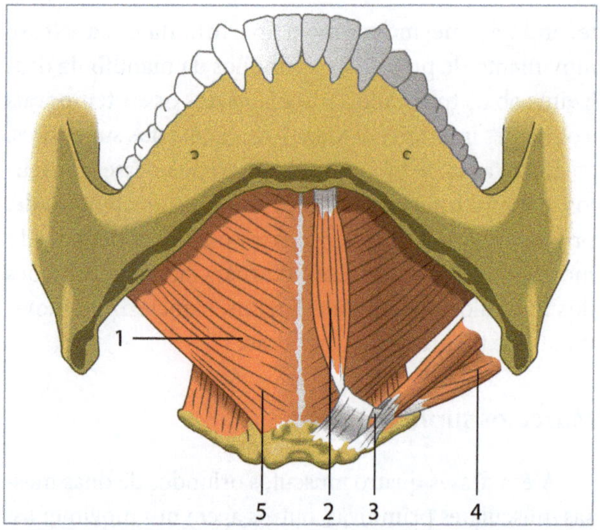

FIGURA 18 Vista inferior do assoalho bucal. 1: face inferior do m. milo-hióideo; 2: ventre anterior do m. digástrico; 3: seu tendão intermediário; 4: ventre posterior do m. digástrico; 5: osso hioide.

Ação

O ventre anterior do músculo digástrico é um dos músculos abaixadores da mandíbula. Tomando ponto fixo no osso hioide, sua ação faz-se sentir afastando os dois arcos dentários e permitindo a abertura da boca.

Músculo milo-hióideo

O músculo milo-hióideo é um músculo par, achatado, delgado, situado no limite entre a cavidade bucal e a região supra-hióidea. O conjunto dos dois músculos milo-hióideos forma uma espécie de maca que se fixa superiormente na face interna da mandíbula e inferiormente no osso hioide.

Esse músculo insere-se, do lado mandibular, em toda a extensão da linha milo-hióidea, obliquamente situada na face interna do osso. Suas fibras musculares dirigem-se para baixo e medialmente e vão se fixar na face anterior do osso hioide e na rafe mediana supra-hióidea.

Suas relações principais são feitas através de suas duas faces, superficial (inferior) e profunda (superior). A face inferior do músculo está em contato com o ventre anterior do músculo digástrico, com a glândula submandibular e com os planos superficiais da região supra-hióidea. A face superior, bucal, relaciona-se com os músculos genioglosso, estiloglosso e geni-hióideo, com os nervos lingual e hipoglosso e, finalmente, com a glândula sublingual acompanhada do canal de excreção da glândula submandibular.

Esse músculo possui uma borda posterior que deixa uma abertura na parte de trás da cavidade bucal. Através desse espaço passam alguns elementos anatômicos, como o prolongamento da glândula submandibular, o ducto submandibular, os nervos lingual e hipoglosso e certa quantidade de tecido conjuntivo frouxo. O espaço formado por essa borda posterior do músculo milo-hióideo permite ampla comunicação entre a fossa sublingual, que é parte do assoalho bucal, e a região posterossuperior do pescoço. Essa comunicação permite a difusão de processos supurativos de uma região para outra, inclusive os que podem ter origem nos prolongamentos radiculares dos dentes inferiores.

Ação

O músculo milo-hióideo, graças a sua disposição e inserções, atua como elemento elevador do osso hioide e, concomitantemente, da língua; secundariamente, como abaixador da mandíbula. Essa ação depressora da mandíbula é discreta, e os estudos eletromiográficos comprovaram a veracidade dessa afirmativa. Dos músculos estudados como mastigadores é o que menor ação exerce sobre a mandíbula, em que pese a opinião de alguns autores que o admitem como um dos principais abaixadores desse osso.

Músculo geni-hióideo

O músculo geni-hióideo, de situação mais profunda que a do precedente, é um pequeno músculo cilindroide que se dirige da espinha mentual ao osso hioide.

Colocado sobre o músculo milo-hióideo, ele se insere nas seguintes formações ósseas: do lado mandibular, na espinha mentual (antes conhecida como apófise geni inferior), e do lado do osso hioide, na porção média da face anterior desse osso, acima das inserções do músculo milo-hióideo.

O músculo geni-hióideo de um lado está em contato com o do lado oposto por meio de sua borda medial; ambos, oblíquos para baixo e para trás, relacionam-se com o músculo milo-hióideo, com a glândula sublingual, com o músculo genioglosso e, em parte, com a própria mucosa do assoalho bucal.

Ação

O músculo geni-hióideo, afora sua ação sobre o osso hioide elevando-o, goza de certa potência no abaixamento mandibular. A eletromiografia veio demonstrar que esse feixe muscular tem ação mais evidente que o da músculo milo-hióideo, constituindo, juntamente com o ventre anterior do músculo digástrico, os principais abaixadores da mandíbula.

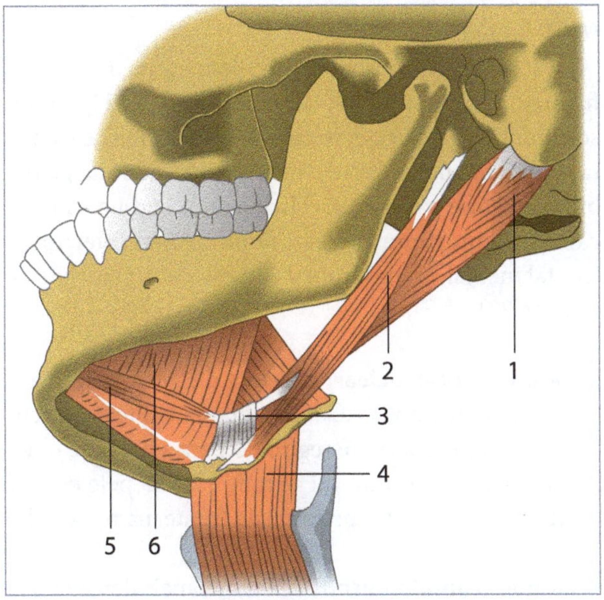

FIGURA 19 Vista lateral demarcando: 1: ventre posterior do m. digástrico; 2: m. estilo-hióideo; 3: tendão intermediário do m. digástrico e sua fáscia; 4: osso hioide; 5: ventre anterior do m. digástrico; 6: m. milo-hioideo.

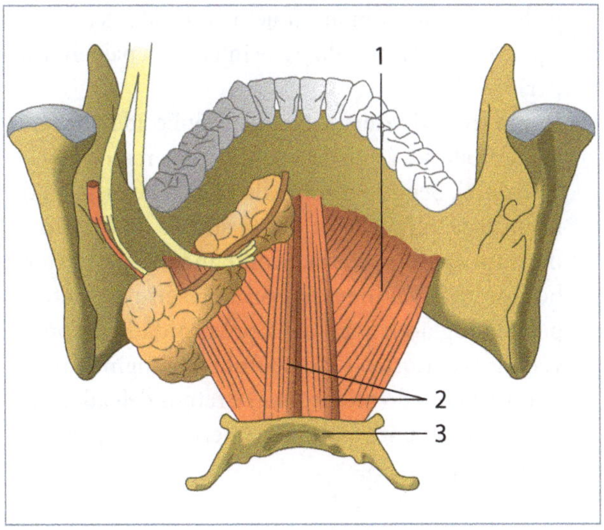

FIGURA 20 Vista superior do assoalho da boca. 1: face superior do m. milo-hióideo; 2: mm. geni-hióideos (direito e esquerdo); 3: osso hioide.

NERVO TRIGÊMEO

Nervo oftálmico

O nervo oftálmico, primeiro ramo do trigêmeo, é um nervo de forma achatada, menor que os outros dois e exclusivamente sensitivo. Dirige-se para diante, para cima e para fora, formando com o nervo maxilar um ângulo agudo.

Situado, em seu início, abaixo dos nervos troclear e oculomotor, lateralmente ao nervo abducente, esse ramo se aplica à parede lateral do seio cavernoso, quando se divide em três nervos que, pela fissura orbitária superior, penetram separadamente na órbita.

Ramos colaterais

De menor importância, envia ramúsculos meníngeos que se perdem na parede do seio cavernoso, o nervo oftálmico emite um ramo colateral para a tenda do cerebelo – o ramo tentorial – que se dirige para trás, ramificando-se na tenda do cerebelo.

Ramos terminais

O nervo oftálmico fornece três ramos terminais:

1. Nervo nasociliar.
2. Nervo lacrimal.
3. Nervo frontal (Figura 21).

Nervo nasociliar

Também chamado de nervo nasal, é o mais interno dos ramos do oftálmico. Penetra na órbita passando pelo anel tendinoso comum, dirige-se diretamente para diante entre os músculos oblíquo superior e reto medial e, ao nível do orifício do canal etmoidal anterior, divide-se em seus ramos terminais: nervo etmoidal anterior e nervo infratroclear (Figura 23).

- **Nervo etmoidal anterior:** logo após sua origem, penetra no canal etmoidal anterior e o atravessa junta-

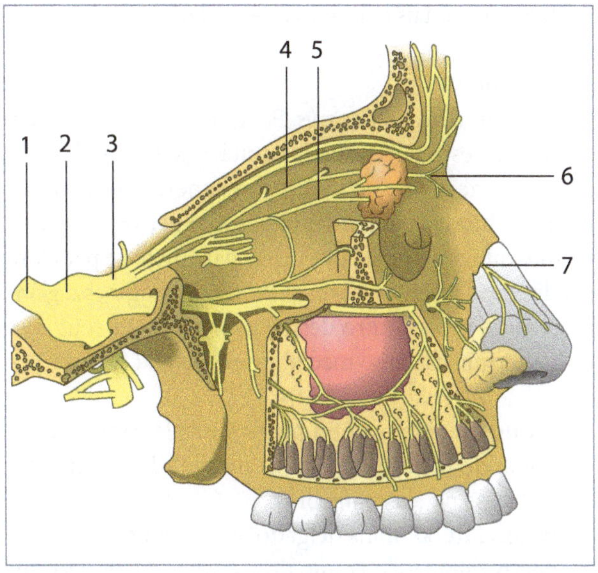

FIGURA 21 Esquema mostrando parte da distribuição do n. trigêmeo e seu ramo oftálmico. 1: n. trigêmeo; 2: gânglio trigeminal; 3: nervo oftálmico; 4: n. nasociliar; 5: n. lacrimal; 6: n. infratroclear; 7: n. nasolobular.

mente com um ramo arterial de mesmo nome, indo desembocar na face endocraniana da base do crânio; transita sobre a lâmina crivosa do etmoide e se dirige para diante, saindo do crânio pelo orifício etmoidal situado na parte anterior dessa lâmina. Dessa maneira, o nervo atinge a fossa nasal, aplicado ao septo nasal, dividindo-se em dois ramos: um medial, que se destina à mucosa do septo das fossas nasais, e um lateral, que inerva a parede lateral dessa fossa e que fornece um ramo – ramo nasolobular – que transita pela face profunda do osso nasal e se insinua entre as cartilagens do nariz, inervando as peles do lóbulo nasal e da ponta do nariz (Figura 23).

- **Nervo infratroclear:** continua a direção do tronco de origem – nervo nasociliar – e se dirige para diante em direção à polia de reflexão do músculo oblíquo superior, passando sob esta. Nesse nível, fornece ramos nervosos que se distribuem ao saco lacrimal, à parte interna da conjuntiva ocular, à carúncula lacrimal, à mucosa dos condutos lacrimais, à pele da raiz e do dorso do nariz e à parte interna das pálpebras superior e inferior (Figura 23).

Além desses ramos terminais, o nervo nasociliar fornece ramos colaterais importantes:

- Raiz longa ou sensitiva do gânglio ciliar.
- Os nervos ciliares longos, em número de dois ou três, que penetram no globo ocular.
- O filete etmoidal posterior, que, penetrando no buraco de mesmo nome, distribui-se à mucosa das células etmoidais e do seio esfenoidal.

Nervo lacrimal

É o mais delgado dos três. Penetra na órbita pela porção lateral, estreita, da fenda orbitária superior, lateralmente ao nervo frontal. Transita superficialmente ao longo da borda lateral da órbita, sob o periósteo, acima do músculo reto lateral, e se dirige para diante e para fora em direção à glândula lacrimal. Antes de atingir essa glândula, ou às vezes dentro dela, o nervo fornece seus dois ramos terminais: ramo medial e ramo lateral (Figura 21).

- **Ramo medial:** penetra na glândula lacrimal, abandonando filetes para ela. Continuando seu trajeto, dirige-se para as pálpebras.
- **Ramo lateral:** mais delgado, anastomosa-se com o nervo zigomático (ramo do nervo maxilar, descrito adiante), em forma de uma arcada de convexidade anterior. Dessa anastomose saem alguns nervos para a glândula lacrimal.

Nervo frontal

É o mais volumoso dos três. Penetra na órbita pela fissura orbitária superior, lateralmente ao anel tendinoso comum, entre os nervos troclear e lacrimal, e transita superficialmente entre o músculo elevador da pálpebra superior e o periósteo. Divide-se, na órbita, em três ramos: ramo supratroclear, ramo frontal interno ou frontal medial e ramo frontal externo ou supraorbitário (Figura 22).

- **Ramo supratroclear:** delgado, dirige-se para diante e para medial, cruzando obliquamente o músculo oblíquo superior e seguindo para a polia de reflexão desse músculo; vai se ramificar na pele da raiz do nariz e da parte próxima da fronte, na região glabelar.
- **Ramo frontal interno:** este ramo, mais delgado que o precedente, sai da órbita entre a polia de reflexão do grande oblíquo e a incisura frontal e se divide em nervos que vão à região frontal e se distribuem à pele da parte média da fronte; apresenta alguns filetes delgados que vão, com um trajeto descendente, inervar a pele e a conjuntiva da parte interna da pálpebra superior.
- **Ramo frontal externo:** também conhecido por ramo supraorbitário, é o mais volumoso dos ramos do nervo frontal. Segue a direção do tronco de origem, dirigindo-se para fora da órbita através do buraco ou incisura supraorbitária, acompanhado pela artéria homônima. Vai inervar, por uma série de filetes, a pele da região frontal até a proximidade do ponto vértice, o periósteo e o osso frontal (atingindo inclusive a mucosa do seio frontal) e ramos delgados para a pele e a conjuntiva da parte interna da pálpebra superior (Figura 22).

Nervo maxilar

O nervo maxilar é o segundo ramo do nervo trigêmeo. É um nervo sensitivo que nasce da borda convexa do gânglio trigeminal, entre os nervos oftálmico e mandibular.

Logo após sua origem, dirige-se para diante seguindo a parede lateral do seio cavernoso, estando situado por fora do oftálmico. Atinge, assim, o buraco redondo, de onde passa para a fossa pterigopalatina. Nessa fossa, é oblíquo para baixo e para diante; atravessa a parte superior dessa fossa, acima da artéria maxilar interna, descrevendo um trajeto em forma de baioneta. Chegando ao nível da fissura orbitária inferior ou fissura esfenomaxilar, penetra no sulco infraorbitário e depois no

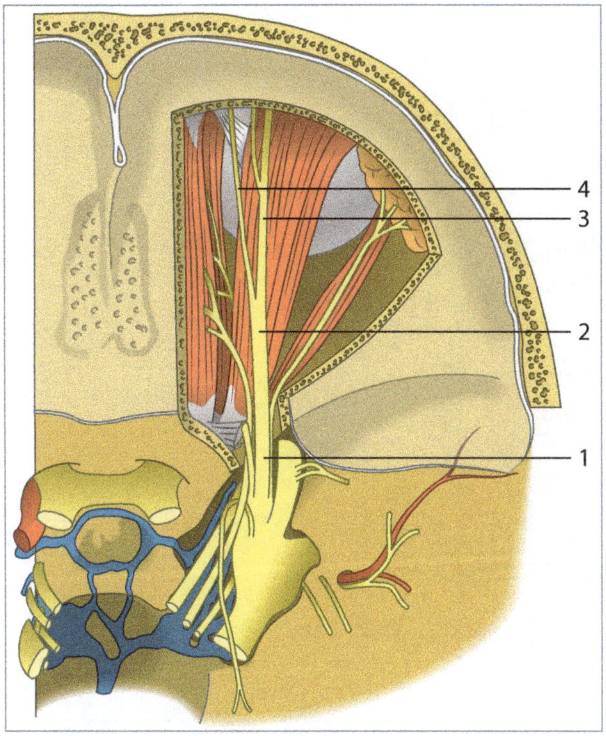

FIGURA 22 Vista superior da cavidade orbitária em plano superficial. 1: n. oftálmico; 2: n. frontal e sua divisão: 3: n. supraorbitário; 4: nervo supratroclear.

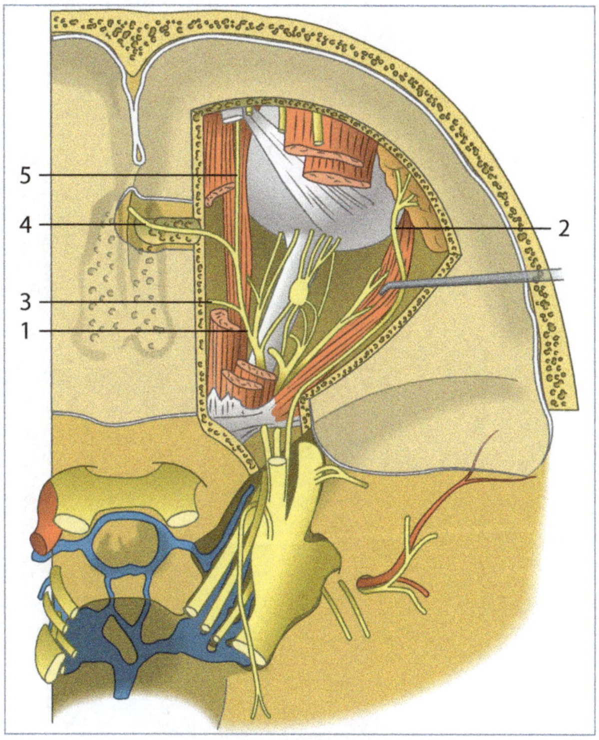

FIGURA 23 Vista superior da cavidade orbitária em plano mais profundo. 1: n. nasociliar; 2: n. lacrimal; 3: n. etmoidal posterior; 4: n. etmoidal anterior; 5: n. infratroclear.

canal de mesmo nome, percorrendo assim a parede inferior da órbita (nesse trajeto recebe o nome de nervo infraorbitário) e emergindo na parte superior da fossa canina pelo buraco infraorbitário, onde se dissocia em seus nervos terminais (Figura 24).

Ao nervo maxilar está anexado um gânglio, o gânglio pterigopalatino.

Suas relações mais importantes estão na fossa pterigopalatina. Nessa fossa, o nervo dirige-se francamente para fora e para baixo, aproximando-se da tuberosidade maxilar (que forma a parede anterior da fossa pterigopalatina).

Nessa região, o nervo encontra-se mergulhado em uma atmosfera celulogordurosa abundante, contraindo relações importantes com vasos aí situados, bem como com o gânglio pterigopalatino; esse gânglio é ligado ao nervo por filetes que formam um plexo. A artéria maxilar interna encontra-se situada abaixo do nervo, passando adiante do gânglio. Nessa região ela é muito flexuosa e, ao se dirigir para o orifício esfenopalatino, descreve uma curva de concavidade superior que abraça a face inferior do nervo. Além dessa artéria, seus próprios nervos estabelecem relações com o nervo (artéria do canal pterigóideo, palatina descendente e pterigopalatina). As veias estão em contato com o nervo, formando um plexo venoso muito importante e denso – o plexo venoso pterigóideo –, situado abaixo do nervo e em torno da artéria.

Abandonando a fossa pterigopalatina, o nervo maxilar mantém relações com a fenda pterigopalatina, aplicando-se à borda anterior desta enquanto as artérias e veias aplicam-se à borda posterior.

Ramos colaterais

Em número de quatro, citam-se o ramo meníngeo, o ramo zigomático, os nervos pterigopalatinos e os nervos alveolares superiores posteriores.

Ramo meníngeo

Destaca-se do nervo maxilar antes de ele abandonar a cavidade craniana, sendo acompanhado pela artéria meníngea média e terminando na dura-máter vizinha.

Ramo zigomático

É um filamento nervoso que nasce do nervo maxilar antes de este atingir o buraco redondo, mas permanece acoplado ao tronco nervoso principal durante certo trajeto. Torna-se independente na fossa pterigopalatina e penetra na órbita pela fissura orbitária inferior, em sua parte mais externa. Transita, então, na parede lateral da

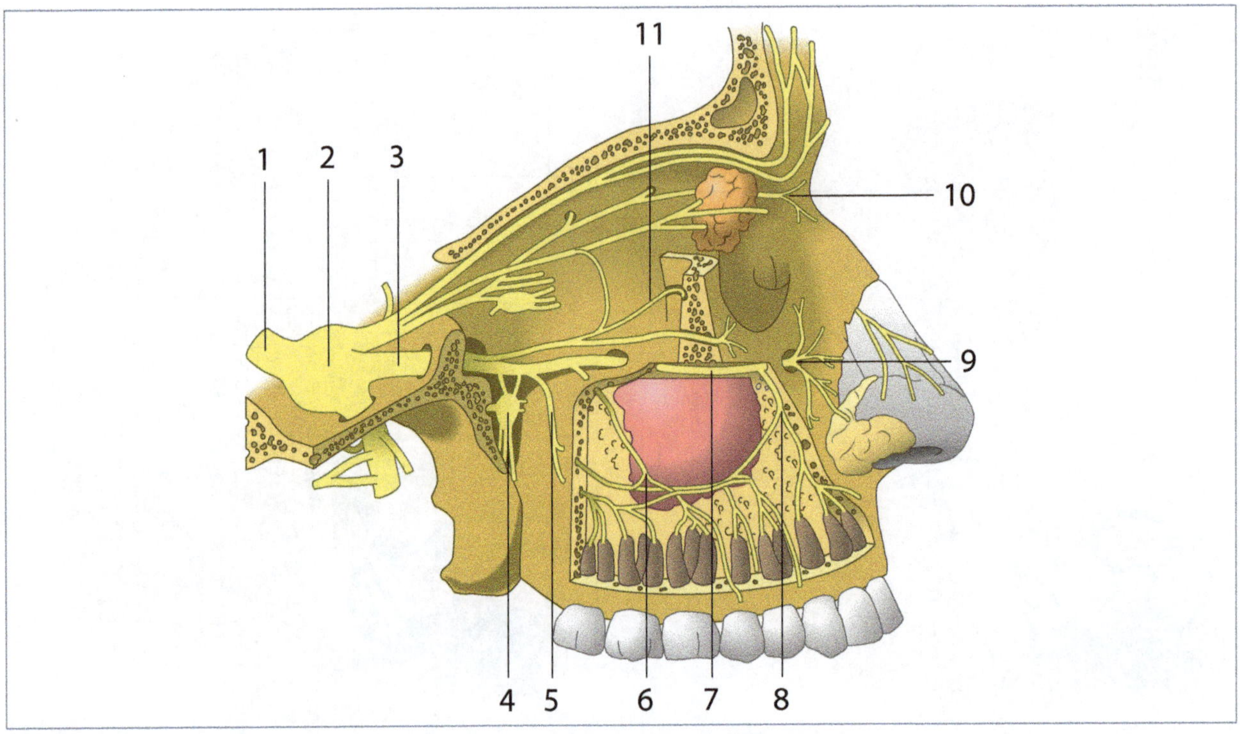

FIGURA 24 Esquema mostrando parte da distribuição do n. trigêmeo e seu ramo maxilar. 1: n. trigêmeo; 2: gânglio trigeminal; 3: n. maxilar; 4: gânglio pterigopalatino; 5: n. alveolar superior posterior; 6: n. alveolar superior médio; 7: n. infraorbitário; 8: n. alveolar superior anterior; 9: emergência do n. infraorbitário na face; 10: n. zigomático-facial; 11: n. zigomático-orbitário.

órbita, dirigindo-se para cima e para diante, e termina fornecendo dois nervos: ramo zigomático-temporal e ramo zigomático-facial.

- **Ramo zigomático-temporal:** envia um prolongamento que se anastomosa com o ramo lacrimal do nervo oftálmico; dessa anastomose partem filetes que se destinam à parte lateral da pele das pálpebras. Outros filetes, de disposição semelhante, penetram na glândula lacrimal. Finalmente, esse ramo penetra no osso zigomático, às vezes na sutura esfenozigomática, passando para a fossa temporal, onde, após perfurar o músculo temporal, termina na pele da porção anterior da região temporal.
- **Ramo zigomático-facial:** dirige-se para a superfície orbitária do osso zigomático, penetrando na espessura desse osso, e aparece na superfície facial através do orifício zigomático-facial, inervando a pele da região geniana alta, ao nível do zigoma ou "maçã do rosto" (Figura 24).

Nervos pterigopalatinos

Nascem do nervo maxilar na parte posterior e superior da fossa pterigopalatina. São constituídos por dois ou três filetes muito curtos que, às vezes, entrelaçam-se entre si à moda de um plexo e se dirigem para o gânglio pterigopalatino. Tudo leva a crer que os ramos que penetram no gânglio (segundo alguns autores, esses ramos passam lateralmente ao gânglio sem atravessá-lo) podem trocar sinapses com as fibras eferentes dele, à semelhança dos gânglios do sistema nervoso autônomo. Esses filetes nervosos aparentemente abandonam o gânglio pterigopalatino e se dirigem para suas áreas de inervação. Esses ramos nervosos, eferentes do gânglio, que se distribuem à órbita, à fossa nasal e à abóbada palatina, são em número de quatro: ramos orbitários, ramo nasopalatino, ramo palatino maior (ou palatino anterior) e ramo palatino menor (ou palatino posterior). Os quatro ramos serão descritos mais adiante, quando da descrição do gânglio pterigopalatino (Figura 25).

Nervos alveolares superiores posteriores

São geralmente dois ou três filetes nervosos que nascem do nervo maxilar antes que este penetre na goteira infraorbitária. Dirigem-se para baixo e para diante sobre a tuberosidade da maxila, penetrando em orifícios próprios aí existentes, e se dirigem para a espessura do osso maxilar. Em seu trajeto livre, os filetes nervosos fornecem ramos à gengiva vestibular da região correspondente aos dentes molares superiores. No interior do osso, emitem

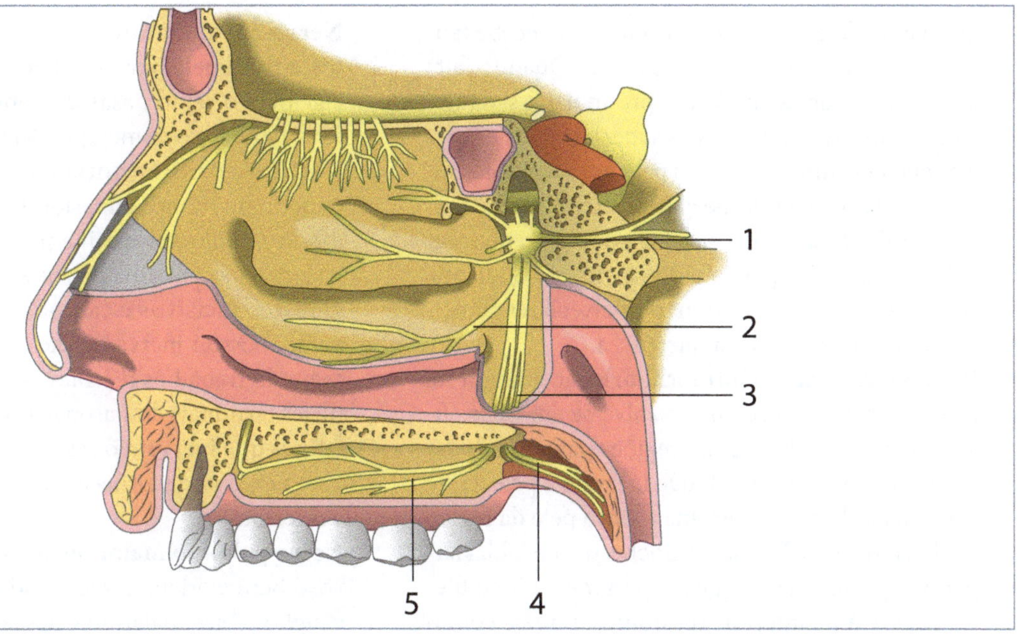

FIGURA 25 Vista medial da maxila. 1: gânglio pterigopalatino; 2: ramos nasais; 3: nn. palatinos descendentes; 4: nn. palatinos posteriores (ou menores); 5: ramos palatinos anteriores (ou maiores).

pequenos ramos que se destinam aos dentes molares superiores, além de se anastomosarem com os outros nervos alveolares superiores, formando um plexo alveolar superior, na esponjosa alveolar (Figura 24).

Ramo terminal

Ramo infraorbitário

O nervo infraorbitário (Figura 24), ramo terminal do maxilar, é a própria continuação deste, quando penetra no sulco (ou canal) infraorbitário. Muda quase bruscamente a direção original do nervo maxilar, dirigindo-se para diante e para fora em ângulo bem obtuso, atravessando a porção inicial da fenda esfenomaxilar e depois, mudando novamente de direção, dirige-se para diante no sulco infraorbitário, emergindo no buraco de mesmo nome, sob o rebordo inferior da cavidade orbitaria. Surge, assim, na face sob a forma de um ramalhete nervoso acompanhado de arteríolas e vênulas infraorbitárias.

Esse ramo fornece, no decurso de seu trajeto intraósseo, um ou dois nervos importantes: os nervos alveolares superiores médio e anterior.

- **Nervo alveolar superior médio:** inconstante (ausente em 28% dos casos, segundo Picosse, 1985), nasce do nervo maxilar logo após este penetrar no sulco infraorbitário. Penetra imediatamente na espessura do osso, transita pela parede lateral do seio maxilar, entre a cortical óssea interna e a mucosa de revestimento, dirigindo-se às raízes dos dentes pré-molares e à raiz mesiovestibular do primeiro molar superior, ou ainda contribuindo para a formação do plexo alveolar superior (Figura 24).
- **Nervo alveolar superior anterior:** origina-se do ramo infraorbitário dentro do canal infraorbitário, à distância aproximada de 8-13 mm antes de esse ramo emergir por seu orifício de saída na face. Transita em um canal próprio escavado no osso maxilar, tendo, inicialmente, um trajeto de direção horizontal e depois para baixo, tornando-se quase vertical; por último, nesse seu trajeto, aproxima-se muito do seio maxilar, estando, algumas vezes, em contato direto com a mucosa sinusal. Esse nervo termina dividindo-se em nervos ascendentes, que se perdem na mucosa nasal próximo ao orifício inferior do canal nasolacrimal, e nervos descendentes, mais numerosos, que contribuem para formar o plexo alveolar superior, junto com os nervos alveolares superiores médio e posterior. Sua distribuição faz-se, preferencialmente, para os dentes canino e incisivos superiores.
- **Plexo alveolar superior:** no interior da esponjosa óssea do maxilar, os nervos alveolares superiores anastomosam-se entre si formando, acima das raízes dos dentes, um entrelaçado nervoso de malhas largas. Esse plexo nervoso envia filetes para o osso

alveolar e filetes dentários – cada dente recebe tantos nervos quantas forem suas raízes. Quando falta esse plexo, os dentes molares e pré-molares são inervados pelos nervos alveolares superiores posteriores e os dentes canino e incisivos pelo nervo alveolar superior anterior. Conforme vimos anteriormente neste capítulo, é habitual a ausência do nervo alveolar médio na constituição do plexo, e, nessas condições, somente os dois primeiros nervos alveolares constituem essa trama nervosa intraóssea.

- **Ramos terminais do infraorbitário:** ao emergir na face, o nervo infraorbitário resolve-se em vários filetes que se espalham pelas regiões palpebral (para a pálpebra inferior), nasal (que inervam a pele da região lateral do nariz), geniana (para a pele da região geniana, principalmente as bochechas) e labial superior (que inervam o lábio superior e emitem filetes para o lábio inferior, anastomosando-se com o ramo mentual) (Figura 24).

Gânglio pterigopalatino

É uma pequena massa ganglionar em forma de cone achatado, anexada ao nervo maxilar e situada na parte alta da fossa pterigopalatina. Está situada adiante do orifício anterior do canal pterigóideo, no meio de um tecido celuloadiposo e envolto por um plexo venoso.

Esse gânglio pertence ao sistema nervoso autônomo porque recebe filetes aferentes parassimpáticos provenientes do nervo grande petroso, que contém fibras nervosas do nervo facial e do glossofaríngeo, além de filetes simpáticos do plexo carotídeo, através do nervo petroso profundo. Dessa reunião surge o ramo aferente do gânglio, conhecido por nervo do canal pterigóideo (antigo nervo vidiano), que atravessa o canal de mesmo nome e termina no ápice do gânglio.

Além dos filetes do nervo do canal pterigóideo, o gânglio pterigopalatino recebe dois ou três outros filetes curtos (anteriormente citados), os nervos pterigopalatinos, que atingem o gânglio por sua borda superior.

Ramos eferentes do gânglio

Do gânglio partem numerosos ramos que se distribuem à órbita, à fossa nasal e à abóbada palatina. São ao todo seis ramos, assim discriminados:

- **Nervos orbitários:** são dois ou três filetes nervosos que penetram na órbita, ganham as células etmoidais, seja através do orifício etmoidal posterior, seja pela fenda orbitaria superior ou mesmo perfurando a lâmina do etmoide.
- **Nervo nasopalatino:** é um nervo que penetra na fossa nasal pelo buraco esfenopalatino e logo se dirige para o septo nasal, descendo em um sulco escavado no osso vômer, paralelamente à borda inferior desse osso. Depois de percorrê-lo, esse filete penetra no buraco superior do canal incisivo, atingindo a abóbada palatina pela fossa incisiva. Inerva a mucosa palatina na zona correspondente à região dos incisivos e canino. Essa área da mucosa parece possuir inervação exclusiva desse nervo, pois, segundo trabalhos recentes, não há anastomose dos filetes terminais do nasopalatino com os nervos palatinos que inervam o restante da mucosa palatina. Esse nervo pode fornecer os ramos nasais posterior e inferior.
- **Nervo palatino maior ou anterior:** é um feixe nervoso bem evidente, fasciculado, que se destaca do gânglio pterigopalatino e desce pelo canal palatino formado em parte pela lâmina vertical do osso palatino e em parte pela goteira existente na tuberosidade da maxila. Depois de atravessar toda a extensão desse canal ósseo, surge na abóbada palatina através do buraco palatino.

Uma vez nessa região, o nervo dirige-se para diante, acompanhando o osso alveolar e estando separado deste por um espaço de poucos milímetros. Sempre junto com as ramificações arteriais da artéria palatina descendente, que se coloca medialmente ao nervo, os filetes nervosos fornecem ramos para a mucosa do palato duro, para a mucosa alveolar palatina, a gengiva palatina e a camada glandular do palato, terminando na altura do dente canino homolateral. O nervo palatino maior fornece um ou dois filetes nasais posteroinferiores que se distribuem à mucosa da concha inferior, um dos quais pode se destacar do nervo nasopalatino (Figura 25).

- **Nervo palatino menor ou posterior:** são dois ou três filetes nervosos que descem quase junto com o feixe nervoso anterior, isto é, o nervo palatino maior. Em outras ocasiões, esses nervos percorrem um trajeto isolado dos demais nervos palatinos em canais ósseos próprios, que desembocam na abóbada palatina isoladamente nos buracos palatinos acessórios situados para trás e medialmente ao buraco palatino principal. Em seu trajeto intraósseo trocam anastomoses entre si e com os filetes nervosos do grande palatino, e sempre são acompanhados de vasos arteriais delicados, ramos da artéria palatina descendente.

Os filetes terminais desses nervos dirigem-se para a parte média e posterior do palato duro e para o véu palatino, fornecendo ramos sensitivos à mucosa da região, ramos secretores às glândulas salivares palatinas e ramos motores para os músculos do véu do paladar (palatoglosso, palatofaríngeo, ázigos da úvula e elevador do véu). Essa inervação é auxiliada pelos filetes nervosos provenientes do nervo acessório do vago, por intermédio dos ramúsculos que se destacam do plexo faríngeo.

Na verdade essas fibras motoras não provêm do nervo maxilar, que é exclusivamente sensitivo, mas sim do nervo do canal pterigóideo (nervo vidiano), formado pelos nervos facial e glossofaríngeo, que possuem componentes parassimpáticos importantes e que atuam na mucosa nasal e nas glândulas palatinas. Algumas fibras juntam-se ao nervo zigomático e graças a isso mantêm anastomoses com o nervo lacrimal, enviando fibras secretoras para a glândula lacrimal (Figura 25).

Nervo mandibular

O nervo mandibular, o terceiro e mais volumoso dos ramos do nervo trigêmeo, é misto, motor e sensitivo, pois possui uma raiz motora (o nervo mastigador dos fisiologistas) que se integra ao nervo mandibular e compartilha de sua distribuição, destinando-se aos músculos mastigadores.

Destaca-se da porção inferior do contorno do gânglio trigeminal e se dirige para baixo em direção ao buraco oval (a raiz motora nesse trajeto acompanha a raiz sensitiva), envolvida por um prolongamento da dura-máter. Ao penetrar no buraco oval, dissocia-se em muitos filetes que formam uma espécie de plexo nervoso em torno dessa raiz sensitiva. Em seguida as duas porções, sensitiva e motora, confundem-se em uma só. Anexados a esse nervo, encontramos três gânglios autônomos: o ótico, o submandibular e o sublingual.

Logo ao sair do buraco oval, o nervo mandibular emite um único ramo colateral e, após um curto trajeto, divide-se em seus ramos terminais.

Ramo colateral

O ramo meníngeo ou nervo espinhoso é representado por um único nervo que penetra no crânio, de forma recorrente, pelo orifício espinhoso, acompanhando a artéria meníngea média. No interior do crânio, divide-se em alguns ramos que se distribuem acompanhando o trajeto dessa mesma artéria e em outros ramos que vão em direção à grande asa do esfenoide e às células mastóideas.

Ramos terminais

O modo de divisão do nervo mandibular é variável segundo os indivíduos, porém, na maioria dos casos, o nervo termina dividindo-se em dois troncos: um anterior e outro posterior.

O tronco anterior fornece os seguintes ramos: temporobucal (misto), temporal profundo médio (motor) e temporomasseterino (motor).

O tronco posterior dá origem aos seguintes ramos: auriculotemporal (sensitivo); tronco comum para os músculos pterigóideo medial, tensor do tímpano e tensor do véu do paladar (motor); alveolar inferior (sensitivo) e lingual (sensitivo).

A. Tronco anterior:

a.1) Nervo temporobucal: logo após sua origem, dirige-se para diante e para fora, aplicado ao sulco da face inferior da grande asa do osso esfenoide. A seguir, o nervo se insinua entre os dois feixes do músculo pterigóideo lateral e, depois de atravessá-lo, divide-se em seus ramos terminais: o nervo temporal profundo anterior e o nervo bucal.

a.1.1) Nervo temporal profundo anterior: motor, envia logo no início de seu trajeto um ramo para o músculo pterigóideo lateral. Depois se dirige para cima em direção à face profunda da parte anterior do músculo temporal, inervando os feixes anteriores desse músculo.

a.1.2) Nervo bucal: sensitivo, dirige-se obliquamente para baixo, para diante e para fora, passando atrás da artéria maxilar. Aplica-se à face profunda do músculo temporal, ao nível da inserção deste na apófise coronoide. Transita em um espaço triangular em que a borda anterior do ramo da mandíbula forma o lado externo, atingindo a região geniana sobre o músculo bucinador e o corpo adiposo da boca (bola adiposa de Bichat) (Figura 27).

Ao sair deste espaço triangular, o nervo aparece internamente à borda anterior do músculo masseter "num ponto correspondente ao meio de uma linha tensa entre o lóbulo da orelha e a comissura dos lábios". Nesse ponto, o nervo divide-se em seus dois ramos terminais: um ramo lateral e posterior, que se expande na face profunda da pele da bochecha, da comissura e das partes laterais dos dois lábios, e um ramo medial e anterior, mais volumoso, que se ramifica em cinco ou seis filetes que ganham a mucosa bucal e a camada glandular, principalmente as glândulas molares. Esses filetes atravessam o músculo bucinador, sem inervar esse músculo. Fornece também filetes para a gengiva vestibular da parte posterior da arcada inferior, na altura dos dentes pré-molares e molares.

a.2) Nervo temporal profundo médio: é o mais volumoso dos três nervos temporais, constituído geralmente por um tronco único que se destaca do nervo mandibular e se dirige horizontalmente para fora, aplicado contra a face inferior da grande asa do esfenoide, entre ela e o músculo pterigóideo lateral. Atinge a crista infratemporal (esfenotemporal) e muda de direção, seguindo verticalmente para cima, contra a fossa temporal. Nesse trajeto, o nervo é acompanhado pela artéria temporal profunda média e fornece filetes nervosos para a porção média do músculo temporal.

a.3) Nervo temporomasseterino: situa-se atrás do precedente e se dirige horizontalmente para fora até atingir a crista infratemporal, onde se divide em seus ramos terminais: nervos temporal profundo posterior e masseterino.

a.3.1) Nervo temporal profundo posterior: cruza a crista infratemporal adiante da articulação temporomandibular e se distribui aos feixes posteriores do músculo temporal.

a.3.2) Nervo masseterino: após fornecer alguns filetes à articulação temporomandibular, penetra na face profunda do músculo masseter, através da incisura mandibular.

B. Tronco posterior:

b.1) Nervo auriculotemporal: origina-se da parte posterior do tronco do nervo mandibular, formando uma espécie de botoeira através da qual passa a artéria meníngea média. O nervo dirige-se para trás, para fora e para baixo, transitando na região interpterigóidea e aplicando-se sobre a face interna do colo da mandíbula, onde penetra na espessura da glândula parótida e muda bruscamente de direção, indo para cima e passando entre o tubérculo articular e a parte cartilaginosa do meato acústico externo, atrás dos vasos temporais superficiais, aí se ramificando em seus ramos terminais.

b.1.1) Ramos colaterais do nervo auriculotemporal:

b.1.1.1) Filete anastomótico para o nervo alveolar inferior.

b.1.1.2) Ramos anastomóticos para o nervo facial.

b.1.1.3) Filetes para a articulação temporomandibular.

b.1.1.4) Ramos parotídeos: estes ramos secretores são fornecidos, na realidade, pelo nervo glossofaríngeo, através do gânglio ótico, que se anastomosa com o auriculotemporal.

b.1.1.5) Ramos para o meato acústico externo e a membrana timpânica.

b.1.1.6) Nervos auriculares anteriores: dirigem-se à pele do trago e da parte anterior da face lateral do pavilhão auditivo.

b.1.2) Ramos terminais do nervo auriculotemporal: em número de dois, distribuem-se à pele da região temporal, adiante e acima do pavilhão da orelha, até a tuberosidade parietal. Anastomosam-se com os nervos cutâneos vizinhos (ramos do nervo oftálmico e do plexo cervical através do nervo occipital). São exclusivamente sensitivos e acompanham os ramos principais da artéria temporal superficial.

b.2) Tronco comum para os músculos pterigóideo medial, tensor do véu do paladar e tensor do tímpano: é um tronco relativamente volumoso que se destaca da face interna do nervo mandibular. Atravessa ou contorna o gânglio ótico (autônomo), dirige-se para dentro e para baixo, atravessa o buraco pterigoespinhoso e, acompanhado de vários vasos arteriais e venosos, termina dividindo-se em seus três ramos terminais motores. Dois desses ramos são bastante delgados e se destinam aos músculos tensores do tímpano e do véu do paladar; o nervo do músculo tensor do tímpano atinge-o próximo a suas origens, as quais se fazem na convexidade da cartilagem da trompa auditiva e na face inferior do ângulo da grande asa do esfenoide; o do tensor do véu palatino penetra nesse músculo por sua face lateral. O outro ramo é mais volumoso e se dirige para o músculo pterigóideo medial, atingindo-o em sua borda posterossuperior.

b.3) Nervo alveolar inferior: esse nervo nasce cerca de 3 ou 4 mm abaixo do buraco oval, desce entre os dois músculos pterigóideos e depois entre o músculo pterigóideo medial e o ramo da mandíbula, indo em direção ao buraco e canal mandibulares, onde penetra neste último, transitando em seu interior. Dentro desse canal, divide-se em seus dois ramos terminais: nervo mentual e nervo incisivo (Figura 26).

Em seu primeiro segmento, desde sua origem até o buraco mandibular, o nervo dirige-se para baixo e para fora, descrevendo uma curva de concavidade anterior, estando compreendido entre os folhetos da fáscia interpterigóidea, que o separa do músculo pterigóideo lateral. Nesse segmento, o nervo está em relação com vasos e nervos, tais como a artéria maxilar e o nervo lingual, que se encontram anteriormente ao nervo alveolar inferior. O nervo lingual forma com o nervo alveolar inferior um ângulo agudo voltado para baixo e para diante no ponto em que se afastam um do outro.

Em seu segundo segmento, ou porção canalicular, o nervo alveolar inferior descreve uma curva de concavidade superior e se aproxima 1 cm da borda inferior da mandíbula. Além disso, o canal mandibular percorre a mandíbula de dentro para fora, cruzando em X o eixo do corpo da mandíbula, situando-se internamente em relação às raízes dos terceiro e segundo molares, bem como sob as raízes do primeiro molar e lateralmente em relação aos segundos pré-molares. Ao entrar no canal, o nervo se divide em quatro ou cinco feixes que caminham paralelamente, acompanhados pelos vasos alveolares inferiores.

b.3.1) Ramos colaterais do nervo alveolar inferior:

b.3.1.1) Anastomose com o nervo lingual: na região interpterigóidea, o nervo alveolar inferior envia uma anastomose horizontal ou oblíqua ao nervo lingual, junto às origens desses nervos.

b.3.1.2) Nervo milo-hióideo (motor): nasce do nervo alveolar inferior no momento em que este vai penetrar no canal mandibular. É um nervo longo, delgado, descendente e que transita em um sulco ósseo escavado na face interna do ramo e corpo mandibulares – o sulco milo-hióideo – e se dirige à face inferior do músculo milo-hióideo e ventre anterior do músculo digástrico, inervando-os.

b.3.1.3) Ramos dentários: o nervo alveolar inferior dá, geralmente, um filete antes de cada dente, o qual se divide em certo número de ramos que penetram no interior das raízes dentárias. Essa distribuição é variável, e cada dente pode receber um só ramo ou vários ramos; um mesmo ramo pode se dividir, dando filetes para dois dentes vizinhos. Qualquer que seja o modo de distribuição, cada raiz recebe apenas um filete nervoso.

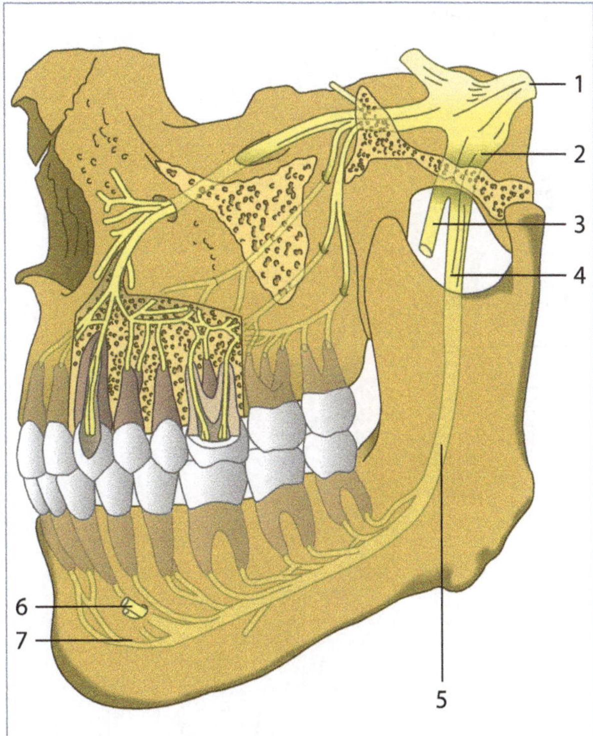

FIGURA 26 Nervo mandibular e seus principais ramos: 1: n. trigêmeo; 2: seu ramo mandibular e sua divisão nos dois ramos terminais; 3: n. lingual; 4: n. alveolar inferior (na fossa zigomática); 5: n. alveolar inferior (no canal mandibular); 6: mentual; 7: n. incisivo.

b.3.2) Ramos terminais do nervo alveolar inferior: o nervo alveolar inferior se divide, na altura do buraco mentual, dentro do canal mandibular, em dois ramos terminais (Figura 27):

b.3.2.1) Nervo incisivo: continua a direção do nervo, transita pelo meio do osso esponjoso da região anterior da mandíbula e fornece ramos às raízes dos dentes canino e incisivos. É importante notar que esse ramo nervoso nunca atravessa a linha mediana (Figura 30).

b.3.2.2) Nervo mentual: sai pelo orifício mentual, onde se divide em três feixes recobertos pelo músculo depressor do lábio inferior. Suas fibras, que possuem um volume igual a 2/3 daquele do tronco de origem, dirigem-se à mucosa do lábio inferior, pele do lábio inferior, gengiva vestibular inferior do incisivo central até o primei-

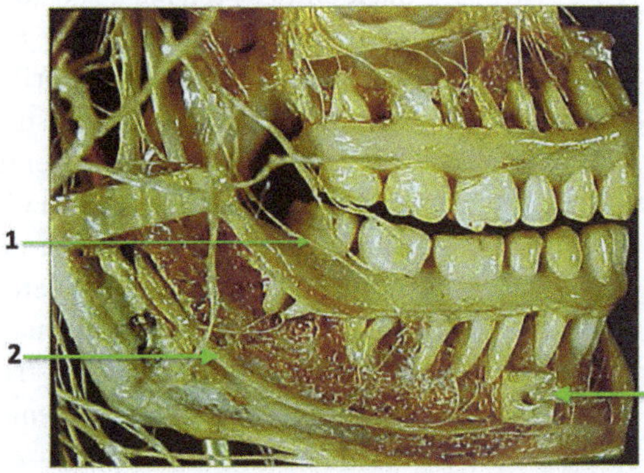

FIGURA 27 Peça anatômica mostrando: 1: n. bucal; 2: n. alveolar inferior; 3: n. mentual.

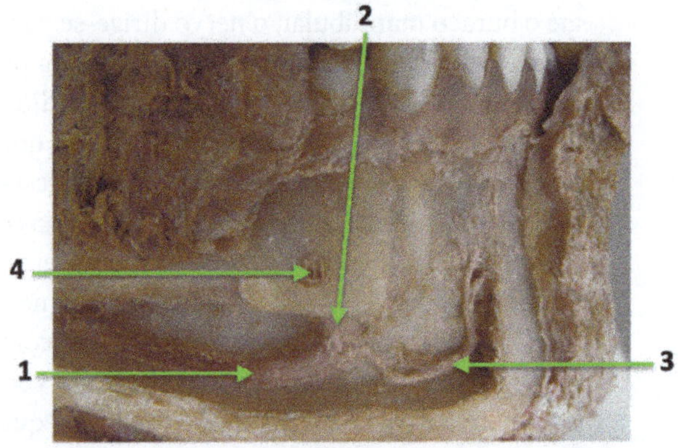

FIGURA 29 Dissecção de peça anatômica evidenciando os nervos: 1: alveolar inferior (no interior do canal mandibular) e sua divisão, dando origem aos nervos: 2: mentual e 3: incisivo (no interior do osso medular), dirigindo-se aos dentes anteriores; 4: forame mentual.

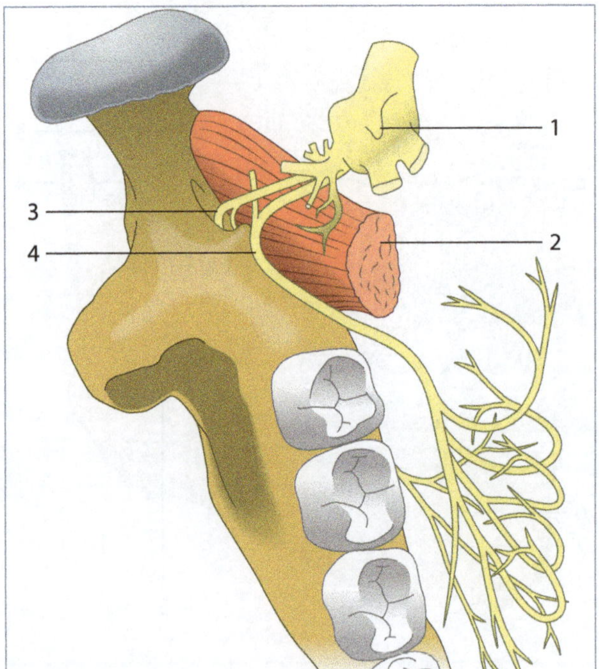

FIGURA 28 Relação topográfica entre os nn. lingual e alveolar inferior. 1: gânglio trigeminal; 2: m. pterigóideo medial; 3: n. alveolar inferior na entrada do canal mandibular; 4: n. lingual e seus ramos.

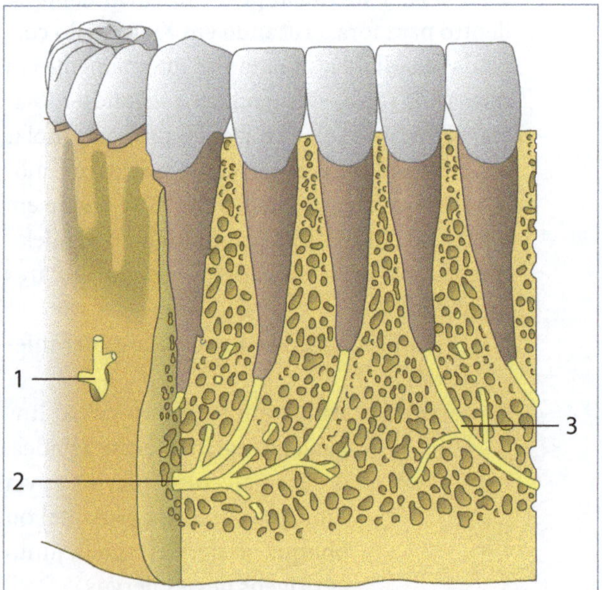

FIGURA 30 Esquema mostrando que não existe cruzamento de fibras do nervo incisivo de um lado, com seu homônimo contralateral. 1: forame e n. mentual; 2: n. incisivo do lado direito; 3: n. incisivo do lado esquerdo.

ro pré-molar e a pele da região mentual. Dessa forma, o nervo alveolar inferior é misto na primeira parte de seu trajeto (até o buraco mandibular) e exclusivamente sensitivo no resto de sua extensão (Figura 27).

REFERÊNCIAS BIBLIOGRÁFICAS

1. Liberti EA, Picosse LR. Anatomia dentária de Milton Picosse. São Paulo: Quintessence; 2019.
2. Masuko TS, Rosenberg B, Picosse LR, de Francisco M. Contribuição ao estudo da inervação suplementar dos dentes inferiores: uma revisão bibliográfica. Rev Fac Odontol FZL. 1989;1:55-62.
3. Picosse LR. Anatomia e embriologia da boca. In: Carvalho MB (org.). Tratado de cirurgia da cabeça e do pescoço e otorrinolaringologia. São Paulo; Atheneu, 2001. v.1, p.233-48.
4. Picosse LR. Articulação temporomandibular: uma revisão anatômica. In: Colombini NEP, Sanseverino C (org.). Cirurgia da face: interpretação funcional e estética. Rio de Janeiro: Revinter; 2002, v. 1, p. 1-5.
5. Picosse LR. Estudo anatomodescritivo da distribuição e fasciculação dos nervos alveolares superiores em indivíduos adultos. [Tese]. 1985.
6. Vitti M. Análise eletromiográfica do músculo temporal no homem. [Tese]. Piracicaba, 1968.

CAPÍTULO 2

Fisiologia estomatognática

João Gualberto de Cerqueira Luz

FUNÇÕES ESTOMATOGNÁTICAS

As funções estomatognáticas são desempenhadas pelo sistema estomatognático – basicamente composto pela boca e pela mandíbula, mas na verdade compreendendo o conjunto de determinadas estruturas da cabeça e do pescoço atuando em finalidades comuns.

Considera-se a mastigação como a função estomatognática mais importante, mas, de fato, trata-se da função mais estudada, especialmente na odontologia. Essa é uma das funções exclusivas do sistema estomatognático, juntamente com a sucção, a deglutição e a fonoarticulação. Devemos também considerar a respiração, na forma de uma função participativa, na qual o sistema atua em parte do processo. Além disso, o sistema tem funções sensitivas que enviam informações ao sistema nervoso, bem como mantêm a postura mandibular.

ESTRUTURAS ESTÁTICAS E DINÂMICAS

O sistema estomatognático é composto por estruturas estáticas e dinâmicas. As estruturas estáticas ou passivas compreendem os dentes e seu conjunto, formando os arcos dentais, as estruturas ósseas de maxila e mandíbula, a articulação temporomandibular (ATM) e os ligamentos. Também podem ser considerados como tal o osso hioide, a coluna cervical e a mucosa bucal.

As estruturas dinâmicas ou ativas são aquelas que movem as estruturas estáticas durante as funções estomatognáticas. São representadas pelos músculos e nervos ou pelo componente neuromuscular. A descrição da atuação dos vários grupos musculares será feita a seguir.

As características funcionais da ATM, sua cinesiologia, a postura mandibular, o sistema neuromuscular, a oclusão dentária e o periodonto devem ser estudados individualmente, embora atuem em conjunto nas funções estomatognáticas.

CARACTERÍSTICAS FUNCIONAIS DA ATM

A ATM liga a mandíbula ao crânio de forma bilateral, com movimentos amplos e sinérgicos. A presença do disco articular permite a manutenção de contato entre as superfícies articulares do côndilo mandibular e da eminência articular do temporal. A membrana sinovial, que reveste a cápsula articular internamente, produz a sinóvia, líquido viscoso que lubrifica as superfícies articulares pela presença de ácido hialurônico.

Os ligamentos limitam e restringem os movimentos, além de possuírem propriorreceptores mecânicos. Os ligamentos considerados funcionais compreendem: os colaterais do disco, em localização medial e lateral, que restringem os movimentos do disco articular (Figura 1); o capsular, que resiste ao deslocamento das superfícies articulares; e o temporomandibular, que limita o movimento de rotação (Figura 2). Se imaginássemos o indivíduo fazendo continuamente o movimento de rotação, a mandíbula atingiria o pescoço. Assim, com a ação do ligamento temporomandibular, o movimento de rotação é limitado e o movimento de translação é iniciado (Figura 3). Ainda existem os ligamentos considerados acessórios, sem participação funcional significante: esfenomandibular, que se estende da espinha do esfenoide à língula da mandíbula; e estilomandibular, que se estende do processo estiloide do temporal ao ângulo da mandíbula e que limita a protrusão excessiva.

Os movimentos da ATM dependem de sua conformação anatômica. Assim, existem determinados tipos anatômicos de ATM, diretamente relacionados a suas características funcionais, na forma da anatomia compa-

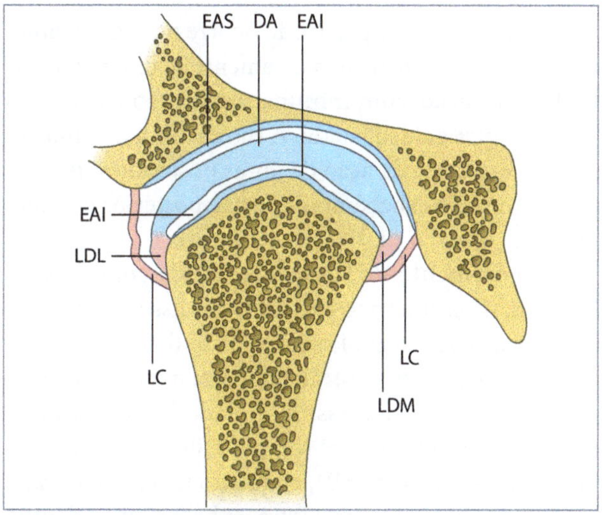

FIGURA 1 Esquema da ATM em corte coronal mostrando os ligamentos discais lateral (LDL) e medial (LDM), o ligamento capsular (LC) e o disco articular (DA).

ATM: articulação temporomandibular.

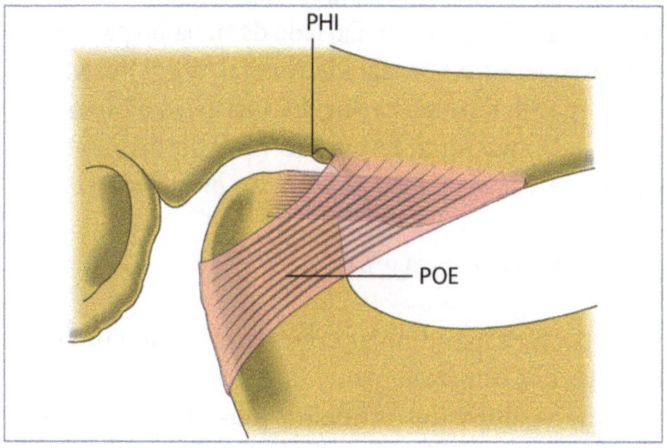

FIGURA 2 Esquema demonstrando o ligamento capsular em vista lateral, com seus componentes horizontal interno (PHI) e oblíquo externo (POE).

rada. Os herbívoros, como o boi, possuem uma fossa mandibular ampla e achatada que permite o movimento de deslizamento lateral do côndilo, pois são ruminantes; os carnívoros, como o cão, possuem uma fossa mandibular profunda, vinculada ao movimento de rotação; os roedores, como o rato, possuem uma fossa mandibular alongada e estreita, no sentido anteroposterior, acompanhando o movimento realizado pelo côndilo. Já os humanos, por apresentarem uma alimentação onívora – comerem de tudo –, possuem uma fossa mandibular profunda e ampla, nos sentidos lateral e anteroposterior, portanto com uma possibilidade de movimentação ampla.

A inervação da ATM ocorre pelos nervos auriculotemporal, massetérico e temporal posterior profundo, que são ramos do nervo trigêmeo. Essa articulação apresenta quatro tipos de receptores, presentes na cápsula articular, nos tecidos retrodiscais e no ligamento temporomandibular. O tipo I (GW-I), presente na cápsula, é mecanorreceptor estático e dinâmico e gera reflexos posturais da mandíbula; o tipo II (GW-II), presente na profundidade da cápsula, é mecanorreceptor dinâmico e propicia orientação e direção da mandíbula; o tipo III (GW-III), presente no ligamento temporomandibular, é mecanorreceptor dinâmico e participa de reflexos protetores; e o tipo IV (GW-IV), presente na cápsula e no ligamento, é nociceptor e pode produzir trismo mandibular. Os mecanorreceptores, que reagem a estímulos mecânicos como o movimento, controlam e coordenam os reflexos musculares e dão a percepção da posição postural da mandíbula, bem como da direção e velocidade dos movimentos mandibulares. Os nociceptores, sensíveis a estímulos lesivos ou traumáticos que causam dor, promovem uma posição postural reflexa da mandíbula.

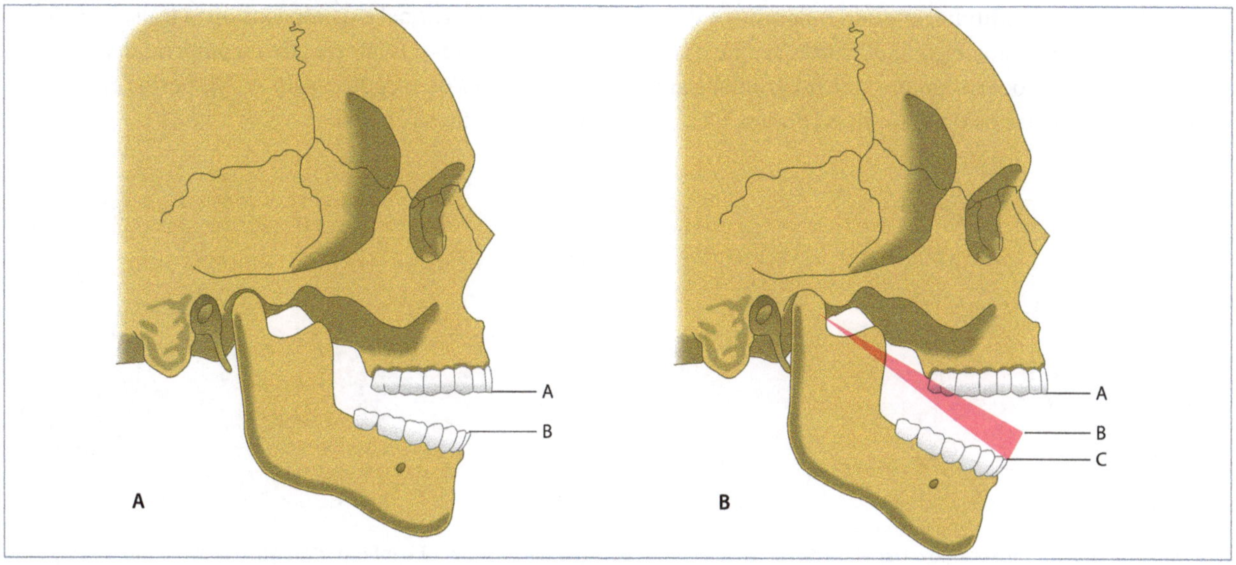

FIGURA 3 Demonstração esquemática do efeito do ligamento capsular entre os movimentos de rotação (A), entre pontos A e B, e translação (B), entre pontos B e C.

CINESIOLOGIA DA ATM

Cinesiologia é o estudo dos movimentos humanos, especialmente das estruturas envolvidas. É importante ressaltar que todo movimento mandibular envolve ambas as ATM. Também deve ser destacado que a divisão da ATM em compartimentos supra e infradiscal tem conotações funcionais, conferindo liberdade de movimentação à mandíbula. O deslizamento no compartimento superior é combinado com o movimento de rotação no compartimento inferior. Também, a oclusão dentária influencia esses movimentos.

Didaticamente, constituem movimentos básicos a rotação e a translação. A rotação ocorre junto a um eixo horizontal transverso passando aproximadamente no centro dos côndilos (Figura 4 A e B). Assim, o côndilo executa o movimento sobre o disco, no espaço infradiscal. A translação ocorre pelo movimento do côndilo em um sentido anterior e inferior sobre a eminência articular do temporal. Dessa forma, o côndilo executa o movimento pelo deslizamento do disco sobre a eminência articular, no espaço supradiscal (Figura 4C). A trajetória do côndilo no movimento de abertura ocorre formando um ângulo de 35 graus com o plano horizontal. Na verdade, os movimentos executados dependem de uma combinação desses movimentos básicos, portanto movimentos compostos ou de trans-rotação.

Os movimentos fundamentais ocorrem por movimentos compostos. O movimento de abertura é simétrico e resulta da ação sinérgica dos músculos abaixadores e propulsores, após o relaxamento dos músculos levantadores. Apresenta uma primeira fase de rotação, seguida de uma fase de trans-rotação. O movimento de fechamento é simétrico e depende da ação dos músculos levantadores da mandíbula, enquanto côndilo e disco retornam a sua posição original. Recorda-se que o movimento de rotação ocorre em um eixo horizontal transverso que passa entre os dois côndilos (Figura 5A).

O movimento de protrusão ocorre no sentido anteroposterior. É decorrente basicamente de um movimento de translação, com mínima rotação, sob a ação do músculo pterigoideo lateral. A retrusão é o movimento inverso e decorre da ação de fibras posteriores do temporal, músculos abaixadores e feixe posterior do diagnóstico.

O movimento de lateralidade é de componente horizontal, assimétrico e excêntrico. Esse movimento leva o hemiarco homolateral ao lado de trabalho, enquanto o hemiarco contralateral assume uma posição medial de balanceio. Assim, no lado homolateral do movimento o côndilo fará rotação utilizando eixo frontal ou vertical (Figura 5B), enquanto no lado contralateral o côndilo fará translação para baixo e para dentro. Também, o côndilo que executa rotação fará um pequeno movimento transversal, configurando o movimento de Bennett. O ângulo de Bennett mede a inclinação do deslocamento do côndilo de balanceio em relação ao plano sagital (Figura 5C). Do lado de trabalho participam o feixe superior do pterigóideo lateral, fibras posteriores do temporal, feixe posterior do digástrico e fibras profundas do masseter, enquanto do lado de balanceio ocorre a atuação do feixe inferior do pterigóideo lateral.

POSTURA MANDIBULAR

A postura mandibular com o indivíduo em vigília compreende um afastamento de 1-3 mm entre os arcos dentais, na altura dos primeiros pré-molares, havendo contato entre os lábios, constituindo o espaço funcional livre ou interoclusal. Para a manutenção dessa postura há atividade de músculos levantadores e abaixadores. A postura mandibular depende de fatores passivos como a força gravitacional e os espaços intraorais, bem como de fatores ativos. Os fatores ativos compreendem reflexos provenientes de receptores da ATM, periodonto, musculatura e mucosa bucal.

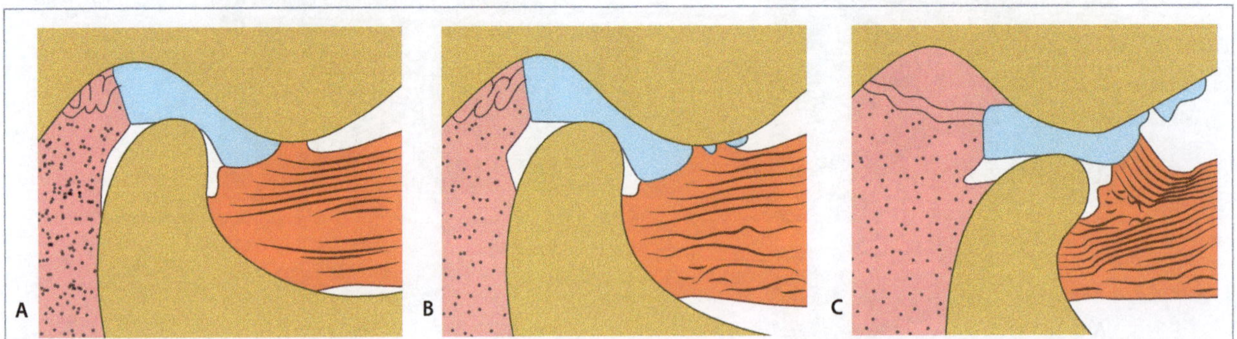

FIGURA 4 Esquema mostrando o papel do disco articular e dos espaços discal superior e inferior durante o movimento de abertura. A: posição de repouso. B: rotação, no espaço infradiscal. C: translação, pelo espaço supradiscal.

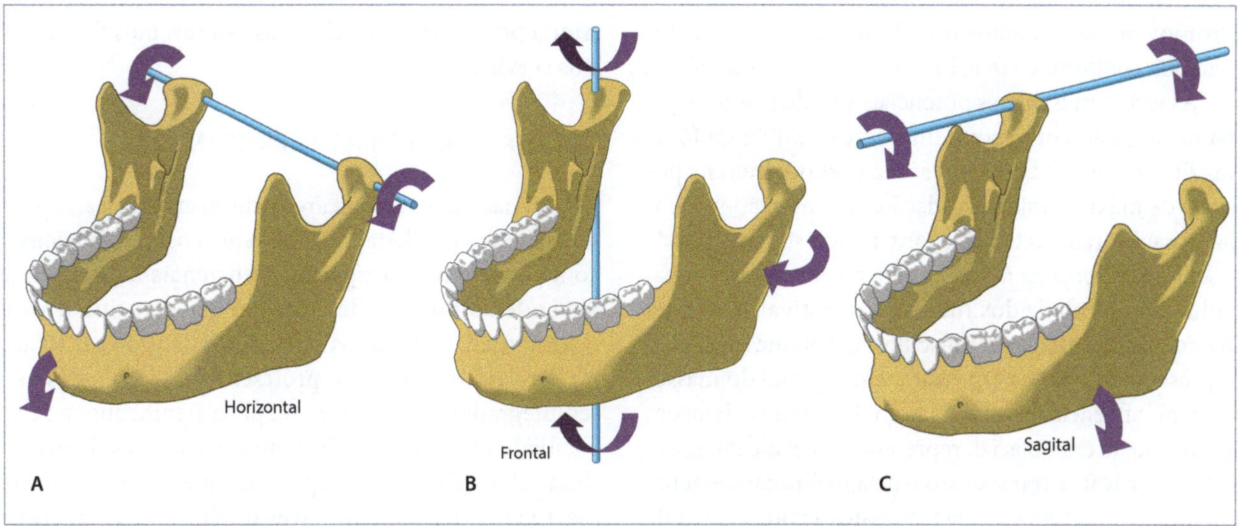

FIGURA 5 Esquema dos eixos dos movimentos mandibulares. A: horizontal. B: frontal. C: sagital.

A relação entre crânio e coluna vertebral – o sistema craniocervical – também influencia a posição da mandíbula. O osso hioide mantém relação com a curvatura da coluna cervical, a mandíbula e a cintura escapular. Assim, é necessário um equilíbrio das forças musculares entre essas estruturas para que as funções estomatognáticas sejam realizadas adequadamente (Figura 6).

SISTEMA NEUROMUSCULAR

O sistema neuromuscular estomatognático compreende um conjunto de músculos esqueléticos que tem sua função coordenada pela ação motora do sistema nervoso central. São chamados de músculos mastigatórios devido ao fato de essa ser sua função mais estudada.

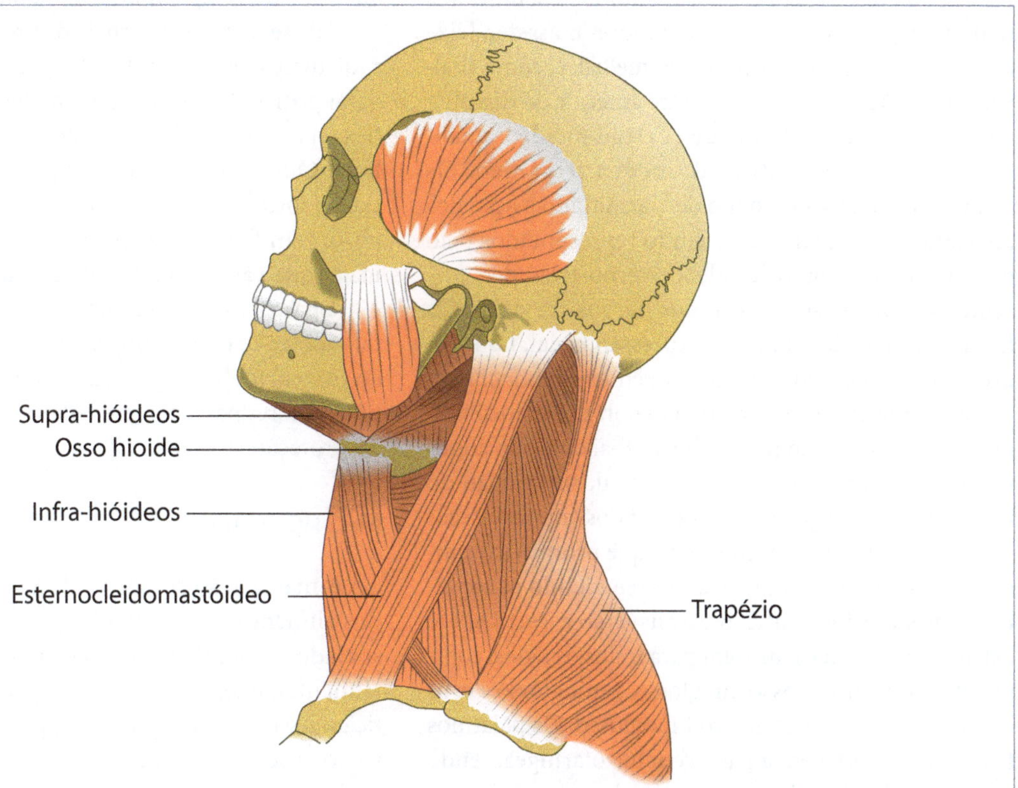

FIGURA 6 Esquema mostrando o sistema craniocervical e sua relação com o osso hioide e os músculos mastigatórios.

Promovem movimentos mandibulares em diferentes sentidos, conforme a inserção e a orientação de suas fibras.

As forças musculares potenciais são altas, sendo que na mastigação correspondem a cerca de 40% da força máxima de mordida. As forças maiores ocorrem na posição de máxima intercuspidação. A contração muscular possui caráter vetorial, coordenando sua magnitude e sentido. A força de mordida depende do volume muscular, da atividade dos músculos mastigatórios e da coordenação entre esses músculos. O volume muscular, representado por sua espessura, em especial do masseter, tem influência no valor da força de mordida. Também a morfologia craniofacial, representada pelas dimensões faciais verticais e transversais e pela inclinação do terço médio da face, tem correlação positiva com a força de mordida.

A ação dos vários músculos mastigatórios é bem definida. Entretanto, ocorre um antagonismo relativo entre músculos levantadores e abaixadores da mandíbula, conforme o movimento executado. Por exemplo, no movimento de oclusão em protrusiva, masseter e pterigóideo medial são sinergistas com o pterigóideo lateral, que, na verdade, é seu antagonista nos movimentos de abertura e fechamento.

Os músculos mastigatórios, de acordo com sua função, são subdivididos em mandibulares, infra-hióideos, faciais, linguais e palatinos. Os mandibulares movem a mandíbula, atuando como levantadores masseter, feixe anterior do temporal e pterigóideo medial, e, como abaixadores, pterigóideo lateral, ventre anterior do digástrico, gênio-hióideo, milo-hióideo e estilo-hióideo, atuando sob a porção motora do nervo trigêmeo. Os infra-hióideos abaixam o hioide, permitindo a ação dos abaixadores da mandíbula, sendo representados pelo esterno-hióideo, omo-hióideo, esterno-tireóideo e tireóideo-hióideo, sob a ação dos nervos cervicais. Os faciais, conhecidos como da expressão facial, também exercem funções motoras, compreendendo bucinador, orbicular dos lábios, zigomático maior, zigomático menor, levantador do ângulo da boca, abaixador do ângulo da boca e mentoniano ou mentual, sob a ação do nervo facial. Os linguais são subdivididos em intrínsecos – os confinados em seu interior e que promovem modificações da forma lingual, compreendendo os longitudinais superior e inferior, transverso e vertical – e extrínsecos – os que a movem para todos os lados, compreendendo palatoglosso, hioglosso, genioglosso e estiloglosso, sob a ação do nervo hipoglosso. Os palatinos facilitam ou obstruem a passagem bucofaríngea, sendo o elevador do véu palatino, o tensor do véu palatino e a úvula, sob a ação do nervo vago pelo plexo faríngeo. Ainda podem ser considerados os músculos faríngeos e os cervicais.

OCLUSÃO DENTÁRIA E PERIODONTO

Apenas uma parte da área oclusal anatômica, representada por 10% desta, constitui a área oclusal funcional, como ocorre na mastigação. A eficiência mastigatória depende do número de dentes, o que constitui a área oclusal total. Indivíduos portadores de próteses totais ou parciais, mesmo com próteses sobre implantes osseointegrados, apresentam redução significante na capacidade mastigatória. Pacientes portadores de maloclusão classe III tendem a apresentar menor desempenho mastigatório, podendo haver melhora após cirurgia ortognática.

A força aplicada sobre a superfície oclusal é maior em molares que em anteriores, pois os músculos levantadores exercem ação próximo ao ângulo mandibular. A pressão oclusal é resultado do valor da força aplicada dividido pela área oclusal. Assim, há uma relação direta com a força aplicada e inversa com a área oclusal. Isso permite que haja menor força sobre dentes menores, portanto uma pressão similar em incisivos ou molares. A pressão oclusal deve ser direcionada verticalmente, no longo eixo do dente. O valor médio da força mastigatória é de 10 kg em uma alimentação habitual.

Vale ressaltar a existência de pressorreceptores perirradiculares, que, quando a força de mordida atinge um valor crítico de pressão, podem determinar inibição reflexa da atividade dos músculos levantadores da mandíbula. Outra característica importante é o movimento dental intra-alveolar, pois assim as fibras do periodonto absorvem forças. A existência de uma área radicular maior que a área oclusal confere segurança ao periodonto.

A parte ativa do periodonto – o ligamento periodontal – permite que as forças oclusais sejam transmitidas ao osso alveolar. A presença de mecanorreceptores e nociceptores neste confere reflexo de postura, orientação ou proteção.

MASTIGAÇÃO

A mastigação compreende a degradação mecânica dos alimentos em partículas pequenas. Esse efeito, associado à ação da saliva, resulta na obtenção do bolo alimentar, que, por sua vez, permite o início da deglutição. Assim, a mastigação compreende o primeiro passo no processo de digestão.

Essa atividade ocorre pela ação coordenada dos músculos mastigatórios, compreendendo os mandibulares, infra-hióideos, faciais e linguais. A degradação mecânica se dá pela aposição rítmica dos dentes via superfície oclusal funcional. A pressão intercuspídica propicia a fragmentação dos alimentos.

A mastigação ocorre em fases mecânicas, compreendendo o ciclo mastigatório. Essas fases são descritas a seguir. A incisão ou corte ocorre pela elevação da mandíbula em protrusão, pela apreensão do alimento entre as bordas incisais e pela retropulsão da mandíbula, e o alimento é posicionado em posteriores pela língua. Outra forma de incisão ocorre pela ação de perfuração realizada pelos caninos. A trituração, transformação do alimento em partes menores, se dá pela ação dos pré-molares, que apresentam pressão intercuspídica maior. Essa é a fase mais prolongada da mastigação. Finalmente, a pulverização, transformação do alimento em partes muito reduzidas, é realizada pelos molares. A fase de incisão exerce influência nas demais fases da mastigação, produzindo fragmentação adequada dos alimentos, sendo seguida por mastigação bilateral alternada sem predominância de lado. As fases de incisão e trituração dependem normalmente dos movimentos de abertura e fechamento. Já a pulverização também utiliza os movimentos de lateralidade, protrusão e retropulsão (Figura 7). Durante essas fases ocorre secreção salivar de modo reflexo, auxiliando a mastigação e a formação do bolo alimentar.

O ato mastigatório compreende a abertura da boca, o fechamento da boca e a fase interoclusal. Nesta última é que ocorre a pressão intercuspídica. Quanto à distribuição do alimento, a mastigação pode ser unilateral ou bilateral. A mastigação unilateral ocorre apenas no lado de trabalho. A mastigação bilateral pode ser simultânea – com distribuição uniforme das forças de ambos os lados, ou alternada –, com as forças aplicadas um lado por vez.

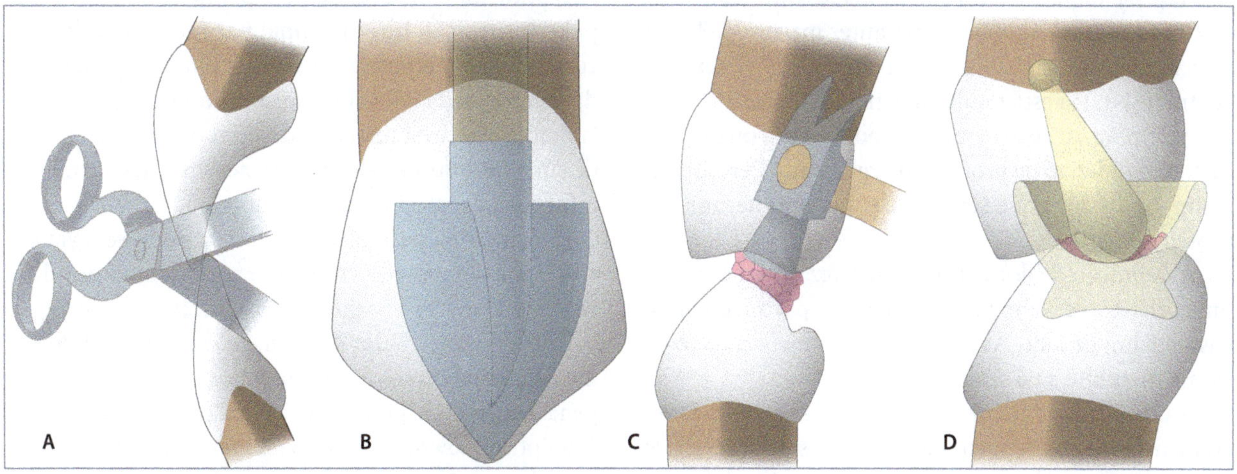

FIGURA 7 Esquema das fases mecânicas da mastigação. A: incisão, realizada pelos incisivos. B: perfuração, realizada pelos caninos. C: trituração, realizada pelos pré-molares. D: pulverização, realizada pelos molares.

REFERÊNCIAS BIBLIOGRÁFICAS

1. Bates JF, Stafford GD, Harrison A. Masticatory function: a review of the literature – I. The form of the masticatory cycle. J Oral Rehab. 1975;2:281-301.
2. Bates JF, Staffrord GD, Harrison A. Masticatory function: a review of the literature – II. Speed of movement of the mandible, rate of chewing and forces developed in chewing. J Oral Rehab. 1975;2:349-61.
3. Bates JF, Staffrord GD, Harrison A. Masticatory function: a review of the literature – III. Masticatory performance and efficiency. J Oral Rehab. 1976;3:57-67.
4. Douglas CR. Tratado de fisiologia aplicado na saúde. 5.ed. São Paulo: Robe; 2002.
5. Farias ACR, Benvenuto FB, Santos VLA. Estudo da relação entre crânio, coluna cervical, mandíbula e osso hioide. Reabilitar. 2003;5:43-6.
6. Feine JS, Lund JP. Measuring chewing ability in randomized controlled trials with edentulous populations wearing implant prostheses. J Oral Rehabil. 2006;33:301-8.
7. Jinbao W, Xianoming X, Jingen S. Analysis of the open-closing movement of the human temporomandibular joint. Acta Anat. 1988;133:213-6.
8. Käyser AF. How much reduction of the dental arch is functionally acceptable for the ageing patient? Int Dent J. 1990;40:183-8.
9. Lang J. Clinical anatomy of the masticatory apparatus and peripharyngeal spaces. Stuttgart: Thieme; 1995.
10. Mohamed SE, Chistensen LV. Mandibular reference positions. J Oral Rehab. 1985;12:355-67.
11. Savalle WPM. Some aspects of the morphology of the human temporomandibular joint capsule. Acta Anat. 1988;131:292-6.
12. Raadsheer MC, van Eijden TMGJ, van Ginkel FC, Prahl-Andersen B. Contribution of jaw muscle size and craniofacial morphology to human bite force magnitude. J Dent Res. 1999;78:31-42.
13. Tagliaro ML, Calvi CL, Chiappetta ALML. A fase de incisão no processo da mastigação: enfoque clínico. Rev Cefac. 2004;6:24-8.
14. van der Bilt A. Human oral function: a review. Braz J Oral Sci. 2002;1:7-18.
15. Wayler AH, Chauncey HH. Impact of complete dentures and impaired natural dentition on masticatory performance and food choice in healthy aging men. J Prosthet Dent. 1983;49:427-33.

CAPÍTULO 3

Fisiologia da dor: nocicepção

Alessandra Tumonis Fernandes

INTRODUÇÃO

A quase totalidade das enfermidades que acometem o corpo causam dor, que ocorre antes mesmo de haver uma lesão tecidual. Isso significa que o sistema nervoso central (SNC) já está sendo informado de que algo está alterado para que ocorra uma resposta física ou orgânica com o objetivo de proteger o organismo. Percebe-se, assim, que a dor pode ser considerada um mecanismo protetor.

A definição de dor é difícil, uma vez que se trata de uma sensação e como tal envolve um aspecto subjetivo bastante importante. As pessoas e os animais reagem de forma diferente a tal sensação.

A dor é frequente na clínica médica, e até mesmo crianças podem diferenciá-la, pois essa sensação altera o bem-estar e pode trazer consigo alterações diversas. Dessa forma, percebe-se que a dor não é uma sensação pura. A sensação dolorosa vem acompanhada de diferentes reações e também de um estado emotivo chamado aflição, que caracteriza uma emoção negativa ou um sentimento de rejeição e/ou não aceitação. Além disso, na maioria das vezes em que a dor está presente tem-se também um sentimento de sofrimento que pode estar acompanhado de reações neurovegetativas, como aquelas desencadeadas pela ativação do sistema nervoso simpático.

Ainda, quando na presença de dor, a pessoa tende a manter-se em posição antálgica, permanecendo praticamente imóvel quando encontra uma posição pouco mais confortável, e pode apresentar alterações do ciclo sono-vigília, assim como no comportamento e na fala ou vocalização.

Os mecanismos desses aspectos serão explicados mais adiante.

CONCEITO DE DOR

A dor foi conceituada pela primeira vez em 1986, pela Associação Internacional para o Estudo da Dor, como uma experiência sensorial e emocional desagradável associada a lesões reais ou potenciais. O termo "nocicepção" está relacionado com o reconhecimento de sinais dolorosos pelo sistema nervoso, que formulam informações relacionadas à lesão.

No entanto, para conceitualizá-la pode-se levar em conta seu significado conforme apresentado por diferentes dicionários ou diferentes autores.

Para Webster, a dor é "a sensação que experimentamos quando ficamos feridos mental ou fisicamente; com pena, sofrimento, grande ansiedade e angústia. "É oposta ao prazer". Esse dicionário também relata a dor como uma "sensação de grande desconforto, prejuízo para algumas partes do corpo, causada pela injúria, doença ou transtorno funcional, que é transmitido através do sistema nervoso".

O *Dicionário Aurélio* traz diferentes significados, mas todos convergem para a definição segundo a qual a dor, sim, altera o bem-estar, compromete o emocional da pessoa e traz prejuízos orgânicos.

NOCICEPTORES E ESTÍMULO NOXA

Os receptores da dor ou nociceptores se apresentam em diferentes modalidades, como qualquer outro receptor convencional de qualquer outra sensação. No entanto, esses são receptores periféricos que respondem a estímulos nocivos, ou seja, caracterizam-se por serem terminações nervosas livres, que se localizam em sua maioria em regiões superficiais do corpo e apresentam um limiar de excitabilidade muito maior em relação aos outros receptores. Assim, o estímulo para tal deve apresentar uma intensidade bastante elevada. Também pode ser observado que sua distribuição pelo corpo é variada, caracterizando maior ou menor sensibilidade nos diferentes locais do corpo.

Os nociceptores podem ser classificados, quanto a sua localização, em:

- Exteroceptores: receptores que estão em contato com o meio externo.
- Interoceptores: receptores no interior do organismo ou de estruturas.
- Proprioceptores: receptores que captam estímulos específicos para algumas estruturas do corpo, por exemplo: fuso muscular dos músculos, proprioceptores da articulação temporomandibular (ATM), órgão tendinoso de Golgi nas articulações, entre outros.

Quanto à característica dos estímulos que recebem ou aos quais são submetidos, podem ser classificados em:

- Mecanoceptores ou receptores mecânicos: estimulados por deformação ou pressão.
- Termoceptores ou receptores térmicos: estimulados por grandes variações de temperatura:
  - Receptores de calor: não identificados ainda, porém se relacionam às fibras nervosas do tipo C e são estimulados por temperaturas maiores que 50 °C.
  - Receptores de frio: relacionados às fibras nervosas do tipo A delta, aparecem 3-10 vezes mais que os de calor e sua estimulação se deve a temperaturas inferiores a 7 °C. São encontrados 15-25 receptores/cm^2 nos lábios e 3-5 nos dedos, e isso explica a maior sensibilidade labial em relação a outras partes do corpo.
- Quimioceptores ou receptores químicos: estimulados por diferentes substâncias químicas, no caso da dor, conhecidas como algésicas.

Enquanto não existir estímulo suficiente para provocar a transdução nesses receptores, a sensação dolorosa não existirá e será mantida a homeostase somestésica, que permite sensações de bem-estar e conforto. No entanto, quando o estímulo noxa, causador da dor, ou estímulo nocivo, de maior intensidade, atinge tais receptores, inicia-se uma situação de heterostase somestésica que foi produzida inicialmente por alguma lesão, por hipóxia ou até mesmo lesão tecidual, que causa uma sensação de desconforto. Assim, o estímulo noxa, quando presente, ameaça o bem-estar dos tecidos e confere a nocicepção, que é a sensação dolorosa.

Uma vez que o estímulo noxa esteja presente, o receptor dificilmente se adaptará a tal estímulo; ao contrário, pode até aumentar a frequência de impulsos e causar hiperalgesia, que é o aumento da resposta dolorosa produzida por esse estímulo. Tais receptores, diante do estímulo noxa, sempre desencadearão potenciais de ação, pois, se se adaptarem e deixarem de gerar esses potenciais elétricos, cessará a sensação dolorosa e acabará o alerta de que algo está errado, o que não pode acontecer até que o estímulo ou causa seja sanada. Então, quando se fala em nociceptor, sua adaptação é muito lenta ou inexistente. Assim, pode-se concluir que, mesmo que o estímulo em si não seja suficiente para causar a lesão, se já houve uma lesão tecidual, esta pode desencadear a sensação dolorosa.

Esse estímulo aos nociceptores acaba por causar uma sensação dolorosa que não obedece a uma função linear ou diretamente proporcional entre a intensidade do estímulo, a frequência de potenciais de ação gerados (potenciais elétricos) e, consequentemente, a sensação dolorosa provocada. A relação entre tais fatores obedece a uma função logarítmica:

$$F = K \,.\, \log I,$$

em que:

F = frequência de impulso elétrico (potenciais de ação).
K = fator constante.
I = intensidade do estímulo.

Mesmo aumentando a intensidade do estímulo em uma grande proporção, a frequência de impulsos elétricos gerados nas fibras nervosas não se altera da mesma forma. Assim, a sensação dolorosa causada por essa diferença de intensidade não se apresenta muito aumentada.

Por exemplo, diante da exodontia de um só elemento dental, a intensidade do estímulo será X, que causará uma lesão e provocará uma frequência de potenciais de ação Y, que acabará por gerar uma sensação dolorosa. Já se for feita a exodontia de três elementos dentais na mesma hemiarcada, a intensidade do estímulo será 3X, mas a frequência de potenciais de ação será inferior a 3Y, e a sensação dolorosa gerada neste segundo caso não diferirá tanto da sensação do primeiro caso.

Ainda, diante de uma lesão ao tecido, pode haver a liberação de substâncias algésicas sobre os quimiorreceptores, que podem causar uma sensação dolorosa por diferentes mecanismos de ação. Têm-se como exemplos de substâncias algésicas a histamina e a serotonina, que agem como vasodilatadores; as plasmacininas, formadas em face da destruição celular, e a bradicinina, que, quando injetada no homem, causa a sensação de queimadura intensa ou de cólicas abdominais/menstruais, dependendo do local da injeção.

O SNC também pode produzir substâncias capazes de ativar a sensação dolorosa, e entre elas têm-se alguns neurotransmissores, tanto com ação parácrina – local, próxima – quanto com ação neuroendócrina – a distância. Da mesma forma os hormônios neurais com ação gastrointestinal, entre eles:

- Neurotensina: liberada no cérebro com ação no trato gastrointestinal.
- Taquicininas, substância P: hormônio do SNC, também relacionado ao tato e à temperatura.
- Bombesina: efeito analgésico.

Todas essas substâncias, por meio de mecanismos distintos, provocam uma alteração, normalmente pós-sináptica, que influencia a transmissão do impulso e/ou sua ação e com isso geram uma sensação dolorosa.

MECANISMOS NEURAIS DA DOR

Após serem estimulados, os nociceptores enviam as informações ao SNC por duas vias distintas que se relacionam ao tipo de dor conforme sua transmissão ou a frequência de potenciais de ação.

Sendo a dor uma sensação somática, sua informação, quando direcionada ao SNC, segue através das vias somatossensoriais comuns e, tem a entrada de suas aferências nas raízes posteriores da medula espinal. A partir daí, pode seguir dois caminhos distintos dependendo do estímulo, sua intensidade, localização do receptor atingido e o tipo de fibra nervosa que conduz o potencial elétrico.

Essas fibras nervosas condutoras apresentam características diferentes e por isso geram impulsos de forma diferente. As fibras nervosas A delta têm grosso calibre, são mielinizadas e apresentam velocidade de condução do impulso entre 6-30 m/segundo. Por essas características, relacionam-se à dor aguda ou rápida, em que se tem a sensação dolorosa em média 0,1 segundo após a aplicação do estímulo. Os estímulos podem ser mecânicos e/ou térmicos e as fibras nervosas seguem o trato neoespinotalâmico, que facilita a localização da dor. Já as fibras nervosas C têm calibre pequeno e são amielinizadas, com velocidade de condução entre 0,5-2 m/segundo, sendo ligadas à dor lenta ou crônica, cuja sensação aparece 1 segundo após a aplicação do estímulo. Estimulam os neurônios da substância gelatinosa e seguem o trato paleoespinotalâmico, que se caracteriza por ser mais antigo e que não apresenta localização precisa da dor. Ainda em relação a essas fibras aferentes, deve-se entender sua forma de passagem através do SNC até atingir as áreas corticais.

Para tanto, existem duas vias ou sistemas ascendentes que fazem parte do sistema somatossensorial e que conduzem a informação sensitiva até as regiões superiores do SNC, que são a via do cordão ou feixe anterolateral e a via do cordão posterior ou da coluna dorsal. Ambas se relacionam com as sensações táteis em especial. Porém, relacionados especificamente à sensação dolorosa, existem dois outros sistemas: SPET e SNET.

Sistema paleoespinotalâmico (SPET)

Pode relacionar-se com a via do cordão anterolateral quando a discussão for a sensibilidade em geral (Figura 1).

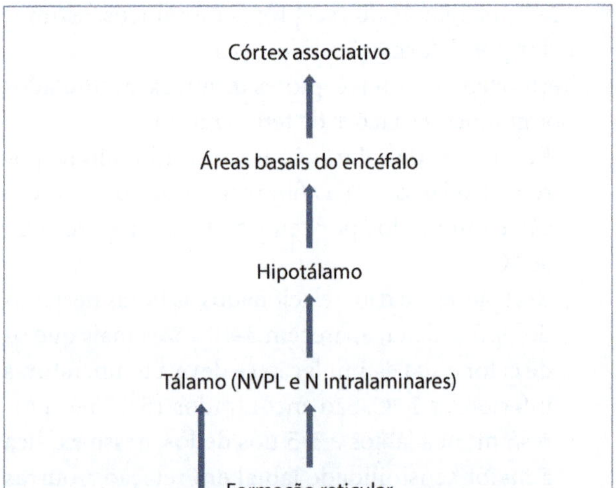

FIGURA 1 Estruturas do sistema nervoso central relacionadas à sensação dolorosa crônica (SPET).

NVPL: núcleo ventroposterolateral; SPET: sistema paleospinotalâmico.

Trata-se de um sistema mais antigo, que transmite a sensação dolorosa em queimação, persistente, pulsátil, pouco localizada ou discriminada, ou seja, mais generalizada, crônica e lenta, chamada de sensação ou dor protopática. Essa dor tende a aumentar com o passar do tempo e vem acompanhada de outras manifestações tanto emocionais quanto comportamentais (sistema límbico) e neurovegetativas (hipotálamo), com alteração dos sistemas cardiovascular, respiratório, digestório, entre outros; ainda, podem ocorrer alterações do ciclo sono e vigília, choro, grito, vocalização. É conduzida pelas fibras nervosas do tipo C, que, após partirem dos nociceptores, ingressam no corno posterior da medula espinal através do primeiro neurônio, que chega, em especial, às lâminas II e III de Rexed, que se encontram na substância gelatinosa da medula espinal. No entanto, algumas fibras podem chegar à lâmina V de Rexed, passando através da comissura anterior. A partir daí os axônios cruzam a linha média e podem se unir às fibras de dor rápida para posteriormente ascender a estruturas superiores do SNC. A maioria das fibras, no entanto, atinge a formação reticular, em especial núcleos reticulares, tanto do bulbo e da ponte como os colículos superior e inferior da área tectal do mesencéfalo e região cinzenta periaquedutal, ou seja, o número de fibras e consequentemente de sinapses é grande nessa região.

As fibras da formação reticular e poucas fibras provenientes da comissura anterior chegam aos núcleos intralaminares e ventroposterolateral do tálamo através de um neurônio de terceira ordem, para posteriormente, por meio de fibras de um quarto neurônio, atingirem o hipotálamo (sistema nervoso autônomo – reações neurovegetativas) e daí para outras estruturas e áreas basais do encéfalo, como sistema límbico (alterações emocionais), até chegar ao córtex associativo, que não tem somatotopia. Ainda, pode-se citar que esse trajeto conta com pelo menos quatro neurônios distintos. Vê-se dessa forma que esse sistema é mais complexo.

Por conta desse trajeto, que envolve várias estruturas nervosas, e também pela transmissão de impulso por fibras C, a sensação determinada é do tipo protopática, indefinida, indiscriminativa, generalizada, com características de queimadura. Além disso, a sensação pode vir acompanhada de outras manifestações.

Sistema neoespinotalâmico (SNET)

É um sistema que, relacionado à nocicepção aguda, assemelha-se à via do cordão posterior (Figura 2).

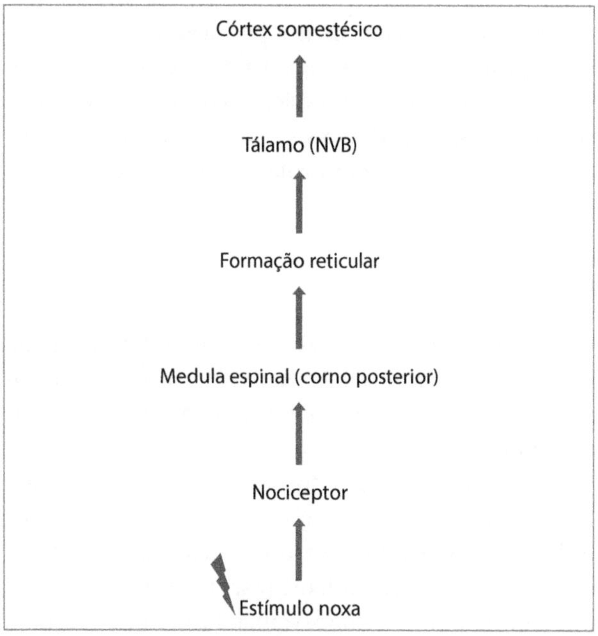

FIGURA 2 Estruturas do sistema nervoso central relacionadas à sensação dolorosa aguda (SNET).

NVB: núcleo ventrobasal; SNET: sistema neoespinotalâmico.

Ao contrário do sistema citado anteriormente, este conta com a participação de apenas três neurônios. A partir dos nociceptores, os neurônios ou fibras A delta constituem o primeiro neurônio da via que entra no SNC através do corno posterior da medula espinal, mais precisamente na lâmina I de Rexed. Daí, o neurônio de segunda ordem cruza para o lado oposto da medula espinal pela comissura anterior e ascende para o encéfalo. O neurotransmissor é o glutamato, e existem sinapses com algumas regiões específicas: poucas fibras até áreas reticulares do tronco encefálico e a maioria das fibras para o complexo ventrobasal do tálamo (núcleo ventroposterolateral), através do qual o neurônio de terceira ordem chega ao córtex somatossensorial primário (áreas 1, 2 e 3 de Brodmann – giro pós-central), que reconhece a sensação dolorosa por sua representatividade das áreas sensitivas neste, por meio da somatotopia (homúnculo). Esse trajeto é direto.

Ainda, quando se fala em sensibilidade facial/bucal, deve-se pensar no nervo trigêmeo, cuja porção sensitiva localiza-se no gânglio trigeminal (que representa o neurônio de primeira ordem). Este, quando estimulado, tem entrada no SNC através do núcleo sensorial principal, que se encontra localizado no bulbo e/ou na ponte (formação reticular) e daí, através do sistema leminiscal, os neurônios de segunda ordem cruzam de lado e chegam até o tálamo, mais especificamente no núcleo ventroposteromedial, de onde parte um quarto neurônio e chega até o córtex somestésico, incorporando-se assim ao SNET. Isso constitui o sistema neoespinotrigêmeo-talâmico. Por isso a dor orofacial é mais precisa e discriminativa.

REAÇÕES À DOR

O organismo comporta-se de formas diversas à dor, seja entre pessoas diferentes ou uma mesma pessoa diante de uma sensação dolorosa distinta ou em uma situação diferente.

Conforme descrito, a dor pode ter diferentes características, e, além das reações já citadas, tem-se, por influência dos estímulos noxas, a ativação do sistema ativador reticular ascendente (Sara), que é responsável por controlar o ciclo sono-vigília. Em vista disso, uma vez estimulados os nociceptores e passando o impulso pela formação reticular, ocorre uma dessincronização de ondas corticais, levando a estados de vigília e também influenciando alterações do tônus muscular, que se torna aumentado. A pessoa tende, então, a procurar se manter em posição antálgica. É por isso que, diante da sensação dolorosa, tem-se dificuldade de dormir.

Outro local do SNC que é influenciado por ativação do SPET é o hipotálamo. Este, dependendo da região estimulada, ativa o sistema neurovegetativo, principalmente o sistema nervoso simpático, desencadeando várias reações, como taquicardia, aumento da pressão arterial, vasoconstrição, xerostomia, entre outras. Também o sistema límbico pode influenciar no comportamento perante a dor.

Modulação da dor

Apesar de a sensação dolorosa servir de alerta ao organismo, em determinadas situações ou, mais especificamente, dependendo da via pela qual é transmitida, a sensação pode ser modulada, de maneira que vai se tornando mais amena com o passar do tempo, mas nunca cessa por completo.

Para ocorrer tal efeito existe um sistema antinociceptivo que tem um componente periférico denominado teoria da porta de controle medular ou porta de entrada da dor, e outro componente central chamado de sistema de controle da dor. Ambos foram descritos por Melzack e Wall.

Teoria da porta de entrada da dor

Esse sistema se constitui das fibras nervosas, tanto do tipo A delta quanto C, e por outros componentes, como as células R ou de Rolando (substância gelatinosa de Rolando) e as células T. Ambas são encontradas na medula espinal e também na ponte (formação reticular) (Figura 3). Essas células recebem sinapses tanto estimulatórias quanto inibitórias das fibras A e/ou C.

Se houver estimulação de fibras A, estas estimulam de forma excitatória as células T, que se caracterizam por serem a porta de entrada da dor. Então, ao serem excitadas, permitem a passagem do impulso nervoso para outras áreas do SNC, e consequentemente a "passagem" da sensação dolorosa. Ao mesmo tempo, a fibra A também excitará a célula R, e isso provocará a produção e a liberação de um neurotransmissor inibitório para a célula T. A partir daí a sensação dolorosa passará a ser modulada ou diminuída, pois a porta de entrada da dor sofrerá inibição, que prevalece sobre a anterior excitação. Assim, a porta da dor estará fechada. Isso caracteriza a modulação da dor, ou seja, a sensação dolorosa epicrítica (aguda) tende a diminuir mesmo que o estímulo ainda esteja presente, porém não cessa totalmente.

Já quando as fibras C são estimuladas, estas também fazem sinapse excitatória com a célula T, permitindo a "entrada" da dor, mas com a célula R a sinapse será inibitória, não permitindo a produção e a liberação de

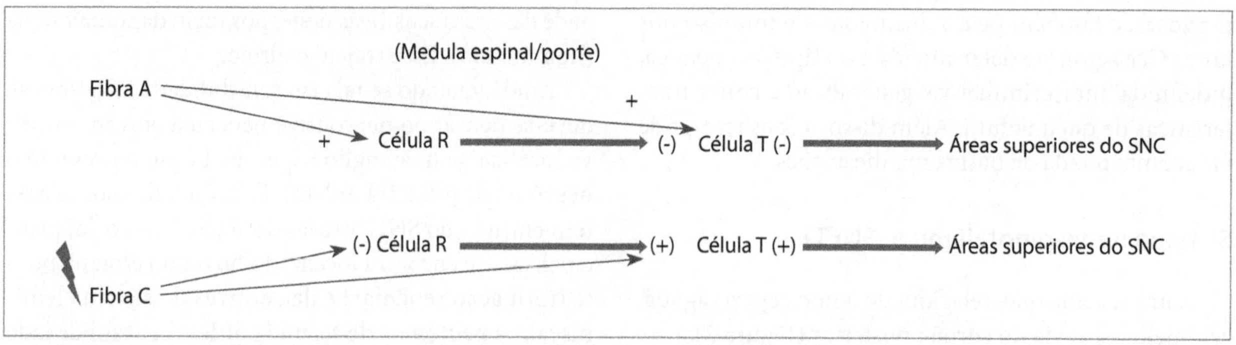

FIGURA 3 Teoria de controle da dor: células e fibras nervosas envolvidas na modulação da sensação dolorosa.
SNC: sistema nervoso central.

neurotransmissor inibitório para a célula T e fazendo com que a porta de entrada da dor permaneça aberta. Isso significa que o impulso elétrico continua se dirigindo para regiões superiores do SNC e que a sensação dolorosa não é modulada ou não cessa com o passar do tempo. Esse fato ocorre principalmente com a dor crônica ou protopática.

Apesar do descrito, não se deve esquecer que, na presença de um estímulo noxa, tanto as fibras A quanto as C serão estimuladas simultaneamente. Porém, o que determinará uma sensação epicrítica (aguda) ou protopática (crônica) será o nociceptor atingido, a intensidade e a qualidade do estímulo e a predominância de uma via sobre a outra.

Além do sistema citado, existe também o sistema antinociceptivo central, por meio do qual a função controladora da sensação dolorosa pode ter origem cortical, na ação do sistema piramidal ou até por influência do estado emocional.

Quando se relaciona à origem cortical, envolve questões de condicionamento do SNC para a diminuição da sensação dolorosa, ou seja, por meio de experiências ou vivências quanto a determinado estímulo ou causa se produzem respostas que fazem minimizar a sensação dolorosa. Pode-se exemplificar tal situação com a visita ao dentista por crianças. Se os pais conversam previamente com a criança explicando a importância do tratamento odontológico, descrevendo o que acontecerá no consultório e tudo mais, a chance de a criança sentir dor vai ser menor. Por outro lado, se os pais fazem do dentista um castigo antes mesmo de a criança ter contato com o consultório e o profissional, ela já estará com muito medo e tenderá a sentir mais dor. Também com a gestação isso pode acontecer: as mulheres que mantêm contato com outras que tiveram boas experiências durante esse período, sem dor ou qualquer desconforto, tendem a experimentar menor sensação dolorosa, enquanto aquelas que têm contato com grávidas que passaram por situações desagradáveis tendem a ter maior sensibilidade em relação à gestação em si e também ao momento do parto.

Quanto ao sistema piramidal, este recebe e transmite aferências ao SNC de modo que, ao atingir diferentes áreas, provoca sensações menos acentuadas. Por atingir diferentes áreas do SNC, em especial, neste caso, o sistema límbico, também existe o estado emocional da pessoa. Este é importante, uma vez que pessoas ansiosas, apreensivas, nervosas ou que apresentam alguma alteração comportamental tendem a ser mais sensíveis às sensações dolorosas em relação àquelas que se mostram prestativas e tranquilas.

Outro sistema de supressão da dor localizado no cérebro e na medula espinal que explica a reação de variabilidade acentuada em relação à dor, que se deve em parte a um sistema endógeno de analgesia, apresenta três componentes principais:

1. No mesencéfalo: substância cinzenta periaquedutal.
2. No bulbo: núcleo magno da rafe (serotonina) e núcleo paragigantocelular (norepinefrina).
   Nesses dois primeiros encontram-se receptores para opioides, tanto exógenos quanto endógenos, que ao serem estimulados diminuem a percepção da dor.
3. Coluna posterior: apresenta diminuição da estimulação por estímulos táteis, por exemplo, quando se esfrega o local ao experimentar a sensação dolorosa. Também existe a estimulação elétrica do tálamo (substância cinzenta periaquedutal), que modula a dor.

CLASSIFICAÇÃO DA DOR

Para analisar a sensação dolorosa deve-se levar em conta alguns tipos de dor e suas características, que servirão de base para estudar melhor o comportamento de cada um diante de sua dor.

Somática e visceral

Não há diferença fundamental entre a dor que se origina em uma víscera (dor visceral) e a que provém de uma estrutura somática profunda (dor somática profunda – músculos, tendões e articulações). Ambas têm a mesma qualidade, são difusas e mal localizadas. Os sistemas visceral e somático estão estreitamente vinculados.

A dor visceral, em algumas circunstâncias, é sentida no órgão em que se origina. Esse tipo de dor é conhecido como dor esplâncnica. A dor somática profunda localiza-se bastante bem quando tem sua origem em tecidos situados próximos da superfície do corpo, por exemplo, nos tendões ou aponeuroses superficiais, no periósteo de ossos imediatamente sob a pele, nas paredes das cavidades abdominal e torácica. Ao contrário, quando se origina em estruturas profundas, é mais difusa e pode ser referida a um ponto distante.

Além dessa classificação, pode-se levar em conta outros tipos de dor, como:

- Dor trigeminal: por exemplo, a neuralgia do trigêmeo, que se caracteriza por ser bem localizada, definida e precisa, normalmente de intensidade elevada e podendo ser acompanhada de lacrimejamento. Apresenta as mesmas características de uma sensação dolorosa epicrítica.

- Dor difusa: também chamada de dor talâmica, pode ser considerada uma dor protopática e se caracteriza pela sensação de queimadura com localização indefinida. Aparentemente toda uma área ou região do corpo está acometida e não se consegue precisar o local.
- Dor referida: também chamada de indefinida, é uma sensação dolorosa que se observa principalmente quando há acometimento visceral, por isso se pode dizer que, quanto à origem, a dor pode ser visceral. Esta é observada, normalmente, distante ou em local diferente do órgão ou víscera submetidos a uma lesão. Sua intensidade é alta e apresenta envolvimento neurovegetativo e emocional. Por exemplo, a isquemia do miocárdio, em que a dor apresenta-se na região retroesternal irradiada para o pescoço, mandíbula, face interna do braço esquerdo e até o dedo mínimo.
- Dor do histérico: relaciona-se mais ao estado emótico-afetivo da pessoa do que a uma sensação dolorosa propriamente dita, ou seja, a dor não tem local, intensidade ou característica definida. Com isso não se sabe se a sensação dolorosa existe ou se é uma "invenção" para conseguir atenção.
- Hiperalgesia: sensação dolorosa causada por estímulos de menor intensidade em relação aos estímulos noxas. A porta de entrada da dor permanece aberta independentemente do tipo de fibra estimulada (A ou C). Consequentemente, a pessoa com hiperalgesia apresenta uma sensação dolorosa corriqueira e que acaba por atrapalhar sua vida.
- Dor do membro fantasma: esse tipo de dor acomete pessoas que tiveram um membro amputado e relatam sentir tanto dor como coceira e frio nesse local. Isso pode acontecer porque parte das fibras nervosas provenientes daquela região foram removidas junto ao membro, no entanto, no coto da amputação, seus prolongamentos podem ser estimulados. Quando a informação chega ao córtex representa uma área que não mais existe fisicamente, porém continua sua representação no SNC.

Têm-se também aquelas referidas anteriormente, que são a dor aguda e a crônica, além da origem da sensação dolorosa, que se relaciona diretamente com o estímulo noxa e, principalmente, com a localização do nociceptor.

Intensidade e avaliação

Trata-se de uma sensação subjetiva e de intensidade bastante variável, pois difere de indivíduo para indivíduo. É por isso que a avaliação da dor se torna não precisa ou não fiel.

No entanto, têm-se como objetivos da avaliação da dor a identificação de sua etiologia e a compreensão da experiência sensorial, afetiva, comportamental e cognitiva do indivíduo com dor para propor e implementar seu manejo. Com isso, apesar de importante, a dor ainda é avaliada inadequadamente.

O processo de avaliação deve incluir o histórico e o exame físico do paciente, bem como os aspectos psicossociais e familiares relacionados. Também deve envolver os componentes sensoriais da dor, a vivência do indivíduo, a localização, a intensidade e a natureza, bem como o grau de alívio obtido pela terapia. Contudo, devido à subjetividade do sintoma, o autorrelato será fundamental nesse processo de avaliação.

Para tal avaliação são usados recursos como diagrama corpóreo, questionamento do profissional da saúde e escala visual analógica (EVA), que pode ser numérica (de 0 a 10) ou com escalas de faces de sofrimento. O importante no uso do recurso avaliativo é a compreensão que o paciente terá para poder responder da forma mais real possível sobre sua dor.

Constante e paroxística

Esses tipos de dor, apesar de fazerem parte do quadro classificatório, são menos comuns nos relatos.

A dor paroxística é aquela que aparece de forma extrema e intensa e que tem um aumento abrupto e alívio imediato após alguns segundos. Não apresenta uma causa física ou emocional definida, no entanto os ataques dolorosos paroxísticos são altamente limitantes para as pessoas e geram grande ansiedade até o próximo episódio.

Dentre as síndromes dolorosas, uma fortemente associada ao paroxismo é a neuralgia do trigêmeo, que acaba por gerar dores muito fortes na face, limitando a vida da pessoa acometida.

Já a dor constante permanece por um período maior enquanto a lesão ou o estímulo noxa estiver presente.

Ao contrário do que se observa na prática, na fisiologia da dor as dores agudas e crônicas não se relacionam com o fator tempo em si, ou seja, como citado anteriormente, mantêm um vínculo com suas características sensoriais. Já as dores constantes e paroxísticas apresentam relação direta com o tempo.

REFERÊNCIAS BIBLIOGRÁFICAS

1. Alves Neto O. Dor: princípios e prática. Porto Alegre: Artmed; 2009.
2. Berne RM, Levy MN. Fisiologia. 5.ed. Rio de Janeiro: Elsevier; 2004.
3. Berne RM, Levy MN. Fisiologia. 6.ed. Rio de Janeiro: Guanabara Koogan; 2010.
4. Cosenza RM. Fundamentos de neuroanatomia. 3.ed. Rio de Janeiro: Guanabara Koogan; 2005.
5. Covian MR. Fisiopatogênese da dor. Arq Neuro-Psiquiatr. 1965;23:143-64.
6. Douglas CR. Tratado de fisiologia aplicada à saúde. 5.ed. São Paulo: Robe; 2002.
7. Douglas CR. Tratado de fisiologia aplicada às ciências médicas. 6.ed. Rio de Janeiro: Guanabara Koogan; 2006.
8. Guyton AC, Hall JE. Tratado de fisiologia médica. 12.ed. Rio de Janeiro: Elsevier; 2011.
9. Klaumann PR, Wouk AFF, Sillas T. Patofisiologia da dor. Arch Veter Sci. 2008;13:1-12.
10. Lemos S, Ambiel CR. Dor em pediatria: fisiopatologia, avaliação e tratamento. Rev Saúde Pesq. 2010;3:371-8.
11. Machado ABM. Neuroanatomia funcional. 2.ed. São Paulo: Atheneu; 2002.
12. Melzack R, Wall PD. Pain mechanisms: a new theory. Science. 1965;150:971.
13. Siqueira JTT, Teixeira MJ. Dores orofaciais: diagnóstico e tratamento. São Paulo: Artes Médicas; 2012.

CAPÍTULO 4

Disfunção temporomandibular: qualidade de vida, ansiedade e depressão

Fabiane Miron Stefani
Anna Laura Freire Gabellini
Oswaldo Crivello Junior

INTRODUÇÃO

A qualidade de vida é uma representação social criada a partir de parâmetros subjetivos tais como felicidade, prazer e realização pessoal, entre outros.[1] Suas referências são as necessidades básicas e outras criadas pela realidade social determinada pela sociedade. Muitos sugerem que a busca entre o equilíbrio da vida pessoal e o profissional é o fator fundamental para consegui-la, mas viver de forma saudável depende de hábitos adquiridos ao longo da vida e da manutenção das adequadas condições da saúde. Não há dúvidas de que diferentes enfermidades, principalmente as crônicas, influenciam de forma importante a qualidade de vida das pessoas. Restringem o lazer, alteram rotinas, impõem regras sem as quais a vida pode até se tomar inviável dependendo da enfermidade.

As disfunções da articulação temporomandibular, conhecidas como DTM, fazem parte desse rol de doenças crônicas que têm potencial para influir na qualidade de vida da população. Compreendem uma vasta gama de condições clínicas, frequentemente justapostas, que podem afetar as articulações temporomandibulares ou o sistema neuromuscular associado a elas.[2] Aspectos anatômicos, fisiológicos e psicológicos envolvidos nessa condição podem influir e restringir de forma importante a vida das pessoas. Podemos adicionar a tudo isso a falta de detalhamentos, pelo profissional que atende essas pessoas, que venham a contribuir para o esclarecimento dessas condições, chegando a piorar os quadros clínicos já impactantes para os portadores dessas disfunções.

Neste capítulo vamos relacionar qualidade de vida com os portadores de disfunções temporomandibulares sem discutir etiologias, anatomia e fisiologia, seus mecanismos neuromusculares desencadeadores e/ou perpetuantes ou caracterizar as diferentes sintomatologias existentes, mas equacionando de forma mais objetiva o quanto essa condição de saúde pode impactar a vida das pessoas.

QUALIDADE DE VIDA

Dados na literatura[3] relatam que mais de 10% da população brasileira é afetada pela DTM, e as mulheres em idade reprodutiva compõem a maioria dessa população. Acredita-se que entre 50-75% dos brasileiros tenham pelo menos um sinal de DTM e 25% apresentem sintomas associados.

A dor, um dos principais sintomas da DTM, é classicamente definida pela International Association for the Study of Pain (IASP) como "uma experiência sensitiva e emocional desagradável associada ou relacionada a lesão real ou potencial dos tecidos. Cada indivíduo aprende a utilizar esse termo através das suas experiências anteriores".

A DTM pode originar dor orofacial progressiva, persistente, recorrente ou crônica.[4] Os sinais e sintomas, além da dor, podem incluir estalidos e limitação na amplitude da mobilidade oral, alterações auditivas, vocais e na musculatura facial e mastigatória, podendo impactar no estado psicológico do sujeito e influenciar seu comportamento social e sua qualidade de vida.[4-6]

A DTM pode prejudicar de forma global a vida de seus portadores, trazendo consequências psicológicas e psicossociais, diretamente relacionadas à gravidade da disfunção.[7] A dor orofacial pode interferir desde a execução de ações do dia a dia, como falar, se alimentar e realizar higiene oral, até restrições de atividades sociais, em atividades de lazer, esporte, cultura etc. Dessa forma, a dor orofacial repercute na qualidade de vida.[8]

A Organização Mundial da Saúde (OMS), assim como especialistas ao redor do mundo, define o conceito de qualidade de vida como "a percepção do indivíduo sobre a sua posição na vida, no contexto da cultura e dos sistemas de valores nos quais ele vive, e em relação a seus objetivos, expectativas, padrões e preocupações".[9]

Segundo estudo na área da psicologia,[10] o conceito de qualidade de vida pode ser descrito como "a condição biopsicossocial de bem-estar, relativa a experiências humanas objetivas e subjetivas e considerada dentro das particularidades individuais e sociais da situação singular. Refere-se, portanto, a uma definição de caráter contextual, devendo ser entendida dentro das especificidades de cada situação, e multidimensional, considerando os vários determinantes da condição humana".

Em pesquisa realizada por uma equipe de fonoaudiólogos e odontólogos no sul do país com pacientes com DTM,[11] foram aplicados os questionários *Oral Impact on Daily Performance* (OIDP), *Oral Health Impact Profile* (OHJP-14) e *Research Diagnostic Criteria for Temporomandibular Disorders* (RDC). Essa pesquisa foi realizada com 36 sujeitos, sendo 91% do sexo feminino, com idades variando entre 19-53 anos. De fato, a literatura tem mostrado que o sexo feminino apresenta maior sensibilidade emocional se comparado ao masculino, mas, além disso, acredita-se que o sexo feminino busque, de forma geral, mais auxílio para seus problemas físicos e psicológicos/emocionais, o que, consequentemente, traz benefícios à saúde como um todo.[12]

Por meio dos resultados obtidos com base no questionário RDC, observou-se que as consequências da DTM, na maioria das vezes, não impossibilitam o indivíduo de realizar atividades do cotidiano. Entretanto, uma série de questões levantadas por esses pacientes deve ser observada com atenção, como a sensação de que tudo é um esforço, o choro fácil facilmente e a preocupação extrema com as coisas, pois foram queixas relatadas por um grande número de participantes dessa pesquisa. A literatura condiz com os dados desse estudo, afirmando que questões sociais e emocionais são mais críticas para essa população e pioram sua qualidade de vida, quando comparadas a pessoas que não têm DTM.[7]

A dor orofacial é a principal e mais impactante queixa relatada por pessoas com DTM, e pode ser originária de alterações nos componentes articulares e/ou musculares ou de ambos. Mas, independentemente da região acometida, o impacto da dor sempre influenciará diretamente o bem-estar físico e psicológico de todo e qualquer indivíduo. Percebe-se que, em muitos casos, a dor é vista como uma ameaça, chegando a incapacitar o indivíduo para a realização das atividades diárias. As alterações comportamentais advindas da DTM ocorrem com frequência nessas pessoas, podendo repercutir de forma negativa na qualidade de vida.[13]

Verifica-se que a dor na face relatada pelos indivíduos com DTM[11] interfere principalmente na qualidade do sono, modificando efetivamente a qualidade de vida como um todo. Para alguns autores,[14,15] a qualidade do sono pode influenciar diretamente a autoestima e o estado emocional, resultando em ansiedade e podendo até mesmo causar isolamento social. Portanto, quanto maior a severidade da DTM, pior a qualidade do sono e consequentemente a qualidade de vida.

ANSIEDADE E DEPRESSÃO

A DTM é considerada a condição de dor orofacial crônica mais comum.[4] O estresse psicossomático e físico está intimamente relacionado à dor crônica facial, expresso por sintomas como cansaço, alterações do sono, ansiedade e depressão.[16] A dor crônica é uma "complexa rede de distúrbios psicológicos sobrepostos que podem simular uma doença física de tal extensão que a dor torna-se a doença principal e o problema somático torna-se secundário".[16]

O estado emocional de um indivíduo pode ser afetado pela ansiedade, que pode ser descrita como uma sensação de apreensão e insegurança que levam o indivíduo a pensamentos que englobam a antecipação de erros e a incompetência pessoal.[17] Quanto às manifestações clínicas dos quadros de ansiedade, a hiperatividade gerada no sistema nervoso autônomo pode resultar em diversos níveis de desconforto, incluindo o aumento da descarga muscular.[17] A depressão é uma alteração do humor caracterizada por um sentimento generalizado de tristeza, variando em níveis desde o desalento ao desespero.[18] O sujeito pode apresentar quadros de humor deprimido, perda de interesse ou prazer e astenia.[18]

O estresse e a ansiedade estão ligados à descarga de tensões nervosas sobre a musculatura, desencadeadores de hábitos orais deletérios, como o apertamento dentário e a onicofagia, e a dor orofacial por meio da hiperatividade gerada na musculatura mastigatória.[17]

Há estudos que demonstram que grande parte dos pacientes com DTM avaliados por meio de autorrelato apresentou queixas significativas de depressão, ansiedade e estresse vital, como também forte tensão muscular e emocional, demonstrando incapacidade para lidar de forma adequada com situações de estresse, gerando, portanto, alterações em sua qualidade de vida.[19]

Outros estudos destacam o quanto a população, nos dias atuais, está submetida a algum tipo de pressão que influencie reações orgânicas, atingindo estruturas vulneráveis. São esses fatores somatórios que podem interferir na qualidade de vida do indivíduo, tais como o trânsito caótico da cidade, a competição no mercado de trabalho, problemas de violência urbana, problemas de segurança, entre outros.[20]

Alguns estudos[17,18] demonstram que há correlação entre a qualidade de vida e sintomas como dor e depressão, ou seja, quanto maior a intensidade desses sintomas, pior é a qualidade de vida dos indivíduos. A dor pode ser um fator adicional para sintomas de depressão e consequentemente rebaixamento da qualidade de vida, assim como os sintomas de depressão podem aumentar a dor.

Autores brasileiros[5] verificaram que a dor é mais incapacitante quando os sintomas depressivos estão presentes. Também se verifica que a depressão aumenta a percepção da dor. Ainda não existe um consenso[18] que defina se transtornos emocionais têm influência como fatores de risco ou como consequência das DTM, ou seja, o que se pode observar na grande maioria dos trabalhos sobre o assunto é que a qualidade de vida poderá estar comprometida.

Em estudo realizado pelos autores, foram aplicados questionários a mulheres com diagnóstico de DTM, e foi analisada a relação entre as respostas a questões pertencentes ao RDC/TMD (*research diagnostic criteria for temporomandibular disorders*)[11] referentes ao impacto que as dores na face ou os problemas na mandíbula causam sobre as atividades diárias relativas às funções estomatognáticas, como na mastigação, na deglutição e na fala, e investigando, também, o nível de angústia ou preocupação relacionado ao impacto emocional dessas mulheres. Também foram analisadas questões do questionário OIDP (*Oral Impacts on Daily Performances*)[9] relativas à presença de impacto social em ações do dia a dia relacionadas à dor na face; ou problemas na ATM inter-relacionados a questões emocionais, por exemplo, mostrar os dentes sem se sentir envergonhado, manter seu estado emocional, realizar suas tarefas escolares usuais ou seus estudos e sair com seus amigos.

Quanto aos dados obtidos referentes à presença de impedimento, limitação ou prejuízo devido à dor em uma lista de funções estomatognáticas, cruzados com as respostas que avaliavam a presença de dificuldades em ações do dia a dia, houve relação positiva com significância estatística nos seguintes contextos:

- Dificuldade para mostrar os dentes sem se sentir envergonhado relacionou-se com dor ou alteração no desempenho na limpeza dos dentes ou da face.
- Dificuldade em manter o estado emocional relacionou-se com dor ou alteração no desempenho em conversar.
- Dificuldade em manter seu estado emocional relacionou-se com ficar com o rosto normal, sem aparência de dor ou tristeza.
- Dificuldade em realizar tarefas escolares ou estudos relacionou-se com dor ou alteração no desempenho em conversar.
- Dificuldade em sair com os amigos relacionou-se com dor ou alteração no desempenho da deglutição.

A literatura[4] demonstra que pacientes com sintomatologia crônica de DTM apresentam algumas características emocionais importantes, como labilidade emocional, irritabilidade, dificuldades nas atividades do dia a dia, somatização, cansaço, distúrbios do sono, ansiedade e depressão. Além disso, a experiência de dor aguda os leva a comportamentos, crenças e atitudes equivocados.

Os autores observaram, também, correlação significativa nos seguintes contextos:

- Perda de interesse ou prazer sexual relacionou-se com dificuldade para sair com amigos.
- Perda de interesse ou prazer sexual relacionou-se com dificuldade para realizar tarefas acadêmicas.
- Dificuldade em mostrar os dentes sem se sentir envergonhado correlacionou-se positivamente com dores musculares, a sensação de que tudo é um esforço ou sacrifício, com pensamentos sobre morte ou relacionados ao ato de morrer, sentimento de solidão, tristeza, culpa e inutilidade.

Estudos demonstram que pessoas deprimidas comumente enfrentam problemas somáticos como diminuição no interesse sexual e alterações na rotina alimentar e do sono.[21]

A dor é a principal causa incapacitante do paciente com DTM.[22] A tensão emocional acomete 81,25% desses pacientes.[23] Além dos sintomas característicos de dificuldade nos movimentos mandibulares limitando a abertura oral, dor orofacial no repouso e/ou durante mastigação e cefaleia, o paciente pode apresentar hábitos de mastigação unilateral, onicofagia e apertamento dental,[23] que podem interferir na qualidade de vida do indivíduo, como o trânsito caótico da cidade, a competição no mercado de trabalho, problemas de violência urbana, problemas de segurança, entre outros.[20]

Alguns estudos[17,18] demonstram que há correlação entre a qualidade de vida e sintomas como dor e depressão, ou seja, quanto maior a intensidade desses sintomas, pior é a qualidade de vida dos indivíduos. A dor pode ser um fator adicional para sintomas de depressão e consequentemente rebaixamento da qualidade de vida, assim como os sintomas de depressão podem aumentar a dor.

Autores brasileiros[5] verificaram que a dor é mais incapacitante quando os sintomas depressivos estão presentes. Também se verifica que a depressão aumenta a percepção da dor. Ainda não existe um consenso18 que defina se transtornos emocionais têm influência como fatores de risco ou como consequência das DTM, ou seja, o que se pode observar na grande maioria dos trabalhos sobre o assunto é que a qualidade de vida poderá estar comprometida.

Em estudo realizado pelos autores, foram aplicados questionários a mulheres com diagnóstico de DTM, e foi analisada a relação entre as respostas a questões pertencentes ao RDC/TMD (*research diagnostic criteria for temporomandibular disorders*)[11] referentes ao impacto que as dores na face ou problemas na mandíbula causam sobre as atividades diárias relativas às funções estomatognáticas, como na mastigação, na deglutição e na fala, e investigando, também, o nível de angústia ou de preocupação relacionado ao impacto emocional dessas mulheres. Também foram analisadas questões do questionário OIDP (*Oral Impacts on Daily Performances*)[9] relativas à presença de impacto social em ações do dia a dia relacionadas à dor na face; ou problemas na ATM inter-relacionados a questões emocionais, por exemplo, mostrar os dentes sem se sentir envergonhado, manter seu estado emocional, realizar suas tarefas escolares usuais ou seus estudos e sair com os amigos.

Quanto aos dados obtidos referentes à presença de impedimento, limitação ou prejuízo devido à dor em uma lista de funções estomatognáticas, cruzados com as respostas que avaliavam a presença de dificuldades em ações do dia a dia, houve relação positiva com significância estatística no seguinte contexto: dificuldade para mostrar os dentes sem se sentir envergonhado relacionou-se com dor ou alteração no desempenho na limpeza dos dentes ou da face.

Um estudo[5] demonstrou que a dor é o sintoma mais preponderante nos quadros de DTM, pressupondo que a dor e a limitação física podem explicar a ocorrência de distorção ou diminuição da autoestima, pois a formação da imagem corporal e a manutenção do autoapreço seriam compostos por três fatores: saúde física, aparência e habilidade de desempenhar funções.

A agitação/perturbação do sono, dores musculares e sentimentos de solidão relacionam-se às dificuldades em gerir tarefas sociais. Segundo um estudo,[24] sujeitos com bruxismo crônico apresentam maiores níveis de tensão muscular, ansiedade, desordens psicossomáticas, e também sofrem diminuição do nível de sociabilidade tendo como fontes potenciais de estresse os eventos sociais.

Os distúrbios do sono também se articulam intimamente a fatores de estresse tísico e psicossomáticos como a fadiga, a ansiedade, a depressão e a dor crônica facial:[16] "Portadores de DTM apresentam exagerada tensão, perfeccionismo e ambição que podem ser expressas, entre outras formas, através de parafunções ou hábitos orais". Para esses autores,[16] medo e estresse se relacionariam às dores de curta duração, medo e ansiedade às dores agudas de maior duração, e a depressão e privação social às dores crônicas, diferenciando, assim, a sintomatologia da dor quanto a sua relação com sintomas emocionais. Sintomas de ansiedade e depressão, como nó na garganta, fraqueza no corpo e sentimentos de inutilidade e culpa, podem levar o sujeito ao isolamento social. Assim, podemos constatar uma relação entre as alterações do sono e as dificuldades sociais causadas pela DTM.

Alguns estudos observaram que o sintoma de dor está relacionado ao aumento da atividade muscular gerado pelos fatores psicológicos de estresse, ansiedade e depressão, enquanto outros[25] observaram que a variação hormonal feminina pode influenciar o controle motor, o comportamento perceptivo e respostas dolorosas. Dessa forma, aponta-se sugestiva relação entre DTM e a população feminina devido ao fato de as mulheres apresentarem sintomas musculares com maior frequência, pois sofrem de maior suscetibilidade ao estresse emocional e a distúrbios do sono com características crônicas.[22,25]

CONSIDERAÇÕES FINAIS

Muitas vezes, profissionais da saúde que trabalham com disfunção temporomandibular têm a preocupação de tratar das manifestações físicas, tais como a dor, os ruídos articulares, os desvios mandibulares, as questões auditivas e oclusais. No entanto, muitos estudos têm mostrado que a DTM vai muito mais além das somente questões físicas, permeando questões muito mais amplas de qualidade de vida, bem como a saúde mental dessas pessoas, afetando seu estado emocional e mental, especialmente com sinais claros de ansiedade e depressão.

Todas essas evidências não podem ser ignoradas nem desconsideradas quando um profissional avalia e trata pessoas com DTM. Por isso, cada vez mais se evidencia a necessidade premente de uma equipe multiprofissional, não apenas composta pelo cirurgião-dentista, fonoaudiólogo e fisioterapeuta, mas também que se ampliem as equipes para médicos psiquiatras e psicólogos, para que se possa tratar a DTM da forma mais condizente possível: como uma disfunção com causa multifatorial.

REFERÊNCIAS BIBLIOGRÁFICAS

1. Minayo MCS, Hartz ZMA, Buss PM. Qualidade de vida e saúde: um debate necessário. Ciência e Saúde Coletiva. 2000;5(1)-7-18.
2. Carlson GE. Introdução aos estudos das disfunções craniomandibulares. In: Barros, Rode. Tratamento das disfunções craniomandibulares. São Paulo: Santos; 1995. p.3-5.
3. Gomes AA. Disfunção temporomandibular: fatores etiológicos e tratamento. [Trabalho de conclusão de Curso de Graduação em Odontologia]. Campina Grande: Universidade Estadual da Paraíba; 2014. Disponível em: http:/ldspace.bc.uepb.edu.br/jspui/handle/123456789/3682. Acesso em: 13 abr. 2016.
4. Ferreira KD, Guimarães JP, Batista CH, Ferraz AM, Ferreira LA. Fatores psicológicos relacionados à sintomatologia crônica das desordens temporomandibulares: revisão de literatura. RFO (Passo Fundo). 2009 Sep;14(3):262-7. Disponível em: http://files.bvs.br/upload/S/l413-40l2/2009/vl4n3/a262-267.pdf. Acesso em: 13 abr. 2016.
5. Silva JA, Dibai AV, Machado AA, Oliveira LE, Navega MT. Correlação entre autoestima e grau de severidade da disfunção temporomandibular em sujeitos controle e afetados. Rev Odontol Unesp (São Paulo). 2012 Nov; 6(41):377-83. Disponível em: http://repositorio.unesp.br/handle/11449/117918. Acesso em: 13 abr. 2016.
6. Felício CM, Trawitzki LVV (orgs.). Interfaces da medicina, odontologia e fonoaudiologia no complexo cervicocraniofacial. Pró-Fono. 2009.
7. Biasotto-Gonzalez DA, Mendes PCC, Jesus LA, Martins MO. Qualidade de vida em portadores de disfunção temporomandibular: um estudo transversal. Rev Inst Ciênc Saúde. 2009;27(2):128-32.
8. Studart L, Acioli MD. A comunicação da dor: um estudo sobre as narrativas dos impactos da disfunção temporomandibular. Interface Comunicação, Saúde, Educação. 2011Apr;l5(7):487-503.
9. The WHOQOL Group 1995. The World Health Organization quality of life assessment (WHOQOL): position paper from the World Health. Organization. Social Science and Medicine. 1995 Nov;41(10):1403-9.
10. Sousa RA, Carvalho AM. Programa de Saúde da Família e qualidade de vida: um olhar da Psicologia. Estudos de Psicologia. 2003 Jan;3(8):5l 5-23.
11. Martins V, Stefani FM. Avaliação da qualidade de vida em pacientes com disfunção temporomandibular com uso de questionários. [Trabalho de Conclusão de Curso de Fonoaudiologia]. Florianópolis, 2016.
12. Martins RJ, Garcia AR, Garbin CAS, Sundefeld MLMM. Relação entre classe socioeconômica e fatores demográficos na ocorrência da disfunção temporomandibular. Ciência & Saúde Coletiva. 2008 Dez;13(2):2089-96.
13. Conti PCR, Pinto-Fiamengui LMS, Cunha CO, Conti ACCF. Orofacial pain and temporomandibular disorders: the impact on oral health and quality of life. Brazilian Oral Research. 2012;26(1):120-3.
14. Verri, FR, Garcia AR, Zuim PRJ, Almeida EO, Falcón-Antenucci, RM, Shibayama R. Avaliação da qualidade do sono em grupos com diferentes níveis de desordem temporomandibular. Pesq Bras Odontoped Clin Integr. 2008 Aug;8(2):165-9.
15. Lavigne G, Kato T. Usual and unusual motor activities associated with tooth wear. lnt J Prosthod. 2005;18(4):291-2.
16. Geres GS, Pachioni CA, Masselli MR, Ferreira DM, Gomes DC, Pachioni FS, et al. Análise de condições clínicas em estudantes com disfunção temporomandibular. Terapia Manual: Posturologia (Presidente Prudente). 2013 Sep;11(53):361-6.
17. Luna IM, Barborsa MA, Bitu VC. A ansiedade como fator etiológico das disfunções temporomandibulares. Rev Interfaces (Juazeiro do Norte). 2015 Dec;3(8):1-7. Disponível em: http://interfaces.leaosampaio.edu.br/index.php/revista-interfaces/article/view/269. Acesso em: 13 abr. 2016.
18. Figueira CM. Avaliação da relação entre disfunções temporomandibulares e prevalência de depressão psicológica. [Dissertação – Curso de Reabilitação Oral]. Araraquara: Universidade Estadual Paulista "Julio de Mesquita Filho"; 2001. Disponível em: http://repositorio.unesp.br/handle/11449/98037. Acesso em: 13 abr. 2016.
19. Toledo BAS, Capote TSO, Campos JADB. Associação entre disfunção temporomandibular e depressão. Cienc Odontol Eras. 2008 Oct/Dec.;11(4):75-9.
20. Müller MR, Guimarães SS. Impacto dos transtornos do sono sobre o funcionamento diário e a qualidade de vida. Rev Estudos de Psicologia. 2007;24(4):519-28.
21. Cestari K, Camparis CM. Fatores psicológicos: sua importância no diagnóstico das desordens temporomandibulares. JBA. 2002;2(5):54-60.
22. Soares TV, Coelho PR, Ferreira LA, Guimarães JP. Correlação entre severidade da desordem temporomandibular e fatores psicossociais em pacientes com dor crônica. Rev CRO (Recife). 2011 Jul;11(3):197-202. Disponível em: http://revodonto.bvsalud.org/scielo.php?pid=S1677-38882012000300005&script=sci_arttext&tlng=p. Acesso em: 13 abr. 2016.
23. Alfaya TA, Zukowska HR, Uemoto L, Oliveira SS, Martinez OE, Garcia MA, et al. Alterações psicossomáticas e hábitos parafuncionais em indivíduos com disfunção temporomandibular. Rev Saúde Pesq (Florianópolis). 2013 May;6(2):185-9. Disponível em: http://periodicos.unicesumar.edu.br/index.php/saudpesq/article/view/24 79. Acesso em: 13 abr. 2016.
24. Martins RJ, Garcia AR, Garbin CA, Sundefeld ML. Associação entre classe econômica e estresse na ocorrência da disfunção temporomandibular. Rev Bras Epidemiol (São Paulo). 2007;10(2):215-22. Disponível em: http://repositorio.unesp.br/handle/11449/15558. Acesso em: 13 abr. 2016.
25. Pasinato F, Corrêa EC, Souza JA. Avaliação do estado e traço de ansiedade em indivíduos com disfunção temporomandibular e assintomáticos. Rev Saúde (Santa Maria). 2009 Jan;35(1):10-5. Disponível em: http://periodicos.ufsm.br/index.php/revistasaude/article/view/6523. Acesso em: 13 abr. 2016.

CAPÍTULO 5

Classificação das artropatias temporomandibulares

João Gualberto de Cerqueira Luz

CONCEITO

O termo "artropatia" é empregado para a designação genérica das afecções articulares. Origina-se do grego *árthrom* = articulação + *páthos* = moléstia.

CLASSIFICAÇÃO

Vários tipos de artropatias podem acometer a articulação temporomandibular (ATM). Estas são menos frequentes que as disfunções temporomandibulares, mas o profissional que se propõe a tratá-las deve conhecê-las. As artropatias da ATM podem ser classificadas em:

- Anomalias de desenvolvimento, compreendendo a hipoplasia e a hiperplasia do côndilo.
- Artrites, termo genérico utilizado para agrupar lesões com componente inflamatório intra-articular.
- Artrite reumatoide.
- Luxação do côndilo.
- Fraturas.
- Anquilose.
- Neoplasias benignas e malignas.

As disfunções da ATM propriamente ditas são discutidas em capítulos à parte, sendo as articulares no capítulo 6, "Disfunções intra-articulares", e as musculares no capítulo 7, "Disfunções musculares".

Vale ressaltar que as artropatias, de modo geral, podem levar a sintomatologia semelhante à das disfunções da ATM, reforçando a necessidade de um diagnóstico preciso para cada caso individualmente.

CARACTERÍSTICAS GERAIS

As características gerais dessas artropatias compreendem a faixa etária no início da quarta década e o predomínio do gênero feminino. A hiperplasia do côndilo é a mais frequente, com mais da metade dos casos seguida por anquilose óssea, doença articular degenerativa, osteocondroma e condromatose sinovial. As alterações patológicas encontradas envolvem doenças predominantemente proliferativas, como a hiperplasia do côndilo, o osteocondroma e a condromatose sinovial, que têm características tumorais ou pseudotumorais, a anquilose óssea, que é associada à formação de calo ósseo e tem características reparativas, e, mais raramente, as alterações degenerativas, que dão nome à própria doença. Um estudo retrospectivo muito detalhado sobre as artropatias temporomandibulares, com suas características histopatológicas, é o artigo de Rennó et al. (2019).

HIPOPLASIA DO CÔNDILO

Significa o desenvolvimento incompleto ou o subdesenvolvimento do processo condilar. Resulta em um côndilo de menor volume e geralmente com a forma alterada. Dificilmente ocorre de modo isolado, estando normalmente associada à síndrome do primeiro e segundo arcos branquiais e representando uma forma congênita, ou um traumatismo, representando uma forma adquirida.

Na síndrome do primeiro e segundo arcos branquiais, também conhecida como microssomia hemifacial, ocorre hipoplasia, normalmente unilateral, das estruturas derivadas desses arcos branquiais. Essa síndrome tem expressividade variável, podendo apresentar uma parte ou o total das estruturas afetadas. Assim, alterações podem ocorrer na orelha, processo condilar, osso zigomático, arco zigomático, músculo masseter e glândula parótida. No que se refere ao processo condilar, normalmente ocorre hipoplasia do côndilo, podendo haver hipodesenvolvimento do processo coronoide e do ramo mandibular. Em casos mais extremos pode ocorrer agenesia ou não formação do côndilo.

Assimetria mandibular, com desvio para o lado afetado, e micrognatismo são sinais próprios da anomalia. Há comprometimento funcional, com menor capacidade de movimentação da mandíbula, e desvios à abertura da boca. Geralmente esse quadro é assintomático. Alterações de tecidos moles, como hipoplasia ou inserção baixa da orelha no lado afetado, presença de nódulos faciais representados por coristomas – tecidos histologicamente normais presentes em locais anômalos – e comissura labial de localização mais posterior, levando a macrostomia, são frequentes e caracterizam o aspecto clínico da síndrome do primeiro e segundo arcos branquiais. Ocorre maloclusão e pode haver inclinação do plano oclusal, com menor altura da maxila no lado afetado (Figura 1).

O exame de imagem pode mostrar a hipoplasia do côndilo, com envolvimento do processo coronoide e ramo mandibular mais curto, ou a ausência do côndilo na agenesia. Menor altura da maxila também pode ser observada.

O tratamento é cirúrgico e varia de acordo com a intensidade das malformações presentes. Quando as

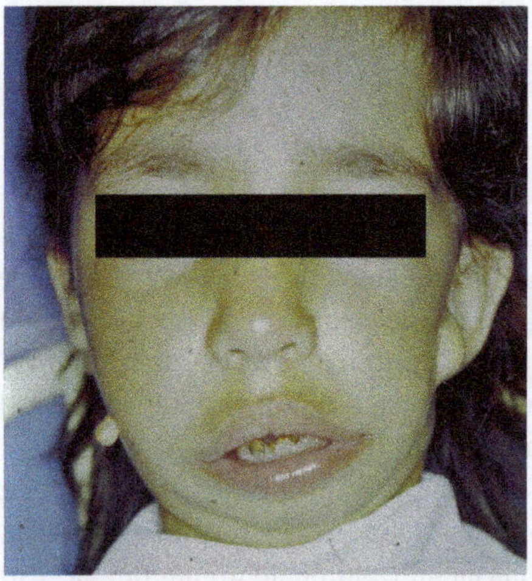

FIGURA 1 Caso de criança com hipoplasia do côndilo esquerdo em razão da síndrome do primeiro e segundo arcos branquiais ou microssomia hemifacial. Vista frontal mostrando assimetria facial importante, com menor desenvolvimento do lado esquerdo.

estruturas articulares estiverem presentes, podem ser utilizadas osteotomias no ramo mandibular ou empregados distratores ósseos visando a seu alongamento, bem como osteotomias na maxila para a correção adequada da assimetria vertical. Diante da agenesia do côndilo, enxerto costocondral autógeno é indicado em crianças e próteses totais de ATM em adultos, visando ao estabelecimento de uma nova articulação.

Outra possibilidade de hipoplasia do côndilo é a origem traumática. Nesse caso o paciente relatará história de trauma, com ou sem fratura. Essa anomalia pode ser decorrente de trauma ao nascimento, representado pelo parto a fórceps, ou trauma indireto à região da ATM, geralmente associado a quedas. Infecção e radioterapia também podem levar a um quadro semelhante. De modo geral, a lesão é assintomática e de ocorrência unilateral e poderá estar acompanhada de assimetria mandibular, micrognatismo e maloclusão. A época de ocorrência do trauma influenciará na deformidade resultante, sendo esta mais intensa quanto mais jovem for o paciente. Comprometimento funcional, com desvio à abertura da boca, associado ou não a limitação parcial de movimento, é esperado.

O estudo de imagem pode mostrar um côndilo com menor volume e forma alterada, geralmente com achatamento, podendo tomar a forma de um côndilo bífido. Não se deve confundir com anquilose óssea, que apresenta união entre côndilo e osso temporal. O processo condilar, bem como o ramo mandibular, podem ser mais curtos que no lado normal. Tratamento cirúrgico pode ser necessário quando houver deformidade mandibular associada importante ou limitação funcional significativa, sendo representado por osteotomias visando ao alongamento do ramo mandibular ou próteses totais de ATM.

HIPERPLASIA DO CÔNDILO

Representa um aumento de volume lento e progressivo do côndilo ou processo condilar da mandíbula, com alongamento de seu colo, resultando em assimetria facial e alterações oclusais importantes. É também conhecida como hiperplasia unilateral do côndilo mandibular. Trata-se de uma anomalia de desenvolvimento relativamente rara que ocorre devido a uma atividade de crescimento do processo condilar além da época normal, com consequente neoformação cartilaginosa e óssea. Não apresenta etiologia definida, podendo estar associada ao fator trauma.

É mais frequente em mulheres, representando cerca de 70-75% dos casos. Subdivide-se nas formas juvenil, que ocorre normalmente na fase de adolescência, e adulta, ocorrendo na terceira ou quarta décadas de vida. Essas formas compreendem cerca de metade dos casos cada. A forma juvenil apresenta o côndilo hiperplásico com forma regular, e as camadas da cartilagem articular estão preservadas. Na forma adulta o côndilo hiperplásico apresenta forma irregular e na cartilagem articular ocorrem alterações degenerativas.

Assimetria facial no sentido vertical, com maior altura do ramo mandibular no lado afetado, é característica da artropatia; o aspecto oclusal próprio é a mordida aberta unilateral, acentuada na região de molares, podendo ocorrer também mordida cruzada. Outra apresentação frequente é a forma de laterognatismo, com assimetria no sentido horizontal e desvio para o lado contralateral, havendo mordida cruzada. Normalmente não há problema funcional articular, com abertura normal da boca. Geralmente é assintomática, embora possam ocorrer sintomas de disfunção articular. Sua ocorrência concomitante à condromatose sinovial tem sido relatada (Figura 2).

As características histopatológicas da hiperplasia do côndilo compreendem o espessamento das camadas da cartilagem articular, em especial da fibrocartilagem, bem como a presença de áreas de cartilagem no interior do osso subcondral e placa de osso subcondral não fechada. A distribuição organizada das camadas da cartilagem articular é própria da forma juvenil, enquanto a distribuição irregular das camadas, com características degenerativas, corresponde à forma adulta.

Os recursos imaginológicos para avaliação dessa artropatia incluem radiografia panorâmica, tomografia e cintilografia óssea. A radiografia panorâmica proporciona uma visão geral da deformidade, revelando a origem da assimetria no côndilo aumentado de volume e no alongamento de seu colo. Alterações representadas por maior altura do corpo mandibular e o canal mandibular com inserção mais baixa podem ocorrer. A tomografia mostra um côndilo com maior volume quando comparado com o lado normal, apresentando variados padrões de calcificação. Seu contorno pode estar alterado, na forma adulta, ou preservado, na forma juvenil. A tomografia é importante para o planejamento do tratamento por fornecer as dimensões do côndilo alterado. A cintilografia óssea, com o emprego do radioisótopo Tecnécio^{99}, visa à determinação da atividade da hiperplasia. Maior concentração do radioisótopo significa que a lesão está ativa, com o crescimento condilar em curso (Figura 3).

O tratamento da hiperplasia do côndilo é cirúrgico. A importância da verificação de que essa artropatia está ativa ou inativa está na programação cirúrgica. Se estiver ativa haverá a necessidade de condilectomia, normalmente alta; se estiver inativa, o côndilo poderá ser preservado, havendo necessidade de cirurgia ortognática para a correção da deformidade maxilomandibular associada. Para detalhes do tratamento da hiperplasia do côndilo, ver o capítulo 27, "Cirurgia da articulação temporomandibular".

ARTRITES

O termo "artrite" é utilizado para designar lesões articulares que têm em comum a presença do processo inflamatório intra-articular. Podem apresentar sintomatologia semelhante entre si, mas têm significados diferentes.

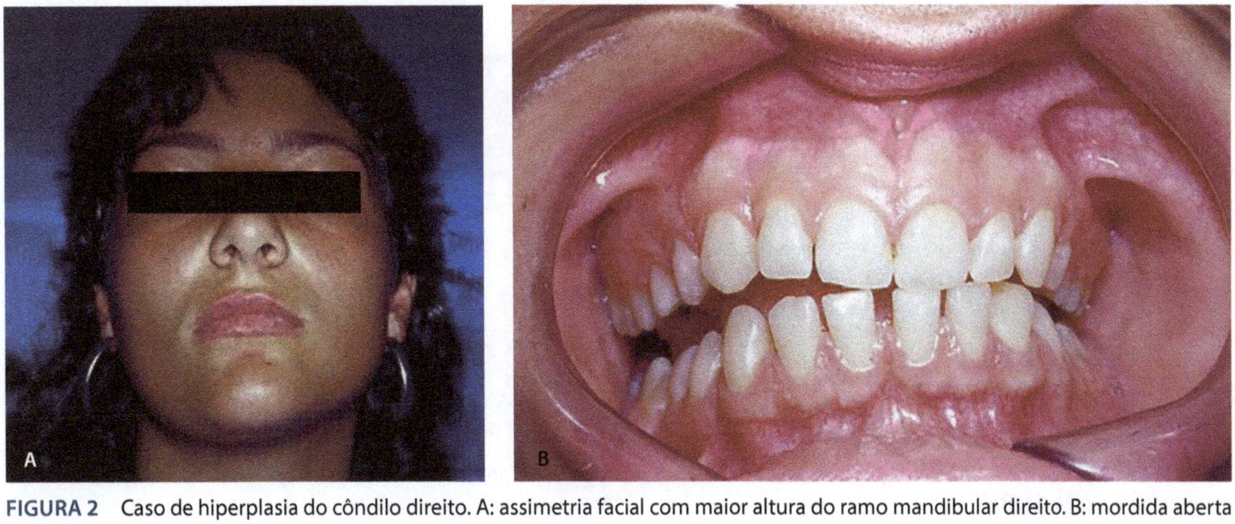

FIGURA 2 Caso de hiperplasia do côndilo direito. A: assimetria facial com maior altura do ramo mandibular direito. B: mordida aberta unilateral.

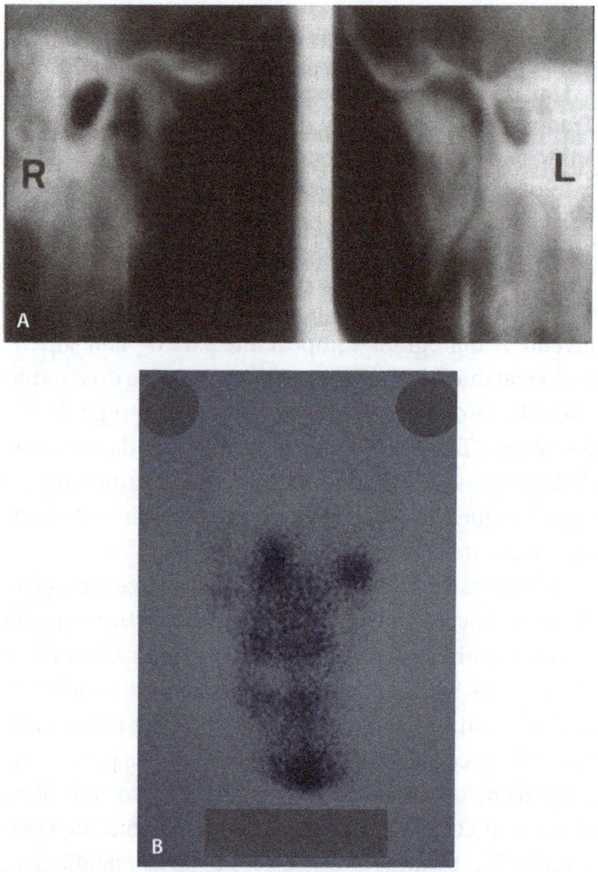

FIGURA 3 Caso de hiperplasia do côndilo esquerdo ativa. A: tomografia mostrando maior volume do côndilo esquerdo. B: cintilografia mostrando hipercaptação do radioisótopo na região do côndilo esquerdo.

A artrite traumática, de modo geral, é decorrente de um trauma indireto. São frequentes os casos decorrentes de quedas, com trauma na região do mento, sendo a força transmitida à ATM. Agressões e acidentes esportivos também levam a esse quadro. A artrite traumática pode configurar uma capsulite – processo inflamatório na cápsula articular – ou uma sinovite – processo inflamatório na membrana sinovial –, e ambas são clinicamente similares. Ocorre inicialmente processo inflamatório agudo, que evolui para cronificação e resolução. O paciente relata dor articular, em especial ao tentar movimentar a mandíbula, podendo haver também limitações de movimento. Edema na região pré-auricular é um sinal que pode ser observado em parte dos casos (Figura 4).

Um achado interessante que pode ocorrer é a chamada maloclusão aguda, uma alteração discreta na oclusão dental decorrente de alteração postural da mandíbula devido ao edema intra-articular. O paciente pode referir apenas dificuldade em ocluir no mesmo lado da lesão, lembrando que essa alteração regride em alguns dias com a conduta adequada. O exame radiográfico é necessário para descartar a possibilidade de fratura. A ressonância nuclear magnética pode mostrar a presença de exsudato intra-articular.

Lesões do disco articular podem ocorrer paralelamente e dar origem a disfunções intra-articulares. O tratamento é conservador e representado pelo emprego de analgésicos e anti-inflamatórios, bem como pela diminuição da demanda funcional mastigatória, sendo recomendada dieta líquida e pastosa no período inicial do tratamento.

A artrite infecciosa é rara e ocorre, de modo geral, pela disseminação de infecções da região. Assim, processos infecciosos situados na orelha média, na glândula parótida e mesmo os de origem dental podem levar a esse tipo de artrite, requerendo cuidadosa avaliação clínica e laboratorial. A sintomatologia apresentada é atípica, havendo dor, trismo mandibular e maloclusão. O emprego de tomografia computadorizada ou de imagem por ressonância nuclear magnética, ambos com

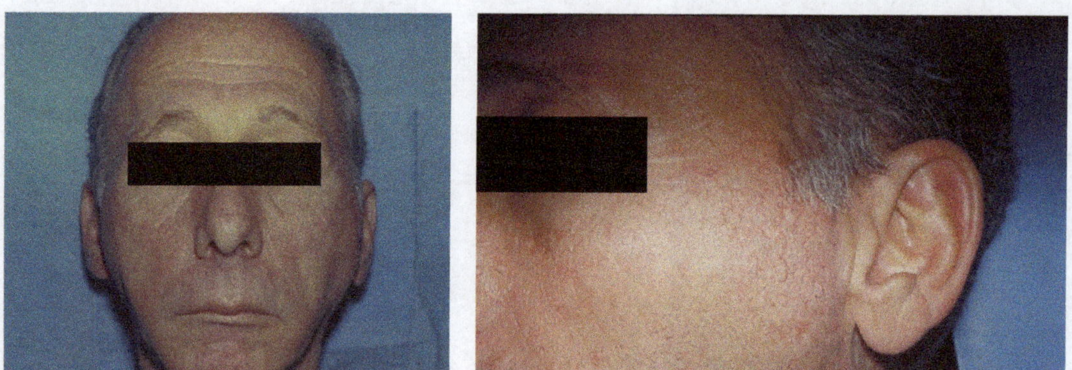

FIGURA 4 Caso de artrite da ATM esquerda. A: vista frontal mostrando edema pré-auricular no lado esquerdo. B: vista lateral mostrando edema na região da ATM.

ATM: articulação temporomandibular.

contraste, permite seu diagnóstico. A drenagem, ou mesmo a artroscopia, demonstrará coleção purulenta, e a cultura auxilia no tratamento. Sua terapêutica compreende o emprego de antibióticos para o tratamento da infecção que lhe deu origem. A demora em estabelecer o diagnóstico, devido à sintomatologia inespecífica, pode levar à ocorrência de osteomielite.

LUXAÇÃO DO CÔNDILO

O termo "luxação" compreende o deslocamento com perda de contato entre as superfícies articulares de determinada articulação. No caso da luxação do côndilo mandibular ocorre deslocamento do côndilo à frente da eminência articular do temporal. Assim, o côndilo ultrapassa a amplitude normal do movimento de abertura máxima e é mantido nessa posição devido à associação de forças dos músculos elevadores e abaixadores. A luxação tem como fatores predisponentes a laxidão ou frouxidão ligamentar, quando seus ligamentos estão frouxos, perdendo sua função, bem como a ocorrência de incoordenações musculares, especialmente envolvendo o músculo pterigóideo lateral. Tem como fatores desencadeantes situações funcionais que em indivíduos sãos não levariam à luxação, tais como bocejo, grito, vômito e apreensão exagerada de alimentos. Na vigência de crises convulsivas pode ocorrer luxação do côndilo. Também sessões prolongadas de tratamento dental, em especial de dentes retidos e de endodontia, podem se constituir em fatores desencadeantes.

Foi demonstrado que a luxação do côndilo representa cerca de um quarto dos casos de alterações patológicas relativas à ATM em pacientes que buscam atendimento de urgência hospitalar. A queixa principal mais comum é o próprio deslocamento da mandíbula, podendo haver queixas de travamento, dor facial, vertigem e impossibilidade de fechar a boca. Também, houve leve predomínio do gênero masculino, e a faixa etária de 21-30 anos de idade foi a mais frequente. Um estudo retrospectivo sobre as alterações patológicas que acometem a ATM verificadas em pronto-socorro hospitalar, com suas características gerais, é o artigo de Luz e Oliveira (1994).

A luxação do côndilo geralmente é bilateral e se caracteriza pela impossibilidade de o paciente reverter individualmente o quadro. Vale aqui diferenciá-la do deslocamento do disco articular em abertura, situação em que ocorre o travamento na posição de abertura bucal mas o paciente consegue reverter prontamente. Para detalhes desse tipo de disfunção intra-articular, ver o capítulo 6, "Disfunções intra-articulares". A luxação do côndilo pode ser aguda, situação em que ocorre, além da impossibilidade de fechar a boca, de conter a saliva, da fala e de alimentação, dor em determinados músculos mastigatórios decorrente de espasmo. Normalmente o paciente se apresenta tenso, temendo o desenrolar dos acontecimentos antes da redução. O deslocamento condilar no sentido anterior leva clinicamente a um aumento de volume na região jugal, com consequente depressão na região pré-auricular.

O paciente com luxação pode eventualmente apresentar um falso prognatismo, quando há tentativas de fechar a boca com o côndilo fora da posição. A luxação da ATM passa a ser recidivante ou recorrente quando o paciente apresenta episódios frequentes, com ocorrências de periodicidade mensal, semanal ou diária, tendo como critério a ocorrência de mais de dois episódios em num período de 6 meses. Nesse caso a sintomatologia dolorosa é menos intensa e o paciente se apresenta mais calmo, pois já conhece a evolução com a redução. Um componente neurológico, representado pela hiperatividade muscular da região, pode estar presente, em especial nos casos de luxação recidivante.

O exame de imagem confirma que o côndilo está posicionado à frente da eminência articular do temporal, em ambos os lados (Figura 5). Entretanto, não é necessário para o diagnóstico de luxação, que pode ser obtido clinicamente. Vale destacar que a luxação deve ser resolvida com urgência.

A luxação do côndilo é reduzida com a manobra clássica, em que é realizada pressão bimanual com firmeza na região de molares ou retromolar, levando a mandíbula para baixo e para trás e obtendo seu posicionamento prévio. Esse é considerado um tratamento transitório nas luxações recidivantes. Os polegares são utilizados para a compressão, enquanto os demais dedos englobam a base da mandíbula. O paciente deve estar sentado e sua cabeça apoiada de modo adequado para que a manobra tenha sucesso. A redução geralmente é obtida com o fechamento brusco da mandíbula (Figura 6).

Nos casos de dor intensa ou de persistência da luxação por determinado período, pode ser necessário o emprego de anestesia local, por meio de infiltração no músculo peterigóideo lateral e na cápsula articular, ou mesmo geral.

Quando essas manobras não promoverem a redução da luxação, pode ser necessária a redução com acesso cirúrgico.

A utilização de bandagens ou outros meios de contenção pode favorecer a reparação dos tecidos moles e traz conforto e segurança ao paciente no período imediato à redução. No caso de luxações recidivantes, a

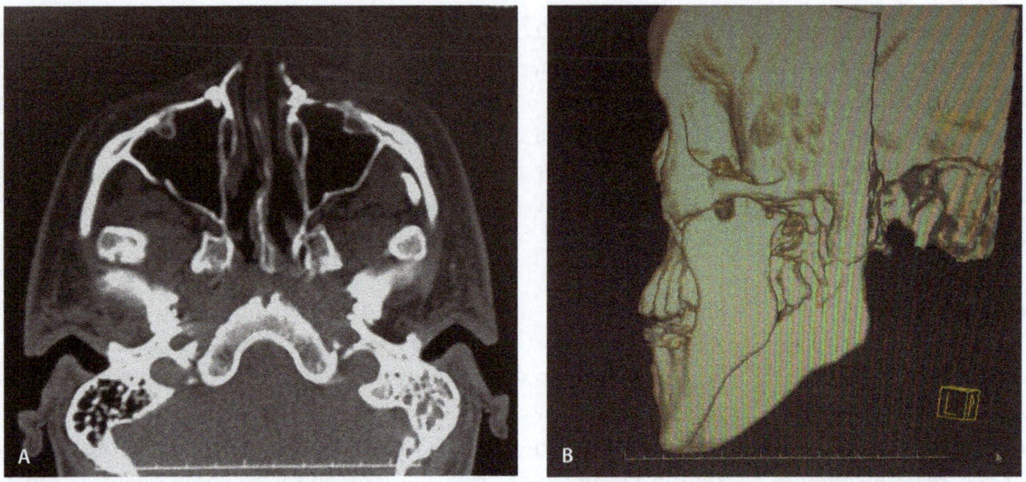

FIGURA 5 Tomografia computadorizada mostrando luxação do côndilo bilateral. A: corte axial. B: reconstrução tridimensional em vista lateral do mesmo caso.

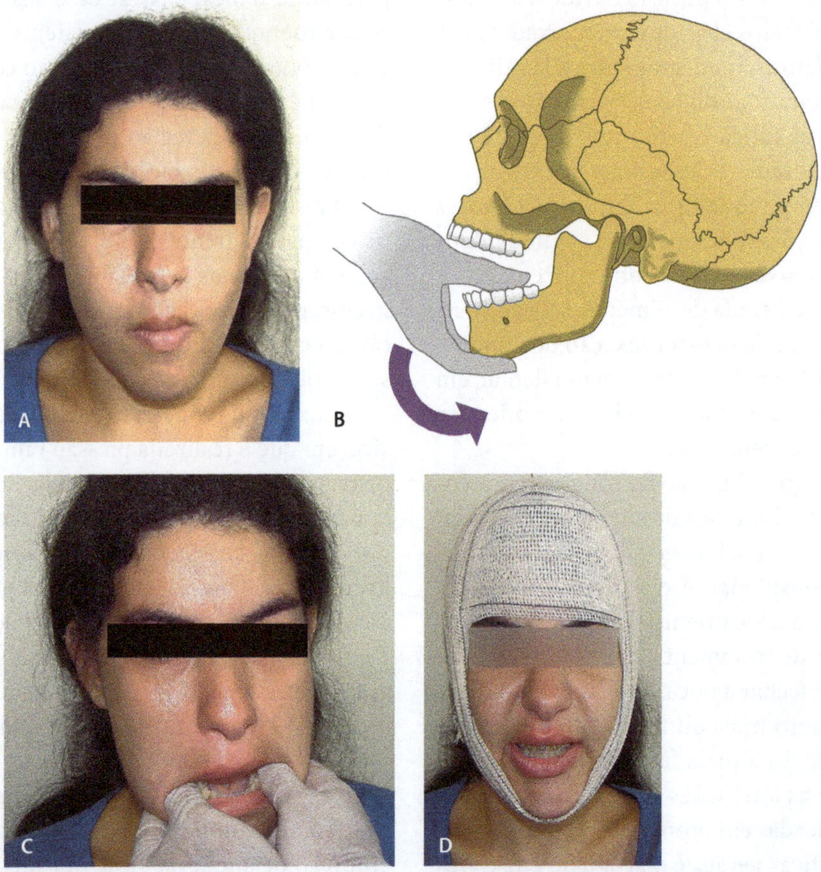

FIGURA 6 Caso de luxação recidivante do côndilo. A: vista frontal mostrando protusão da mandíbula. B: esquema da manobra clássica de redução. C: manobra de redução sendo executada. D: bandagem realizada após redução.

infiltração de agentes esclerosantes visando à obtenção de fibrose não tem sido indicada devido aos efeitos colaterais negativos que podem ocorrer, afetando a articulação. Também, a utilização de bloqueio maxilomandibular pouco vai contribuir para evitar os episódios frequentes de luxação.

A luxação recidivante pode ser resolvida com tratamento cirúrgico, sendo considerado tratamento definitivo, exceto quando há um componente neurológico associado. Para detalhes do tratamento cirúrgico, ver o capítulo 27, “Cirurgia da articulação temporomandibular”.

FRATURAS

As fraturas que podem trazer consequências importantes para a ATM são as do processo condilar, ou simplesmente fraturas de côndilo. Compreendem um local frequente de fraturas da mandíbula, pois o colo do côndilo constitui uma zona de fragilidade. As fraturas de côndilo ocorrem normalmente de modo indireto, em decorrência de impactos na região anterior da mandíbula que são transmitidos ao processo condilar. Podem ocorrer com ou sem desvio e de modo unilateral ou bilateral, sendo a unilateral com desvio a forma mais frequente.

Geralmente o desvio do côndilo fraturado ocorre no sentido anterior e medial. Pode haver também encurtamento do ramo mandibular. As fraturas de côndilo são classificadas como: altas, de ocorrência intracapsular; do colo do côndilo, predominantemente acima da incisura sigmoide; e da base condilar, atrás do forame mandibular e predominantemente abaixo da incisura sigmoide, conforme Loukota et al. (2005).

Clinicamente ocorre dor localizada na ATM ou difusa, associada a edema na região pré-auricular. A palpação pode revelar a ausência do côndilo na fossa mandibular. Assimetria mandibular, com desvio do mento para o lado afetado, pode ocorrer. Há limitação parcial da abertura da boca, normalmente associada com desvio para o lado da fratura, estando também limitados os movimentos de lateralidade oposta ao lado da lesão e de protrusão. Alterações oclusais podem estar presentes, na forma de mordida cruzada, e fraturas bilaterais podem levar a uma mordida aberta anterior (Figura 7A).

O exame de imagem visa à localização da fratura e à identificação da presença ou não de desvio, sendo importante para o planejamento do tratamento. Em uma avaliação inicial podem ser utilizadas incidências radiográficas nos sentidos lateral e anteroposterior, como a panorâmica e a de Towne. Evidentemente, a tomografia computadorizada com cortes nos planos axial, coronal e sagital demonstrará corretamente as características da fratura (Figura 7B). O envolvimento da fossa mandibular é muito raro, quando ocorre intrusão do côndilo nessa cavidade. O controle radiográfico após o tratamento da fratura de côndilo é essencial e demonstrará reparação e remodelamento do côndilo fraturado.

O tratamento das fraturas de côndilo pode ser conservador ou cirúrgico. O tratamento conservador tem

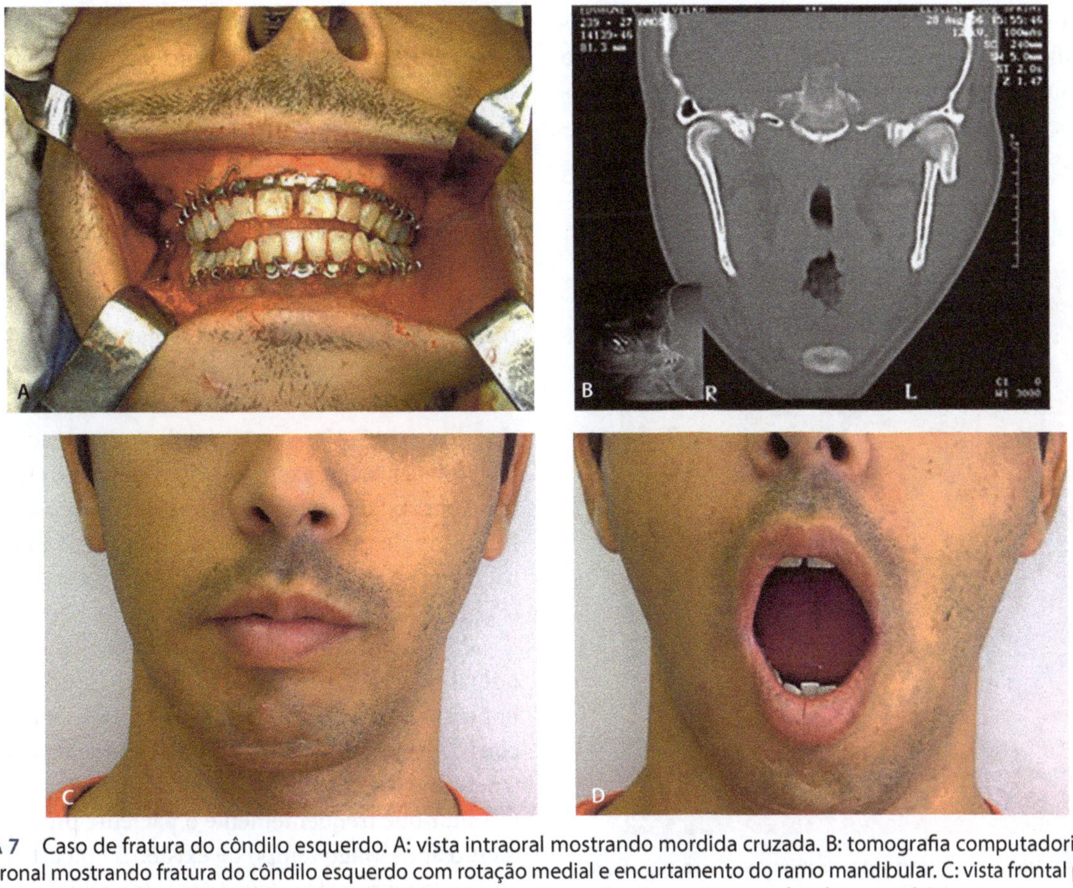

FIGURA 7 Caso de fratura do côndilo esquerdo. A: vista intraoral mostrando mordida cruzada. B: tomografia computadorizada em corte coronal mostrando fratura do côndilo esquerdo com rotação medial e encurtamento do ramo mandibular. C: vista frontal pós-operatória mostrando recuperação da assimetria. D: boa abertura bucal, sem desvio, em 3 meses de pós-operatório.

sido utilizado com bons resultados em crianças e pacientes jovens. Consiste na mobilização precoce da mandíbula, e diante de alterações oclusais é realizada redução incruenta seguida de bloqueio intermaxilar por um período breve. A fase seguinte compreende a realização de exercícios nos movimentos de abertura, lateralidade e protrusão. O tratamento cirúrgico é indicado nas fraturas com desvio importante e/ou maloclusão significativa e compreende a redução cruenta do fragmento fraturado, seguida de sua fixação. A utilização de fixação por placas e parafusos de titânio permite uma mobilização precoce (Figura 8). Tem sido demonstrado que o tratamento cirúrgico das fraturas de côndilo promove melhor recuperação dos movimentos mandibulares (Figuras 7C e D). Bloqueios maxilomandibulares prolongados são contraindicados.

A reparação das fraturas de côndilo se dá pela formação de calo ósseo. Quando há desvio, e diante do tratamento conservador, ocorre um retorno gradual do fragmento a sua posição original. Um calo ósseo cartilaginoso é formado inicialmente, seguido de neoformação óssea. O processo se conclui com remodelamento ósseo. Lacerações das superfícies articulares, bem como lesões no disco articular, podem ocorrer, levando a um prognóstico menos favorável. A integridade do disco articular é importante para um bom resultado. Fraturas de côndilo não tratadas ou tratadas de modo incorreto podem apresentar sequelas como anquilose óssea e doença degenerativa articular, bem como deformidades mandibulares assimétricas.

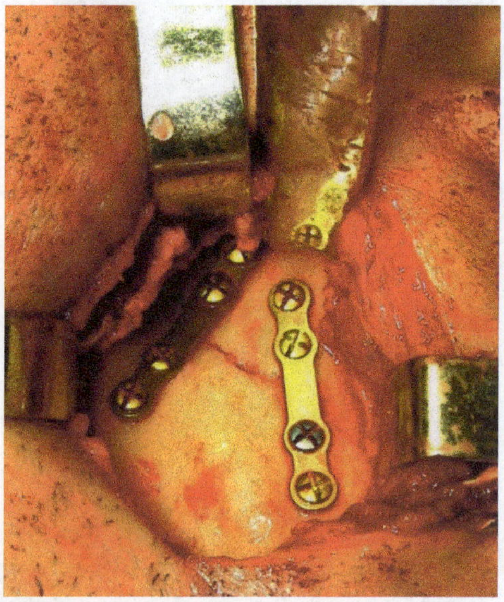

FIGURA 8 Vista transoperatória mostrando a fixação de fratura do côndilo com duas placas divergentes.

ANQUILOSE

Anquilose significa a união entre as superfícies articulares por tecido ósseo ou fibroso, com consequente limitação total ou parcial da abertura da boca. Quando a limitação do movimento articular decorre de um processo intra-articular, é considerada anquilose verdadeira, e, quando a limitação é associada a uma lesão extra-articular, é chamada anquilose falsa. Esta última pode ser representada pela fratura do arco zigomático, processos infecciosos, neoplasias da região ou retrações cicatriciais.

A forma mais frequente de anquilose verdadeira é a óssea, que tem como principal causa o trauma, de modo geral indireto, quando incide na região do mento e é transmitida à região articular pelas linhas de resistência da mandíbula. Pelo menos uma parte dos casos compreende uma sequela de fraturas do processo condilar, quando estas não são tratadas ou são tratadas de modo incorreto. A presença de lesões ao disco articular favorece a ocorrência de anquilose nos casos de trauma. Outra causa, menos comum, são as infecções advindas de outros órgãos, como a otite média. A anquilose é frequentemente unilateral, sendo mais raros os casos bilaterais.

A anquilose ocorre com maior frequência em crianças e adolescentes, trazendo consequências importantes no crescimento mandibular. Nesse caso o centro primário de crescimento, presente na fibrocartilagem do côndilo, é perdido. Dessa maneira, ocorrem micrognatismo e assimetria mandibular, com desvio para o lado da anquilose e achatamento do lado não afetado. A presença de cicatriz na região do mento ou na face é frequente e evidencia a história de trauma. Em decorrência do menor desenvolvimento mandibular, a presença de maloclusão classe II de Angle é frequente. A abertura da boca é inexistente ou pode ter mínima amplitude, variando entre 5-10 mm. Normalmente o paciente não consegue executar excursões da mandíbula em lateralidade para o lado oposto ao da lesão ou em protrusão. A limitação de movimento mandibular leva ao comprometimento da mastigação, da nutrição e da fonação (Figura 9).

A ocorrência de cárie, raízes residuais e doença periodontal é comum, pois o paciente tem os cuidados bucais limitados. Uma odontalgia muitas vezes é o motivo principal da procura pelo tratamento por parte dos pacientes, tendo em vista que a anquilose em si é assintomática. Vale ressaltar que frequentemente o paciente procura tratamento após longo tempo de existência da artropatia, o que pode representar alguns anos de evolução.

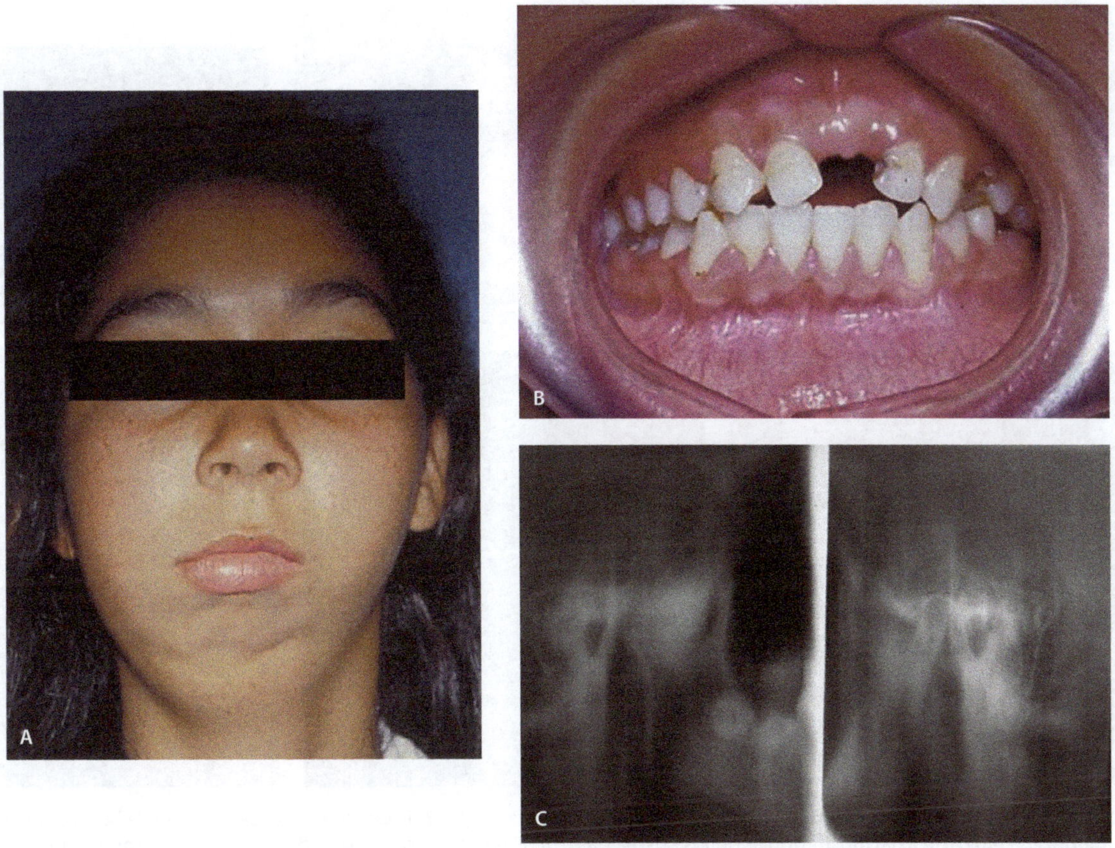

FIGURA 9 Caso de anquilose óssea da ATM direita ocorrida na adolescência. A: vista frontal mostrando micrognatismo com assimetria mandibular. B: vista intraoral mostrando ausência de abertura bucal. C: tomografia mostrando anquilose óssea no lado direito.
ATM: articulação temporomandibular.

As características histopatológicas da anquilose óssea compreendem uma massa de tecido ósseo compacto, lamelar, com a presença de linhas basofílicas de repouso e reversas, representando remodelamento. Pequenas áreas de cartilagem hialina, sem limites definidos, têm sido observadas no interior da massa óssea. Espaços medulares, com aspectos hematopoético e/ou lipídico, estão presentes no tecido ósseo.

O estudo de imagem da anquilose deve compreender a radiografia panorâmica, como avaliação inicial, e a tomografia computadorizada, importante no planejamento do tratamento. Basicamente a anquilose óssea apresenta uma massa radiopaca no local da ATM, substituindo os componentes articulares e preenchendo em parte a incisura sigmoide.

Os limites do ramo mandibular e do osso temporal muitas vezes são de difícil distinção, estando o espaço articular ausente. O movimento condilar, se presente, é muito limitado e não ocorre translação. Paralelamente ocorre alongamento e afilamento do processo coronoide no lado afetado, em especial quando a anquilose acomete indivíduos jovens. Normalmente o ramo mandibular é mais curto, e, em consequência disso, os molares do lado afetado estão localizados de modo mais posterior (Figuras 10A a D).

O tratamento da anquilose é cirúrgico e compreende a ressecção do bloco anquilótico e a reconstrução com próteses totais de ATM (Figuras 10E e F). Para detalhes, ver o capítulo 27, "Cirurgia da articulação temporomandibular".

NEOPLASIAS

A possibilidade de neoplasias na região da ATM deve ser considerada. Entretanto, são raríssimas as provenientes da própria articulação. Neoplasias benignas são representadas pelo osteocondroma, pelo osteoma e pelo condroma, enquanto as malignas são representadas pelo osteossarcoma e pelo sarcoma sinovial. A ocorrência de neoplasias benignas na proximidade da ATM, por origem ou extensão, embora rara, deve ser considerada (Figuras 11 e 12).

Outra possibilidade de lesões neoplásicas na região da ATM são as metástases, provenientes de neoplasias malignas localizadas em outros órgãos, ou a extensão daquelas situadas na proximidade da ATM. Assim, têm

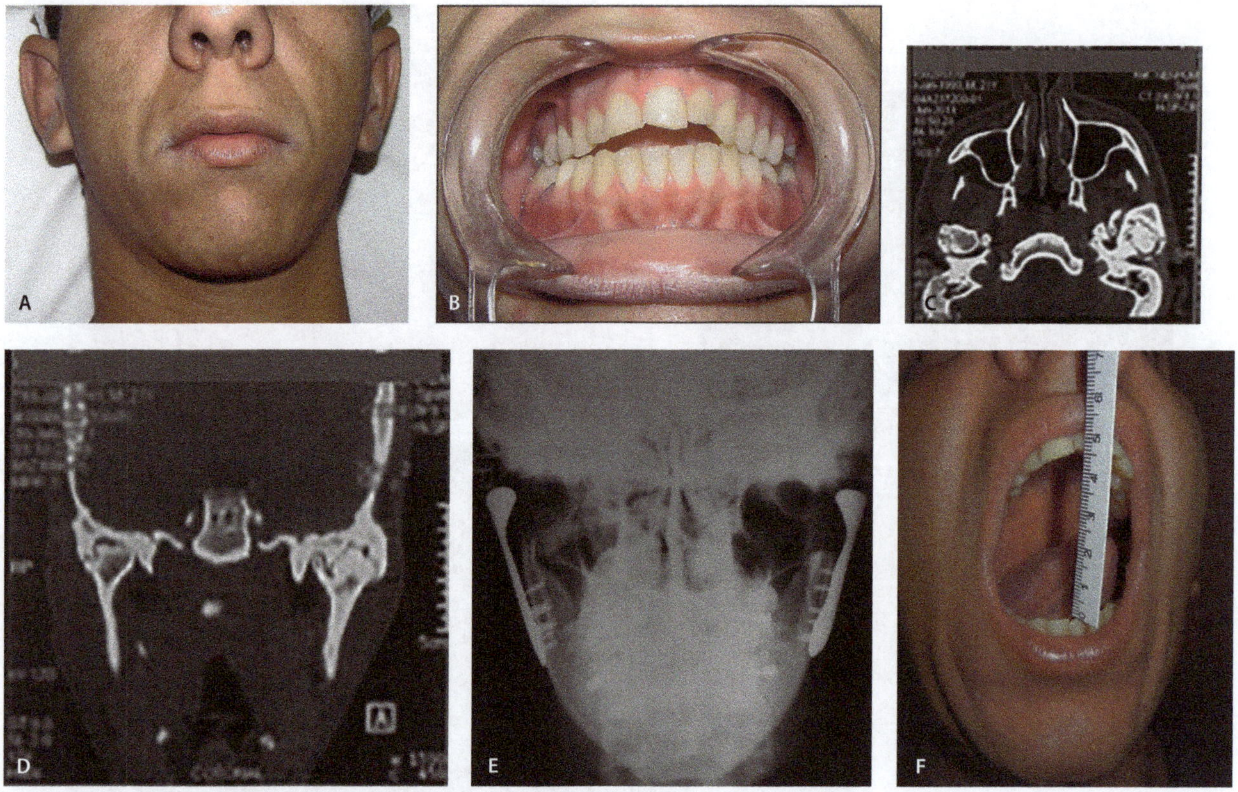

FIGURA 10 Caso de anquilose óssea da ATM bilateral em adulto. A: vista frontal. B: impossibilidade de abertura da boca. C: tomografia computadorizada em corte axial mostrando anquilose óssea da ATM bilateral, maior à esquerda. D: tomografia computadorizada em corte coronal, com achado semelhante. E: radiografia posteroanterior da mandíbula pós-operatória mostrando próteses totais de ATM bilaterais em posição. F: abertura bucal obtida.

ATM: articulação temporomandibular.

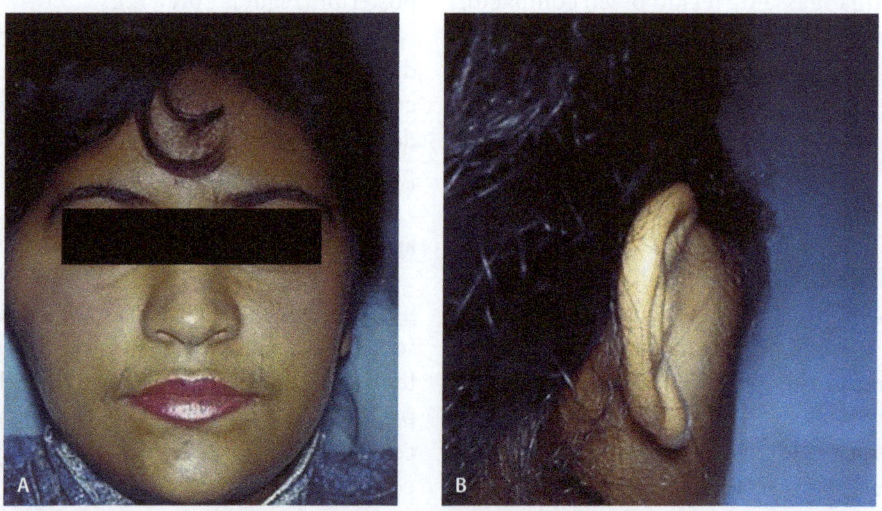

FIGURA 11 Caso de hemangioma que se desenvolveu na região da ATM direita. A paciente apresentava movimentos normais da mandíbula. A: vista de frente mostrando o aumento de volume no lado direito. B: vista posteroanterior mostrando a projeção lateral da tumoração.

ATM: articulação temporomandibular.

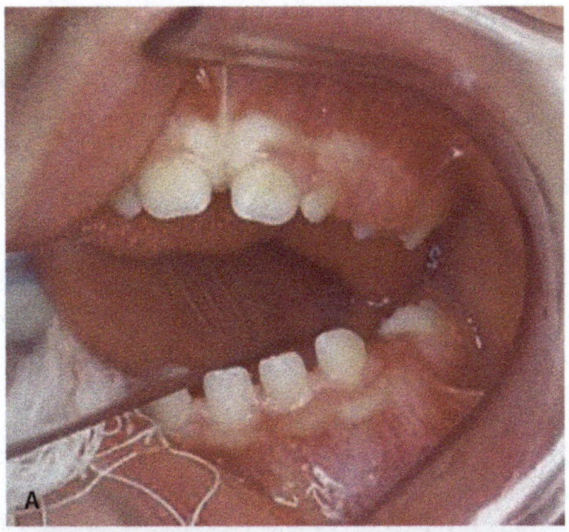

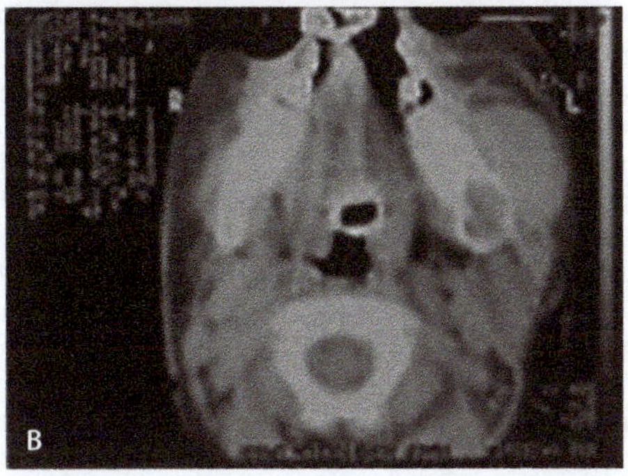

FIGURA 12 Caso de criança com limitação dos movimentos mandibulares devido a tumoração na região da fossa infratemporal. A: limitação importante da abertura bucal. B: tomografia computadorizada em corte axial mostrando tumoração, representada por displasia fibrosa, na fossa infratemporal esquerda.

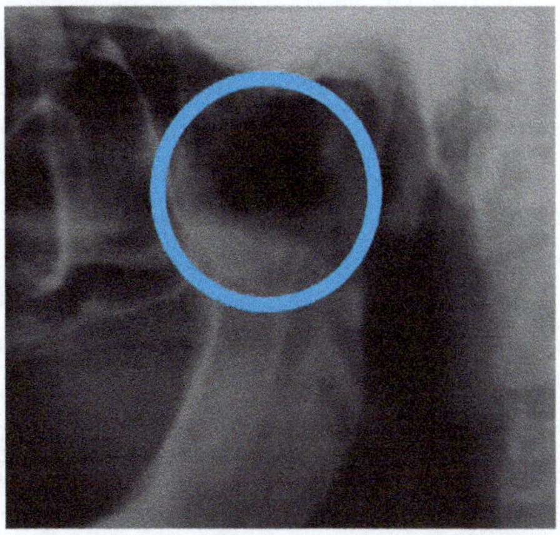

FIGURA 13 Caso de limitação da abertura bucal decorrente de metástase de carcinoma epidermoide na região temporomandibular. Detalhe de radiografia panorâmica mostrando área de reabsorção óssea irregular na incisura sigmoide esquerda (círculo).

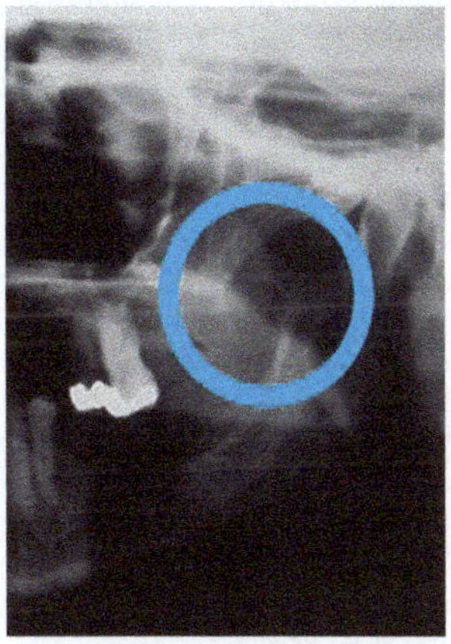

FIGURA 14 Caso de limitação de abertura da boca devido à extensão de carcinoma adenoide cístico da região jugal para a região de ramo mandibular. Detalhe de radiografia panorâmica mostrando área de reabsorção óssea na porção anterior do ramo mandibular esquerdo, abaixo do processo coronoide (círculo).

sido relatados casos de carcinoma epidermoide e de tumores de glândulas salivares comprometendo essa articulação (Figuras 13 e 14).

Os achados clínicos são inespecíficos, sendo representados por limitação de movimentos e possível sintomatologia dolorosa. Dessa forma, o paciente pode procurar atendimento com um quadro semelhante ao das disfunções da ATM.

Também se deve considerar a extensão de neoplasias benignas da mandíbula, ou mesmo de lesões ósseas não neoplásicas como a displasia fibrosa. No caso das neoplasias benignas, tratamento cirúrgico, de maior ou menor extensão, pode ser necessário, e diante de neoplasias malignas será necessário um tratamento oncológico.

O osteocondroma produz aumento de volume do processo condilar da mandíbula de forma não concêntrica. Assim, apresenta-se como uma exostose recoberta por cartilagem. Clinicamente ocorrem assimetria mandibular e alterações oclusais. Dessa forma, pode apresentar semelhanças clínicas com a hiperplasia do côndilo, sendo necessários recursos de imagem precisos para o diagnóstico correto, como a tomografia computadorizada. Por outro lado, sintomatologia pertinente às disfunções intra-articulares pode estar presente. Ocorre mais frequentemente entre a terceira e a quinta décadas de vida, independentemente do gênero. Suas características de imagem são um aumento de volume do côndilo, com caráter radiopaco, forma irregular e aspecto lobulado. As características histopatológicas incluem osso lamelar com espaços medulares recoberto por uma camada de cartilagem de espessura variável. Apresenta condrócitos mononucleares que definem a transição entre o tecido ósseo e a cartilagem, bem como áreas de neoformação óssea. O tratamento é cirúrgico e compreende a realização de condilectomia, total ou parcial. Para detalhes, ver o capítulo 27, "Cirurgia da articulação temporomandibular".

Outra categoria a ser considerada são as lesões não neoplásicas em tecidos articulares. A mais importante destas é a condromatose sinovial, caracterizada por focos de cartilagem metaplásica na membrana sinovial que podem se deslocar para o espaço articular. É classificada como uma lesão tumorosa ou intumescida de tecidos tendofasciais. Dor e edema, geralmente monoarticular, são frequentes, e o tratamento é a remoção dos nódulos e sinovectomia. Outra que deve ser mencionada é a sinovite vilonodular pigmentada, representada por proliferação fibro-histiocitária localmente destrutiva. Edema e dor são frequentes, podendo o envolvimento ser difuso ou localizado. Seu tratamento é a excisão cirúrgica.

REFERÊNCIAS BIBLIOGRÁFICAS

1. Rennó TAS, Chung ACJ, Gitt HA, Corrêa L, Luz JGC. Temporomandibular arthropathies: a retrospective study with histopathological characteristics. Med Oral Patol Oral Cir Bucal. 2019;24(5):e562-70.
2. Luz JGC, Araújo VC. Síndrome do primeiro e segundo arcos branquiais. Acta WHO. 1990;9:36-40.
3. Slootweg PJ, Muller H. Condylar hyperplasia. J Maxillofac Surg. 1986;14:209-14.
4. Luz JGC, Rezende JRV, Araújo VC, Chilvarquer I. Active unilateral condylar hyperplasia. Cranio. 1994;12(1):58-62.
5. Luz JGC, Rezende JRV, Jaeger RG, Araújo VC. Microanatomic features of unilateral condylar hyperplasia. Bull Group Int Rech Sci Stomatol Odontol. 1994;37(3-4):87-92.
6. Luz JGC, Chilvarquer I. Radiographic features of surgical specimens of temporomandibular joint. Bull Group Int Rech Sci Stomatol Odontol. 1998;40:80-2.
7. Nitzan DW, Katsnelson A, Bermanis I, Brin I, Casap N. The clinical characteristics of condylar hyperplasia: experience with 61 patients. J Oral Maxillofac Surg. 2008;66:312-8.
8. Angiero F, Farronato G, Benedicenti S, Vinci R, Farronato D, Magistro S, et al. Mandibular condylar hyperplasia: clinical, histopathological, and treatment considerations. Cranio. 2009;27:24-32.
9. Gayle EA, Young SM, McKenna SJ, McNaughton CD. Septic arthritis of the temporomandibular joint: case reports and review of the literature. J Emerg Med. 2013;45(5):674-78.
10. Lohiya S, Dillon J. Septic arthritis of the temporomandibular joint: unusual presentations. J Oral Maxillofac Surg. 2016;74(1):87-94.
11. Luz JGC, Oliveira NG. Incidence of temporomandibular joint disorders in patients seen at a hospital emergency room. J Oral Rehab. 1994;21:349-51.
12. Luz JGC, Manganello LCS. Luxação do côndilo mandibular. In: Manganello LCS, Luz JGC (org.). Tratamento cirúrgico do trauma bucomaxilofacial. 4.ed. São Paulo: Quintessence; 2017. p.223-32.
13. Luz JGC, Chilvarquer I. Remodelling of bilateral fractures of the mandibular condyle. Acta Stomatol Belg. 1996;93(4):167-70.
14. Luz JGC, Jaeger RG, Araújo VC, Rezende JRV. The effect of indirect trauma on the rat temporomandibular joint. Int J Oral Maxillofac Surg. 1991;20:48-52.
15. Teixeira ACB, Luz JGC, Araújo VC, Araújo NS. Healing of the displaced condylar process fracture: an experimental study. J Craniomaxillofac Surg. 1998;26:326-30.
16. Hovinga J, Boering G, Stegenga B. Long-term results of non-surgical management of condylar fractures in children. Int J Oral Maxillofac Surg. 1999;28(6):429-40.
17. Eckelt U, Schneider M, Erasmus F, Gerlach KL, Kuhlisch E, Loukota R, et al. Open versus closed treatment of fractures of the mandibular condylar process: a prospective randomized multi-centre study. J Craniomaxillofac Surg. 2006;34(5):306-14.
18. Alves SRB, Procópio ASF, Santigo JL, Luz JGC. Etiologia da anquilose da articulação temporomandibular. Rev Bras Cirurg Implantol. 1996;3(1):17-30.
19. Salins PC. New perspectives in the management of cranio-mandibular ankylosis. Int J Oral Maxillofac Surg. 2000;29:337-40.
20. Manganello-Souza LC, Mariani PB. Temporomandibular joint ankylosis: report of 14 cases. Int J Oral Maxillofac Surg. 2003;32:24-9.
21. Erol B, Tanrikulu R, Görgün B. A clinical study on ankylosis of the temporomandibular joint. J Craniomaxillofac Surg. 2006;34:100-6.
22. He D, Yang C, Chen M, Zhang X, Qiu Y, Yang X, et al. Traumatic temporomandibular joint ankylosis: our classification and treatment experience. J Oral Maxillofac Surg. 2011;69:1600-7.
23. Araújo VC, Monteiro DC. Oral synovial sarcoma: report of a case. J Oral Maxillofac Surg. 1989;47:1001-3.
24. Rubin MM, Jui V, Cozzi GM. Metastatic carcinoma of the mandibular condyle presenting as temporomandibular joint syndrome. J Oral Maxillofac Surg. 1989;47:507-10.
25. Venturin JS, Shintaku WH, Shigeta Y, Ogawa T, Le B, Clark GT. Temporomandibular joint condylar abnormality: evaluation, treatment planning, and surgical approach. J Oral Maxillofac Surg. 2010;68:1189-96.
26. Poveda-Roda R, Bagán JV, Sanchis JM, Margaix M. Pseudotumors and tumors of the temporomandibular joint: a review. Med Oral Patol Oral Cir Bucal. 2013;18:e392-402.
27. Saito T, Utsunomiya T, Furutani M, Yamamoto H. Osteochondroma of the mandibular condyle: a case report and review of the literature. J Oral Sci. 2001;43:293-7.
28. Koga M, Toyofuku S, Nakamura Y, Yoshiura K, Kusukawa J, Nakamura Y. Osteochondroma in the mandibular condyle that caused facial asymmetry: a case report. Cranio. 2006;24:67-70.
29. von Lindern JJ, Theuerkauf I, Niederhagen B, Bergé S, Appel T, Reich RH. Synovial chondromatosis of the temporomandibular joint: clinical, diagnostic, and histomorphologic findings. Oral Surg Oral Med Oral Pathol Oral Radiol Endod. 2002;94:31-8.
30. Holmlund AB, Eriksson L, Reinholt FP. Synovial chondromatosis of the temporomandibular joint: clinical, surgical and histological aspects. Int J Oral Maxillofac Surg. 2003;32:143-7.

CAPÍTULO 6

Disfunções intra-articulares

João Gualberto de Cerqueira Luz

INTRODUÇÃO

As disfunções temporomandibulares são definidas de forma abrangente, incluindo vários problemas clínicos que envolvem os músculos mastigatórios, a articulação temporomandibular (ATM) e estruturas associadas. Essas disfunções podem ser divididas em intra-articulares e musculares. Tal divisão se baseia em achados clínicos e em aspectos de sua patogenia.

As disfunções intra-articulares apresentam clinicamente, de modo geral, dor articular, limitação de movimentos, ruídos articulares e edema. Também pode haver dor em algum grupo muscular, decorrente de contração de proteção.

Essas disfunções dividem-se em desarranjo interno – que é frequente, tem modalidades e é de caráter progressivo –, doença degenerativa articular e processos inflamatórios como capsulite e sinovite. Cada um desses tipos será descrito a seguir.

ETIOPATOGENIA

A etiologia das disfunções temporomandibulares é multifatorial, havendo fatores predisponentes – que aumentam a chance de sua ocorrência –, fatores desencadeantes – que dão origem às disfunções –, e fatores perpetuantes – que interferem no reparo ou favorecem a progressão da disfunção. O tratamento a ser instituído em determinado caso terá sucesso quando da identificação dos fatores etiológicos.

O fator trauma exerce um papel importante nas disfunções intra-articulares. Uma força intensa que resulte em alterações estruturais é chamada de macrotrauma, enquanto toda força de pequena intensidade que é aplicada de modo repetitivo aos tecidos é chamada de microtrauma. Os hábitos deletérios são fonte comum deste último tipo de trauma.

Uma falha tecidual geralmente é causada por sobrecarga articular, levando a uma artropatia inflamatória/degenerativa da articulação temporomandibular. As alterações intra-articulares associadas ao desarranjo interno da ATM também podem ser causadas por uma artropatia sistêmica ou por uma artropatia atípica localizada.

É sugerido que o estresse mecânico prolongado ou excessivo pode resultar na produção de radicais livres por meio de vários mecanismos. Um efeito particularmente importante dos radicais livres é a inibição de síntese de ácido hialurônico.

A presença de fosfolipídios tensoativos localizados nas superfícies articulares e no líquido sinovial da ATM, por meio de microscopia eletrônica e análise bioquímica, mostrou que eles podem fornecer uma lubrificação eficiente que permite que o disco deslize pela eminência na função articular.

Fatores oclusais podem influenciar, em especial as relações dinâmicas, de modo a afetar sua estabilidade, bem como alterações agudas na oclusão na forma de interferências introduzidas no sistema.

Um aspecto importante a ser considerado é a capacidade de adaptação do paciente. O sistema musculoesquelético humano é adaptável e, portanto, pode tolerar variações consideráveis sem mostrar sinais de disfunção. A adaptabilidade pode estar ligada a questões inatas, como fatores genéticos e resistência do hospedeiro. Também, uma proporção anormal do colágeno tipos I e III pode levar à hipermobilidade articular, o que predispõe ao desarranjo interno.

Existem também fatores biológicos, como dieta, hormônios, distúrbios do sono e condicionamento físico.

Ainda, outros fatores podem ser demográficos, como idade, gênero e saúde geral.

Desarranjo interno

A possibilidade de que o desarranjo interno da ATM faria parte de um fenótipo articular que levaria a um risco aumentado para distúrbios articulares em geral tem sido levantada. Dessa forma, é esperada maior prevalência de distúrbios articulares em indivíduos com diagnóstico de deslocamento do disco articular. Isso é representado pelo fato de indivíduos assintomáticos com discos deslocados anteriormente terem duas vezes mais probabilidade que indivíduos assintomáticos sem deslocamento de disco para relatar dor ou disfunção em outras articulações do esqueleto, enquanto pacientes sintomáticos teriam um número de outros problemas articulares três a quatro vezes maior do que indivíduos assintomáticos. Assim, a ocorrência familiar de disfunções intra-articulares da ATM e uma prevalência aumentada de outros problemas articulares podem representar mais do que uma ocorrência fortuita.

Outro fator a ser considerado é a hipermobilidade articular, quando ocorre uma hiperexcursão condilar no movimento de abertura, que tem sido correlacionado ao desarranjo interno. Estudos com tomografia computadorizada (Johansson; Isberg, 1991) têm descrito a ocorrência de hiperexcursão condilar entre os casos de disfunções temporomandibulares, inclusive com correlação entre esse achado e disfunções intra-articulares.

O desarranjo do complexo disco-côndilo se desenvolve a partir de alterações na relação do disco articular com o côndilo mandibular. Essas alterações do movimento normal do disco podem ocorrer quando há alongamento dos ligamentos colaterais discais e da lâmina retrodiscal inferior. Além disso, um adelgaçamento da borda posterior do disco pode permitir que este seja deslocado em posição mais anterior. Com o côndilo localizado em uma porção mais posterior do disco ou tecidos retrodiscais, um deslocamento de translação anormal do côndilo sobre a borda posterior do disco pode ocorrer durante o movimento de abertura. Com esse movimento o disco é realocado na articulação, sendo denominado deslocamento do disco com redução, que é um quadro clínico frequente. A progressão do deslocamento de disco com redução e de curso assintomático pode ter uma evolução favorável, sem a ocorrência de dor e/ou travamento.

No desarranjo interno o disco articular pode apresentar diferentes tipos de morfologia quando observado por ressonância nuclear magnética, como os formatos: bicôncavo, em forma de "V", dobrado e encurtado ou arredondado. Um estudo analisou a progressão sem intervenção de casos de deslocamento do disco articular com ou sem redução e verificou que os discos tendem a ficar mais curtos, a se deslocarem mais para a frente e a se distorcerem, em especial nos casos sem redução. Alguns fatores genéticos têm sido descritos na ocorrência do desarranjo interno articular da ATM. Esse é um aspecto interessante, e as pesquisas estão em evolução. Um papel potencial do polimorfismo do gene MATN3 rs28598872 no desarranjo interno tem sido descrito. O Matrilin-3 é um adaptador de proteína na cartilagem e no osso, e substituições de aminoácidos em proteínas são associadas com disfunções articulares. A análise de polimorfismo (-1607 1G/2G) no promotor do gene Matrix Metalopeptidase 1 (MMP-1) mostrou que este pode estar relacionado à suscetibilidade de deslocamento do disco articular. Também, polimorfismos do gene receptor de vitamina D (VDR) podem estar associados a alterações patológicas do disco articular, embora esta ainda não esteja comprovada em pacientes.

As disfunções intra-articulares estão relacionadas a dois fatores principais: um trauma intenso ou uma sobrecarga persistente. O primeiro fator pode levar diretamente ao deslocamento do disco articular. O segundo terá a mesma consequência de modo indireto, levando inicialmente à desorganização da trama colágena e à laxidão da inserção posterior do disco articular. Persistindo tal sobrecarga, haverá mais tarde o deslocamento. Com a persistência do deslocamento ocorre deposição de proteoglicanas e colágeno na inserção posterior, levando ao remodelamento de tecidos moles. Ao persistir o quadro, haverá afilamento do disco articular e, em determinados casos, sua perfuração, configurando um quadro clínico de pior prognóstico. Vale ressaltar que há correlações entre desarranjo interno e doença degenerativa articular.

A patogenia da limitação súbita, persistente e intensa da abertura bucal, associada à ausência de deslizamento do disco articular, recebeu nova interpretação. Foi sugerido que o deslizamento do disco ocorre pela presença de fosfolipídios protegidos por ácido hialurônico, o que compreende um sistema de lubrificação eficiente. A sobrecarga articular pode estar associada à produção descontrolada de espécies reativas de oxigênio, que causam degradação do ácido hialurônico, seguida pela exposição dos fosfolipídios à fosfolipase A2. As superfícies articulares desnudas, com alta energia superficial, tornam-se muito aderentes quando colocadas em contato direto uma com a outra. A presença de uma película muito fina de fluido entre as superfícies de contato pode levar a uma adesão ainda maior. Essas forças adesivas são provavelmente responsáveis pela adesão do disco à fossa ou eminência articular. Isso também explica a liberação imediata do disco e a recuperação de seu deslizamento após a realização de uma artrocentese.

A ocorrência de dor intra-articular relacionada ao desarranjo interno tem sido descrita por exames de ressonância nuclear e achados em aspirações do líquido sinovial com a presença de níveis aumentados do *tumor necrosis factor-alpha* (TNF-alfa).

Doença degenerativa articular

Deve-se recordar que há correlações entre a ocorrência do desarranjo interno e da doença degenerativa articular. Estudo com base em imagens por ressonância nuclear magnética e tomografia computadorizada (Cortés et al., 2011) demonstrou que existe uma associação significativa entre deslocamento de disco sem redução e alterações ósseas degenerativas em pacientes com disfunção temporomandibular. Porém, é possível destacar fatores mais relacionados à primeira ou segunda modalidade de disfunção intra-articular.

A patogenia da doença degenerativa articular caracteriza-se pela degradação progressiva da cartilagem, remodelação óssea subcondral e processo inflamatório crônico no tecido sinovial. O modo específico como isso ocorre ainda necessita de melhor compreensão. Alguns estudos (Wang et al., 2015) têm destacado o processo inflamatório e o remodelamento do osso subcondral em seus estágios iniciais, o que pode elucidar seu possível mecanismo de início e progressão.

Esse processo patológico é caracterizado pela deterioração da cartilagem articular e por espessamento local. Tais alterações são acompanhadas pela sobreposição de alterações inflamatórias secundárias. Acredita-se que as alterações degenerativas resultem de remodelação disfuncional, devido à diminuição da capacidade adaptativa das superfícies articulares do hospedeiro e/ou à sobrecarga funcional da articulação, que excede a capacidade adaptativa normal.

Muitos fatores genéticos têm sido descritos na ocorrência da doença degenerativa articular da ATM. Trata-se de um aspecto relevante e em crescimento em pesquisa, e podem ser citados os estudos mais relevantes neste tópico. A ocorrência de polimorfismo do gene receptor de estrógeno-alfa (ER-alfa) em pacientes com doença degenerativa articular tem sido demonstrada em estudos comparativos. Também, o polimorfismo desse gene tem sido associado a determinadas alterações na morfologia craniofacial.

O polimorfismo do gene do colágeno tipo I 1 (COL1A1), com influência importante no remodelamento ósseo, tem sido demonstrado em pacientes com alterações degenerativas de baixa densidade, como erosão, reabsorção condilar e pseudocisto.

Polimorfismos genéticos nos genes fatores de crescimento de fibroblastos FGF3, FGF10 e FGF13 foram associados a disfunções temporomandibulares, articulares ou musculares, em uma população com deformidades dentofaciais. Também, polimorfismos dos genes catecol-O-metiltransferase (COMT), do receptor beta-2 adrenérgico (ADRB2) e do receptor 5-hidroxitriptamina 1A (HTR1A), estão associados a disfunções temporomandibulares em indivíduos com artralgias em outras articulações.

DESARRANJO INTERNO

O desarranjo interno caracteriza-se por uma relação côndilo-disco alterada. Normalmente ocorre deslocamento do disco articular nos sentidos anterior e medial (Figura 1). Esse deslocamento pode ocorrer com ou sem redução, o que vai implicar modalidades de tratamento diferentes.

Classificação

O desarranjo interno pode ser classificado, de modo progressivo, como: estalo ou estalido, travamento periódico, travamento persistente, travamento em abertura e remodelamento de tecidos moles. Tais tipos serão descritos a seguir.

O estalo ou estalido ocorre quando o côndilo passa pela banda posterior do disco ao se realizar um movimento, devido ao fato de o disco articular estar deslocado. Quando o estalo ocorre no movimento de abertura a relação côndilo-disco é recuperada, mas quando ocorre no movimento de fechamento essa relação é perdida (Figuras 2 e 3).

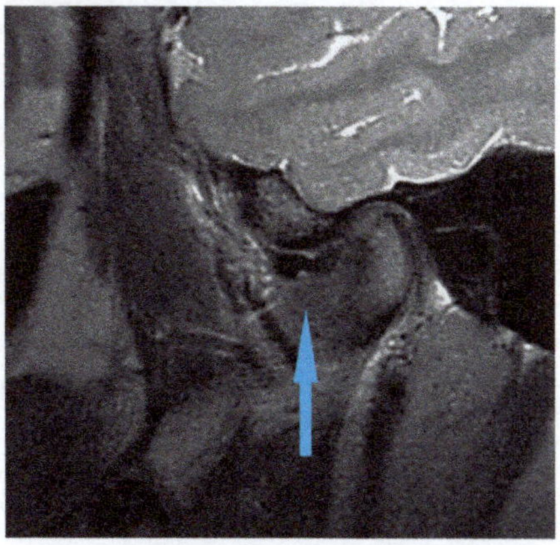

FIGURA 1 Imagem por ressonância nuclear magnética em corte sagital mostrando deslocamento anterior do disco (seta).

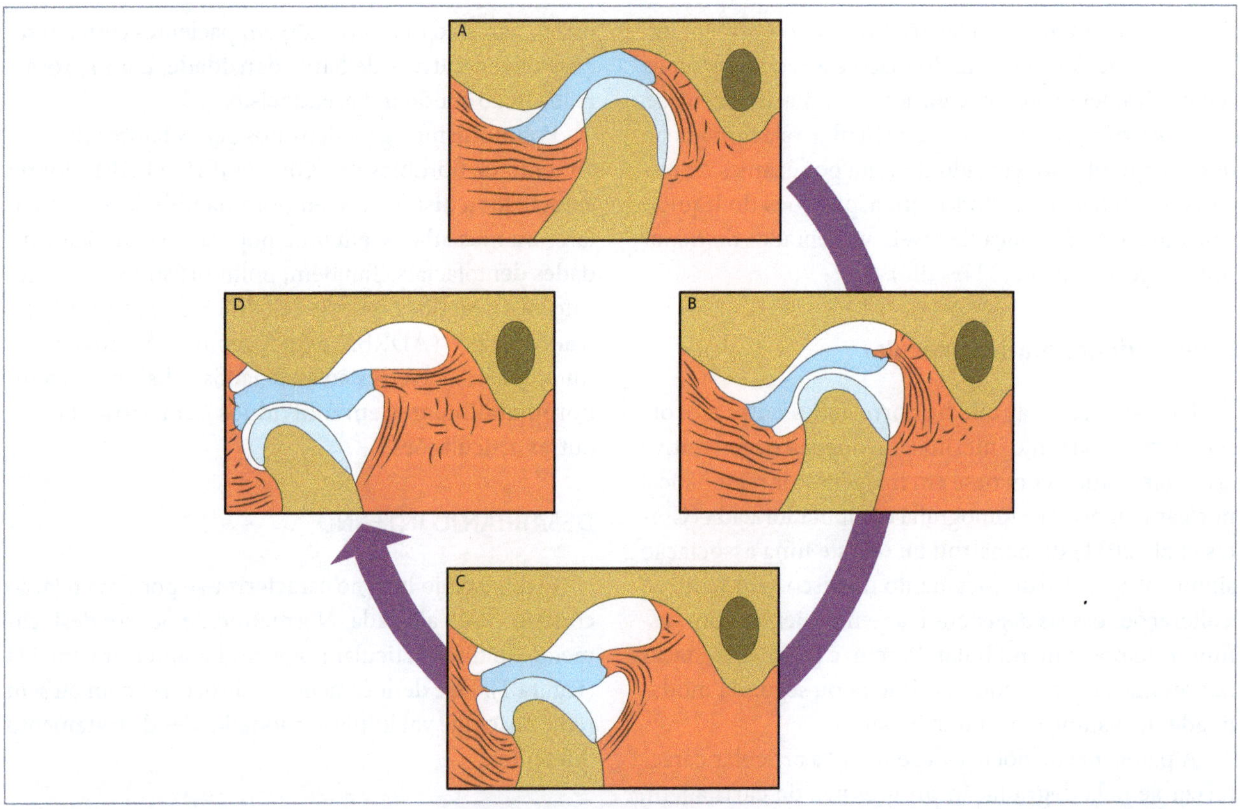

FIGURA 2 Esquema mostrando a função do disco articular durante o movimento de abertura. A: posição de repouso com o disco articular bem-posicionado. B: início do movimento de abertura com a rotação do côndilo. C: o movimento prossegue com a translação do côndilo acompanhado pelo disco. D: abertura máxima obtida.

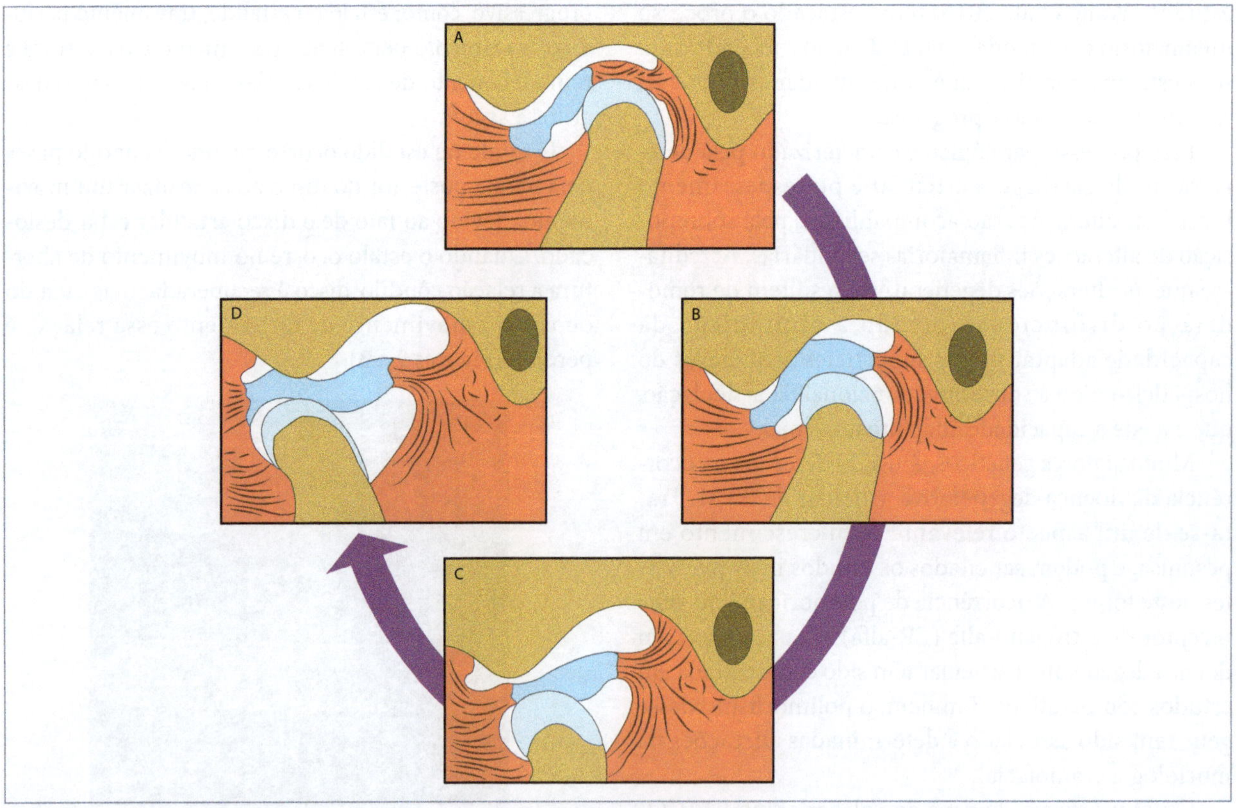

FIGURA 3 Esquema mostrando o deslocamento do disco articular com redução. A: disco articular deslocado no sentido anterior. B: recaptura do disco articular, geralmente associada a estalo. C: o movimento de abertura prossegue. D: final da abertura.

O estalo pode estar presente durante os movimentos de abertura ou de fechamento. Quando ocorre em ambos, é denominado estalo recíproco. O estalo pode ser constante, quando ocorre em todos os movimentos, ou intermitente, quando ocorre eventualmente. Tem sido descrito que, quando o estalo ocorre logo no início da abertura, significa que o disco e seus ligamentos estão mais preservados, e, quando ocorre próximo do final da abertura, há maior deformidade no disco e seus ligamentos.

Clinicamente o estalo pode ser detectado à palpação, mas é mais bem avaliado com a ausculta da articulação com estetoscópio. Há casos em que o estalo é audível a distância por ser muito intenso.

O travamento periódico ocorre por um bloqueio temporário à translação do côndilo. O paciente apresenta limitação parcial da abertura da boca (Figura 4). Um dado interessante é o fato de ser revertido pelo próprio paciente. Essa reversão tem sido descrita pelos pacientes quando realizam movimentos de lateralidade ou buscam uma melhor posição mandibular. Pode haver dor articular, normalmente associada aos episódios de travamento. O paciente geralmente tem histórico de estalos.

O travamento em abertura ocorre por um bloqueio à translação em fechamento, normalmente pelo fato de o côndilo ultrapassar o disco articular e por essa estrutura impedir o retorno do côndilo a sua posição original. Antigamente chamado de subluxação, como se fosse um evento prévio à luxação do côndilo, tal termo é inadequado e não deve ser utilizado.

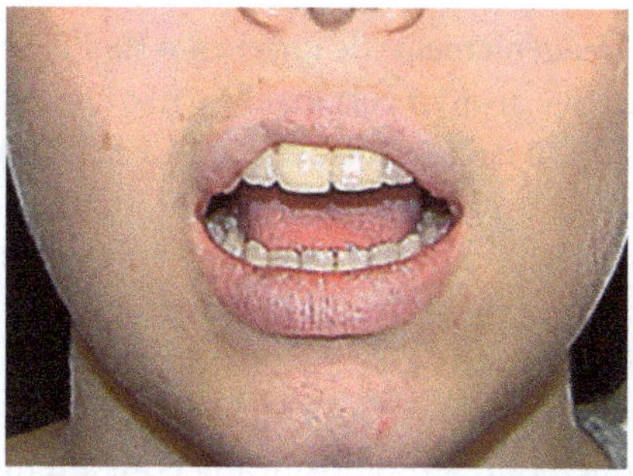

FIGURA 4 Limitação da abertura da boca em caso de travamento periódico devido a deslocamento do disco articular.

Uma característica clínica própria é poder ser revertido pelo próprio paciente, sem necessidade de auxílio profissional para isso. Pode haver dor articular, normalmente associada aos episódios de travamento. O paciente pode ter histórico de estalos ou de travamento periódico.

O travamento persistente ocorre por um bloqueio à translação em abertura, pelo fato de o côndilo não conseguir passar pelo disco articular deslocado (Figura 5).

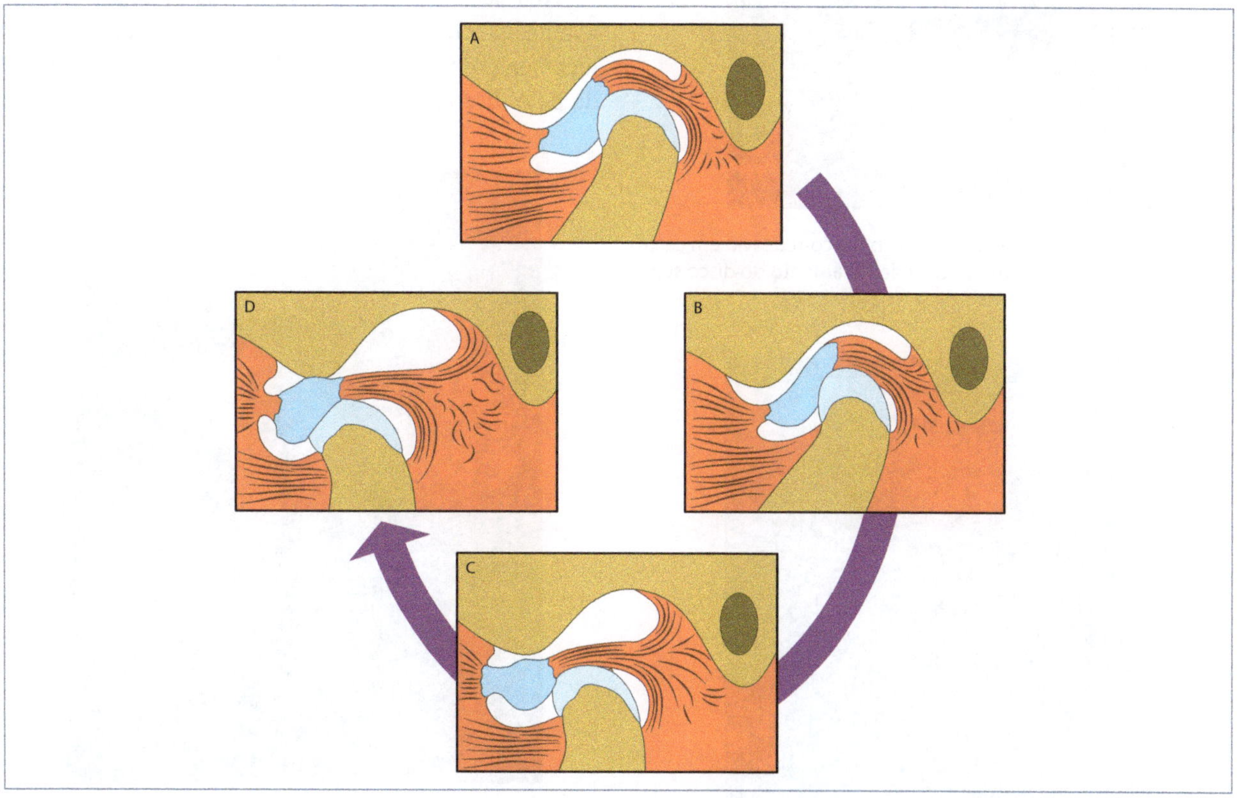

FIGURA 5 Esquema mostrando o deslocamento do disco sem redução. A: disco articular deslocado no sentido anterior. B: início do movimento de abertura com rotação do côndilo. C: a tentativa de abertura é impedida pelo disco deslocado, e pode ocorrer dor. D: o côndilo pressiona o disco no sentido anterior ainda mais.

Trata-se frequentemente de um evento súbito, por exemplo, o paciente acordar pela manhã e não conseguir abrir a boca, o que o deixa assustado e o leva a procurar atendimento. A abertura bucal é parcial, podendo ser de 20-30 mm. Ocorre desvio ou deflexão à abertura, e este é em direção ao lado afetado (Figura 6).

Também há limitação ao movimento de lateralidade para o lado oposto ao da ATM afetada. Ocorre dor articular, que pode ser intensificada com a tentativa de maior abertura bucal. O paciente pode ter histórico de estalos ou de travamento periódico. Ruídos articulares normalmente estão ausentes, pois os movimentos estão limitados.

O remodelamento de tecidos moles ocorre com a persistência do quadro de travamento a longo prazo, ocorrendo fibrose ou hialinização na inserção posterior do disco articular. Há discreta limitação de movimentos e poucos sintomas dolorosos, o que pode confundir o profissional assistente como um caso mais simples. A presença de crepitação, que pode ser leve, é um indício do quadro. Sua evolução pode incluir a perfuração do disco articular (Figura 7).

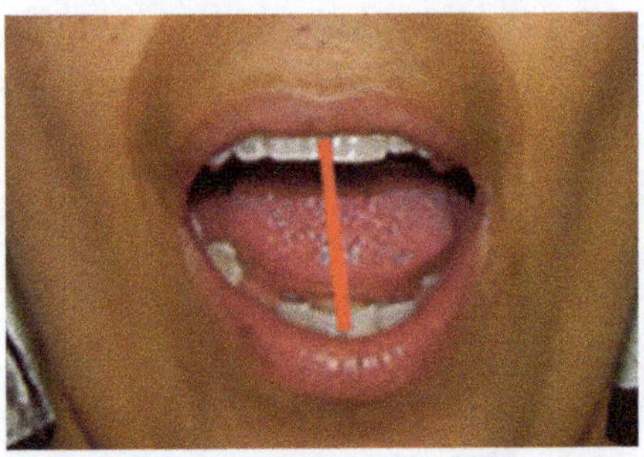

FIGURA 6 Limitação da abertura da boca com desvio em caso de travamento persistente devido a deslocamento do disco sem redução.

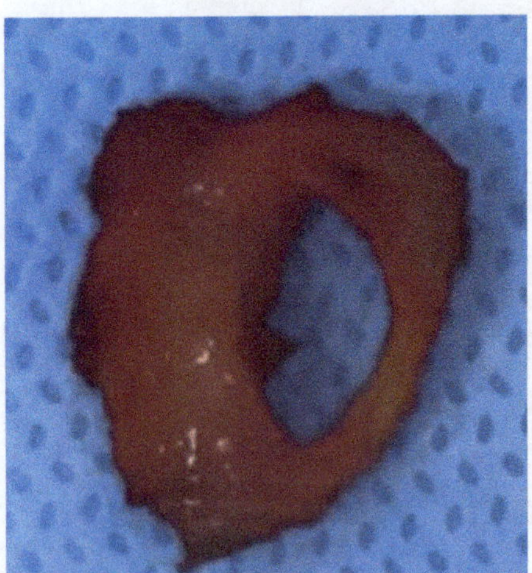

FIGURA 7 Peça cirúrgica de caso de perfuração do disco articular.

Os aspectos imaginológicos do desarranjo interno compreendem sinais sutis no exame radiográfico, já que as alterações são de tecidos moles. Estas podem ser observadas na forma do espaço aumentado entre côndilo mandibular e eminência articular do temporal durante o movimento de abertura bucal, ocasionado pelo disco articular deslocado. Também tem sido descrita, com base em estudos tomográficos, uma correlação entre deslocamento do disco e alterações na posição condilar.

A artrografia, com base na injeção de contraste radiopaco no espaço articular superior, foi utilizada por algum tempo na verificação das alterações de posição e patológicas do disco articular, porém atualmente não é mais utilizada. A imagem por ressonância nuclear magnética é o exame de eleição para a avaliação das alterações de forma e posição do disco articular, inclusive seus movimentos, já que é própria para demonstrar os tecidos moles, aliada à vantagem de não expor o paciente a radiação ionizante.

Nos casos assintomáticos é normal observar o disco articular na posição de 12 horas em relação ao côndilo, na posição de boca fechada, e o disco articular posicionado entre o côndilo e a eminência articular apresentando forma de "gravata-borboleta", na posição de boca aberta (Figura 8).

Nos casos de deslocamento do disco com redução, a imagem com a boca fechada é representada pelo deslocamento do disco, e com a boca aberta é representada pelo disco apresentando imagem de normalidade

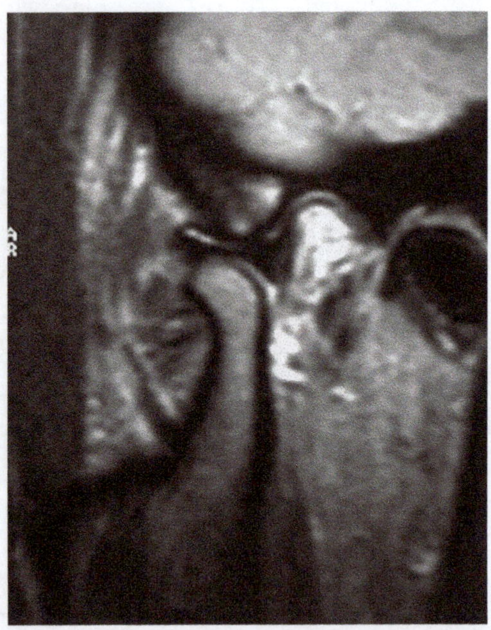

FIGURA 8 Imagem por ressonância nuclear magnética em posição de abertura máxima da boca, exibindo característica de normalidade com o disco em forma de "gravata-borboleta".

(Figuras 9A e B). Porém, nos casos de deslocamento do disco sem redução, a imagem com boca aberta pouco difere da de boca fechada, com o disco se mantendo deslocado (Figuras 10A e B).

Uma descrição dos estágios do deslocamento do disco articular que tem sido muito utilizada, sendo válida nas decisões de tratamento, é a descrita por Wilkes (1989) (Quadro 1).

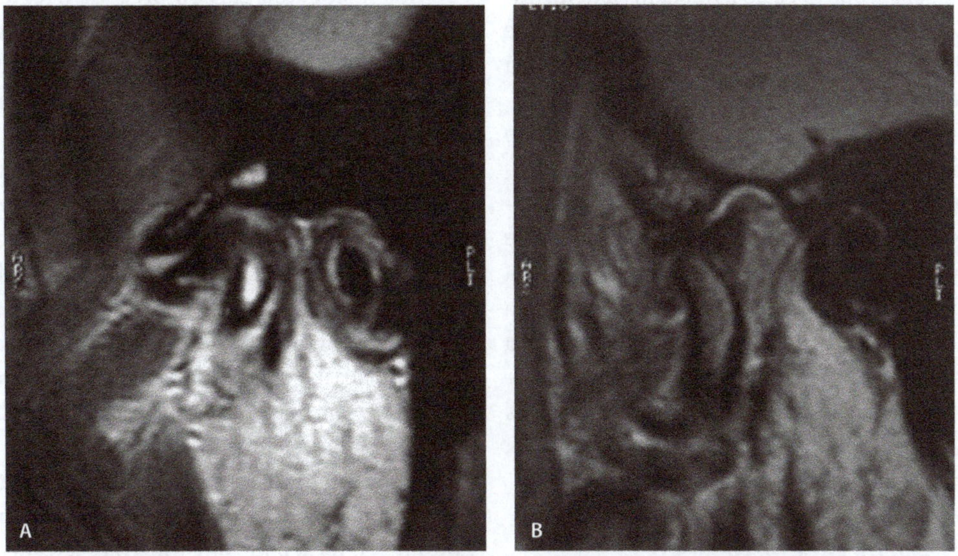

FIGURA 9 Imagem por ressonância nuclear magnética de caso de deslocamento do disco articular com redução. A: posição de boca fechada mostrando disco deslocado. B: posição de abertura máxima da boca mostrando recaptura do disco.

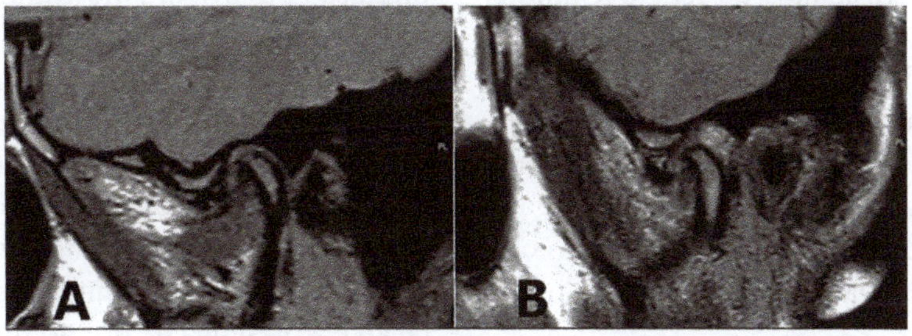

FIGURA 10 Imagem por ressonância nuclear magnética de caso de deslocamento do disco articular sem redução. A: posição de boca fechada mostrando disco deslocado. B: posição de abertura da boca mostrando limitação do movimento com a permanência do disco deslocado.

QUADRO 1 Estágio dos deslocamentos do disco articular

Estágio	Características clínicas	Características radiológicas e cirúrgicas
I Inicial	Ruídos articulares assintomáticos; ausência de restrição de movimentos.	Ligeiro deslocamento anterior de disco, com redução; contornos ósseos normais; morfologicamente, disco compatível com a normalidade; descoordenação passiva.
II Inicial/ intermediário	Ruídos articulares dolorosos e ocasionais; restrição intermitente de movimentos; cefaleias.	Ligeiro deslocamento anterior de disco, com redução; deformidades iniciais do disco – espessamento da estrutura; contornos ósseos normais.
III Intermediário	Dor frequente; sensibilidade articular; cefaleias; restrição de movimentos.	Deslocamento anterior de disco, com redução – progredindo para sem redução; espessamento de disco (moderado a marcado); contornos ósseos normais; presença variável de adesões; ausência de alterações ósseas.
IV Intermediário/ tardio	Dor crônica; cefaleias; restrição de movimentos.	Deslocamento anterior de disco, sem redução; espessamento de disco (marcado); contornos ósseos anormais; remodelação degenerativa das superfícies ósseas; osteófitos; adesões.
V Tardio	Dor variável; crepitações articulares; sintomatologia dolorosa durante a função.	Deslocamento anterior de disco, sem redução, com perfuração e grande deformidade de disco; alterações degenerativas de disco e tecidos duros; presença de múltiplas adesões.

Fonte: Wilkes, 1989.

Estudos por ressonância magnética têm demonstrado que os deslocamentos do disco articular com redução estão associados a alterações de forma da eminência articular do temporal, enquanto os deslocamentos do disco articular sem redução estão associados a deformidades do disco, alterações degenerativas no côndilo e fossa mandibular, bem como à presença de efusão ou derrame articular (Figura 11).

Sabe-se que o deslocamento do disco articular pode levar a mudanças na posição condilar, conforme demonstrado pelo emprego de tomografia computadorizada e de ressonância magnética. Uma correlação entre desarranjo interno e dor provocada durante a abertura bucal tem sido relatada com o emprego de ressonância magnética. Também tem sido descrita uma correlação entre dor espontânea e derrame articular observado por ressonância magnética em pacientes com disfunções temporomandibulares. Para detalhes, ver o capítulo 16, "Recursos imaginológicos".

DOENÇA DEGENERATIVA ARTICULAR

Também conhecida como osteoartrite ou osteoartrose, é mais frequente em adultos, do gênero feminino. Ocorre devido a uma sobrecarga persistente ou a um trauma intenso exercidos sobre a ATM, aliados ao fato de a capacidade de remodelamento das superfícies articulares ter sido ultrapassada. A sobrecarga persistente leva à ultrapassagem da capacidade de remodelamento, que por sua vez permite a fragmentação da trama colágena das superfícies articulares. Esse fato é seguido pela perda de proteoglicanas da matriz da cartilagem articular, levando a irregularidades nas camadas articulares e ao agrupamento de condrócitos. O processo culmina com alterações degenerativas do tecido ósseo.

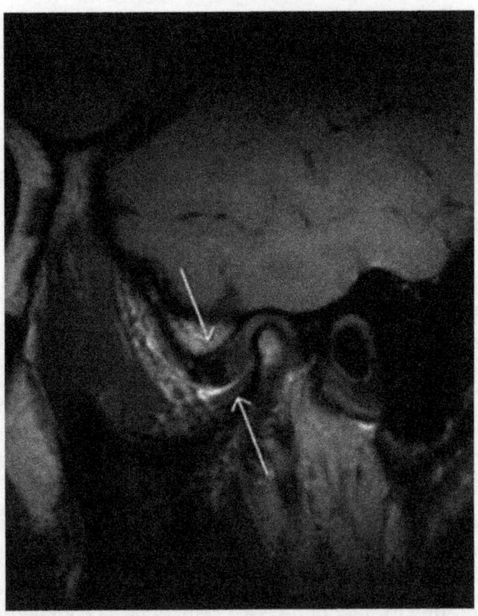

FIGURA 11 Imagem por ressonância nuclear magnética exibindo a presença de efusão ou derrame articular (setas) em caso de deslocamento do disco articular.

Sua histopatologia compreende irregularidades nas camadas articulares, agrupamentos de condrócitos e remodelamento ósseo. A doença degenerativa articular da ATM se apresenta com uma camada irregular de fibrocartilagem, com áreas de condrócitos agrupados e cartilagem calcificada. Entre esses casos têm sido encontradas as seguintes características: superfície articular com tecido conjuntivo fibroso de espessura variável, intensa atividade osteoclástica com áreas de neoformação óssea e deposição osteoide, tecido conjuntivo denso ricamente hialino e levemente vascularizado, camada de fibrocartilagem com áreas de agrupamento de condrócitos e cartilagem separada do osso subcondral por uma camada calcificada.

Considerando a possível associação entre desarranjo interno e doença degenerativa articular, um estudo descreveu os achados histopatológicos de casos de desarranjo interno operados com condilectomia alta. Os casos de deslocamento do disco sem redução, mas sem limitação de abertura mostraram fibrocartilagem preservada e focos de reabsorção óssea e esclerose, enquanto os casos de deslocamento do disco sem redução e abertura limitada e os casos de doença degenerativa articular exibiram fibrocartilagem irregular, com grande variação em sua espessura, e esclerose acentuada.

Sua sintomatologia compreende dor articular, limitação parcial de movimentos, ruído na forma de crepitação e a presença de dor ao movimento. Um estudo comparando achados de tomografia computadorizada e ressonância magnética em uma amostra de pacientes com deslocamento do disco articular sem redução (Honda et al., 2008) mostrou que o movimento discal é menor diante de alterações degenerativas do côndilo mandibular, sendo mais intensa a ocorrência de ruídos articulares também nesse grupo.

Os aspectos imaginológicos da doença degenerativa articular são representados pela ocorrência de um ou mais dos seguintes achados: facetamento, quando há achatamento das superfícies articulares; esclerose do osso subcondral, também chamada de ebunização; osteófito, quando ocorre área de neoformação óssea; erosão, quando há perda do limite articular; e pseudocisto, representado por uma pequena área de reabsorção óssea (Figura 12).

Vale ressaltar que alterações degenerativas também podem ocorrer, inclusive em casos assintomáticos, em especial em indivíduos com maior idade. Estudos com tomografia computadorizada da ATM têm demonstrado grande frequência de facetamento e esclerose, havendo poucos casos com erosão e osteófitos, confirmando a presença de alterações degenerativas. Porém, correlações entre as alterações degenerativas observadas em imagens com a sintomatologia apresentada nem sempre são constatadas (Figura 13).

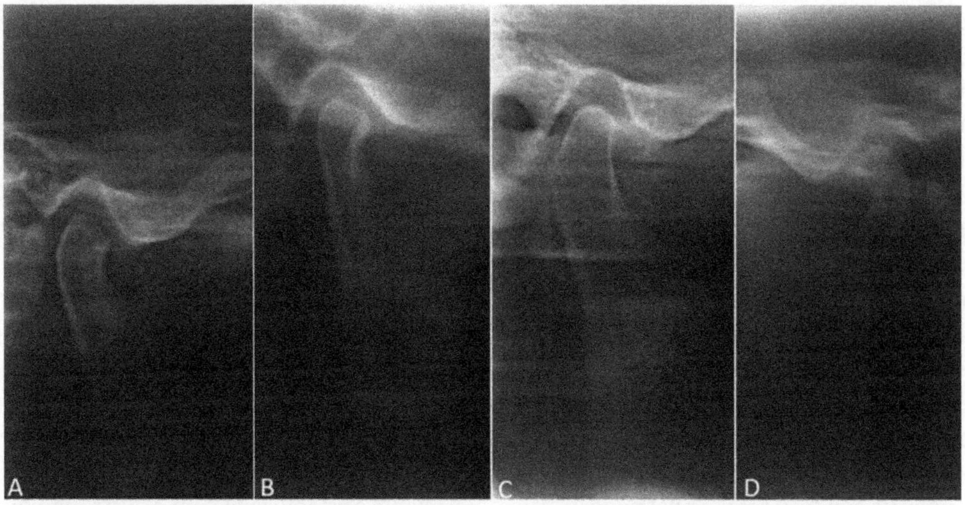

FIGURA 12 Principais tipos de alterações degenerativas, observadas em tomografias computadorizadas em corte sagital. A: erosão. B: ebunização. C: facetamento. D: osteófito.

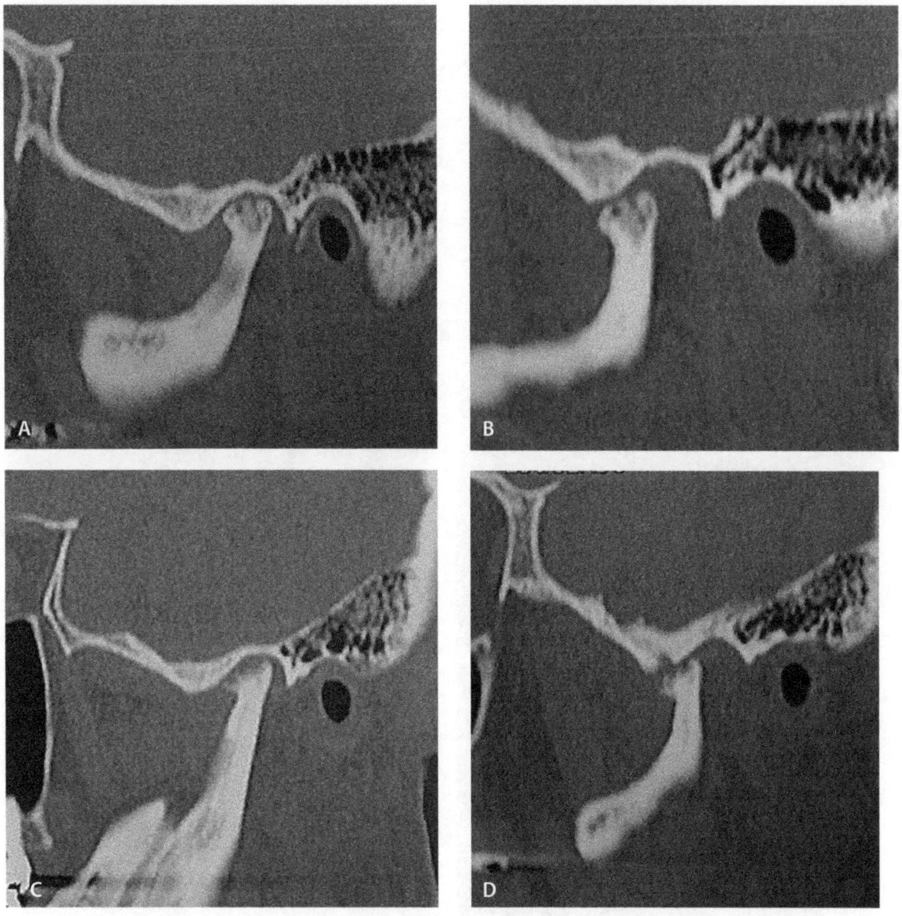

FIGURA 13 Caso de doença degenerativa articular, com alterações degenerativas significantes verificadas na tomografia computadorizada, como facetamento, osteófito, cistos subcondrais e erosão, bem como limitação da abertura da boca. A: lado direito em boca fechada. B: lado direito em boca aberta. C: lado esquerdo em boca fechada. D: lado esquerdo em boca aberta.

TRATAMENTO

O tratamento do desarranjo interno e da doença degenerativa articular visa à melhora da queixa e da função articular, com o objetivo de reduzir a necessidade de tratamentos no futuro.

Esse tratamento deve sempre iniciar com modalidades conservadoras. O paciente deve ser orientado a diminuir a demanda funcional, na forma de uma dieta mais leve, que solicite menor emprego de força à mastigação. Quando ocorrem estalos ou estalidos sem a presença de dor, o paciente deve apenas ser orientado, não requerendo um tratamento específico.

O controle dos fatores contribuintes, como a presença de hábitos deletérios, deve receber atenção. Os casos eventuais de deslocamentos do disco articular com travamentos de ocorrência recente podem ser revertidos com a manobra de redução ou manobra de Farrar.

Diante de um caso agudo, o profissional pode instruir o paciente a movimentar a mandíbula para o lado contralateral ao deslocamento e, a seguir, abrir a boca. Isso pode ser repetido algumas vezes; não havendo melhora, utilizar a manobra de redução. Essa manobra pode requerer o emprego de anestesia local em casos de dor intensa (Figura 14).

A manobra de redução visa a uma distração cuidadosa da ATM, diminuindo pressões intra-articulares, com o objetivo de permitir a mobilização do disco (Figura 15). O profissional aplica força por meio de seu

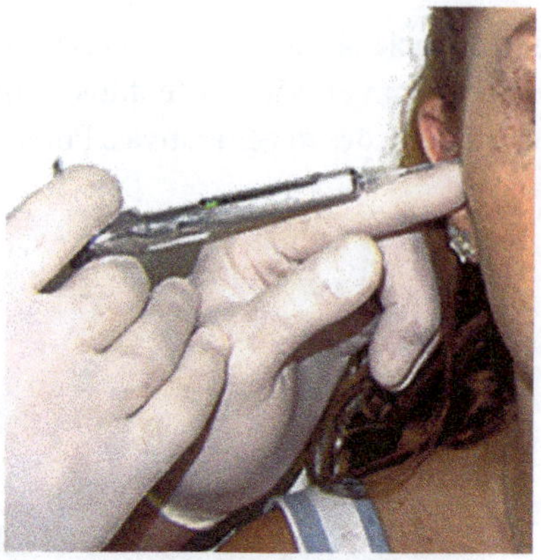

FIGURA 14 Aplicação de anestesia local prévia à manobra de redução.

polegar sobre a região de molares ipsilateral, por alguns segundos, enquanto os demais dedos tracionam a base da mandíbula na região anterior. Essa manobra pode ser repetida algumas vezes. Simultaneamente, a cabeça do paciente é estabilizada com a outra mão do profissional.

As modalidades de tratamento incluem: a placa interoclusal (ver capítulo 20); recursos fisioterápicos (ver capítulo 21); a terapia medicamentosa (ver capítulo 19), em especial nos quadros agudos, auxiliando na reversão do quadro; e a cirurgia (ver capítulo 27), indicada em casos específicos como o deslocamento do disco articular sem redução. Um tipo de placa, chamada de reposicionadora, que leva o paciente à protrusão da mandíbula, não é mais indicado. Outras modalidades de tratamento são descritas nos demais capítulos da seção terapêutica.

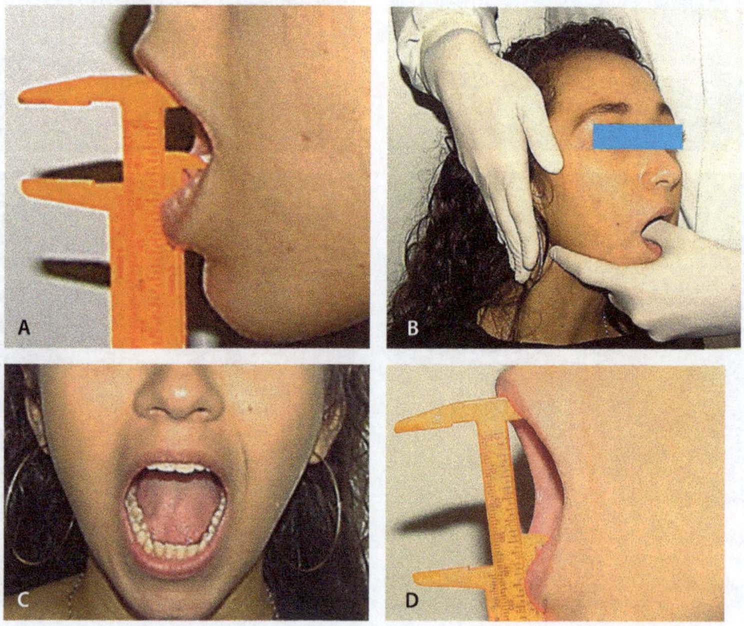

FIGURA 15 Caso de deslocamento do disco articular recente. A: limitação da abertura da boca em vista de perfil. B: momento da manobra de redução. C: melhora da abertura bucal em vista de frente. D: melhora da abertura bucal em vista de perfil.

A possibilidade de viscossuplementação em casos de desarranjo interno ou de doença degenerativa articular tem sido descrita. Trata-se da reposição de líquido sinovial por meio de injeção intra-articular de ácido hialurônico. É relatada melhora nas queixas de dor e de limitação dos movimentos mandibulares, em especial quando feita artrocentese prévia.

O prognóstico deve ser informado ao paciente antes do início do tratamento para que tenha expectativas realistas. O desarranjo interno apresenta prognóstico bom no que se refere à redução da dor, à recuperação da capacidade de movimentação e na prevenção do travamento, sendo reservado em relação à eliminação de ruídos. A doença degenerativa articular apresenta prognóstico bom quanto à redução da dor e na recuperação da capacidade de movimentação, sendo reservado na eliminação de ruídos e moderado na prevenção do travamento.

CAPSULITE

A capsulite é representada por um processo inflamatório agudo junto à cápsula articular ou ligamento capsular. Pode ocorrer na forma de trauma indireto, quando por exemplo o paciente sofre uma queda e tem um impacto na região do mento que é transmitido à ATM. Também pode ocorrer por solicitação funcional extrema, esforço na realização de exodontia ou, ainda, pelo efeito chicote. Clinicamente é difícil sua diferenciação com a sinovite.

O paciente vai apresentar dor articular, em especial à palpação lateral à cápsula, limitação parcial da abertura bucal e edema articular, podendo ocorrer maloclusão aguda. Nesta última, o paciente referirá modificações nos contatos dentários devido ao edema intra-articular, que provoca um leve desvio da mandíbula.

Seu tratamento compreende a diminuição da demanda funcional à mastigação, a prescrição de analgésicos e anti-inflamatórios e recursos de fisioterapia. O prognóstico é bom.

SINOVITE

A sinovite é representada pelo processo inflamatório da membrana sinovial. É causada por função atípica ou trauma. Caracteriza-se pela presença de dor intracapsular constante, que piora com a movimentação articular. Clinicamente é difícil sua diferenciação em relação à capsulite.

Seu tratamento compreende a diminuição da demanda funcional à mastigação, a prescrição de analgésicos e anti-inflamatórios e recursos de fisioterapia. O prognóstico é bom.

Vale ressaltar que a ocorrência de alterações teciduais na forma de sinovite associadas a disfunções temporomandibulares refratárias ao tratamento convencional tem sido descrita por meio de artroscopia, sendo um achado frequente nesses casos. A ocorrência simultânea de sinovite e aderências estão comumente presentes na ATM de pacientes que necessitam de cirurgia artroscópica devido à limitação dolorosa dos movimentos mandibulares, com significante limitação da abertura da boca.

O estresse mecânico excessivo articular levaria a respostas exacerbadas dos tecidos articular e sinovial, induzindo sinovite, osteoartrite e formação de aderências. Esses casos não se enquadram no conceito clínico clássico de sinovite, pois representam um processo inflamatório na membrana sinovial devido a disfunções refratárias ao tratamento.

Já a sinovite vilonodular pigmentada é uma lesão proliferativa benigna, embora localmente agressiva, mais comumente encontrada nas articulações dos ossos longos. Trata-se de uma doença rara na ATM. Apresenta sintomas semelhantes às disfunções temporomandibulares, com limitação dos movimentos mandibulares, mas apresenta aumento de volume significativo na região pré-auricular ou parotídea. Os exames de imagem mostram uma lesão com curso agressivo devido à destruição tecidual local, podendo envolver a base do crânio. Seu tratamento é cirúrgico, com ressecção em bloco, requerendo acompanhamento a longo prazo. Obviamente esses casos não se enquadram no conceito clínico clássico de sinovite, sendo incluídos nesta seção devido à terminologia similar.

REFERÊNCIAS BIBLIOGRÁFICAS

1. Ahmad M, Schiffman EL. Temporomandibular joint disorders and orofacial pain. Dent Clin North Am. 2016;60(1):105-24.
2. Bedran LM, dos Santos AA. Changes in temporomandibular joint anatomy, changes in condylar translation, and their relationship with disc displacement: magnetic resonance imaging study. Radiol Bras. 2019;52(2):85-91.
3. Bonato LL, Quinelato V, Cordeiro PC, Vieira AR, Granjeiro JM, Tesch R, et al. Polymorphisms in COMT, ADRB2 and HTR1A genes are associated with temporomandibular disorders in individuals with other arthralgias. Cranio. 2019 Jul 2;1-11.
4. Chang CL, Wang DH, Yang MC, Hsu WE, Hsu ML. Functional disorders of the temporomandibular joints: internal derangement of the temporomandibular joint. Kaohsiung J Med Sci. 2018;34(4):223-30.
5. Cortés D, Exss E, Marholz C, Millas R, Moncada G. Association between disk position and degenerative bone changes of the temporomandibular joints: an imaging study in subjects with TMD. Cranio. 2011;29(2):117-26.

6. de Carvalho EF, Chilvarquer I, Luz JC. Correlations between tomographic findings related to degenerative changes, condylar excursions and position, and pain symptomatology in temporomandibular disorders. J Orofac Sci. 2018;10:7-13.
7. De Leeuw R. Intra-articular derangements of the temporomandibular joint. Oral Maxillofac Surg Clin North Am. 2008;20(2):159-68.
8. Durham J, Wassell RW. Recent advancements in temporomandibular disorders (TMDs). Rev Pain. 2011 Mar;5(1):18-25.
9. Emshoff R, Puffer P, Rudisch A, Gassner R. Temporomandibular joint pain: relationship to internal derangement type, osteoarthrosis, and synovial fluid mediator level of tumor necrosis factor-alpha. Oral Surg Oral Med Oral Pathol Oral Radiol Endod. 2000;90(4):442-9.
10. Farrar WB. Diagnosis and treatment of anterior dislocation of the articular disc. N Y J Dent. 1971;41(10):348-51.
11. Guarda-Nardini L, Manfredini D, Ferronato G. Short-term effects of arthrocentesis plus viscosupplementation in the management of signs and symptoms of painful TMJ disc displacement with reduction: a pilot study. Oral Maxillofac Surg. 2010 Mar;14(1):29-34.
12. Herman CR, Swift JQ, Schiffman EL. Pigmented villonodular synovitis of the temporomandibular joint with intracranial extension: a case and literature review. Int J Oral Maxillofac Surg. 2009;38(7):795-801.
13. Honda K, Natsumi Y, Urade M. Correlation between MRI evidence of degenerative condylar surface changes, induction of articular disc displacement and pathological joint sounds in the temporomandibular joint. Gerodontology. 2008;25(4):251-7.
14. Horta KC, Weiss SG, Miranda K, Sebastiani AM, da Costa DJ, Matsumoto MA, et al. Polymorphisms in FGF3, FGF10, and FGF13 may contribute to the presence of temporomandibular disorders in patients who required orthognathic surgery. J Craniofac Surg. 2019;30(7):2082-4.
15. Hu YK, Yang C, Xie QY. Changes in disc status in the reducing and nonreducing anterior disc displacement of temporomandibular joint: a longitudinal retrospective study. Sci Rep. 2016 Sep 27;6:34253.
16. Ikeda K, Kawamura A. Disc displacement and changes in condylar position. Dentomaxillofac Radiol. 2013;42(3):84227642.
17. Israel HA. Internal derangement of the temporomandibular joint: new perspectives on an old problem. Oral Maxillofac Surg Clin North Am. 2016;28(3):313-33.
18. Israel HA, Diamond B, Saed-Nejad F, Ratcliffe A. Osteoarthritis and synovitis as major pathoses of the temporomandibular joint: comparison of clinical diagnosis with arthroscopic morphology. J Oral Maxillofac Surg. 1998;56(9):1023-7.
19. Israel HA, Langevin CJ, Singer MD, Behrman DA. The relationship between temporomandibular joint synovitis and adhesions: pathogenic mechanisms and clinical implications for surgical management. J Oral Maxillofac Surg. 2006;64(7):1066-74.
20. Johansson AS, Isberg A. The anterosuperior insertion of the temporomandibular joint capsule and condylar mobility in joints with and without internal derangement: a double contrast arthrotomographic investigation. J Oral Maxillofac Surg. 1991;49(11):1142-8.
21. Koh KJ, Park HN, Kim KA. Internal derangement as a predictor of provoked pain on mouth opening: a magnetic resonance imaging study. Imaging Sci Dent. 2017;47(4):219-26.
22. Lee DG, Kim TW, Kang SC, Kim ST. Estrogen receptor gene polymorphism and craniofacial morphology in female TMJ osteoarthritis patients. Int J Oral Maxillofac Surg. 2006;35(2):165-9.
23. Luo S, Deng M, Long X, Li J, Xu L, Fang W. Association between polymorphism of MMP-1 promoter and the susceptibility to anterior disc displacement and temporomandibular joint osteoarthritis. Arch Oral Biol. 2015;60(11):1675-80.
24. Luo S, Long X, Deng M, Meng Q, Ke J, Guo H. Association of COL1A1 polymorphism with subchondral bone degeneration of the temporomandibular joint. Int J Oral Maxillofac Surg. 2016;45(12):1551-5.
25. Manfredini D, Bonnini S, Arboretti R, Guarda-Nardini L. Temporomandibular joint osteoarthritis: an open label trial of 76 patients treated with arthrocentesis plus hyaluronic acid injections. Int J Oral Maxillofac Surg. 2009 Aug;38(8):827-34.
26. Morrow D, Tallents RH, Katzberg RW, Murphy WC, Hart TC. Relationship of other joint problems and anterior disc position in symptomatic TMD patients and in asymptomatic volunteers. J Orofac Pain. 1996;10(1):15-20.
27. Murphy MK, MacBarb RF, Wong ME, Athanasiou KA. Temporomandibular disorders: a review of etiology, clinical management, and tissue engineering strategies. Int J Oral Maxillofac Implants. 2013;28(6):e393-414.
28. Murray GM, Bhutada M, Peck CC, Phanachet I, Sae-Lee D, Whittle T. The human lateral pterygoid muscle. Arch Oral Biol. 2007;52(4):377-80.
29. Nitzan DW, Etsion I. Adhesive force: the underlying cause of the disc anchorage to the fossa and/or eminence in the temporomandibular joint: a new concept. Int J Oral Maxillofac Surg. 2002;31(1):94-9.
30. Nomura F, Ariizumi Y, Kiyokawa Y, Tasaki A, Tateishi Y, Koide N, et al. Pigmented villonodular synovitis occurring in the temporomandibular joint. Auris Nasus Larynx. 2019;46(4):609-17.
31. Okeson JP. Management of temporomandibular disorders and occlusion. 8.ed. St. Louis: Elsevier; 2020.
32. Okeson JP, de Leeuw R. Differential diagnosis of temporomandibular disorders and other orofacial pain disorders. Dent Clin North Am. 2011;55(1):105-20.
33. Park HN, Kim KA, Koh KJ. Relationship between pain and effusion on magnetic resonance imaging in temporomandibular disorder patients. Imaging Sci Dent. 2014;44(4):293-9.
34. Poluha RL, Canales GC, Costa YM, Grossmann E, Bonjardim LR, Conti PCR. Temporomandibular joint disc displacement with reduction: a review of mechanisms and clinical presentation. J Appl Oral Sci 2019 Feb 21;27:e20180433.
35. Pucci R, Vellone V, Ramieri V, Cascone P, Della Rocca C. Histological findings in TMJ treated with high condilectomy for internal derangement. J Craniomaxillofac Surg. 2018;46(8):1185-91.
36. Rahamim E, Better H, Dagan A, Nitzan DW. Electron microscope and biochemical observations of the surface active phospholipids on the articular surfaces and in the synovial fluid of the temporomandibular joint: a preliminary investigation. J Oral Maxillofac Surg. 2001;59(11):1326-32.
37. Rennó TAS, Chung ACJ, Gitt HA, Corrêa L, Luz JGC. Temporomandibular arthropathies: a retrospective study with histopathological characteristics. Med Oral Patol Oral Cir Bucal. 2019;24(5):e562-570.
38. Stemig M, Myers SL, Kaimal S, Islam MS. Estrogen receptor-alpha polymorphism in patients with and without degenerative disease of the temporomandibular joint. Cranio. 2015;33(2):129-33.
39. Tanaka E, Detamore MS, Mercuri LG. Degenerative disorders of the temporomandibular joint: etiology, diagnosis, and treatment. J Dent Res. 2008;87(4):296-307.
40. Wang XD, Zhang JN, Gan YH, Zhou YH. Current understanding of pathogenesis and treatment of TMJ osteoarthritis. J Dent Res. 2015;94(5):666-73.
41. Wilkes CH. Internal derangements of the temporomandibular joint. Pathological variations. Arch Otolaryngol Head Neck Surg. 1989;115(4):469-77.
42. Yilmaz AD, Yazicioğlu D, Oncul MA, Ereş G, Sayan NB. Association of Matrilin-3 gene polymorphism with temporomandibular joint internal derangement. Genet Test Mol Biomarkers. 2016;20(10):563-8.
43. Yilmaz AD, Yazicioglu D, Öncül AM, Yilmaz E, Ereş G. Vitamin D receptor gene polymorphisms (Apa1 and Taq1) in temporomandibular joint internal derangement/osteoarthritis in a group of Turkish patients. Mol Biol Rep. 2018;45(6):1839-48.

Disfunções musculares

João Gualberto de Cerqueira Luz

INTRODUÇÃO

As disfunções temporomandibulares são definidas de forma abrangente, incluindo vários problemas clínicos que envolvem os músculos mastigatórios, a articulação temporomandibular (ATM) e estruturas associadas. Essas disfunções podem ser divididas em intra-articulares e musculares, e tal divisão se baseia em achados clínicos e em aspectos de sua patogenia. As disfunções musculares apresentam clinicamente, de modo geral, dor muscular, com distribuição geralmente difusa pela face, dificuldade à mastigação, contração muscular, limitação de movimentos, fadiga, rigidez e edema. Também pode haver outros sintomas associados, descritos a seguir.

Os principais tipos de disfunções musculares são cocontração protetora (imobilização muscular), mialgia local, dor miofascial - que apresenta ponto-gatilho -, miospasmo, mialgia mediada centralmente e fibromialgia. Cada um desses tipos será descrito a seguir. A hipertrofia do masseter é descrita no final do capítulo.

COCONTRAÇÃO PROTETORA

Também conhecida como imobilização muscular, ocorre diante de uma alteração da função muscular normal devido a alterações sensitivas ou proprioceptivas, decorrentes de modificações dentárias, trauma nas estruturas teciduais ou uso excessivo na mastigação ou abertura bucal. Trata-se de uma resposta do sistema nervoso central a alguma agressão. Ocorre aumento da contração do músculo antagonista durante a contração do músculo agonista.

O tônus do músculo humano em repouso é o nível vital de tensão passiva e resistência ao alongamento que contribui de maneira importante para manter a estabilidade postural em posições de equilíbrio. Em contraste, a cocontração muscular constitui um controle neuromotor ativo que fornece aumento do tônus para maior estabilização.

Em indivíduos normais há sincronismo entre a atividade de músculos masseter e ventre anterior do músculo digástrico, sendo demonstrado por meio de eletromiografia de superfície durante os movimentos rítmicos de elevação e depressão da mandíbula e que a atividade do músculo genioglosso está intimamente ligada à dos músculos mastigatórios sob o controle de um gerador de padrão central. Outro estudo com indivíduos assintomáticos (Ciuffolo et al., 2005) mostrou, por meio de eletromiografia, que, em resposta ao apertamento dental máximo, houve um aumento significativo da atividade dos músculos anteriores do pescoço, que estavam em cocontração, em especial o digástrico e o esternocleidomastóideo, em comparação a períodos de repouso.

Normalmente o paciente se refere à cocontração como uma sensação de fraqueza muscular. Não ocorre dor em repouso, sendo que a função pode resultar em dor. É relevante considerar que esta ocorre após algum tipo de evento, por isso é importante a história relatada pelo paciente. Este pode apresentar limitação da abertura da boca, mas, quando solicitado a abri-la com cuidado, poderá conseguir o movimento completo. Se a cocontração persistir por dias, pode haver alterações no tecido muscular.

Seu tratamento deve ser direcionado à causa da cocontração. Dessa forma, os sintomas devem regredir em um período de dias. Se foi um trauma sem maiores lesões teciduais, o paciente deve ser orientado a diminuir a solicitação de forças à função mastigatória, bem como o emprego de dieta mais macia até a melhora dos sintomas. O uso de analgésicos e anti-inflamatórios não esteroidais pode ser indicado. Se for decorrente de uma restauração não adequada, esta deve receber ajuste, sendo esperada a melhora dos sintomas.

MIALGIA LOCAL

A mialgia local é uma dor miogênica primária, de características não inflamatórias. Pode representar uma resposta do tecido muscular à cocontração prolongada, bem como trauma local ou uso excessivo muscular. É o tipo mais comum de dor muscular aguda observada na prática odontológica. Representa uma condição associada a mudanças no ambiente local dos tecidos musculares, caracterizadas pela liberação de certas substâncias algogênicas como a bradicinina, a substância P e até mesmo a histamina.

Vale ressaltar que pode ocorrer uma dor muscular cíclica associada à mialgia local. A miosite pode levar a uma dor surda, o que pode levar à cocontração protetora. Assim, a cocontração protetora conduz a mais mialgia.

Clinicamente a mialgia local apresenta sensibilidade muscular à palpação, e pode ocorrer aumento da dor com a função. Quando os músculos elevadores estão envolvidos, pode haver limitação da abertura da boca. Uma fraqueza muscular real ocorre na mialgia local, voltando ao normal quando o caso é resolvido.

Seu tratamento compreende a diminuição do estímulo doloroso ao sistema nervoso central. Assim, o paciente deve ser orientado a diminuir os esforços à função, ficando dentro dos limites de ocorrência de dor à função. O paciente também deve evitar contatos dentários não funcionais. Ele deve ficar atento a esses possíveis contatos durante o dia, pois podem ocorrer de modo inconsciente. É válido treinar o paciente a manter a posição de relaxamento da boca, com os lábios fechados, mas com os dentes desencostados. A ocorrência de tensão emocional pode estar associada, e, quando ocorre, técnicas de relaxamento podem ser úteis.

A placa interoclusal deve ser indicada se houver suspeita de apertamento dental ou ranger de dentes. Deve ser utilizada principalmente durante a noite. O uso contínuo, dia e noite, não parece ser tão benéfico, a não ser em casos especiais. O emprego de analgésicos, como o paracetamol, e anti-inflamatórios não esteroidais pode ser útil no controle da dor nos primeiros dias. O tratamento deve ser resolutivo entre 1-3 meses. A persistência do quadro pode indicar outros quadros de disfunção muscular.

EFEITOS DO SISTEMA NERVOSO CENTRAL NA DOR MUSCULAR

A dor muscular pode se tornar muito mais complexa do que foi relatado nos itens anteriores. Em muitos casos a atividade dentro do sistema nervoso central (SNC) pode influenciar ou realmente ser a origem da dor muscular. Isso pode ocorrer tanto secundário à presença contínua de dor profunda ou entrada sensorial alterada quanto surgir de influências centrais, como a suprarregulação do sistema nervoso autônomo, como no estresse emocional.

Isso ocorre quando as condições no SNC excitam neurônios sensoriais periféricos, ou aferentes primários, que criam a liberação antidrômica, ou seja, nervos aferentes que liberam substâncias em seus terminais distais, de substâncias algogênicas nos tecidos periféricos, resultando em dor muscular. Esses efeitos excitatórios centrais também podem levar a efeitos motores, por eferentes primários, resultando em um aumento da tonicidade muscular (cocontração).

Assim, o SNC responde de maneira secundária à presença de dor profunda contínua, a níveis aumentados de estresse emocional, na forma de uma regulação positiva do sistema nervoso autônomo, ou a mudanças no sistema inibitório descendente, que levam a uma diminuição na capacidade de conter a entrada aferente, seja nociceptiva ou não. Esses aspectos são relevantes no aspecto da terapêutica da dor.

Os distúrbios de dor muscular com influência do SNC são divididos em distúrbios miálgicos agudos, como o miospasmo, ou distúrbios miálgicos crônicos, que são divididos em distúrbios miálgicos regionais ou sistêmicos. Os distúrbios miálgicos regionais são subdivididos em dor miofascial e mialgia crônica mediada centralmente. O principal exemplo de doença miálgica sistêmica é a fibromialgia.

MIOESPASMO

Mioespasmo é uma contração muscular tônica induzida pelo SNC. Por muito tempo acreditou-se que a maioria das disfunções musculares fosse representada pelo mioespasmo, mas atualmente se sabe que esse tipo de alteração muscular é restrito a determinados eventos. A etiologia do mioespasmo é multifatorial, podendo estar relacionada à fadiga muscular e a alterações no balanço local de eletrólitos, bem como à presença de dor profunda.

Clinicamente o mioespasmo pode ser reconhecido por alterações posicionais da mandíbula decorrentes da presença de um ou mais músculos totalmente contraídos, podendo ocasionar inclusive certas maloclusões agudas. Também o mioespasmo pode ser caracterizado pela ocorrência de músculos muito firmes constatada à palpação.

Mioespasmos são episódios de curta duração, geralmente por alguns minutos. Eles são similares a uma câibra aguda em um músculo da perna. Quando são episódios repetidos, representam uma distonia oromandibular. A distonia pode levar a posições de boca aberta, fechada ou assimetrias.

O tratamento do mioespasmo compreende a redução do mioespasmo em si ou na busca da causa do espasmo. A redução do mioespasmo é inicialmente direcionada à redução da dor e depois ao alongamento muscular. A redução da dor pode ser obtida por massagem local, aerossóis refrigerantes que proporcionam uma aplicação mais segura, gelo ou infiltração de anestésico local no músculo afetado. Nesse caso é recomendada lidocaína a 2% sem vasoconstritor. O emprego de analgésicos em preparações, associados a relaxante muscular, pode ser útil na abordagem inicial do caso. Uma vez reduzida a dor, o músculo pode ser alongado passivamente por técnica manual. Quando o mioespasmo é decorrente de fadiga e uso excessivo, o paciente é orientado a repousar o músculo afetado. Outros recursos de fisioterapia, como *laser* de baixa intensidade e ultrassom, podem auxiliar na resolução do caso.

DISTONIA OROMANDIBULAR

A distonia oromandibular é um distúrbio neurológico focal raro que afeta os músculos faciais inferiores. Caracteriza-se por movimentos espásticos prolongados involuntários repetitivos ou sustentados da língua, músculos faciais e mastigadores. A distonia oromandibular pode apresentar posições de boca aberta, fechada ou desvio da mandíbula, associadas ou não à distonia lingual. A combinação de distonia oromandibular, belfaroespasmo e movimentos distônicos da face superior é chamada de síndrome de Meige. Outras denominações para a distonia oromandibular são distonia orofaciomandibular, distonia bucal orofacial, distonia lingual, distonia de mandíbula, distonia craniana e distonia facial do adulto.

As causas da distonia oromandibular ainda não são bem definidas. Pode ocorrer como um distúrbio neurológico com ou sem história hereditária, ou secundário a certas drogas ou distúrbios. Assim, trauma do SNC, exposição neuroléptica, dano cerebral hipóxico, distúrbios metabólicos e lesões isquêmicas ou desmielinizantes na parte superior do tronco encefálico podem estar relacionados.

O início dos sintomas ocorre geralmente entre 40-70 anos de idade e é mais comum em mulheres. Os sintomas ocorrem durante atividades como falar ou mastigar. Os pacientes geralmente relatam como fatores desencadeantes o estresse, falar e mastigar. Na maioria dos casos a função oral está comprometida e associada a constrangimento social, redução da qualidade de vida, depressão e perda de peso.

As manifestações clínicas dependem dos músculos afetados, bem como da gravidade e distribuição da distonia. Podem ocorrer mastigação prejudicada, disfagia, disfonia, abertura e fechamento inconsciente da mandíbula, tracionamento da mandíbula para a frente ou lateralmente e travamento em abertura. A maioria dos pacientes geralmente se queixa de tensão ou cansaço muscular, sendo raramente relatada dor.

Como há várias manifestações clínicas, não há um único tipo de tratamento. O emprego de medicações, como anticolinérgicos, drogas relacionadas à dopamina, benzodiazepínicos e anticonvulsivantes, pode contribuir, mas permite resultados variados. Seu tratamento é multidisciplinar e pode envolver infiltrações de toxina botulínica, coronoidectomia e recursos de fisioterapia.

DOR MIOFASCIAL

A dor miofascial é uma condição de dor de origem muscular regional, caracterizada por áreas locais de bandas firmes e hipersensíveis de tecido muscular conhecidas como pontos-gatilho. Essa condição é às vezes chamada de dor em ponto-gatilho miofascial. É muito frequente e pode representar mais da metade dos casos de dor orofacial. Como ocorrem alterações somente no tecido muscular, as quais normalmente não são detectadas em exames convencionais de imagem, a dor miofascial é descrita como tendo ausência de substrato evidente, diferentemente das disfunções intra-articulares temporomandibulares.

A dor miofascial ocorre em áreas hipersensíveis nos músculos, denominadas pontos-gatilho. Tais áreas são bem localizadas nos tecidos musculares ou em suas inserções tendinosas, sendo sentidas como áreas tensas, e ocorre dor quando palpadas. Sua natureza específica não é completamente conhecida. Uma possibilidade seria que determinadas terminações nervosas nos tecidos musculares podem se tornar sensibilizadas por substâncias algogênicas, que produziriam uma área localizada de hipersensibilidade. Outra possibilidade seria um aumento de temperatura local, indicando aumento na demanda metabólica ou redução do aporte sanguíneo para tais tecidos. É importante ressaltar que o ponto-gatilho é uma área muito circunscrita em que apenas algumas unidades motoras estariam se contraindo, não havendo encurtamento dos músculos envolvidos.

A etiologia da dor miofascial é complexa, e não há uma compreensão completa de sua ocorrência. Certos fatores locais e sistêmicos estariam associados, como trauma, hipovitaminose, condicionamento físico inadequado, fadiga e infecções virais. Com base em novas descobertas ligando a mecanoativação da sinalização de espécies reativas de oxigênio à sinalização desestabilizada do cálcio, uma nova hipótese mecanística para o início e a manutenção de pontos-gatilho miofasciais tem sido descrita. De grande importância seriam outros fatores, como estresse emocional e dor profunda.

Os pontos-gatilho se caracterizam por produzir dor profunda e constante, podendo levar a efeitos excitatórios centrais. Ao excitar de modo central um grupo de interneurônios aferentes e convergentes, ocorre dor referida. Frequentemente a dor referida é relatada como cefaleia. Um padrão de ocorrência da dor referida pode ser observado de acordo com a localização do ponto--gatilho (Figuras 1 a 6).

Em pacientes com dor miofascial orofacial tem sido descrito que as regiões jugal, orelha e frontal são as áreas mais frequentes de dor referida, enquanto a palpação de pontos-gatilho do músculo trapézio, da área do pterigóideo lateral e do músculo masseter são as fontes mais comuns de dor referida à região craniofacial. Uma redução da dor e da atividade eletromiográfica da região do masseter pela injeção de anestésico local em pontos--gatilho no músculo trapézio tem sido demonstrada. Também, uma correlação entre disfunção dos músculos mastigatórios e dos músculos cervicais é conhecida, indicando a importância de considerar o pescoço e suas estruturas na avaliação de pacientes com disfunções musculares orofaciais.

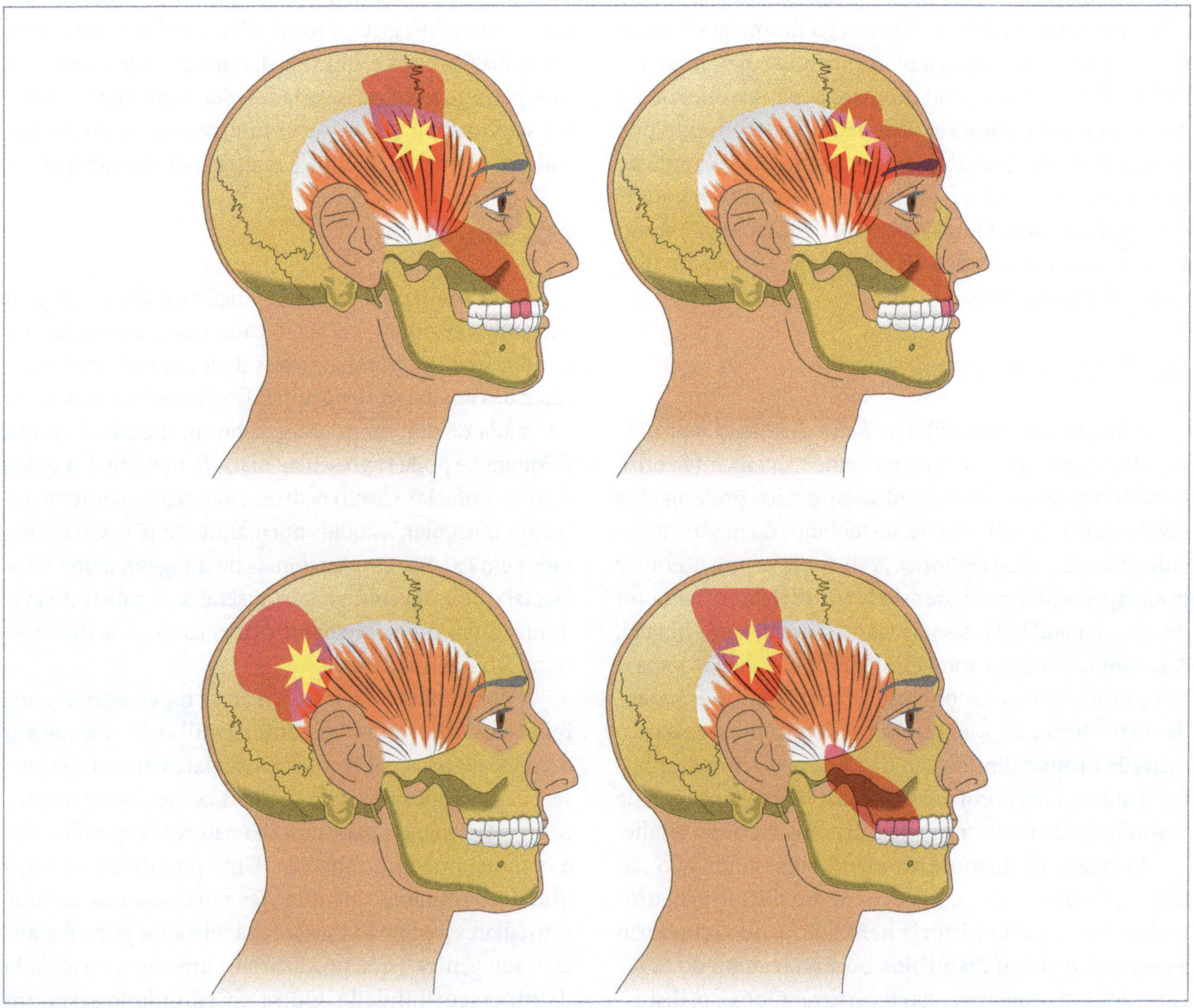

FIGURA 1 Referência esquemática de ponto-gatilho miofascial temporal a dentes superiores e na região temporal.

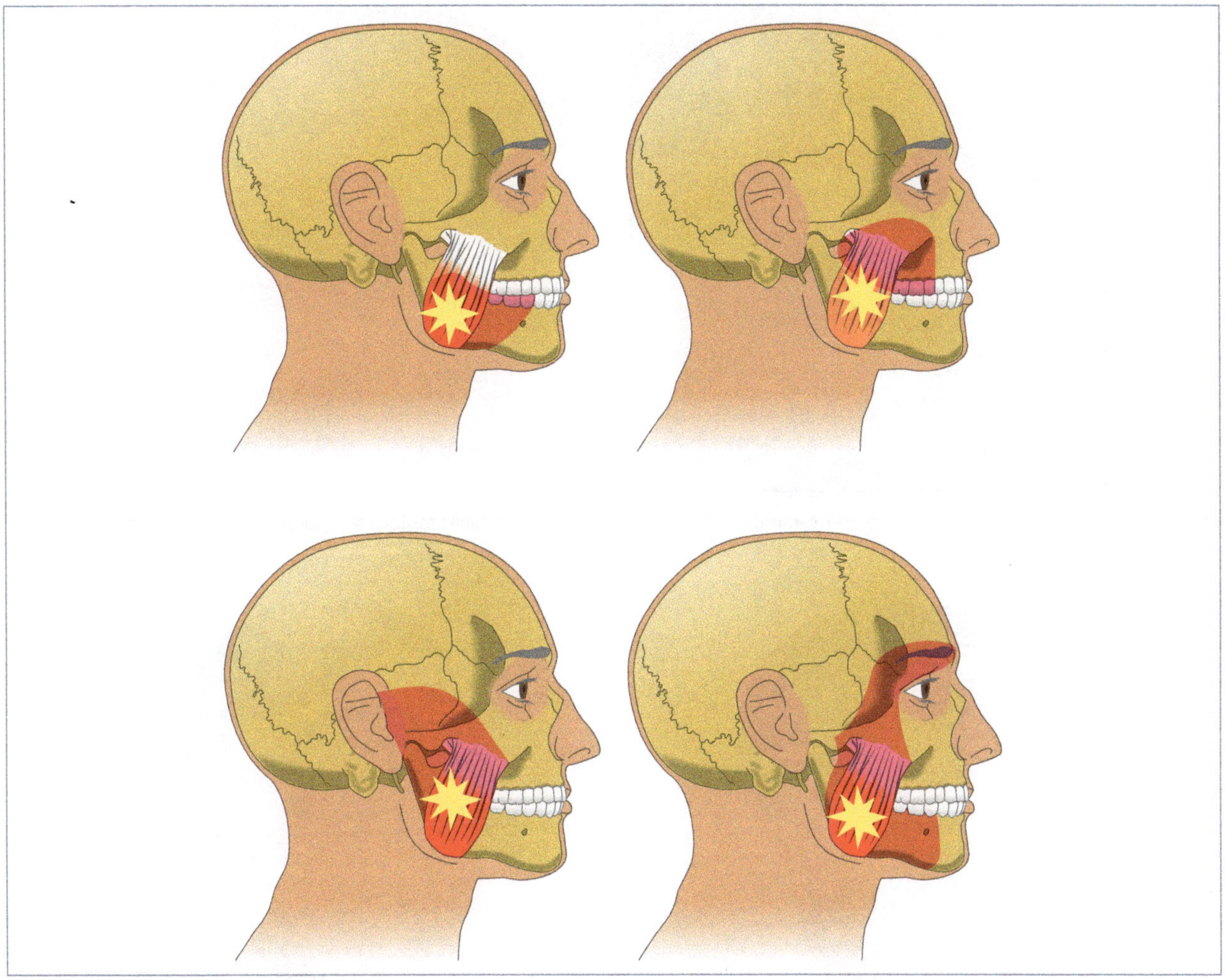

FIGURA 2 Referência esquemática de ponto-gatilho miofascial masseterino a dentes posteriores e à região supraorbital.

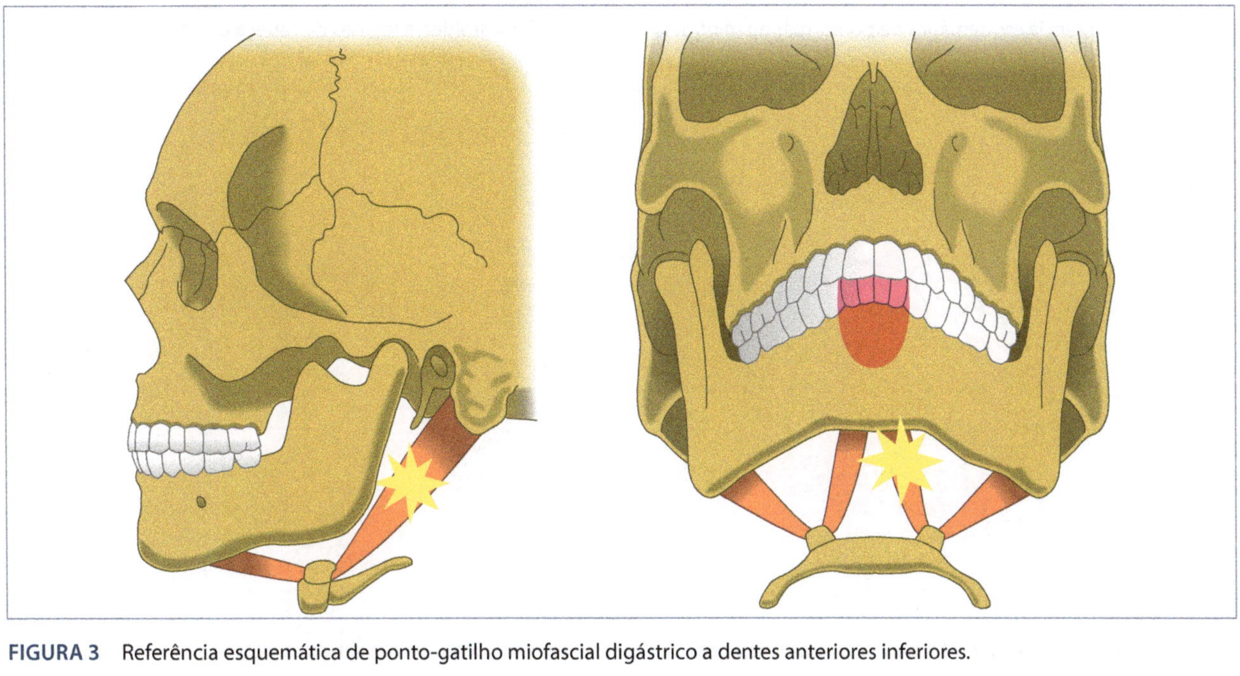

FIGURA 3 Referência esquemática de ponto-gatilho miofascial digástrico a dentes anteriores inferiores.

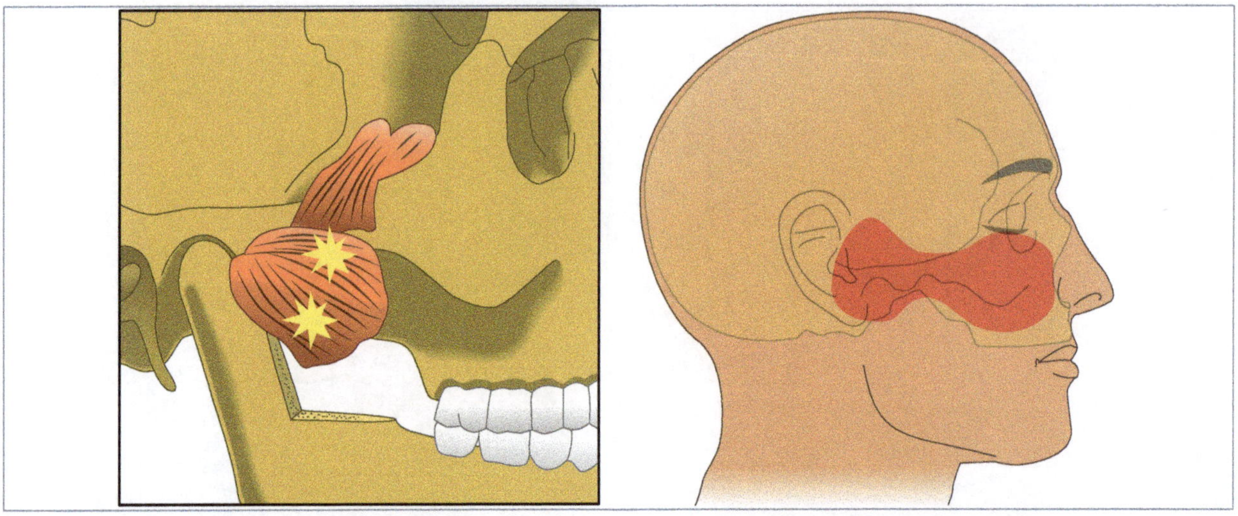

FIGURA 4 Referência esquemática de ponto-gatilho miofascial pterigóideo lateral às regiões temporomandibular e infraorbital.

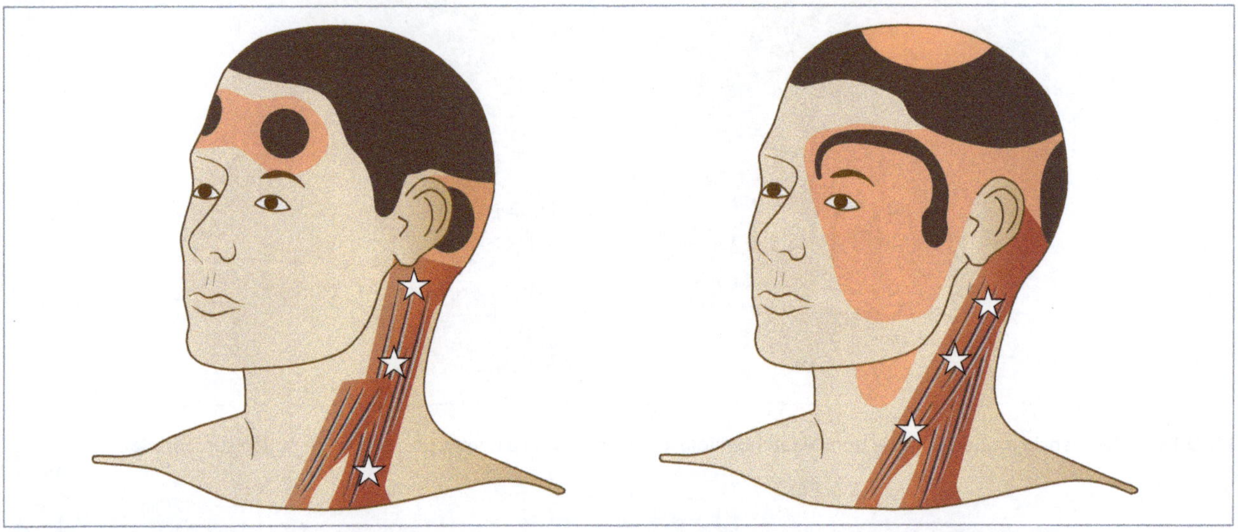

FIGURA 5 Referência esquemática de ponto-gatilho miofascial esternocleidomastóideo a regiões da cabeça e da face.

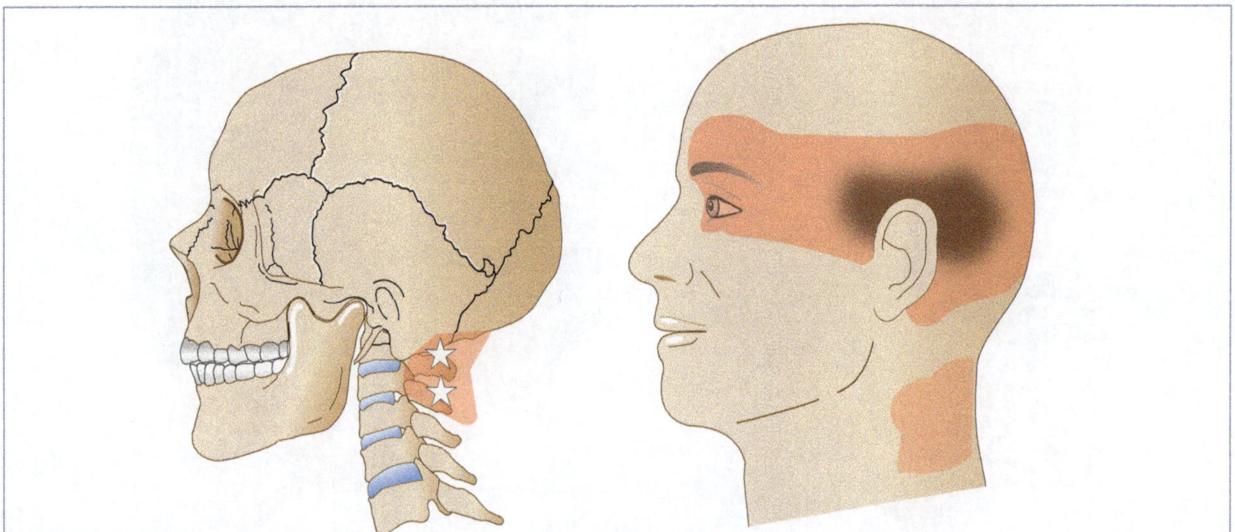

FIGURA 6 Referência esquemática de ponto-gatilho miofascial cervical posterior a regiões da cabeça e da face.

A manifestação clínica da dor miofascial é a presença de áreas locais firmes e hipersensíveis de tecido muscular, representadas pelos pontos-gatilho. Porém, a queixa principal do paciente pode ser a dor referida associada, e não o ponto-gatilho. Por exemplo, um paciente com dor miofascial com ponto-gatilho em um músculo cervical levando a dor referida na região temporal. A queixa principal será a dor na região temporal, sem menção ao ponto-gatilho. Tal manifestação clínica pode desviar a atenção do profissional assistente da origem do problema. Obviamente, a origem da dor deve ser detectada visando ao tratamento efetivo.

A palpação adequada, com 2-4 kg de pressão por 10-20 segundos sobre o ponto-gatilho suspeito, permite o desenvolvimento da dor referida. Vale ressaltar que pontos-gatilho cervicais frequentemente levam e mantêm dor referida em músculos mastigatórios.

O ponto-gatilho pode se apresentar em estado ativo ou latente. Quando ativo, sua palpação intensifica a cefaleia associada. Nessa situação, com a piora da dor referida, constitui um dado diagnóstico válido. Quando latente, não é sensível à palpação, portanto não provoca dor referida. Assim, o ponto-gatilho não é detectado à palpação, sendo a história o dado que pode levar ao diagnóstico de dor miofascial.

Acredita-se que os pontos-gatilho não se resolvem sem tratamento. Ao se tornarem latentes, permitem um alívio temporário da dor associada. Os pontos-gatilho podem ser ativados por fatores como maior utilização do músculo, tensão muscular, tensão emocional e infecção no trato respiratório alto. Quando são reativados, a dor em forma de cefaleia reaparece. Um achado comum em pacientes com dor miofascial é a queixa de dores no final da tarde, geralmente associadas a um dia estressante.

Outros efeitos excitatórios centrais podem ser sentidos juntamente com a dor referida. Um aumento da sensibilidade do couro cabeludo pode ocorrer quando a hiperalgesia secundária está presente. Outra possibilidade é que os pontos-gatilho nos músculos cervicais podem produzir cocontração nos músculos mastigatórios. Se isso persistir, pode ocorrer mialgia nesses músculos. Obviamente o tratamento deverá ser dirigido às origens dos pontos-gatilho. Uma possibilidade é a injeção de anestésico local ou de colágeno nos pontos-gatilho. Em alguns casos a resolução pode ser mais difícil, como nos casos de mialgia de longa duração, pois pode ocorrer a dor muscular cíclica.

A possibilidade de efeitos autonômicos serem produzidos a partir da dor profunda originada dos pontos-gatilho deve ser considerada. Podem ocorrer lacrimejamento ou ressecamento dos olhos, bem como alterações vasculares com descoramento ou vermelhidão dos olhos. Também podem ocorrer alterações na mucosa nasal com a produção de secreções. Esses sintomas são descritos como sintomas associados à dor miofascial, geralmente de longa duração. Tais sintomas associados podem levar a diagnósticos errôneos, demandando atenção especial pelo profissional assistente. Vale ressaltar que essas alterações são unilaterais, sendo ipsilaterais às áreas de dor. Isso diferencia tais achados de reações alérgicas, que normalmente são manifestadas bilateralmente. Também vale lembrar que podem coexistir diagnósticos concomitantes nos casos de dor orofacial, por exemplo, dor miofascial e neuralgia do trigêmeo.

De modo geral, os sintomas relatados nos casos de dor miofascial são mais devidos aos efeitos excitatórios centrais criados pelos pontos-gatilho do que aos próprios pontos-gatilho. Assim, esses pontos devem ser identificados. Geralmente não há dor quando o músculo está em repouso. Mas, quando os pontos-gatilho são palpados, compreendem áreas sensíveis no interior do músculo.

Para o tratamento da dor miofascial o profissional deve levar em conta a presença dos seguintes fatores: fontes contínuas de dor profunda, níveis aumentados de estresse emocional, presença de distúrbios do sono, hábitos deletérios, tensões musculares, postura inadequada, mau condicionamento físico e fadiga. As modalidades de tratamento compreendem o uso de medicações, aparelhos ou dispositivos, modificações de comportamento e terapia aos pontos-gatilho.

Deve-se procurar reduzir os fatores locais e sistêmicos que contribuem para a dor miofascial, como tensão emocional, distúrbios posturais no trabalho e distúrbios do sono. Podem ser utilizadas manobras de alongamento sem promover dor, massoterapia, aplicação de ultrassom ou estimulação eletrogalvânica e infiltração dos pontos-gatilho com anestésico local – lidocaína sem vasoconstritor. O emprego de terapia medicamentosa pode contribuir para o controle da dor, em especial na fase inicial de tratamento, incluindo miorrelaxantes e analgésicos – de ação local ou de ação central, a depender da intensidade da dor.

Na abordagem do paciente com dor miofascial é importante o profissional ter em mente se o caso é recente ou crônico, para estabelecer o plano de tratamento e o prognóstico. Um caso é considerado recente quando apresenta evolução de 1-6 meses e se apresenta geralmente sem histórico de tratamento prévio, com a presença de pontos-gatilho mas sem sintomas associados; seu prognóstico é bom. O tratamento pode compreender o período de 3 meses. O plano de tratamento inclui placa interoclusal, fisioterapia e controle dos fatores contribuintes.

Um caso é considerado crônico quando apresenta mais de 6 meses de evolução, podendo haver alguns anos de história, e geralmente tem histórico de vários tratamentos sem sucesso. Apresenta vários pontos-gatilho e sintomas associados; seu prognóstico é reservado e depende da participação do paciente. O tratamento pode compreender o período de 6 meses a 1 ano. O plano de tratamento inclui placa interoclusal, fisioterapia, controle de fatores contribuintes e controle de hábitos deletérios.

No plano de tratamento deverá estar o uso da placa interoclusal. Esta representa uma forma de intervenção não invasiva e reversível no controle dos sintomas do paciente. Um estudo comparativo do emprego ou não da placa interoclusal pelo período de 6 meses mostrou que esse tratamento proporcionou a eliminação ou a melhora da sintomatologia da dor miofascial, acompanhada de alterações na eletromiografia dos músculos mastigatórios. Também tem sido demonstrado, pelo emprego de placa placebo palatina não oclusiva, que a placa interoclusal, além da melhora da sintomatologia, propiciou redução eletromiográfica do grau de fadiga dos músculos mastigatórios.

Sobre os efeitos da placa interoclusal de acordo com o tempo de uso há relatos conflitantes, embora nossa experiência recomende o uso a longo prazo, conforme a necessidade de cada caso. Seus efeitos benéficos compreendem a diminuição da sensibilidade muscular e a melhora da abertura bucal, e os efeitos de curto prazo seriam mais resolutivos ao paciente que os de longo prazo.

Outro estudo (Ekberg; Nilner, 2004) demonstrou haver efeitos positivos de sua utilização nos pacientes com dor miofascial a curto (6 meses) e longo prazo (12 meses). O emprego das placas interoclusais, associado ou não à massoterapia nos músculos masseter e temporal, promoveu a redução da sintomatologia dolorosa (Gomes et al., 2014). Também, no caso das cefaleias atribuídas à dor miofascial mastigatória, geralmente de localização frontotemporal bilateral, seu emprego, associado ou não ao aconselhamento para mudanças comportamentais, promoveu melhora (Costa et al., 2015). Outro estudo (Santos et al., 2020) avaliou os efeitos da placa interoclusal com o emprego de técnicas de aconselhamento e autocuidado – explicações sobre as disfunções presentes, recomendação de técnicas de relaxamento, diminuição de esforços à mastigação e sono regular, associadas à placa interoclusal em pacientes com dor miofascial – e relatou melhora da dor, mas sem diferença significante entre os grupos.

FIBROMIALGIA

Os distúrbios miálgicos sistêmicos crônicos precisam ser reconhecidos como tal para receberem a terapia adequada. O termo "sistêmico" é usado porque os sintomas relatados pelo paciente são generalizados ou globais, e a etiologia parece estar associada a um mecanismo central. O tratamento dessas condições se torna mais complicado porque os fatores de perpetuação e a dor muscular cíclica também precisam ser tratados. Um distúrbio miálgico sistêmico crônico do qual o profissional dedicado às dores orofaciais precisa estar ciente é a fibromialgia.

A fibromialgia representa um distúrbio generalizado de dor musculoesquelética que muitas vezes pode ser confundido com um distúrbio agudo dos músculos mastigatórios. No passado, a fibromialgia foi referida na literatura médica como fibrosite.

Constituem sintomas característicos da fibromialgia a fadiga, distúrbios do sono e rigidez matinal. Os critérios para a classificação da fibromialgia são a presença de dor generalizada em combinação com sensibilidade em 11 ou mais de 18 locais de pontos dolorosos especí-

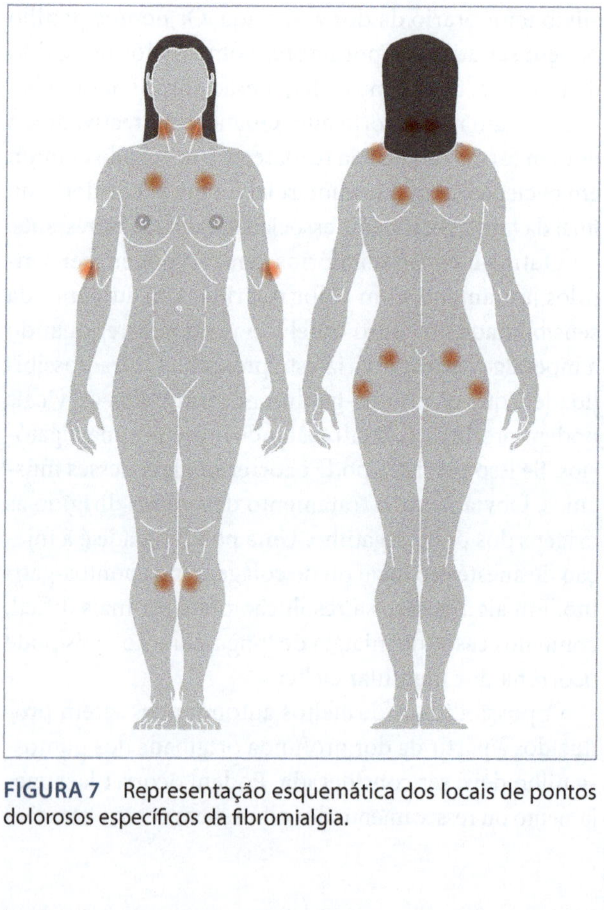

FIGURA 7 Representação esquemática dos locais de pontos dolorosos específicos da fibromialgia.

ficos. Tais locais são descritos como: a inserção dos músculos suboccipitais; a borda anterior dos espaços intertranversais das vértebras C5-C6; o corpo da borda superior do músculo trapézio; na origem do músculo supraespinal, acima da espinha da escápula; na segunda costela, junto à articulação costocondral; 2 cm distalmente ao epicôndilo lateral; no quadrante superolateral da região glútea; imediatamente posterior ao grande trocânter do fêmur; e na interlinha articular medial do joelho (Figura 7). Mais recentemente, os critérios para fibromialgia incluem o *Wide Spread Pain Index* e a *Symptom Severity Scale.*

É importante para o profissional reconhecer que a fibromialgia não é um distúrbio da dor mastigatória, embora muitos pacientes relatem frequentemente queixas clínicas semelhantes às disfunções temporomandibulares. Essa apresentação semelhante pode fazer alguns pacientes com fibromialgia serem tratados com terapias inadequadas.

Também, a ocorrência de vários pontos de dor apenas nos músculos da face não se traduz em fibromialgia, conforme se nota ao verificar seu conceito. Existe a possibilidade de ocorrer também fadiga e distúrbios do sono. Os pontos-gatilho estão ausentes. Várias condições de dor muscular sistêmica crônica que necessitam ser reconhecidas podem coexistir, e o paciente deve ser encaminhado para a equipe médica apropriada.

O profissional que trata das disfunções dos músculos mastigatórios deve ser capaz de detectar o quadro de fibromialgia e de fazer a indicação do profissional específico, que é o médico reumatologista. Uma equipe multiprofissional pode fazer parte do tratamento dessa entidade, incluindo o fisioterapeuta, o profissional de saúde mental e outros.

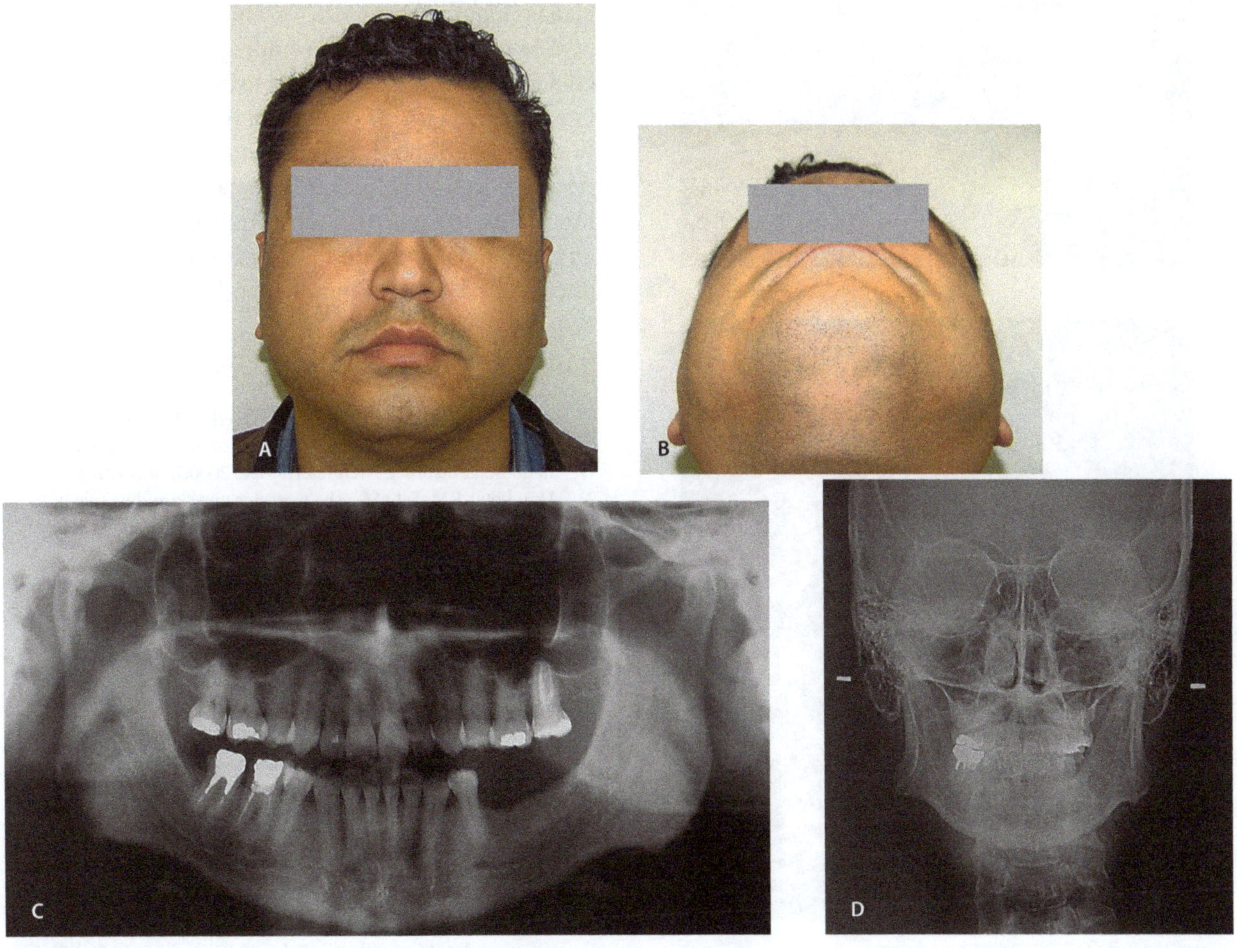

FIGURA 8 Caso de hipertrofia do masseter bilateral, maior à esquerda. A: vista frontal. B: vista axial. C: radiografia panorâmica mostrando estrutura forte na região de ângulo mandibular bilateral. D: telerradiografia frontal mostrando esporões nas regiões de ângulo mandibular bilateral.

Fonte: caso do Dr. Rubens Camino Jr.

HIPERTROFIA DO MASSETER

A hipertrofia do masseter não é especificamente uma disfunção muscular, mas pode estar associada a hábitos deletérios como o briquismo. Hipertrofia significa o aumento de volume de um órgão ou tecido devido ao aumento do tamanho das células especializadas que os constituem, ocorrendo somente no músculo e geralmente sendo associada a um estímulo mecânico. A hipertrofia mais frequente dos músculos mastigatórios é a do masseter, mas pode ocorrer de modo concomitante no pterigóideo medial e no temporal.

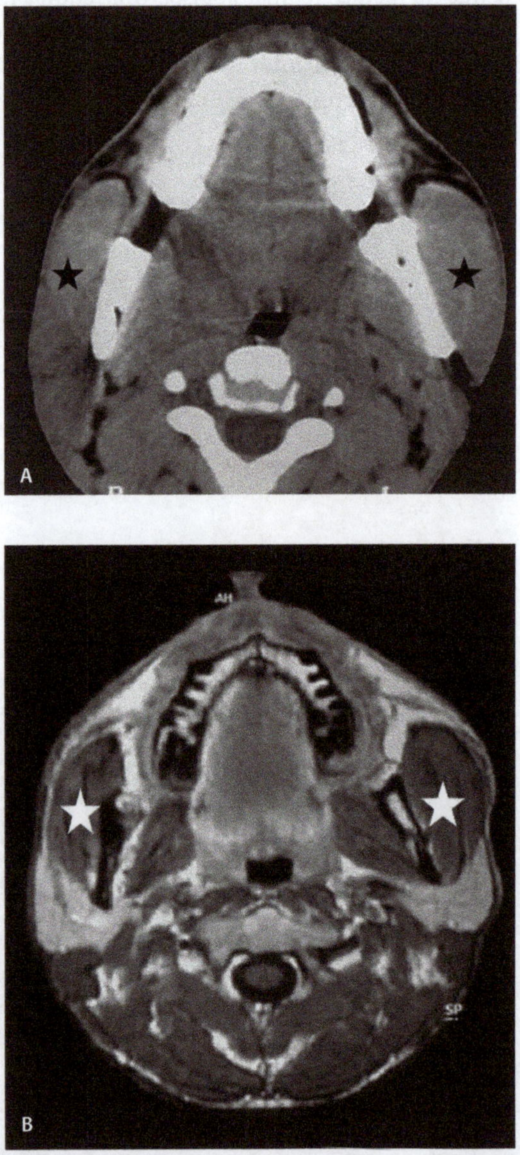

FIGURA 9 Recursos de imagem mostrando hipertrofia do masseter bilateral (*), maior à esquerda. A: tomografia computadorizada, corte axial. B: imagem por ressonância nuclear magnética, corte axial.

Geralmente assintomática, a hipertrofia do masseter pode apresentar sintomas de dor localizada e de limitação da abertura da boca. Na maioria dos casos há uma queixa estética devido à assimetria facial que promove. Clinicamente pode haver aumento de volume uni ou bilateral dos músculos envolvidos, sendo possível nesse caso haver aumento de volume assimétrico (Figura 8). É mais frequente em adultos jovens, com predomínio do gênero masculino.

Recursos de imagem podem auxiliar no diagnóstico. A radiografia convencional, pela incidência anteroposterior da mandíbula, pode mostrar a presença de esporão na região de ângulo da mandíbula. A medição ultrassônica direta do volume muscular é um recurso na avaliação de casos de hipertrofia do masseter. A tomografia computadorizada também permite a verificação do volume dos músculos alterados, bem como a presença de esporões (Figura 9). Já a imagem por ressonância nuclear magnética permite a confirmação diagnóstica por meio das alterações de tecidos moles e ósseas associadas (Figura 9).

Seu tratamento inclui o emprego de relaxantes musculares e de infiltração local de toxina botulínica tipo A. O emprego da toxina botulínica A permite melhora da função e estética facial. A conduta cirúrgica compreende, por acesso intraoral, a remoção da banda vertical interna do músculo masseter equivalente a aproximadamente dois terços de sua espessura, bem como a redução do esporão no ângulo mandibular.

REFERÊNCIAS BIBLIOGRÁFICAS

1. Aaron LA, Burke MM, Buchwald D. Overlapping conditions among patients with chronic fatigue syndrome, fibromyalgia, and temporomandibular disorder. Arch Intern Med. 2000;160(2):221-27.
2. Almukhtar RM, Fabi SG. The masseter muscle and its role in facial contouring, aging, and quality of life: a literature review. Plast Reconstr Surg. 2019;143(1):39e-48e.
3. Ayhan M, İşler SC, Kasapoglu C. Combination of medical and surgical treatments for masseter hypertrophy. Case Rep Dent. 2018 Apr 5;2018:7168472.
4. Bakke M, Larsen BM, Dalager T, Møller E. Oromandibular dystonia: functional and clinical characteristics: a report on 21 cases. Oral Surg Oral Med Oral Pathol Oral Radiol. 2013;115:e21-e26.
5. Carlson CR, Okeson JP, Falace DA, Nitz AJ, Lindroth JE. Reduction of pain and EMG activity in the masseter region by trapezius trigger point injection. Pain. 1993;55(3):397-400.
6. Castroflorio T, Bargellini A, Rossini G, Cugliari G, Deregibus A, Manfredini D. Agreement between clinical and portable EMG/ECG diagnosis of sleep bruxism. J Oral Rehabi. 2015;42(10):759-64.
7. Ciuffolo F, Manzoli L, Ferritto AL, Tecco S, D'Attilio M, Festa F. Surface electromyographic response of the neck muscles to maximal voluntary clenching of the teeth. J Oral Rehabil. 2005;32(2):79-84.
8. Clark GT. Classification, causation and treatment of masticatory myogenous pain and dysfunction. Oral Maxillofac Surg Clin North Am. 2008;20(2):145-57.

9. Costa YM, Porporatti AL, Stuginski-Barbosa J, Bonjardim LR, Speciali JG, Conti PCR. Headache attributed to masticatory myofascial pain: clinical features and management outcomes. J Oral Facial Pain Headache. 2015;29(4):323-30.
10. Curran SL, Carlson CR, Okeson JP. Emotional and physiologic responses to laboratory challenges: patients with temporomandibular disorders versus matched control subjects. J Orofac Pain. 1996;10(2):141-50.
11. Daif ET. Correlation of splint therapy outcome with the electromyography of masticatory muscles in temporomandibular disorder with myofascial pain. Acta Odontol Scand. 2012;70(1):72-7.
12. Ekberg E, Nilner M. Treatment outcome of appliance therapy in temporomandibular disorder patients with myofascial pain after 6 and 12 months. Acta Odontol Scand. 2004;62(6):343-9.
13. Epker J, Gatchel RJ. Prediction of treatment-seeking behavior in acute TMD patients: practical application in clinical settings. J Orofac Pain. 2000;14(4):303-9.
14. Fricton JR. Management of masticatory myofascial pain. Semin Orthod. 1995;1(4):229-43.
15. Fricton J. Myogenous temporomandibular disorders: diagnostic and management considerations. Dent Clin North Am. 2007;51(1):61-83.
16. Fricton JR. The relationship of temporomandibular disorders and fibromyalgia: implications for diagnosis and treatment. Curr Pain Headache Rep. 2004;8(5):355-63.
17. Fyfe EC, Kabala J, Guest PG. Magnetic resonance imaging in the diagnosis of asymmetrical bilateral masseteric hypertrophy. Dentomaxillofac Radiol. 1999;28(1):52-4.
18. Giunta JL, Kronman JH. Orofacial involvement secondary to trapezius muscle trauma. Oral Surg Oral Med Oral Pathol. 1985;60(4):368-9.
19. Gomes CA, El Hage Y, Amaral AP, Politti F, Biasotto-Gonzalez DA. Effects of massage therapy and occlusal splint therapy on electromyographic activity and the intensity of signs and symptoms in individuals with temporomandibular disorder and sleep bruxism: a randomized clinical trial. Chiropr Man Therap. 2014;22(1):43.
20. Guruprasad R, Rishi S, Nair PP, Shaj Thomas S. Masseter and medial pterygoid muscle hypertrophy. BMJ Case Rep. 2011 Sep 26;2011:bcr0720114557.
21. Hansson T, Nilner M. A study of the occurrence of symptoms of diseases of the TMJ, masticatory musculative, and related structures. J Oral Rehabil. 1975;2(4):313-24.
22. Hiyama S, Iwamoto S, Ono T, Ishiwata Y, Kuroda T. Genioglossus muscle activity during rhythmic open-close jaw movements. J Oral Rehabil. 2000;27(8):664-70.
23. Jaeger B. Myofascial trigger point pain. Alpha Omegan. 2013;106(1-2):14-22.
24. Jafri MS. Mechanisms of myofascial pain. Int Sch Res Notices. 2014;2014:523924.
25. Jinnah HA, Teller JK, Galpern WR. Recent developments in dystonia. Curr Opin Neurol. 2015;28(4):400-5.
26. Khan J, Anwer HM, Eliav E, Heir G. Oromandibular dystonia: differential diagnosis and management. J Am Dent Assoc. 2015;146:690-3.
27. Korszun A, Papadopoulos E, Demitrack M, Engleberg C, Crofford L. The relationship between temporomandibular disorders and stress-associated syndromes. Oral Surg Oral Med Oral Pathol Oral Radiol Endod. 1998;86(4):416-20.
28. Kreiner M, Betancor E, Clark G. Occlusal stabilization appliances: evidence of their efficacy. J Am Dent Assoc. 2001;132(6):770-7.
29. Lee KH. Oromandibular dystonia. Oral Surg Oral Med Oral Pathol Oral Radiol Endod. 2007;104:491-6.
30. Levine JD, Dardick SJ, Basbaum AI, Scipio E. Reflex neurogenic inflammation. I – Contribution of the peripheral nervous system to spatially remote inflammatory responses that follow injury. J Neurosci. 1985;5(5):1380-6.
31. Magnusson T, Carlsson GE, Egermark-Eriksson I. An evaluation of the need and demand for treatment of craniomandibular disorders in a young Swedish population. J Craniomandib Disord. 1991;5(1):57-63.
32. Major PW, Nebbe B. Use and effectiveness of splint appliance therapy: review of literature. Cranio. 1997;15(2):159-66.
33. Masi AT, Hannon JC. Human resting muscle tone (HRMT): narrative introduction and modern concepts. J Bodyw Mov Ther. 2008;12(4):320-32.
34. McMillan AS, Blasberg B. Pain-pressure threshold in painful jaw muscles following trigger point injection. J Orofac Pain. 1994;8(4):384-90.
35. Mense S. Nociception from skeletal muscle in relation to clinical muscle pain. Pain. 1993;54(3):241-89.
36. Morse MH, Brown EF. Ultrasonic diagnosis of masseteric hypertrophy. Dentomaxillofac Radiol. 1990;19(1):18-20.
37. Nitecka-Buchta A, Walczynska-Dragon K, Batko-Kapustecka J, Wieckiewicz M. Comparison between collagen and lidocaine intramuscular injections in terms of their efficiency in decreasing myofascial pain within masseter muscles: a randomized, single-blind controlled trial. Pain Res Manag. 2018; 3:8261090.
38. Okeson JP. Management of temporomandibular disorders and occlusion. 8.ed. St. Louis: Elsevier; 2020.
39. Pficer JK, Dodic S, Lazic V, Trajkovic G, Milic N, Milicic B. Occlusal stabilization splint for patients with temporomandibular disorders: meta-analysis of short and long term effects. PLoS One. 2017;12(2):e0171296.
40. Raoofi S, Khorshidi H, Najafi M. Etiology, diagnosis and management of oromandibular dystonia: an update for stomatologists. J Dent (Shiraz). 2017;18(2):73-81.
41. Sannomya EK, Gonçalves M, Cavalcanti MP. Masseter muscle hypertrophy: case report. Braz Dent J. 2006;17(4):347-50.
42. Santos TQ, de la Torre Canales G, Rizzatti-Barbosa CM, Muñoz-Lora VR. Evaluation of pain intensity of the masticatory muscles after occlusal appliance and combined therapy: a 6-months follow-up pilot study. Braz J Oral Sci. 2020;19:e200119.
43. Silveira A, Gadotti IC, Armijo-Olivo S, Biasotto-Gonzalez DA, Magee D. Jaw dysfunction is associated with neck disability and muscle tenderness in subjects with and without chronic temporomandibular disorders. Biomed Res Int. 2015;2015:512792.
44. Simons DG, Mense S. Understanding and measurement of muscle tone as related to clinical muscle pain. Pain. 1998;75(1):1-17.
45. Simons DG, Travell JG. Myofascial pain and dysfunction: a trigger point manual. 2.ed. Baltimore: Williams & Wilkins; 1999.
46. Singh PK, Alvi HA, Singh BP, Singh RD, Kant S, Jurel S, et al. Evaluation of various treatment modalities in sleep bruxism. J Prosthet Dent. 2015;114(3):426-31.
47. Trento GS, Benato LS, Rebellato NL, Klüppel LE. Surgical resolution of bilateral hypertrophy of masseter muscle through intraoral approach. J Craniofac Surg. 2017;28(4):e400-2.
48. Trujillo Jr R, Fontão FN, de Sousa SM. Unilateral masseter muscle hypertrophy: a case report. Quintessence Int. 2002;33(10):776-9.
49. Walter JB, Hamilton MC, Israel MS. Patologia em odontologia. 4.ed. Rio de Janeiro: Guanabara Koogan; 1984. p.259-68.
50. Wolfe F, Clauw DJ, Fitzcharles MA, Goldenberg DL, Katz RS, Mease P, et al. The American College of Rheumatology preliminary diagnostic criteria for fibromyalgia and measurement of symptom severity. Arthritis Care Res (Hoboken). 2010;62(5):600-10.
51. Wolfe F, Smythe HA, Yunus MB, Bennett RM, Bombardier C, Goldenberg DL, et al. The American College of Rheumatology 1990 criteria for the classification of fibromyalgia: report of the multicenter criteria committee. Arthritis Rheum. 1990;33(2):160-72.
52. Wright EF. Referred craniofacial pain patterns in patients with temporomandibular disorder. J Am Dent Assoc. 2000;131(9):1307-15.
53. Zhang FY, Wang XG, Dong J, Zhang JF, Lü YL. Effect of occlusal splints for the management of patients with myofascial pain: a randomized, controlled, double-blind study. Chin Med J (Engl). 2013;126(12):2270-5.

CAPÍTULO 8

Hábitos deletérios

Lucimar Rodrigues
João Gualberto de Cerqueira Luz

CONCEITO

Hábito é um comportamento estável, adquirido por repetição ou aprendizado, que tende a se tornar automático, ou seja, a se desenvolver exigindo o mínimo de atenção. A maioria dos hábitos é formada por atos motores, mas o termo também se aplica, por generalização, às normas regulares de comportamento. O hábito passa a se chamar deletério ou parafuncional quando o conjunto de atos realizados por um órgão ou sistema não visa a um resultado determinado, representando uma atividade paralela às funções normais, bem como exerce um efeito destrutivo, prejudicial à saúde do indivíduo. Nos hábitos deletérios, as atividades musculares não são controladas e os reflexos protetores estão ausentes.

TIPOS

Os principais hábitos deletérios, também chamados de parafuncionais, são o briquismo, representado pelo ranger de dentes; o apertamento dental; a onicofagia, representada pelo roer de unhas; o hábito de morder objetos como lápis, alfinete e pregos; o hábito de morder os lábios, bochechas e língua e o hábito de apoiar a mão sob a mandíbula; a sucção digital e outros; hábitos posturais viciosos, como apoiar o telefone no ombro e mandíbula, também o rifle, e instrumentos musicais como o violino. O trabalho físico extenuante ou de concentração, com a contração dos músculos da face associado ao apertamento dental, como dirigir, ler, escrever, levantar peso, digitar e a mastigação unilateral, podem constituir hábitos deletérios.

Esses hábitos podem ser de ocorrência diurna ou noturna. Os hábitos deletérios diurnos podem ser transitórios, com menor significância clínica, e podem desaparecer quando o estímulo não é mais ativo. Com reforço, contudo, podem tornar-se crônicos, apresentar maior intensidade e sequelas, como alterações nos dentes, músculos mastigatórios, periodonto e articulação temporomandibular (ATM). Os hábitos noturnos são representados pelo apertamento dental, com episódios unitários, e o briquismo, com contrações rítmicas. Os pacientes que têm briquismo noturno parecem ter mais sintomas. Neste capítulo, os hábitos deletérios serão estudados, com ênfase no briquismo e no apertamento dentário.

BRIQUISMO

O briquismo, bruxismo, bricomania ou bricismo é um hábito deletério representado pelo ranger de dentes. A origem do termo vem do grego βρυχω – brýkhō (eu ranjo) –, daí ser inadequada a versão bruxismo. É um distúrbio que ocorre durante o sono e geralmente envolve padrões de desgastes rítmicos intensos e periódicos. Inicia-se com o facetamento das cúspides dos caninos superiores. Os casos periódicos apresentam apenas pequenos desgastes em dentes, rigidez muscular e dor com pouca intensidade, remodelação óssea da superfície articular, são adaptativos e podem ser considerados um aspecto do envelhecimento. Os casos extremos apresentam desgaste anormal dos dentes, podendo ocorrer em um dente ou em todo o arco. Pode ocorrer em dentição decídua e na permanente.

O apertamento, cerramento ou aperto dentário compreende o hábito de aplicação intermitente e com força dos dentes da mandíbula contra os da maxila, com episódios unitários. Trata-se de um hábito que pode ocorrer durante o sono ou durante o dia, com o indivíduo em vigília. Alguns autores o consideram sinônimo de briquismo, enquanto outros o classificam como um hábito deletério em especial. Assim, podemos considerar haver semelhança entre ambos em sua etiopatogenia, frequência, sintomatologia, associação a disfunções, diagnóstico e tratamento, havendo nuances quanto à sintomatologia e ao diagnóstico.

À semelhança do briquismo, o apertamento dentário pode estar associado a disfunções temporomandibulares, sendo normalmente a sintomatologia dolorosa e disfuncional desta apresentada pelo paciente. A sintomatologia dentária destaca-se pela menor presença de facetamento, podendo haver mais lesões por abfração.

No briquismo as contrações musculares são geralmente isométricas e os dentes contactam em posição mandibular excêntrica e instável quando comparado à mastigação. Envolvem padrões contrácteis bilaterais, e os músculos são ativados simultaneamente por grande período, com a mandíbula em posição de lateralidade, de modo que o apoio oclusal proporcionado é unilateral, o que permite um torque na mandíbula, com pressões aplicadas à articulação. Portanto, as alterações na articulação temporomandibular ocorrem do lado oposto ao maior desgaste dental, geralmente no canino. Sabe-se que em pacientes com longa história de briquismo ocorre uma adaptação com a progressão dos desgastes nos contatos no lado de balanceio, proporcionado um apoio para a mandíbula, produzindo um equilíbrio, protegendo as estruturas articulares e musculares, reduzindo a dor e a fadiga muscular.

Consideram-se basicamente dois tipos de atividade mental durante o sono. O primeiro compreende 80% do sono e é composto pelos estágios 1 e 2, chamados de leve ou de fusos do sono (ondas alfa e beta), e estágios 3 e 4, chamados de profundos (ondas vagarosas delta). O segundo tipo compreende 20% do sono em atividades dessincronizadas, chamada fase REM (*rapid eye movement*) ou fase de movimento rápido dos olhos. O briquismo noturno é verificado no sono, no período REM, e parece ocorrer com mais frequência quando o sono passa de um estágio mais profundo para um mais leve.

Em geral, o briquismo é acompanhado por uma alteração na atividade simpática do sistema nervoso autônomo. As regiões cerebrais mais prováveis para o controle do briquismo pelo sistema nervoso central são as áreas corticais e límbicas envolvidas com o movimento mandibular. Contudo, os padrões eletroencefalográficos das pessoas que têm briquismo durante o sono são normais, sem indicação de lesões corticais.

No briquismo deve-se considerar a força de contato dos dentes, a magnitude e a duração dos contatos. Os contatos dentários ocorrem com intensidade que excede a força normal da mastigação, e, ainda sendo aplicada no sentido horizontal, aumenta a probabilidade de alterações nos dentes e nas estruturas de suporte.

A contração muscular na atividade funcional normal consiste em contração e relaxamento controlados, a chamada atividade isotônica, que permite o fluxo sanguíneo adequado para oxigenar os tecidos e eliminar os resíduos acumulados, considerada atividade fisiológica. Nos hábitos deletérios a contração é demorada durante longos períodos, chamada atividade isométrica, que inibe o fluxo sanguíneo normal dentro dos tecidos musculares. Como resultado, os níveis de dióxido de carbono e dos resíduos metabólicos celulares aumentam dentro do tecido muscular, levando a sintomas de fadiga, dor e espasmo.

Nos hábitos deletérios os reflexos neuromusculares podem estar ausentes ou resultam em menor influência sobre a atividade muscular, porque ocorrem provavelmente no subconsciente, durante o sono. Estes resultam em movimentos de posições excêntricas com poucos contatos dentais, e os côndilos são transladados em posição instável, causando esforço ao sistema mastigatório, ficando assim mais suscetível a um colapso e ainda com alterações nos dentes e articulação.

O briquismo ocorre frequentemente em intervalos de aproximadamente 90 minutos. Os episódios podem durar até 9 minutos e podem variar em média entre 2,7-66,5 minutos. O contato dental total pode totalizar 162 minutos.

A ocorrência é variável, podendo acontecer em noites alternadas, de mês a mês e de ano a ano. Parece estar relacionada com eventos marcantes ou períodos emocionais e fisicamente difíceis. Podem apresentar ciclo semanal, relacionado com o trabalho; podem ser de ocorrência mensal, relacionados com o ciclo menstrual; outros exibem periodicidade não identificável. Há relação entre tensão emocional, briquismo noturno e os sintomas de dor facial. Em crianças é menos frequente após os 12 anos de idade, sendo mais frequente em portadoras de alterações cerebrais.

ETIOPATOGENIA

A etiopatogenia do briquismo é multifatorial e não muito clara, havendo uma relação entre tensão emocional e a frequência dos hábitos deletérios em indivíduos assintomáticos. A longo prazo é considerado um fator etiológico importante em diversas disfunções temporomandibulares com envolvimento muscular ou articular.

O briquismo é um distúrbio do sono relacionado com condições emocionais e com quadros depressivos.

As experiências emocionais pré-sono afetam diversos aspectos do sono, no entanto, não está claro como esses efeitos são mediados. Um distúrbio de excitação pode ser acompanhado por alterações no eletroencefalograma, na respiração e nos batimentos cardíacos, diferindo em escalas emocionais e de personalidade (Figura 1).

Sabe-se que indivíduos mais agressivos tendem a ser hostis, ansiosos e hiperativos e geralmente com sintomas de tensão e também com a presença de pequenos distúrbios nervosos. O briquismo está associado com menor frequência em pacientes que fazem uso de anfetaminas e seus derivados e ainda ao abuso de álcool. Uma possível predisposição genética tem sido descrita, considerando que filhos de indivíduos com briquismo na infância são mais suscetíveis, embora não confirmada.

Nos hábitos diurnos, alguns têm aprendizado e manutenção por contingências internas e externas ou por reforço, que pode ser positivo ou negativo. No caso positivo, seria o indivíduo que aprendeu o hábito de protruir cronicamente a mandíbula para compensar a retrognatia. No caso negativo, um exemplo seria a mastigação unilateral para evitar dor em um dente do lado oposto.

Há dificuldade em identificar clinicamente e determinar a causa desses hábitos. Eles hábitos podem persistir mesmo quando as condições sob as quais se desenvolveram foram alteradas. Hábitos de comportamento, como morder uma caneta, ou de comunicação não verbal, como o apertamento, sendo uma expressão de raiva ou ameaça, ou ainda condições emocionais como frustração, ansiedade e medo, causam tensão dos músculos mastigatórios.

Tem sido relatada sua relação com alterações oclusais. A verificação destas e a utilização dos ajustes oclusais para eliminá-las parecem não modificar a frequência do briquismo. Observa-se que pessoas que têm alterações oclusais significantes podem não ter esse hábito, enquanto em outras, sem problemas oclusais, pode estar presente. Portanto há pouca evidência de que o briquismo noturno tenha relação com as maloclusões.

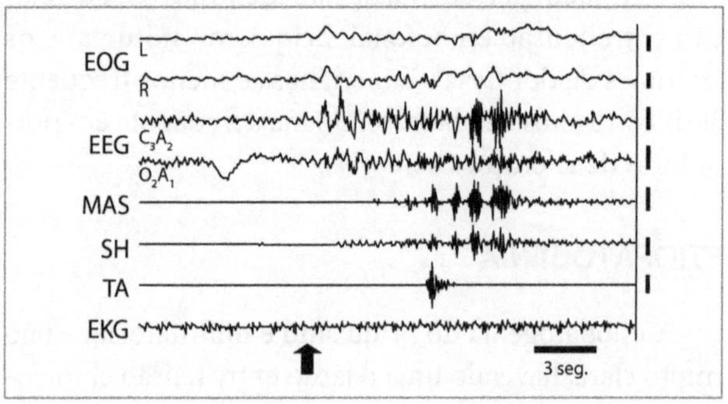

FIGURA 1 Episódios de atividade muscular mastigatória rítmica (AMMR) com briquismo. Microdespertar (seta) com mudança de atividade eletroencefalográfica (EEG), alteração do eletrocardiograma (EKG), seguida de contrações fásicas do masseter (MAS) e atividade dos supra-hióideos (SH), também no eletro-oculograma (EOG) e na atividade muscular tibial anterior (TA).
Fonte: Kato et al. (2003).

A ocorrência do briquismo em crianças na idade escolar é descrita como 35% dos casos. Alto grau de responsabilidade e de neuroticismo, que são traços individuais de personalidade, tem sido descrito como fator determinante para o desenvolvimento do briquismo do sono em crianças.

FREQUÊNCIA

Verifica-se que, em população de adultos, 10% são conscientes do hábito de apertamento dental e desgastes dos dentes durante o sono, sendo apenas 0,5% em crianças. Observa-se que 80-90% da população apresenta sinais e sintomas relacionados com o briquismo e que não há diferença significante entre os gêneros masculino e feminino.

SINTOMATOLOGIA

O briquismo pode resultar em alterações dentárias e em disfunções articulares e musculares. Podem ocorrer desgaste dental excessivo, envolvimento muscular e articular, cefaleia, otalgia, condições articulares degenerativas, lesões no disco articular, ruídos articulares e hipertrofia muscular. Os sintomas podem ser exacerbados pela mastigação, bocejo e fonação. Os pacientes portadores de prótese total têm dor persistente e ulceração na mucosa sob a base das próteses, que podem resultar do apertamento diurno diante de próteses mal adaptadas.

No desgaste dental excessivo, representado pela atrição, algumas forças são direcionadas lateralmente, sobrecarregando o dente no sentido horizontal. Como consequência, pode ocorrer fratura de cúspides, hipersensibilidade dental transitória, mobilidade dental, desgaste abaixo da área de contato interproximal, dentes com bordas agudas, que podem ser irritantes para os tecidos moles, redução da dimensão vertical, problemas pulpares, destruição de restaurações e próteses (Figura 2).

Também, o excesso de força pode influenciar o curso de doença periodontal preexistente, aumentando a perda óssea e causando mobilidade dental. A ocorrência de língua crenada e de linha alba hipertrófica é característica desses hábitos deletérios (Figuras 3 e 4). Também a presença de abfração, com perda da estrutura dentária em forma de cunha devido ao apertamento dental (Figura 5).

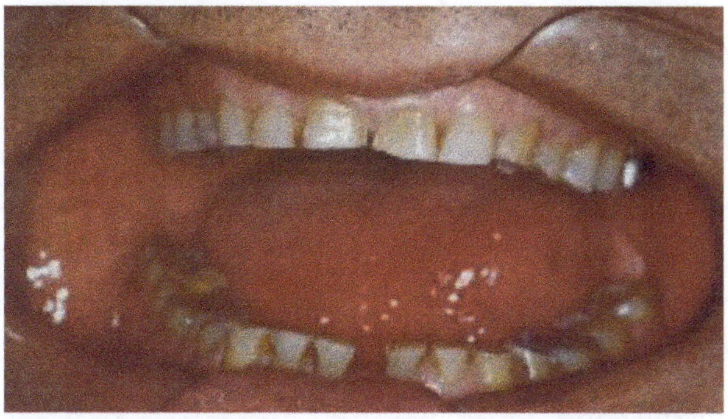

FIGURA 2 Manifestação clínica do briquismo, com facetas de desgaste intensas, em especial nos dentes anteriores.

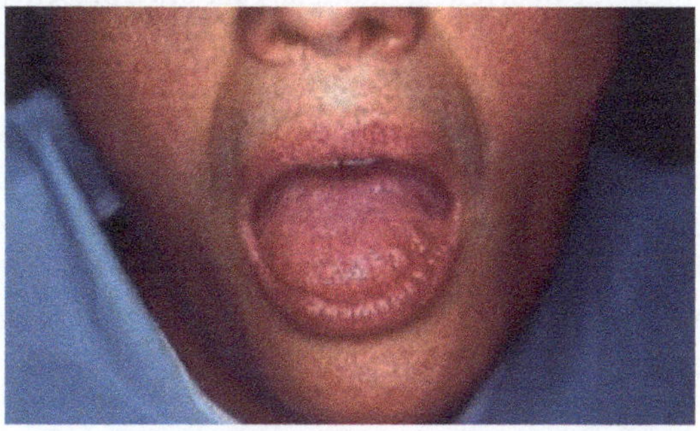

FIGURA 3 Manifestação clínica do briquismo, com língua crenada.

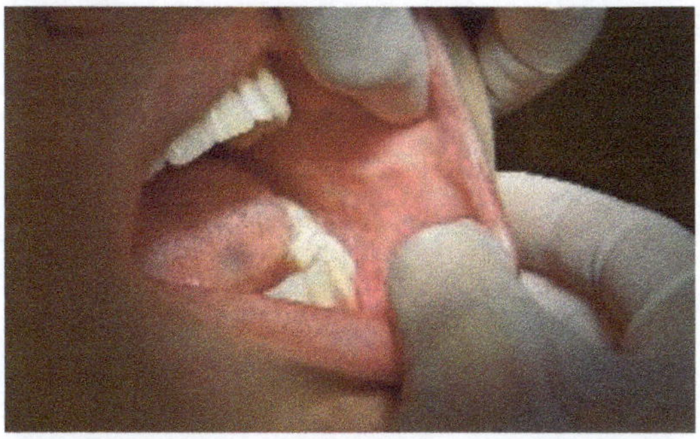

FIGURA 4 Manifestação clínica do briquismo, com linha alba bucal hipertrófica.

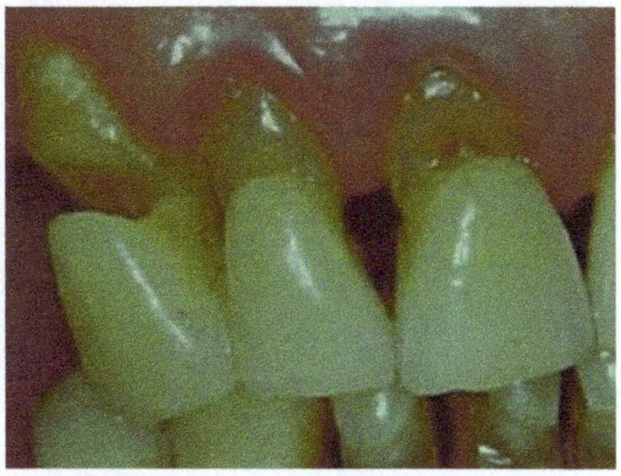

FIGURA 5 Abfração – perda da estrutura dentária em forma de cunha.

No envolvimento muscular e articular, os efeitos sobre tais estruturas não são facilmente identificáveis, mas geralmente dolorosos. Os sintomas mais frequentes são dor e estiramento muscular nos músculos masseter e temporal, tensão na região cervical, fadiga ao despertar, hiperatividade muscular exacerbada, hipertrofia muscular bilateral, incoordenação muscular, síndrome de dor miofascial, limitação dos movimentos mandibulares, estalos e crepitação. Uma correlação entre o desgaste dos dentes posteriores e o facetamento das superfícies articulares do côndilo e doença degenerativa articular é descrita.

A hiperatividade da musculatura pode resultar em mialgia, miosite, contrações espontâneas e trismo mandibular, alterações do padrão de abertura e fechamento e desvio lateral da mandíbula, podendo desencadear áreas de dor nos músculos. Pode ser responsável por 90% das cefaleias descritas como dor ou sensação de aperto, pressão ou constrição. Em certos tipos de cefaleia, pode ser um fator etiológico importante por contração muscular. Há uma associação entre os sintomas e as cefaleias recorrentes, ocorrendo principalmente no músculo temporal.

As artérias que suprem os músculos da cabeça e do pescoço respondem pela vasoconstrição aos estímulos nocivos, diferentemente de outros músculos somáticos. Assim, a dor do músculo com contração mantida é aumentada pela isquemia secundária à vasoconstrição. A intensidade da dor pode ser variável, podendo ser suave, moderada, forte, intermitente ou constante. A hiperatividade diurna também pode causar a hipertrofia do músculo masseter de modo unilateral ou bilateral, e, como é um processo gradual, o paciente não tem consciência da alteração. A hipertrofia muscular ocorre frequentemente nos músculos masseter e temporal bilateralmente. Esta, embora em geral não apresente dor, pode constituir problema estético.

O apertamento dental, que precede os episódios do briquismo, frequentemente leva a dor articular, fadiga ou rigidez muscular ao despertar, cefaleia temporal e hipersensibilidade transitória dos dentes. Os sintomas são mais proeminentes no despertar e se reduzem durante o dia.

Alguns pacientes podem apresentar determinados sintomas otológicos, como otalgia, representada pela dor na orelha (ouvido), zumbido, hipoacusia, significando a redução da capacidade de perceber os sons, e plenitude auricular, representada pela sensação de pressão no ouvido, que pode estar associada a alteração de funcionamento da tuba auditiva, como consequência de apertamento dental. Ainda podem apresentar sintomas como vertigem e náusea.

ASSOCIAÇÃO A DISFUNÇÕES TEMPOROMANDIBULARES

Os hábitos deletérios ocupam papel importante na etiopatogenia das disfunções da articulação temporomandibular (ATM). Estudos têm demonstrado grande frequência de hábitos deletérios entre pacientes com disfunções temporomandibulares, com mais de 70% dos casos. Uma predominância de sinais e sintomas articulares tem sido descrita diante desses pacientes quando comparados a pacientes com disfunções temporomandibulares sem esses hábitos associados. Os hábitos mais frequentemente relacionados às disfunções são o briquismo e o apertamento dental, havendo outros mais raros, como onicofagia, mordedura de objetos, mordedura de língua e postura atípica de ombros.

A queixa principal apresentada por esses pacientes refere-se à sintomatologia das disfunções temporomandibulares, predominando dor na ATM, cefaleia, ruídos articulares, otalgia e dor facial. O tempo de evolução é variável, podendo o caso ser recente, com 6 meses ou menos, ou de longa duração, com anos de evolução.

Os sinais próprios das disfunções temporomandibulares predominam, como dor em masseter, temporal e músculos cervicais, bem como estalos e dor articular. A dor muscular estaria associada a maior atividade muscular, enquanto os sinais articulares seriam decorrentes de sobrecarga articular, também devido a maior atividade muscular, com movimentos mandibulares excursivos alterados. No que se refere à amplitude dos movimentos mandibulares máximos, valores normais têm sido associados.

Ruídos articulares são mais frequentemente associados com alterações morfológicas na articulação e no deslocamento do disco articular. Podem estar relacionados a hiperatividade ou incoordenação muscular com estalos periódicos após intensa atividade de briquismo noturno. Nas lesões do disco articular pode ocorrer seu deslocamento ou perfuração, e os padrões de desgaste dos dentes são frequentemente correlacionados com o remodelamento da superfície articular. Com o agravamento da disfunção, as alterações degenerativas podem comprometer a capacidade funcional normal do sistema mastigatório.

Sinais próprios de hábitos deletérios, como facetas de desgaste em dentes anteriores (65,8%), hipertrofia da linha alba (43,7%) e língua crenada (37,5%), são frequentes e de ocorrência múltipla. Embora a presença de facetas de desgaste seja de grande importância como evidência de hábitos deletérios, os sinais na mucosa jugal e na língua também são úteis na detecção desses hábitos. Também, a ocorrência de alterações na placa interoclusal, como facetas ou identações, são evidências de hábitos deletérios. Todos esses sinais são importantes quando o paciente não sabe que é portador desses hábitos (Figuras 6 a 9).

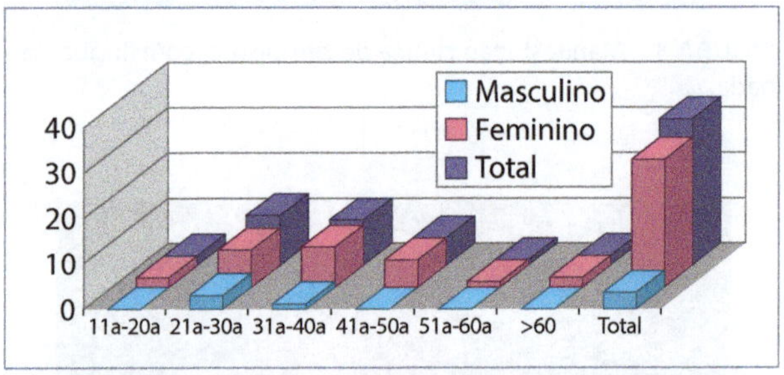

FIGURA 6 Distribuição dos pacientes com hábitos parafuncionais de acordo com o gênero e a faixa etária.
Fonte: Rodrigues et al. (2001).

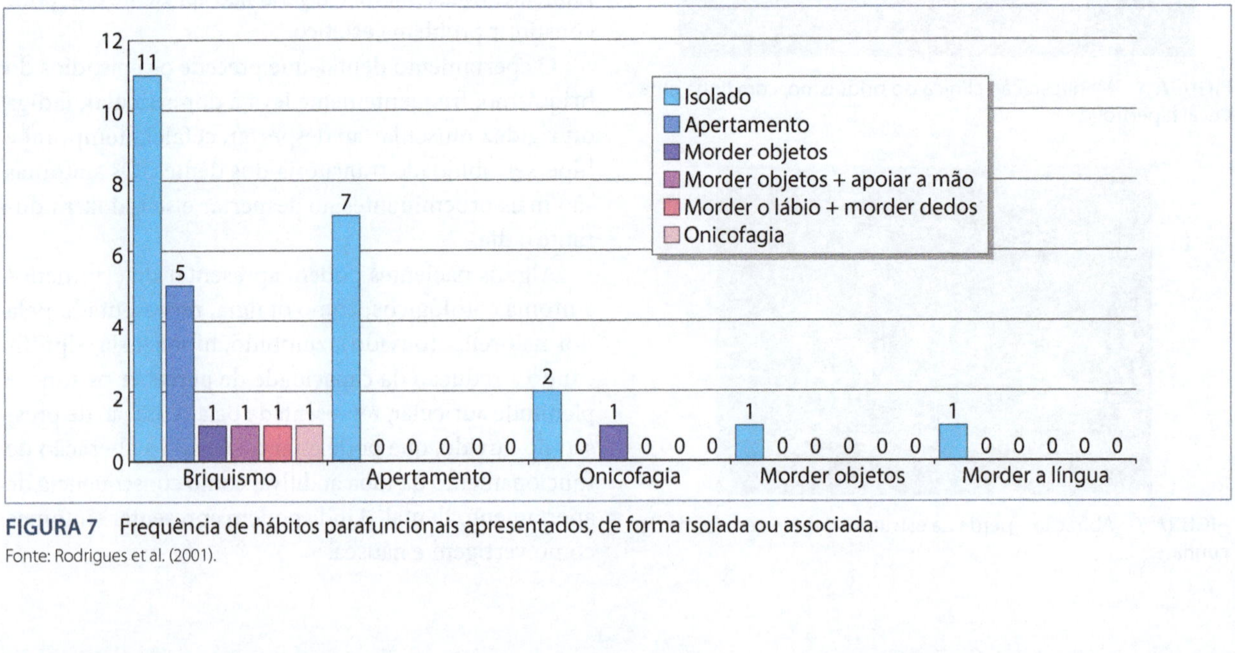

FIGURA 7 Frequência de hábitos parafuncionais apresentados, de forma isolada ou associada.
Fonte: Rodrigues et al. (2001).

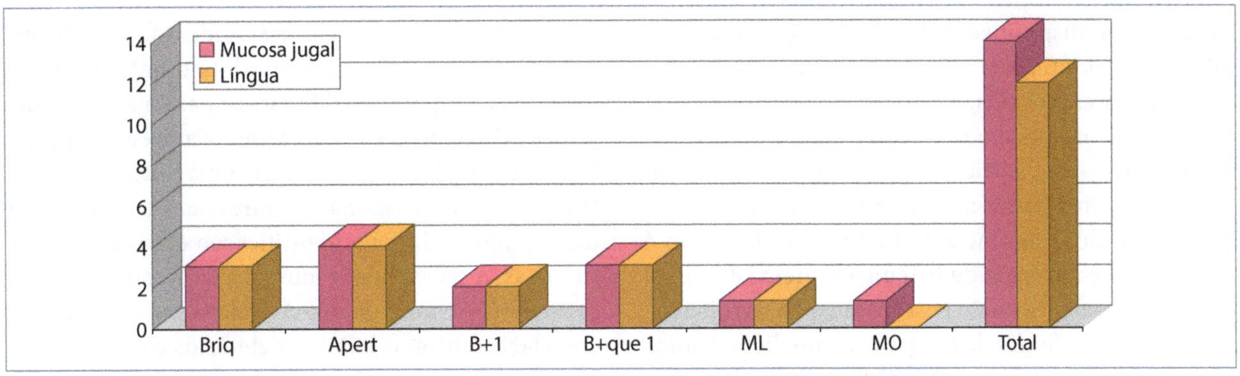

FIGURA 8 Distribuição dos sinais verificados na mucosa bucal de acordo com o tipo de hábito parafuncional.

Apert: apertamento; B+1: briquismo + 1 hábito; B+que 1: briquismo e + que 1 hábito; Briq: briquismo; ML: morder a língua; MO: morder objetos.

Fonte: Rodrigues et al. (2001).

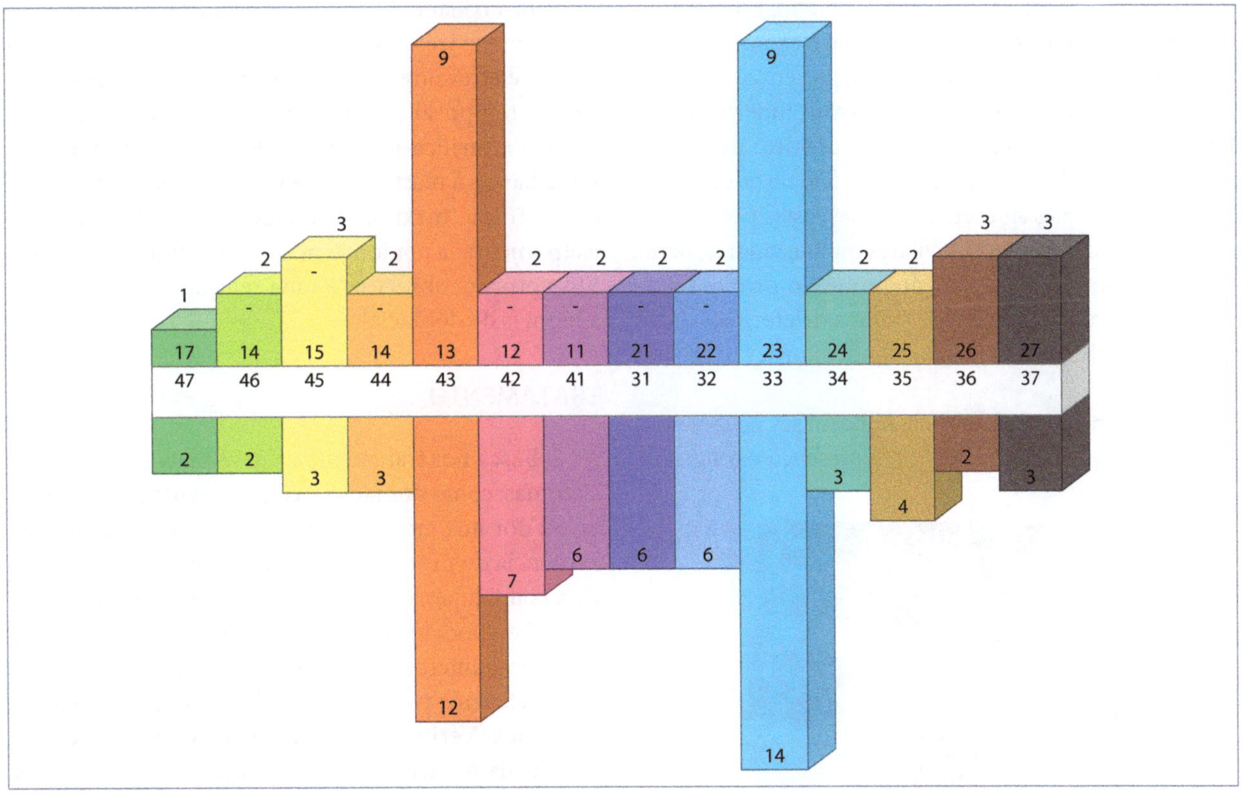

FIGURA 9 Distribuição das facetas de desgaste, por dente, de acordo com o tipo de hábito parafuncional.

Fonte: Rodrigues et al. (2001).

DIAGNÓSTICO

Para a obtenção do diagnóstico é necessário verificar a presença de alguns sinais característicos, sendo às vezes difícil uma confirmação imediata. Sabe-se que apenas parte dos episódios está acompanhada de ruídos articulares. É mais frequente a ocorrência de desgaste dental. O achatamento das pontas das cúspides dos caninos superiores é um sinal frequente, e facetas de desgaste em outros dentes podem ocorrer, apresentando-se lisas e brilhantes. Mobilidade dental e restaurações fraturadas também são sinais indicativos.

Na confirmação de diagnóstico pode ser realizado o teste de provocação, que significa mover a mandíbula em posições laterais e/ou protrusivas até que as facetas de desgaste se correspondam, e pede-se que o paciente exercite o apertamento e o ranger ao máximo até que os sintomas sejam notados. Se os sintomas produzidos forem semelhantes à queixa, sugere-se a presença de briquismo. Pode ser utilizado o uso de aparelho de *bio-*

feedback, um dispositivo de bioalimentação de eletromiograma portátil, para verificar a presença da atividade muscular exacerbada.

Os sintomas podem se resolver temporariamente, dificultando o diagnóstico. A presença de desgaste em placa interoclusal também ajuda a esclarecer o diagnóstico. Contudo, a ausência de marcas na placa não é indicativa de ausência de briquismo preexistente. O desgaste dental provocado pela atrição deve ser diferenciado de outras fontes de desgaste, como dieta, fatores ocupacionais e refluxo gastroesofágico, que podem contribuir para a erosão ou abrasão que se assemelha à do briquismo.

Como já foi relatado, o paciente pode não estar ciente de que é portador de um hábito deletério. Entretanto, o profissional pode pesquisar, durante o exame clínico, certos sinais característicos. Assim, a presença, normalmente combinada, de facetas de desgaste, hipertrofia na linha alba bucal e língua crenada constitui um forte indício desses hábitos. Isso se deve ao fato de que apenas parte dos pacientes apresenta sintomas. Estes podem ser sintomas de disfunções articulares ou musculares, bem como dentários. Durante a anamnese o profissional atento poderá notar sinais de hábitos deletérios, como a onicofagia (Figura 10) e o hábito de morder os lábios (Figura 11).

Para estabelecer o diagnóstico podem ser necessárias várias avaliações a fim de definir a presença e o significado de uma atividade deletéria. A identificação do briquismo é essencial para a conduta diante de certos distúrbios temporomandibulares e para manter a integridade dos dentes e restaurações. Na presença de hábito deletério diurno é necessária uma história completa por meio de questionário, entrevista e tabelas de dor diária, que facilitam a identificação e evidenciam os sintomas. A sensibilidade muscular retardada, que pode ocorrer 18-24 horas depois do evento, pode dificultar a correlação entre os hábitos deletérios e os sintomas. Podem ocorrer sintomas como dor articular, fadiga e/ou rigidez muscular ao despertar, cefaleia temporal, hipersensibilidade dental transitória e sintomas ao despertar que diminuem durante o dia.

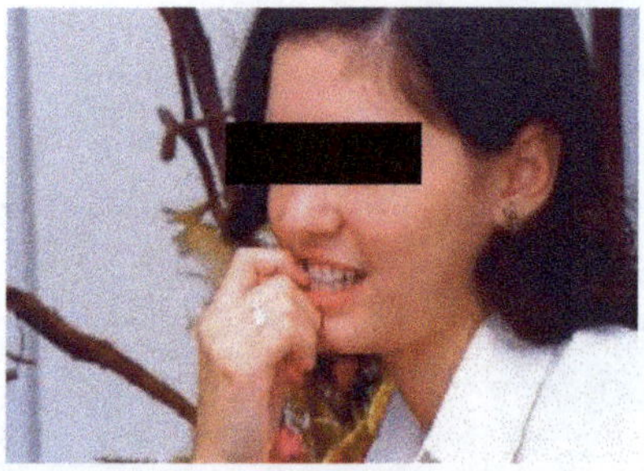

FIGURA 10 Manifestação de onicofagia durante conversa com o paciente.

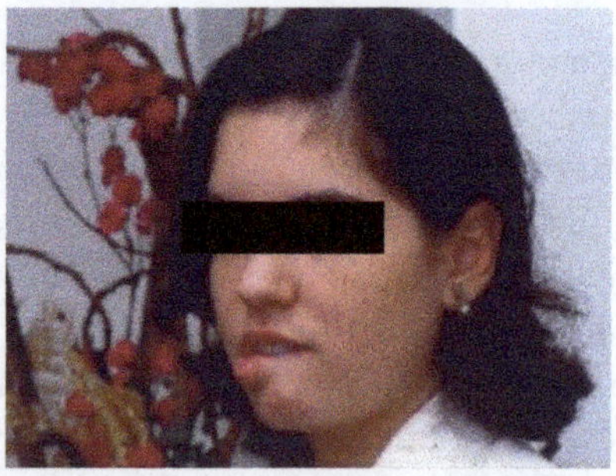

FIGURA 11 Manifestação de morder os lábios durante conversa com o paciente.

Para auxiliar o diagnóstico podem-se utilizar exames complementares, como a eletromiografia. Com os registros eletromiográficos bilaterais dos músculos masseter e temporal durante um episódio de briquismo noturno, verifica-se que impulsos bilaterais rítmicos, semelhantes à mastigação, são seguidos por um período de contração máxima sustentada. Quando se utiliza a eletromiografia por longo prazo monitorando o briquismo noturno, observa-se uma relação com a tensão e sintomas de dor facial.

TRATAMENTO

A busca por tratamento se deve mais à presença de sintomas, como dor facial e cefaleia, sensação de cansaço ou dor nos músculos masseter e temporal, que da existência do próprio hábito. Também sintomas dentários, como hipersensibilidade dental ou fraturas de restaurações, podem ser o motivo principal.

A placa interoclusal pode ser considerada um tratamento eficiente para a redução dos episódios de hábitos deletérios. Verifica-se clinicamente que pode levar à redução da atividade muscular, à regressão dos sintomas, à proteção dental e à redistribuição das forças, porém seu uso normalmente é prolongado. Pode ocorrer remissão periódica relacionada com a tensão cíclica.

As atividades deletérias persistentes geralmente fazem o indivíduo se conscientizar dos sintomas que foram causados por elas. Dessa forma, o tratamento deverá ser dirigido no sentido de controlá-las. A redução das atividades poderá ajudar a diminuir os sintomas, porém não resolve o hábito em si.

Uma modalidade de tratamento consiste na teoria do aprendizado, um método psicológico que utiliza a estimulação à prática intensa do hábito. O indivíduo se torna ciente deste e, assim, poderá desaprendê-lo e eliminá-lo. Outra técnica é a do relaxamento autógeno, que consiste no uso de um eletromiógrafo que possui um dispositivo sonoro que alerta quando o nível de contração muscular aumenta além do normal, assim que um sinal é disparado. Assim, o indivíduo torna-se consciente do hábito e poderá suprimi-lo.

A psicoterapia pode ser de grande valia, como um tratamento adicional complementar, utilizando autossugestão e relaxamento. Recursos de fisioterapia são válidos no controle da sintomatologia. O tratamento medicamentoso pode ser utilizado para casos agudos e graves, com o emprego de fármacos por um período breve, incluindo drogas do tipo benzodiazepínicos, anticonvulsivantes, betabloqueadores, agentes dopaminérgicos, antidepressivos e relaxantes musculares, embora não haja nenhuma droga de primeira eleição.

O TERMO "BRUXISMO"

Aprendamos com Idel Becker (1972) a forma correta do termo usado para o hábito correspondente a ranger os dentes: "O temo *bruxismo* trata-se de malformação léxica ou barbarismo etimológico... A origem do termo vem do grego βρυχω (eu ranjo), cuja transcrição fonética moderna é *brykho*. Os autores franceses que deram origem ao termo confundiram o *y* grego com *u* e o *khi* grego com *x*. Não vejo por que não seja possível passar do errôneo "bruxismo" para o simples e correto briquismo.

REFERÊNCIAS BIBLIOGRÁFICAS

1. Abdel-hakim AM, Alsalem A, Khan N. Stomatognathic dysfunctional symptoms in Saudi Arabian adolescents. J Oral Rehab. 1996;23:655-61.
2. Allen JD, Rivera-Morales WC, Zwemer JD. The occurrence of temporomandibular disorder symptoms in healthy young adults with and without evidence of bruxism. Cranio. 1990;8:312-8.
3. Barbanti VJ. Dicionário de educação física e do esporte. São Paulo: Manole; 1994.
4. Becker I. A nomenclatura biomédica no idioma português do brasil. São Paulo: Nobel; 1972.
5. Clark GT, Takeuchi H. Temporomandibular dysfunction, chronic orofacial pain and oral motor disorders in the 21st century. J Cal Dent Assoc. 1995;23:41-50.
6. Ferreira FM, Simamoto-Júnior PC, Novais VR, Tavares M, Fernandes-Neto AJ. Correlation between temporomandibular disorders, occlusal factors and oral parafunction in undergraduate students. Braz J Oral Sci. 2014;13:281-7.
7. Figueiredo ES, Bianchini EMG, Crivello Jr O. Hábitos parafuncionais em pacientes portadores de disfunção dolorosa da articulação temporomandibular (ATM). In: Marchesan IQ, Zorzi JL, Gomes ICD. Tópicos em fonoaudiologia. São Paulo: Lovise; 1998.
8. Fricton JR, Kroening RJ, Hathaway KM. TMJ and craniofacial pain: diagnosis and management. Saint Louis: Ishiyaku Euroamerica; 1988.
9. Kampe T, Hannerz H, Ström P. Ten-year follow-up study of signs and symptoms of craniomandibular disorders in adults with intact and restored dentitions. J Oral Rehab. 1996;23:416-23.
10. Kato T, Montplaisir JY, Guitard F, Sessle BJ, Lund JP, Lavigne GJ. Evidence that experimentally induced sleep bruxism is a consequence of transient arousal. J Dent Res. 2003;82:284-8.
11. Lisboa MCS, Luz JGC. A placa interoclusal no tratamento do briquismo. Rev Odontol Unicid. 2002;14:121-6.
12. Luz JGC, Maragno IC, Martin M. Characteristics of chief complaints of patients with temporomandibular disorders in a Brazilian population. J Oral Rehab. 1997;24:240-3.
13. Molina OF, Santos JJ. The prevalence of some joint disorders in craniomandibular disorder (CMD) and bruxers as compared to CMD nonbruxer patients and controls. J Cranomand Pract. 1999;17:17-29.
14. Okeson JP. Fundamentos de oclusão e desordens temporomandibulares. 2.ed. São Paulo: Artes Médicas; 1992.
15. Rodrigues L, Lemos JB, Tokura M, Luz JGC. Frequência de hábitos parafuncionais e suas manifestações clínicas em pacientes com disfunções da articulação temporomandibular. Rev Odontol Unicid. 2001;13:113-23.
16. Schiffman EL, Fricton JR, Haley D. The relationship of occlusion, parafunctional habits and recent life events to mandibular dysfunction in a non-patient population. J Oral Rehab. 1992;19:201-3.
17. Serra-Negra JM1, Ramos-Jorge ML, Flores-Mendoza CE, Paiva SM, Pordeus IA. Influence of psychosocial factors on the development of sleep bruxism among children. Int J Paediatr Dent. 2009;19:309-17.
18. Sheikholeslam A, Holmgren K, Riise C. Therapeutic effects of the plane occlusal splint on signs and symptoms of craniomandibular disorders in patients with nocturnal bruxism. J Oral Rehab. 1993;20:473-82.
19. Westling, L, Carlsson GE, Helkimo M. Background factors in craniomandibular disorders with special reference to general joint hypermobility, parafunction, and trauma. J Craniomand Disord Facial Pain. 1990;4:89-98.
20. Yap AUJ. Effects of stabilization appliances on nocturnal parafunctional activities in patients with and without signs of temporomandibular disorders. J Oral Rehab. 1998;25:64-8.

CAPÍTULO 9

Alterações dentárias relacionadas

Maria Aparecida Alves de Cerqueira Luz

CONCEITO

As alterações dentárias relacionadas às disfunções temporomandibulares consistem em perdas de estruturas dentárias ou alterações de posicionamento por danos periodontais. As perdas de estrutura, nesse caso, são consequências de hábitos parafuncionais como apertamento dental, briquismo e mesmo onicofagia. As alterações de posicionamento são consequências de desarmonias oclusais que sobrecarregam certos elementos dentais, causando alterações no periodonto, além da articulação temporomandibular (ATM). Essas alterações de posicionamento são acompanhadas de mobilidade dental e ocorrem mais facilmente em pacientes com predisposição à doença periodontal. Já as perdas de estrutura dental acontecem em indivíduos com boa saúde periodontal e boa implantação dental.

TIPOS

As alterações dentárias podem ser representadas por perdas de estruturas dentárias, como trincas de esmalte, facetas de desgaste e lesões por abfração, ou por distúrbios periodontais, como mobilidade dental e alterações de posicionamento dental.

As alterações dentárias, dependendo do tipo, podem ser causa ou consequência das disfunções temporomandibulares. Dentes mal posicionados, próteses ou restaurações em desarmonia oclusal e ausências dentais com extrusão de antagonistas podem ser causa de disfunções da ATM. Essas disfunções, por sua vez, associadas a hábitos parafuncionais, como apertamento dental e/ou briquismo, podem ser responsáveis por algumas alterações dos tecidos dentários, esmalte e/ou dentina, como perda de estrutura por atrição, por abfração, trincas de esmalte, fraturas incompletas ou gretamento dental.

As alterações dentárias podem auxiliar no diagnóstico de hábitos parafuncionais e/ou disfunções da ATM, já que são sinais dentais que podem ser detectados pelo clínico generalista em um exame bucal adequado. Detectando sinais dentais, o clínico pode ter indícios de disfunção temporomandibular e/ou hábitos parafuncionais.

TRINCAS DE ESMALTE

As trincas de esmalte são comuns em dentes anteriores. O esmalte dental das faces incisais dos dentes anteriores é mais delgado e com menor suporte dentinário comparado ao esmalte das cúspides oclusais dos dentes posteriores, que se encontra totalmente apoiado em dentina. No processo de atrição dental patológica (briquismo), ou apertamento dental, esse esmalte incisal e oclusal é submetido a cargas excessivas, variando entre 150-340 kg em áreas puntiformes, o que pode ocasionar o desenvolvimento de pequenas trincas no sentido do longo eixo dos dentes anteriores (Figuras 1 a 3). Essas trincas são comuns nos dentes de animais ruminantes, por exemplo, nos incisivos bovinos, cuja movimentação da ATM, diferentemente da dos humanos, favorece ainda mais o aparecimento de trincas verticais pelo esforço gerado.

Dentes anteriores com esmalte trincado são mais suscetíveis ao manchamento. As causas dessas manchas são de difícil diagnóstico e tratamento, já que são decorrentes da penetração de pigmentos exógenos, que tingem a dentina por penetrarem no esmalte trincado. Nesses casos, ajustes oclusais e proteção dos dentes com placa interoclusal devem fazer parte do plano de tratamento.

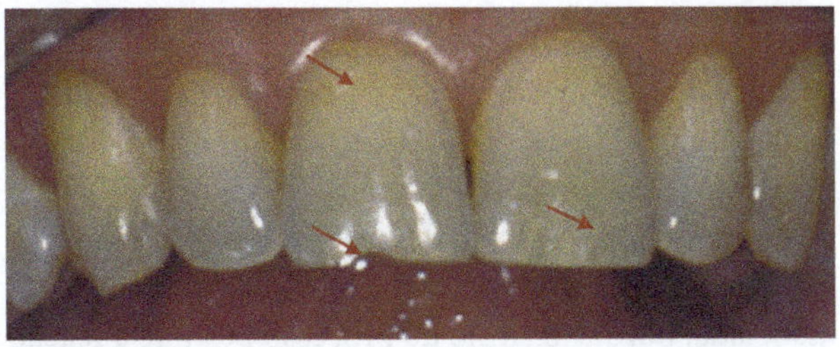

FIGURA 1 Observa-se no dente 11 a presença de trinca vertical de cervical para oclusal com perda de estrutura em forma de "V" na borda incisal (setas). No dente 21, observa-se trinca de esmalte de incisal para distal (seta). Paciente com diagnóstico de apertamento dental.

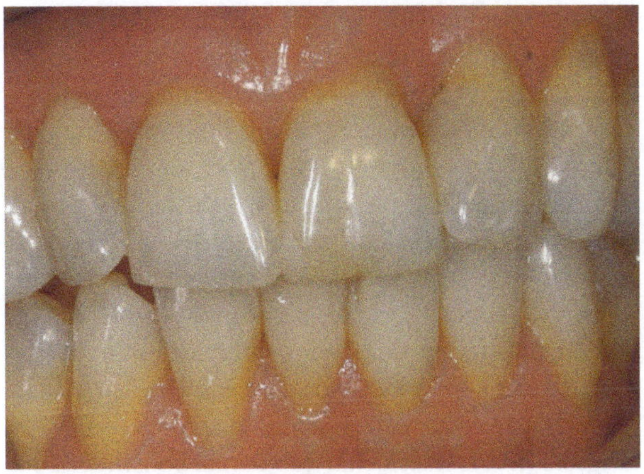

FIGURA 2 Trinca cérvico-oclusal no dente 21, por sobrecarga oclusal decorrente de apertamento dental. Manchamento incisal na região da trinca por formação de dentina reacional.

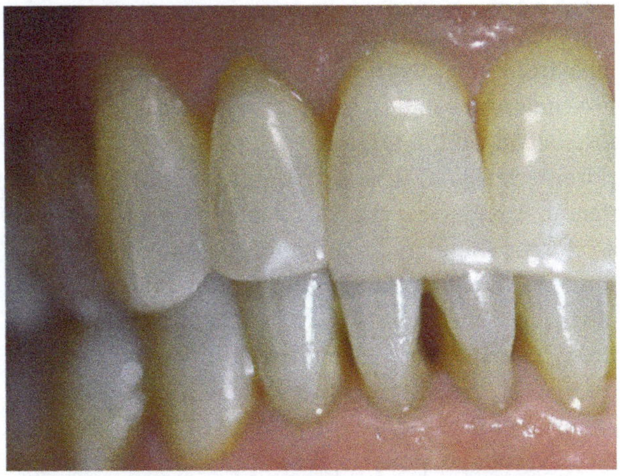

FIGURA 3 Trincas generalizadas nos dentes anteriores, em evidência nos elementos 12, 13 e 42, por sobrecarga oclusal em decorrência de apertamento dental.

Campo operatório seco e bem iluminado facilita a detecção das trincas. O exame com lupa facilita o diagnóstico. Nos dentes posteriores, as trincas de esmalte não são fáceis de serem detectadas e não constituem fator de grande importância clínica, a não ser pela perda de estrutura ou quando evoluem para a dentina.

FACETAS DE DESGASTE

A atrição dental fisiológica ou patológica leva à formação de facetas de desgaste oclusais e/ou incisais em consequência do desgaste mecânico do contato repetido entre os dentes antagonistas, que ocorre pela ação fisiológica da mastigação ou, mais intensamente, de modo patológico, pelo apertamento dental ou briquismo. Estas são detectadas inicialmente e principalmente nos caninos, caracterizando-se por uma área plana e brilhante do esmalte oclusal ou incisal, que com o tempo é perdida, expondo a dentina subjacente (Figura 4).

Com a evolução do problema, as facetas de desgaste podem ser detectadas em outros elementos dentais, principalmente anteriores e pré-molares e com a evolução do problema, até em molares. Para detecção das facetas de desgaste é importante que os dentes estejam completamente secos, com incidência direta da luz do refletor sobre as áreas suspeitas.

Os níveis de atrição dental, nos casos de briquismo, evoluem lentamente, permitindo uma adaptação orgânica das articulações e dos dentes no sentido de manter a saúde dental, articular e a eficiência mastigatória. Nesses casos geralmente ocorre remodelamento das ATM, extrusão dental com remodelamento ósseo ou migração alveolar. Por outro lado, a dentina exposta com o desgaste total do esmalte é mais suscetível ao manchamento por nicotina e corantes alimentares, produzindo alterações estéticas notáveis.

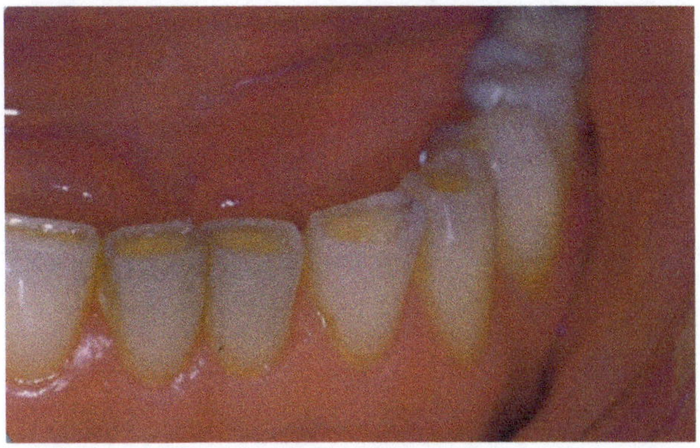

FIGURA 4 Facetas de desgaste nos incisivos e caninos inferiores com características de serem causadas por briquismo. Observa-se exposição dentinária incisal em todos os elementos. A dentina exposta é mais favorável à dissolução ácida e consequente evolução da perda estrutural.

A erosão dental, que se caracteriza pela dissolução química da estrutura dental por ácidos de origem extrínseca ou intrínseca, pode associar-se à atrição patológica, fazendo com que os desgastes dos tecidos dentários evoluam rapidamente, não permitindo uma compensação fisiológica. Esses casos são mais graves e de difícil tratamento, pois, além das grandes perdas estruturais por ação mecânica da atrição e suas consequências clínicas, existe a associação com a ação dos ácidos de origem extrínseca, como hábitos alimentares incorretos, ou intrínseca, proveniente da regurgitação gástrica. Essa associação não é rara em pacientes portadores de disfunções da ATM (Figuras 5 e 6).

As facetas de desgaste provocam perda parcial ou total do esmalte incisal ou oclusal, expondo a dentina. A dentina exposta desmineraliza-se mais facilmente do que o esmalte. O pH para a desmineralização dentinária está em torno de 6,3 (superior ao do esmalte). A maior dissolução da dentina, nessa situação, gera uma lesão com bordas de esmalte mais elevadas e sem suporte dentinário, o qual fratura com mais facilidade com a ação das forças oclusais patológicas, e assim sucessivamente: com fraturas de esmalte e dissolução de dentina, ocorre um rápido desgaste da estrutura dental se o diagnóstico e tratamento não forem realizados.

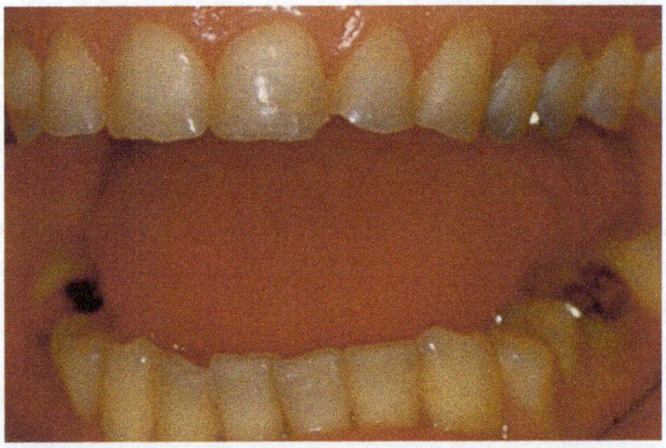

FIGURA 5 Fraturas incisais e facetas de desgaste generalizadas apontando sinais de briquismo.

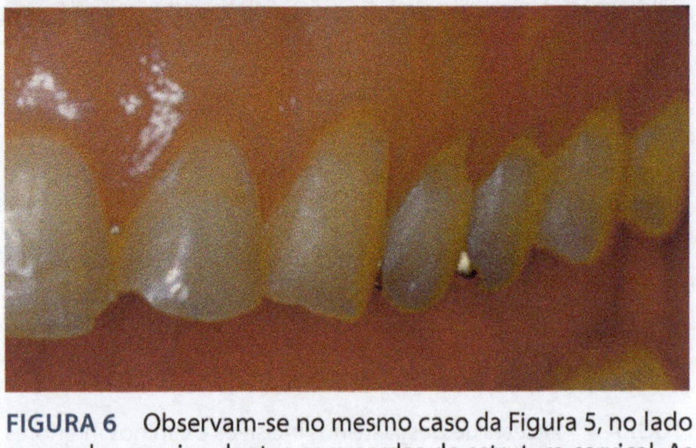

FIGURA 6 Observam-se no mesmo caso da Figura 5, no lado esquerdo superior, dentes com perdas de estrutura cervical. As lesões cervicais têm características aconcavadas, apesar das bordas evidentes. Provável associação de hábito parafuncional de briquismo associado a um fator de erosão ácida.

Quando as facetas de desgaste são produzidas por atrição, normalmente não há sensibilidade dentinária associada, porque o ritmo do processo permite a reação dentinária, ocorrendo esclerose dos túbulos ou formação de dentina reacional, dependendo do grau de agressão. Entretanto, quando a erosão se associa à atrição, a dentina exposta torna-se sensível, já que a rapidez da perda tecidual não favorece a resposta dentinária. Além disso, a ação dos ácidos desoblitera os túbulos, facilitando a ação dos estímulos que levam à movimentação do fluido dentinopulpar, provocando sensibilidade dolorosa a estímulos como frio, doces e ácidos, principalmente em decorrência da movimentação dos fluidos dentinopulpares.

O desgaste de cúspides de dentes posteriores ocorre nos casos mais avançados, em que os hábitos parafuncionais vêm se desenvolvendo há vários anos e normalmente não estão associados a disfunções da ATM (Figura 7), pois seriam detectados antes de evoluírem a tal ponto, já que a sintomatologia dolorosa levaria o paciente em busca de cuidados profissionais. As facetas de desgaste decorrentes de atrição dental constituem um tipo de alteração dentária frequente nos pacientes com disfunções da ATM.

ABFRAÇÃO

Este tipo de perda de estrutura ocorre na região cervical dos dentes, com maior incidência em primeiros pré-molares e caninos, e é decorrente, em seu início, da flexão dental durante esforço oclusal excessivo, causado por interferências oclusais, briquismo ou apertamento dental. A região cervical dos dentes é uma área sujeita a esforços singulares como o torque e a momentos de força resultantes da função mastigatória normal ou de atividades parafuncionais. É o segundo tipo de alteração dentária mais frequente em pacientes com disfunções da ATM. Tem sido mais observada no gênero feminino, em primeiros pré-molares da maxila. A face mais afetada é a vestibular, podendo, entretanto, ocorrer também na face lingual.

Pacientes que apresentam função de grupo nos movimentos de lateralidade da mandíbula apresentam mais risco de desenvolvimento das lesões por abfração do que os que apresentam desoclusão lateral em caninos. Observa-se uma relação inversa entre a incidência das facetas de desgaste e as lesões por abfração.

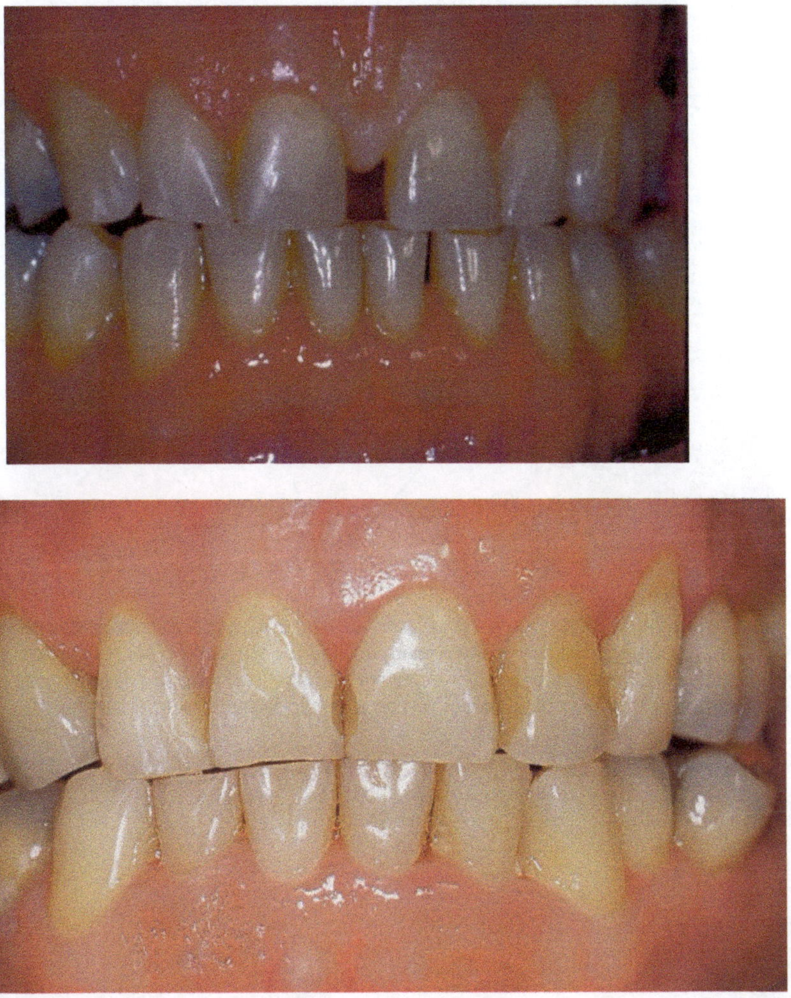

FIGURA 7 Atrição dental com relação oclusal típica de briquismo é observada em ambas as imagens. Observam-se contatos oclusais simultâneos em todos os dentes, no movimento protrusivo.

A lesão por abfração normalmente se desenvolve em dentes com boa implantação periodontal. Nesses casos, com a força oclusal excessiva, o elemento dental tende a flexionar-se, e o fulcro dessa flexão é localizado na região cervical, logo acima da inserção óssea periodontal. As tensões geradas rompem os cristais de esmalte, cuja camada é mais tênue na região cervical, os quais se deslocam da dentina subjacente pela fadiga cíclica, iniciando-se a formação da lesão (Figura 8). Esta geralmente tem um traçado paralelo à linha cervical de implantação óssea periodontal, podendo localizar-se subgengivalmente, de início (Figura 9).

Estudos têm demonstrado que a sobrecarga oclusal não é o único fator no desenvolvimento das lesões por abfração, associando-as à erosão e à abrasão. Com a ação de ácidos que incidem na cavidade bucal e/ou escovação dental com carga excessiva, essa lesão progride mais rapidamente. As lesões por abfração fazem parte do grupo das lesões cervicais não cariosas, e como tal podem ter influência na sensibilidade dental, na retenção de placa, na incidência de cárie, na integridade estrutural e até na vitalidade pulpar (Figura 10).

DENTE GRETADO

A fratura dental incompleta ou trinca de esmalte e dentina ocorre nos elementos dentais que sofrem contatos oclusais prematuros em oclusão habitual ou interferências em movimentos mandibulares. Acontece mais comumente em dentes com restaurações extensas ou com tratamento endodôntico, já que estes se encontram fragilizados. A expansão tardia do amálgama em restaurações extensas também facilita o processo (Figura 11), além de preparos cavitários extensos com instrumentos sem corte e sem refrigeração adequada, quando não respeitada a técnica de inserção adequada para minimi-

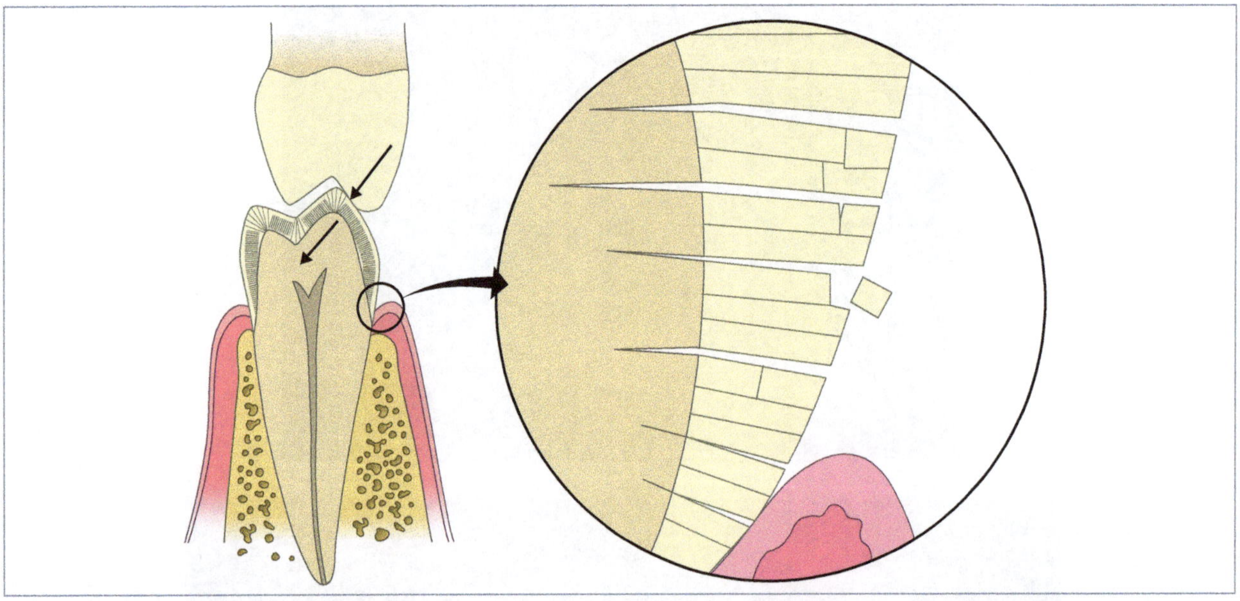

FIGURA 8 Esquema da histologia de como se inicia uma lesão por abfração. Com carga excessiva na vertente vestibular da cúspide vestibular, ocorre flexão paralingual, provocando deslocamento de alguns prismas de esmalte do limite amelocementário e trincas em dentina subjacente. Em meio ácido, essas lesões evoluem para maior perda de estrutura através desses espaços originados mecanicamente. Esse mecanismo poderá ocorrer em qualquer face da coroa, dependendo do sentido da flexão.

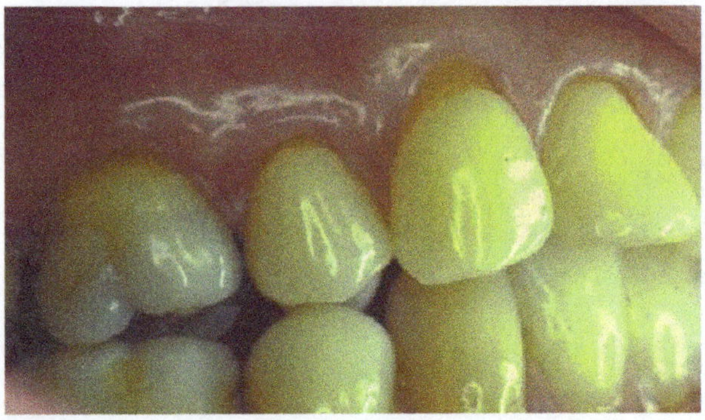

FIGURA 9 Lesões cervicais com características de abfração nos dentes 13, 14, 16 e início de lesão no 12. Bordas gengivais das lesões localizadas subgengivalmente são um sinal de abfração. Em movimento de lateralidade, observa-se relação oclusal em função de grupo, o que predispõe ao desenvolvimento dessas lesões.

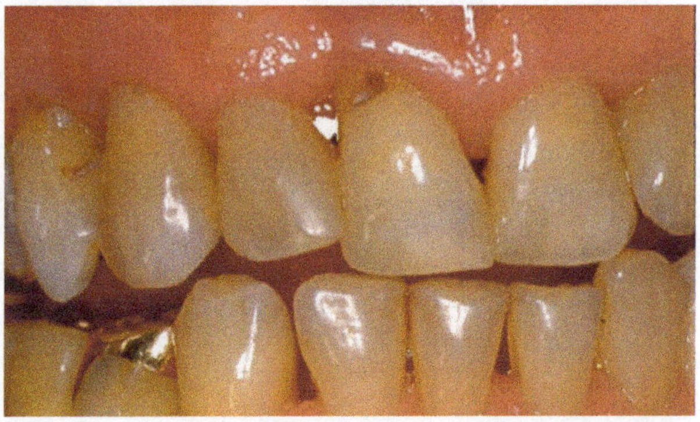

FIGURA 10 Lesões cervicais não cariosas e com cárie dental secundária às lesões não cariosas. Nos casos de sensibilidade provocada pela perda de estrutura cervical, pode haver dificuldade de escovação e desenvolvimento de lesão cariosa em dentina, que ocorre com mais facilidade do que em esmalte dental.

zar a contração. Entretanto, as fraturas incompletas podem ocorrer, mais raramente, em dentes íntegros, em decorrência de cargas oclusais patológicas.

Os dentes com fratura incompleta desenvolvem sintomas específicos, constituindo a síndrome do dente gretado, que é classificada do grau I ao grau IV, de acordo com Willians (1993), conforme a profundidade da trinca. No grau I a fratura incompleta atinge apenas a coroa dental, não atingindo a câmara pulpar, sendo que esses dentes apresentam dor à mastigação e eventualmente às alterações de temperatura, caracterizando-se por ser uma dor difusa e de difícil localização pelo paciente (Figura 12). A dor à mastigação ocorre porque a pressão mastigatória provoca deslocamento do fluido dentinopulpar pelo interior dos túbulos, já que existe uma solução de continuidade na dentina.

O diagnóstico do dente gretado é realizado fazendo com que o paciente morda algum pequeno objeto de consistência dura ou borrachoide ou um pequeno chumaço de algodão umedecido, utilizando apenas os dentes suspeitos, um a um, com os respectivos antagonistas (Figura 13). Com a evolução da trinca até a polpa (grau II), a sensibilidade passa a ser pulpar, e, se o dente não for adequadamente tratado, a trinca evolui para os graus

III e IV, atingindo o periodonto, o que provoca reação inflamatória periodontal. Os graus III e IV de gretamento dental são de difícil tratamento e geralmente levam à perda dental. O tratamento precoce do grau I evita a evolução do quadro e consiste em ajuste oclusal e em restauração do elemento dental com *onlay*, já que a cobertura das cúspides auxilia a contenção das partes trincadas. Com o ajuste oclusal poderá ocorrer melhora também no quadro de disfunção da ATM.

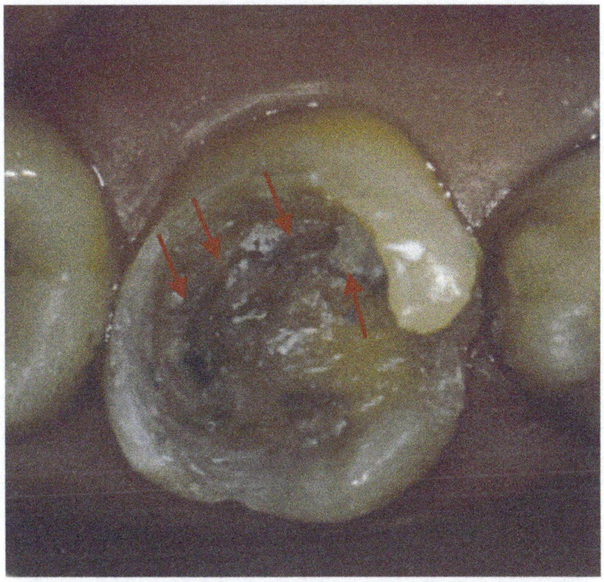

FIGURA 11 Dente 17 com trinca em dentina, partindo de distal em direção à mesial junto à base da cúspide distovestibular perdida (setas). Este dente apresentava antiga restauração em amálgama que, em associação com apertamento dental, predispôs ao desenvolvimento da trinca.

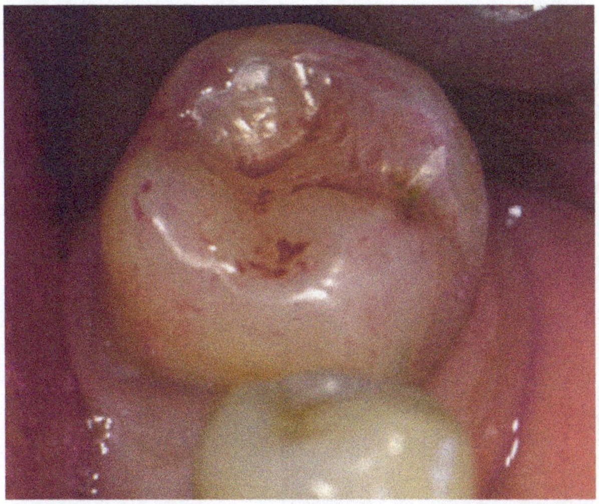

FIGURA 12 Dente 37 íntegro com trinca em esmalte, que pode ser observada ao redor da cúspide distovestibular. Utilizou-se corante para evidenciar a trinca e auxiliar no diagnóstico, uma vez que havia sensibilidade ao mastigar. A ausência do dente 36 revelou sobrecarga oclusal e interferência em protrusão.

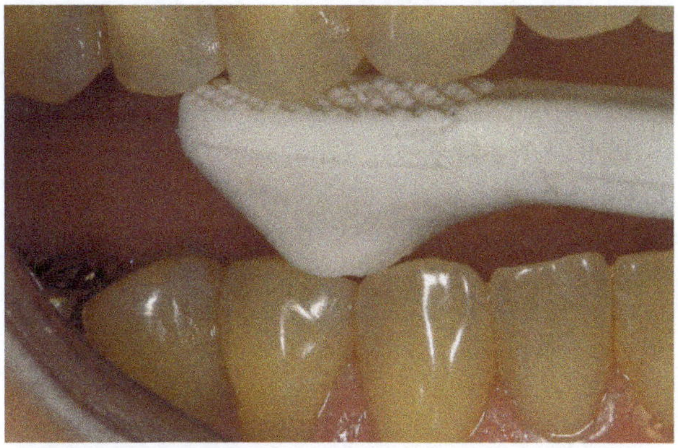

FIGURA 13 Instrumento auxiliar no diagnóstico de síndrome do dente gretado. Apresenta uma extremidade em forma de pirâmide cujo ápice é côncavo e pode se encaixar em cada cúspide do dente suspeito. Mordendo a base, consegue-se simular a sobrecarga oclusal, aparecendo a sensibilidade quando existir a trinca.

MOBILIDADE DENTAL

A mobilidade dental pode ser causada por lesões periodontais decorrentes de trauma oclusal persistente por contatos prematuros em oclusão habitual ou interferências nos movimentos mandibulares. Ocorre em pacientes com predisposição a doença periodontal e que já apresentavam redução na aderência epitelial periodontal.

O exame de dentes com mobilidade deve ser cuidadoso. Deve ser realizado apoiando-se um instrumento por vestibular e outro por lingual do dente examinado, tentando movimentá-lo pela pressão dos instrumentos, no sentido vestibulolingual. De acordo com o índice de Miller, a mobilidade de grau I apresenta até 1 mm de deslocamento dental horizontal, a de grau II apresenta mais de 1 mm de deslocamento dental horizontal e a de grau III apresenta um deslocamento dental horizontal excessivo, além de movimentação no sentido vertical. O exame deve incluir o exame clínico periodontal geral, com auxílio de radiografias periapicais que apresentam comumente, nesses casos: descontinuidade da lâmina dura, aumento do espaço do ligamento periodontal, radiolucência e condensação do trabeculado ósseo-alveolar e/ou reabsorção radicular. O exame do dente específico também pode ser realizado solicitando-se ao paciente que realize os movimentos de abertura e fechamento, lateralidade e protrusão mandibulares, ao mesmo tempo que se apoia a polpa do dedo indicador na face vestibular junto ao colo do dente que está sendo examinado e de alguns dentes vizinhos. Nessas condições, percebe-se maior deslocamento do dente com trauma oclusal em comparação com os demais. Esse deslocamento é denominado frêmito.

Os sinais e sintomas comuns decorrentes de alterações periodontais associadas a trauma oclusal são: mobilidade ou migração dental progressiva, incluindo o aumento de diastemas; frêmito; e desconforto persistente ao mastigar. Nesses casos o ajuste oclusal deve acompanhar o tratamento periodontal. O trauma oclusal contínuo, em pacientes com predisposição a doença periodontal e comprometimento da aderência epitelial, pode facilitar o desenvolvimento de bolsas periodontais profundas e/ou lesões de furca com formação de abscessos periodontais, pois o trauma facilita a entrada de bactérias nos tecidos periodontais que já desenvolvem uma reação inflamatória, facilitando a formação de processos infecciosos. Não se observa a associação de facetas de desgaste ou lesões por abfração com mobilidade dental.

Como o diagnóstico de trauma oclusal pode ser difícil, mas muito importante em alguns casos, existe o recurso do programa T-Scan System (Tekscan, Boston, USA) que pode facilitar o processo. Esse programa odontológico digital apura forças oclusais ponto a ponto, a distâncias de 1,25 mm, em um desenho da arcada reproduzido na tela por meio de um sensor introduzido entre os arcos dentais em oclusão, marcando-as com colorações diferentes de acordo com a carga oclusal.

ALTERAÇÕES DE POSICIONAMENTO DENTAL

Perdas de dentes posteriores podem causar contatos oclusais excessivos em dentes anteriores, assim como rotações e mesializações de dentes vizinhos que, fora do plano oclusal, causam contatos prematuros e/ou interferências oclusais. Para evitar as interferências durante os movimentos protrusivos ou de balanceio, a mandíbula desvia-se no sentido diagonal oposto. Assim como para desviar dos contatos prematuros em oclusão cêntrica, pode ocorrer uma acomodação mandibular no sentido superior anterior, resultando em impacto com carga excessiva nos dentes anteriores. Essa sobrecarga pode provocar, além de trincas de esmalte nos anteriores, alterações de posicionamento dental pela migração dental ou pela projeção de alguns incisivos superiores para vestibular.

Esse mecanismo é denominado lei diagonal de Thieleman e se baseia no princípio da proteção mútua dos elementos dentais anteriores e posteriores, em oclusão. É comum tal situação se desenvolver como consequência de tratamentos restauradores extensos em dentes posteriores, ou tratamentos ortodônticos finalizados, sem que a oclusão tenha sido cuidadosamente ajustada.

O mecanismo também pode se desenvolver na ausência do primeiro molar inferior associada à mesialização do segundo molar e extrusão do primeiro molar antagonista, o que cria interferências em protrusão e/ou lateralidade, além de contatos prematuros em oclusão central (Figura 14). Extrusão de terceiros molares sem antagonistas também pode ser causa dessa desarmonia oclusal com consequentes alterações de posicionamento dental. Além da movimentação dentária, essa condição geralmente provoca disfunções da ATM, e as consequências desse desequilíbrio dependerão de cada paciente, além do grau de desarmonia oclusal. Os sinais clínicos são os mesmos descritos para a mobilidade dental, já que nesse caso também temos alteração periodontal por trauma oclusal. As alterações de posicionamento dental agravam a situação periodontal, pois estas facilitam o acúmulo de placa e de resíduos alimentares.

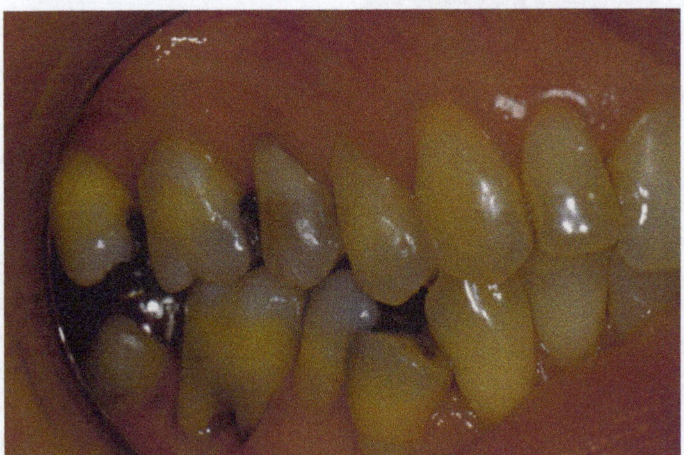

FIGURA 14 Observa-se desarmonia oclusal por alteração de posicionamento do dente 44 em direção à vestibular e mesialização dos dentes 45, 46 e 47. Como consequência, observam-se lesões cervicais já restauradas nos dentes 14, 15, 16, 45 e 46, causadas provavelmente por sobrecarga oclusal, além da reabsorção óssea com exposição de furca do dente 46, causada pelo mesmo fator. Situação semelhante se desenvolve na ausência precoce de primeiros molares.

Quando o quadro se desenvolve em pacientes com a aderência epitelial periodontal comprometida, a alteração de posicionamento pode estar associada à perda óssea vestibular profunda e mobilidade dental de grau III (índice de Miller), gerando um quadro mais grave. As consequências normalmente resultam em recessões gengivais e em perdas dentais nos casos mais graves.

REFERÊNCIAS BIBLIOGRÁFICAS

1. Aw TC, Lepe X, Johnson GH, Mancl L. Characteristics of noncarious cervical lesions: a clinical investigation. J Am Dent Assoc. 2002;133(6):725-33.
2. Davies SJ, Gray RJM, Linden GJ, James JA. Occlusal considerations in periodontics. Br Dent J. 2001;191(11):597-604.
3. Garone Filho W, Silva VA. Lesões não cariosas: o desafio da odontologia. São Paulo: Santos; 2008.
4. Hallmon WM, Harrel S. Occlusal analysis, diagnosis and management in the practice of periodontics. Periodontol 2000. 2004;34:151-64.
5. Hoeppner MG, Massarollo S, Bremm LL. Considerações clínicas das lesões cervicais não cariosas. Publ UEPG Ci Biol Saúde. 2007;13(3/4):81-6.
6. Lago ADN, Albuquerque RC, Poletto LTA, Freitas P, Garone-Netto N, Lanza LD. Síndrome do dente gretado: revisão da literatura. J Health Sci Inst. 2013;31(2):214-8.
7. Maciel RN. Oclusão e ATM: procedimentos clínicos. 2.ed. São Paulo: Santos: 1998. p.195-202.
8. Mayhew RB, Jessee SA, Martin RE. Association of occlusal, periodontal, and dietary factors with the presence of non-carious cervical dental lesions. Am J Dent. 1998;11(1):29-32.
9. Miller N, Penaud J, Ambrosini P, Bisson-Boutelliez C, Briançon S. Analysis of etiologic factors and periodontal conditions involved with 309 abfractions. J Clin Periodontol. 2003;30(9):828-32.
10. Miller TE. Thieleman's diagonal law of occlusion revisited. Compendium. 1991;12(2):114-6.
11. Orthlieb JD, Brocard D, Schittly J, Maniere-Ezvan A. Oclusão: princípios práticos. Porto Alegre: Artmed; 2002. p.45-54.
12. Rodrigues L, Lemos JBD, Tokura M, Luz JGC. Frequência de hábitos parafuncionais e suas manifestações em pacientes com disfunções da articulação temporomandibular. Rev Odontol Unicid. 2001;13(2):113-23.
13. Sobral MAP, Carvalho RCR, Garone Netto N. Prevalência da hipersensibilidade dentinária cervical. Rev Odontol Univ São Paulo. 1995; 9(3):177-81.
14. Sobral MAP, Garone-Netto N, Luz MAAC. Fatores etiológicos da hipersensibilidade dentinária cervical. RPG Revista de Pós-Graduação (USP). 1996;3(1):7-15.
15. Sobral MAAP, Luz MAAC, Gama-Teixeira A, Garone-Netto N. Influência da dieta líquida ácida no desenvolvimento de erosão dental. Pesqui Odontol Bras. 2000;14 (4):406-10.
16. West JD. The cracked tooth syndrome. Dent Today. 1993;21(5):88-97.
17. Willians JJ. Cracked tooth syndrome: a new classification. Dent Today. 1993;21(6):34-9.
18. Zhou SY, Mahmood H, Cao CF, Jin LJ. Teeth under high occlusal force may reflect trauma associated periodontal conditions in subjects with untreated chronic periodontitis. Chin J Dent Res. 2017;20(1):19-26.

CAPÍTULO 10

Síndrome de Eagle

Lucimar Rodrigues
João Gualberto de Cerqueira Luz

CONCEITO

A síndrome de Eagle, também chamada de síndrome estilo-hióideo, é uma associação entre a evidência imaginológica de calcificação do ligamento estilo-hióideo ou de processo estiloide alongado e faringodínea (dor de garganta) recorrente ou sensação de corpo estranho, disfagia ou dor facial.

HISTÓRICO

A calcificação do ligamento estilo-hióideo foi verificada em 1652 pelo cirurgião e anatomista italiano Pietro Marchetti, que relatou os sintomas clínicos. O Dr. Watt W. Eagle, otorrinolaringologista da Universidade Duke, nos EUA, correlacionou o alongamento do processo estiloide com sintomas em 1937, e em 1948 descreveu a síndrome. Em 1974, o anatomista americano Jack Frommer verificou as variações anatômicas relacionadas com o comprimento, ângulo e grau de calcificação.

ANATOMIA

O complexo estilo-hióideo é composto pelo processo estiloide do osso temporal, ligamento estilo-hióideo e corno menor do osso hioide (Figura 1). O ligamento estilo-hióideo estende-se anteriormente à fossa tonsilar, passando lateralmente à carótida interna e medialmente à carótida externa. Projeta-se obliquamente para a frente, para baixo e ligeiramente para medial (Figuras 2 e 3). Consideram-se o comprimento normal do processo estiloide valores entre 2,5-3 cm, com média de 2,8 cm. Porém, processos com 3 cm ou mais podem induzir sintomas, bem como sua forma e curvatura.

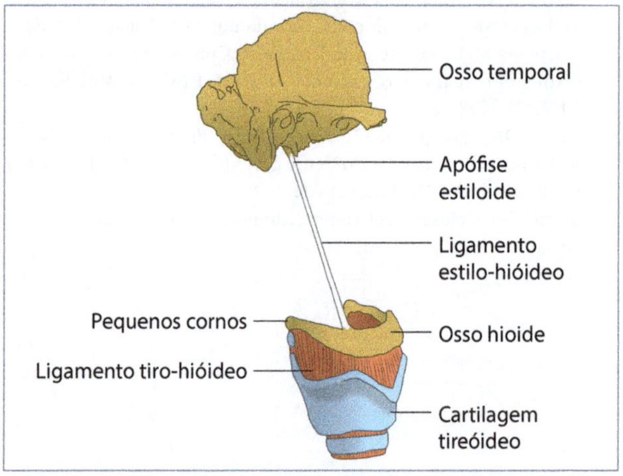

FIGURA 1 Esquema do complexo estilo-hióideo.

Apresenta uma importante relação com o nervo facial, que emerge posteriormente e junto à base do crânio, através do forame estilomastoide. Medialmente a este situam-se o canal carotídeo anterior, pelo qual passa a artéria carótida interna, e o forame jugular, pelo qual passam a veia jugular e os nervos glossofaríngeo, vago e acessório. O osso hioide caracteriza-se pela forma em "V", está localizado na porção anterior do pescoço, entre a mandíbula e a laringe, não se articula com nenhum outro osso, mas está suspenso pelos ligamentos estilóideos que se fixam no processo estiloide.

Os músculos que se inserem no processo estiloide são: o estiloide, inervado pelo nervo facial, o estiloglosso, inervado pelo nervo hipoglosso, e o estilofaríngeo, inervado pelo nervo glossofaríngeo. Os ligamentos associados a esse processo incluem o estilo-hióideo, em contato com o corno menor do osso hioide; o estilofaríngeo, em contato com a aponeurose da parede posterior da faringe, e o estilomandibular, que mantém relação com o ângulo da mandíbula. O ligamento esti-

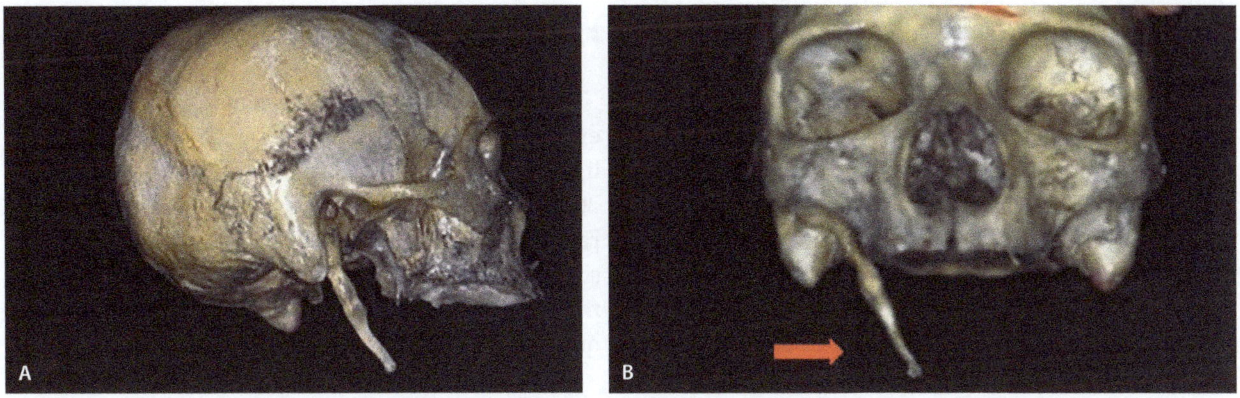

FIGURA 2 Crânio exibindo processo estiloide direito de grandes dimensões. A: vista de perfil. B: vista de frente.

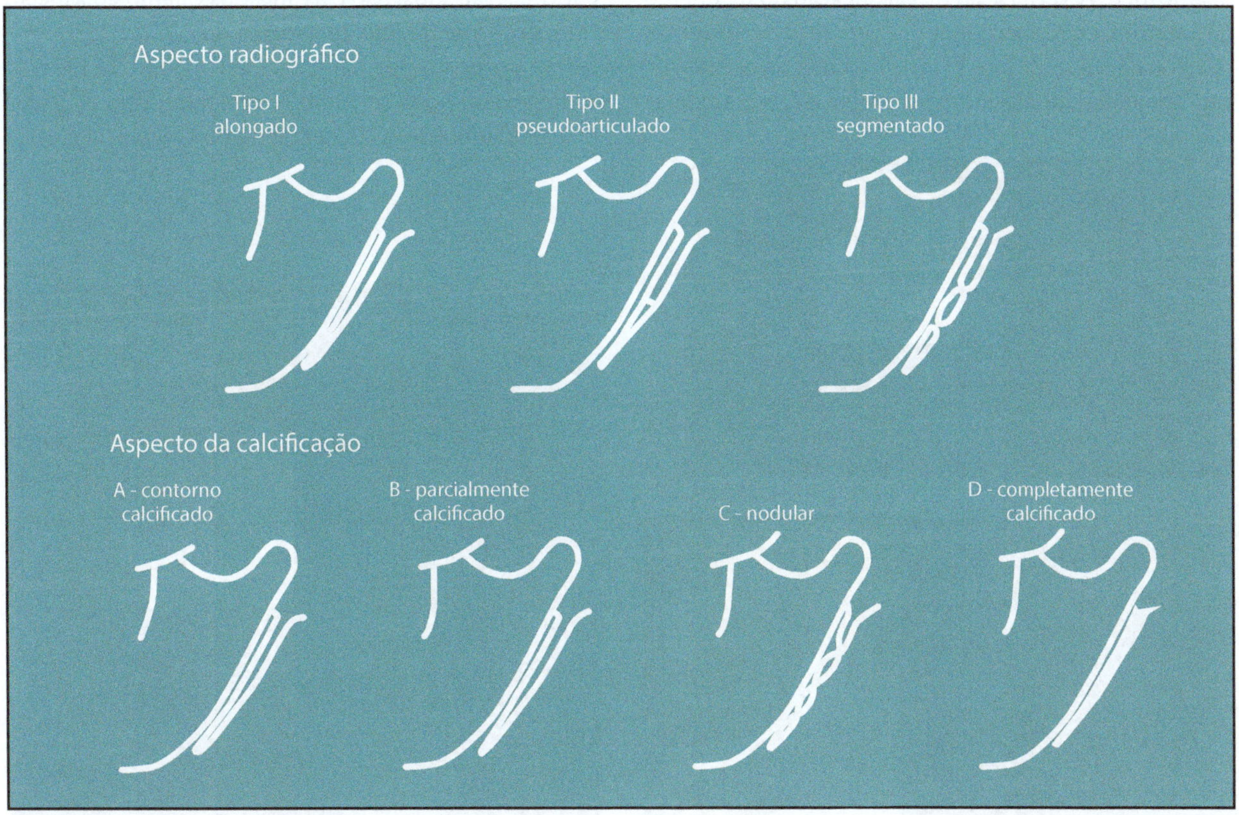

FIGURA 3 Esquema da classificação quanto ao aspecto radiográfico e quanto ao aspecto da calcificação.
Fonte: adaptado de Langlais et al. (1986).

lo-hióideo estende-se da junção do processo estiloide ao corno menor do osso hioide, não mantendo íntimo contato com o periósteo. O complexo estilo-hióideo, caracterizado pela justaposição do osso hioide com a artéria carótida e o alongamento do processo estiloide, colide acima da fossa tonsilar, revelando-se o fator etiológico mais comum da sintomatologia da síndrome.

CALCIFICAÇÃO DO LIGAMENTO ESTILO-HIÓIDEO

A calcificação do ligamento estilo-hióideo é de etiologia desconhecida, apesar de algumas possibilidades que sugerem a causa da calcificação, como o trauma cirúrgico, por exemplo, uma história de amigdalectomia, ou irritação local crônica, por exemplo, a amigdalite recorrente. Também, a predisposição genética, o metabolismo anormal do cálcio, fósforo e vitamina D e a idade avançada têm sido associados. Uma correlação entre a ocorrência de calcificação do ligamento estilo-hióideo e maiores níveis de cálcio sérico e de densidade óssea tem sido relatada.

A síndrome de Eagle é um conjunto de sintomas derivados do complexo estiloide alongado e calcificado. Os termos "calcificação", "mineralização" e "ossificação" são usados para designar a ocorrência de depósitos minerais no ligamento estilo-hióideo, tornando-o rígido, parcialmente ou em sua totalidade. A calcificação do ligamento estilo-hióideo pode correr na população em geral, mas a sintomatologia é rara e requer minuciosa anamnese, exames físico e radiográfico para concluir o diagnóstico. A verificação da calcificação do ligamento não significa necessariamente a presença de sintomas relacionados à síndrome, e, mesmo sendo de ocorrência geralmente bilateral, sintomas podem ocorrer unilate-

FREQUÊNCIA

A ocorrência do processo estiloide alongado varia entre 2,8-7,3% dos casos, enquanto a calcificação do ligamento estilo-hióideo na população é descrita como 20-28% dos casos, sendo mais comum de modo bilateral e em indivíduos acima de 60 anos de idade. Porém, somente 4-10% desses casos estão relacionados a sintomas de dor, configurando a síndrome de Eagle, sendo que a maioria dos casos de dor é unilateral.

CLASSIFICAÇÃO

O processo estiloide alongado e a calcificação do ligamento estilo-hióideo podem ocorrer com aspectos e formas variados. São classificados quanto ao aspecto radiográfico e quanto ao aspecto da calcificação, conforme proposto por Langlais et al. (1986). O aspecto radiográfico pode ser: tipo I, alongado; tipo II, pseudoarticulado; e tipo III, segmentado (Figuras 3 e 4). Já

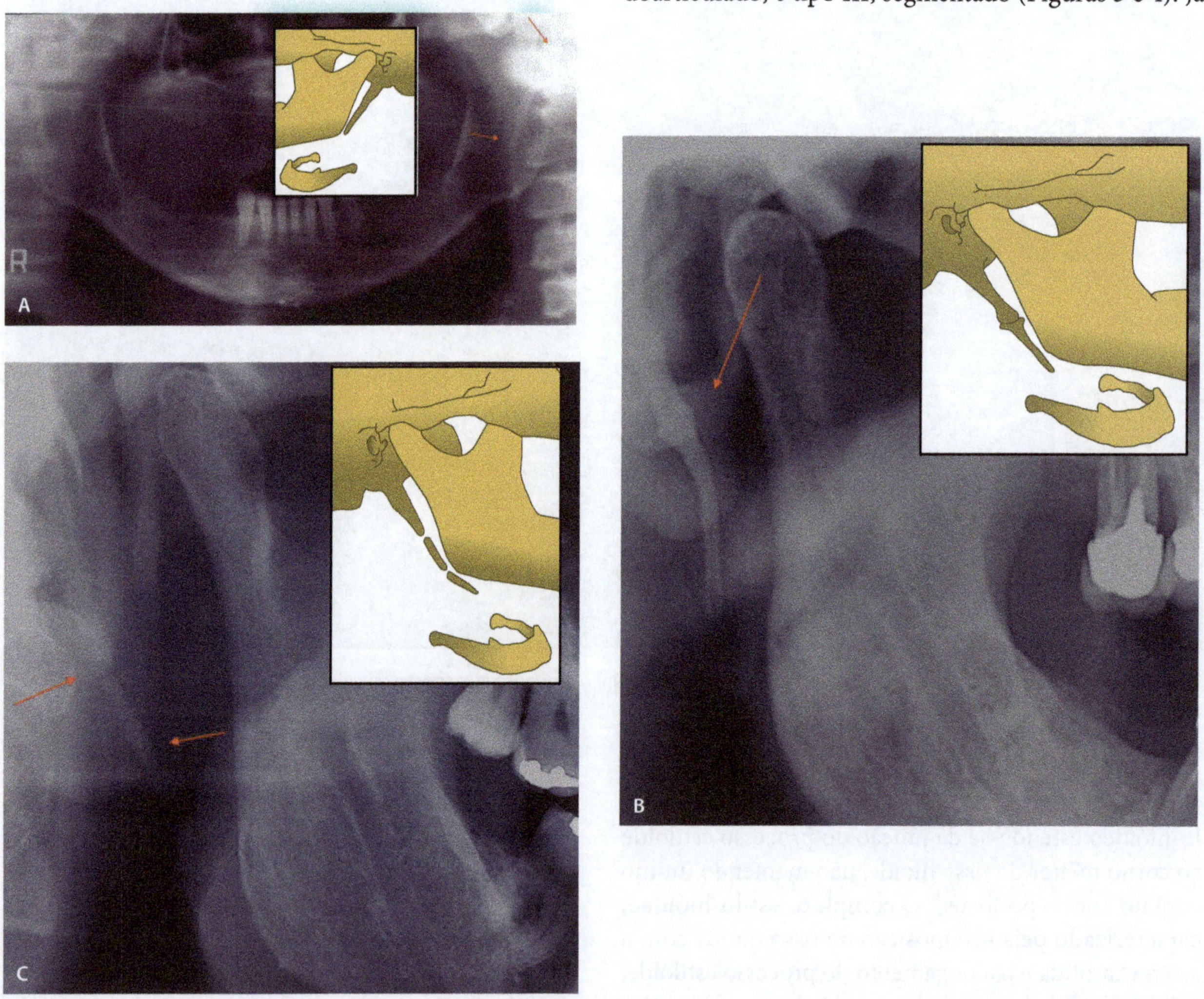

FIGURA 4 Exemplos de casos de acordo com o aspecto radiográfico observado em radiografias panorâmicas. A: tipo I, alongado. B: tipo II, pseudoarticulado. C: tipo III, segmentado.

o aspecto de calcificação pode ser: A, contorno calcificado; B, parcialmente calcificado; C, nodular; e D, completamente calcificado (Figuras 3 e 5).

Como a mensuração de seu comprimento real é difícil com base em radiografias, pode ser classificada em localização por área, conforme acidentes anatômicos relacionados, de acordo com o proposto por Ruprecht et al. (1988). As áreas referenciais para localização são:

- I: do côndilo até a base da incisura sigmoide.
- II: da base da incisura sigmoide até a linha média do ramo mandibular.
- III: da linha média do ramo até uma linha tangencial à borda inferior do ângulo da mandíbula.
- IV: submandibular, mas sem chegar ao osso hioide.
- V: em contato com o pequeno corno do osso hioide (Figuras 6 e 7).

SINTOMATOLOGIA

Os pacientes portadores da síndrome de Eagle têm história de dor crônica cervical e facial. Podem apresentar dor na região da orofaringe, similar à faringite crônica, otalgia crônica, cefaleia, dor irradiada na orelha e mastoide, dificuldade de deglutição e sensação de corpo estranho alojado na faringe. Sintomas semelhantes aos das disfunções temporomandibulares podem ocorrer.

Considerando que a síndrome de Eagle nem sempre apresenta sintomas específicos, o profissional assistente deve considerar a ocorrência de outros quadros de dor,

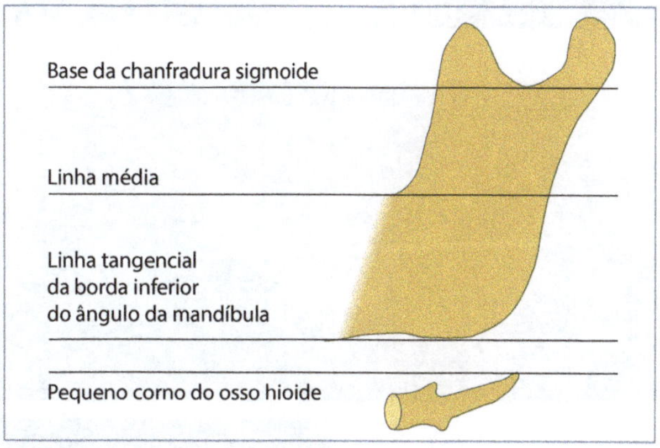

FIGURA 6 Esquema da classificação de acordo com a localização por área.
Fonte: adaptada de Ruprecht et al. (1988).

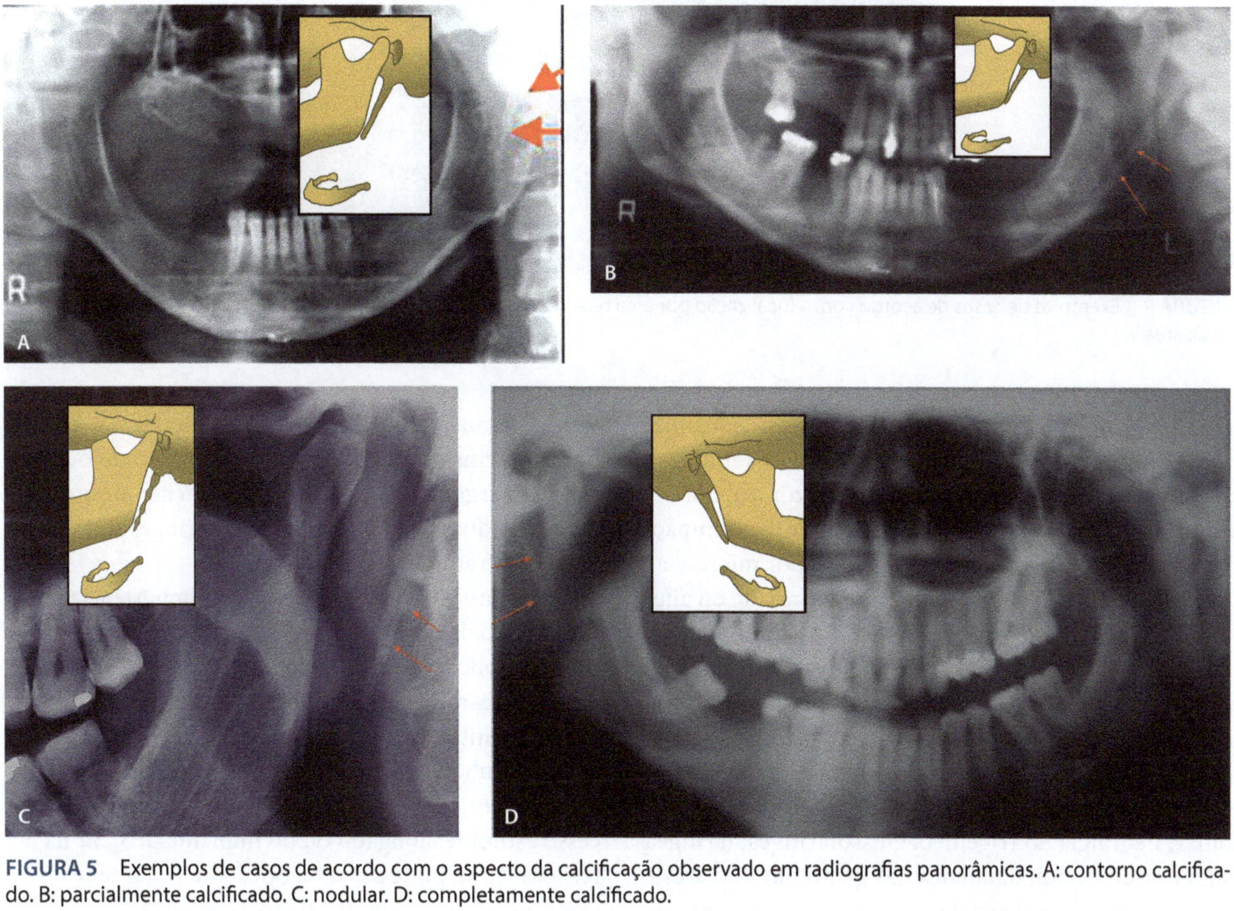

FIGURA 5 Exemplos de casos de acordo com o aspecto da calcificação observado em radiografias panorâmicas. A: contorno calcificado. B: parcialmente calcificado. C: nodular. D: completamente calcificado.

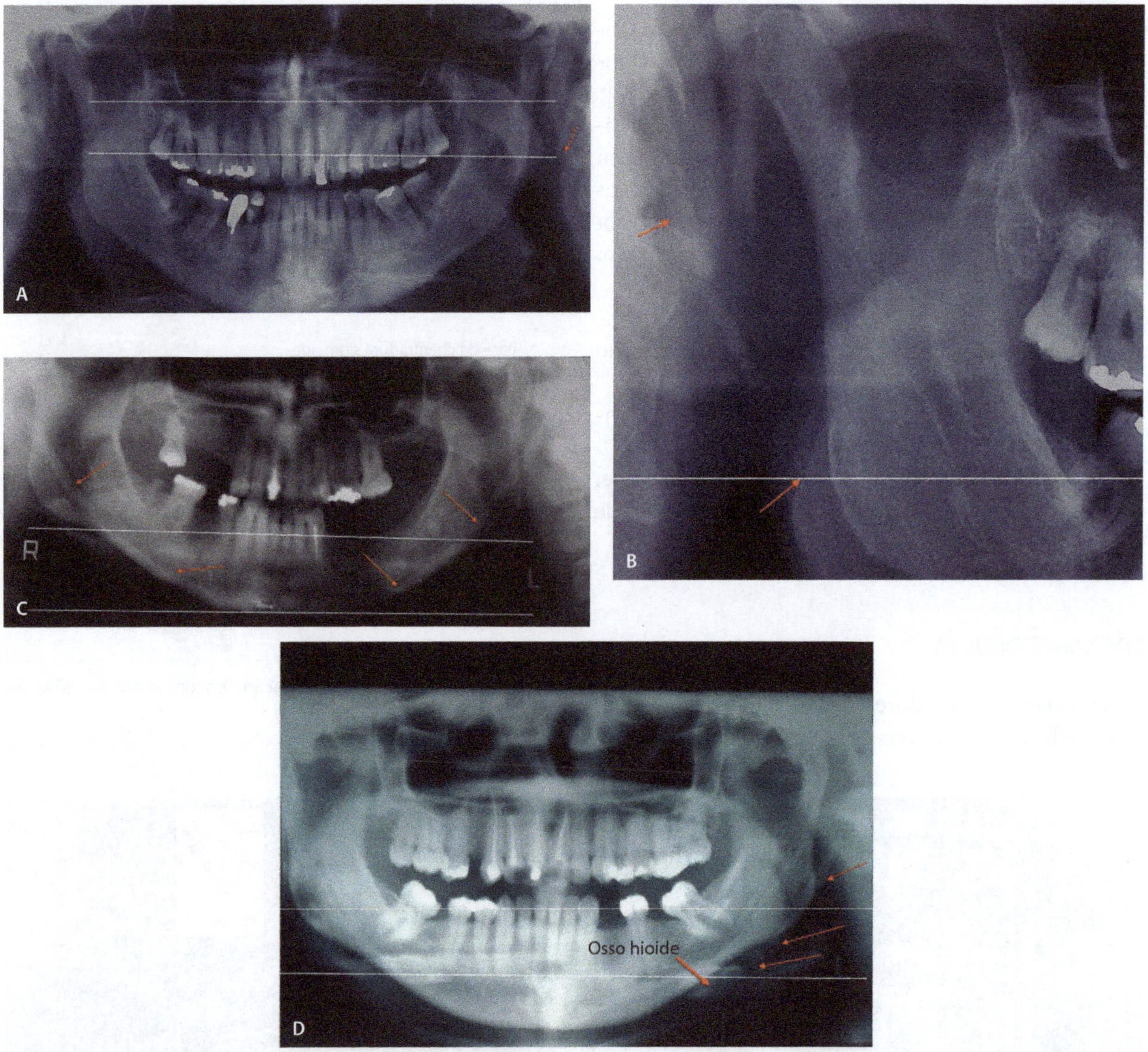

FIGURA 7 Exemplos de casos de acordo com a localização por área observada em radiografias panorâmicas. A: área II. B: área III. C: área IV. D: área V.

como: fibromialgia, corpo estranho, processos neoplásicos ou inflamatórios, neuralgias, arterite temporal, síndrome da artéria carótida, tonsilite crônica, dor secundária a terceiros molares não irrompidos ou impactados, doenças inflamatórias da faringe, dor miofascial, tumores de base de língua e hipofaringe, artrite ou alterações degenerativas da coluna cervical e doença psicossomática. No caso de pacientes com sintomas de cefaleia, considerar a presença de: enxaqueca, cefaleia em cluster, cefaleia de tensão, carotidodínia, dor facial atípica, dor paroxística hemicraniana. Para pacientes com dor facial, considerar: disfunção temporomandibular; neuralgia do trigêmeo, glossofaríngea, laríngea superior ou occipital, doença das glândulas salivares e prótese dentária mal adaptada. Para pacientes com cervicalgia, considerar: discopatia degenerativa e refluxo laringofaríngeo. Para sintomas na região de ouvido, nariz e garganta, levar em consideração: amigdalite, espasmos do músculo constritor da faringe, otites, mastoidites e fratura do osso hioide.

Embora a síndrome de Eagle tenha importância como um quadro de dor, vale ressaltar que pode estar associada a complicações cerebrovasculares, como dissecção da artéria carótida ou tromboembolismo. Uma ocorrência concomitante de alongamento do processo estiloide pode ser subdiagnosticada. Alguns casos são refratários à terapia anticoagulante, e a ressecção cirúrgica do processo estiloide alongado ou do implante de *stent* na artéria carótida pode ser uma opção de tratamento para evitar novos acidentes vasculares cerebrais.

ASSOCIAÇÃO A DISFUNÇÕES TEMPOROMANDIBULARES

Deve-se considerar que pacientes com disfunções temporomandibulares também podem apresentar calcificação do ligamento estilo-hióideo, e pode ser apenas uma imagem radiográfica, considerando a frequência da calcificação na população. Por outro lado, a dor orofacial e sintomas de disfunção temporomandibular na área de processo estiloide podem ocorrer em pacientes sem processos estiloides alongados. Assim, a existência de inflamação na região do processo estiloide deve ser considerada uma possível fonte de dor orofacial. Não se pode afirmar que disfunções temporomandibulares estão associadas à calcificação do processo estiloide, apesar de parte da sintomatologia, por vezes, ser similar.

Em estudo clínico-radiográfico foi verificada a incidência de mineralização do ligamento estilo-hióideo em um grupo de pacientes com disfunções temporomandibulares que foi comparada com a de um grupo de indivíduos assintomáticos. O predomínio do gênero feminino e da faixa etária de 20-29 anos foi constatado (Figura 8).

A aparência radiográfica mais frequente foi do tipo "alongado" em ambos os grupos, enquanto a aparência do tipo "parcialmente mineralizado" foi a mais frequente no grupo com disfunções, e a região inferior do ramo mandibular foi a localização mais frequente em ambos os grupos. A comparação entre os grupos de acordo com cada classificação mostrou apenas uma diferença significante na aparência radiográfica do tipo "pseudoarticulado", mais frequente no grupo de disfunções (Figuras 9 a 11). Concluiu-se que a ocorrência e as características da mineralização do ligamento estilo-hióideo são semelhantes em pacientes com disfunções temporomandibulares e em indivíduos assintomáticos.

EXAME CLÍNICO

Na anamnese deve-se considerar a presença da sintomatologia dolorosa, o aspecto imaginológico e a correlação entre a calcificação do ligamento, sua forma e angulação e as hipóteses de diagnóstico. Considerar o tempo da ocorrência de sintomatologia, que pode aumentar com os movimentos de rotação da cabeça. Também considerar a história pregressa, como amigdalectomia e trauma faríngeo.

No exame físico, em alguns casos pode ser possível fazer a palpação da apófise calcificada lateralmente e/ou intrabucal, na região da tonsila, que pode exacerbar a dor. Neste caso, a infiltração de anestésico local como comprovação pode ocasionar a melhora da dor.

Tendo sido realizada a anamnese, o exame físico e os de imagens, comprovando a presença de sintomas característicos e a calcificação do ligamento, a confirmação da síndrome é concluída após a remissão dos sintomas com o tratamento proposto.

RECURSOS DE IMAGEM

Para detecção e caracterização do processo estiloide alongado e calcificado podem ser utilizadas técnicas radiográficas como a panorâmica, conforme observado neste capítulo em vários exemplos nas classificações

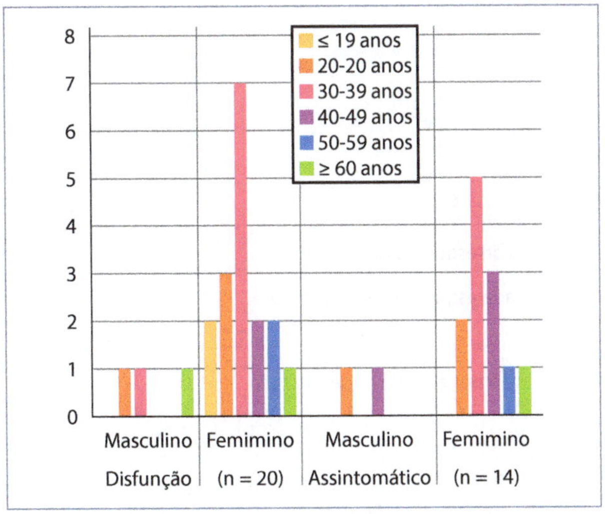

FIGURA 8 Distribuição dos pacientes e indivíduos de acordo com o gênero e a faixa etária.

Fonte: Luz et al. (2003).

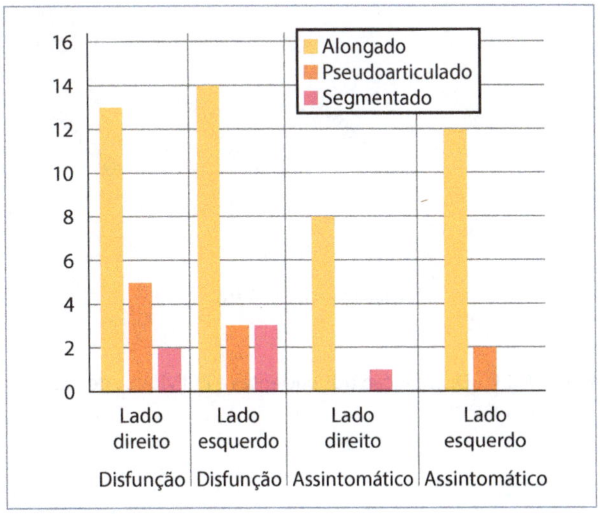

FIGURA 9 Distribuição dos pacientes e indivíduos de acordo com o aspecto radiográfico.

Fonte: Luz et al. (2003).

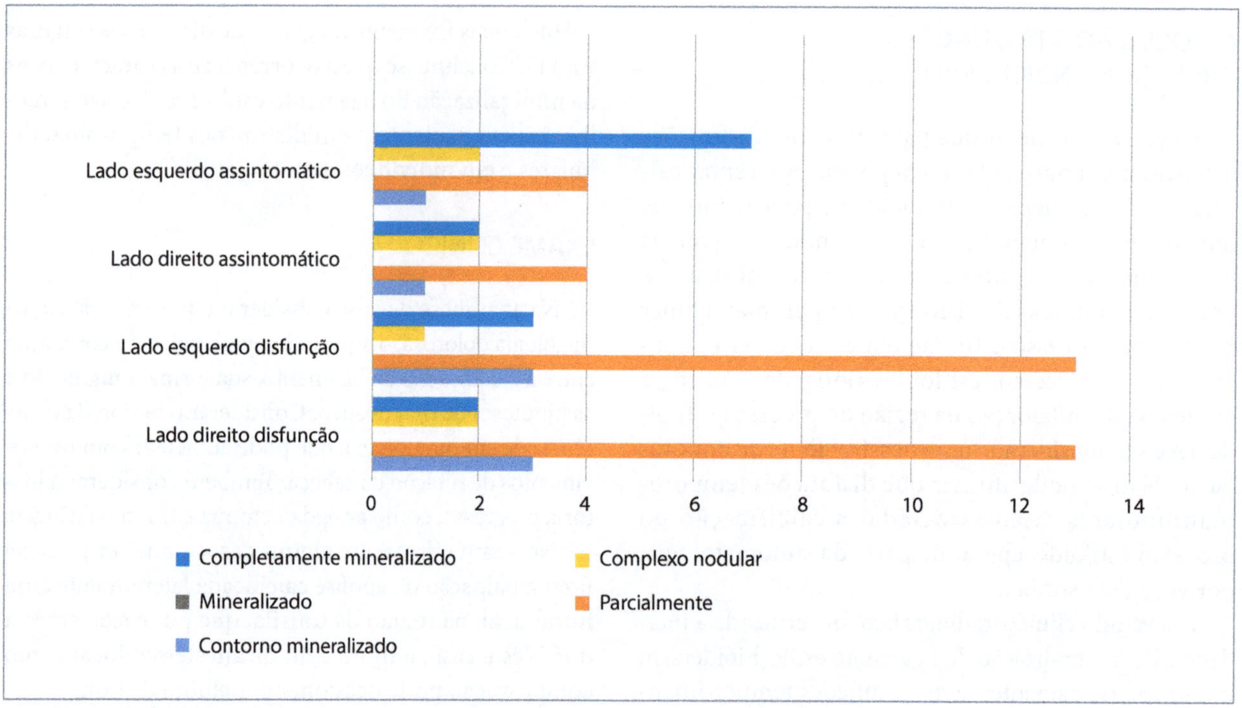

FIGURA 10 Distribuição dos pacientes e indivíduos de acordo com o padrão de mineralização.
Fonte: Luz et al. (2003).

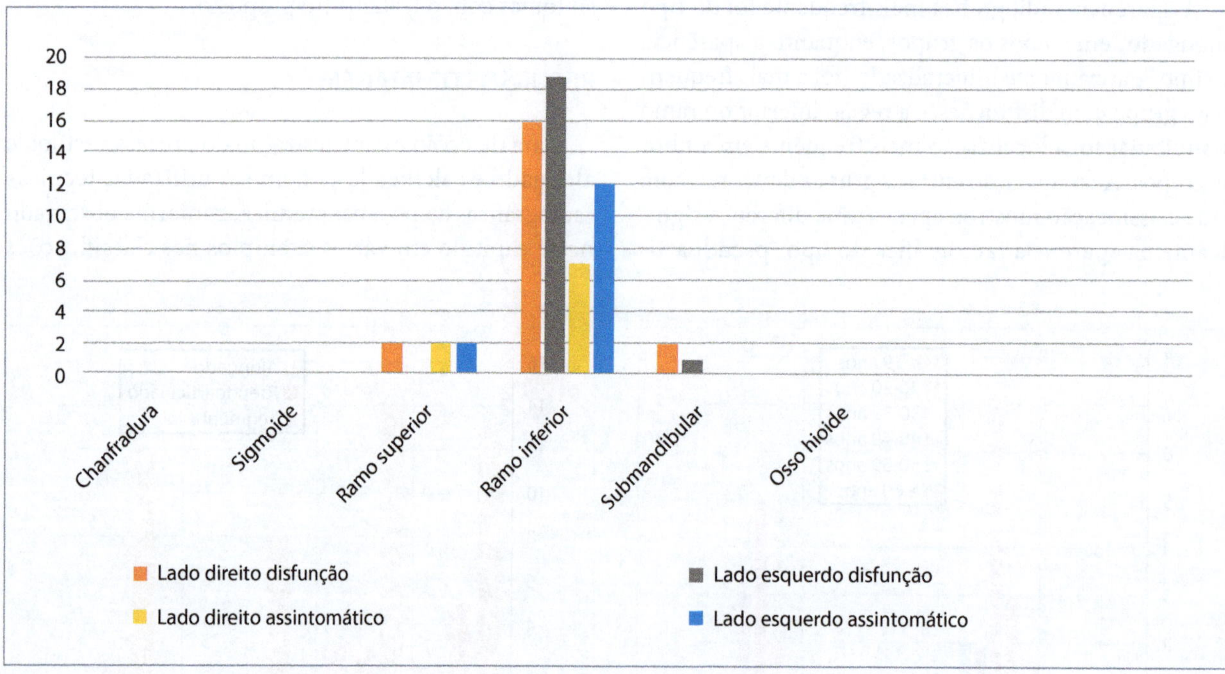

FIGURA 11 Distribuição dos pacientes e indivíduos de acordo com a localização por área da mineralização.
Fonte: Luz et al. (2003).

dessa estrutura, a panorâmica modificada para a articulação temporomandibular (ATM) (Figura 12) e a telerradiografia de perfil (Figura 13).

Obviamente, a tomografia computadorizada permite a melhor visualização dessa estrutura (Figura 14). As radiografias simples da face, como as incidências anteroposterior e perfil de face, de Waters e de Towne, são capazes de detectar a presença do processo estiloide alongado e calcificado em muitas ocasiões, mas sem muita qualidade e definição.

TRATAMENTO

O tratamento clínico é feito com a prescrição de analgésicos, anti-inflamatórios não esteroidais, anticonvulsivantes e antidepressivos, bem como com a infiltração de corticoide associado ou não a anestésico local. Ainda, recursos de fisioterapia podem ser úteis. O tratamento cirúrgico pode ser indicado quando o tratamento clínico não trouxer melhora. A fratura digital intencional consiste em fratura digital do processo estiloide sob

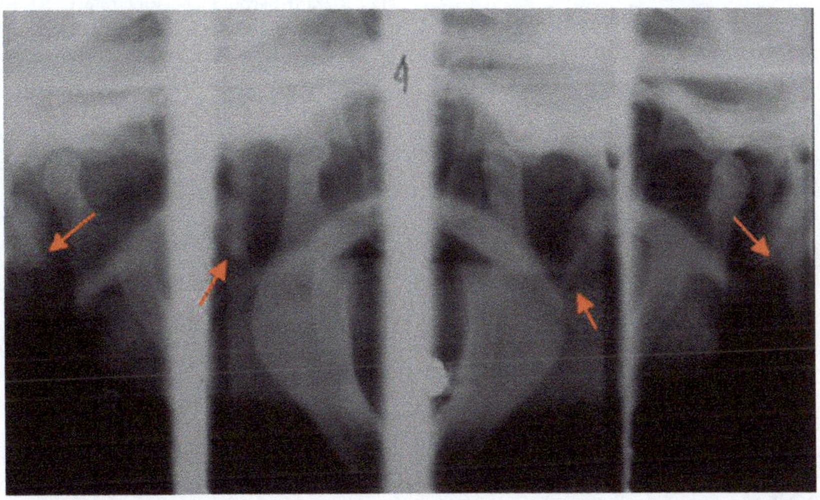

FIGURA 12 Radiografia panorâmica especial para ATM exibindo bilateralmente processo estiloide alongado e calcificado.
ATM: articulação temporomandibular.

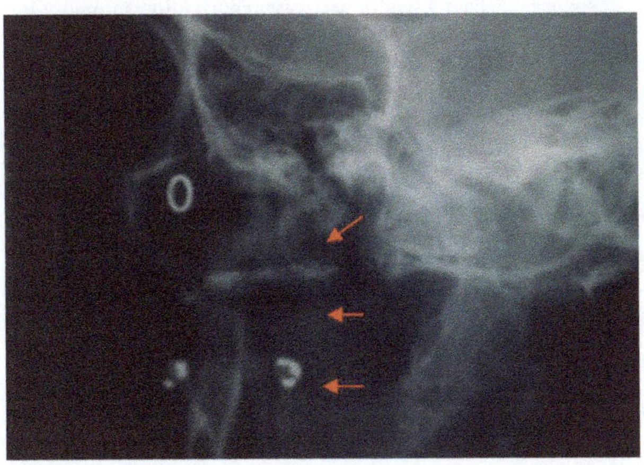

FIGURA 13 Telerradiografia de perfil exibindo processo estiloide alongado e calcificado.

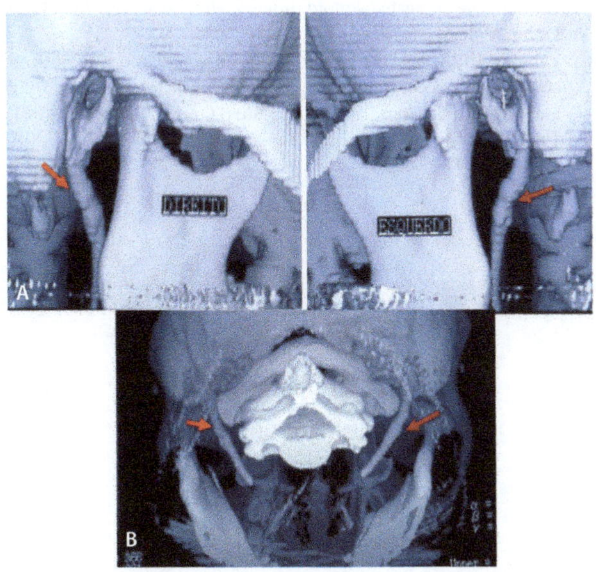

FIGURA 14 Reconstrução tridimensional de tomografia computadorizada exibindo processo estiloide alongado e calcificado. A: vistas laterais direita e esquerda. B: vista posteroanterior.

anestesia local. Porém, existe a possibilidade de não haver redução dos sintomas, e há riscos de lesão na artéria carótida e em nervos da região, por ser uma fratura sem controle de intensidade e direção do fragmento.

O tratamento cirúrgico visa à ressecção do processo estiloide alongado e calcificado. A cirurgia intraoral é realizada por meio de incisão mucosa, dissecção dos músculos, secção e remoção do processo estiloide. Apesar de tecnicamente ser mais rápida e de não deixar cicatriz externa visível, a visualização adequada das estruturas adjacentes ao processo estiloide é dificultada e apresenta risco maior de contaminação dos espaços cervicais. Além disso, impede uma ressecção mais ampla do referido processo. A cirurgia extrabucal permite uma visualização excelente, com risco mínimo de infecção, melhor exposição e preservação das estruturas vasculares e nervosas, além de ressecção mais ampla do processo estiloide. Porém, há formação de cicatriz, pequena e esteticamente aceitável, e necessita de anestesia geral.

REFERÊNCIAS BIBLIOGRÁFICAS

1. Frommer J. Anatomic variations in the stylohyoid chain and their possible clinical significance. Oral Surg Oral Med Oral Pathol. 1974;38(5):659-67.
2. Correl RW, Jensen JL, Taylor JB, Rhyne RR. Mineralization of the stylohyoid: stylomandibular ligament complex. A radiographic incidence study. Oral Surgery Oral Medicine Oral Pathology. 1979;48:286-91.
3. Correl RW, Wescott WB. Eagle's syndrome diagnosed after history of headache, dysphagia, otalgia, and limited neck movement. J Am Dent Assoc. 1982;104:491-2.
4. Breault MR. Eagle's syndrome: review of the literature and implications in craniomandibular disorders. Cranio. 1986;4:323-7.
5. Keur JJ, Campbell JPS, Mccarthy JF, Ralph WJ. The clinical significance of the elongated styloid process. Oral Surg Oral Med Oral Pathol. 1986;61:399-404.
6. Langlais RP, Miles DA, Van Dis ML. Elongated and mineralized stylohyoid ligament complex: a proposed classification and report of a case of Eagle's syndrome. Oral Surg Oral Med Oral Pathol. 1986;61:527-32.
7. Ruprecht A, Sastry KA, Gerard P, Mohammad AR. Variation in the ossification of the stylohyoid process and ligament. Dentomaxillofac Radiol. 1988:17:61-6.
8. Ferrario VF, Sigurta D, Daddona A, Dalloca L, Miani A, Tafuro F, et al. Calcification of the stylohyoid ligament: incidence and morphoquantitative evaluations. Oral Surg Oral Med Oral Pathol. 1990;69:524-9.
9. Krennmair G, Piehslinger E. The incidence and influence of abnormal styloid conditions on the etiology of craniomandibular functional disorders. Cranio. 1999;17:247-53.
10. Palesy P, Murray GM, De Boever J, Klineberg I. The involvement of the styloid process in head and neck pain: a preliminary study. J Oral Rehabil. 2000;27:275-87.
11. Luz JGC, Rodrigues L, Chilvarquer I, Soler JMP. Mineralization of stylohyoid ligament complex in patients with temporomandibular disorders and asymptomatic individuals: a comparative study. J Oral Rehab. 2003;30:909-13.
12. Rizzatti-Barbosa CM, Ribeiro MC, Silva-Concilio LR, Di Hipolito O, Ambrosano GM. Is an elongated stylohyoid process prevalent in the elderly? A radiographic study in a Brazilian population. Gerodontology. 2005;22:112-5.
13. Okabe S, Morimoto Y, Ansai T, Yamada K, Tanaka T, Awano S, et al. Clinical significance and variation of the advanced calcified stylohyoid complex detected by panoramic radiographs among 80-year-old subjects. Dentomaxillofac Radiol. 2006;35:191-9.
14. Ceylan A, Köybaşioğlu A, Celenk F, Yilmaz O, Uslu S. Surgical treatment of elongated styloid process: experience of 61 cases. Skull Base. 2008;18:289-95.
15. Al-Khateeb TH, al Dajani TM, Al Jamal GA. Mineralization of the stylohyoid ligament complex in a Jordanian sample: a clinicoradiographic study. J Oral Maxillofac Surg. 2010;68:1242-51.
16. Costantinides F, Vidoni G, Bodin C, Di Lenarda R. Eagle's syndrome: signs and symptoms. Cranio. 2013;31:56-60.
17. Han MK, Kim DW, Yang JY. Non surgical treatment of Eagle's syndrome: a case report. Korean J Pain. 2013;26:169-72.
18. Alpoz E, Akar GC, Celik S, Govsa F, Lomcali G. Prevalence and pattern of stylohyoid chain complex patterns detected by panoramic radiographs among Turkish population. Surg Radiol Anat. 20118.
19. Ogura T, Mineharu Y, Todo K, Kohara N, Sakai N. Carotid artery dissection caused by an elongated styloid process: three case reports and review of the literature. NMC Case Rep J. 2014;2:21-5.
20. Taheri A, Firouzi-Marani S, Khoshbin M. Nonsurgical treatment of stylohyoid (Eagle) syndrome: a case report. J Korean Assoc Oral Maxillofac Surg. 2014;40:246-9.
21. Benet-Muñoz S, Tacoronte-Pérez L, Fernández-Belda R, Artazkoz-Del Toro JJ. Eagle syndrome as an uncommon cause of dysphagia. Rev Gastroenterol Mex. 2017;82:257-8.

CAPÍTULO 11

Sintomas otológicos

Lucimar Rodrigues
Renata Cantisani Di Francesco
João Gualberto de Cerqueira Luz

CONCEITO

Sintomas otológicos são aqueles relacionados ao aparelho auditivo. Alguns pacientes com disfunções temporomandibulares apresentam determinados sintomas otológicos, o que os leva a procurar inicialmente um otorrinolaringologista.

O APARELHO AUDITIVO

O aparelho auditivo é constituído pela orelha – denominação adequada, conforme a nomina anatômica, mas que se habituou a chamar de ouvido –, vias auditivas centrais e a região do cérebro que interpreta o som. A orelha divide-se em externa, média e interna.

A orelha externa é formada pelo pavilhão auricular e pelo meato acústico externo. A orelha média é formada:

- Pela membrana timpânica ligada à cadeia ossicular, respectivamente martelo, bigorna e estribo na cavidade timpânica.
- Pelo músculo tensor da membrana timpânica, que liga o martelo ao tímpano.
- Pelo músculo estapédio, ligado ao estribo.
- Pela tuba auditiva, que liga a cavidade timpânica à nasofaringe.

A orelha interna é formada pela cóclea – em forma de caracol – e pelo labirinto, que é composto do vestíbulo e dos canais semicirculares, chamado labirinto ósseo, preenchido por um líquido chamado perilinfa. Internamente, o labirinto membranoso, que acompanha o contorno da cóclea e do labirinto, possui um fluido, a endolinfa, e estruturas nervosas que recebem estímulos sonoros (Figura 1). A anatomia e a biomecânica da articulação temporomandibular (ATM) está intimamente relacionada às funções da orelha.

A audição é o resultado da captação das ondas sonoras pela orelha. Essas ondas são conduzidas até a membrana timpânica, produzindo nela uma deformação instantânea, transmitida pela cadeia ossicular e por meio do estribo à orelha interna, produzindo a movimentação da perilinfa e da endolinfa, que são transcodificadas em estímulo nervoso.

SINTOMAS OTOLÓGICOS

Otalgia

Representa a dor no ouvido (orelha). A principal causa da otalgia é a otite, que representa a inflamação aguda ou crônica da orelha. Outras possíveis causas, embora muito raras, são os tumores. Até 50% das otalgias ocorrem fora da orelha, como dores referidas, anormalidades dentárias, infecções das glândulas salivares e disfunções da ATM, sendo a última a mais frequente.

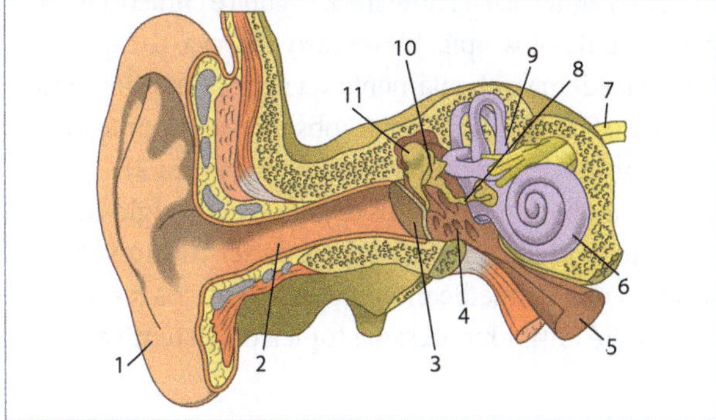

FIGURA 1 Esquema do aparelho auditivo. 1: orelha. 2: conduto auditivo externo. 3: tímpano. 4: ouvido médio. 5: tuba auditiva. 6. cóclea. 7: nervo auditivo. 8: estribo. 9: labirinto. 10. bigorna. 11: martelo.

Frequentemente o paciente procura o otorrinolaringologista. Entretanto, deve-se salientar que as características da dor na história pregressa são bastante distintas da disfunção da ATM.

As otites podem ser confundidas com dor muscular mastigatória; neuralgia do glossofaríngeo, por serem acentuadas durante a deglutição, e artralgias da ATM, porém se diferenciam pela intensificação da dor pelo movimento da orelha. Dor referida na orelha pode provir das estruturas entre a cabeça e o pescoço que tenham conexões nervosas entre o osso temporal e a região periauricular. As otites com sintomas de dor são as externas, que acometem o pavilhão auricular e o meato acústico externo, e as médias, que acometem a orelha média, ou seja, a caixa timpânica.

A otite externa pode ser localizada ou difusa. Em geral, o prurido precede sua instalação. Geralmente ocorre por contaminação da pele da orelha externa, seguida de trauma ou contato com água contaminada. O diagnóstico é clínico, pois pela otoscopia se observam eritema e edema da pele do meato acústico externo, que pode se estender ao pavilhão auricular, secreção serosa ou purulenta e até esverdeada, algumas vezes fétida. Podem ocorrer restos epiteliais com obstrução total ou parcial da luz do conduto.

A otite média é a inflamação aguda ou crônica do ouvido. Apenas o quadro agudo desencadeia dor de ouvido. É muito frequente em crianças, tornando-se menos frequente com o avançar da idade. A dor na otite média aguda é de moderada a grave, podendo tornar-se lancinante. O quadro, em geral, ocorre como complicação de infecção das vias aéreas superiores, sendo comum a ocorrência de febre. Há sensação de plenitude auricular. O quadro tem uma evolução muito rápida, e, pelo caráter intenso da otalgia, o paciente costuma procurar o médico rapidamente. Quando não tratada, pode evoluir para supuração por meio de perfuração da membrana timpânica. O diagnóstico da otite média aguda é clínico, também por meio da otoscopia. Nesse caso observa-se hiperemia intensa, edema e abaulamento da membrana timpânica. Nos casos de evolução rápida, observa-se supuração pela perfuração da membrana timpânica (Figura 2).

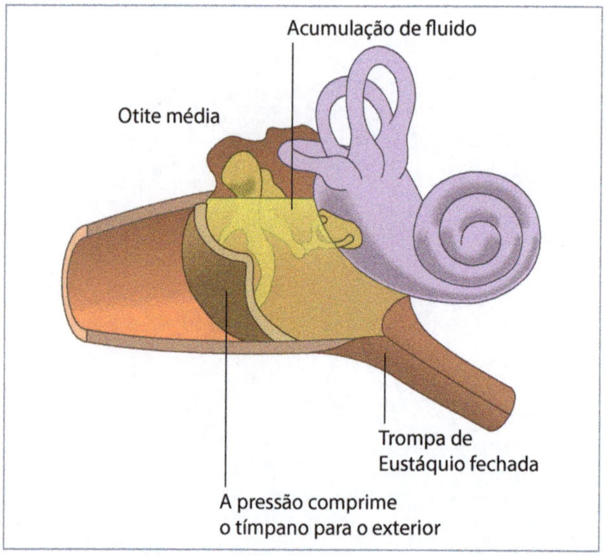

FIGURA 2 Esquema da otite média.

O tratamento das otites depende do estágio de evolução e da idade do paciente. Pode ser muito variável, desde o uso de medicamentos sintomáticos para alívio da dor até antibioticoterapia tópica ou sistêmica.

Zumbido

Zumbido, *tinnitus aurium*, ou tinido é a percepção de um som na ausência de um estímulo sonoro. Sendo uma experiência subjetiva do paciente, deve ser distinguido do ruído objetivo, que pode ser percebido pelo examinador e frequentemente pelo paciente. O zumbido pode ser semelhante a uma cigarra, um apito, uma campainha, um chiado ou um motor, podendo envolver sons mais complexos que variam com o tempo, podendo apresentar-se de forma intermitente, contínua ou pulsátil, nesse caso sincronizado com o batimento cardíaco.

Nas disfunções da ATM, o zumbido pode ser explicado pelo aumento da pressão da endolinfa na cóclea derivado de infiltrado inflamatório e/ou por hiperatividade do músculo tensor da membrana timpânica, juntamente com os músculos mastigatórios. O zumbido também pode ser causado por lesões nas terminações dos filetes nervosos que compõem o nervo auditivo, por alergias, pressão arterial alta ou baixa, diabetes *mellitus*, tumores, hipoglicemia, distúrbios da tireoide, trauma na cabeça ou pescoço e outras afecções.

Hipoacusia

Significa a redução da capacidade de perceber os sons. Trata-se de um distúrbio auditivo que se atribui à deficiência dos órgãos periféricos da audição, podendo ser causada por alterações sensório-neurais e condutivas. É classificada como hipoacusia condutiva, provocada por lesões ou alterações do meato acústico externo ou do ouvido médio, e hipoacusia neurossensorial, que é a perda decorrente de uma lesão do ouvido interno ou do nervo VIII par craniano. Diferenciam-se pela comparação dos limiares auditivos por via aérea com os limiares auditivos por via óssea medidos em decibéis. Uma associação entre a perda de dimensão vertical de oclusão e a hipoacusia tem sido descrita, embora o mecanismo desse processo ainda não esteja esclarecido.

Plenitude auricular

Representa a sensação de pressão no ouvido. Pressão é a força, peso ou tensão que impele moléculas líquidas ou gasosas contidas em um espaço. A causa mais comum da plenitude auricular é a disfunção da tuba auditiva e a otite média secretora, que é mais frequente em crianças. Pode estar associada à presença de sintomas de dor no músculo esternocleidomastóideo, no músculo temporal em seu feixe posterior e devido a alterações do tônus do feixe anterior do músculo digástrico e do músculo temporal no processo de deglutição, que proporciona a alteração de funcionamento da tuba auditiva.

Outros sintomas otológicos

Outros sintomas otológicos podem estar presentes, como a vertigem, que é a perda ou perturbação do equilíbrio, com sensação de instabilidade e rotação aparente do corpo ou dos objetos circundantes. As doenças de vertigem constituem as labirintopatias. A labirintite é a inflamação da orelha interna, associada a processos infecciosos. Outras possíveis origens são a vertigem paroxística benigna associada a otólitos, distúrbios metabólicos e hormonais, doença de Ménière e degeneração do equilíbrio comum da senilidade. Pode também estar relacionada com mecanismo de ponto de gatilho do músculo esternocleidomastóideo e sua divisão clavicular. Pode ocorrer também náusea, enjoo, necessidade de vomitar ou ânsia, do grego *naus* (embarcações), e pode estar relacionada com o mecanismo de ponto de gatilho do músculo esternocleidomastóideo e sua divisão clavicular, dor auricular de intensidade e duração variáveis, irradiada à região pré e pós-auricular, às têmporas, ao occipital e ao pescoço.

ASSOCIAÇÃO A DISFUNÇÕES TEMPOROMANDIBULARES

Existem possíveis explicações para a associação de sintomas otológicos com disfunções temporomandibulares. As mais prováveis são descritas a seguir. A associação da otalgia em pacientes com disfunções da ATM deve-se à proximidade das estruturas. A hiperatividade dos músculos mastigatórios e do tensor palatino parece estar associada ao zumbido.

Ligamento discomaleolar

Trata-se de uma estrutura com tecido fibroelástico do tipo ligamentoso ligada ao martelo, em forma de cone, estendendo-se para a frente, para baixo e para a lateral, passando pelo canal de Hugerier, na fissura petrotimpânica, inserindo-se na porção laterossuperior da cápsula e do disco articular, denominada pequeno ligamento ou ligamento discomaleolar (Figura 3). Em pacientes portadores de disfunções da ATM com deslocamento anterior do disco articular poderia ocorrer um tracionamento do martelo, alterando a relação funcional da cadeia ossicular e provocando, como consequência, a hipoacusia subjetiva.

Processo inflamatório

As disfunções intra-articulares podem causar inflamação crônica, com extensão para áreas vizinhas e com formação de edema, infiltrado inflamatório e fibrose. O infiltrado inflamatório seguirá pelos espaços de menor resistência tecidual. Os trajetos possíveis são: próximo ao istmo da tuba auditiva poderia ocorrer edema e fibrose, comprimindo sua parede e causando obstrução, de modo a alterar a fisiologia normal dessa estrutura, e acarretando sintomas otológicos. Também é possível a

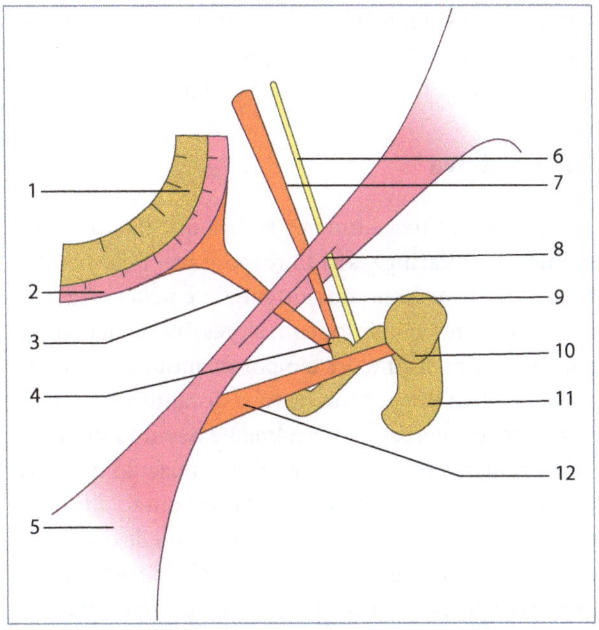

FIGURA 3 Esquema do ligamento discomaleolar. 1: disco articular. 2: cápsula articular. 3: ligamento discomaleolar. 4: processo anterior. 5: osso temporal. 6: nervo corda do tímpano. 7: ligamento esfenomandibular. 8: fissura petrotimpânica. 9: ligamento anterior do martelo. 10: martelo. 11: bigorna. 12: ligamento posterior do martelo.

passagem de infiltrado inflamatório pela fissura petrotimpânica, atingindo o ouvido médio, que ocorreria pelo deslocamento posterior do côndilo e traumatizando a região retrodiscal, ricamente vascularizada.

Dor referida

A dor é considerada referida quando terminações nociceptivas são estimuladas e, além da sensação de dor local, também pode ser sentida a certa distância, sendo descrita como uma dor profunda e difusa. Existe uma considerável sobreposição das áreas referidas de cada segmento, bem como uma inconsistência na localização da dor referida em indivíduos diferentes, de maneira que a área da dor referida não é diagnóstica de determinado nível. A otalgia em pacientes portadores de disfunções da ATM pode ter origem em músculos mastigatórios em hiperatividade, ou da própria articulação. Também pode ocorrer como dor secundária a partir do mecanismo de pontos de gatilho dos músculos esternocleidomastóideo, masseter e pterigóideo medial. A dor por trauma oclusal nos molares inferiores pode levar a otalgia por meio do nervo auriculotemporal, que tem relação comum entre as estruturas auriculares, cápsula articular e dentes da mandíbula. Há ainda a dor por efeito secundário do tipo motor, devido ao mioespasmo do músculo tensor da membrana timpânica, com o tracionamento do martelo e da membrana timpânica e alterando a condução do som por meio do ouvido médio, com queixa de hipoacusia e otalgia.

Tuba auditiva

A tuba auditiva é uma estrutura que liga o ouvido médio à nasofaringe, sendo responsável pela saída de exsudato formado no ouvido médio e pela entrada de ar contido em seu interior com a pressão ambiental. Em pacientes com disfunções temporomandibulares, o mecanismo ativo de abertura da tuba durante a deglutição se apresenta alterado, possivelmente devido a alteração do mecanismo reflexo que envolve o músculo tensor da membrana timpânica, apresentando então sintomas otológicos. Sabe-se que 85% dos portadores de disfunções da ATM apresentam uma pequena obstrução tubária, que não é perceptível aos pacientes, porém é detectada por meio de exames complementares. Assim, a hiperatividade muscular pode alterar o funcionamento da tuba auditiva. Por outro lado, a disfunção tubária pode originar um processo infeccioso devido ao acúmulo de fluidos no ouvido médio.

OCORRÊNCIA

Desde sua descrição por Costen, em 1934, as disfunções temporomandibulares têm sido relacionadas a sintomas otológicos. A descrição de pacientes que apresentavam sintomas otológicos, como sensação de plenitude auricular, zumbido, otalgia e vertigem com nistagmo, foi explicada pelo deslocamento condilar posterior e distal, que provocaria uma pressão sobre o nervo auriculotemporal e estruturas do ouvido como a tuba auditiva, em decorrência de alterações oclusais. Esse conjunto de sintomas ficou conhecido como síndrome de Costen. Entretanto, demonstrou-se mais tarde que o côndilo não seria capaz de realizar a compressão descrita inicialmente, mas essa associação de sintomas era tratada com o aumento da dimensão vertical.

Atualmente, as disfunções temporomandibulares, quer de origem articular, quer de origem muscular, são bem conhecidas por sua sintomatologia. Uma correlação entre disfunções temporomandibulares e sintomas otológicos é descrita na literatura, e várias possibilidades dessa associação são descritas anteriormente. Dessa maneira, a ocorrência associada de sintomas otológicos pode estar presente, e o profissional deve estar atento a essa possibilidade.

No que se refere à queixa principal de pacientes com disfunções temporomandibulares, a otalgia representa 10,8% dos casos, enquanto os demais sintomas otológicos representam 4,1% dos casos. A maior ocorrência de sintomas otológicos, em ordem decrescente, é representada por otalgia, plenitude auricular, zumbido, vertigem e hipoacusia. Maior frequência para o gênero feminino é descrita, bem como outros sintomas associados, como dor orofacial, cefaleias e distúrbios do sono.

Outro aspecto relevante para o diagnóstico está no fato de que as características do zumbido apresentado por pacientes com disfunções temporomandibulares e por pacientes com afecções otoneurológicas são diferentes. No paciente com disfunções temporomandibulares o zumbido é moderado e esporádico, com queixas de otalgia e plenitude auricular associadas, não havendo alterações nos testes audiológicos. Já no paciente com afecções otoneurológicas o zumbido é intenso e contínuo, com queixa de hipoacusia associada, apresentando testes audiológicos alterados.

CONDUTA

O clínico deve estar atento quanto à possibilidade de esses sintomas otológicos ocorrerem diante de quadros de disfunções da ATM. Quando o exame clínico não for conclusivo, o otorrinolaringologista deve ser consultado. Os sintomas otológicos relacionados com as disfunções temporomandibulares podem ter redução ou remissão após o tratamento adequado dessas disfunções. Nesse caso, o tratamento com placa interoclusal pode levar à melhora significativa dos sintomas otológicos, como otalgia, zumbido e plenitude auricular. Por outro lado, afecções otorrinolaringológicas como hipertrofia de adenoide e tonsilar podem estar relacionadas ao briquismo em crianças, e seu tratamento leva à melhora desse hábito parafuncional.

Na avaliação das queixas otológicas, história completa e exame físico devem ser considerados com ênfase nos ouvidos, nariz, nasofaringe e seios paranasais. Além disso, também devem ser examinados os dentes, perda de dimensão vertical de oclusão, língua, amígdalas, hipofaringe, laringe, glândulas salivares e as ATM, porque a dor e o desconforto podem ser descritos como dos ouvidos. Sintomas podem ser simulados ou confundidos com doenças da orelha, alterações da tuba auditiva, otite média e sinusites. Sintomas otológicos também têm correlação com a presença de hábitos parafuncionais diurnos e noturnos, como briquismo e apertamento dental, ruídos articulares e dor associada às disfunções temporomandibulares.

Também é necessário verificar a presença do zumbido com relação à persistência, intensidade, localização e semelhança com ruídos externos. Deve-se diferenciá-lo do *tinnitus* de Laudet, que apresenta um ruído seco, com presença de catarro na tuba auditiva, devido ao espasmo reflexo do músculo tensor da membrana timpânica. Verificar a intolerância do paciente em relação a sons intensos; presença de otalgia e hipoacusia; plenitude auricular; cefaleia; labilidade emocional; distúrbios do sono e presença de hipertensão arterial sistêmica.

A avaliação é realizada por um otorrinolaringologista, que poderá utilizar-se de exames complementares como a audiometria tonal liminar, a impedanciometria, o exame vestibular e a audiometria de tronco cerebral. São indicados o relaxamento e a concentração como técnicas auxiliares no controle da circulação e da contração muscular, que podem reduzir a intensidade do zumbido em alguns pacientes.

Para auxílio no diagnóstico dos sintomas otológicos, podem ser utilizados exames complementares, como a tomografia computadorizada dos ossos temporais, geralmente indicada para esclarecimentos no trauma de ouvido, possível fratura da base do crânio, perfuração da membrana timpânica, hipoacusia, vertigem, paralisia facial e otalgia de origem desconhecida. A análise eletromiográfica pode explicar alterações de função dos músculos mastigatórios.

REFERÊNCIAS BIBLIOGRÁFICAS

1. Ash CM, Pinto OF. The TMJ and the middle ear: structural and functional correlates for aural symptoms associated with temporomandibular joint dysfunction. Int J Prosthodont. 1991;4:51-7.
2. Badel T, Savić-Pavičin I, Zadravec D, Marotti M, Krolo I, Grbeša D. Temporomandibular joint development and functional disorders related to clinical otologic symptomatology. Acta Clin Croat. 2011;50: 51-60.
3. Bento RF, Miniti A, Marone SA. Tratado de otologia. São Paulo: Edusp; 1998. p.160-95.
4. Berkow R. Manual Merck de medicina. 16.ed. São Paulo: Rocca; 1995.
5. Branch MA, Carlson CR, Okeson JP. Influence of biased clinician statements on patient report of referred pain. J Orofac Pain. 2000;15: 120-27.
6. Caoivilla HH. Entendendo tonturas. Rio de Janeiro: Atheneu; 1999. p.59-60.
7. Costen JB. A syndrome or ear and sinus symptoms dependent upon disturbed function of the temporomandibular joint. Ann Otol Rhinol Laryngol. 1934;43:1-15.
8. DiFrancesco RC, Junqueira PAS, Trezza PM, Faria MEJ, Frizzarini R, Zerati FE. Improvement of bruxism after TA surgery. Int J Pediatr Otorhinolaringol. 2004;68:441-5.
9. Donega SHP, Cardoso R, Procopio ASF, Luz JGC. Análise da sintomatologia em pacientes com disfunções intra-articulares da articulação temporomandibular. Rev Odontol USP. 1997;11:77-83.
10. Effat KG. Otological symptoms and audiometric findings in patients with temporomandibular disorders: Costen's syndrome revisited. J Laryngol Otol. 2016;130:1137-41.
11. Ioannides C A, Hogland G A. The disco-malleolar ligament: a possible cause of subjective hearing loss in patients with temporomandibular joint dysfunction. J Maxillofac Surg. 1983;11:227-31.
12. Kuttila S, Kuttila M, Le Bell Y, Alanen P, Jouko S. Aural symptoms and signs of temporomandibular disorders in association with treatment need and visits to a physician. Laryngoscope. 1999;109:1669-73.
13. Lam DK, Lawrence HP, Tenenbaum HC. Aural symptoms in temporomandibular disorder patients attending a craniofacial pain unit. J Orofac Pain. 2001;15:146-57.
14. Luz JGC, Maragno IC, Martin MC. Characteristics of chief complaints of patients with temporomandibular disorders in a Brazilian population. J Oral Rehab. 1997;24:240-3.
15. Malkin DP. The role of TMJ dysfunction in the etiology of middle ear disease. Int J Orthod. 1987;25:20-1.
16. Marasa FK, Ham BD. Case reports involving the treatment of children with chronic otitis media with effusion via craniomandibular methods. Cranio. 1988;6:256-70.
17. Marcelo JM, Oltramari-Navarro PM, Gorres V, Mendes MS, Silva IM, Navarro R, et al. Association between ear fullness, earache, and temporomandibular joint disorders in the elderly. Int Arch Otorhinolaryngol. 2014;18:383-6.
18. Pascoal MIN, Rapoport A, Chagas JFS, Pascoal MBN, Costa CC, Magna LA. Prevalência dos sintomas otológicos na desordem temporomandibular: estudo de 126 casos. Rev Bras Otorrinolaringol. 2001;67:627-33.
19. Peeters J, Naert I, Carette E, Manders E, Jacobs R. A potential link between oral status and hearing impairment: preliminary observations. J Oral Rehab. 2004;31:306-10.
20. Rowicki T, Zakrzewska J. A study of the discomalleolar ligament in the adult human. Folia Morphol. 2006;65:121-5.
21. Tuz HH, Onder EM, Kisnisci RS. Prevalence of otologic complaints in patients with temporomandibular disorder. Am J Orthod Dentofac. 2003;123:620-3.
22. Wright EF. Referred craniofacial pain patterns in patients with temporomandibular disorders. J Am Dent Assoc. 2000;131:1307-15.

CAPÍTULO 12

Neuralgias faciais

João Gualberto de Cerqueira Luz
Paulo Geraldo Dorsa

CONCEITO

Neuralgia significa a ocorrência de dor intensa no curso ou distribuição de um nervo sensitivo ou misto, sem alterações estruturais demonstráveis. Trata-se da manifestação de dor neuropática que é sintomática de uma anormalidade estrutural do sistema nervoso periférico ou central.

DOR NEUROPÁTICA

A dor neuropática pode se manifestar de duas formas clínicas: a dor episódica e a dor contínua. A dor neuropática episódica se caracteriza por apresentar períodos de remissão completa entre os episódios de dor. Geralmente é desencadeada por algum estímulo, e os episódios podem ser frequentes ou ocorrer entre longos intervalos. Pode ser neurálgica ou neurovascular. As enxaquecas constituem um exemplo importante de dores neurovasculares. A dor neurálgica se caracteriza por ser paroxística, com episódios repentinos e em choque.

A dor neuropática contínua não apresenta períodos de remissão total, ocorrendo apenas variações de alta e baixa intensidade. É de difícil diferenciação em relação a outros tipos de dor, e sua principal característica é a falta de uma origem somática para a dor. Apresenta três categorias, podendo ser dor por neurite, por desaferentação e mantida simpaticamente. A dor neurítica é sentida como dor heterotópica – em um local diferente do original, na distribuição periférica do nervo afetado, associada a causas traumáticas, bacterianas, virais ou tóxicas. A é associada à perda do impulso aferente normal para o sistema nervoso central, sendo frequente na região orofacial e muitas vezes associada a procedimentos odontológicos diversos. A dor mantida simpaticamente apresenta sensação de queimação constante e é associada a lesão tecidual, sendo também chamada de dor cáustica quando sentida em uma extremidade que havia recebido um traumatismo.

NEURALGIAS PAROXÍSTICAS

Caracterizam-se por episódios repentinos de dor que se assemelham a choques elétricos ao longo do curso de um nervo. São mais frequentes a partir dos 60 anos de idade e acometem cerca de 25 por 100 mil indivíduos em todo o mundo. Apresentam dores vivas e lancinantes, descritas como em queimação ou choque, e de localização bem definida pelo paciente. Há uma correlação com o toque e a localização da dor. Atividades como falar, alimentar-se, lavar o rosto e barbear-se podem desencadear dor insuportável, o que faz o paciente evitar essas ações. Um período refratário, no qual a dor não pode ser induzida, pode ocorrer entre as crises de dor.

As crises de dor são de curta duração, de alguns segundos, mas podem durar de vários segundos a minutos. São unilaterais e ocorrem na distribuição do nervo envolvido. Têm como características gerais o surgimento de dor paroxística, que é representada por súbitas eclosões de dor, com períodos intermediários indolores e a presença de um ponto-gatilho que ao toque desencadeia a crise de dor. A nomenclatura das neuralgias faciais é associada ao nervo afetado.

NEURALGIA DO TRIGÊMEO

Associada ao nervo homônimo ou V par craniano, ocorre mais em idosos e em mulheres. Uma única divisão desse nervo, geralmente a segunda ou a terceira divisão, apenas um ramo nervoso ou mais de uma divisão podem estar afetados (Figura 1). A crise de dor é desencadeada por um toque leve ou um movimento mandibular e por alterações térmicas, sugerindo muitas vezes que as ocorrências paroxísticas são espontâneas.

No início, a sintomatologia nem sempre é bem definida, mas com o tempo torna-se típica. Normalmente é de ocorrência unilateral, na distribuição anatômica do nervo afetado. Pode evoluir afetando outras ou até mesmo todas as divisões do nervo. Pode haver o envolvimento apenas do ramo auriculotemporal da terceira divisão, o que leva a sintomatologia restrita ao ouvido e à região temporal. Nesse caso pode ser confundida com disfunções intra-articulares.

O desencadeamento das dores pode ser por movimentos envolvendo a musculatura junto à mastigação e à deglutição, o que pode provocar confusão com disfunções musculares ou articulares. Dessa forma, o bloqueio anestésico pode auxiliar no diagnóstico, uma vez que interrompe a passagem de impulsos provenientes dos receptores periféricos, eliminando a dor e seu desencadeamento, o que não ocorre diante da dor muscular ou articular, pois os nervos mediadores não são anestesiados.

Um quadro clínico associado à neuralgia do trigêmeo é o *tic douloureux*. Trata-se de um espasmo muscular paroxísmico hemifacial homolateral à crise de dor. Ocorre espasmo dos músculos inervados pelo facial, sendo os músculos orbiculares dos olhos os mais frequentemente acometidos. Constitui uma manifestação motora desencadeada por descargas dolorosas. Esse termo também é utilizado como sinônimo da neuralgia do trigêmeo, embora de modo inadequado.

A neuralgia do trigêmeo pode ser confundida com odontalgia ou mesmo provocar odontalgia de origem não dentária. A neuralgia associada à segunda ou terceira divisão desse nervo pode ser percebida pelo paciente como uma verdadeira odontalgia, o que pode levar a procedimentos odontológicos desnecessários ou

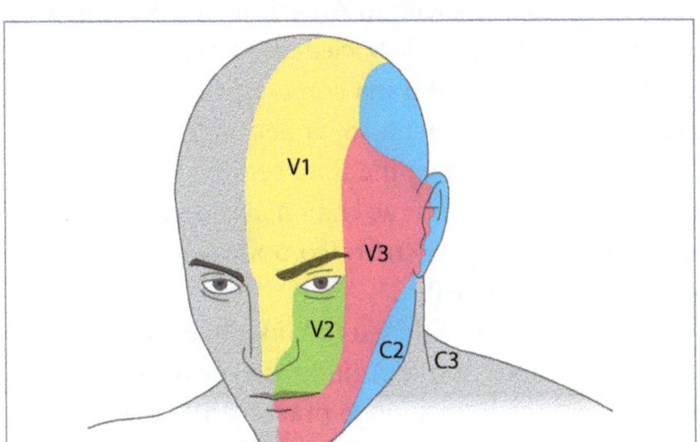

FIGURA 1 Esquema das divisões do nervo trigêmeo. V1: primeiro ramo, nervo oftálmico. V2: segundo ramo, nervo maxilar. V3: terceiro ramo, nervo mandibular. C2 e C3: nervos espinhais.

inadequados. Tempos atrás era possível ver pacientes com histórico de dor neuropática que se apresentavam sem os dentes de um hemiarco, pois haviam sido extraídos. Vale ressaltar que a percussão de um dente pode desencadear a crise de dor paroxística e que a anestesia local pode auxiliar no diagnóstico.

Um pequeno número de casos de neuralgias do trigêmeo pode ser da forma sintomática, ou seja, decorrente de alguma lesão patológica. Estes apresentam outros sintomas na ausência de dor. Normalmente são decorrentes de lesões intracranianas, como neoplasias, malformações vasculares e processos inflamatórios. Existe a possibilidade de ocorrência de neuralgia do trigêmeo em casos de esclerose múltipla. Certos achados clínicos podem levar a suspeita de tais condições, como episódios contínuos de dor, dores bilaterais, envolvimento simultâneo de outros nervos cranianos, dor associada a perda de sensibilidade, dor associada a fraqueza muscular ou paralisia, não resposta ao tratamento convencional e neuralgia em indivíduos jovens. Esses casos vão requerer a avaliação de um neurologista.

O diagnóstico das neuralgias do trigêmeo é clínico, compreendendo a completa anamnese e exame físico. Assim, a realização de testes de normalidade de função desse nervo podem ser úteis para descartar outras alterações patológicas. Trata-se de um nervo sensitivo, da região facial, e motor, para os músculos da mastigação. O teste sensitivo geral inicia-se tocando com cotonetes bilateralmente as regiões cutâneas da face, compreendendo as regiões frontal, jugal e mandibular, na pesquisa da sensibilidade normal. O paciente deve referir sensação semelhante em ambos os lados. A seguir, pode ser feito o teste do reflexo corneano, pois esse nervo contém fibras sensitivas na córnea ao se tocar uma das córneas com uma mecha de algodão, sendo a resposta esperada o fechamento das pálpebras. Finalmente, a função motora é avaliada por palpação bilateral da musculatura com o paciente em oclusão dental forçada, sendo verificada a contração semelhante dos músculos masseter e temporal. O reflexo masseterino é obtido com um impacto na região mentual, empregando-se o martelo neurológico com o paciente em desoclusão, resultando na rápida elevação da mandíbula (Figura 2).

NEURALGIA DO GLOSSOFARÍNGEO

Associada ao nervo homônimo ou IX par craniano, caracteriza-se por dor intensa na região de amídala, ouvido e região posterior da língua. A ação sensitiva desse nervo abrange orofaringe, trompa auditiva, ouvido médio, terço posterior da língua, seio cavernoso e

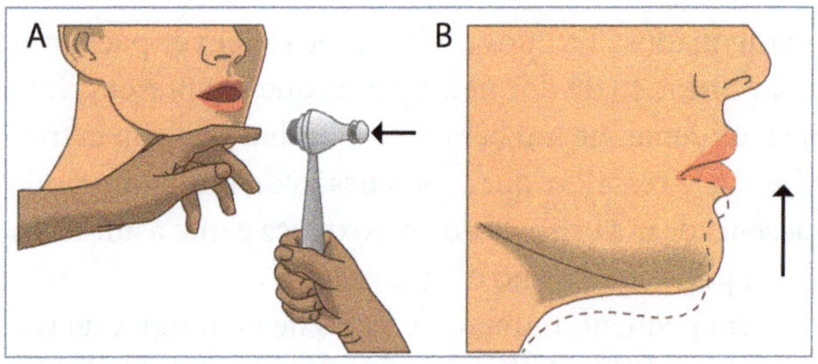

FIGURA 2 Esquema do reflexo masseterino. A: impacto com martelo neurológico no mento. B: elevação rápida da mandíbula.

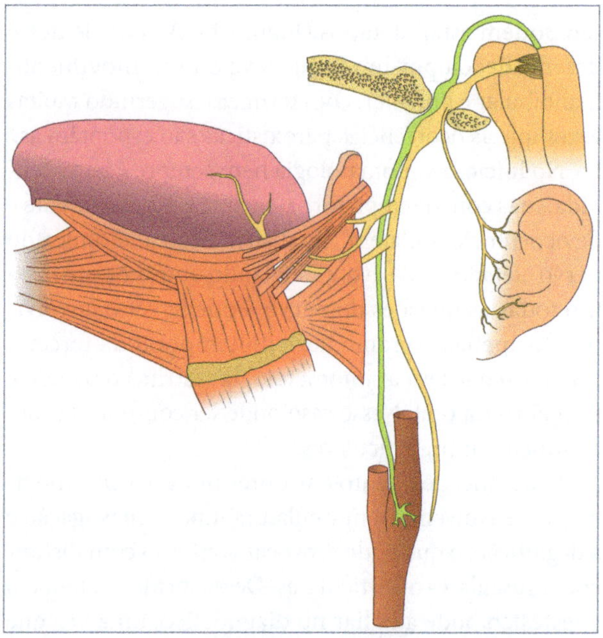

FIGURA 3 Esquema do nervo glossofaríngeo. Representação da inervação sensitiva relevante.

corpo carotídeo (Figura 3). Ocorre 0,7 caso a cada 100 mil habitantes. A dor é desencadeada por bocejo ou deglutição. O paciente passa a evitar alimentar-se, o que compromete seu bem-estar. O toque na região lateral das amídalas pode desencadear a dor. Considerando que a dor pode ser associada à mastigação, pode ser confundida com disfunções temporomandibulares ou musculares. A aplicação de anestésico tópico na mucosa faríngea pode sustar o desencadeamento da neuralgia, facilitando o diagnóstico.

Há a possibilidade de a dor se concentrar na região do ouvido, sendo descrita como neuralgia do plexo timpânico. Alguns casos da neuralgia do glossofaríngeo podem ocorrer em associação à neuralgia do trigêmeo, o que dificulta o diagnóstico. Também, a neuralgia do glossofaríngeo pode ser acompanhada de sintomas vagais, como arritmia, bradicardia, assistolia e síncopes.

NEURALGIA DO NERVO INTERMÉDIO

O nervo intermédio é o componente sensitivo do nervo facial ou VII par craniano. Este inerva o meato acústico externo e parte do pavilhão auditivo. Quando acometido por uma neuralgia, esta pode se chamar também de neuralgia geniculada. A dor é sentida desde a membrana timpânica até o ouvido externo. Alguns casos podem apresentar dor na região do palato, língua e músculos da face. Quando a dor é desencadeada pelo toque no ouvido, a aplicação de anestésico tópico no canal auditivo pode eliminar seu desencadeamento.

TRATAMENTO MEDICAMENTOSO DAS NEURALGIAS

A conduta descrita é voltada à neuralgia do trigêmeo por ser a mais frequente, mas pode ser estendida às outras formas. Uma droga muito utilizada em seu tratamento é a carbamazepina, que é um anticonvulsivante e inibidor da transmissão sináptica. Sua utilização associada à remissão dos sintomas confirma o diagnóstico de neuralgia. Como não trata a causa dos sintomas, pode ser necessário uso prolongado, o que pode levar a efeitos colaterais como ataxia, vertigens e fadiga. Inicia-se a medicação com doses de 200-400 mg ao dia, aumentando gradualmente até a melhora dos sintomas, sendo a dose máxima de 1.200 mg ao dia. Alterações no hemograma compreendem leucopenia, anemia e, a mais importante, agranulocitose/neutropenia, indicando controle periódico. Também pode ser utilizada a oxcarbazepina (600-1.800 mg/dia). A maioria dos casos responde bem a essa conduta medicamentosa. Outros medicamentos têm sido utilizados com resultados variáveis, como gabapentina, valproato de sódio, vigabatrina, lamotrigina, baclofeno, clonazepam, amitriptilina e nortriptilina. A lidocaína, administrada parenteralmente ou localmente, também pode ser eficaz. Estudos recentes, revisões sistemáticas e recomendações de entidades como a Associação Americana de Neurologia e a Federação Europeia de Sociedades Neurológicas recomendam a carbamazepina como a primeira opção de tratamento medicamentoso da neuralgia do trigêmeo, sendo a oxcarbamazepina uma segunda opção. Parte dos casos não responde ao tratamento medicamentoso, e o tratamento neurocirúrgico pode ser indicado em determinadas situações.

Outra alternativa de seu tratamento é o emprego de toxina botulínica tipo A. A infiltração dessa toxina pode resultar em melhora a longo prazo, sendo considerada efetiva e segura. Sua infiltração pode ser feita nos pontos-gatilho ou de modo intraoral, bem como a partir de referências extraorais, como acima ou abaixo do arco zigomático, visando atingir as raízes do segundo e terceiro ramos e o gânglio trigeminal. Os efeitos analgésicos da toxina botulínica se devem ao fato de esta bloquear a liberação de certas substâncias que intervêm na percepção dolorosa.

NEURITE PERIFÉRICA

A dor neurítica ou neuralgia neurítica ocorre devido a alteração das fibras aferentes em um tronco nervoso. Pode ser decorrente de causas traumáticas, bacterianas, virais ou tóxicas. Ocorre dor em queimação e outras características da dor neuropática, sendo bem localizada. A dor é constante, mas pode ser acentuada pelo estímulo local. Alterações próprias da desaferentação também podem ocorrer.

A neurite trigeminal envolve mais frequentemente o segundo e o terceiro ramos. No caso da divisão mandibular, a dor pode ser acompanhada de fraqueza ou paralisia dos músculos mastigatórios e alterações nas glândulas salivares e paladar. Alterações sensitivas também podem ocorrer nos tecidos moles associados aos nervos infraorbitário e mentual, dependendo do ramo afetado. Uma odontalgia de causas neuríticas apresenta outros sintomas sensitivos, como hiperalgesia ou parestesia.

Um processo inflamatório sinusal pode levar a uma neurite do ramo maxilar, ocasionando sintomas de odontalgia neurítica. Já processos inflamatórios ou infecciosos decorrentes de dentes inferiores podem levar a uma neurite do ramo mandibular e a queixas de odontalgias neuríticas isoladas ou até mesmo de todo o hemiarco.

Seu tratamento depende da causa. Se for bacteriana, será necessário o emprego de antibióticos, podendo ser necessárias intervenções cirúrgicas visando à eliminação da causa. Medicamentos antivirais podem ser indicados quando da presença de afecções desse tipo.

HERPES-ZÓSTER

A erupção pelo vírus do herpes-zóster ocorre em indivíduos idosos e com baixa imunidade. Existem duas situações clínicas associadas ao herpes-zóster que podem levar a dores neuropáticas: a neurite aguda da infecção viral, associada ao vírus varicela-zóster da catapora, e a neuralgia pós-herpética, representada pela persistência de sintomas após a infecção aguda por esse vírus.

Na neurite aguda da infecção viral ocorrem pequenas vesículas na distribuição periférica do nervo que surgem após 4-5 dias após a ocorrência da dor e que posteriormente se rompem. É mais frequente na primeira divisão do trigêmeo, embora possa acometer todas as suas divisões, e de modo unilateral (Figuras 4 e 5).

Provavelmente surge devido à reativação do vírus, que se apresentava inativo e latente desde a infecção

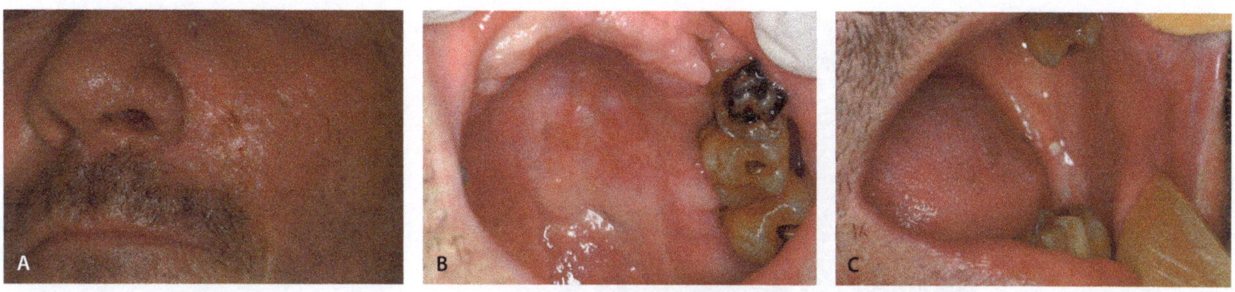

FIGURA 4 Manifestação clínica do herpes-zóster na região do segundo ramo do trigêmeo esquerdo. A: erupção cutânea no terço médio da face. B: erupção mucosa no palato duro. C: erupção na mucosa jugal.

Fonte: caso do Dr. Celso Lemos, Departamento de Estomatologia, Faculdade de Odontologia da USP.

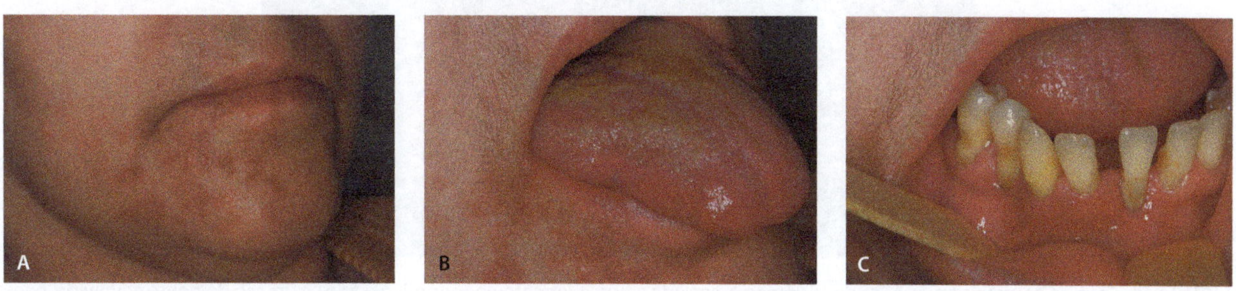

FIGURA 5 Manifestação clínica do herpes-zóster na região do terceiro ramo do trigêmeo direito. A: erupção cutânea na região mentual. B: erupção mucosa na borda lingual. C: erupção na mucosa gengival.

Fonte: caso do Dr. Celso Lemos, Departamento de Estomatologia, Faculdade de Odontologia da USP.

original da catapora. As erupções cutâneas e de mucosas ocorrem na distribuição sensitiva do ramo afetado, e a ocorrência da dor coincide com tal localização. Outras formas mais raras podem acometer o nervo intermédio – componente sensitivo do nervo facial –, configurando a síndrome Ramsay Hunt, ocasionando dor neurítica e erupções no conduto auditivo, região da mastoide, palato mole e língua. Já o acometimento do nervo facial e do gânglio geniculado configura o herpes geniculado, havendo vesículas na face e no conduto auditivo e dor no ouvido e nas regiões retro-orbitária, zigomática e palatina.

O herpes-zóster é autolimitante, mas pode ser tratado com medicamentos antivirais e analgésicos, lembrando que existe a vacina própria indicada a idosos. Há a possibilidade de os tratamentos para essa doença poderem diminuir a ocorrência da neuralgia pós-herpética.

A neuralgia pós-herpética é mais comum em idosos e apresenta-se como dor crônica e em queimação. Geralmente a dor é acompanhada de sintomas próprios da desaferentação e ocorre na localização da divisão afetada. A dificuldade em seu tratamento seria associada à atuação do vírus ao destruir as fibras inibitórias espessas, permitindo que as fibras menores predominem no impulso. O emprego de antidepressivos como a amitriptilina, neurolépticos e anticonvulsivantes pode ser útil, e a aplicação tópica de capsaicina pode auxiliar no controle da dor.

NEURALGIAS TRAUMÁTICAS

Constituem casos de lesões por esmagamento ou laceração bucal ou facial que interrompem o fluxo de impulsos aferentes normais nos neurônios sensitivos. Essa desaferentação pode levar a outros sintomas além da dor, como anestesia, hipoestesia, parestesia, disestesia, hiperestesia, hiperalgesia e dor espontânea, na região do nervo afetado. Tais condições podem levar a parestesia da região afetada, e, se a sensação anormal se tornar desagradável, ocorrerá a disestesia. A ocorrência de dor na área de anestesia denomina-se anestesia dolorosa.

A neuralgia traumática apresenta uma combinação de aspectos da neurite dolorosa e da neuralgia paroxística e pode ser designada como neuralgia atípica. A dor neurítica de fundo pode ser interrompida por paroxismos de dor neurálgica. Os sintomas podem persistir indefinidamente. Pode haver ampliação do campo receptivo da dor. Tais casos podem ocorrer diante de procedimentos odontológicos convencionais como exodontias, pulpectomias e instalação de implantes dentários (Figura 6). As alterações por desaferentação são frequentes e de difícil tratamento, embora apenas parte dos casos provoque dor.

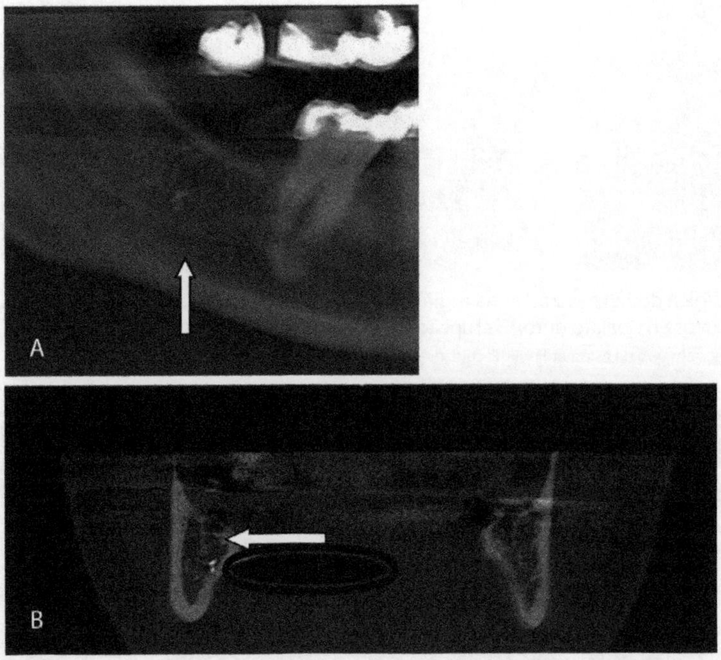

FIGURA 6 Caso de neuralgia traumática do trigêmeo associada a procedimento endodôntico e após extração do dente envolvido, com presença de remanescentes de material obturador junto ao canal mandibular. A: detalhe de radiografia panorâmica mostrando material radiopaco junto ao canal mandibular na região a distal do segundo molar inferior (seta). B: corte coronal de tomografia computadorizada mostrando corpo estranho junto ao canal mandibular (seta).

Vale ressaltar que esses sintomas podem se desenvolver diante da neurectomia periférica ou da infiltração de álcool absoluto, anteriormente indicados para o controle da neuralgia do trigêmeo. Assim, esses procedimentos são atualmente contraindicados.

A reparação de um nervo traumatizado pode ocorrer e será mais completa diante de um trauma de menor intensidade. Diante da bainha nervosa danificada a regeneração dos neurônios pode apresentar um pequeno crescimento tecidual, configurando o neuroma traumático. Esse crescimento de tecidos nervosos pode produzir dor espontânea. Tais formações também podem ocorrer em tecidos cicatriciais, levando a cicatrizes dolorosas, inclusive mucogengivais. Nesse caso, a excisão da lesão poderá resolver os sintomas dolorosos.

O tratamento das alterações sensitivas de origem traumática pode incluir a reparação microcirúrgica do nervo afetado, podendo levar à recuperação da sensação fisiológica. A conduta conservadora para as neuralgias traumáticas compreende a aplicação tópica de anestésicos locais, o que auxilia na redução dos impulsos nociceptivos progressivos. Outra alternativa é a aplicação de capsaicina em forma de pomadas no local afetado. A associação de antidepressivos tricíclicos como a amitriptilina pode auxiliar no controle da dor.

TRATAMENTO NEUROCIRÚRGICO DAS NEURALGIAS: TÉCNICAS PARA O TRATAMENTO DA NEURALGIA TRIGEMINAL

Introdução

Diferentes técnicas foram propostas para o tratamento da neuralgia do trigêmeo. Embora sua etiologia tenha sido debatida há muito tempo, nenhuma causa foi encontrada para essa importante dor neuropática, considerada uma das dores mais intensas que uma pessoa pode sofrer.

Todos os tipos de tratamento discutidos neste capítulo procuram aliviar a dor pelo maior dor tempo possível, com morbidade baixa e ausência de mortalidade.

Compressão do gânglio de Gasser por balão de Fogarty 4f

Uma das técnicas foi descrita há cerca de 20 anos por Mullan e Lichtor e consiste na compressão do gânglio de Gasser por balão de Fogarty 4f. Desde então, essa técnica tem sido considerada a mais simples e efetiva para o controle dos paroxismos de dor em pacientes que sofrem dessa condição.

Técnica cirúrgica

Poucas modificações foram feitas desde que a técnica de punção percutânea do forame oval para acesso ao gânglio de Gasser foi descrita, em 1983.

O paciente é posicionado em decúbito dorsal com a cabeça em extensão de aproximadamente 20 graus. A anestesia endovenosa com propofol é utilizada, embora alguns autores usem botão anestésico no local a ser puncionado e bloqueio troncular do gânglio de Gasser com lidocaína a 1%. O uso pré-operatório de antibiótico fica a critério do cirurgião.

Técnica para punção do forame oval

Esta técnica pode ser realizada com o auxílio de um intensificador de imagem. A punção é realizada a 2 cm da comissura labial após assepsia com 0,5% de clorexidina na face e botão anestésico com lidocaína a 1%. Com o intensificador de imagem na posição submentoniana-vertex ou basal, torna-se mais fácil o acesso ao forame oval após a punção, e o intensificador é posicionado lateralmente para melhor visualização da posição da agulha em relação ao clivo, como mostra a Figura 7.

Assim que se atinge o forame oval, o guia da agulha é removido para dar passagem ao cateter de Fogarty, posicionado a cerca de 10-12 mm da ponta da agulha.

Volume da compressão e duração

Dois fatores são determinantes para o sucesso do procedimento:

1. O grau de dilatação do balão.
2. A duração da compressão do gânglio dentro do cavo de Meckel.

A Figura 8 mostra as formas corretas e incorretas do balão depois de inflado. Utiliza-se 1 mL de iopamirol para verificar, por meio do intensificador de imagem, a

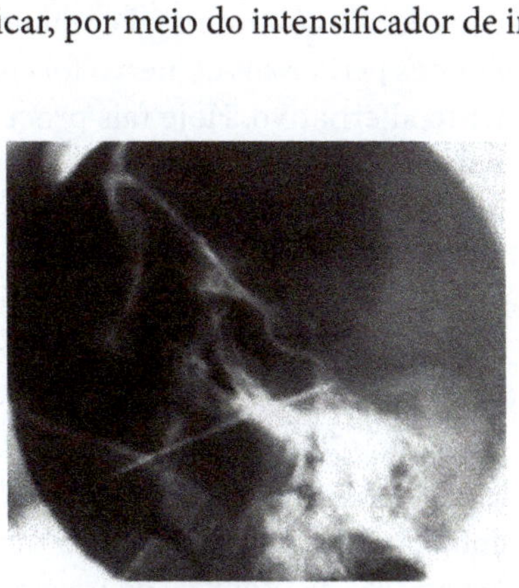

FIGURA 7 Agulha com ponta ao nível do clivo.

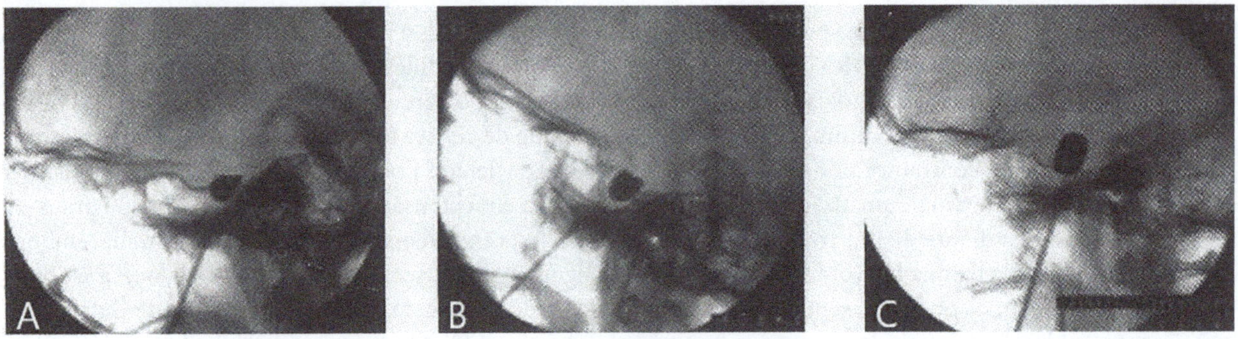

FIGURA 8 Formas do balão depois de inflado. A: formato de pera: correto. B: forma irregular: correto. C: formato oval: incorreto.

dimensão e o formato do balão. Se necessário, aumenta-se o volume do contraste de modo que o balão preencha toda a cisterna trigeminal.

Durante a distensão do balão geralmente se observam alterações do pulso, dos batimentos cardíacos e muito frequentemente hiperemia da face ipsilateral, que mostra que o balão está bem-posicionado. A duração da compressão no geral não excede 60 segundos. Após esse tempo o balão é desinflado e removido com a agulha.

Resultados

De maneira geral, em torno de 90% dos pacientes referem alívio imediato da dor depois do procedimento e após 3 anos de acompanhamento a recorrência é de 8%. Após 5 anos, a recorrência varia entre 20-25% e é de 36% em 10 anos.

O alívio da dor é visto virtualmente em 100% dos casos, o que faz da compressão do gânglio de Gasser a técnica preferida para a condição.

Rizotomia percutânea retrogasseriana com glicerol

O tratamento cirúrgico da neuralgia do trigêmeo sempre foi considerado controverso. Por muitas décadas, a secção de ramos periféricos do nervo foi considerada um tratamento alternativo. Hoje tais procedimentos fazem parte da história.

A injeção percutânea de glicerol no interior do cavo de Meckel foi desenvolvida por Hakanson em 1975 na Suécia. Foi um achado acidental, quando tentava tratar a neuralgia por meio de radiação gama, usando o glicerol como veículo.

Hakanson relatou 75 casos de pacientes submetidos a injeção de glicerol no cavo de Meckel que obtiveram alívio dos sintomas. Esse método pode ser uma alternativa para o tratamento da neuralgia do trigêmeo que não obteve melhora com outros métodos.

Indicações

Todos os pacientes resistentes ao tratamento medicamentoso podem ser candidatos ao tratamento com glicerol.

Técnica cirúrgica

Os pacientes são posicionados em decúbito dorsal com a cabeça estendida a 20 graus. Dependendo do grau de ansiedade e desconforto, uma sedação moderada a alta é realizada.

A assepsia da face é realizada com clorexidina, e a punção do forame oval é realizada sob radiografia magnificada. Se não houver saída de líquor cefalorraquiano, a agulha deve ser reposicionada.

Uma injeção de 0,2 mL de amipaque é feita para visualização da cisterna trigeminal.

Injeção de glicerol

Após a confirmação da posição correta da agulha, 0,2-0,4 mL de glicerol e lentamente injetado no interior do cavo de Meckel, conforme a Figura 9.

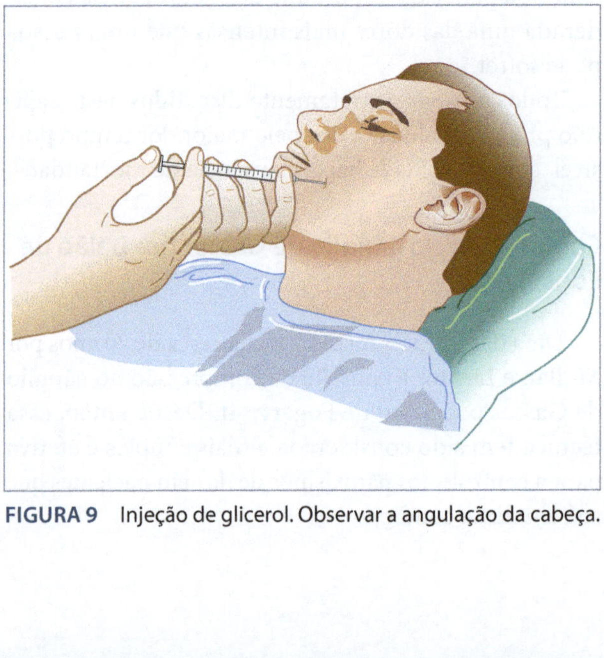

FIGURA 9 Injeção de glicerol. Observar a angulação da cabeça.

Complicações

As complicações foram mínimas: 17% dos pacientes apresentaram hipoestesia facial, 9% apresentaram erupções herpéticas, 4% meningite asséptica e 2% paralisia facial.

Discussão

O tratamento por injeção de glicerol apresenta muitas vantagens se comparado ao feito com a rizotomia por radiofrequência.

O procedimento por radiofrequência é muito mais doloroso e requer anestesia geral para sua realização. O glicerol pode ser usado em pacientes mais idosos, com risco cirúrgico elevado.

Mais importante, o uso de glicerol não provoca risco de haver lesão do nervo, com alto risco de anestesia pós-operatória causada pela radiofrequência (12,5-13%).

Descompressão microvascular para neuralgia do trigêmeo

A neuralgia do trigêmeo tem sido tema de discussão controversa não só por seu aspecto etiológico, mas principalmente por seu tratamento.

A primeira descrição da neuralgia do trigêmeo foi feita por John Locke em 1677, e o termo *tic doloreux* foi erradamente atribuído por Nicholas André em 1756.

Dandy, em 1932, instituiu os parâmetros para a abordagem do nervo trigêmeo por acesso cirúrgico pela fossa posterior e, em um número significativo de casos, encontrou uma alça vascular em contato com o nervo.

Interessante é que, depois de 27 anos, Gardner e Miklos descobriram que o contato da alça vascular com o nervo poderia produzir alterações na bainha de mielina, desencadeando as crises.

Somente em 1966 Jannetta e Rand procederam à primeira microdescompressão vascular do nervo trigêmeo por acesso transtentorial subtemporal, que era tecnicamente muito mais complicada que o acesso advogado por Dandy e Gardner. Esses mesmos autores mais tarde usaram o acesso pela fossa posterior.

Não há dúvida de que os progressos nas técnicas de anestesia e o advento rotineiro do microscópio cirúrgico popularizaram a descompressão microvascular.

Fisiopatologia

A causa exata da neuralgia do trigêmeo permanece desconhecida.

Os nervos cranianos geralmente têm uma relação muito próxima com artérias e veias, e tal proximidade muda com a pulsação, os movimentos da cabeça e do líquido cefalorraquiano. Por razões desconhecidas, os nervos trigêmeo, facial e glossofaríngeo são mais suscetíveis à compressão vascular. Aqueles que não aceitam a compressão vascular como fator causal da neuralgia relatam que a relação entre artérias e veias com o nervo também existe em pacientes livres da dor.

Manifestações clínicas

A neuralgia do trigêmeo é caracterizada por dor paroxística unilateral descrita como agulhada, facada, raio, de curta duração (menor que 2 minutos) e restrita a uma ou mais divisões do nervo. A segunda e a terceira divisões são as mais acometidas.

A prevalência é de 3-5 habitantes por 100 mil e mais frequente no sexo feminino (2:1). É geralmente unilateral, mas em 5-10% dos casos pode ser bilateral e ocorre geralmente em pacientes acima de 50 anos.

Investigação

Geralmente uma tomografia computadorizada ou uma ressonância nuclear magnética do encéfalo são exames apropriados. A ressonância é de início o exame de escolha que pode diagnosticar o tipo de alteração patológica, como tumores, infecções, processos inflamatórios e doença desmielinizante.

A angiorressonância pode mostrar a alça vascular no ângulo ponto-cerebelar e uma artéria dolicobasilar como contraindicação para cirurgia.

Seleção de pacientes

Todos os pacientes com neuralgia do trigêmeo devem antes ser submetidos ao tratamento clínico com carbamazepina, fenitoína, clonazepan ou baclofeno.

Pacientes que não respondem ao tratamento ou que têm intolerância à medicação são candidatos à cirurgia. Atualmente todos os pacientes, mesmo em idade avançada, que estejam em boas condições clínicas e sejam resistentes ao tratamento medicamentoso são encaminhados para cirurgia, sob anestesia geral (Figura 10). Para os pacientes mais jovens em boas condições clínicas, a microdescompressão é o tratamento de escolha, embora essa condição seja mais rara em pacientes jovens.

Discussão

A dor é um sintoma, não uma doença. Existem diferentes procedimentos para o tratamento da neuralgia do trigêmeo.

Com o aumento da experiência e os progressos tecnológicos, a microdescompressão vascular do nervo trigêmeo se tornou o tratamento de escolha para a neuralgia, eliminando a causa e tratando o sintoma.

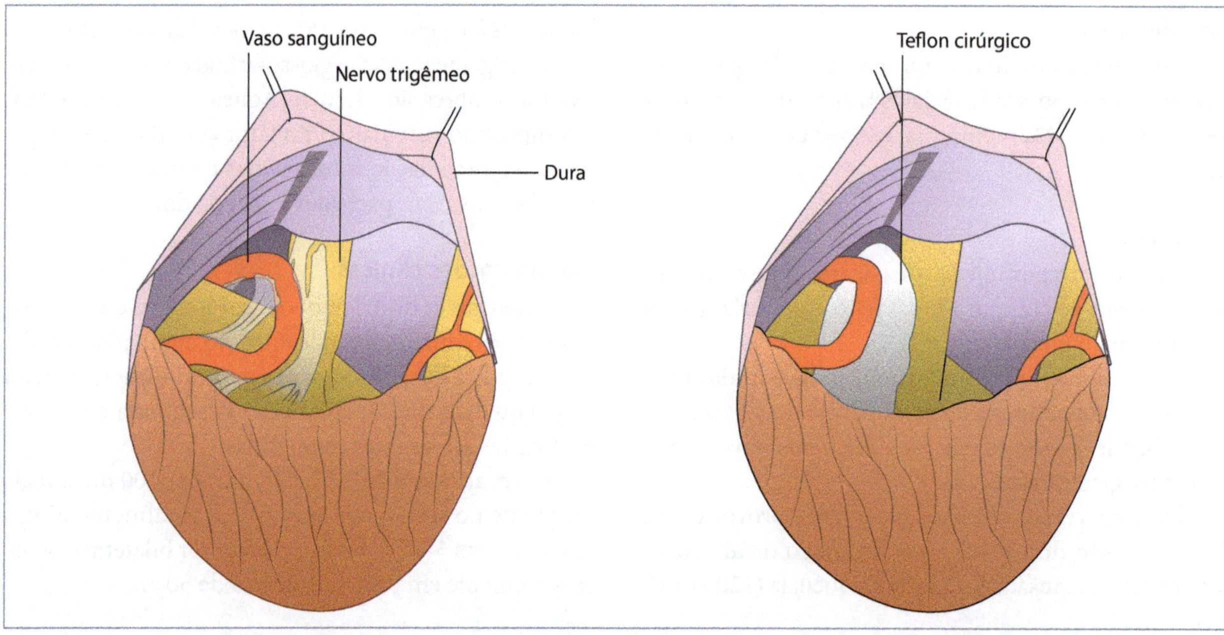

FIGURA 10 Esquema da microdescompressão vascular do nervo trigêmeo. A: visualização cirúrgica da raiz do nervo trigêmeo e artéria conflitante após dissecção com microscópio cirúrgico. B: interposição de teflon cirúrgico.

REFERÊNCIAS BIBLIOGRÁFICAS

1. Al-Quliti KW. Update on neuropathic pain treatment for trigeminal neuralgia. The pharmacological and surgical options. Neurosciences (Riyadh). 2015;20(2):107-14.
2. Alves TCA, Azevedo GS; de Carvalho ES. Tratamento farmacológico da neuralgia do trigêmeo: revisão sistemática e metanálise. Rev Bras Anestesiol. 2004;54:836-49.
3. Andrade Filho ACC. Dor: diagnóstico e tratamento. São Paulo: Roca; 2001.
4. Borges V, Ferraz HB. Espasmo hemifacial. Rev Neurociências. 2001;9(1):5-8.
5. Cruccu G, Gronseth G, Alksne J, Argoff C, Brainin M, Burchiel K, et al. AAN-EFNS guidelines on trigeminal neuralgia management. Eur J Neurol. 2008;15(10):1013-28.
6. Cukiert A (org.). Functional neurosurgery. São Paulo: Alaúde; 2014.
7. Di Stefano G, La Cesa S, Truini A, Cruccu G. Natural history and outcome of 200 outpatients with classical trigeminal neuralgia treated with carbamazepine or oxcarbazepine in a tertiary centre for neuropathic pain. J Headache Pain 2014;15:34.
8. Ferreira AL, Rocha CP, Vieira LM, Dusse LMS, Junqueira DRG, Carvalho MG. Alterações hematológicas induzidas por medicamentos convencionais e alternativos. Rev Bras Farm. 2013;94(2):94-101.
9. Meng F, Peng K, Yang JP, Ji FH, Xia F, Meng XW. Botulinum toxin-A for the treatment of neuralgia: a systematic review and meta-analysis. J Pain Res. 2018;11:2343-51.
10. Okeson JP. Bell's orofacial pains. Chicago: Quintessence; 1998.
11. Stankus SJ, Dlugopolski M, Packer D. Management of herpes zoster (shingles) and postherpetic neuralgia. Am Fam Physician. 2000; 61(8):2437-48.
12. Teixeira MJ. Dor: manual para o clínico. São Paulo: Atheneu; 2006.
13. Teixeira MJ, Neves ATA. Tratamento farmacológico da dor neuropática. Rev Med. 1999;78:224-75.
14. Teixeira MJ, Siqueira SR, Almeida GM. Percutaneous radiofrequency rhizotomy and neurovascular decompression of the trigeminal nerve for the treatment of facial pain. Arq Neuropsiquiatr. 2006; 64(4):983-9.
15. Truelove E. Management issues of neuropathic trigeminal pain from a dental perspective. J Orofac Pain. 2004;18(4):374-80.
16. Türk Börü Ü, Duman A, Bölük C, Coşkun Duman S, Taşdemir M. Botulinum toxin in the treatment of trigeminal neuralgia: 6-month follow-up. Medicine (Baltimore). 2017;96(39):e8133.
17. van Kleef M, van Genderen WE, Narouze S, Nurmikko TJ, van Zundert J, Geurts JW, et al. 1. Trigeminal neuralgia. Pain Pract. 2009; 9(4):252-9.
18. Yang F, Lin Q, Dong L, Gao X, Zhang S. Efficacy of 8 different drug treatments for patients with trigeminal neuralgia: a network Meta-analysis. Clin J Pain. 2018;34(7):685-90.
19. Zakrzewska JM, Wu N, Lee JYK, Werneburg B, Hoffman D, Liu Y. Characterizing treatment utilization patterns for trigeminal neuralgia in the United States. Clin J Pain. 2018;34(8):691-9.

CAPÍTULO 13

Odontalgias: outras fontes de dor orofacial

Samantha Cristine Santos Xisto Braga Cavalcanti

DOR OROFACIAL

A quantidade de estruturas que correspondem ao sistema estomatognático e suas diferentes possíveis fontes que podem produzir dor dificultam o diagnóstico preciso da causa da dor orofacial e aumentam o risco de insucesso no tratamento. Uma compreensão da origem da dor pode adicionar mais refinamento ao diagnóstico para uma adequada terapia da dor orofacial.

A dor é um mecanismo de defesa do corpo humano acionado por alterações fisiopatológicas. A dor orofacial pode ser classificada de acordo com sua relação com fatores físicos, químicos e condições comportamentais psicológicas. As condições físicas responsáveis pela estimulação de nociceptores também têm relação com os tecidos que produzem a nocicepção. Por sua vez, as condições químicas têm relação com a liberação de mediadores químicos e celulares de processos inflamatórios. Entre as diferentes dores orofaciais encontram-se as dores de origem dentária.

A Coordenação Nacional de Saúde Bucal do Ministério da Saúde do Brasil, com participação das Secretarias Estaduais da Saúde, apresentou na "Pesquisa Nacional da Saúde Bucal" que 23% da população brasileira referiu ter sofrido dor de dente. O percentual varia um pouco entre 5-44 anos (21% aos 5 anos e 27% nos adultos de 35-44 anos) e diminui para 10% nos idosos de 65-74 anos. Entre as regiões do Brasil, apenas a Sul se destaca, com um valor mais baixo (20% da população referiu ter sofrido dor de dente), enquanto as outras regiões apresentam prevalências de dor de dente muito próximas da nacional.

A odontalgia, que pode ser aguda ou crônica, apresenta características clínicas que a classificam como dor somática profunda. As dores de origem dentária são variáveis e representam uma parcela importante das dores orofaciais. Além disso, trata-se de uma alteração que pode trazer grande morbidade ao paciente, daí a importância de seu diagnóstico correto para a elaboração do tratamento adequado.

HISTOMORFOLOGIA E FISIOLOGIA DENTAL E PERIODONTAL

Para entender a complexidade do diagnóstico e tratamento das odontalgias deve-se levar em consideração as características histomorfológicas e fisiológicas dos dentes e periodonto. Os dentes são responsáveis pela função mastigatória e participam da fonação e da estética facial. Sua origem é embrionária mesodérmica – a dentina, o cemento e a polpa dentária – e ectodérmica – o esmalte. O esmalte dental é uma estrutura avascular composta principalmente por cristais organizados em prismas de hidroxiapatita e não possui inervação; é altamente friável e necessita do suporte dentinário para aumentar sua resistência na distribuição da carga oclusal durante a mastigação.

A dentina é formada por uma estrutura de túbulos dentinários de matriz colágena preenchidos por cristais de hidroxiapatita, líquidos e prolongamentos de células odontoblásticas, que estão presentes na polpa dental e são responsáveis pela formação dentinária em direção centrípeta. A formação dentinária em direção à polpa dental promove um aumento no diâmetro dos túbulos à medida que se aproximam da cavidade pulpar. A formação da dentina é fisiológica e contínua ao longo da vida, sendo realizada de forma organizada. Porém, diante da lesão periférica odontoblástica por fatores traumáticos como cáries, doenças periodontais, fraturas, atrição e irritação física ou mecânica, ocorre a formação de dentina reparadora, que se apresenta irregular, com túbulos desorganizados e dispersos.

A dentina é recoberta pelo esmalte na porção coronária e pelo cemento na porção radicular. O cemento é um tecido mineralizado avascular e não possui inervação. Sua principal função é a inserção de fibras do ligamento periodontal que formam a articulação fibrosa – gonfose –, restrita à fixação dos dentes no alvéolo dental.

A polpa dentária é um tecido conjuntivo altamente vascularizado e inervado. Exerce as funções de formação dentária pela presença de odontoblastos, nutrição, defesa e indução. Além disso, células-tronco adultas foram isoladas a partir desse tecido, o que é um motivo de investigação terapêutica em diversos estudos. A polpa apresenta uma grande quantidade de terminações nervosas livres que dão origem a estímulos nociceptivos da dor pulpar. Esta é classificada como uma dor orofacial somática, profunda e visceral. A dor pulpar aguda é uma das mais frequentes das dores de origem dentária.

O ligamento periodontal e o osso alveolar são de origem mesodérmica. O ligamento periodontal é rico em fibras colágenas organizadas e inseridas no osso alveolar e no cemento, tem a função sensorial, nutritiva e de defesa e mantém a relação entre o dente e os tecidos duros e moles adjacentes. O osso alveolar propriamente dito promove a inserção das fibras do ligamento periodontal, sendo também chamado de lâmina dura. O osso alveolar de sustentação circunda os alvéolos dentários e é constituído de duas porções ósseas: osso compacto, formando as lâminas vestibular e palatina dos processos alveolares, e osso esponjoso, situado entre as lâminas corticais e o osso alveolar propriamente dito. Alterações periodontais também estão relacionadas com dor de origem dentária.

O periodonto, constituído pelo cemento, ligamento periodontal e osso alveolar, tem inervação nociceptora e mecanorreceptora. Quando estimulado por pressão, exerce influência inibitória sobre a ação muscular local, além de dor periodontal, que é classificada como uma dor orofacial somática, profunda e musculoesquelética. A inervação dental e periodontal sensitiva e motora ocorre pelos ramos mandibular e maxilar do quinto par de nevos cranianos, o nervo trigêmeo, que é o responsável pela condução dos estímulos que causam a dor de origem dentária.

DIAGNÓSTICO DAS DOENÇAS PULPARES E PERIODONTAIS

Estabelecer um diagnóstico preciso, pulpar e periodontal, é o passo mais importante na determinação do tratamento adequado da dor odontogênica. Um diagnóstico correto da causa da dor de origem dentária precisa ser baseado na sintomatologia, que corresponde ao conjunto de sinais e sintomas de determinada alteração fisiológica ou patológica. Os sintomas são manifestações subjetivas percebidas pelo paciente e relatadas ao cirurgião-dentista. Os sinais são manifestações clínicas identificadas durante o exame clínico e imaginológico do paciente. Para que o clínico comece a classificar os distúrbios da odontalgia, deve primeiro ser capaz de diferenciar os sinais e sintomas associados a cada doença.

A dor de dente é um dos sintomas odontológicos mais comuns, e pode ter causas variadas, destacando-se a cárie dentária, a sensibilidade por exposição dentinária, o trauma dental, alterações degenerativas e infecções periapicais. Cada paciente pode apresentar um limiar de dor diferente, ou seja, a mínima intensidade de determinado estímulo que é percebida como dolorosa. Isso dificulta a padronização de níveis de dor para certas lesões fisiopatológicas. Entretanto, o diagnóstico da odontalgia pode ser realizado com o uso de uma semiotécnica bem elaborada, conhecimento da fisiologia da dor e exames complementares de imagem adequados. A dor odontogênica é versátil e pode variar de uma leve sensibilidade até uma dor espontânea, intensa, difusa e pulsátil. Essa extrema variabilidade e os possíveis diagnósticos diferenciais entre as doenças pulpares e periapicais podem dificultar o diagnóstico preciso, entretanto diminui a probabilidade de uma dor na região da boca e da face não ser de origem odontogênica.

A dor de dente de origem não odontogênica pode ocorrer como resultado do estímulo do impulso doloroso somático profundo provocado na região periodontal, inervada pelo nervo trigêmeo. As dores de dente não odontogênicas são frequentemente difíceis de identificar. Os principais sintomas de alerta da dor de dente não odontogênica podem ser dor espontânea em vários dentes; dor de dente estimulante, ardente, não pulsátil, constante, incessante, não variável, persistente e recorrente. Além disso, o bloqueio anestésico local do dente agressor e a realização da terapia odontológica não eliminam a dor de origem não odontogênica.

SEMIOTÉCNICA E IMAGINOLOGIA NO DIAGNÓSTICO DA ODONTALGIA

Existem diversas maneiras de tentar diagnosticar e quantificar a dor como escalas analógicas visuais e numéricas, questionários direcionados, testes de vitalidade pulpar térmicos e eletrônicos, testes mecânicos de percussão vertical e horizontal, teste de palpação apical, fluxometria por *laser* Doppler e até mesmo eletroencefalograma, porém a diferenciação de limiar de dor entre os pacientes ainda torna a quantificação da dor de certa forma limitada. Alterações pulpares e periodontais são diferenciadas com testes pulpares de vitalidade pulpar, testes de percussão vertical e horizontal, além da palpação apical.

Avanços na semiotécnica para o diagnóstico da odontalgia contam com a determinação do fluxo sanguíneo pulpar ou com imagens tridimensionais de alta resolução que permitem aos profissionais a melhor correlação entre os estados histopatológicos pulpares e periodontais e os fenômenos clínicos da dor. Entretanto, os testes pulpares e periodontais permitem diagnosticar ou excluir uma possível causa da dor de origem odontogênica. Geralmente um dente com polpa viva, saudável ou com alteração pulpar inflamatória, apresenta resposta positiva aos testes de vitalidade, enquanto dentes com necrose pulpar apresentam resposta negativa aos testes de vitalidade, caracterizando alterações inflamatórias ou infecciosas na região do periápice (Quadros 1 e 2).

QUADRO 1 Características cínicas da dor em doenças pulpares

Agudas	Pulpite reversível	Dor provocada, moderada, localizada. Teste de vitalidade pulpar: Resposta rápida. Às vezes acentuada. O desconforto não se prolonga. Ausência de sensibilidade à percussão e à palpação apical.
	Pulpite irreversível somática	Dor espontânea, intensa, contínua, difusa. Teste de vitalidade pulpar: Resposta exagerada ao frio, com dor prolongada. Pode apresentar sensibilidade à percussão e à palpação apical.
Crônicas	Pulpite irreversível assintomática	Assintomática. Pode apresentar dor provocada. Teste de vitalidade pulpar: Resposta rápida e às vezes acentuada. O desconforto não se prolonga. Ausência de sensibilidade à percussão e à palpação apical. Exposição pulpar. Hiperplasia pulpar (cárie/trauma).
Alterações degenerativas	Assintomática. Pode apresentar sintomatologia dolorosa apenas se associada a outros processos inflamatórios e infecciosos – pulpares e periapicais.	

QUADRO 2 Características cínicas da dor em doenças periapicais

Agudas	Periodontite apical aguda sintomática	Dor intensa quando provocada e pode ser espontânea. Teste de vitalidade pulpar: Negativo. Exceção: trauma oclusal em dente vital. Sensibilidade acentuada à percussão. Pode apresentar sensibilidade à palpação apical.
	Abscesso periapical agudo	Dor espontânea, intensa, difusa, pulsátil e presença de edema. Teste de vitalidade pulpar: Negativo. Sensibilidade acentuada à percussão e à palpação apical.
Crônica	Periodontite apical crônica assintomática	Assintomática. Pode apresentar dor provocada. Teste de vitalidade pulpar: Negativo. Pode apresentar sensibilidade à percussão e à palpação apical. Pode apresentar lesão periapical.
	Abscesso periapical crônico	Assintomática. Pode apresentar dor provocada. Teste de vitalidade pulpar: Negativo. Pode apresentar sensibilidade à percussão e à palpação apical. Presença de fístula mucosa ou cutânea.

Os exames de imagens são imprescindíveis para a realização do diagnóstico da odontalgia. Entre os exames que podemos utilizar enquadram-se as radiografias periapicais, panorâmicas e as tomografias computadorizadas. As radiografias periapicais e panorâmicas correspondem à imagem bidimensional de uma estrutura tridimensional. Por conta da limitação na reprodução das imagens radiográficas bidimensionais, devido à sobreposição de imagens e à variação anatômica dental e periapical, as tomografias computadorizadas de feixe cônico consistem em uma boa alternativa para auxiliar no diagnóstico da dor de origem odontogênica (Figura 1).

DOR DE ORIGEM PULPAR

Hipersensibilidade dentinária

A hipersensibilidade dentinária é uma dor aguda causada pela exposição de túbulos dentinários de dentes vitais. A presença de trincas no esmalte dental ou até mesmo sua perda por trauma, assim como a retração gengival, podem causar hipersensibilidade dentinária

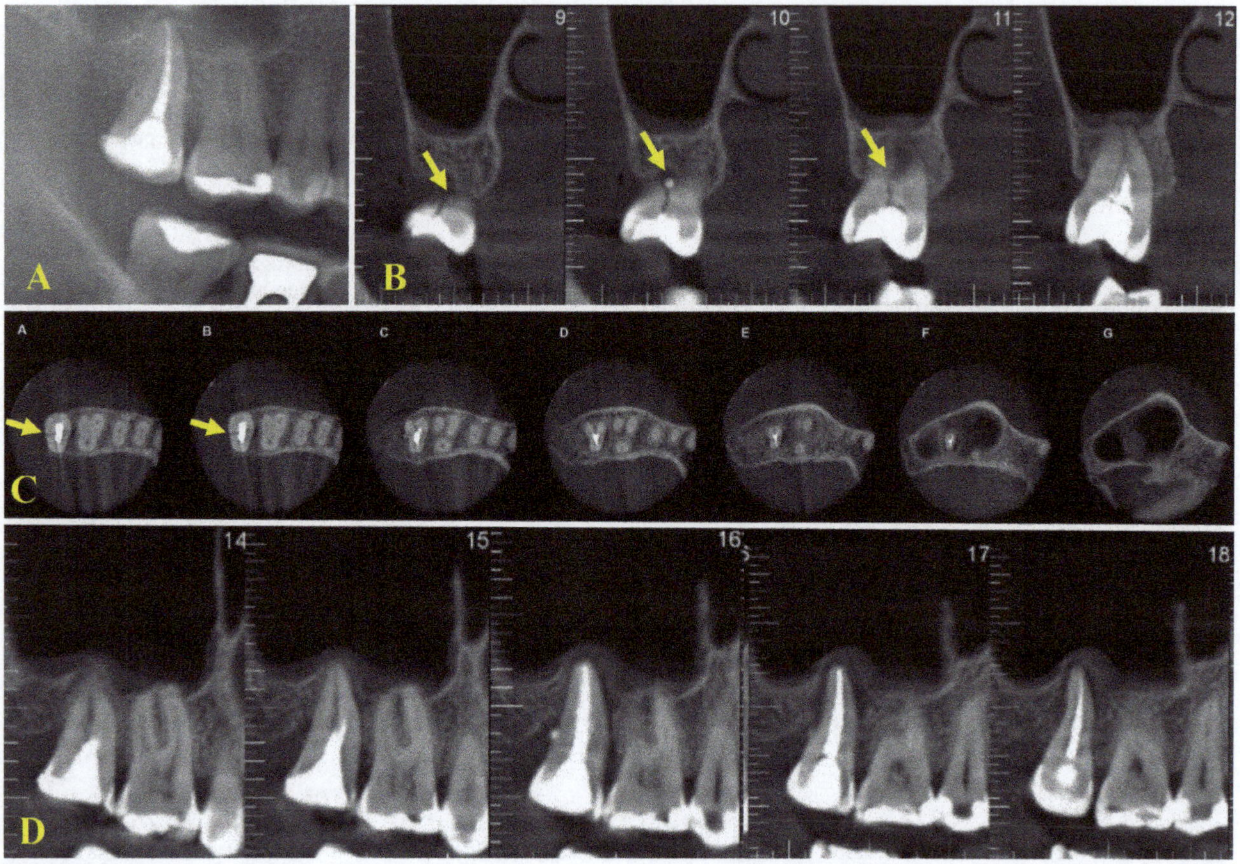

FIGURA 1 Exames de imagem de paciente com queixa de dor provocada durante a mastigação, na região de molares superiores do lado direito. A: detalhe de radiografia panorâmica. Tratamento endodôntico aparentemente satisfatório. Aumento do espaço do ligamento periodontal. Ausência de mobilidade. B: tomografia computadorizada de feixe cônico. Setas evidenciando dente 17 com fratura radicular. Cortes transaxiais. C: cortes axiais. Setas evidenciando dente 17 com fratura radicular. D: cortes parassagitais. Ausência de tratamento endodôntico nos canais mesiovestibular e distovestibular que se apresentam calcificados.

(Figura 2). Os danos ao esmalte dental com consequente exposição dentinária podem ser causados por trauma mecânico e físico. A retração gengival pode ser causada por doença periodontal, força excessiva durante a escovação dental, trauma por *piercings* bucais, tratamentos ortodônticos, erosão dentária e trauma oclusal; este último pode até levar a lesões de abfração. O cemento, que também seria uma proteção dentinária, é facilmente removido quando exposto ao meio bucal.

Como a polpa dentária é altamente vascularizada e inervada, a exposição dos túbulos dentinários pode permitir a ativação de nociceptores por estimulação direta, pressão por alterações hemodinâmicas dos fluidos dentro dos canalículos ou transdução de estímulos pelos odontoblastos até a junção sináptica com o nociceptor. A hipersensibilidade dentinária pode apresentar a polpa saudável. O padrão de dor pulpar da hipersensibilidade dentinária pode ser semelhante ao de um dente com pulpite reversível. Durante o exame clínico deve-se verificar as possíveis exposições de túbulos dentinários para confirmar esse diagnóstico.

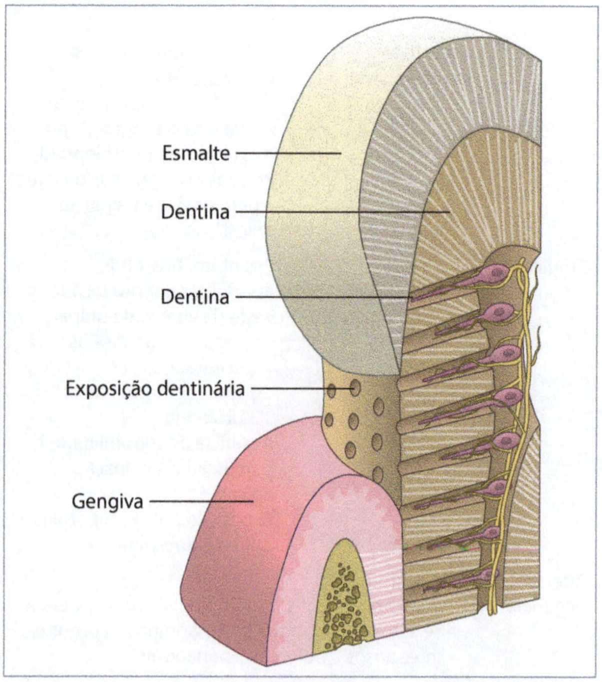

FIGURA 2 Esquema de corte coronal de um dente e região apical demonstrando a exposição dentinária.

Pulpite

A pulpite reversível é um processo inflamatório pulpar agudo causado por cáries profundas ou recidivantes, restaurações extensas e traumas com fraturas ou trincas. As alterações vasculares inflamatórias podem causar um aumento do volume pulpar, porém esse edema é restrito ao canal dentário, circundado pelas paredes dentinárias. Essa restrição de espaço pode ativar os nociceptores, levando a uma resposta dolorosa no local. Durante a fase reversível da inflamação pulpar o paciente não relata uma história de dor espontânea. A remoção do estímulo danoso permite a regressão do quadro inflamatório e a polpa retorna a um estado saudável, não sendo necessária a terapia endodôntica. A não realização do tratamento adequado pode evoluir para um processo inflamatório irreversível. Ao exame clínico pode-se identificar que o teste de vitalidade pulpar frio provoca uma resposta rápida e às vezes aguda, mas o desconforto não se prolonga. A percussão não provoca desconforto, e as imagens radiográficas não demonstram alterações periapicais na polpa normal ou na pulpite reversível.

A pulpite irreversível sintomática é caracterizada por dor prolongada aguda, espontânea, intensa e algumas vezes difusa, e os sintomas podem ser duplicados quando o paciente é submetido ao teste de vitalidade pulpar. A sensibilidade à percussão pode se desenvolver se o processo inflamatório tiver progredido para os tecidos periapicais. O exame radiográfico pode revelar um ligamento periodontal inalterado ou com espessamento. O tratamento recomendado é o endodôntico, quando possível (Figura 3).

As alterações inflamatórias irreversíveis crônicas, especialmente em dentes com rizogênese incompleta e exposição da polpa dental ao meio bucal, ocorrem de forma lenta e são diagnosticadas como hiperplasia pulpar. Geralmente são assintomáticas, exceto durante a mastigação, quando a pressão do bolo alimentar pode causar desconforto. Os testes de vitalidade podem provocar respostas normais. Às vezes podem ser confundidas com tecido gengival em proliferação, pois a coroa dentária apresenta um pólipo pulpar recoberto por tecido epitelial. Radiografias geralmente mostram uma grande cavidade aberta com acesso direto à câmara pulpar.

Alterações pulpares degenerativas

As alterações degenerativas pulpares se caracterizam como reabsorções radiculares internas ou externas e calcificações pulpares. Um diagnóstico correto e uma compreensão da etiologia subjacente e dos processos envolvidos na reabsorção radicular são essenciais para o manejo efetivo e as estratégias de tratamento adequadas.

As alterações pulpares degenerativas podem estar relacionadas a movimento ortodôntico excessivo, trauma, presença de dentes retidos, insucesso no tratamento de reimplante de dentes avulsionados, técnicas de clareamento dental iatrogênicas ou tumores. A anquilose dentoalveolar e a reabsorção radicular interna e externa são resultantes do processo degeneração pulpar e têm grande importância no planejamento cirúrgico. Nem sempre essas alterações apresentam sintomatologia dolorosa, e muitas vezes são diagnosticadas por alteração

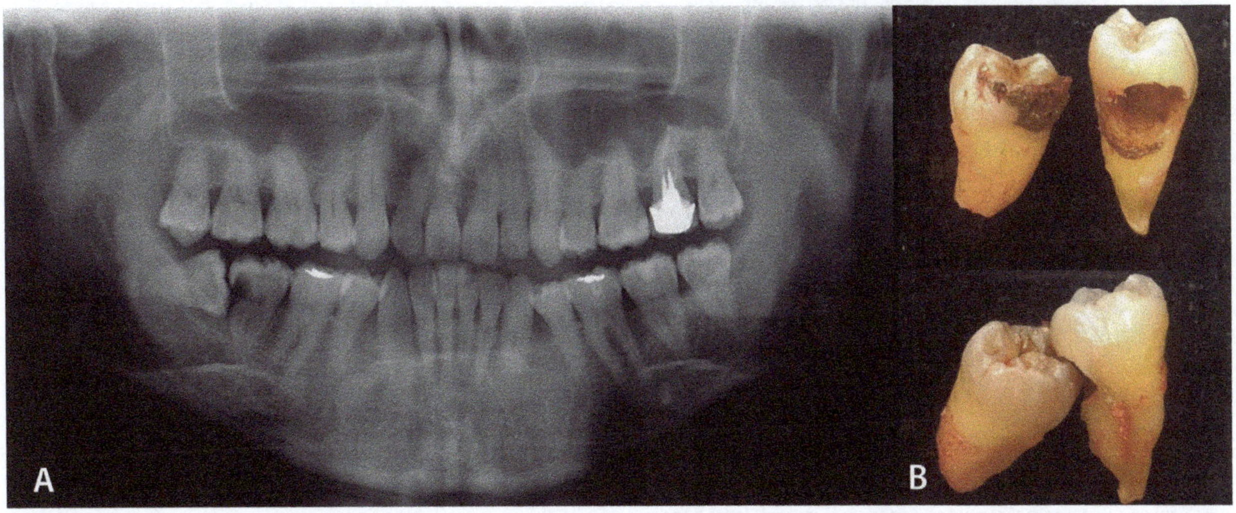

FIGURA 3 Imagens de paciente diagnosticado com pulpite irreversível no dente 47, com cárie profunda distal, associada à presença do 48. A: radiografia panorâmica. B: dentes 47, com cárie profunda, e 48 extraídos.

na coloração dos dentes ou por associação com outras alterações patológicas pulpares e periapicais (Figura 4).

DOR DE ORIGEM PERIODONTAL

A condição periodontal deve ser minuciosamente avaliada na presença de dor de origem dental. A sondagem periodontal, além dos testes de percussão e palpação, pode auxiliar no diagnóstico de alterações periodontais que podem resultar em dor somática musculoesquelética, além de estímulos diretos a nociceptores locais. A presença de biofilme dental associada a fatores de risco locais, tais como relação oclusal e interproximal incorreta dos dentes, trauma local persistente e restaurações com contornos incorretos, e sistêmicos, tais como alterações e disfunções hormonais ou hematológicas e determinados fármacos, pode estar associada a condições patológicas periodontais que causam dor ao paciente.

A impacção alimentar pode resultar em dor e sangramento gengival persistente e localizado, assim como pode causar perda óssea acentuada e localizada. Os pacientes diagnosticados com gengivite e periodontite crônica relacionadas ao biofilme dental podem apresentar inflamação e sangramento gengival e algumas vezes sintomatologia dolorosa, principalmente nos casos graves. Adicionalmente, esses pacientes com doenças periodontais podem apresentar halitose, hemorragias localizadas espontâneas, perda óssea importante e mobilidade dentária, que podem causar ou se associar a alterações pulpares. Já a gengivite ulcerativa necrosante é uma doença periodontal, também associada ao biofilme dental, e suas principais características clínicas são dor intensa e espontânea, necrose gengival e sangramento local. É possível que em sua evolução a gengivite ulcerativa necrosante provoque halitose, febre e linfoadenopatia.

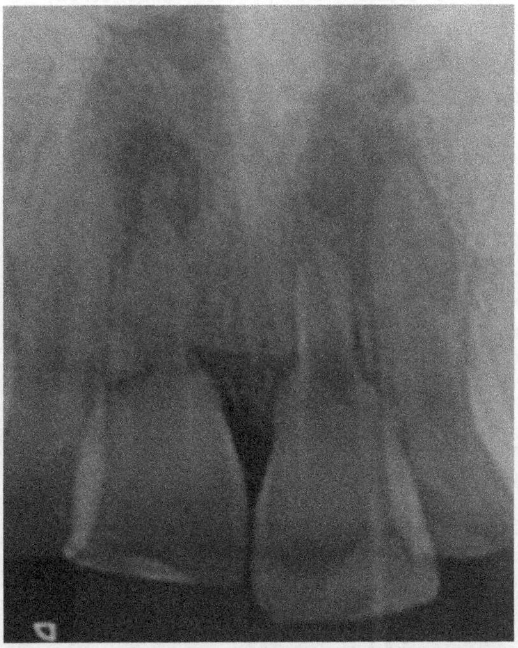

FIGURA 4 Radiografia periapical de incisivos centrais superiores com presença de alteração pulpar degenerativa, reabsorção radicular externa e lesão periapical com sintomatologia dolorosa durante a mastigação.

PERICORONARITE

A presença de biofilme dental entre a coroa dentária e a gengiva de um dente parcialmente irrompido pode causar a pericoronarite, que é a inflamação/infecção de origem periodontal dos tecidos adjacentes. A pericoronarite ocorre geralmente em terceiros molares semi-inclusos. O espaço presente entre o dente e a gengiva favorece o acúmulo de restos alimentares, tornando-se um nicho de proliferação bacteriana que pode dar origem à formação de um processo inflamatório e infeccioso capaz de causar dor variando de leve a intensa, e pode estar associada a edema local, trismo, mal-estar e febre.

Necrose pulpar

À medida que as reações inflamatórias pulpares não são tratadas em tempo, a pulpite pode evoluir para a necrose pulpar. A necrose da polpa dental também pode ocorrer por trauma local com rompimento do feixe vasculonervoso de irrigação e nutrição pulpar. Alguns autores classificam a necrose pulpar como uma doença periapical, pois os substratos resultantes da flora bacteriana presente no tecido necrosado promovem alterações inflamatórias nos tecidos periapicais. Os sintomas clínicos podem variar de dor leve a dor intensa, dependendo da extensão da inflamação periapical. Os testes de vitalidade pulpar não sensibilizam a polpa necrosada, no entanto alguns estudos refutam isso, por causa do tecido parcial, que ainda pode estar presente. Já os testes de percussão e palpação apical podem provocar desconforto. Os exames de imagem podem revelar uma região periapical normal até uma grande radiolucência periapical (Figura 5).

Essa evolução da doença pulpar pode apresentar sintomatologia dolorosa aguda, crônica ou até mesmo assintomática. Entre as alterações periodontais que podem se apresentar de forma assintomática, exceto quando se apresentam infectadas, e que têm importância no diagnóstico do plano de tratamento cirúrgico estão:

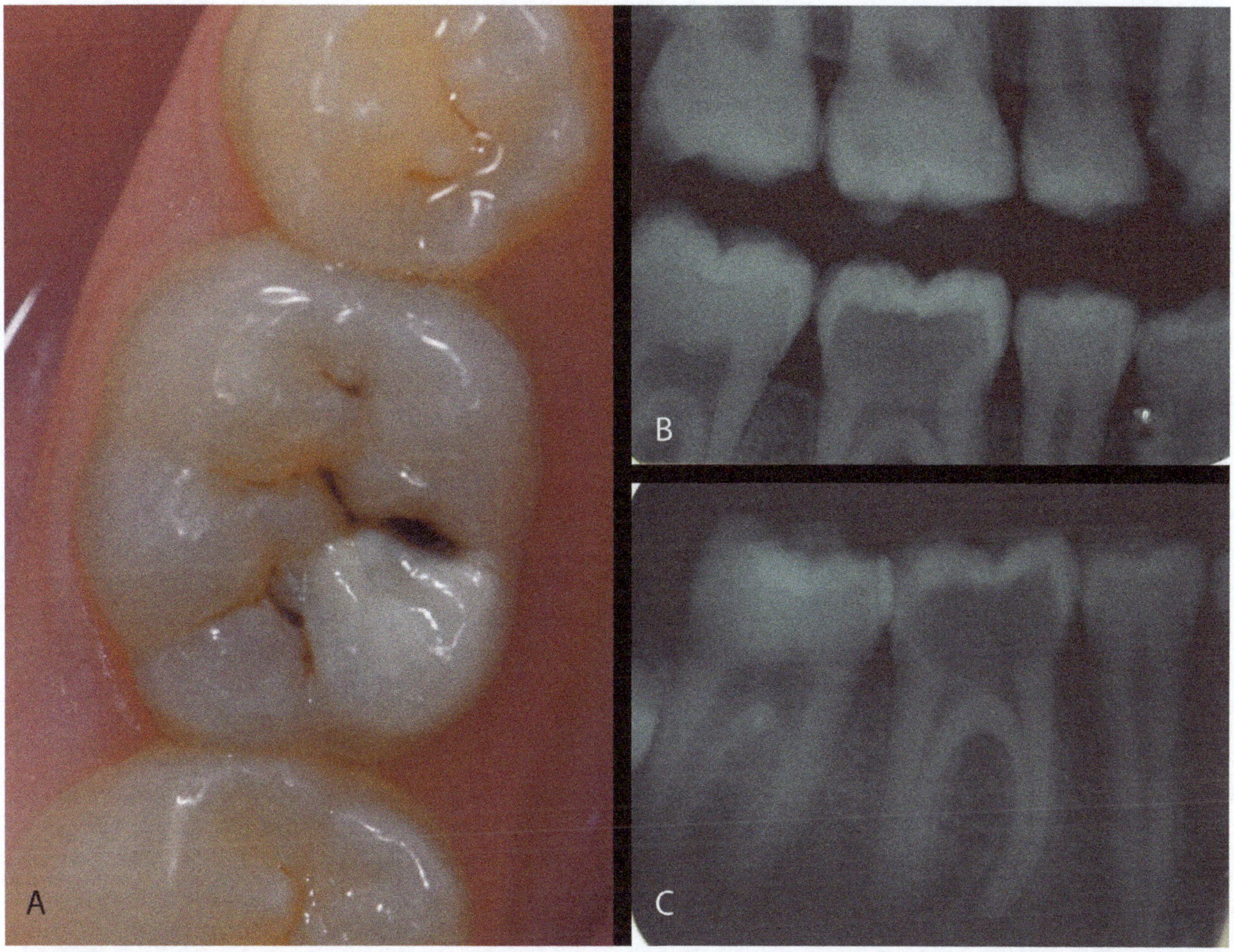

FIGURA 5 Imagens do dente 46 de paciente com queixa de dor leve à percussão vertical, diagnóstico de periodontite apical crônica assintomática. A: foto oclusal dos dentes inferiores evidenciando dente 46 com cárie oclusal intrassulcular. B: imagem de radiografia interproximal de molares do lado direito. Dente 46 com cárie extensa em dentina. C: radiografia periapical mostrando imagem radiolúcida na raiz mesial do dente 46.

Fonte: imagens gentilmente cedidas pela Professora Jessica D. Theobaldo.

- O cisto periapical, que se caracteriza por um processo inflamatório de origem dentária, clinicamente podendo apresentar abaulamento da cortical óssea. Radiograficamente apresenta extensa rarefação óssea periapical circunscrita, associada ao ápice de um dente, em geral com extensão a dentes vizinhos.
- O granuloma periapical, que é um tecido conjuntivo neoformado em resposta a uma inflamação crônica. Radiograficamente, apresenta pequena rarefação óssea periapical circunscrita.

Tanto o cisto quanto o granuloma periapicais estão associados ao ápice de um dente necrosado.

Periodontite apical

As alterações perirradiculares variam desde processos inflamatórios leves até reabsorções do osso perirradicular. A gravidade da irritação, a duração do processo da doença e a resposta do hospedeiro determinam a extensão da destruição, geralmente mediada por reações imunes inespecíficas e específicas. A periodontite apical aguda ou sintomática resulta da inflamação nos tecidos perirradiculares e pode ter origem traumática ou microbiana. A periodontite apical aguda traumática é uma resposta a diversos fatores, como trauma oclusal, restaurações diretas ou indiretas com ponto de contato prematuro, sobrecarga mastigatória oclusal em pacientes parcialmente desdentados, além de poder ser uma resposta ao trauma químico e mecânico durante o tratamento endodôntico no periápice. Essa alteração patológica inflamatória pode causar dor intensa na região periapical, e o dente pode inclusive apresentar vitalidade pulpar dentro dos padrões de normalidade.

Já na periodontite apical aguda microbiana o paciente relata a sensação de dente "crescido", e a dor pode se apresentar de forma espontânea, moderada, porém intensa quando estimulada com a percussão vertical ou ao mínimo toque com o dente antagonista. Além disso, o dente apresenta-se desvitalizado. Na periodontite apical os exames de imagem podem apresentar desde leve espessamento do espaço do ligamento periodontal a extensas imagens radiolúcidas associadas ao ápice dos dentes.

Na periodontite apical crônica as características radiográficas são as mesmas da periodontite apical aguda, porém ela é assintomática. Múltiplos mecanismos estão envolvidos nas alterações patológicas associadas à formação de lesões perirradiculares agudas e crônicas. Lesões mecânicas nos tecidos perirradiculares, com irritação contínua, podem causar ativação de diversas vias de inflamação e liberação de mediadores inespecíficos. A saída contínua de antígenos de um canal radicular patologicamente envolvido também pode resultar em uma combinação dos vários tipos de reações imunológicas. Várias dessas reações participam da destruição dos tecidos perirradiculares. Portanto, mesmo na periodontite apical crônica o paciente pode apresentar episódios de odontalgia.

Abscesso de origem odontogênica

As bactérias são um dos principais fatores na etiologia do abscesso periapical, causando reações imunológicas e inflamatórias que provocam alterações na microcirculação local, com fenômenos de vasodilatação, exsudação plasmática e diapedese celular, principalmente de neutrófilos, caracterizadas por coleções purulentas localizadas. O aumento gradativo de exsudato purulento promove um aumento da liberação de mediadores químicos indutores da dor, além da dor causada pela compressão tecidual adjacente e pela excitação contínua e direta de nociceptores na região periapical. O abscesso periapical agudo se caracteriza pela presença abundante de neutrófilos, com amplas áreas de destruição tecidual, fenômenos vasculares exsudativos, dor espontânea, intensa, difusa, pulsátil e edema localizado.

Os abscessos periapicais têm capacidade de rápida disseminação entre os espaços fasciais e as cavidades da cabeça e pescoço por conta da presença de enzimas proteolíticas, lisossomais, bem como radicais oxigenados, que são liberados pelos neutrófilos. O abscesso periapical crônico se caracteriza pela presença de fístula mucosa ou cutânea causada pela necrose epitelial local, que permite a drenagem espontânea do exsudado purulento formado. Nessa condição clínica geralmente não existe sintomatologia dolorosa ou ela se apresenta diminuída.

A reação inflamatória intensa causada pelo processo infeccioso agressivo é uma medida de defesa do organismo, entretanto pode causar intensa destruição tecidual. Além disso, quando o processo infeccioso de origem odontogênica ocorre na região posterior de mandíbula, a disseminação de coleção purulenta aos espaços submandibulares e sublinguais de menor resistência pode inclusive ser um risco de morte por obstrução das vias aéreas superiores, no quadro clínico configurado como angina de Ludwig.

ODONTALGIA DE ORIGEM SINUSAL

Uma sinusite envolvendo o seio maxilar pode provocar dor na região de dentes molares e pré-molares superiores, configurando a dor de dente não odontogênica, o que pode levar o paciente a procurar atendimento odontológico. Nesse caso, os dentes posteriores podem ser sensíveis à percussão e ao estímulo frio. Trata-se de uma hiperalgesia secundária, mais que uma dor referida.

Sua diferenciação da odontalgia verdadeira se dá pela anamnese e pelo exame físico. A sinusite apresenta secreção purulenta nasal e congestão nasal, e a dor piora com movimentos da cabeça. A infiltração de anestésico local intraoral não alivia os sintomas. Vários dentes podem ser sensíveis à percussão, em vez de um específico, como no caso da odontalgia verdadeira. A radiografia panorâmica pode demonstrar um velamento do seio maxilar envolvido. As características clínicas das odontalgias sinusais ou da mucosa nasal são pressão abaixo dos olhos e dor exacerbada com o abaixamento da cabeça e com aplicação de pressão sobre o seio paranasal envolvido (Figura 6).

TRATAMENTO DA DOR DE ORIGEM ODONTOGÊNICA

Levando em consideração que a dor é um fenômeno que associa fatores físicos somáticos a condições comportamentais psicológicas, o controle da ansiedade no tratamento da dor odontogênica é importante para a prevenção de emergências médicas no atendimento odontológico. As opções terapêuticas para o tratamento das dores somáticas profundas primárias de origem odontogênica variam desde ajuste oclusal, passando por tratamento restaurador, endodôntico, periodontal, até o tratamento cirúrgico. Além disso, a utilização de protocolos farmacológicos adequados para cada causa de dor de origem dentária complementa o tratamento odontológico, lembrando que a dor de origem odontogênica pode estar envolvida com o estímulo direto a nociceptores, pela liberação de mediadores químicos inflamatórios e diante de respostas inflamatórias agudas contra processos infecciosos. Entretanto, devido à grande variabilidade das dores de origem dentária, o sucesso no tratamento depende do diagnóstico preciso.

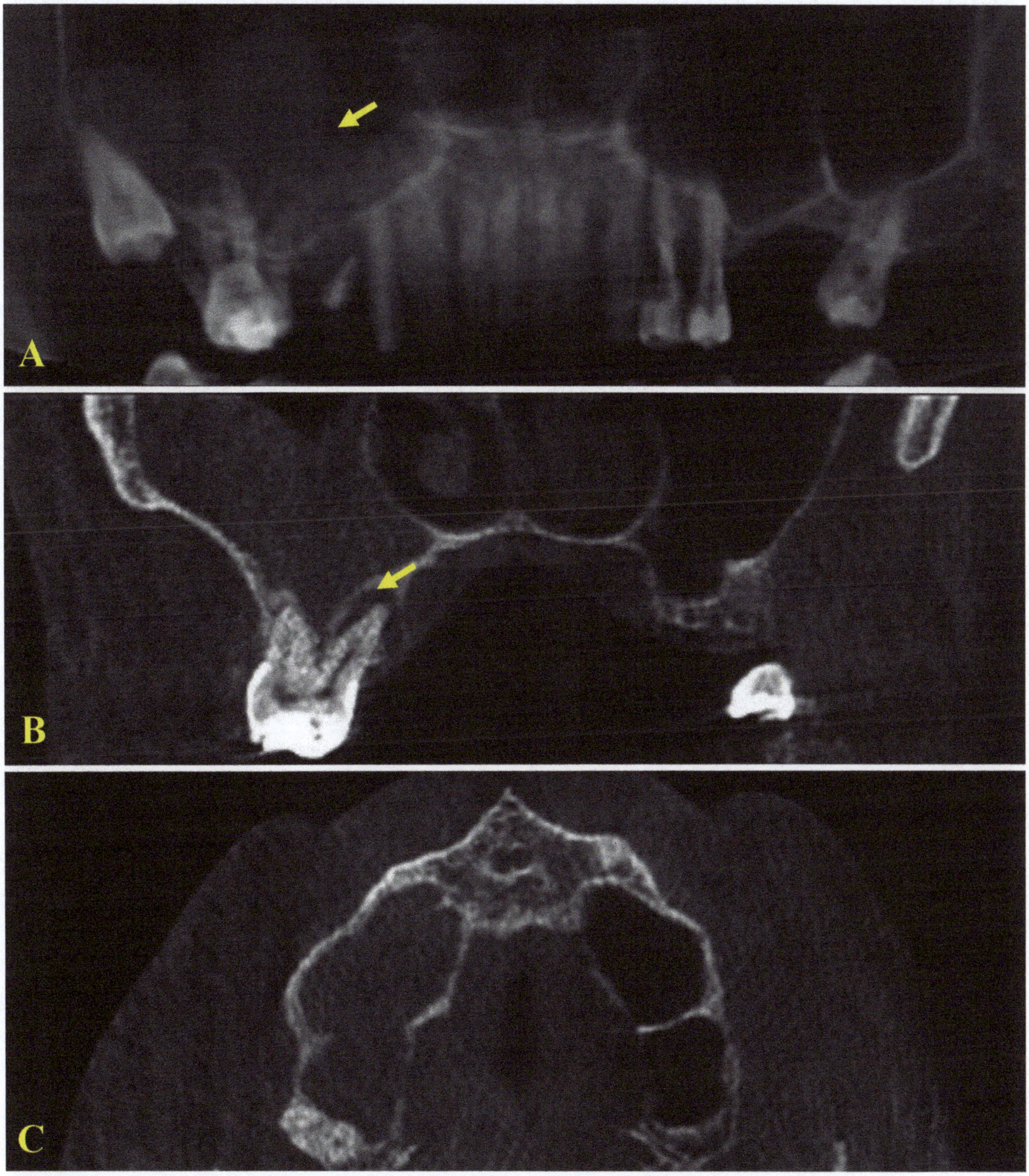

FIGURA 6 Exames de imagem de tomografia computadorizada por feixe cônico de paciente com sintomas de pressão abaixo dos olhos, dor com o abaixamento da cabeça e com aplicação de pressão sobre a região do seio maxilar do lado direito. Dente 16 com necrose pulpar e lesão periapical com envolvimento sinusal. A: imagem panorâmica. Seta evidenciando velamento sinusal. B: corte coronal. Seta evidenciando lesão periapical do dente 16. C: corte axial. Velamento do seio maxilar do lado direito.

REFERÊNCIAS BIBLIOGRÁFICAS

1. Abbott PV, Yu C. A clinical classification of the status of the pulp and the root canal system. Aust Dent J. 2007;52:S17-31.
2. Alghaithy RA, Qualtrough AJ. Pulp sensibility and vitality tests for diagnosing pulpal health in permanent teeth: a critical review. Int Endod J. 2017;50:135-42.
3. Andrade ED (eds.). Terapêutica medicamentosa em odontologia. 3.ed. São Paulo: Artes Médicas; 2014.
4. Armitage GC. Periodontal diagnoses and classification of periodontal diseases. Periodontol. 2000. 2004;34:9-21.
5. El-Naggar AK, Chan JKC, Grandis JR, Takata T, Slootweg PJ (eds.). WHO Classification of Head and Neck Tumours, Consensus and Editorial Meeting at the International Agency for Research on Cancer; 2017 Jan 14-16; Lyon, France. v.9. 4.ed.
6. Ferguson M. Rhinosinusitis in oral medicine and dentistry. Aust Dent J. 2014;59:289-95.
7. Fuss Z, Tsesis I, Lin S. Root resorption-diagnosis, classification and treatment choices based on stimulation factors. Dent Traumatol. 2003;19:175-82.
8. Gronthos S, Brahim J, Li W, Fisher LW, Cherman N, Boyde A, et al. Stem cell properties of human dental pulp stem cells. J Dent Res. 2002;81:531-5.
9. Kim JW, Park JC. Dentin hypersensitivity and emerging concepts for treatments. J Oral Biosci. 2017;59:211-7.
10. Levin LG, Law AS, Holland GR, Abbott PV, Roda RS. Identify and define all diagnostic terms for pulpal health and disease States. J Endod. 2009;35:1645-57.
11. Lofthag-Hansen S, Huumonen S, Gröndahl K, Gröndahl HG. Limited cone-beam CT and intraoral radiography for the diagnosis of periapical pathology. Oral Surg Oral Med Oral Pathol Oral Radiol Endod. 2007;103:114-9.
12. Mehra P, Jeong D. Maxillary sinusitis of odontogenic origin. Curr Allergy Asthma Rep. 2009;9:238-43.
13. Ministério da Saúde. Secretaria de Atenção à Saúde. Secretaria de Vigilância em Saúde. SB Brasil 2010: Pesquisa Nacional de Saúde Bucal: resultados principais. Brasília: Ministério da Saúde; 2012. Disponível em: http://bvsms.saude.gov.br/bvs/publicacoes/pesquisa_nacional_saude_bucal.pdf. Acesso em: 5 maio 2018.
14. Okeson JP. Non-odontogenic toothache. Northwest Dent. 2000;79:37-44.
15. Okeson JP. The classification of orofacial pains. Oral Maxillofac Surg Clin North Am. 2008;20:133-44.
16. Pashley DH. Dynamics of the pulpo-dentin complex. Crit Rev Oral Biol Med. 1996;7:104-33.
17. Zero DT, Zandona AF, Vail MM, Spolnik KJ. Dental caries and pulpal disease. Dent Clin North Am. 2011;55:29-46.

CAPÍTULO 14

Anamnese

João Gualberto de Cerqueira Luz

CONCEITO

O termo anamnese representa o histórico, a partir dos sintomas iniciais, e a evolução de determinada doença, com base nas recordações do paciente. Origina-se do termo *anamnesis*, que significa ação de trazer à memória, recordação, lembrança.

OBJETIVOS

Os objetivos da anamnese compreendem os antecedentes ou comemorativos – estado de um paciente anterior a sua doença atual, portanto da doença e do paciente. Na área de disfunções da articulação temporomandibular (ATM) e de dor orofacial ganha maior destaque, pois nesse passo inicia-se a obtenção do diagnóstico. A anamnese deve compreender, após a identificação do paciente, a queixa principal e sua duração, a história da doença atual, os antecedentes mórbidos e a história de hábitos parafuncionais. Com vistas à padronização, propõe-se o modelo de ficha anexo (Figura 1).

IDENTIFICAÇÃO DO PACIENTE

Consiste na obtenção dos chamados dados pessoais, como nome, idade ou data de nascimento, gênero, raça ou cor, bem como estado civil, profissão, naturalidade, procedência e residência (Figura 1). Esses dados geralmente são obtidos por pessoal auxiliar. Dessa forma, quando o paciente se apresentar para consulta, o profissional pode ter uma noção de quem vai atender.

Os dados pessoais obtidos constituem-se em fatores auxiliares de diagnóstico. Isso é demonstrado pelo fato de que determinadas artropatias ou disfunções são mais frequentes em certas faixas etárias, gênero, profissões e outros fatores, conforme discutido em capítulos específicos.

Nunca é demais lembrar que a ficha clínica é instrumento legal, e que todos os dados da anamnese, do exame físico e dos exames complementares devem ser registrados nela.

QUEIXA PRINCIPAL

A queixa principal compreende os sintomas específicos pelos quais o paciente procura tratamento, e deve ser estabelecida de modo sucinto (Figura 1). Entretanto, para chegar à queixa principal deve-se ouvir atentamente o paciente, transmitindo a este segurança para fazer seu relato. Trata-se daquele fato que mais incomoda o paciente e para o qual ele busca solução (Figura 2).

O sintoma dor é de grande importância e frequente. O paciente é tido como assintomático quando não refere dor. A área de queixa deve ser especificada, referente a sua localização e lateralidade. Por exemplo: dor na região temporomandibular no lado esquerdo; otalgia bilateral. Quando o paciente não souber referir a localização, pode-se pedir que aponte para o local de dor (Figura 3).

Nas disfunções da ATM existe a possibilidade de o paciente apresentar múltiplas queixas. Assim, deve-se enumerá-las em ordem decrescente de importância ao paciente. Em alguns casos pode haver múltiplos diagnósticos.

O tempo de duração da queixa deve ser obtido, e pode variar de dias, meses ou anos. Quando ultrapassa o período de 6 meses, o caso pode ser considerado como crônico, dificultando o prognóstico.

Ficha clínica				
Nome:			RG (n.):	
End. res.:			CEP:	Tel.:
End. com.:			CEP:	Tel.:
Gênero:	Raça:	Nasc.: ___/___/___	Est. civil:	Profissão:
Naturalidade:	Procedência:		Nacionalidade:	
Responsável:				

Exame clínico
Anamnese
Queixa principal/duração:
História da doença atual
História de traumatismo:
Sintomas prévios / distúrbios funcionais / duração:
Progressão:
Características da dor:
0 ——————————————— 10
Fatores modificadores:
Patologias associadas:
Profissional que encaminhou:
Especialidade:
Diagnóstico prévio:
Tratamento prévio:
Medicamento(s) em uso:
Antecedentes mórbidos
Gerais:
Regionais:
Hábitos deletérios

FIGURA 1 Modelo de ficha clínica que tem se mostrado adequado à coleta de dados da anamnese.

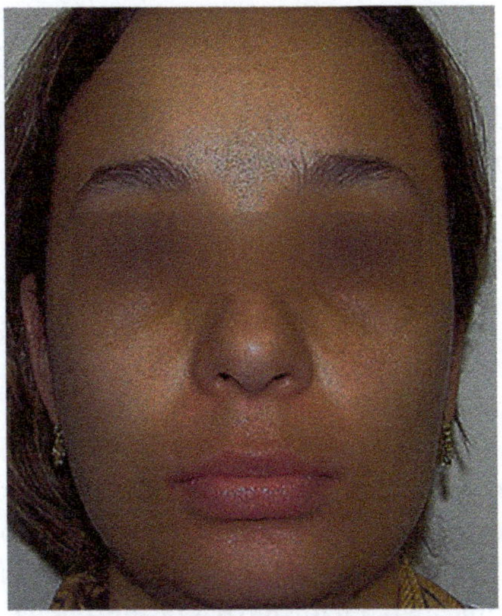

FIGURA 2 Notar a expressão de dor desta paciente, que apresenta alguns músculos da face contraídos.

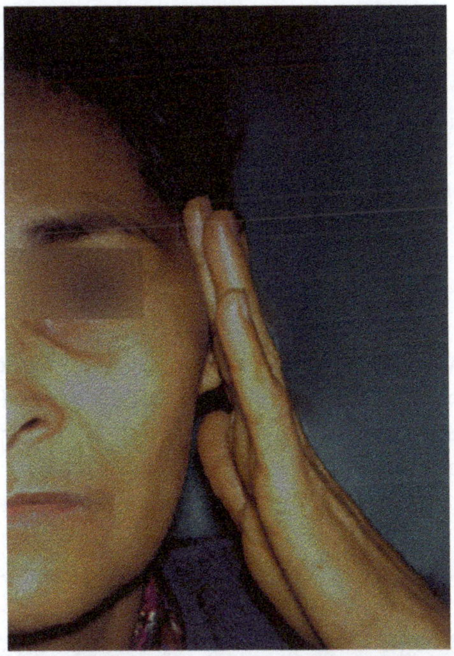

FIGURA 3 Solicitado à paciente que apontasse o local da dor por não conseguir descrevê-lo, ela indicou a região temporal esquerda.

HISTÓRIA DA DOENÇA ATUAL

Deve incluir a história de traumatismo, os sintomas prévios, os distúrbios funcionais, a duração dos sintomas, a progressão dos sintomas, as características da dor, os possíveis fatores modificadores, as doenças associadas, quando houver, e, se o paciente já passou por tratamento anterior, o diagnóstico e o tratamento prévios, bem como os medicamentos em uso (Figura 1). O paciente deve se sentir livre para falar, mas o profissional deve orientá-lo na cronologia dos fatos. Cuidado deve ser tomado para não induzir o paciente a relatar algo que não apresenta.

A história de traumatismo, se for positiva, deve ser especificada, mesmo que o paciente não tenha sofrido uma fratura. A princípio há casos em que o paciente não relaciona algum tipo de traumatismo, por exemplo, o decorrente de acidente automobilístico, com alguma disfunção de ATM, mas o profissional, com base nos dados obtidos, pode encontrar uma associação. Vale lembrar a importância do trauma na origem de alterações degenerativas da ATM.

Os sintomas prévios devem ser obtidos representando como surgiu o quadro clínico presente, bem como em que circunstâncias isso ocorreu, podendo ser correlacionadas possíveis causas.

Os distúrbios funcionais podem constituir a queixa principal ou estar associados a quadros de dor. Compreendem limitação da abertura da boca, desvios durante sua abertura, ruídos articulares e dificuldade mastigatória.

A duração dos sintomas prévios ou distúrbios funcionais é importante na elaboração do diagnóstico, podendo mostrar eventos em sequência ou em associação.

A progressão dos sintomas nos dá noção da evolução da disfunção por meio de seu tipo, frequência e intensidade com o passar do tempo. Um paciente pode, por exemplo, relatar que inicialmente apresentava ruídos articulares e episódios de dor na ATM e que atualmente desapareceram os ruídos, mas há travamento em abertura e dor constante.

As características da dor que o paciente apresenta devem ser descritas do modo mais completo possível. Assim, devem constar sua localização, frequência, duração da crise, qualidade ou tipo e intensidade.

Para quantificar a dor pode-se lançar mão de escalas de intensidade de dor. A escala numérica varia de 0 a 10, com 0 representando a ausência de dor e 10 a pior dor imaginável. O paciente atribuirá um valor numérico à própria dor. Recomenda-se essa escala, que é de fácil aplicação e compreendida pela maior parte dos pacientes. É válida não somente para a avaliação inicial, mas também para os resultados do tratamento.

Outra opção é a escala visual analógica, uma linha reta com 10 cm com as expressões "sem dor" em uma extremidade e "pior dor imaginável" na outra. Pede-se ao paciente que coloque uma marca na localização que melhor descreva a dor. Por sua vez, a escala de descritores verbais apresenta as expressões "sem dor", "dor leve", "dor moderada", "dor intensa" e "dor insuportável". A escala visual analógica requer concentração e abstração por parte do paciente, o que é mais difícil em pacientes com dor aguda e disfunção. Já a escala de descritores verbais é limitada pelo número de opções, bem como pela compreensão de alguns termos pelos pacientes.

Possíveis fatores modificadores que desencadeiam, pioram ou mesmo aliviam a dor devem ser questionados. Pode haver um padrão de ocorrência de dor relacionado à função, tensão emocional ou temperatura ambiente, especialmente o frio. A relação com a função mastigatória tem sido considerada um fator diagnóstico de disfunção da ATM.

A presença de doenças associadas deve ser anotada. O comprometimento dos sistemas dermatológico, otorrinolaringológico, cardiovascular, gastrointestinal, endocrinológico, respiratório, hematológico, geniturinário, neurológico ou osteoarticular pode influenciar no quadro de dor, bem como nas opções de tratamento.

A identificação do profissional que encaminhou o paciente para avaliação específica na área de disfunção de ATM e de dor orofacial, bem como sua área de atuação e especialidade, devem ser apontadas. Especial ênfase deve ser dada a um possível diagnóstico prévio. Esses dados nos dão uma noção sobre os caminhos pelos quais o paciente já passou e sua expectativa sobre o quadro clínico.

De especial importância é a verificação do tratamento prévio, pois permite ter uma noção do que evitar em termos de medicação e outros procedimentos (Figura 4). O paciente pode relatar também sua experiência no uso de aparelhos ou dispositivos e o resultado.

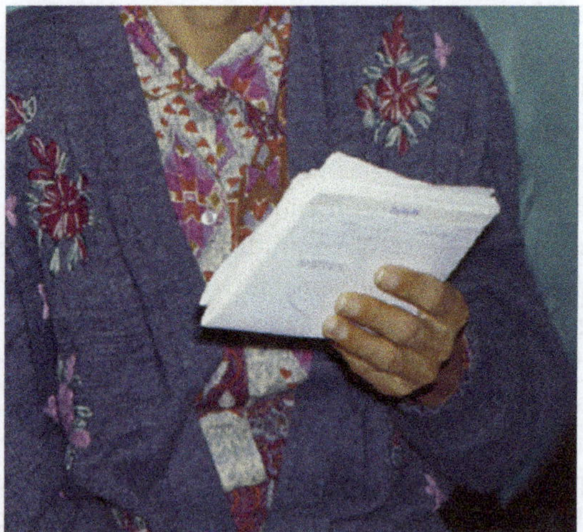

FIGURA 4 A paciente trouxe espontaneamente à primeira consulta todas as prescrições – dezenas, que havia recebido previamente, sem melhora do quadro.

A constatação de medicamento(s) em uso é importante para avaliar sua eficácia no caso das disfunções da ATM e de dor orofacial, bem como possíveis interações medicamentosas que devem ser evitadas.

ANTECEDENTES MÓRBIDOS

Os antecedentes mórbidos, ou história médica e dental, devem ser colhidos, em especial os pertinentes ao quadro apresentado (Figura 1).

Os antecedentes gerais referem-se a doenças sistêmicas, tais como artrite reumatoide, diabetes melito, hipertensão arterial e hipotireoidismo, que podem levar a quadros de dor na região craniofacial ou que dificultam e/ou modificam o tratamento das disfunções da ATM. O quadro de hipermobilidade articular generalizada é considerado um fator predisponente às disfunções da ATM. Também o histórico de cirurgias deve ser considerado.

Os antecedentes regionais referem-se a distúrbios dentais, como pulpites, abscessos e doença periodontal, que podem levar a sintomas de dor orofacial. Também, tratamentos dentários, uso de próteses e exodontias prévias devem ser incluídos. Linfadenopatias, sinusites maxilares, otites e outras doenças da região maxilofacial devem ser verificadas.

HÁBITOS PARAFUNCIONAIS

A pesquisa de hábitos parafuncionais, quando positiva, pode identificar esses fatores contribuintes das disfunções da ATM (Figura 1). Estes incluem o briquismo e o apertamento dental, que podem ser de ocorrência noturna ou diurna. Muitas vezes o paciente não sabe se apresenta hábitos parafuncionais, mas são encontradas evidências clínicas disso (Figura 5). Assim, relatos como

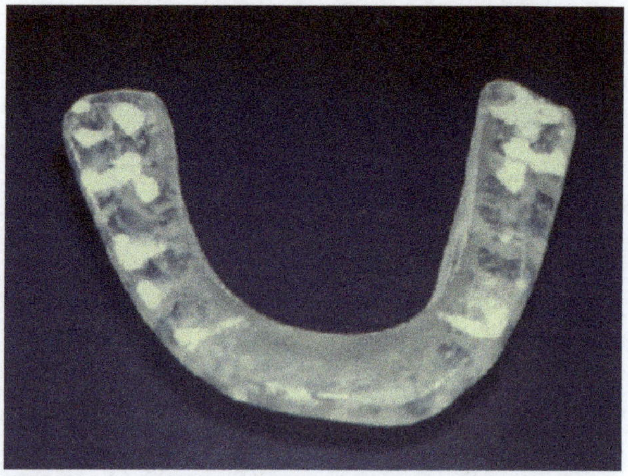

FIGURA 5 Evidência de hábito parafuncional – briquismo na placa intraoclusal, com a presença de desgastes.

dores ou cansaço em músculos mastigatórios pela manhã podem ser indícios de hábitos parafuncionais noturnos. Evidências clínicas de hábitos parafuncionais são consideradas no exame físico intraoral.

Outros hábitos incluem a onicofagia - roer unhas, uso excessivo de goma de mascar, morder objetos como lápis e caneta, morder lábios e mastigação unilateral. Determinadas atividades musicais, como tocar violino, podem constituir hábitos parafuncionais. Para detalhes, ver o Capítulo 8, sobre hábitos parafuncionais.

REFLEXÃO

"Uma razão das falhas no tratamento talvez seja a de que os profissionais da Odontologia têm se baseado mais na tecnologia que na observação de fatos biológicos. Devemos reprimir a urgência para as ações espetaculares, procurando desenvolver em seu lugar nossos poderes de observação" (Schwartz, 1964).

REFERÊNCIAS BIBLIOGRÁFICAS

1. Clark GT, Seligman DA, Solberg WK, Pullinger AG. Guidelines for the examination and diagnosis of temporomandibular disorders. J Craniomand Disord Facial Oral Pain. 1989;3:7-14.
2. Costa AV, Luz JGC, Ferreira FV, Ferreira FC, Scavone Jr. H. Avaliação da mobilidade articular generalizada em pacientes com disfunções temporomandibulares e indivíduos assintomáticos. Rev Odontol Unicid. 2001;13:189-96.
3. Dworkin SF, Le Resche L, De Rouen T, von Korff M. Assessing clinical signs of temporomandibular disorders: reliability of clinical examiners. J Prosth Dent. 1990;63:574-9.
4. Fricton J. Behavioral and psychological factors in chronic orofacial pain. Anesth Progr. 1985;32:7-12.
5. Fricton J, Kroening R. Practical differential diagnosis of chronic craniofacial pain. Oral Surg Oral Med Oral Pathol. 1982;54:628-34.
6. Klemeti E. Signs of temporomandibular dysfunction related to edentulousness and complete dentures: an anamnestic study. Cranio. 1996;14:154-7.
7. Luz JGC, Maragno IC, Martin MC. Characteristics of chief complaints of patients with temporomandibular disorders in a Brazilian population. J Oral Rehab. 1997;24:240-3.
8. Pimenta CAM, Cruz OAM, Santos JLF. Instrumentos para avaliação da dor: o que há de novo no nosso meio. Arq Bras Neurocir. 1998;17:15-24.
9. Schiffman EL, Fricton JR, Haley D. The relationship of occlusion, parafunctional habits and recent life events to mandibular dysfunction in a no-patient population. J Oral Rehab. 1992;19:201-23.
10. Westling L, Carlsson GE, Helkimo M. Background factors in craniomandibular disorders with special reference to general joint hypermobility, parafunction, and trauma. J Craniomand Disord Facial Oral Pain. 1990;4:89-98.

CAPÍTULO 15

Exame físico

João Gualberto de Cerqueira Luz

CONCEITO

O exame físico ou exame objetivo baseia-se na utilização dos sentidos naturais, por parte do profissional, na pesquisa dos sinais clínicos. As manobras clássicas do exame físico são inspeção, palpação, percussão, auscultação e olfação. A face, a articulação temporomandibular (ATM) e a boca são estruturas que, por suas condições anatômicas, permitem o acesso por inspeção visual ou por palpação digital, que constituem as manobras mais utilizadas na pesquisa de disfunções da ATM e da dor orofacial.

OBJETIVOS

Os objetivos do exame físico compreendem a pesquisa dos sinais presentes. O exame físico em associação com a anamnese constitui o exame clínico. Na área de disfunções da ATM e de dor orofacial, o exame físico inclui a pesquisa de aspectos especiais e deve ser padronizado. Deve compreender, de modo extraoral, a inspeção da face, a palpação da musculatura, a palpação e a ausculta da ATM; de modo intraoral, a palpação de algumas inserções musculares, a inspeção intraoral, a mensuração dos movimentos mandibulares e uma avaliação oclusal preliminar. O paciente deve ser avisado da sequência do exame físico a ser realizado e de seus objetivos. Se houver dúvidas referentes a estruturas anatômicas a serem palpadas, verificar o capítulo 1, sobre morfologia da ATM, músculos associados e nervo trigêmeo. Com vistas à padronização, propõe-se o modelo de ficha anexo (Figura 1).

INSPEÇÃO DA FACE

A observação da face de frente deve ser feita buscando assimetrias que podem estar associadas a anomalias de desenvolvimento da ATM ou artropatias (Figuras 2 a 4). A inspeção prossegue na pesquisa de edema na região da ATM, indicando processo inflamatório associado a disfunções intra-articulares (Figura 5), ou de aumento de volume de determinado grupo muscular, como na hipertrofia do masseter. A presença de cicatrizes pode revelar cirurgias prévias ou história de traumatismo. A inspeção da orelha pode revelar vermelhidão ou secreção, indicando possível otite, devendo ser solicitada avaliação específica.

PALPAÇÃO DA MUSCULATURA

A palpação da musculatura visa à pesquisa de dor. A palpação extraoral deve ser feita de modo bilateral para que se possa comparar os lados. O profissional deve realizar a palpação com o dedo médio, na forma de um toque firme, juntamente com os dedos indicador e anelar, que servem de apoio e auxiliam na realização de movimentos circulares. A palpação é feita com a boca fechada.

A intensidade da dor é classificada da seguinte maneira:

- Assintomático = 0, na ausência de dor.
- Sensibilidade = 1, quando a estrutura é sensível.
- Dor = 2, quando ocorre dor à palpação.
- Dor intensa = 3, quando há dor de grande intensidade, provocando reação do paciente, que se afasta.

Exame físico – Extraoral
Face - inspeção

Musculatura – palpação*														
Músculo	Masseter superficial		Masseter profundo		Temporal anterior		Temporal médio		Temporal posterior		ECM		Cervical posterior	
Lado	Dir	Esq	Dir	Esq	Dir	Esq	Dir	Esq	Dir	Esq	Dir	Esq	Dir	Esq

ATM – palpação/ausculta								
Palpação*	Lateral à cápsula				Posterior à cápsula			
	Dir		Esq		Dir		Esq	
Ausculta	Estalo abertura		Estalo fechamento		Crepitação		Ruídos ausentes	
	Dir	Esq	Dir	Esq	Dir	Esq	Dir	Esq

Exame físico – Intraoral					
Musculatura – palpação*					
Inserção temporal	Dir	Esq	Pterigóideo medial	Dir	Esq
Inspeção					
Mucosa jugal					☐ N.D.N.
Língua					☐ N.D.N.
Facetas de desgaste					☐ N.D.N.

Movimentos mandibulares – amplitude
Abertura máxima = mm + sobremordida = mm ⇨ abertura máxima corrigida = mm
Lateralidade direita = mm lateralidade esquerda = mm
Protrusão máxima = mm + sobressaliência = mm ⇨ protrusão máxima corrigida = mm

Fase de avaliação oclusal preliminar
Classe de Angle:
Contatos oclusais bilaterais simultâneos? Sim ☐ Não ☐
Interferências em trabalho/balanceio? Sim ☐ Não ☐
Guia anterior? Sim ☐ Não ☐
Interferências em protrusiva? Sim ☐ Não ☐
Curvas de compensação (Spee/Wilson) presentes? Sim ☐ Não ☐
Extrusões dentárias? Sim ☐ Não ☐ Indicar dentes:
Ausências dentárias? Sim ☐ Não ☐
Presença de próteses? Sim ☐ Não ☐ Discriminar
Diagnóstico clínico:
Exames complementares:
Plano de tratamento:

Declaro que prestei esclarecimentos corretos sobre meu estado de saúde, nada omitindo. Outrossim, autorizo a divulgação dos dados científicos referentes ao diagnóstico e procedimentos propostos para minha condição clínica, bem como a realização do tratamento ora indicado.

_________________ ,

RG: Ass:

* 0 = assintomático; 1 = sensibilidade; 2 = dor; 3 = dor intensa.

FIGURA 1 Modelo de ficha clínica que tem se mostrado adequado à coleta de dados do exame físico.

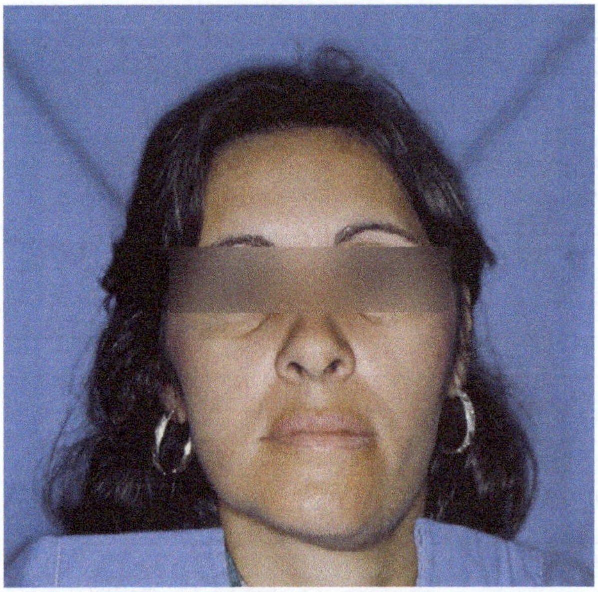

FIGURA 2 Assimetria vertical da mandíbula em caso de hiperplasia do côndilo.

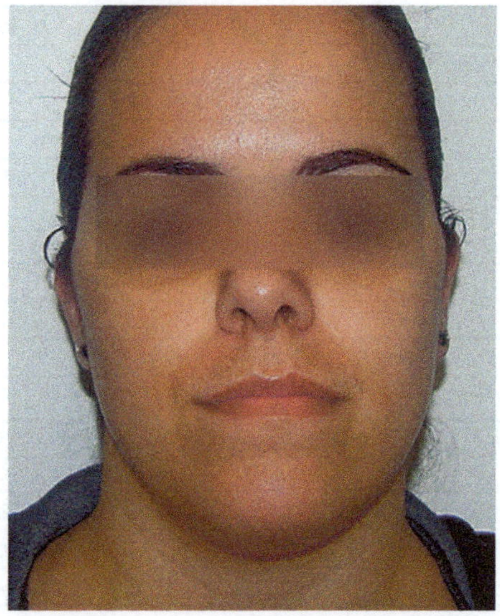

FIGURA 4 Aspecto facial de paciente com deformidade dentofacial esquelética.

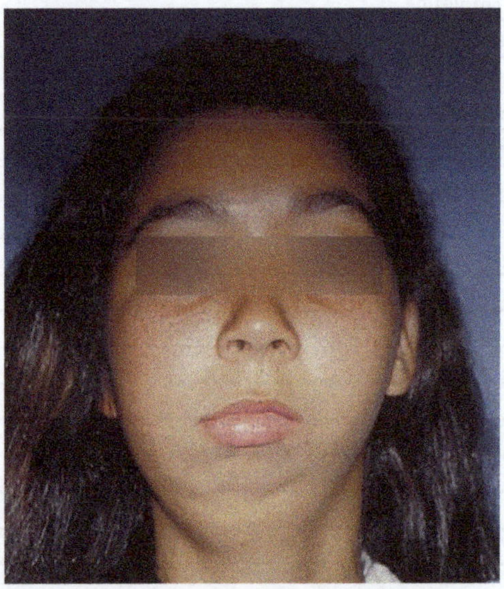

FIGURA 3 Micrognatismo e desvio da mandíbula para o lado direito em caso de anquilose óssea da ATM direita.

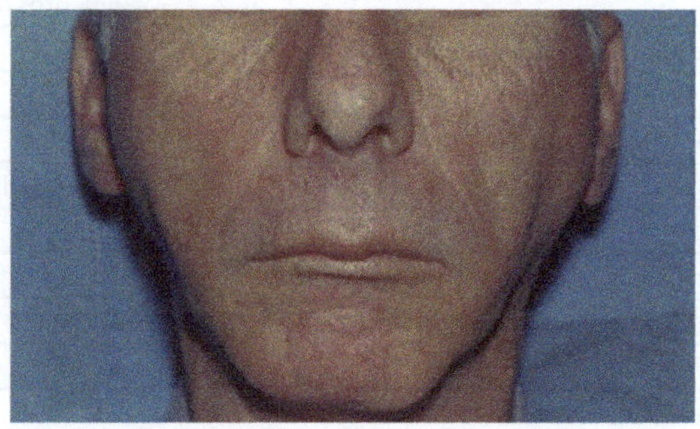

FIGURA 5 Edema em região de ATM esquerda associado a processo inflamatório.

A palpação pode revelar também a presença de pontos-gatilho – pontos dolorosos profundos que causam dor local ou referida, ou alterações de consistência nos músculos. Linfonodos palpáveis, móveis e sensíveis são indicativos de processos inflamatórios regionais.

A palpação deve observar uma sequência, iniciando pelo músculo masseter. Este é palpado em seu feixe superficial, junto à borda inferior da mandíbula, e em seu feixe profundo, junto ao zigomático, local frequente de dor (Figuras 6A a C). A seguir, palpa-se o músculo temporal, junto aos feixes anterior, com fibras verticais, sendo área frequente de dor, médio, com fibras transversais, e posterior, com fibras horizontais (Figuras 7A a D).

Para músculos não palpáveis, como o pterigóideo lateral, há a possibilidade de avaliação funcional por meio de tensões isométricas. A manobra é feita um lado por vez, com a cabeça do paciente apoiada, e pode durar 20-80 segundos. O paciente posiciona a mandíbula em mediotrusão, desviando, portanto, em sentido contrário ao avaliado, e o profissional aplica força no sentido de reposicionar a mandíbula. Se houver dor, o teste é considerado positivo para disfunções musculares.

Para a palpação do músculo esternocleidomastóideo o paciente deve virar a cabeça para o lado oposto, deixando o músculo em evidência, sendo palpado um lado por vez. A porção superior próxima à mastoide constitui uma área frequente de dor, geralmente associada a alterações posturais (Figuras 8A e B). Para a palpação dos músculos cervicais posteriores o paciente deve inclinar

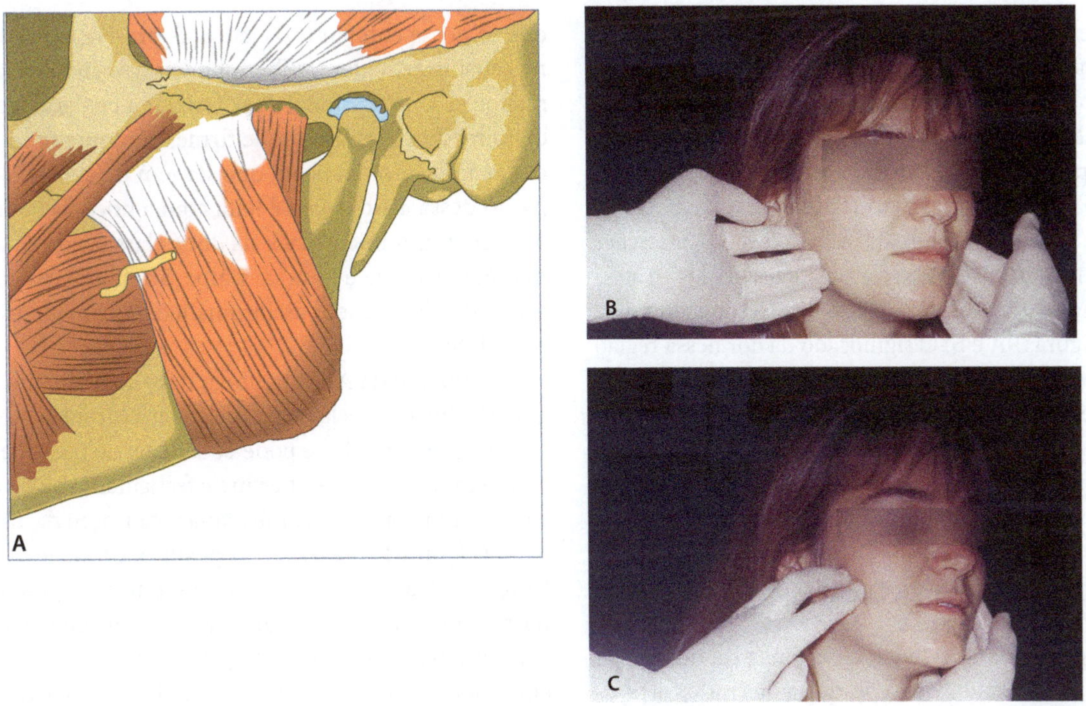

FIGURA 6 Palpação do músculo masseter. A: esquema do músculo masseter. B: palpação do masseter superficial. C: palpação do masseter profundo.

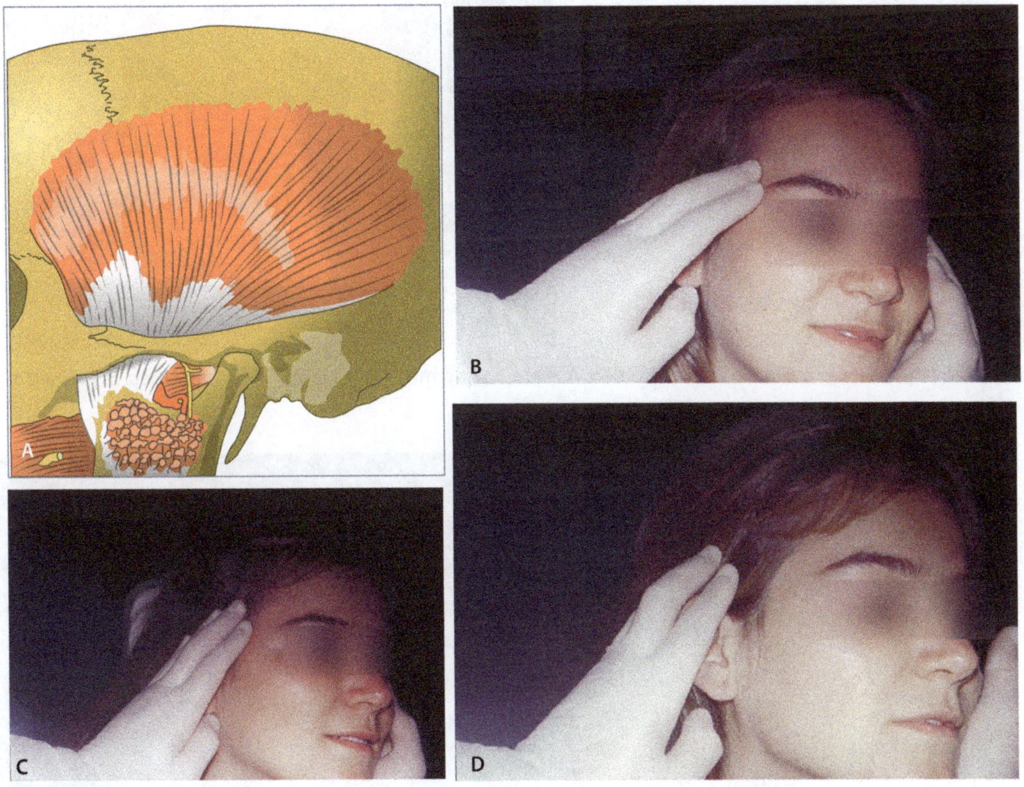

FIGURA 7 Palpação do músculo temporal. A: esquema do músculo temporal. B: palpação do temporal anterior. C: palpação do temporal médio. D: palpação do temporal posterior.

ligeiramente a cabeça para a frente, sendo a palpação feita de modo bilateral. Essa região compreende os músculos trapézio, longo da cabeça, longo do pescoço, esplênio da cabeça, esplênio do pescoço, escalenos anterior, médio e posterior e elevador da escápula. Na palpação dessa área nem sempre se pode identificar cada grupo muscular. Porém, as áreas mais relevantes são as inserções na nuca junto ao occipital, o esplênio da cabeça logo atrás da mastoide e o trapézio logo atrás do esternocleidomastóideo (Figuras 9A e B) O significado da dor nessa região refere-se à presença de disfunções musculares cervicais que podem ocasionar dor referida na face, bem como podem ocorrer em associação a disfunções da ATM. Sempre que necessário, uma avaliação da coluna cervical poderá ser solicitada a um profissional especializado.

PALPAÇÃO E AUSCULTA DA ATM

A palpação da ATM visa à pesquisa de dor nessa estrutura, e a ausculta visa à pesquisa de ruídos articulares. Essa palpação deve ser feita de modo bilateral para que se possa comparar os lados. A presença de edema na cápsula articular também pode ser verificada nessa manobra. O profissional deve realizar a palpação com o dedo médio, com um toque firme, juntamente com os dedos indicador e anelar, que servem de apoio. A palpação dessa articulação é feita com a boca fechada e a boca aberta. A intensidade da dor é classificada da mesma maneira que é feita na palpação da musculatura, classificando-se como assintomático, sensibilidade, dor e dor intensa.

A palpação da ATM também deve observar uma sequência. Inicia-se pela palpação lateral à cápsula, tocando a região pré-auricular, e pode-se solicitar ao paciente que realize movimentos de abertura e fechamento ou de protrusão e retrusão para confirmar a localização da articulação (Figuras 10A e B). Se for positiva, é indício de disfunção intra-articular. A seguir é feita a palpação posterior à cápsula, solicitando ao paciente que realize a abertura máxima da boca. O profissional toca a porção anterior do conduto auditivo ou orelha com o dedo médio, sendo então solicitado ao paciente que feche a boca

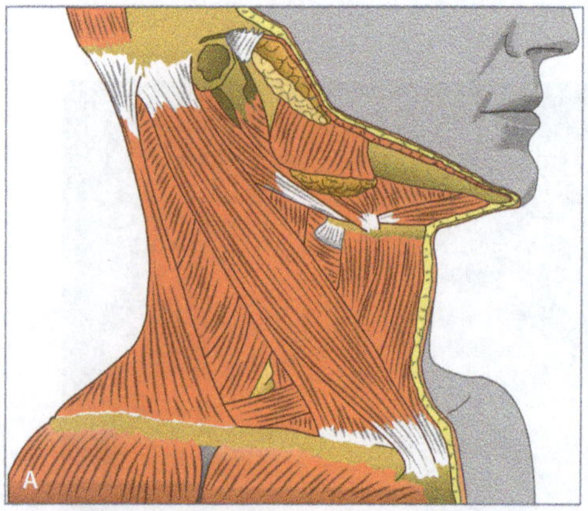
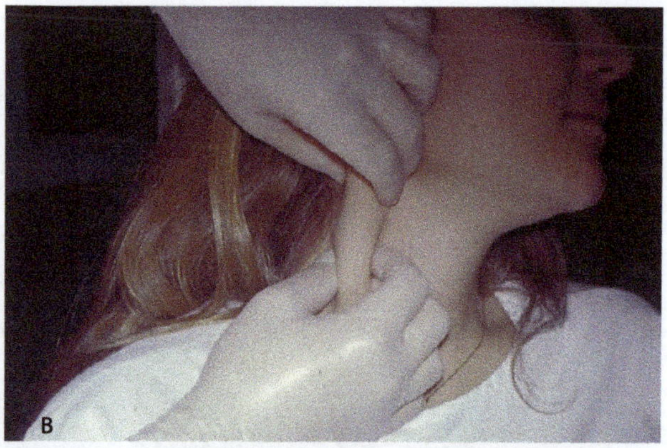

FIGURA 8 Palpação do músculo esternocleidomastóideo. A: esquema do músculo esternocleidomastóideo. B: palpação do esternocleidomastóideo.

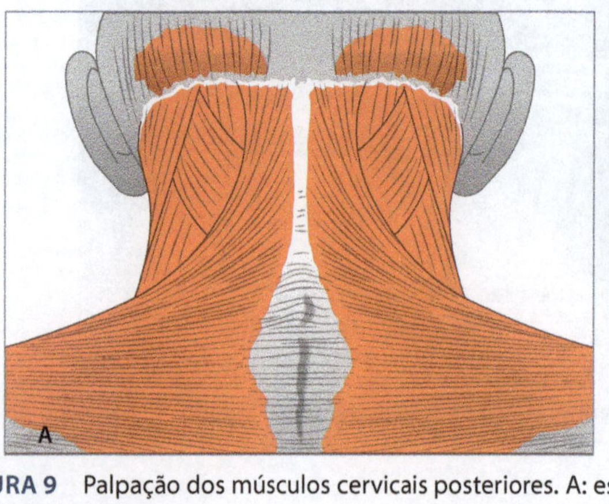
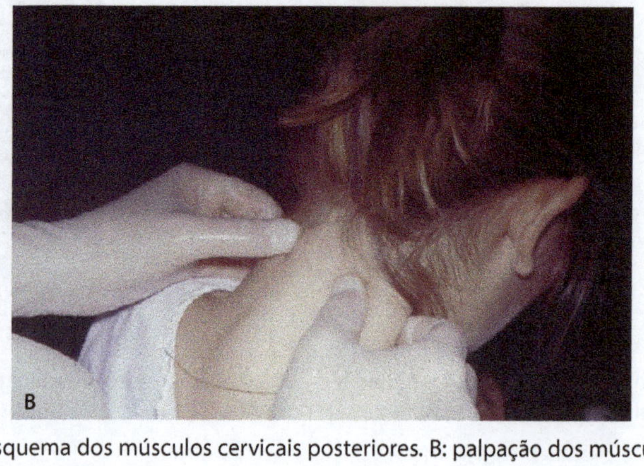

FIGURA 9 Palpação dos músculos cervicais posteriores. A: esquema dos músculos cervicais posteriores. B: palpação dos músculos cervicais posteriores.

(Figura 11). A palpação via conduto auditivo pode ser desconfortável ao paciente, e uma alternativa é tocar sobre a ATM lateralmente à cápsula e solicitar a abertura máxima (Figura 12). Se for positiva, é indicativa de envolvimento da inserção posterior do disco articular diante de deslocamento anterior deste.

A ausculta deve ser feita com o emprego de estetoscópio. O modelo pediátrico é recomendado por ter uma peça auscultatória menor, evitando a ocorrência de falso-positivo. O estetoscópio é posicionado sobre a articulação, e solicita-se ao paciente que realize os movimentos de abertura e fechamento cerca de três vezes, para a caracterização e a confirmação dos ruídos articulares ou sua ausência (Figuras 13A e B). A ausculta deve ser feita um lado por vez, tomando o cuidado de se certificar quanto ao lado que apresenta esse sinal, devido à possibilidade de ressonância do ruído pela mandíbula. Se for positiva, indica algum grau de disfun-

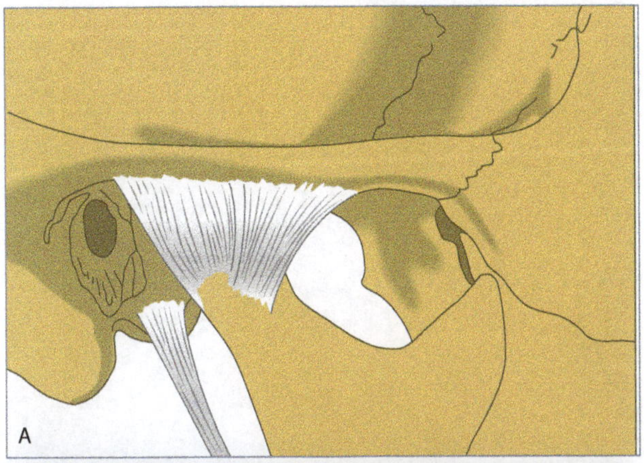

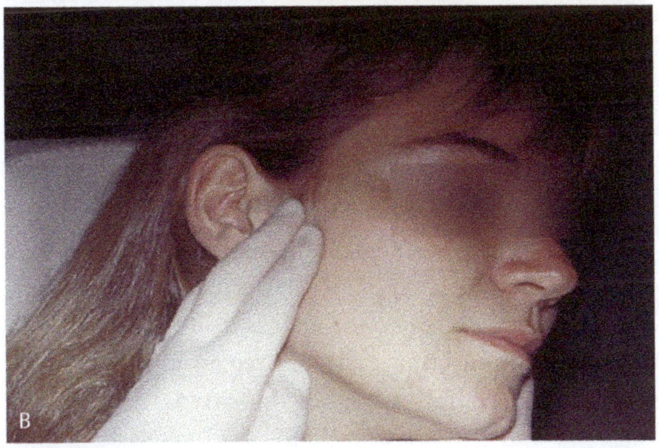

FIGURA 10 Palpação da ATM. A: esquema da cápsula articular. B: palpação lateral à cápsula.

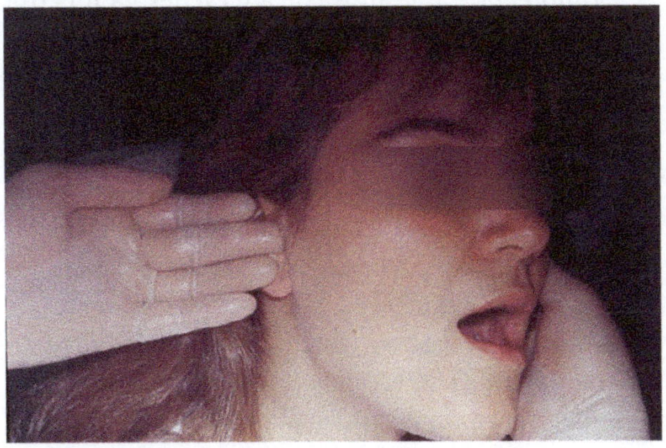

FIGURA 11 Palpação posterior à cápsula via orelha.

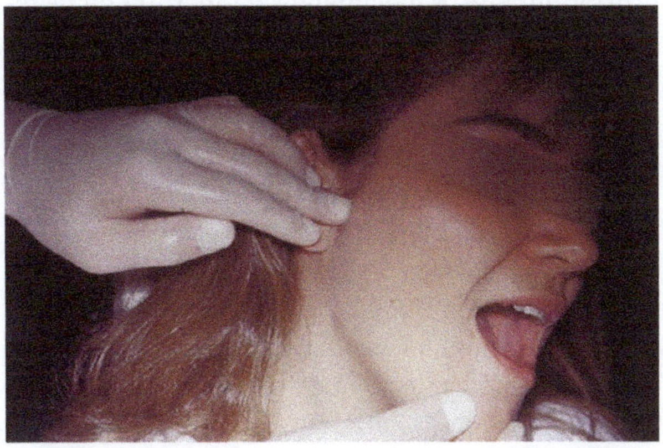

FIGURA 12 Palpação posterior à cápsula com toque lateral à cápsula.

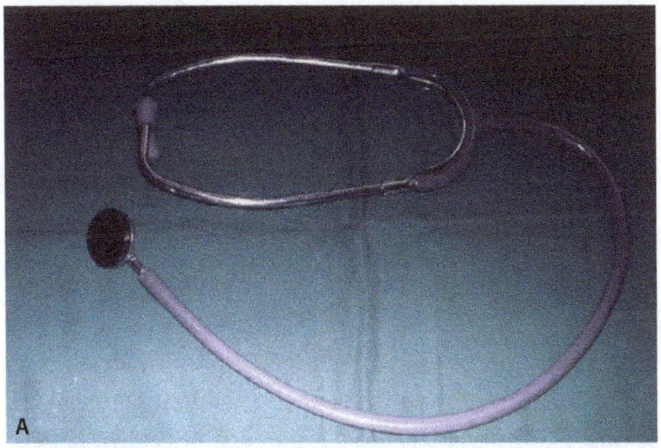

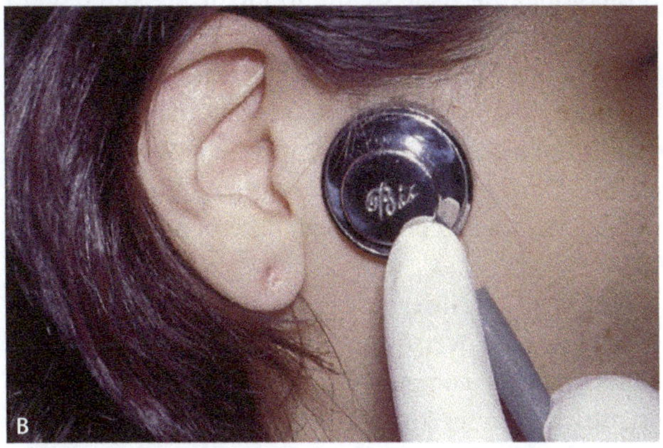

FIGURA 13 Ausculta da ATM. A: estetoscópio infantil. B: momento da ausculta da ATM.

ção intra-articular com deslocamento do disco articular. Vale ressaltar que o estalo isolado pode não indicar tratamento. A palpação da ATM também pode constatar a presença de ruídos, porém a ausculta é mais precisa em sua detecção.

Os possíveis ruídos articulares são o estalo e a crepitação. O estalo ou estalido representa um ruído breve e seco, único e intenso, que é produzido quando o côndilo passa pela banda posterior do disco articular. Pode ocorrer durante os movimentos de abertura ou de fechamento, sendo chamado de recíproco quando presente em ambos os movimentos. A possibilidade de um estalo de grande intensidade ser audível a distância deve ser considerada. O estalo ocorre no momento em que há recaptura do disco articular deslocado quando do movimento de abertura, ou o contrário, quando do movimento de fechamento. A crepitação compreende um ruído longo e múltiplo, de intensidade variável, que ocorre durante os movimentos articulares. O ruído produzido é semelhante ao que ocorre pelo atrito entre fragmentos ósseos fraturados - sendo chamada crepitação falsa, com ruído semelhante ao amassar uma folha de papel. A crepitação ocorre diante da doença degenerativa articular, podendo também estar associada ao deslocamento ou lesões do disco articular, como no remodelamento de tecidos moles ou sua perfuração. Para detalhes sobre ruídos articulares e disfunções intra-articulares, ver o capítulo 6, sobre disfunções intra-articulares.

PALPAÇÃO INTRABUCAL

Em continuidade à palpação extrabucal da musculatura, deve ser feita a palpação de algumas inserções musculares por acesso intrabucal. Também visa à pesquisa de dor, e deve ser feita de modo bilateral para que se possa comparar os lados. A palpação é realizada pelo profissional por meio de um toque firme com o dedo médio. A intensidade da dor é classificada da mesma maneira que a aferida na palpação extrabucal da musculatura, classificando-se como assintomático, sensibilidade, dor e dor intensa. O profissional deve ter cuidado nessa manobra, pois são áreas delicadas e um procedimento mais brusco poderá resultar em falso-positivo.

Inicia-se pela inserção do músculo temporal, localizada junto ao processo coronoide da mandíbula. Assim, com o paciente com a boca em abertura máxima, essa estrutura pode ser localizada na região jugal, próximo ao fundo de sulco gengivojugal na altura do segundo molar superior (Figura 14A e B). A seguir, o pterigóideo

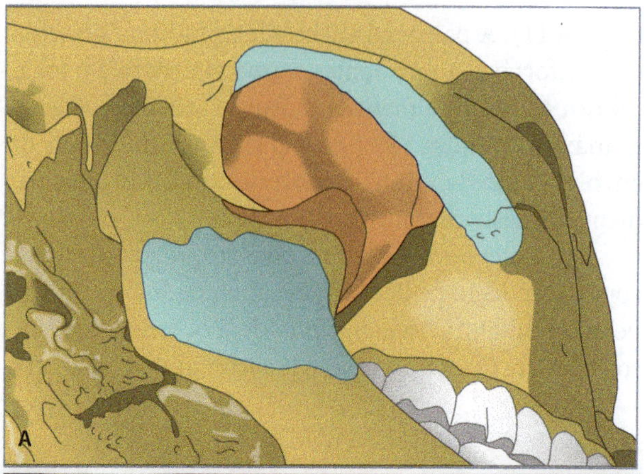

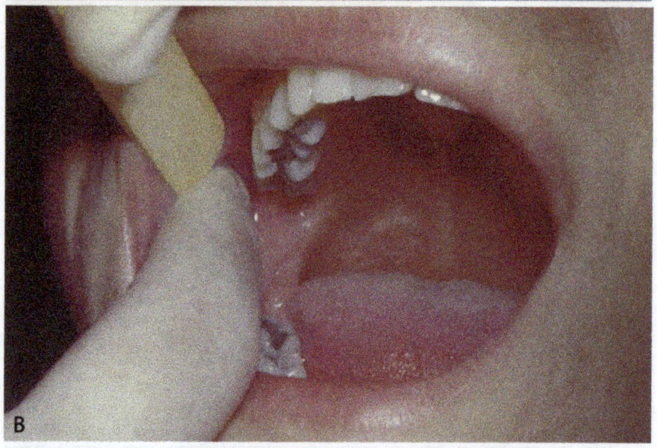

FIGURA 14 Palpação da inserção do temporal. A: esquema do processo coronoide. B: palpação intraoral.

medial é acessado a partir da região retromolar inferior, em um sentido posterior, na tuberosidade pterigóidea, portanto próximo e medialmente à área onde se faz aplicação para anestesia pterigomandibular (Figuras 15A e B). Não é indicada a palpação do pterigóideo lateral, pois o toque na área acima e atrás do túber da maxila não atinge o músculo e, ainda, é região muito sensível, o que levaria sempre a um falso-positivo.

INSPEÇÃO INTRABUCAL

Compreende a pesquisa de alterações na mucosa jugal, na língua e a presença de facetas de desgaste ou de abfração nos dentes, que podem estar associadas a disfunções da ATM e a dor orofacial.

A mucosa jugal pode apresentar uma linha branca hipertrófica, correspondendo ao plano oclusal, que é chamada de linea alba buccalis ou linha alba bucal, ou ainda linha alba de oclusão. Para o exame dessa área deve-se retrair a bochecha, afastando-a dos dentes. A linha alba bucal é geralmente de ocorrência bilateral, indo desde a região retrocomissural até a região posterior, presente apenas em áreas dentadas. Pode se apresentar espessada em graus variáveis, podendo apresentar irre-

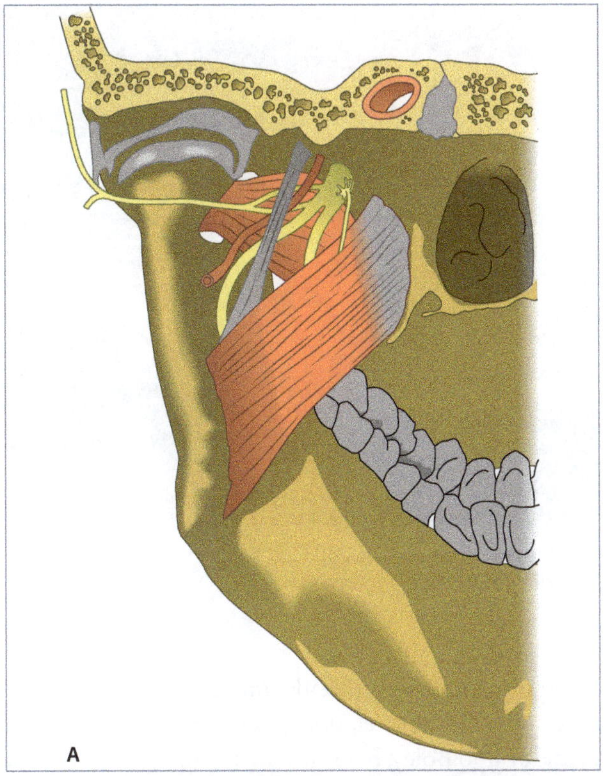

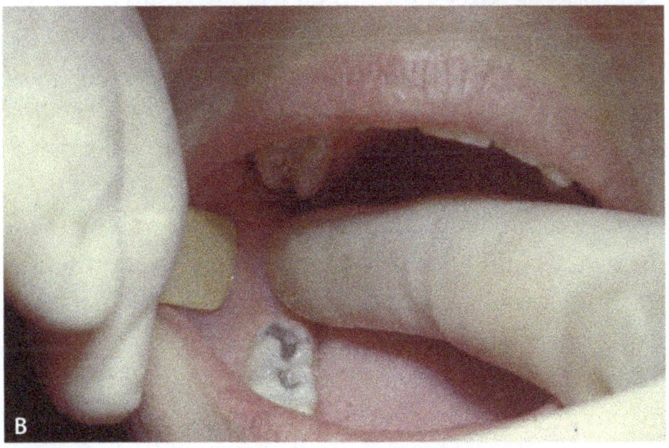

FIGURA 15 Palpação do músculo pterigóideo medial. A: esquema do músculo pterigóideo medial. B: palpação intraoral.

gularidades (Figura 16). Sua ocorrência está associada aos hábitos de apertamento dental ou briquismo.

A língua pode apresentar sua borda lateral com indentações, caracterizando a língua crenada. Nessa alteração ocorrem marcas bilaterais com aspecto ondulado, nas quais os dentes se encaixam. Para sua avaliação, o paciente deve projetar a língua para a frente, repousando-a sobre os incisivos inferiores ou o lábio inferior (Figura 17). Sua presença está associada ao fenômeno de apertar a língua sobre as faces internas dos arcos dentais, o que ocorre nos hábitos de apertamento dental ou briquismo. Há também a possibilidade de alterações na borda da língua devido a ausências dentárias, nesse caso assimétricas. A língua crenada também pode estar associada à macroglossia e a síndromes, como a síndrome de Down.

A presença de facetas de desgaste nas superfícies incisais de dentes anteriores e/ou oclusais de dentes posteriores deve ser verificada. É preciso anotar sua presença por dente ou por segmento do arco dental. Para tanto, é aconselhável secar as superfícies dos arcos dentais para sua correta avaliação. São mais comuns nos dentes anteriores, indo até o primeiro pré-molar, com distribuição uniforme, sendo mais raras em posteriores (Figura 18A e B). Podem ocorrer de forma localizada nas faces palatinas dos dentes anteriores superiores e nas faces vestibulares dos dentes anteriores inferiores. As facetas de desgaste devem-se ao fenômeno de atrição, e sua presença está associada ao hábito deletério de briquismo. As facetas normalmente se apresentam lisas e brilhantes, mas alguns casos de maior tempo de evolução podem apresentar irregularidades quando ocorre exposição dentinária. Em certos casos pode haver perda da dimensão vertical de oclusão, diante de desgastes dentais intensos. Facetas de desgaste isoladas em faces

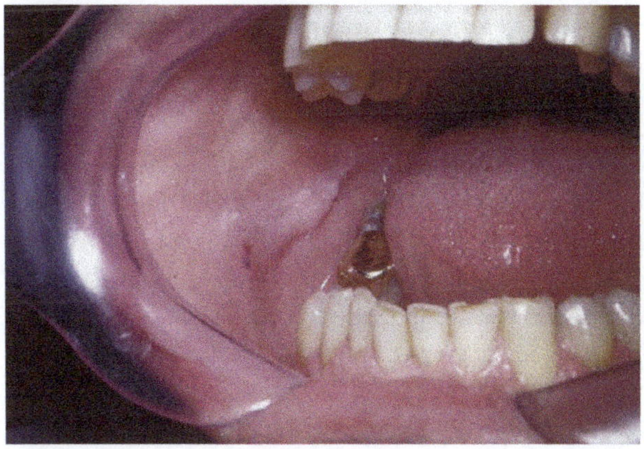

FIGURA 16 Inspeção da mucosa jugal. Linha alba bucal espessada.

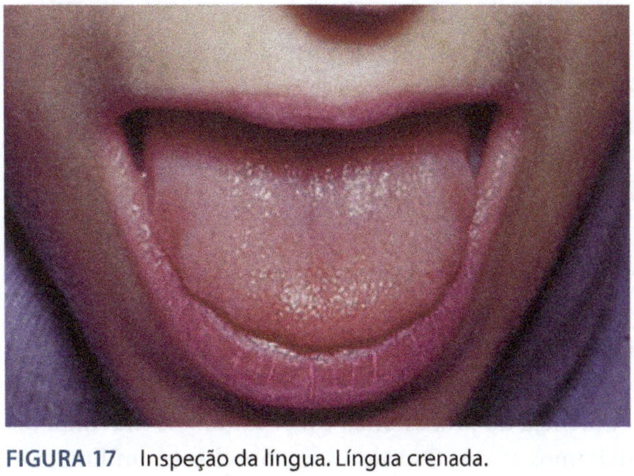

FIGURA 17 Inspeção da língua. Língua crenada.

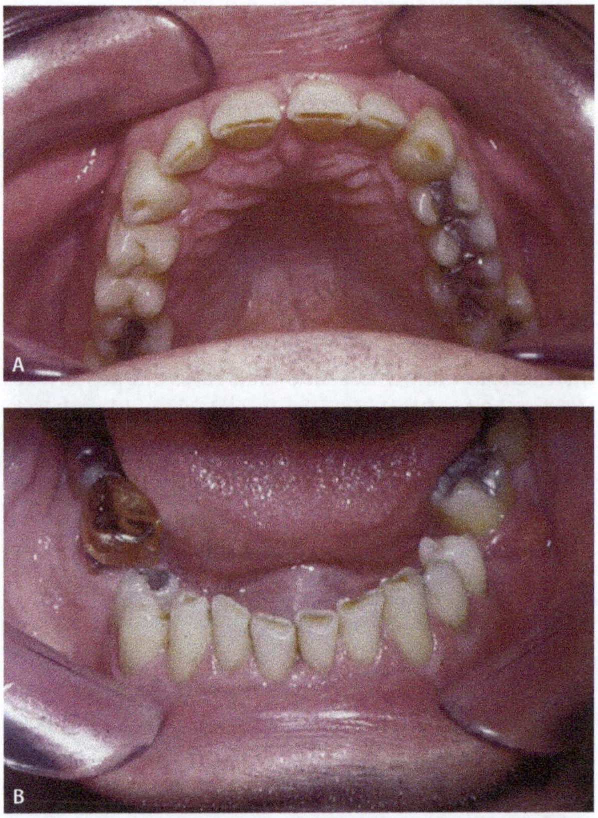

FIGURA 18 Presença de facetas de desgaste em anteriores até primeiros pré-molares. A: arco dental superior. B: arco dental inferior.

incisais podem estar associadas a hábitos deletérios decorrentes de profissões, como sapateiros ou costureiras, por manter pregos ou agulhas nessa área.

Outro achado que pode ser observado na estrutura dental são as lesões por abfração ou flexão dental. Ocorre perda de estrutura na região cervical, geralmente com superfície lisa (Figura 19). São mais comuns em pré-molares e caninos e podem levar à hipersensibilidade dentinária. São decorrentes de traumatismo oclusal. Para detalhes sobre essas alterações, ver o capítulo 10, sobre alterações dentárias.

A inspeção intrabucal ainda deve incluir a avaliação dos dentes, periodonto e mucosa bucal, visando à pesquisa de cárie, doença periodontal e possíveis lesões na mucosa bucal, que podem ser causa de dor orofacial.

AMPLITUDE DOS MOVIMENTOS MANDIBULARES

A mensuração da amplitude dos movimentos mandibulares faz parte do exame clínico dos pacientes com disfunções temporomandibulares. Deve ser obtida dos valores máximos que o paciente é capaz de realizar, sem influência do profissional, constituindo os movimentos máximos ativos. Os valores são obtidos em milímetros.

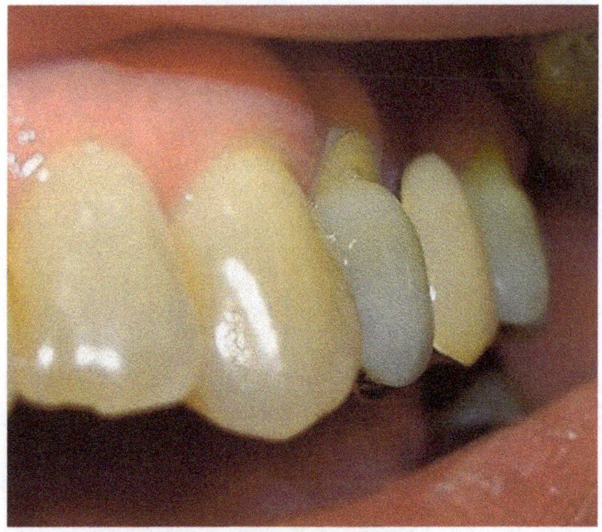

FIGURA 19 Presença de abfração, leve em canino, intensa em primeiro pré-molar e primeiro molar.

Para tanto, pode ser utilizada uma régua ou escala metálica, que é desejável, pois pode ser esterilizada, um medidor tipo Boley, bem como um paquímetro (Figura 20). Estudos têm demonstrado não haver diferença significante entre esses dispositivos na mensuração da amplitude dos movimentos mandibulares. A marcação sobre incisivos de alguns parâmetros deve ser precedida de secagem, sendo utilizado grafite ou lápis dermatográfico.

Desvios podem ser observados durante os movimentos de abertura e fechamento. Estes podem apresentar trajetórias similares durante a abertura e o fechamento, o que provavelmente é de causa morfológica. Destaque deve ser dado ao desvio que persiste no final do movimento de abertura, geralmente associado a alguma limitação nesse movimento, decorrente de disfunção intra-articular.

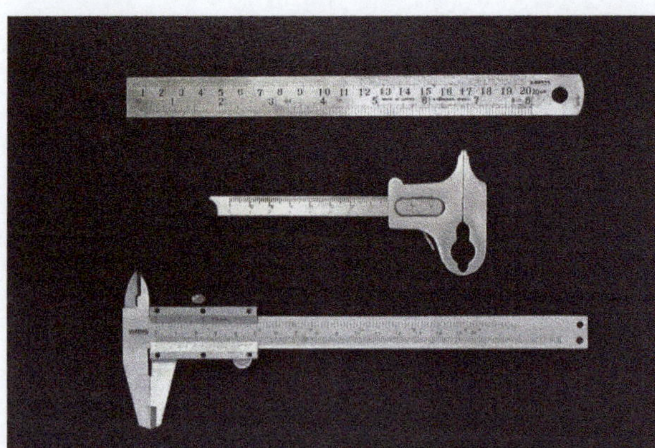

FIGURA 20 Instrumentos para medição dos movimentos mandibulares: escala metálica, medidor tipo Boley e paquímetro.

A obtenção da amplitude dos movimentos mandibulares deve observar uma sequência, iniciando pela abertura máxima da boca. Solicita-se ao paciente que execute esse movimento até onde consegue, e a mensuração é obtida pela distância entre as faces incisais dos incisivos centrais superior e inferior, sendo preferível padronizar um dos lados (Figura 21A). A seguir, com o paciente em máxima intercuspidação, é mensurado sobre os incisivos centrais inferiores o valor da sobremordida – trespasse vertical dos dentes superiores sobre os dentes inferiores (overbite) (Figura 21B). Adicionando o valor da sobremordida ao valor da abertura máxima, tem-se a abertura máxima corrigida. Como valor mínimo de referência de normalidade para a abertura máxima, considera-se 40 mm. A presença de dor no final da abertura máxima aponta para a ocorrência de disfunção intra-articular. Diante de uma limitação do movimento de abertura, pode-se avaliar melhor com manobra bidigital, por meio do indicador e do polegar do profissional, forçando os incisivos no sentido do movimento e obtendo a abertura máxima passiva. Assim, se a limitação for rígida, é indício de disfunção intra-articular; se não for rígida, permitindo extensão, é indício de disfunção muscular. Vale ressaltar que na anquilose óssea da ATM ocorre limitação importante ou total do movimento de abertura.

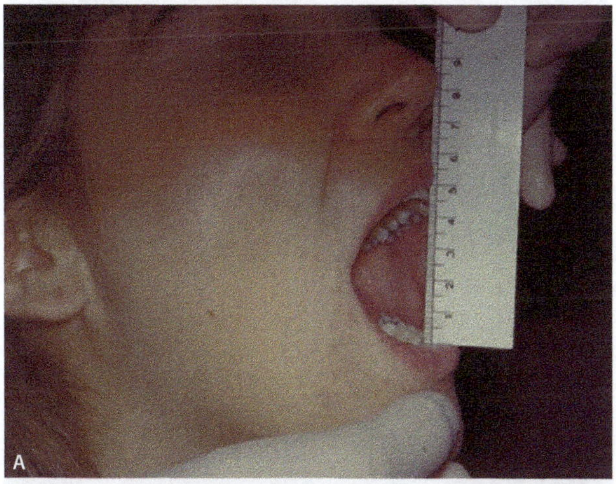

A

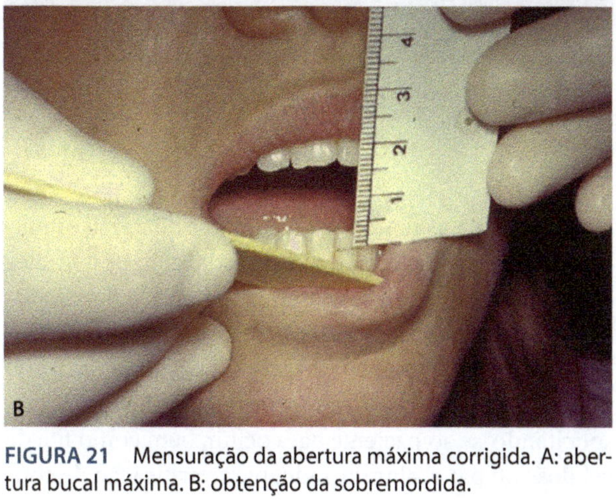

B

FIGURA 21 Mensuração da abertura máxima corrigida. A: abertura bucal máxima. B: obtenção da sobremordida.

A seguir é mensurada a lateralidade, direita e esquerda. Para tanto, inicialmente se deve verificar se há coincidência entre as linhas médias superior e inferior; se não houver, uma marca da linha média superior é transferida sobre a face vestibular do incisivo inferior correspondente. Solicita-se ao paciente que execute esse movimento para um dos lados até onde conseguir, tendo como parâmetro a manutenção do contato dental durante o movimento. O valor da distância entre as linhas médias superior e inferior será mensurado (Figura 22). Todas as manobras feitas para o lado direito serão repetidas para o lado esquerdo. Considera-se 7 mm o valor mínimo de referência de normalidade para a lateralidade.

Finalmente, é mensurada a protrusão máxima. Solicita-se ao paciente que execute esse movimento até onde conseguir, tendo como parâmetro a manutenção do contato dental durante o movimento. A mensuração é feita da distância entre as faces vestibulares dos incisivos centrais superior e inferior, sendo preferível padronizar um dos lados (Figura 23). A seguir, com o paciente em máxima intercuspidação, é mensurado entre os incisivos centrais superiores e inferiores o valor da sobressaliência – projeção ou trespasse horizontal dos dentes superiores além dos dentes inferiores (*overjet*). Adicionando o valor da sobressaliência ao valor da protrusão máxima, tem-se a protrusão máxima corrigida. Considera-se 7 mm o valor mínimo de referência de normalidade à protrusão.

A presença de limitação da abertura máxima pode ser decorrente de disfunção intra-articular ou muscular. Se houver apenas limitação da abertura máxima, mas com lateralidade e protrusão normais, provavelmente

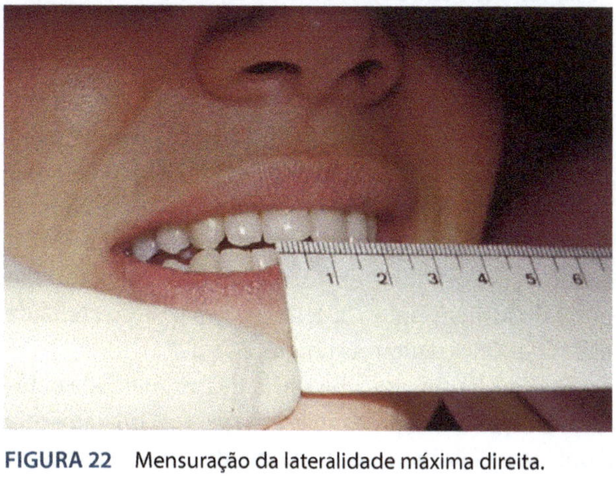

FIGURA 22 Mensuração da lateralidade máxima direita.

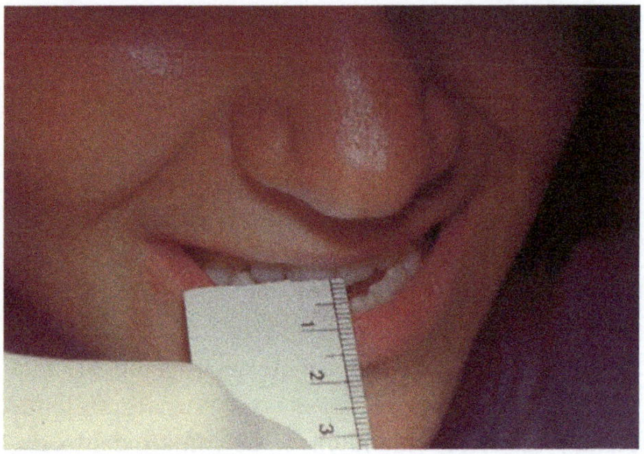

FIGURA 23 Mensuração da protrusão máxima.

há disfunção muscular. Por outro lado, se houver também limitação nos movimentos horizontais, provavelmente há disfunção intra-articular.

Um movimento discreto de retrusão também pode ser observado, mas de pequena amplitude, não sendo usual sua mensuração.

A ocorrência de desvios durante a abertura máxima de boca deve ser verificada. Oscilações durante a abertura são frequentes, mas sem conotações quando não há desvio no final do movimento. Tem maior significado quando o desvio persiste durante a trajetória do movimento (Figura 24A e B).

AVALIAÇÃO OCLUSAL PRELIMINAR

Essa fase representa a avaliação da oclusão quando o paciente se apresenta para exame, pois, devido às disfunções de que é portador, essa pode não ser sua característica oclusal real. Vale ressaltar que modificações posturais podem ocorrer diante do emprego da placa interoclusal, modificando as características oclusais do paciente. Assim, a avaliação definitiva da oclusão deverá ser feita em outra fase, quando o paciente se apresentar assintomático.

O instrumental necessário para essa fase do exame físico inclui espelho clínico e pinça(s) de Miller. Também são utilizados papel articular ou papel-carbono finos (10-20 mcm) de cores diferentes, sendo válido o uso de fitas de celulose ou de papel aluminizado. Para a verificação de contatos oclusais, interferências e guias é utilizado papel articular ou papel-carbono montado em pinça de Miller (Figura 25), sendo a marcação efetuada nas superfícies dentárias limpas e secas.

Essa avaliação visa à pesquisa de instabilidade oclusal e compreende determinados aspectos. Inicialmente é obtida a classificação de Angle das maloclusões. A

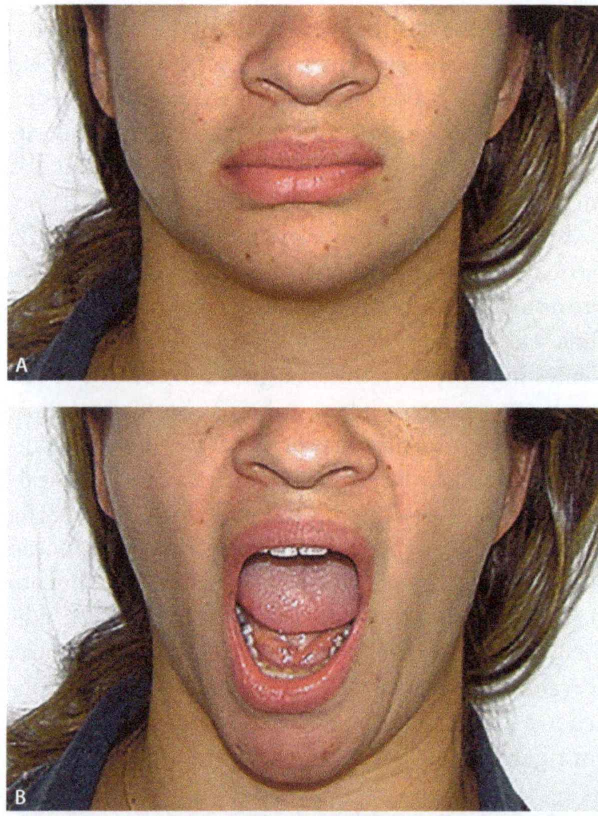

FIGURA 24 Desvio na abertura bucal. A: repouso. B: abertura máxima com desvio persistente à direita.

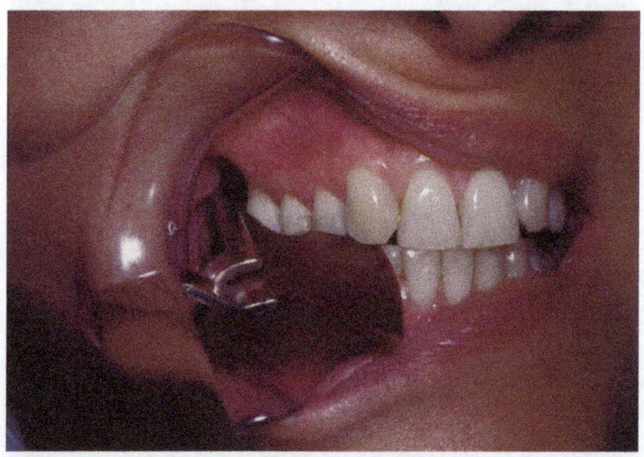

FIGURA 25 Verificação dos contatos dentários com carbono de articulação.

seguir é feita a avaliação se há contatos bilaterais simultâneos. Essa é uma condição esperada, com os côndilos em posição mais anterossuperior, havendo contatos simultâneos nos dentes posteriores e suaves nos anteriores (Figura 26). Para sua verificação, pode ser utilizado papel articular ou carbono, interposto bilateralmente, solicitando-se ao paciente para ocluir, bem como fita de celulose ou papel aluminizado, para verificação de con-

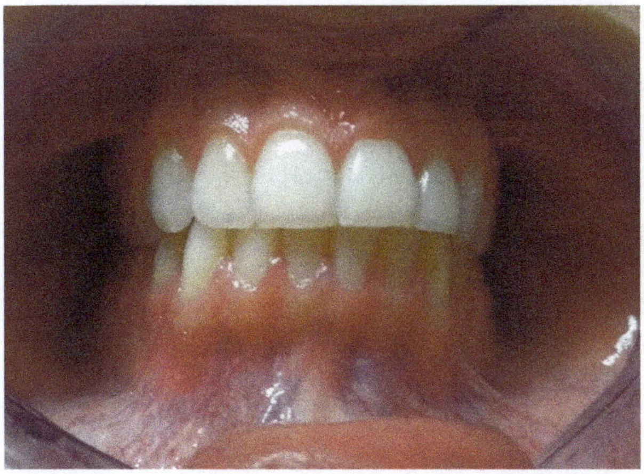

FIGURA 26 Avaliação oclusal mostrando contatos bilaterais simultâneos.

tato entre cada par antagonista. Outra forma clínica de avaliar esse aspecto é solicitar ao paciente que bata os dentes rapidamente e sem esforço. A posição de intercuspidação é reprodutível, e o ruído produzido deve ser único e claro, indicando a precisão dessa posição. Um ruído de deslizamento ou ritmo de galope na repetição pode indicar um contato prematuro.

A ocorrência de interferências em trabalho ou balanceio é pesquisada a seguir. Na avaliação do lado de trabalho, a partir da máxima intercuspidação o paciente é solicitado a mover a mandíbula para um dos lados. Os contatos observados podem ser do tipo guia canina, função de grupo ou função parcial de grupo. O papel articular é útil para registro dos contatos, em especial nas cúspides linguais (Figura 27A a D). Se houver contato apenas em posteriores a presença de interferência é considerada, devendo ser anotados os dentes envolvidos. Na avaliação do lado de balanceio solicita-se ao paciente que mova a mandíbula para o lado oposto a partir da máxima intercuspidação, com emprego de papel articular para verificação de contatos. Se houver contatos, estes serão marcados, sendo considerados interferências, devendo ser anotados os dentes envolvidos.

A pesquisa da guia anterior é o passo seguinte. Essa guia faz parte do movimento de protrusão, desocluindo os posteriores nesse movimento. Normalmente ocorre deslize das faces incisais dos incisivos inferiores sobre as faces palatinas dos incisivos superiores. A partir da máxima intercuspidação, solicita-se ao paciente que mova a mandíbula no sentido de protrusão, e o papel articular vai identificar as zonas de orientação do deslocamento mandibular (Figura 28A a C). Pode haver também interferências em dentes anteriores nesse movimento, decorrentes de dentes não alinhados ou próteses mal adaptadas.

A ocorrência de interferências em protrusiva deve ser avaliada. Diante da efetividade da guia anterior, estas não devem ocorrer. Solicita-se ao paciente que execute

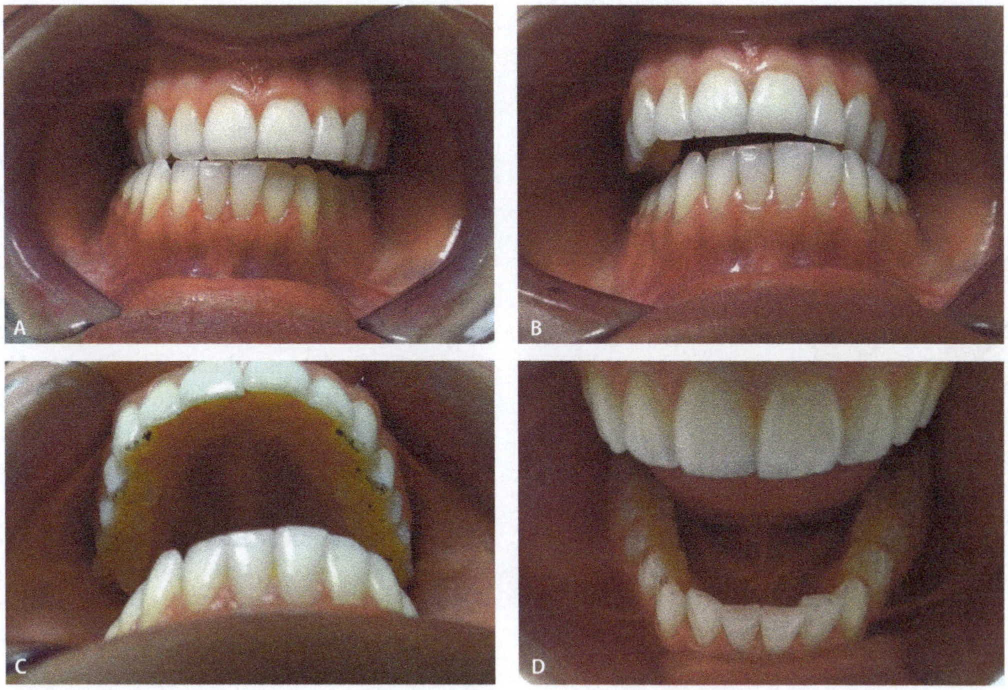

FIGURA 27 Avaliação oclusal mostrando função de grupo. A: lateralidade direita. B: lateralidade esquerda. C: contatos no arco superior. D: contatos no arco inferior.

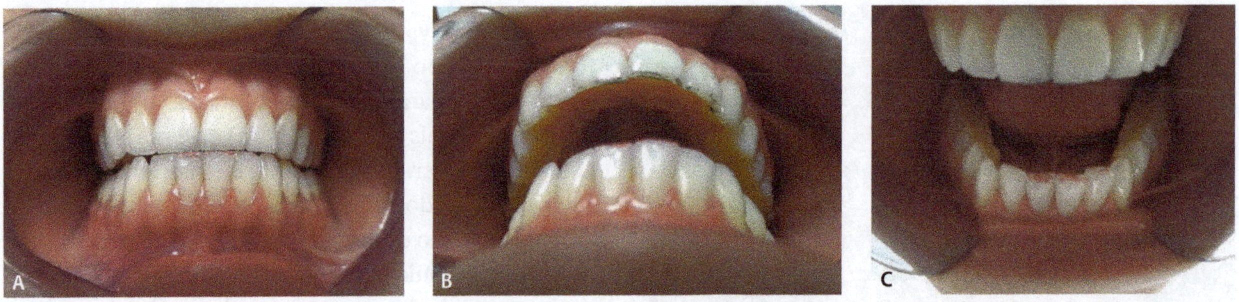

FIGURA 28 Avaliação oclusal mostrando guia anterior. A: movimento de protrusão. B: contatos no arco superior. C: contatos no arco inferior.

movimento de protrusão, e o papel articular pode registrar algum contato nessa posição, o que é considerado interferência, sendo anotados os dentes relacionados.

A presença e a harmonia das curvas de compensação são verificadas. São assim chamadas porque teriam a finalidade de equilibrar a oclusão e de compensar a trajetória dos côndilos quando a mandíbula se movimenta da posição cêntrica para as posições excêntricas. Inicialmente, a curva de Spee – curva anatômica do plano oclusal dos dentes mandibulares, começando na extremidade do canino, seguindo as cúspides vestibulares dos pré-molares e molares e continuando até a borda anterior do ramo mandibular – é observada (Figura 29). Normalmente ela é côncava, mas pode se apresentar acentuada, nula ou reversa. A seguir, a curva de Wilson – curva verificada no plano coronal ou frontal, passando pelas cúspides vestibulares e linguais dos dentes posteriores, de ambos os lados – é notada (Figura 30). Apresenta-se côncava no arco inferior e convexa no superior, sendo decorrente das inclinações axiais dos dentes posteriores.

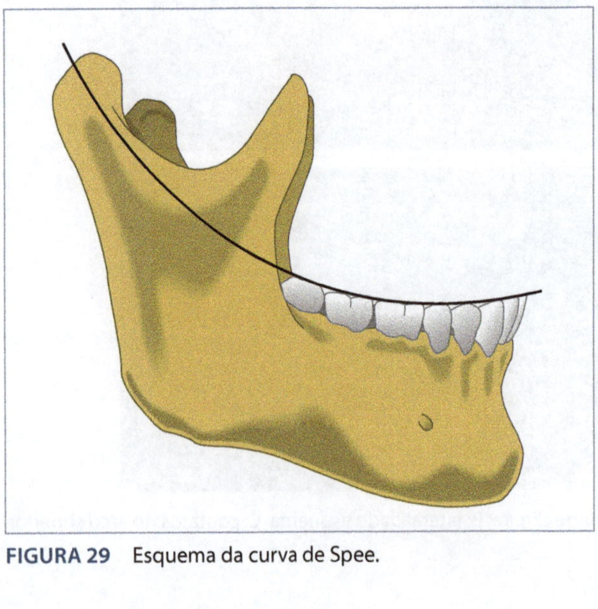

FIGURA 29 Esquema da curva de Spee.

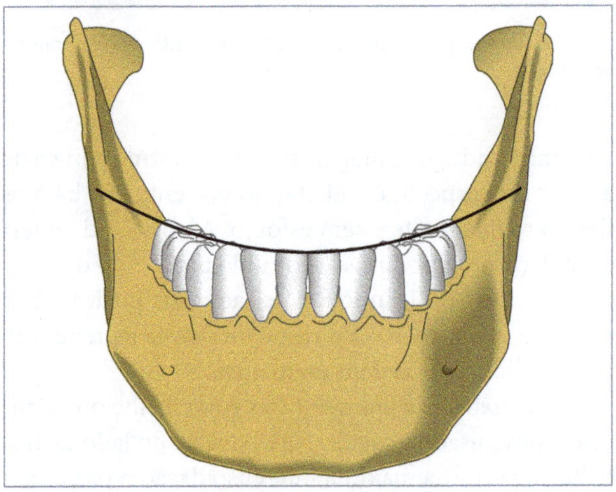

FIGURA 30 Esquema da curva de Wilson.

A ocorrência de extrusões dentárias deve ser pesquisada. Elas representam o processo de erupção dental contínua que ocorre mesmo no indivíduo adulto, devido à ausência de dentes antagonistas. Podem promover interferências oclusais significantes (Figura 31). Sua presença deve ser registrada, indicando-se o(s) dente(s) extruído(s).

Também, as ausências dentárias devem ser verificadas. Podem ocorrer devido a exodontias, anodontias ou mesmo a dentes não erupcionados, sendo capazes de promover distúrbios oclusais importantes. Um exemplo clássico é a extração precoce do primeiro molar inferior, seguida de extrusão do primeiro molar superior e de inclinação do segundo molar inferior para mesial e lingual. O exame radiográfico é necessário para verificar a origem da ausência dental. Sua ocorrência deve ser registrada, indicando-se o(s) dente(s) ausente(s).

A presença de próteses dentárias deve ser registrada, podendo ser do tipo parcial fixa, parcial removível ou total. Próteses mal adaptadas podem estar associadas a disfunções temporomandibulares. As próteses devem ser discriminadas quanto a sua localização e características.

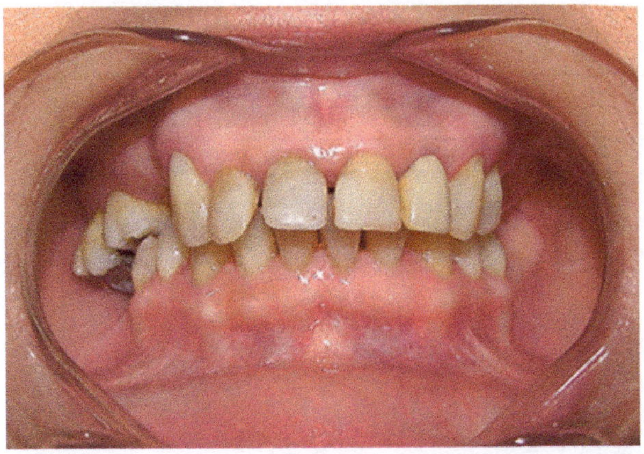

FIGURA 31 Ausências dentárias de posteriores inferiores direitos e extrusão de posteriores superiores do mesmo lado.

DIAGNÓSTICO CLÍNICO

O diagnóstico clínico ou hipótese(s) de diagnóstico será estabelecido com base nos dados da anamnese e do exame físico. Assim, associando os sintomas e os sinais, a disfunção ou artropatia presente poderá ser indicada. Vale ressaltar que o diagnóstico clínico pode ser genérico, por exemplo, disfunção intra-articular, ou específico, por exemplo, deslocamento do disco articular sem redução, dependendo da sintomatologia apresentada, podendo incluir também mais que um diagnóstico. O diagnóstico final pode ser obtido nessa fase ou com o auxílio dos exames complementares.

EXAMES COMPLEMENTARES

São auxiliares para o estabelecimento do diagnóstico final. Incluem recursos de imagem, como radiografias, tomografias e imagens por ressonância nuclear magnética. O exame radiográfico considerado essencial para a avaliação de pacientes é a radiografia panorâmica associada à tomografia computadorizada para ATM. Para detalhes, ver o capítulo 16, sobre recursos imaginológicos. Outros exames complementares são representados por estudos sorológicos próprios das doenças reumáticas, eletromiografia, sonografia e eletrognatografia. Também, a montagem dos modelos em articulador e a axiografia – registros dos movimentos condilares – são exames complementares quanto à condição oclusal do paciente.

PLANO DE TRATAMENTO

Um plano de tratamento é estabelecido a cada paciente, levando em conta suas características clínicas. O emprego de placa interoclusal, terapia medicamentosa, recursos de fisioterapia, laserterapia, mioterapia orofacial, toxina botulínica, acupuntura e cirurgia pode ser considerado. Normalmente o ajuste oclusal é indicado após a regressão dos sintomas.

EVOLUÇÃO CLÍNICA

Neste item devem ser anotados todos os procedimentos voltados para o diagnóstico e o tratamento, bem como a evolução do caso clínico, conforme as características apresentadas pelo paciente nos retornos efetuados. Também, pode haver modificações no plano de tratamento conforme a evolução. Vale recordar a importância legal desse preenchimento.

FASE DE REAVALIAÇÃO

Nessa fase, quando já houve remissão da sintomatologia, considera-se a possibilidade de o paciente receber alta ou não. Nesse momento é feita a remontagem do caso em articulador, e aí sim se procede a análise oclusal definitiva, considerando todos os itens descritos na avaliação oclusal preliminar. Com o emprego de papel de articulação podem ser identificadas possíveis interferências oclusais. A análise oclusal pode ser registrada no diagrama dos arcos dentais em cores diferentes, utilizando o vermelho para contato de trabalho, o verde para contato de balanceio e o azul para contato protrusivo (Figura 32). Assim, pode-se concluir pela necessidade ou não de o paciente ser submetido a um ajuste oclusal (ver o capítulo 26, sobre ajuste oclusal). Outras modalidades de tratamento poderão ser necessárias, como dentística, ortodontia, reabilitação protética, cirurgia e outras.

Fase de Reavaliação
O paciente pode receber alta? sim □ não □ por quê?

Análise Oclusal	
legenda vermelho: contato de trabalho verde: contato de balanceio azul: contato protrusivo	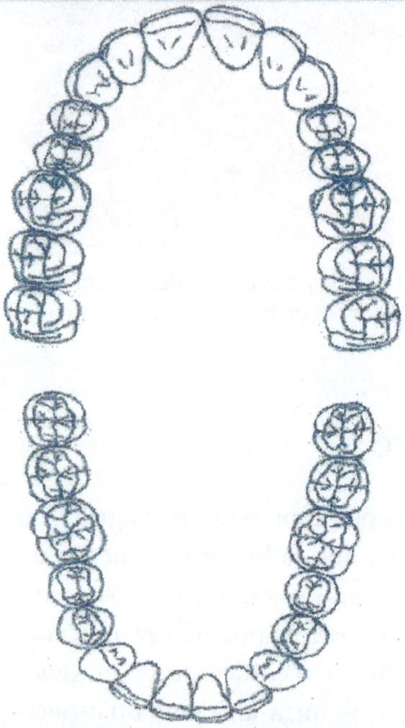

Outras modalidades terapêuticas necessárias (especificar):
ajuste oclusal por desgaste □
dentística □
ortodontia □
reabilitação protética □
cirurgia □
outros □

Ajuste oclusal por desgaste			
Montagem em articulador			
dist intercond P M G	âng Bennett dir =	âng Bennett esq =	âng guias condilares =
Planejamento/observações importantes:			

FIGURA 32 Modelo de ficha clínica que tem se mostrado adequado à coleta de dados da fase de reavaliação.

REFERÊNCIAS BIBLIOGRÁFICAS

1. Bertilsson O, Ström D. A literature survey of a hundred years of anatomic and functional pterygoid muscle research. J Orofac Pain. 1995;9:17-23.
2. Bezuur JN, Habets LL, Jimenez LV, Naeije M, Hansson TL. The recognition of craniomandibular disorders: a comparison between clinical and radiographic findings in eighty-nine subjects. J Oral Rehabil. 1988;15:215-21.
3. Clarck GT, Seligman DA, Solberg WK, Pullinger AG. Guidelines for the examination and diagnosis of temporomandibular disorders. J Craniomand Disord Facial Oral Pain. 1989;3:7-14.
4. De Boever JA, Adriaens PA. Occlusal relationship in patients with pain-dysfunction symptoms in the temporomandibular joint. J Oral Rehabil. 1983;10:1-7.
5. Desai SS, Flanagan TJ. Orthodontic considerations in individuals with Down syndrome: a case report. Angle Orthodont. 1999;69:85-8.
6. Dworkin SF, Le Resche L, De Rouen T, Von Kiorff M. Assessing clinical signs of temporomandibular disorders: reliability of clinical examiners. J Prosthet Dent. 1990;63:574-9.
7. Graff-Radford SB. Objective measurement of jaw movement: a comparison of two measuring instruments. J Craniomand Pract. 1985; 3:240-4.
8. Le Resche L. Epidemiology of the temporomandibular disorders: implications for the investigation of etiologic factors. Crit Rev Oral Biol Med. 1997;8:291-305.
9. Luz JGC, Maragno IC, Martin MC. Characteristics of chief complaints of patients with temporomandibular disorders in a Brazilian population. J Oral Rehabil. 1997;24:240-3.
10. Luz JGC, Uono HH, Yamamoto MK. Passive mandibular border positions and their relationships with signs and symptoms of craniomandibular disorders: a study of linear and angular measurements. J Nihon Univ Sch Dent. 1995;37:28-32.
11. Luz JGC, Yamamoto MK. Passive mandibular border positions in craniomandibular disorder patients and asymptomatic individuals: a comparative study. Ann Dent. 1993;52:15-7.
12. Palacios-Moreno AM, Chilvarquer I, Luz JGC. Achados radiográficos, sinais e sintomas nas disfunções da articulação temporomandibular. Rev Odontol Univ São Paulo. 1998;11:64-8.
13. Rodrigues L, Lemos JBD, Tokura M, Luz JGC. Frequência de hábitos parafuncionais e suas manifestações clínicas em pacientes com disfunções da articulação temporomandibular. Rev Odontol Unicid. 2001;13:113-23.
14. Schiffman EL, Fricton JR, Haley D. The relationship of occlusion, parafunctional habits and recent life events to mandibular dysfunction in a non-patient population. J Oral Rehabil. 1992;19:201-3.
15. Teixeira ACB, Marcucci G, Luz JGC. Prevalência das maloclusões e dos índices anamnésicos e clínicos, em pacientes com disfunção da articulação temporomandibular. Rev Odontol Univ São Paulo 1999; 13:251-6.
16. Thomas CA, Okeson JP. Evaluation of lateral pterygoid muscle symptoms using a common palpation technique and method of functional manipulation. Cranio. 1987;5:125-9.
17. Uono HH, Luz JGC, Yamamoto MK. Estudo comparativo das excursões mandibulares máximas obtidas com e sem pressão bidigital, em pacientes com disfunção dolorosa da articulação temporomandibular. Rev Odontol Univ São Paulo. 1993;7:245-50.
18. Westling L, Carlsson GE, Helkimo M. Background factors in craniomandibular disorders with special reference to general joint hypermobility, parafunction, and trauma. J Craniomand Disord. 1990;4:89-98.
19. Yamamoto MK, Luz JGC. Avaliação das excursões mandibulares máximas em indivíduos assintomáticos. Rev Assoc Paul Cir Dent. 1992;46:781-4.
20. Yap AUJ. Effects of stabilization appliances on nocturnal parafunctional activities in patients with and without signs of temporomandibular disorders. J Oral Rehabil. 1998;25:64-8.

CAPÍTULO 16

Recursos imaginológicos

Israel Chilvarquer
Jorge Elye Hayek
Eduardo Felippe Duailibi Neto
Renan Lucio Berbel Silva
Michel Eli Lipiec

Os diversos métodos radiográficos e imaginológicos modernos visam obter informações complementares para que o profissional que atua no campo das disfunções temporomandibulares e da dor orofacial possa realizar seu diagnóstico, plano de tratamento e controle da terapêutica realizada de forma mais segura.[1]

Após a anamnese e o exame clínico inicial, a precisa indicação de um exame radiográfico adequado otimiza o resultado, minimizando os casos de insucesso e evitando surpresas desagradáveis nas diversas especialidades odontológicas.

A radiologia e a imaginologia odontológica evoluíram muito nos últimos anos, passando da metodologia analógica para a digital, por enquanto ainda mais restrita aos centros radiológicos, como pelo aumento nas solicitações de exames tomográficos, principalmente de alta resolução, proporcionando aos cirurgiões-dentistas recursos diversificados, desde uma radiografia intrabucal periapical digital com recursos de brilho e contraste que permitam uma interpretação mais precisa de um processo inflamatório inicial até os protocolos de tomografia computadorizada (TC) com reconstruções odontológicas, tridimensionais e prototipagem.

O conhecimento dos diversos recursos radiográficos é fundamental para uma indicação precisa dos exames de diagnóstico por imagem que seja o mais adequado para atender às necessidades do plano de tratamento do paciente.

EXAMES RADIOLÓGICOS

Os exames radiográficos mais utilizados rotineiramente são as periapicais intrabucais e a panorâmica, exames considerados bidimensionais, pois fornecem imagens que podem ser avaliadas em dois planos, faltando a noção de profundidade, além da sobreposição de estruturas anatômicas.

A técnica radiográfica intrabucal periapical do paralelismo é a mais indicada, por apresentar menor distorção em relação à técnica da bissetriz. Suas principais indicações são para avaliação do elemento dental (esmalte, dentina e cemento), lâmina dura, crista alveolar e tecido ósseo periapical, sendo utilizada em clínica geral e nas diversas especialidades odontológicas (Figuras 1 a 3).

Devido aos princípios de formação de imagem intrabucal, pode ocorrer ampliação e encurtamento do tamanho da imagem, bem como distorções, além da sobreposição das estruturas anatômicas, o que limita bastante a utilização da radiografia periapical intrabucal em procedimentos cirúrgicos de maior grau de complexidade.

A capacidade de um ajuste digital da densidade e do contraste das radiografias intrabucais digitais resulta em menor número de repetições, evitando os erros de "processamento" e permitindo ainda a manipulação da densidade radiográfica (alterando seu brilho e contraste), de forma que possam ser ajustados de acordo com a conveniência da tarefa específica de diagnóstico.

As radiografias panorâmicas possibilitam uma avaliação ampla da maxila, da mandíbula, dos elementos dentários e das estruturas circunvizinhas como um todo, como seios maxilares, cavidade nasal e região da articulação temporomandibular (ATM), em uma única tomada radiográfica, com baixa dose de exposição e custo acessível (Figuras 4 a 8).

A imagem da radiografia panorâmica ideal apresenta dentes e estruturas circunvizinhas nítidas, os lados direito e esquerdo simétricos, permitindo uma interpretação do complexo maxilomandibular mais ampla, porém com menor resolução de imagem quando comparada às radiografias intrabucais.

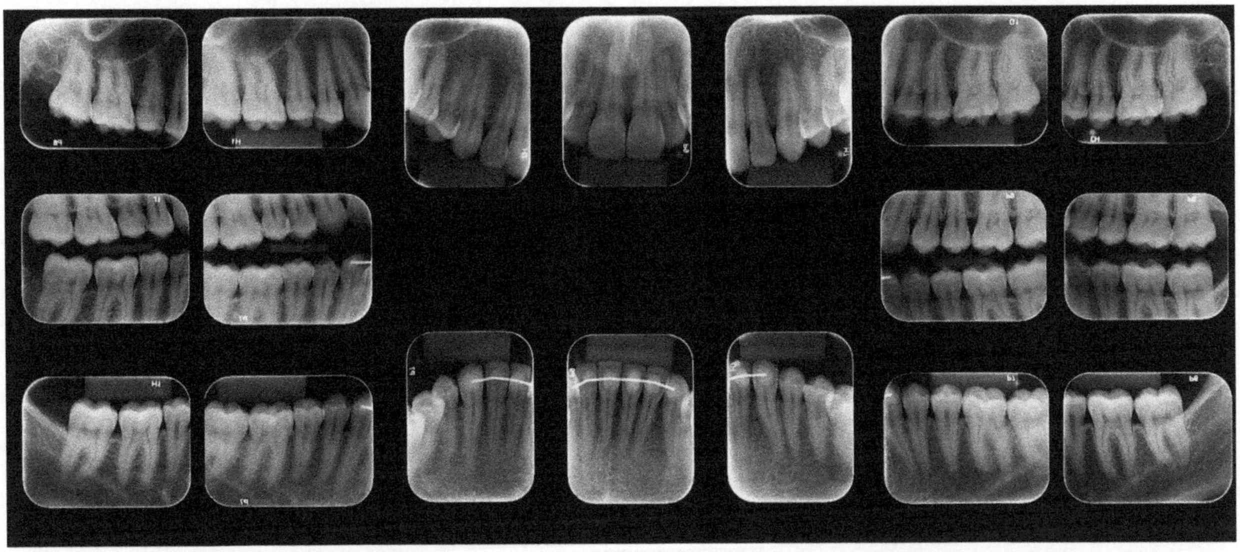

FIGURA 1 Radiografias periapicais (arcos dentários) e interproximais dos elementos posteriores, evidenciando imagens radiolúcidas interproximais compatíveis com desmineralização dentária por cárie.

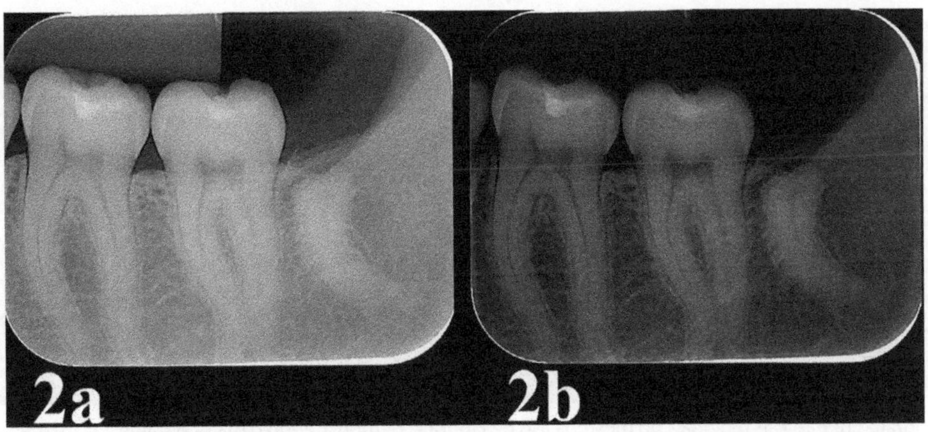

FIGURA 2 Radiografia periapical digital da região correspondente ao elemento ausente 38. A: corpo estranho autógeno com aspecto sugestivo de raiz residual. B: após a manipulação de brilho e contraste por meio de softwares, fica evidenciada a presença de lâmina dura e do conduto radicular, confirmando o diagnóstico prévio de raiz residual do elemento 38.

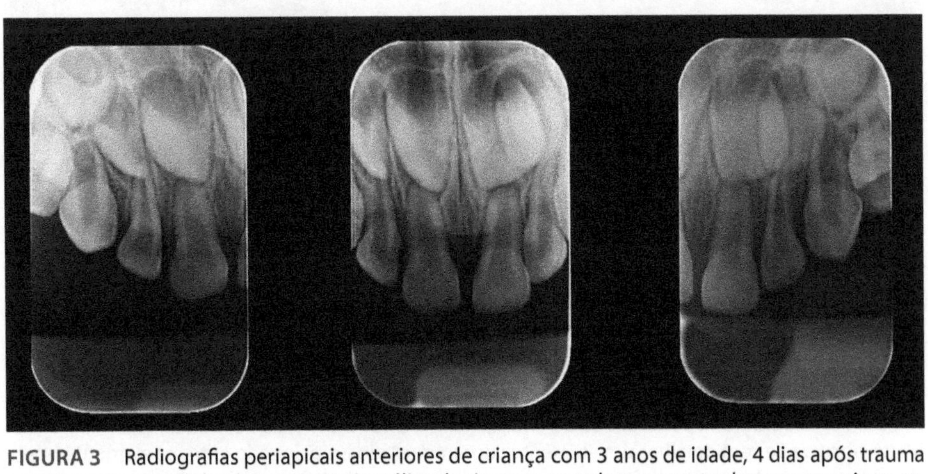

FIGURA 3 Radiografias periapicais anteriores de criança com 3 anos de idade, 4 dias após trauma com luxação parcial do elemento 61. A análise das imagens revela o aumento do espaço pericementário do elemento 61 e sua extrusão parcial.

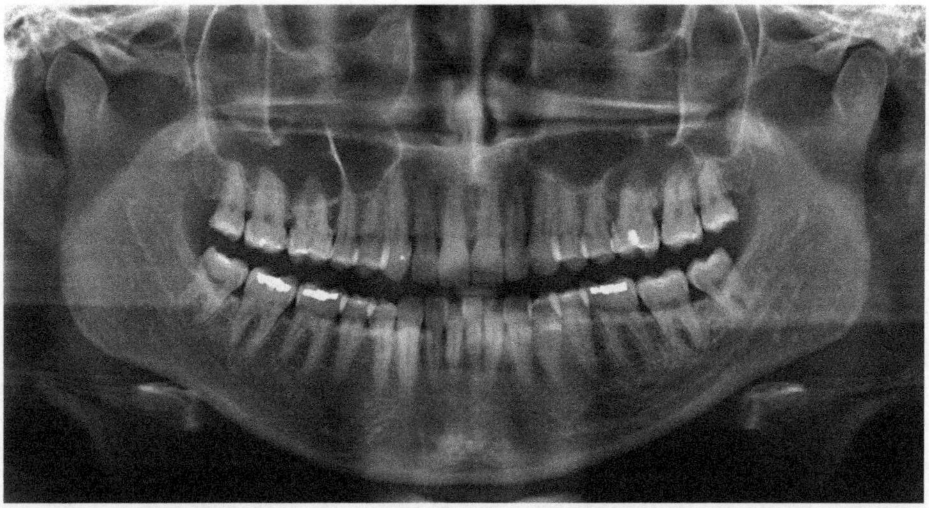

FIGURA 4 Radiografia panorâmica na qual podemos observar, além dos elementos dentários, as estruturas nobres adjacentes: cabeça da mandíbula, seio maxilar, cavidade nasal, trajeto do canal da mandíbula e cortical óssea da base da mandíbula.

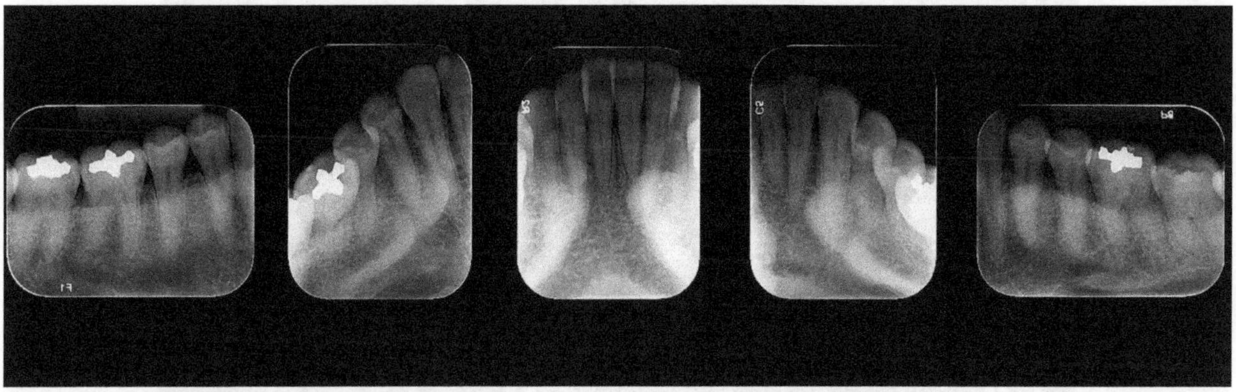

FIGURA 5 Radiografias periapicais regionais do mesmo caso da Figura 4, demonstrando o maior detalhe nas imagens e a presença de acentuada área radiopaca, com características de tecido ósseo compacto e compatível com extenso tórus mandibular bilateral.

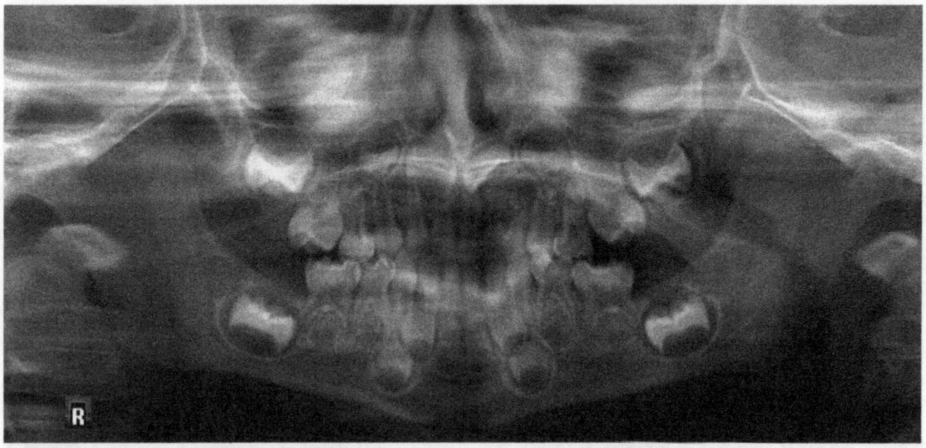

FIGURA 6 Radiografia panorâmica de criança com 2 anos e 8 meses de idade. Apesar da pouca idade, observa-se com detalhes um elemento supranumerário erupcionado entre os elementos decíduos da região anterior da hemimaxila esquerda e a presença de imagem sugestiva de elemento supranumerário em formação na mesma região, sendo indicado um controle radiográfico anual.

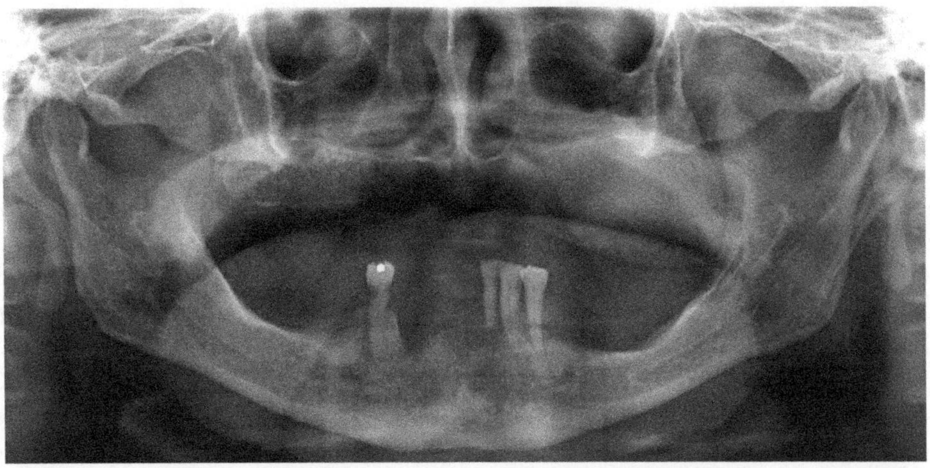

FIGURA 7 Radiografia panorâmica de paciente com edentulismo total na maxila, com queixa de desadaptação e troca de sucessivas próteses superiores. Observa-se extensa alteração do padrão ósseo em sua região posterior esquerda, expansiva e com aumento da densidade óssea.

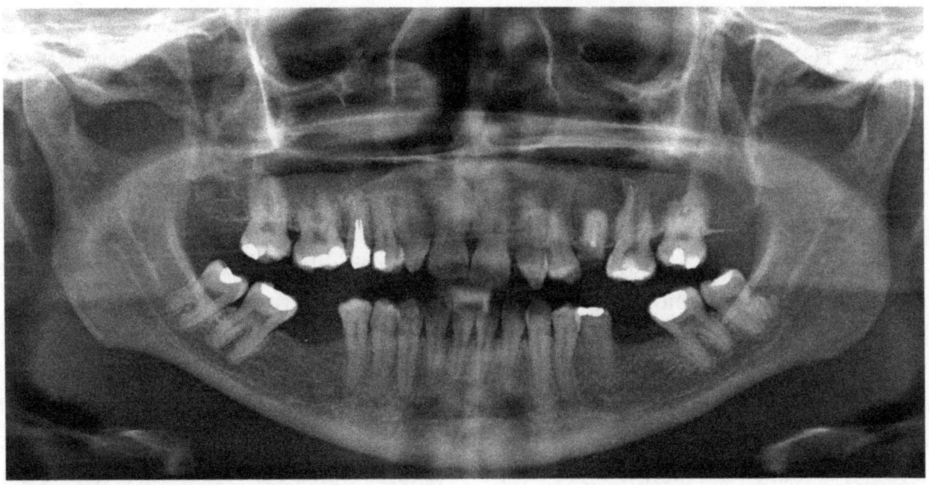

FIGURA 8 Radiografia panorâmica de paciente com algia na hemimaxila esquerda e solicitação de avaliação de comprometimento dos seios maxilares. Detectam-se sutil aumento do espaço pericementário no elemento 25 e velamento dos seios maxilares, os quais apresentam extensa pneumatização para anterior. Sugerida uma avaliação mais detalhada com TC.

A radiografia panorâmica, devido a sua facilidade de execução e baixa dose de radiação, é amplamente utilizada em crianças e adolescentes, sendo também a técnica de eleição para exames iniciais de pacientes edêntulos.

A técnica radiográfica panorâmica também apresenta sobreposições de estruturas anatômicas e é suscetível a distorções, que podem variar entre 20-40%, dependendo do equipamento e do posicionamento do paciente. É bastante utilizada na avaliação inicial dos seios maxilares.

EXAMES IMAGINOLÓGICOS

A tomografia computadorizada de feixe cônico (TCFC), também conhecida como tomografia computadorizada volumétrica (TCV) ou simplesmente tomografia *cone beam*, é o principal exemplo da evolução da radiologia para a odontologia em geral.

Seu surgimento comercial em 1998 é considerado por muitos um marco na radiologia devido à nova possibilidade de visualização das estruturas anatômicas em diferentes planos sem a sobreposição de estruturas, disponibilizando, assim, meios mais precisos e confiáveis de diagnóstico.[1-3]

Atualmente, o número de especialidades odontológicas que utilizam os recursos da TCV como forma de diagnóstico e tratamento tem crescimento constante, entretanto há um hiato entre o desenvolvimento dessa nova tecnologia e a formação dos profissionais. Essa desinformação resulta em subutilização dos recursos de imagem existentes, que se tornam estigmatizados, erroneamente, como inacessíveis e/ou pouco úteis.

A TCFC teve seu desenvolvimento voltado especificamente para a área odontológica, possui menor custo de equipamento em relação à TC utilizada na área médica e permite a obtenção de imagens digitais por meio da captura do volume ósseo do paciente (Figuras 9 a 15).

A menor unidade de uma imagem digital convencional (em dois planos, altura e largura) é denominada pixel. Já na TCV a menor unidade da imagem é chamada de voxel isométrico, ou seja, apresenta altura, largura e profundidade de iguais dimensões. Cada lado do voxel apresenta dimensão menor que 1 mm, variando entre 0,08-0,4 mm, e apresenta muito boa resolução dos tecidos odontogênicos (esmalte e dentina), além de ótima identificação dos tecidos ósseos (padrão medular e cortical).[4-8]

Os pontos altos da TCFC são a baixa dose de exposição e a excelente resolução de contraste.[8] O volume total da área escaneada apresenta formato cilíndrico, de tamanho variável, de acordo com a marca do aparelho e segundo o protocolo utilizado.

A TCFC não possibilita uma boa visualização dos tecidos moles nas reconstruções odontológicas, porém permite a exportação dos dados da tomografia (arquivos Dicom) para *softwares* com recursos e ferramentas mais sofisticadas.[9-11]

As imagens das reconstruções são geradas por cálculos matemáticos a partir dos dados Dicom nos três planos: axial, coronal, sagital e em reconstruções tridimensionais.[9-10]

Por meio de uma parábola realizada em um corte axial, é obtida uma série de cortes perpendiculares ao contorno dos arcos dentários (cortes transaxiais que usualmente distam 1-2 mm entre si) e a reformatação sagital (semelhante a uma radiografia panorâmica). Essa reformatação é realizada em *softwares* denominados multiplanares (MPR) e são conhecidas como reconstruções dentais.[11]

Sobre todas essas imagens é possível a realização de mensurações lineares, muito úteis no planejamento das cirurgias e acessos operatórios, desde que a reformatação seja feita na escala real 1:1. Esse dado deve ser informado pelo instituto de radiologia por meio de carta com a descrição do protocolo de aquisição. Em todos os cortes em que apareçam réguas horizontais e ou verticais, pode-se checar a proporção usando a regra de três.

O exame radiográfico é essencial para complementar o diagnóstico e o planejamento de cirurgia parendodôntica. As radiografias periapical, oclusal e panorâmica são utilizadas para a avaliação de detalhes anatômicos e das alterações patológicas. Porém, a quantidade de informações obtidas por meio dessas radiografias é limitada, já que as estruturas anatômicas tridimensionais são comprimidas em imagens bidimensionais, resultando na superposição de estruturas de interesse diagnóstico.

Os artefatos produzidos pela presença de restaurações e núcleos metálicos ou materiais radiopacos como a guta-percha durante a aquisição das imagens pela TCFC são bem menos significantes que na TC tradicional, devido ao fato de que os novos recursos (*softwares*) têm a habilidade de minimizar os artefatos metálicos. Esses artefatos são representados pela formação de halos de baixa densidade que podem ser confundidos com fraturas ou reabsorções.

Com o desenvolvimento de algoritmos de supressão de artefatos pelos fabricantes e o aumento do número de projeções, a TCFC pode reconstruir com precisão matemática as áreas que possuem restaurações e núcleos intrarradiculares previamente instalados, sem que ocorram, na maioria das vezes, grandes degradações da imagem final.

Na interpretação da TCFC é fundamental considerar o conceito de que se está interpretando fatias delgadas, de espessura variável (aproximadamente 0,4 mm ou menor), portanto não se deve interpretar uma única imagem, e sim um conjunto de imagens.

A necessidade de avaliar estruturas nas três dimensões é notada especialmente em casos complexos, nos quais as radiografias convencionais não revelam com exatidão aspectos importantes para obter um correto diagnóstico da dor orofacial e futuro planejamento do tratamento.

A TCFC é um importante recurso auxiliar na clínica odontológica, sendo suas principais indicações: identificação de alterações patológicas e suas relações com as estruturas vizinhas, verificação da extensão das reabsorções radiculares; localização e extensão das rarefações ósseas; nos casos de traumas e diagnóstico de fraturas radiculares e faciais.

O principal desafio na avaliação da imagem e consequentemente no diagnóstico com a TCFC é a falta de familiaridade da maioria dos profissionais com o conceito de imagem multiplanar oferecida por tal tecnologia. A interpretação das imagens requer conhecimento amplo das várias estruturas maxilofaciais, bem como treinamento de anatomia em imagens seccionadas.

A TCFC de alta resolução com pequeno FOV (*field of view*), ou seja, com menor área de captura da imagem, permite imagens mais precisas para um diagnóstico de sutis alterações clínicas.

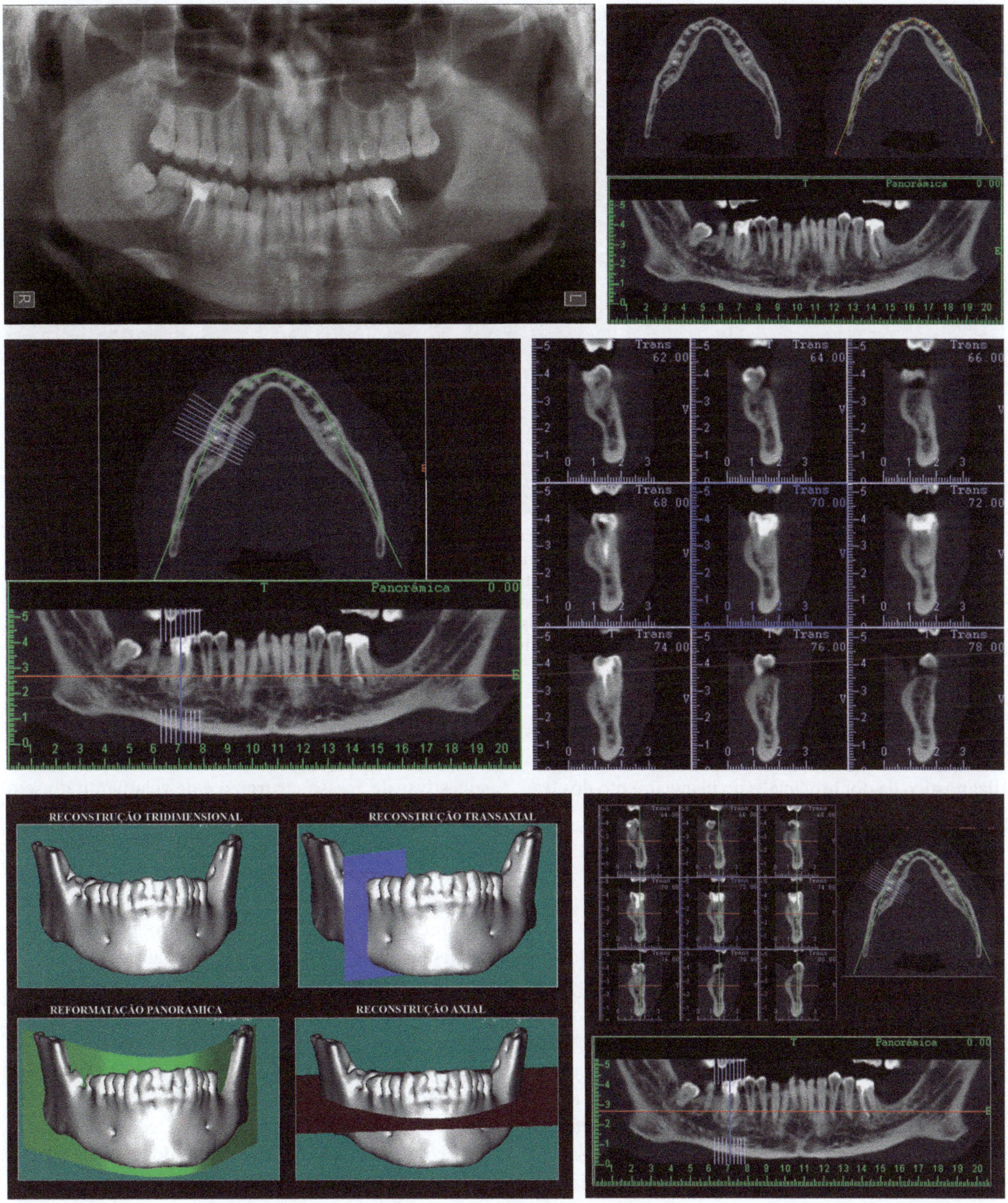

FIGURA 9 A: interpretação inicial realizada em uma radiografia panorâmica digital. A maioria dos cirurgiões-dentistas utiliza frequentemente e está familiarizada com essa imagem. B: realização da curva na imagem axial para a obtenção da reconstrução panorâmica. C: demonstração dos cortes (transaxiais) que serão obtidos a partir da parábola realizada. D: cortes transaxiais/seccionais. E: reconstrução tridimensional e demonstração dos diferentes planos. F: reconstrução no plano axial, coronal e reformatação panorâmica.

Fonte: imagens B a F obtidas por meio do *software* DentalSlice/Bioparts.

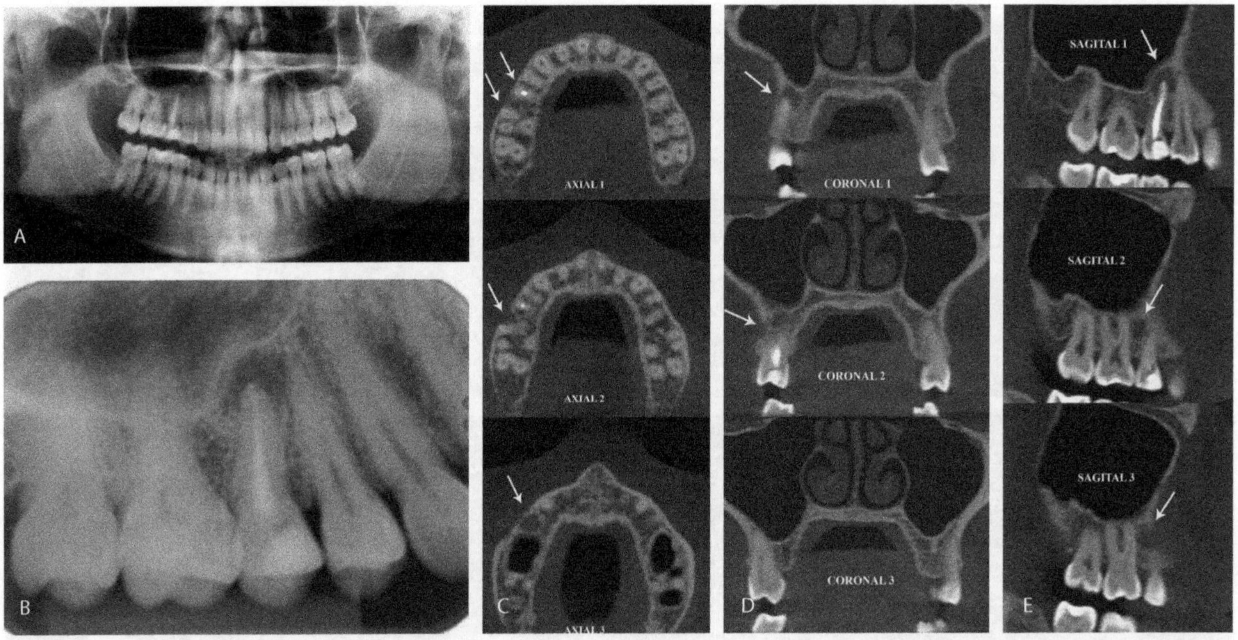

FIGURA 10 A: radiografia panorâmica evidenciando a presença de rarefação óssea periapical do tipo circunscrita localizada no elemento 15. B: radiografia periapical do mesmo caso em que, por meio da anamnese, foi informado que já havia uma tentativa sem sucesso de apicectomia, pois não foi encontrada a lesão durante o ato cirúrgico. C: cortes axiais, sendo que no corte 2 foi identificado um defeito ósseo localizado na cortical óssea vestibular entre os elementos 16 e 17 compatível com acesso cirúrgico e no corte 3 a lesão do elemento 15. D: cortes coronais mostrando a lesão e o defeito ósseo. E: cortes sagitais (no sentido de palatino para vestibular) mostrando a inclinação para mesial da porção apical do elemento 15 em relação a sua coroa, induzindo ao acesso cirúrgico em uma posição diferente da lesão.

Serão abordados a seguir alguns exemplos nos quais a tomografia computadorizada feixe cônico auxiliou no diagnóstico da dor orofacial e no planejamento dos tratamentos.

Casos clínicos: identificação de alterações patológicas

Vários trabalhos demonstraram que a TCFC identificou mais casos de lesões apicais do que as radiografias convencionais. Essas lesões são, na maioria das vezes, identificadas com métodos convencionais quando uma condição mais grave está presente.[11]

A sobreposição das estruturas anatômicas nas radiografias convencionais reduz a probabilidade de detecção das lesões periapicais nos dentes posteriores superiores, nos quais os ápices radiculares estejam em grande proximidade com o assoalho do seio maxilar.[11]

A imagem obtida no exame panorâmico observado previamente na Figura 8 foi considerada inconclusiva para o diagnóstico de algia na hemimaxila esquerda. Foi realizado um complemento com TCFC. Detectou-se uma pneumatização dos seios maxilares direito e esquerdo (maior) para o rebordo alveolar e para a região mediana, os quais apresentavam acentuado velamento, com discreta alteração do padrão ósseo de suas paredes, compatível com esclerose óssea. Perceberam-se também interrupções das paredes de ambos os seios maxilares, sugestivas de acesso cirúrgico e de velamento do seio esfenoidal e das células aéreas do etmoide.

Nesse caso o paciente queixava-se de desconforto na região do elemento 11. Comparando os resultados dos exames de imagem realizados, confirmou-se que a TCFC foi fundamental para direcionar o prognóstico e, consequentemente, o tratamento a ser realizado.

O correto diagnóstico da detecção de uma raiz fraturada é uma tarefa difícil na prática odontológica e representa um desafio clínico em relação ao tratamento, planejamento e prognóstico. O deslocamento das partes fraturadas é normalmente submilimétrico, tornando difícil de ver quando da utilização de técnicas radiográficas convencionais. A visualização do traço de fratura radicular depende da direção do feixe de raios x, e a linha radiolúcida torna-se visível somente quando o feixe atravessa ao longo da superfície fraturada.

O exame clínico do dente traumatizado é crucial para determinar o diagnóstico inicial, a gravidade da lesão, o plano de tratamento e para criar uma linha de base para acompanhamento.

A TCFC tem sido aplicada na avaliação de traumas dentais e em especial na visualização das fraturas radiculares, sendo feita uma otimização da projeção para

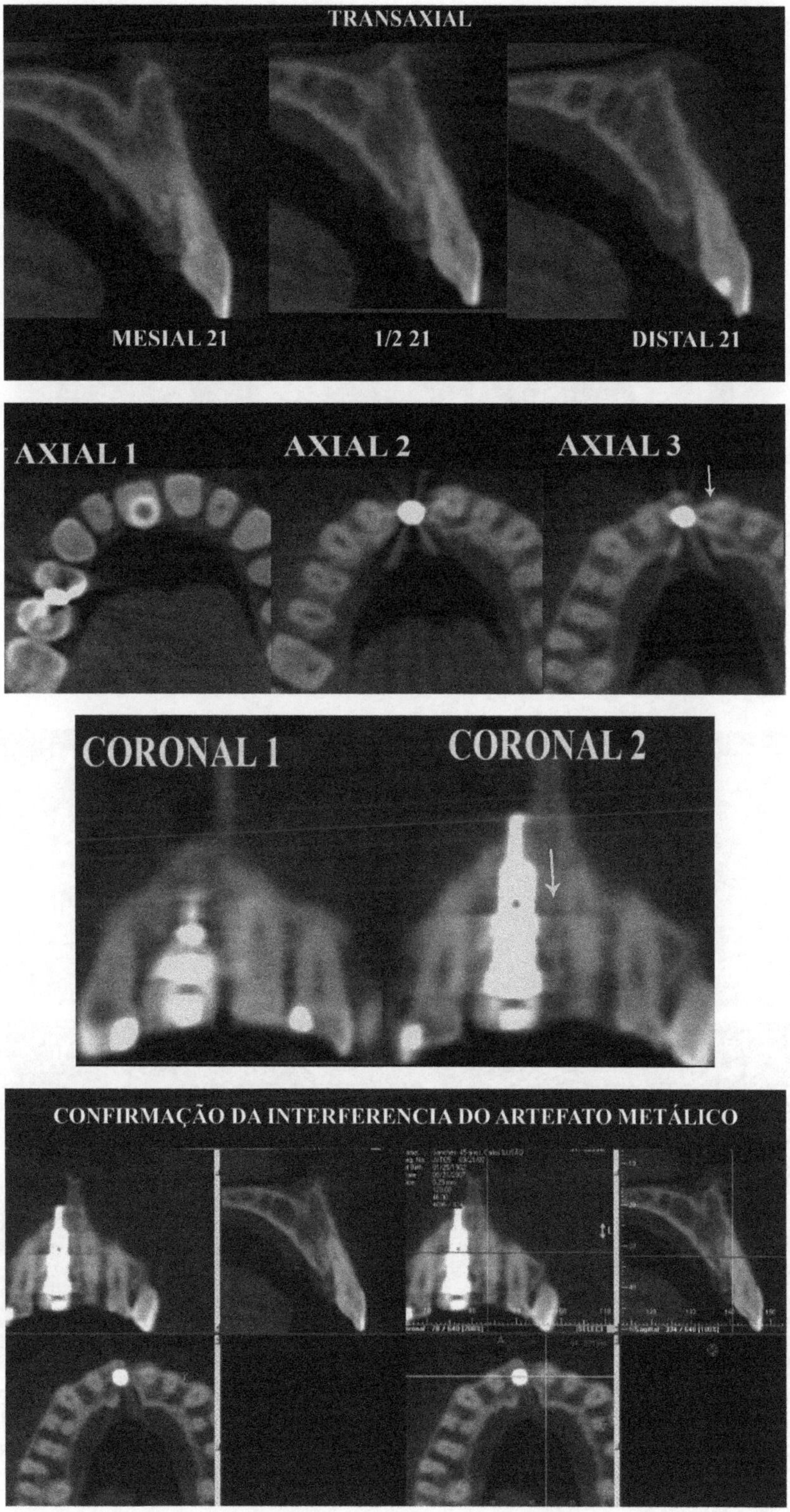

FIGURA 11 A: cortes transaxiais do elemento 21 com reabsorção da crista óssea alveolar e a presença de linha radiolúcida no terço apical do referido elemento, que, observada isoladamente, sugere fratura radicular. B: cortes axiais (começando da coroa e indo em direção ao ápice do elemento 21) nos quais é possível observar a presença de artefato no corte axial 3, proveniente do implante instalado na região correspondente ao elemento ausente 11. C: cortes coronais com a presença de artefato no corte coronal 2, nitidamente oriundo do implante no elemento 11. D: confirmação de que a linha radiolúcida no terço apical do elemento 21 é originada de artefato metálico nos diferentes planos. A correta interpretação da tomografia com a análise da imagem nos diferentes planos e em mais de um corte evita um diagnóstico incorreto.

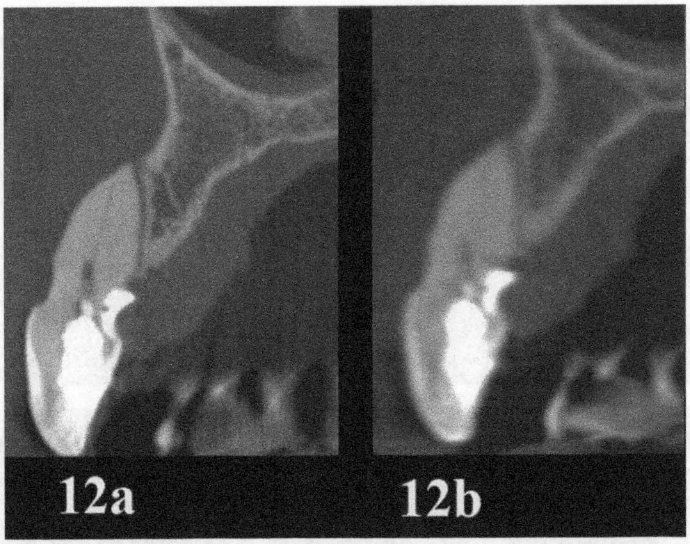

FIGURA 12 Corte transaxial (seccional) de tomografia computadorizada feixe cônico realizada em aparelho de alta resolução e pequeno volume (A) e em tomógrafo convencional (B) evidenciando a grande diferença entre as duas imagens. Necessária principalmente nos casos de suspeita de trinca radicular e diagnóstico com finalidade endodôntica.

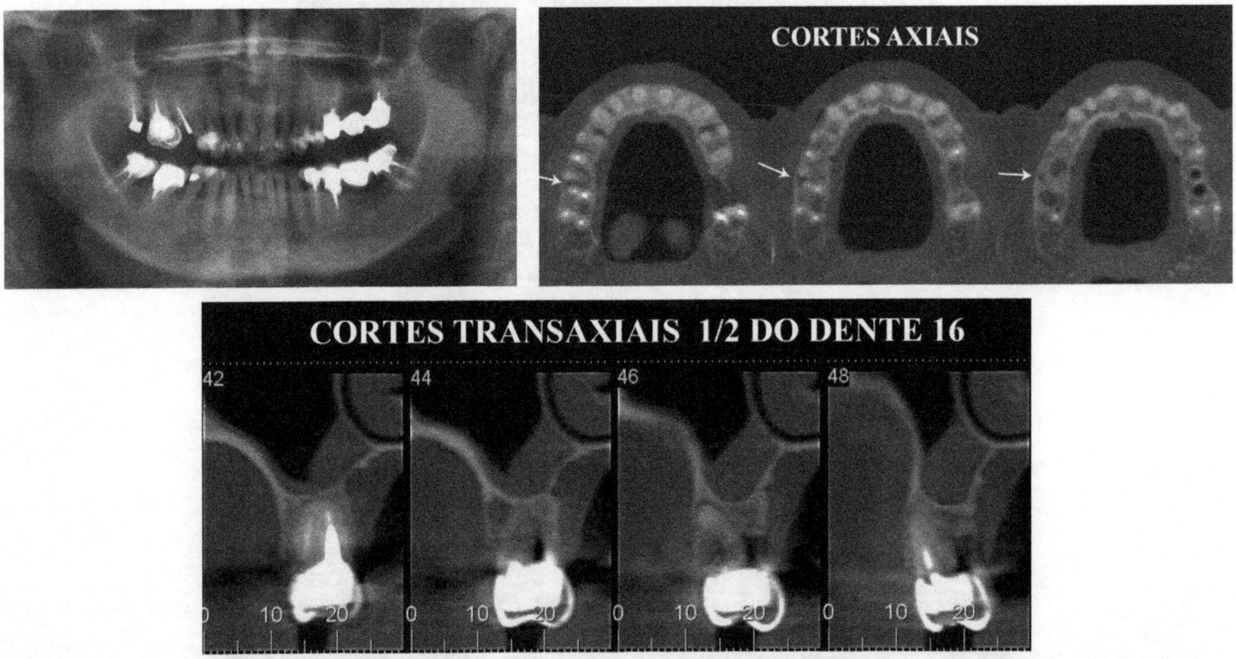

FIGURA 13 A: paciente relatava sintomatologia no elemento 16, porém no exame panorâmico não foram observadas evidências radiográficas de lesão periapical no elemento 16. B: cortes axiais mostrando a lesão periapical nas raízes vestibulares do elemento 16. C: nos cortes transaxiais observam-se a rarefação óssea e sua proximidade com a cortical óssea do assoalho do seio maxilar.

coincidir com a direção do traço de fratura. Aumenta-se, assim, a probabilidade da detecção da fratura (Figura 16).

Estudos demonstram que o desempenho da TCFC na detecção de fratura de raiz não é um método muito eficaz, especialmente na visualização direta da linha de fratura.[11]

O diagnóstico das fraturas é muitas vezes feito indiretamente, correlacionando sinais tomográficos em vez de identificar a linha de fratura. As mudanças patológicas no osso alveolar adjacente, como rarefação óssea e bolsa periodontal vertical profunda, indicam alta probabilidade da presença de fratura radicular, embora a fratura em si não seja visível (Figura 17).

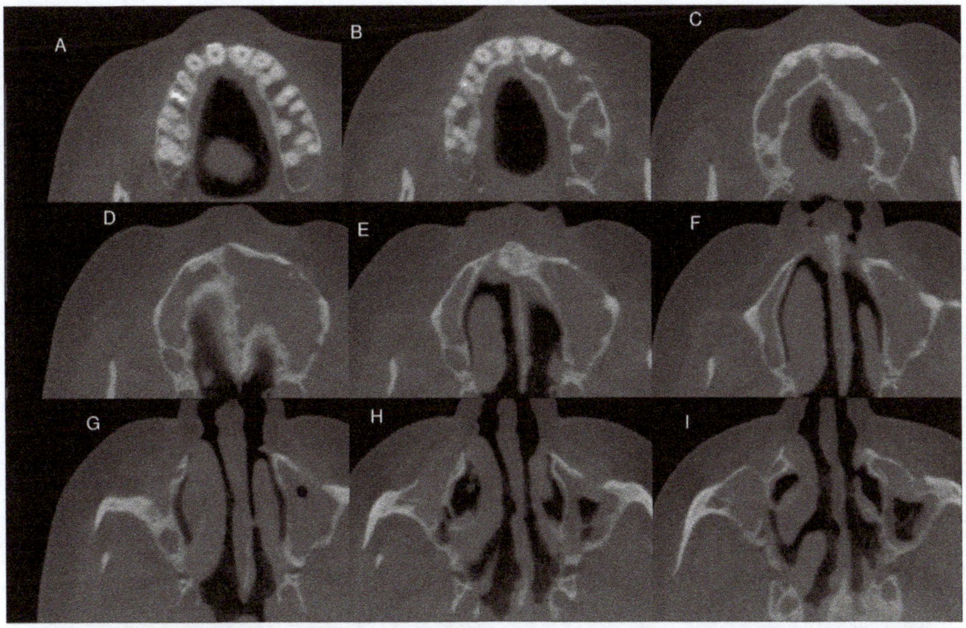

FIGURA 14 Cortes tomográficos axiais demonstrando as relações topográficas dos seios maxilares e suas alterações.

ARTICULAÇÃO TEMPOROMANDIBULAR

A ATM é uma articulação sinovial composta por ossos do crânio, da face e o disco articular. É uma diartrose, por permitir liberdade de movimento em todas as direções (FIgura 18).[12]

As disfunções temporomandibulares são anomalias que interferem na forma e na função das articulações temporomandibulares. São divididas em distúrbios de desenvolvimento, alterações degenerativas, distúrbios intra-articulares, distúrbios miofasciais, traumas e neoplasias.[12-15]

As disfunções temporomandibulares são frequentes, afetando principalmente mulheres, em particular na terceira década de vida. Tais disfunções possuem etiologia multifatorial, que pode incluir fatores psicossociais e hábitos parafuncionais. A sintomatologia clínica pode incluir: dor na articulação temporomandibular, dor no ouvido, dor de cabeça, sensibilidade muscular, limitação de abertura bucal, estalos (cliques) e crepitação. O paciente que apresenta queixas recorrentes ou agudas requer uma completa avaliação, incluindo diagnóstico por imagem antes de iniciar tratamento.[12-15]

Os exames complementares por imagem têm como objetivo avaliar a integridade e a relação entre os tecidos articulares, assimetrias e grau de cortificação das estruturas articulares. Em caso de anomalias, são cruciais para o diagnóstico avaliação da extensão e estágio da doença. Exames por imagem são utilizados para complementar os exames clínicos, e são particularmente importantes em caso de suspeita de anomalias ósseas, infecções e neoplasias. Também se deve considerar a realização de exames complementares no caso de pacientes com histórico de trauma, pacientes com redução da abertura bucal, alteração significativa na oclusão ou alteração motora.

Estudo de disfunções de ATM

- Diagnóstico de alterações internas, principalmente deslocamento do disco articular, fundamentado no exame clínico.
- Diagnóstico e tratamento das disfunções temporomandibulares (DTM) sintomáticas.
- Pesquisa de doenças inflamatórias com envolvimento capsular e/ou do ligamento posterior.
- Diagnóstico e tratamento de artrites (infecciosa, reumatoide ou degenerativa).
- História de traumatismo da região do côndilo mandibular (deslocamento, fratura ou anquilose).
- Estadiamento local de neoplasias.

Alterações radiográficas das articulações temporomandibulares

Anomalias de desenvolvimento

Hiperplasia condilar (Figura 19), hipoplasia condilar, artrose juvenil, hiperplasia coronoide, côndilo bífido (Figura 20).

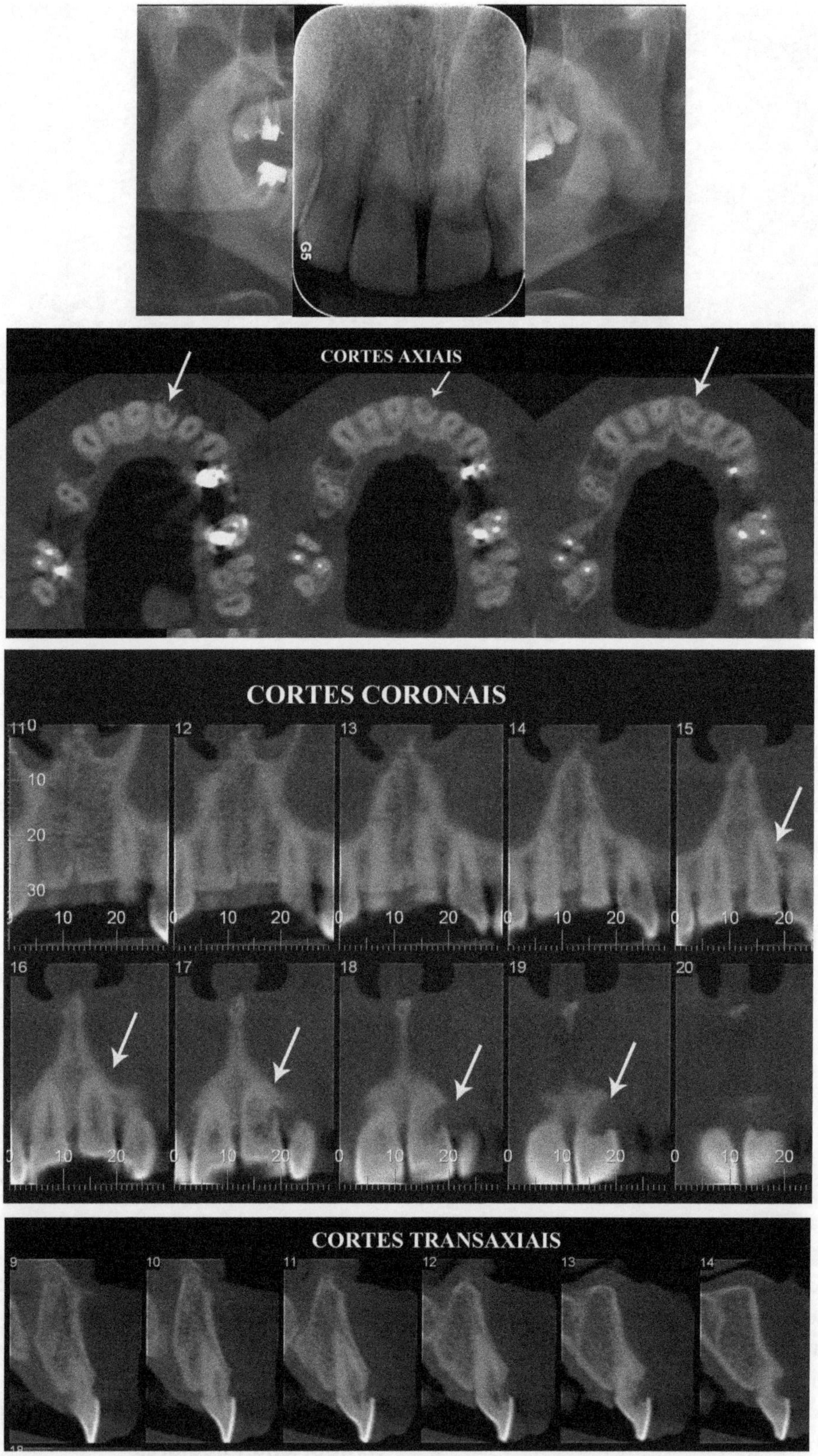

FIGURA 15 A: radiografia panorâmica com sutil diminuição da densidade radiográfica na região correspondente ao elemento 21. B: radiografia periapical com imagem radiolúcida nos terços cervical e médio do elemento 21, compatível com reabsorção radicular. C: cortes axiais mostrando extensa perda de substância dentária no elemento 21, com aspecto compatível com reabsorção cervical invasiva, na qual os pacientes relatam sensibilidade apenas em suas fases mais avançadas. D: cortes coronais evidenciando reabsorção radicular com reabsorção da superfície vestibular do elemento 21. E: cortes transaxiais e o comprometimento do elemento 21 devido à reabsorção cervical invasiva, com a extensa perda de substância dentária e a interrupção da parede vestibular.

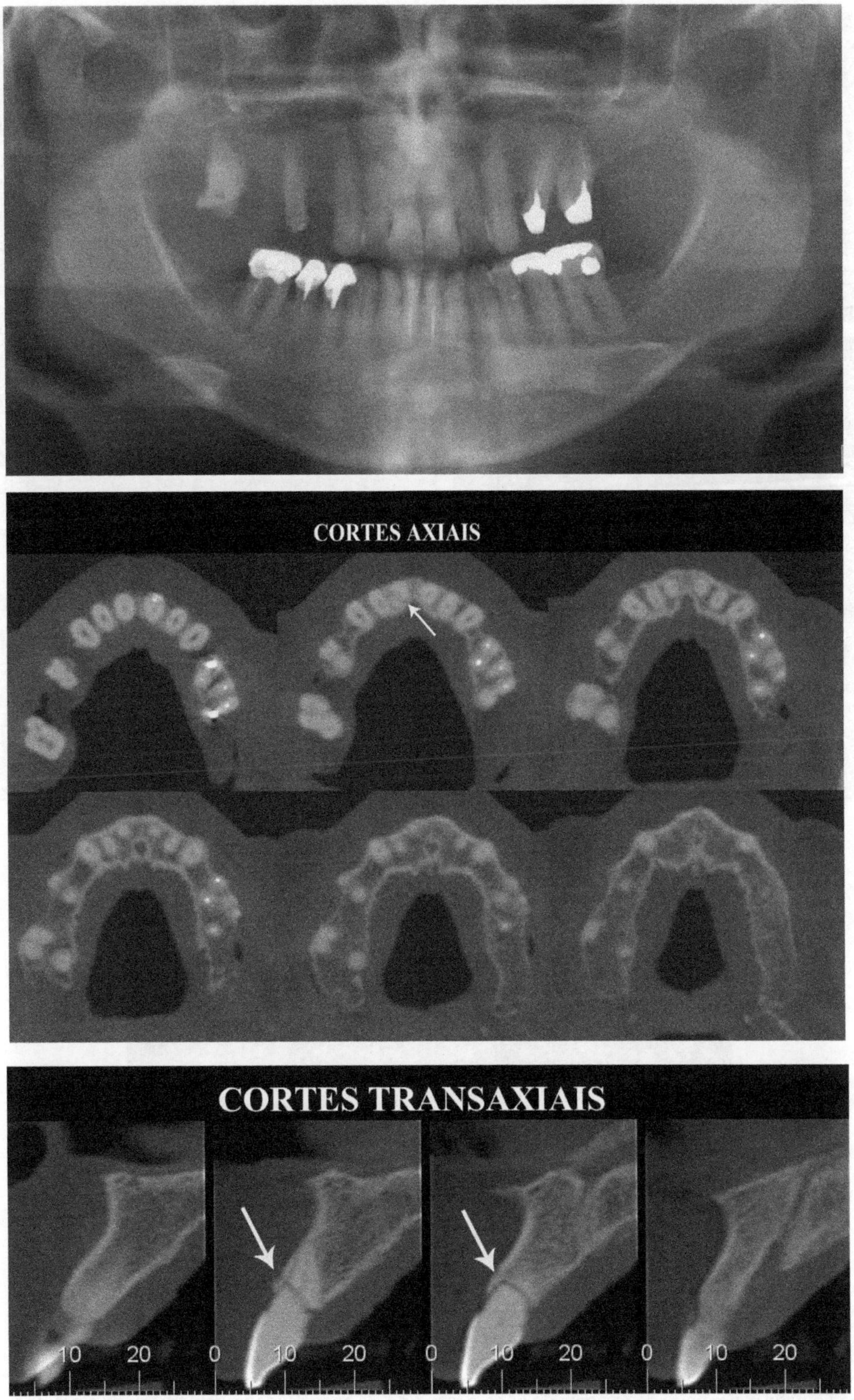

FIGURA 16 A: radiografia panorâmica demonstrando a ausência de alguns elementos dentários. B: cortes axiais e a presença de imagem radiolúcida localizada próxima ao terço médio radicular do elemento 11, compatível com fratura radicular. C: cortes transaxiais confirmando a fratura radicular transversal do elemento 11.

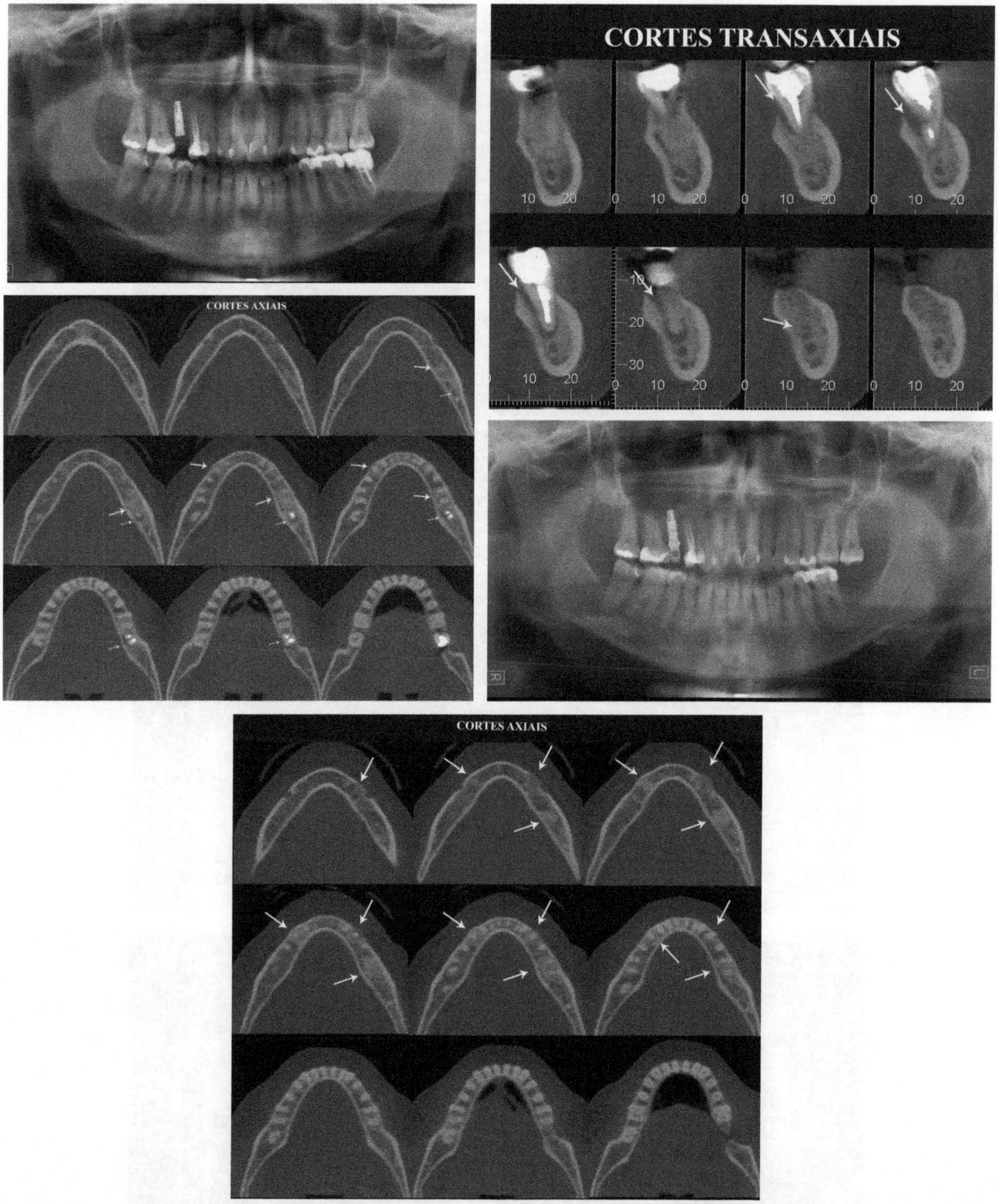

FIGURA 17 A: radiografia panorâmica de paciente do gênero feminino, 34 anos de idade, demonstrando a presença do elemento 37 com rarefação óssea periapical e suspeita de fratura radicular. B: cortes transaxiais mostrando acentuada perda óssea por lingual do elemento 37. Tal aspecto é sugestivo de fratura radicular, porém não foram detectados sinais imaginológicos compatíveis com a trinca radicular. C: cortes axiais confirmando a presença de rarefação óssea localizada por lingual do elemento 37 (setas menores) e mostrando duas áreas com alteração do padrão ósseo, com densidade mista, ou seja, radiolúcida e radiopaca (setas maiores) compatível com displasia óssea florida (displasia cementiforme florida). D: radiografia panorâmica realizada após 11 meses como exame pré-operatório para a realização de implante na região do elemento 37. E: cortes axiais da nova tomografia confirmando a reparação tecidual decorrente da exodontia do elemento 37, porém com nova área com alteração do padrão ósseo, agora na região correspondente ao elemento 34, com expansão da cortical óssea vestibular (ver setas). O exame tomográfico comparativo foi uma importante ferramenta para diagnóstico, orientação e controle da terapêutica.

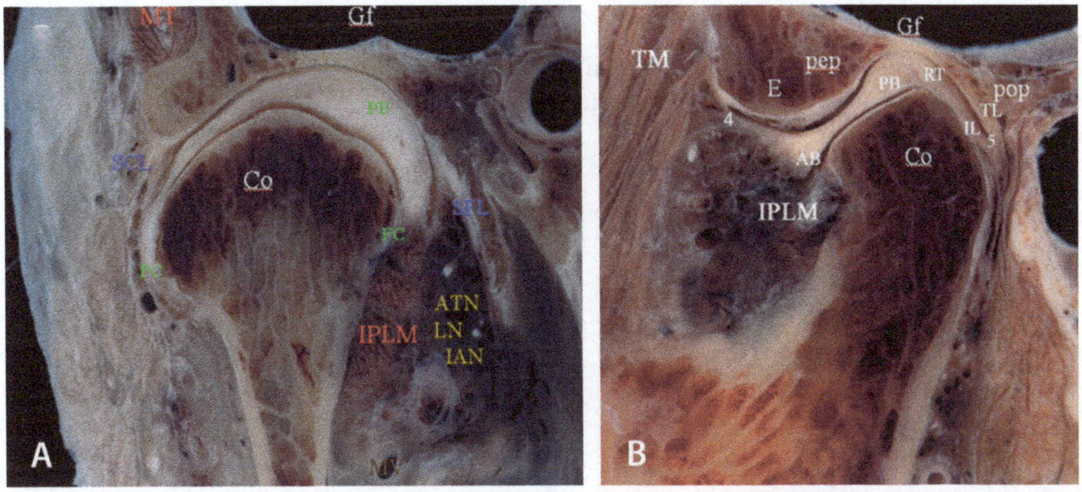

FIGURA 18 Imagem em espécime das estruturas anatômicas da ATM em vista frontal e parassagital.
Fonte: cortesia do Professor Doutor Robert P. Langlais – University of Texas – San Antonio.

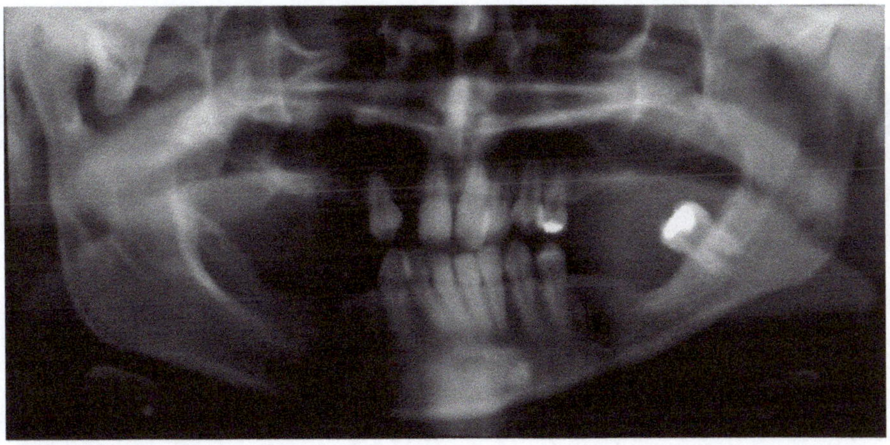

FIGURA 19 Radiografia panorâmica mostrando a presença de hiperplasia condilar na cabeça da mandíbula direita.

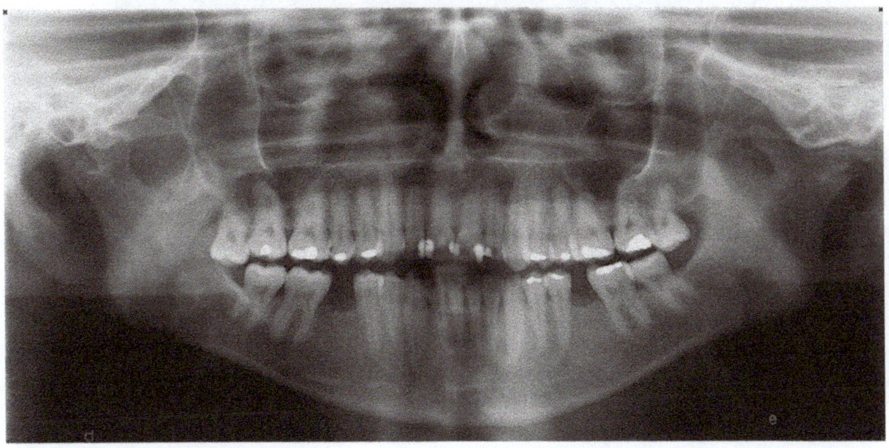

FIGURA 20 Radiografia panorâmica mostrando presença de cabeça da mandíbula bífida bilateral em um paciente.

Condições remodeladoras e artríticas

Doença articular degenerativa, artrite reumatoide, artrite crônica juvenil, artrite psoriática, artrite séptica (Figura 21).

Alterações pós-trauma

Fratura, luxação e anquilose (Figuras 22 e 23A).

Tumores benignos e tumores malignos

Ver Figura 23B e C.

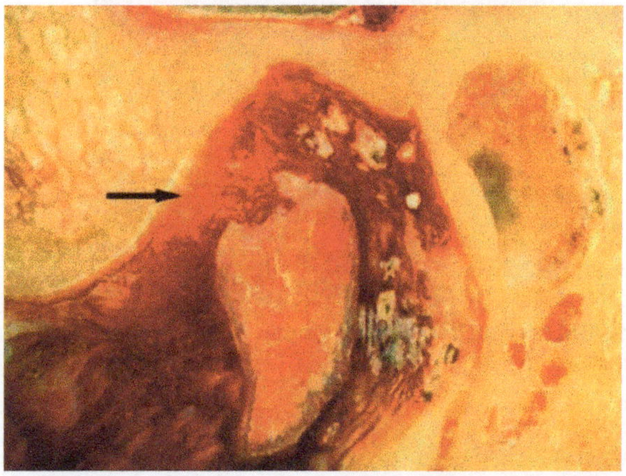

A

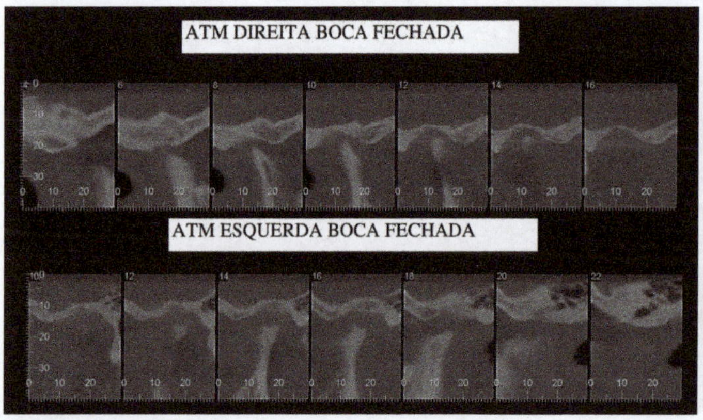

B

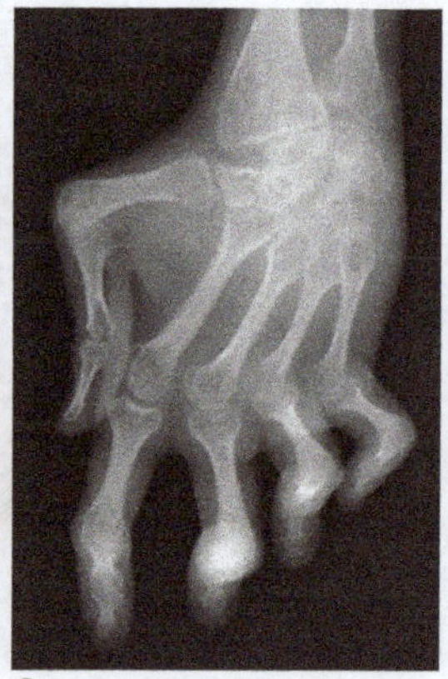

C

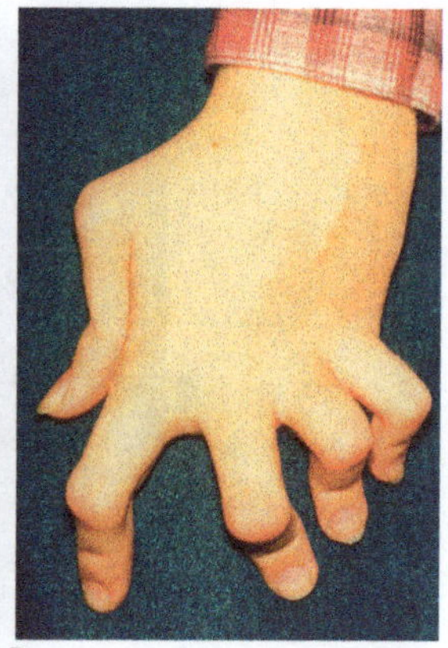

D

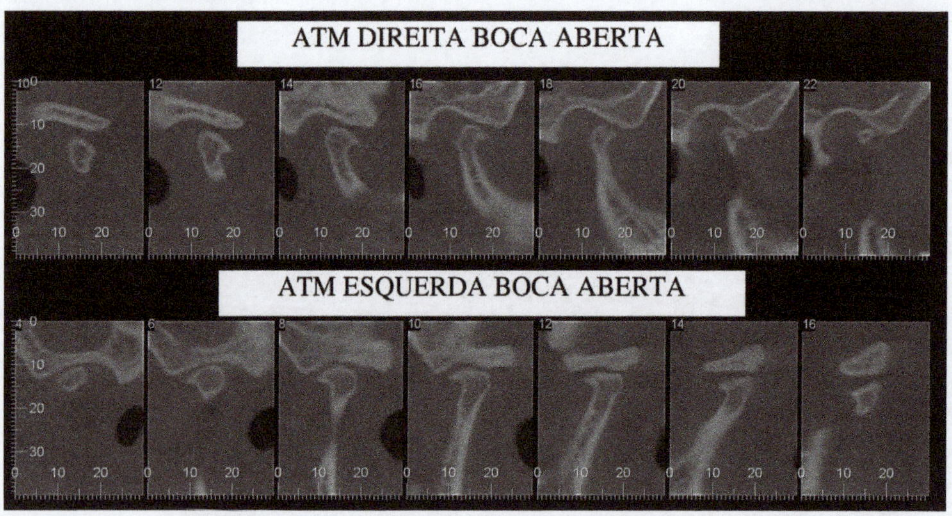

E

FIGURA 21 A: espécime evidenciando a presença de artrite nas superfícies articulares. B: imagem de TCV de artrite reumatoide com cortes seccionais da cabeça da mandíbula. C: aspectos radiográficos de artrite juvenil. D: aspectos clínicos da artrite juvenil. E: imagem de TCV evidenciando acentuada degeneração da cabeça da mandíbula com presença de osteófito e hipomobilidade.

Fonte: as imagens A, C e D são cortesia do Professor Doutor Robert P. Langlais – University of Texas – San Antonio.

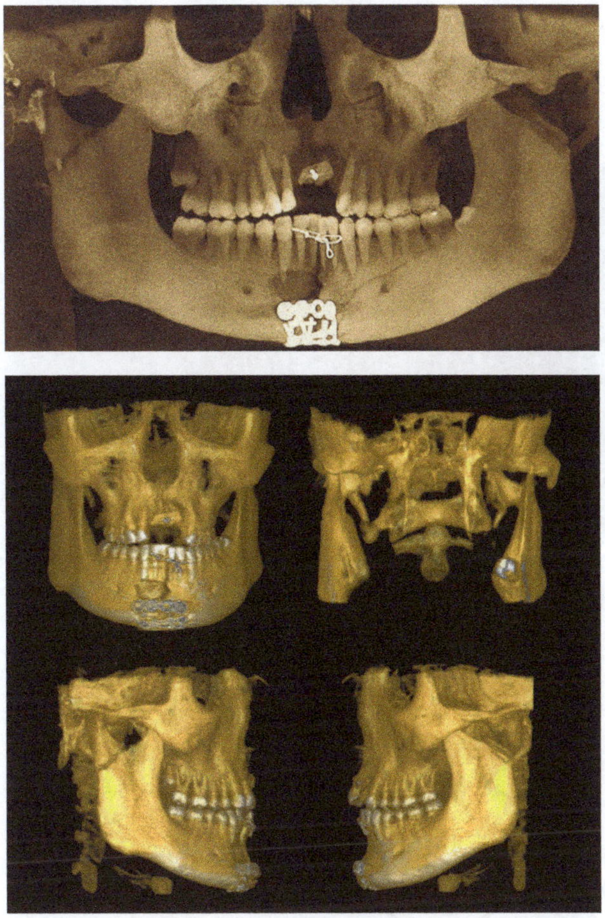

FIGURA 22 Imagens obtidas por TCV mostrando: (A) reconstrução panorâmica de exame de tomografia de feixe cônico de paciente com múltiplas fraturas na mandíbula, dentre elas fratura bilateral de côndilo; (B) reconstrução tridimensional de paciente evidenciando deslocamento para medial da cabeça da mandíbula.

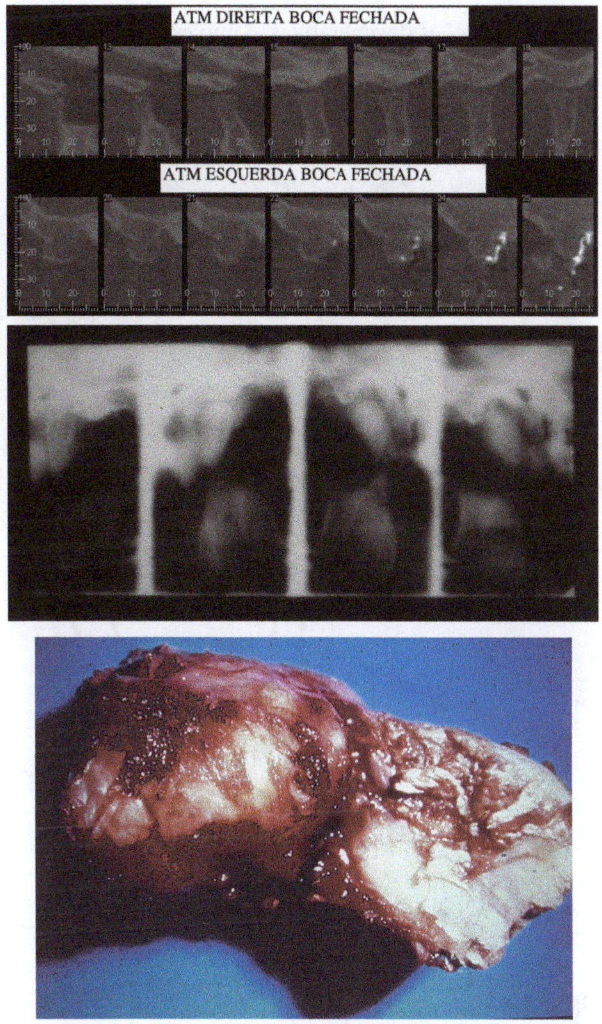

FIGURA 23 A: corte tomográfico parassagital evidenciando a presença de anquilose na cabeça da mandíbula esquerda e com acentuada degeneração da ATM direita. B: panorâmica especial para ATM evidenciando a presença de uma lesão maligna na articulação esquerda. C: vista de espécime pós-operatório da imagem B evidenciando lesão maligna compatível com condrossarcoma (cortesia do Professor Doutor Robert P. Langlais – University of Texas – San Antonio).

Alterações musculoesqueléticas

A síndrome miofascial é um conjunto de sinais e sintomas, entre eles dor localizada com pontos-gatilho, aumento da sensibilidade muscular e redução da amplitude dos movimentos. Essas manifestações são mais frequentes na cabeça, pescoço, ombros, braços, pernas e região lombar e glútea, entre outras, podendo acometer qualquer grupo muscular. Muitas vezes estão associadas a manifestações psicológicas como ansiedade e depressão.[13]

Interpretação

Antes de descrever as técnicas propriamente ditas, deve-se procurar estabelecer um protocolo do que será interpretado em cada técnica radiográfica, de tal forma que se possa observar as maiores limitações de cada técnica.

Ao analisar uma técnica radiográfica para a ATM, deve-se primeiro observar o grau de cortificação dos componentes ósseos das superfícies articulares e de suas respectivas vertentes articulares.

Considerando que existem, segundo Lysel e Patterson,[11] pelo menos oito formatos de cabeça da mandíbula, é preciso comparar se existe um aspecto simétrico entre os lados esquerdo e direito.

Outra importante observação está relacionada ao formato das superfícies articulares, que preferencialmente deverão possuir uma tendência a serem arredondadas.[11]

Com isso, as cabeças da mandíbula devem ser congruentes ao formato da fossa mandibular, que deverá ser suficientemente côncava para permitir os movimentos mandibulares de rotação e translação, livres de interferências de arestas, aplainamentos, osteófitos e ou outras alterações degenerativas, como esclerose subcondral ou eburnizações. Deve-se ainda observar interrupções no grau de certificação compatíveis com erosões (Figuras 24 e 25).[11]

Quanto à dinâmica de rotação e translação, deverá ser avaliada ser por comparação entre os lados direito e esquerdo.

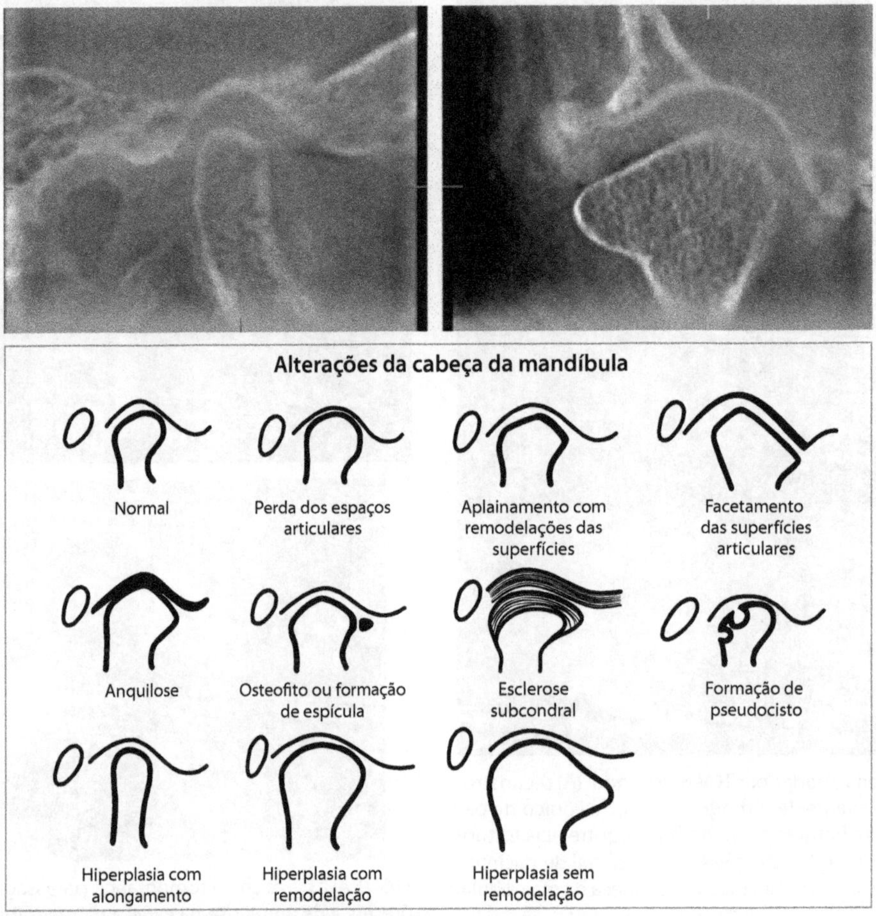

FIGURA 24 Imagem de cortes parassagitais da cabeça da mandíbula por TCV mostrando: (A) imagem com padrão de normalidade da ATM; (B) esquema de alterações morfológicas da região da ATM.

TCV: tomografia computadorizada volumétrica.

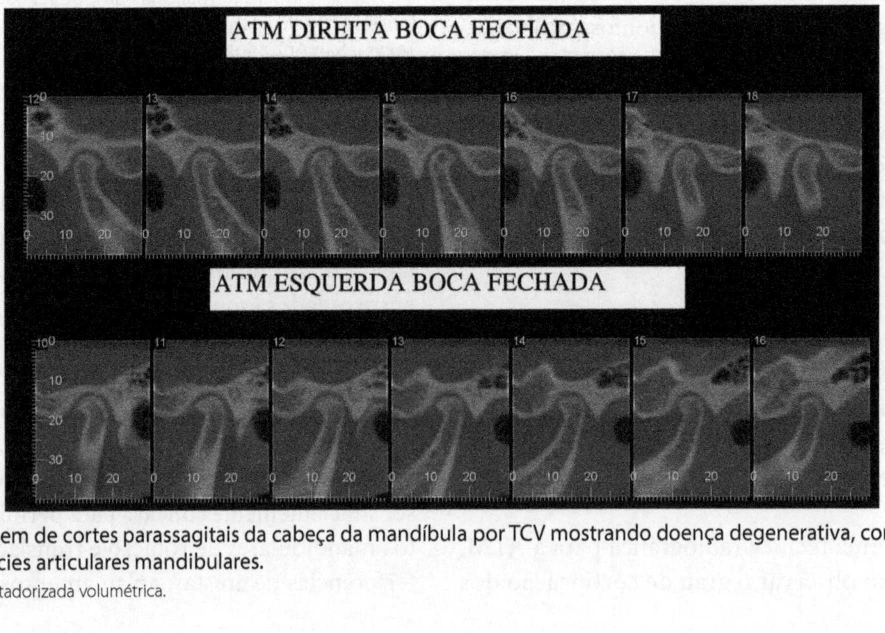

FIGURA 25 Imagem de cortes parassagitais da cabeça da mandíbula por TCV mostrando doença degenerativa, com ebunização moderada das superfícies articulares mandibulares.

TCV: tomografia computadorizada volumétrica.

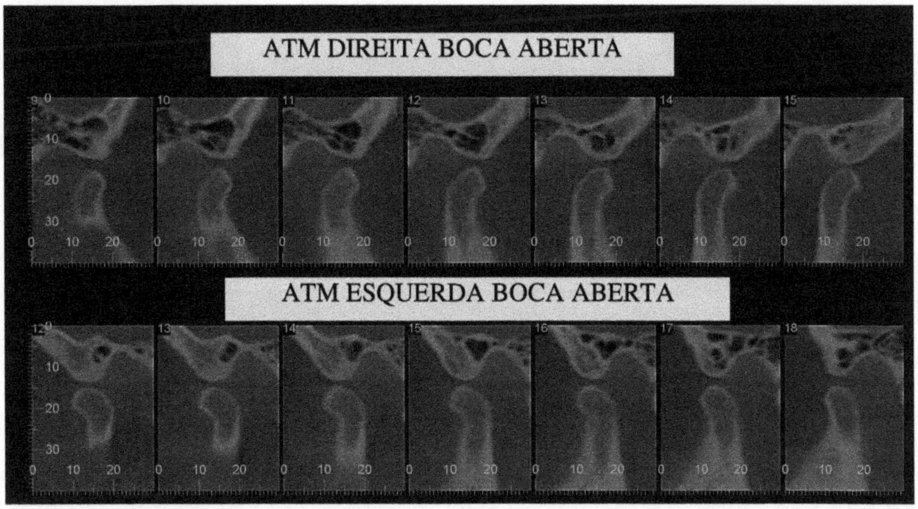

FIGURA 26 Imagem de cortes parassagitais da cabeça da mandíbula por TCV mostrando aspectos compatíveis com a normalidade durante a abertura máxima.

TCV: tomografia computadorizada volumétrica.

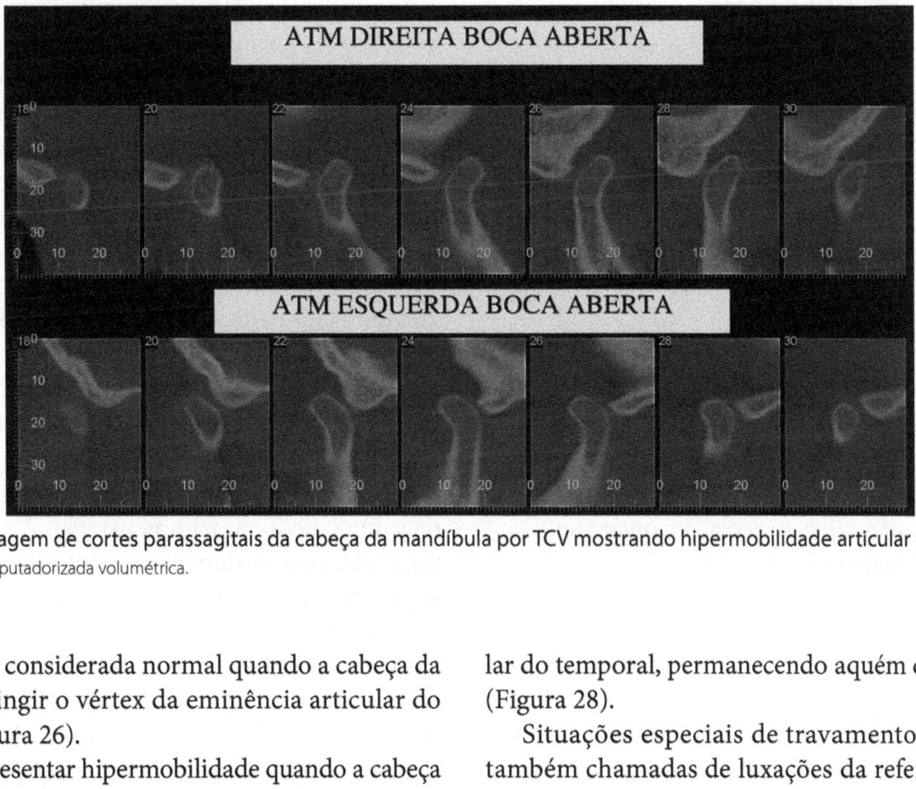

FIGURA 27 Imagem de cortes parassagitais da cabeça da mandíbula por TCV mostrando hipermobilidade articular parafuncional.

TCV: tomografia computadorizada volumétrica.

Poderá ser considerada normal quando a cabeça da mandíbula atingir o vértex da eminência articular do temporal (Figura 26).

Poderá apresentar hipermobilidade quando a cabeça da mandíbula ultrapassar o vértex da eminência articular do temporal, dirigindo-se para a frente e para cima dessa estrutura, porém mantendo uma distância suficiente interestrutural que corresponde ao disco articular, que só poderá ser observado em exames específicos para esse fim, tais como ressonância magnética (RM) ou artrografia de duplo contraste. Detalhes dessas duas modalidades serão descritos mais à frente neste capítulo (Figura 27).

A hipomobilidade será observada quando a cabeça da mandíbula não atingir o vértex da eminência articular do temporal, permanecendo aquém dessa estrutura (Figura 28).

Situações especiais de travamento da dinâmica, também chamadas de luxações da referida estrutura, podem ser descritas como a posição mais anterossuperior da cabeça da mandíbula em contato com a parede anterior da fossa infratemporal, situação bastante aguda de travamento que requer terapêutica de redução e imobilização com enfaixamentos ou bandagens, para estabilização dos componentes articulares e posterior terapêutica fisioterápica adequada.

Além dos aspectos citados, deve-se levar em conta que podem ser encontrados nos componentes ósseos dessa articulação tumores benignos, como osteomas,

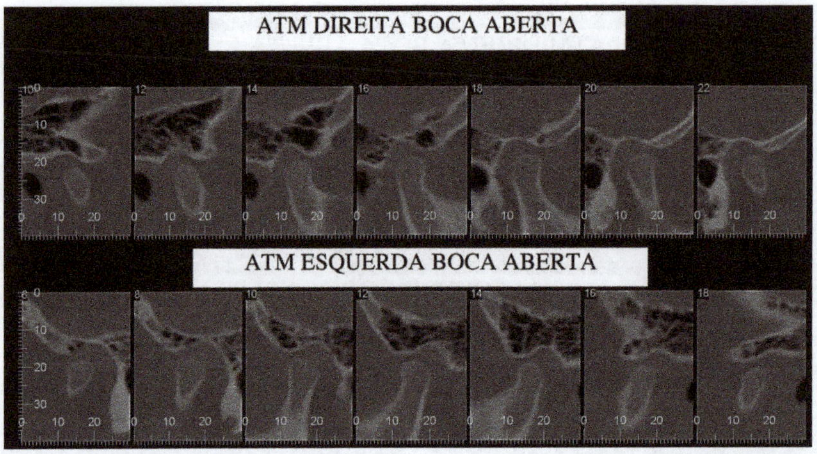

FIGURA 28 Imagem de cortes parassagitais da cabeça da mandíbula por TCV mostrando hipomobilidade articular parafuncional.
TCV: tomografia computadorizada volumétrica.

e/ou tumores malignos, como condrossarcomas ou osteossarcomas (Figura 23B e C).

Após esse breve relato sobre os possíveis achados, serão mencionadas as diversas técnicas radiográficas convencionais, bem como as chamadas imaginológicas.

Classificação

Dentro da imaginologia, as imagens podem ser subdivididas de acordo com a fonte física utilizada para a obtenção:

- Exames que utilizam radiação ionizante:
  - Radiografias.
  - Tomografia lateral e transorbital corrigida.
  - Tomografia computadorizada.
  - Tomografia computadorizada volumétrica.
- Exames que não utilizam radiação ionizante:
  - Ressonância magnética.
  - Ultrassom.
- Exames que utilizam radioisótopos:
  - Cintilografia.

Genericamente, os exames radiográficos da ATM podem ser classificados pelas incidências em norma lateral, norma frontal e axial.

TÉCNICAS DE USO ROTINEIRO NA ATUALIDADE

Tomografia computadorizada

A TC é uma técnica radiográfica que incorpora os princípios de digitalização direta de imagem, ou seja, são imagens eletrônicas obtidas por meio de radiografias seccionais de determinada parte do corpo humano.[4]

O feixe de raios x é extremamente colimado e atinge as secções desejadas do corpo em centenas de ângulos diferentes. Devido à grande variabilidade dos coeficientes de atenuação e de absorção dos tecidos atingidos pela fonte de raios x, os detectores receberão diferentes sinais. Tais sinais serão decodificados no computador em uma escala de tons de cinza denominada escala de Hounsfield (HU). Assim, as menores densidades aparecerão em preto e as maiores densidades em branco. Exemplificando, o ar possui o valor de –1.000 (HU), enquanto o osso pode atingir cerca de 200 unidades de Hounsfield. Hoje se conhecem cerca de 3 mil unidades de Hounsfield.[4]

Como principais vantagens dessa modalidade de imagem têm-se a interpretação de estruturas que normalmente estão sobrepostas, a aquisição da imagem no plano axial ou coronal, a reformatação dos dados originais no plano bi ou tridimensional. Além disso, essas reformatações podem ser feitas por meio da seleção alternativa para tecidos duros (osso) ou tecidos moles (Figura 29).[4]

A TC permite avaliar as corticais ósseas e sua integridade. Com capturas realizadas em máxima intercuspidação (MIC) e abertura máxima, pode-se reformatar imagens em dois ou três planos, o que permite a visualização em alta resolução dos movimentos parafuncionais, bem como das deformidades incipientes instaladas em todos os planos das estruturas ósseas.[4]

Por meio dos dados em formato *Dicom* obtidos da TC, pode-se realizar a prototipagem, que é um processo de obtenção de modelos por meio da integração de diversas tecnologias, que possibilita a duplicação da morfologia das estruturas anatômicas em modelos de resina, com grande aplicação principalmente no campo da cirurgia craniofacial, no qual o planejamento e a execução

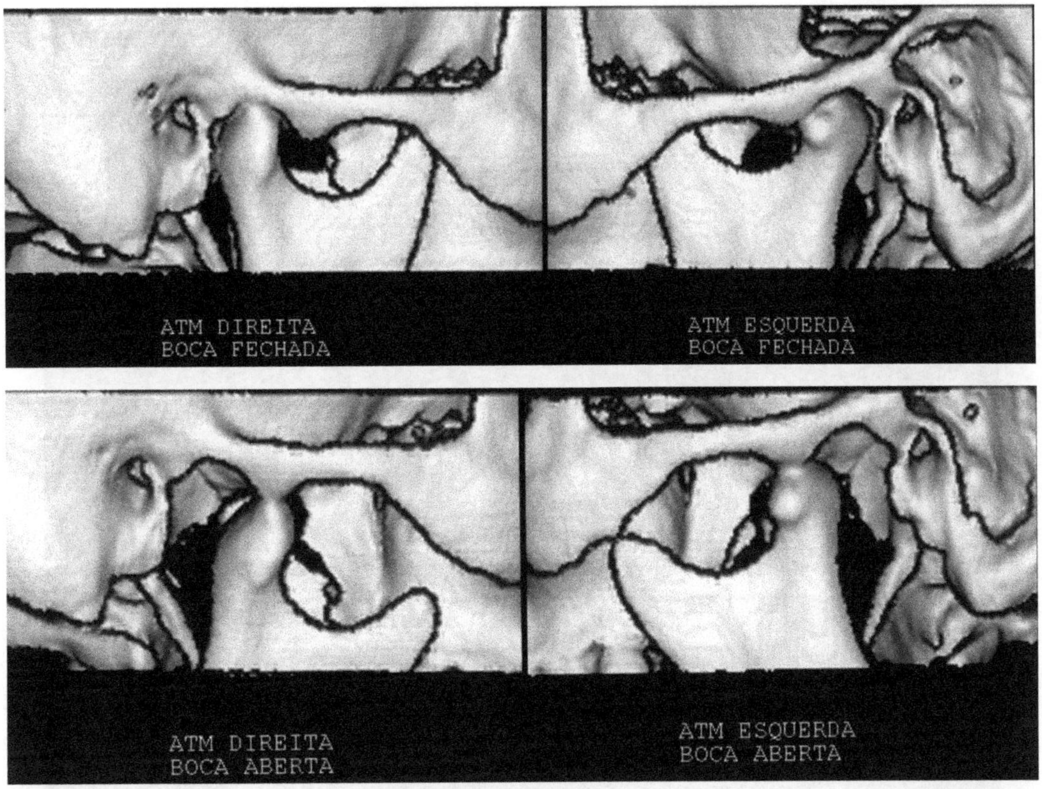

FIGURA 29 Reconstrução volumétrica de tomografia computadorizada *multislice*. A: reconstrução tridimensional da cabeça da mandíbula em máxima intercuspidação. B: reconstrução tridimensional da cabeça da mandíbula em abertura máxima.

são extremamente difíceis devido à complexidade e variabilidade anatômica.

Atualmente, a TC tem sido utilizada para a área odontológica apenas em ambiente hospitalar devido ao alto custo do equipamento e às altas dose de radiação recebidas pelo paciente durante sua realização.[4-5]

Tomografia computadorizada volumétrica

A TCV, também chamada de tomografia computadorizada de feixe cônico ou *cone beam*, teve seu desenvolvimento voltado especificamente para a área odontológica, possui menor custo de equipamento em relação à TC e permite a obtenção de imagens digitais por meio da captura do volume ósseo do paciente.

Atualmente, o número de cirurgiões-dentistas que utilizam os recursos da TCV como forma de diagnóstico e tratamento vem aumentando constantemente, entretanto ainda existe um hiato entre os recursos de diagnóstico dessa nova tecnologia e a formação dos profissionais. Essa desinformação resulta em uma subutilização dos recursos de imagem existentes, que se tornam estigmatizados, erroneamente, como pouco úteis.

A interação multidisciplinar, com maior aproximação entre o clínico geral e o radiologista, é fundamental para uma indicação precisa dos exames de diagnóstico por imagem (Figura 30).

A seguir, serão abordados alguns exemplos da utilização da TCV no auxílio do diagnóstico e planejamento dos casos de alterações na ATM.

Técnica artrográfica

A definição de artrografia é a injeção de um material de contraste, seguida de uma avaliação radiográfica. Os objetivos da técnica são a avaliação da posição do disco articular nos diversos movimentos mandibulares e sua integridade.[12,14]

Sua indicação é alicerçada nas seguintes situações: não obtenção de resposta ao tratamento conservador do diagnóstico da síndrome de dor da ATM, história positiva de ruídos articulares e pacientes com limitação de abertura de origem indeterminada.

Como principais contraindicações do método podem ser enunciadas a infecção aguda ou hipersensibilidade aos compostos iodados que são utilizados como meio de contraste.

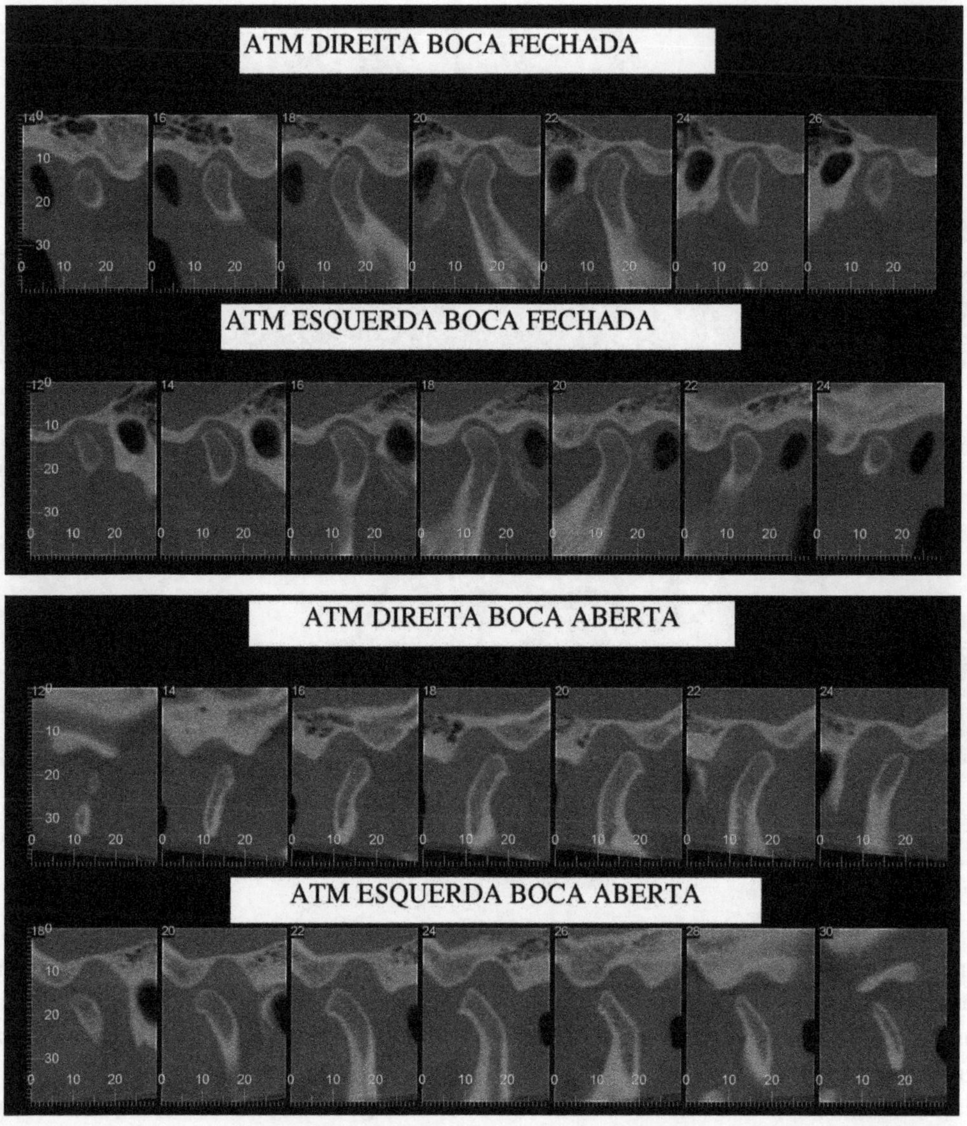

FIGURA 30 Imagem de cortes parassagitais da cabeça da mandíbula por TCV: (A) deslocamento do longo eixo da cabeça da mandíbula; (B) hipomobilidade e aplainamento da cabeça da mandíbula.
TCV: tomografia computadorizada volumétrica.

Não existe outro método sensitivo o suficiente para comprovar uma perfuração do disco articular.

Ressonância magnética

A RM é a avaliação da quantização do momento magnético dos átomos de hidrogênio que uma estrutura articular possui.

Genericamente, os átomos de hidrogênio encontram-se polarizados e girando em torno de seu eixo magnético. Tal fenômeno é conhecido por precessão.

Ao se aplicar no paciente um campo magnético de aproximadamente 10-20 Teslas, os átomos de hidrogênio responderão com um sinal de radiofrequência, capaz de ser capturado e decodificado por uma bobina de indução, que transmitirá os dados analógicos para um ambiente digital (computador) dotado de um *software* capaz de gravar o sinal de radiofrequência em tons de cinza.

Assim, estruturas com uma grande quantidade de água e, portanto, mais átomos de hidrogênio possuem alto contraste (branco), e as estruturas que têm baixa quantidade de hidrogênio apresentam baixo contraste (preto).

Logo, pode-se dizer que a RM possui escalas de branco e preto invertidas em relação à imagem radiográfica convencional.

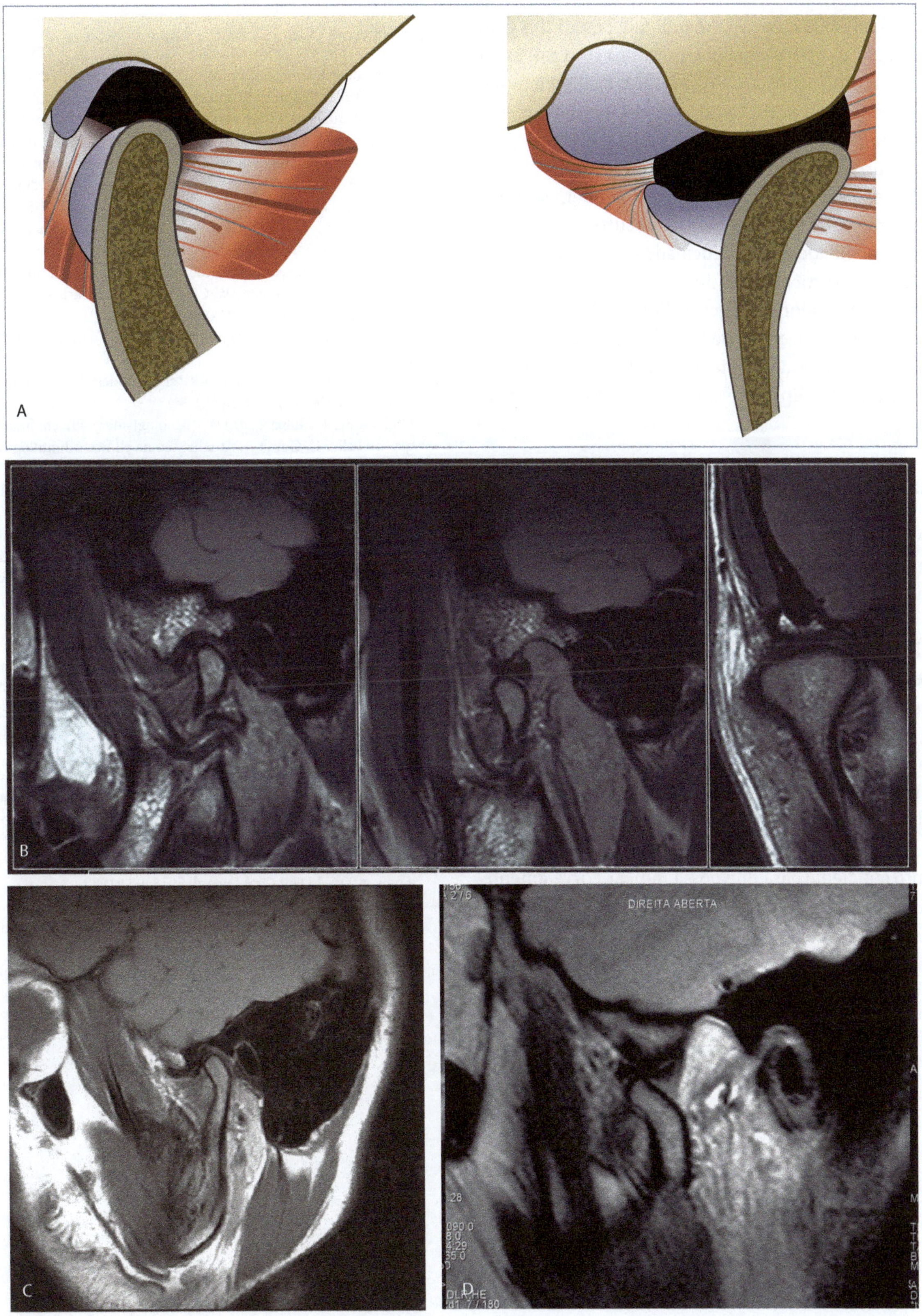

FIGURA 31 A: esquema do posicionamento do disco dentro da cavidade articular. B: protocolo da captura de RM em T1 evidenciando a relação da cabeça da mandíbula na fossa articular, o que demonstra aspecto compatível com a normalidade em máxima intercuspidação, em abertura máxima e com uma visão transorbital. C: imagem de RM ponderada em T1 evidenciando deslocamento anterior do disco. D: imagem de RM ponderada em T1 evidenciando redução do disco articular durante a abertura máxima.

RM: ressonância magnética.

Por exemplo: a cabeça da mandíbula possui um grau de cortificação pobre em água, portanto com um sinal pobre de radiofrequência. Na radiografia convencional se observa uma imagem radiopaca, enquanto na ressonância magnética se observa um baixo contraste, portanto escuro.

Diante desse fato, o disco articular também se apresenta com baixo contraste, ou seja, escuro.

Daí a facilidade e a especificidade de 100% da observação do disco articular nos diversos movimentos mandibulares (sua maior vantagem) (Figura 31).

Como desvantagem dessa tecnologia, pode-se enunciar as dificuldades dos pacientes que têm claustrofobia e a presença de clipes metálicos, bem como marca-passos.

CONSIDERAÇÕES FINAIS

O diagnóstico por imagem é uma área que passa por constantes avanços tecnológicos, e cada vez mais tem sido utilizado na odontologia. Esse processo evolutivo se deve à tecnologia digital, também utilizada na TCV, na RM, na medicina nuclear e que disponibiliza um número cada vez maior de indicações dos exames por imagem.[12,14,15]

A validade de um exame é diretamente proporcional à quantidade de informações que ele nos oferece. Já o domínio de sua interpretação faz parte da curva de aprendizado.

Assim, todo cirurgião-dentista deve possuir conhecimento suficiente para que possa indicar corretamente o tipo de exame por imagem, visando ao melhor diagnóstico e planejamento de sua terapêutica.

REFERÊNCIAS BIBLIOGRÁFICAS

1. Chilvarquer I, Chilvarquer LW. Tecnologia de ponta em imagenologia. In: Feller C, Gorab R. Atualização na clínica odontológica: módulos de atualização. São Paulo: Artes Médicas; 2000. p.415-31.
2. Chilvarquer I, Chilvarquer LW, Hayek JE, Saddy MS. Aplicação da radiologia e imaginologia bucomaxilofacial na ortodontia e ortopedia funcional dos maxilares. In: Rode SM, Gentil SN. Odontopediatria: seção 3 23º. São Paulo: Artes Médicas; 2005. p.143-56.
3. Chilvarquer I, Hayek JE, Azevedo B. Tomografia: seus avanços e aplicações na Odontologia. Revista da Abro. 2008;9(1):3-9.
4. Chilvarquer I, Provenzano MM, Hayek JE, Lipiec M. Imaginologia do centenário. In: Sallum AW, Cicareli AJ. Centenário da APCD. São Paulo: Napoleão; 2011. p.267-88.
5. Lierde CV, Huysmans T, Depreitere B, Sloten JV, Audekercke RV, Peré GV.
6. Goffin J. Curvature accuracy of RP skull models. Phidias Rapid Prototyping in Medicine. 2002;(8):1-5.
7. Chilvarquer I, Chilvarquer LW. Tecnologia de ponta em imagenologia. In: Feller C, Gorab R. Atualização na clínica odontológica: módulos de atualização. São Paulo: Artes Médicas; 2000. p.415-31.
8. Chilvarquer I, Hayek JE, Chilvarquer LW, Saddy MS, Fenyo-Pereira M. Radiologia digital. In: Panella J. Radiologia odontológica e imaginologia. Rio de Janeiro: Guanabara Koogan; 2006. p.293-303.
9. Garib DG, Raymundo Jr R, Raymundo MV, Raymundo DV, Ferreira SN. Tomografia computadorizada de feixe cônico (cone beam): entendendo este novo método de diagnóstico por imagem com promissora aplicabilidade na Ortodontia. Rev Dental Press Ortod Ortop Fac. 2007;12(2):139-56.
10. Kau CH, Richmond S, Palomo JM, Hans MG. Three-dimensional cone beam tomography in orthodontics. J Orthod. 2005;32:282-93.
11. Lysell L, Petersson A. The submento-vertex projection in radiography of the temporomandibular joint. Dentomaxillofac Radiol. 1980;9(1):11-7.
12. Brooks SL, Brand JW, Gibbs SJ, Hollender L, Lurie AG, Omnell KA, et al. Imaging of the temporomandibular joint: a position paper of the American Academy of Oral and Maxillofacial Radiology. Oral Surg Oral Med Oral Pathol Oral Radiol Endod. 1997;83(5):609-18.
13. Prada SG, Chilvarquer I. Chronic pain: multiprofessional case report - new vision. J Dent Oral Disord. 2018;4(1):1083.
14. Helms CA, Katzberg RW, Dolwick MF. Internal derangements of the temporomandibular joint. San Francisco: Radiology Foundation; 1983. p.31-3.
15. Coutinho A. Avaliação da relevância das imagens simultâneas de fusão: SPECT COM ^{99M}TC-MDP e tomografia computadorizada aplicadas no diagnóstico das disfunções temporomandibulares. [Dissertação]. São Paulo: Faculdade de Odontologia da USP; 2004.

CAPÍTULO 17

Montagem em articulador semiajustável

Ivo Contin

INTRODUÇÃO

A grande pergunta que temos de fazer antes de montarmos um caso em articulador é: como está funcionando o "articulador" que o paciente traz de casa? Se o articulador natural do paciente não está funcionando bem, a montagem que fizermos naquele dia traduzirá exatamente a condição inadequada de funcionamento do sistema mastigatório, e assim não será possível planejar nada definitivo. Essa montagem poderá estar errada, principalmente pelo eixo de rotação mandibular que o paciente poderá estar usando no momento. O articulador é um instrumento que possui um único eixo de rotação, ao contrário da articulação temporomandibular (ATM), que permite inúmeros eixos, na dependência das posições condilares e da saúde intra-articular.

Dessa forma, a montagem de casos clínicos no articulador semiajustável será utilizada em várias etapas do tratamento completo do paciente. Em cada montagem o profissional deve entender o que ele está pretendendo e como está funcionando o articulador natural do paciente naquele exato momento. O articulador não trabalha sozinho, pois depende do operador para fazer os movimentos e de uma montagem precisa de modelos precisos. A falta de uma compreensão da funcionabilidade do articulador torna-o um problema, e não uma solução. Assim, por falta de informação adequada no uso do articulador, o profissional acaba por descartá-lo, deixando de aproveitar as inúmeras vantagens de sua utilização. O primeiro engano é tentar montar todos os pacientes da mesma maneira. A montagem varia de acordo com a sintomatologia do paciente e a etapa do tratamento, como veremos adiante.

A segunda pergunta que faremos é por que montar em articulador. A resposta viria de encontro à definição do que é um articulador, ou seja, um instrumento que deve ter condições físicas e técnicas para receber os modelos dos arcos dentários e reproduzir as paradas cêntricas, a dimensão vertical (DV) e os ciclos mastigatórios.

Vamos dividir a definição em duas partes. A primeira diz que é um instrumento que deve ter condições físicas e técnicas de receber os modelos dos arcos dentários. Esse é um atributo técnico do instrumento, ou seja, existe uma concepção espacial do articulador que transforma o sistema mastigatório do paciente em um modelo geométrico. A segunda parte, que diz reproduzir as paradas cêntricas, a DV e os ciclos mastigatórios, depende do caso clínico, ou seja, representa dados que tiramos do paciente, melhor dizendo, do "articulador que ele traz de casa", e depende de como o profissional interpreta e como faz os registros retirados do paciente. Dessa forma, a montagem do articulador é válida para cada momento que o paciente está vivenciando.

Assim, se o paciente está com dificuldade de movimentação ou se tem perdas dentárias que alteraram sua DV, o profissional precisa entender que o que ele registra do paciente é essa situação. Novas montagens deverão ser feitas a cada grau de evolução do tratamento. Nunca podemos esquecer que a cada alteração nos contatos dentários teremos uma alteração nas posições condilares, e o básico em uma montagem de articulador é a posição condilar. Como afirmamos, o articulador só tem uma posição condilar, ou seja, tem um único eixo de rotação.

TERMOS PROTÉTICOS

É importante entendermos os termos que usaremos, antes de iniciarmos os procedimentos técnicos da montagem em articulador. As definições foram traduzidas do *Glossário de termos protéticos* da Academy of Prosthodontics – USA (*The glossary of prosthodontic terms*, 2005):

- Relação maxilomandibular: qualquer relação espacial da maxila com a mandíbula; qualquer das infinitas relações da mandíbula com a maxila.
- Registro da relação maxilomandibular: um registro de qualquer relação de posicionamento da mandíbula relativo à maxila. Esse registro pode ser feito em qualquer orientação vertical, horizontal ou lateral.
- Máxima intercuspidação (MIC): é a relação entre os arcos dentários na qual ocorre o maior número de contatos dentários, independentemente da posição dos côndilos dentro das cavidades articulares.
- Relação central (RC): é o termo mais utilizado e menos entendido de toda a odontologia. É uma situação simples do sistema mastigatório, porém, desastrosamente, ficou complicada pelos vários autores no transcorrer dos anos, haja vista que o Glossário de termos protéticos de 2005 traz sete definições para RC. A origem desse termo perde-se no tempo, e o que deveria ser chamado de "relação central dos côndilos com as cavidades articulares" passou a ser chamado apenas de RC, muitas vezes relacionando-se com os contatos dentários, o que não é correto, pois inclusive pacientes totalmente edentados possuem RC.

  A RC é uma posição côndilo x cavidade articular, não está relacionada com os dentes. É uma posição ortopédica na qual os côndilos rotacionam dentro das cavidades articulares em articulações saudáveis, fazendo movimento de rotação puro. Okeson chama essa posição de "posição ortopedicamente estável". Chamamos também essa posição de eixo terminal de rotação dos côndilos. É uma posição presente apenas em articulações saudáveis.

  A posição ortopédica ideal dos côndilos dentro das cavidades articulares, com todos os componentes anatômicos em perfeita saúde e com a musculatura totalmente equilibrada, define a posição de RC. Portanto, só podemos falar em RC em pacientes assintomáticos em relação à saúde articular e muscular. Existem duas principais definições de RC no Glossário. Uma diz que RC é a posição mais retruída da mandíbula em relação à maxila, com os côndilos na posição mais posterior nas cavidades articulares (1960); a outra define RC como a posição mais anterior e superior que os côndilos ocupam dentro das cavidades articulares com os discos perfeitamente interpostos (GTP8-2005). Ora, ao analisarmos a primeira definição, podemos verificar que ela dá uma ideia gráfica do que é RC, pois, ao manipularmos um paciente, na maior parte das vezes a mandíbula vai para trás em relação à maxila quando atingimos a posição de RC, mas, se pudéssemos visualizar a anatomia das articulações, verificaríamos que os côndilos estariam na posição anterior e superior das cavidades, pois é nessa posição que ocorre a função articular de rotação. Esse fato passou a ser conhecido depois que os estudos anatômicos ficaram mais evidentes, porém os estudos que deram origem à definição de 1960 eram todos gráficos. Assim, segundo Clayton, a combinação do entendimento gráfico e do anatômico traria melhor definição de RC, e não são conceitos antagônicos. Esclarecidos todos esses pontos, devemos concordar de forma absoluta com Dawson quando diz que, se pedíssemos para alguém escolher uma relação entre os arcos dentários mais importantes para o conforto, função e saúde do sistema estomatognático, seria preciso dizer, sem reserva, relação cêntrica.
- Postura cêntrica adaptada (PCA): Peter Dawson, em 1995, propôs um novo termo para explicar as articulações temporomandibulares (ATM) com ruídos e algum desvio na movimentação. O trecho a seguir é o resumo da carta enviada por ele ao *Journal of Prosthetic Dentistry* propondo o novo termo: "Relação cêntrica é um termo aceito para definir o eixo condilar de um conjunto côndilo-disco, completamente assentado e propriamente alinhado. Entretanto, algumas ATM estruturalmente deformadas podem funcionar confortavelmente, embora elas não preencham os requisitos de uma relação cêntrica. Vários desarranjos internos das ATM suportam carga com conforto, e essa situação pode ser chamada de postura cêntrica adaptada" (Dawson, 1995).

  Segundo nosso entendimento, ao entrarmos em contato com um paciente com ruídos articulares, embora ele não sinta dores, vale a pena instituirmos as modalidades de tratamento das disfunções temporomandibulares, ou seja, placa interoclusal, fisioterapia, ajustes oclusais e outros. Tentamos melhorar o máximo possível as condições musculares e articulares e, se mesmo assim não tivermos a reversão total do quadro, faremos o tratamento dentário nas condições articulares que o paciente atingiu, usando o conceito de PCA.
- Oclusão central (OC): é a oclusão dos dentes quando a mandíbula está em relação cêntrica. Isso pode ou não coincidir com a MIC. Dessa definição podemos concluir que não é correto usarmos OC como

sinônimo de MIC; isso só será verdadeiro quando a MIC ocorrer com os côndilos em RC.

- Dimensão vertical (DV): é a distância medida entre dois pontos quando os membros que ocluem estão em contato. Normalmente usamos a distância entre a base do nariz e a base do mento como referência, com o emprego do compasso de Willis.

CLASSIFICAÇÃO DOS ARTICULADORES

O *Glossário de termos protéticos* conceitua um articulador da seguinte forma: instrumento mecânico que representa as articulações temporomandibulares e os maxilares, ao qual os modelos mandibulares e maxilares podem ser presos para simular algum ou todos os movimentos mandibulares (*The glossary of prosthodontic terms*, 2005).

Os articuladores são classificados em:

- Classe I: um instrumento de fixação simples, capaz de aceitar um único registro estático; movimento vertical é possível.
- Classe II: um instrumento que permite movimentos nos sentidos vertical e horizontal mas não orientado pelos movimentos das ATM.
- Classe III: um instrumento que simula as trajetórias condilares usando médias ou equivalentes mecânicos para todas as partes do movimento; esses instrumentos permitem orientar os modelos relativamente às ATM e podem ser arcon ou nonarcon = articuladores semiajustáveis. Um articulador que permite ajuste para replicar movimentos mandibulares médios.
- Classe IV: um instrumento que aceitará três registros dinâmicos dimensionais; esses instrumentos permitem orientar os modelos em relação às ATM e simular os movimentos mandibulares. Articulador totalmente ajustável.

Os articuladores usados entre nós são derivados do articulador Whip-mix, desenvolvido em 1963 por Charles Stuart. Existem vários fabricantes nacionais: Gnatus, Bioart e Dent-flex. Esses articuladores diferem em algum detalhe, mas basicamente todos são classificados como classe III e são do tipo arcon, ou seja, têm o dispositivo condilar no seu ramo inferior simulando a relação craniomandibular. São compostos dos ramos superior e inferior e permitem a acoplagem de um arco facial. Permitem a regulagem da distância intercondilar em três possibilidades: pequena, média ou grande. A pequena mede 96, a média 110 e a grande 124 mm. Alguns modelos têm a distância fixa em 110 mm e inclusive ângulos fixos de 30 graus para a trajetória condilar e 15 graus no ângulo de Bennett, que é a forma que indicamos para o uso do articulador no dia a dia, realizando a regulagem dos ângulos em pesquisas ou no entendimento do profissional.

PASSOS TÉCNICOS DA MONTAGEM EM ARTICULADOR

Para montar um caso em articulador precisaremos:

1. Os modelos dentados do paciente. Nos pacientes edentados ou parcialmente dentados faremos uma placa de prova com um rolete de cera representando os dentes.
2. Posição espacial: dada pelo arco facial, referenciando-se ao plano de Frankfurt do paciente.
3. Dimensão vertical: dada pelos próprios contatos entre os dentes. Caso não possamos obter pelos dentes ou se pretendermos mudá-la, podemos usar o método fonético, DVR - EFL = DVO (dimensão vertical de repouso menos espaço funcional livre igual a dimensão vertical de oclusão) ou podemos igualar a distância da comissura labial até a comissura dos olhos com a distância base do mento - base do nariz, utilizando um compasso de Willis.
4. Eixo condilar: precisamos usar um eixo condilar. Como já vimos, a posição condilar depende dos contatos dentários e da saúde muscular e articular, e essa determinação dependerá de uma série de procedimentos que passaremos a apresentar. É o detalhe mais importante na montagem, por isso vamos apresentar com bastante cuidado esse passo.

DETERMINANDO O EIXO DE MONTAGEM

Anamnese geral

Faremos uma avaliação geral do indivíduo e em relação ao sistema mastigatório. Procuraremos investigar alterações patológicas não funcionais, ou seja, problemas com a saúde do indivíduo que necessitem de intervenções que não estejam restritas à oclusão. Eliminar alterações patológicas da musculatura, das articulações, dos ossos, dentais e de estruturas anexas e mesmo doenças sistêmicas que dificultam a função do sistema mastigatório. Esse item é de fundamental importância. O profissional não pode ficar com a ideia fixa de que tudo que acontece quando o paciente sente dor na região dos dentes,

ATM e cabeça tem relação apenas com dentes e oclusão. Outras alterações patológicas existem e têm de ser descartadas antes da montagem em articulador. Exemplificando e exagerando no exemplo, de nada vai adiantar a montagem em articulador para explicar uma dor na face se o paciente está com dor devido a uma parotidite. Resolvida a parotidite, a dor fica resolvida também, e aí sim podemos dar sequência à montagem, se for o caso. É importante ressaltar que na região da cabeça e pescoço existem comorbidades, ou seja, mais de um problema afetando a saúde do paciente, mas temos de priorizar o tratamento de alterações patológicas não funcionais, deixando as funcionais para um segundo momento.

Anamnese funcional do sistema mastigatório

Vamos agora executar uma avaliação funcional do sistema mastigatório enfocando queixas referentes a dificuldades na mastigação, história de trauma, cefaleias constantes e uso frequente de analgésicos - lembrando que as dores musculares melhoram com o uso de analgésicos de uso comum - e dificuldades à abertura da boca, como dificuldade em bocejar. Para detalhes, ver o capítulo 14, sobre anamnese.

O exame físico é essencial na avaliação do paciente. Compreende as fases de inspeção da face, à procura de assimetrias que possam estar associadas a distúrbios musculares, palpação da musculatura na pesquisa de dor, palpação das ATM na pesquisa de dor ou ressaltos à movimentação, ausculta das ATM na pesquisa de ruídos articulares e mensuração dos movimentos de abertura, lateralidade e protrusão, na pesquisa de limitações funcionais. Para detalhes, ver o capítulo 15, sobre exame físico.

RESULTADO DO EXAME CLÍNICO

Após a anamnese e o exame físico e descartadas as alterações patológicas que não sejam de ordem funcional, classificaremos os pacientes em assintomáticos e sintomáticos para disfunção temporomandibular. Isso fará diferença no modo como faremos a montagem do modelo inferior, que indiretamente posiciona os "côndilos" metálicos do articulador.

PACIENTE ASSINTOMÁTICO

Seu sistema mastigatório apresenta-se saudável. Esse paciente tem um eixo de rotação perfeitamente reproduzível. Usando simplesmente a manipulação de sua mandíbula, com qualquer técnica, verificamos que ele tem facilidade para abrir e fechar a boca e consegue fazer os movimentos de lateralidade e protrusão com facilidade, obedecendo ao nosso comando. Esse paciente fica em RC, por sua condição de saúde muscular e articular. Nesse caso podemos montar o caso em articulador usando algum recurso para facilitar o registro de RC. O recurso que recomendamos é o jig de Lucia. A palavra *jig* pode ser traduzida como gabarito, que é utilizado para a tomada de registro de RC.

O *jig* funciona como um anteparo aplicado nos dentes anteriores eliminando o contato das vertentes posteriores que poderiam, ao fazer contato, tirar a mandíbula de seu eixo de rotação em RC. Isso é o que faz o calibrador de Long ou os fios de Roca. Qualquer material interposto entre os dentes anteriores intercepta a mandíbula, rotacionando em seu eixo de rotação com os côndilos anatomicamente centralizados nas fossas articulares, ou seja, na posição de RC. Conforme vimos anteriormente, a RC só é possível em articulações saudáveis. Alguns anos atrás esse registro era feito apenas com as técnicas de manipulação, usando um registro de cera mais grosso. O cuidado era não deixar perfurar a cera, pois se assim ocorresse contatos deslizantes aconteciam entre os dentes posteriores e tiravam os côndilos de RC. Mais uma vez não podemos esquecer que o que acontece com os dentes reflete imediatamente na posição dos côndilos nas ATM, e mesmo pacientes assintomáticos podem ter algum deslize MIC-RC, que deve ser detectado na montagem. Se devem ser ajustados ou não, depende de como o profissional avalia esse deslize; há profissionais que ajustam e outros não. Em minha prática clínica eu os ajusto; é uma postura particular que não é comum a todos profissionais que lidam com a oclusão.

PACIENTE SINTOMÁTICO

Esse paciente apresenta sintomas musculares e articulares. Repetindo, devemos inicialmente pesquisar e tratar outras causas não funcionais que podem levar a problemas na movimentação e a sintomatologia dolorosa. As alterações patológicas não funcionais devem ser excluídas. Pacientes que funcionalmente têm dificuldade para abrir e fechar a boca não são manipuláveis, pois resistem à manipulação e não têm facilidade na movimentação lateral e protrusiva, portanto não possuem um eixo de rotação reproduzível. Sua abertura, fechamento e movimentos laterais dependem da dor e da limitação que possuem naquele momento da consulta, logo não possuem RC. O eixo que tomarmos nesse momento para a montagem no articulador pode ser um eixo instável e não confiável para embasar qualquer decisão definitiva a respeito da reconstrução dentária desse paciente. Assim, essa montagem em articulador é uma montagem inicial, portanto a faremos um tanto arbitrariamente. A única razão de fazer a montagem é para termos os modelos relacionados no eixo de rotação atual do paciente e para confeccionarmos uma placa interoclusal, usando ângulos médios da população. Depois que o paciente usar a placa, tendo seu eixo de rotação restabelecido em RC ou PCA, remontaremos o caso para, aí sim, planejar sua nova oclusão dentária com ajustes, movimentações e reposições dentárias necessárias, a fim de restabelecermos os requisitos funcionais da oclusão.

TÉCNICAS DE MONTAGEM EM MÁXIMA INTERCUSPIDAÇÃO, RELAÇÃO CENTRAL E POSTURA ADAPTADA CÊNTRICA

- Distância intercondilar: iniciamos a montagem ajustando a DI, se P, M ou G, embora esse dado não seja muito importante, pois se verificou que as diferenças entre essas distâncias não mudam muito os ângulos dos sulcos de trabalho e balanceio nas faces oclusais. Assim, podemos deixar a distância intercondilar (DI) na média. Alguns modelos de articulador já possuem uma única DI, que é a média
- Ângulos: aplicamos ângulos médios, guias condilares a 30 graus e ângulo de Bennett a 15 graus para qualquer montagem inicial, independentemente da condição clínica do paciente.
- Arco facial. Seu uso possibilita:
  - A reprodução da localização espacial do arco dentário superior, tomando como referência o plano craniométrico de Frankfurt, que é um plano paralelo ao plano horizontal. O arco facial é fixado em três apoios, sendo dois nos ouvidos externos e um na glabela. Esses pontos foram determinados por darem apoio à fixação do arco. As ogivas do arco são introduzidas nos ouvidos do paciente como se fosse um fone de ouvido, e o chamado terceiro ponto apoia-se acima do nariz, exatamente na glabela. O dispositivo do terceiro ponto foi fabricado posicionando o arco facial para baixo, a fim de ficar na altura do assoalho da órbita, determinando com os outros dois pontos nos ouvidos do paciente o plano de Frankfurt.
  - Determinação da distância do eixo de rotação mandibular ao posicionar o modelo superior com dentes, ou do rebordo, se for um paciente desdentado, através da forquilha que acompanha o arco facial, fazendo o registro com algum material plástico. Pode ser godiva ou silicone pesada.
  - Determinação da distância intercondilar nos casos em que nos interessa reproduzi-la no articulador.
- Passos para a montagem dos pacientes sintomáticos em RC a partir do exame clínico inicial:

1. Obter modelos do paciente. Caso seja totalmente desdentado ou parcialmente, faremos uma placa de prova total ou parcial para confeccionar um plano de cera.
2. Colocamos material de moldagem sobre a forquilha do arco facial. Levamos o material sobre os dentes superiores e pedimos para o paciente fechar lentamente a boca, fazendo uma ligeira marcação das pontas de cúspide sobre o material de moldagem, que pode ser elástico ou anaelástico. Estamos considerando pacientes dentados, e o material que normalmente utilizamos é uma silicona de condensação pesada. Devemos observar que, ao usar a silicona pesada, o paciente faz a indentação na parte superior e inferior, retiramos da boca do paciente e esperamos a presa final do material fora da boca. De outra maneira, a mordida vai se deformando ou o paciente vai fechando a boca e toca no metal da forquilha, o que inutiliza o registro.
3. Após a cura do material, podemos testar com o modelo superior se ele se estabiliza nas marcas das pontas das cúspides. Vale ressaltar que a mordida na forquilha só serve para montar o modelo superior. Colocamos agora a forquilha de volta na boca do paciente; ele fixa a forquilha encaixando os dentes superiores e inferiores nas indentações, e encaixamos a haste da forquilha no arco facial, que é posicionado no paciente como já descrito. Prendemos bem a forquilha e visualizamos a distância intercondilar revelada pelo arco. Transferimos o arco facial para o articulador e prendemos com gesso o modelo superior no ramo superior do articulador.
4. Tomamos um registro em MIC do paciente. Por que MIC? É a posição que o paciente está usando, embora esse encaixe dentário possa não traduzir uma posição condilar adequada. Pelo contrário, pode estar levando os côndilos a uma posição traumatizante para as ATM e fazendo os músculos trabalharem de forma desordenada. Entretanto, se tentarmos qualquer outra posição, também será desordenada. Assim, usaremos a MIC para essa primeira montagem, planejaremos uma placa de mordida, o paciente a usará e depois remontaremos o caso em RC, se o pa-

ciente a recuperar, ou em PCA, caso a melhora não seja total.

Acompanhar a montagem dos pacientes sintomáticos pelas Figuras 1 a 13.

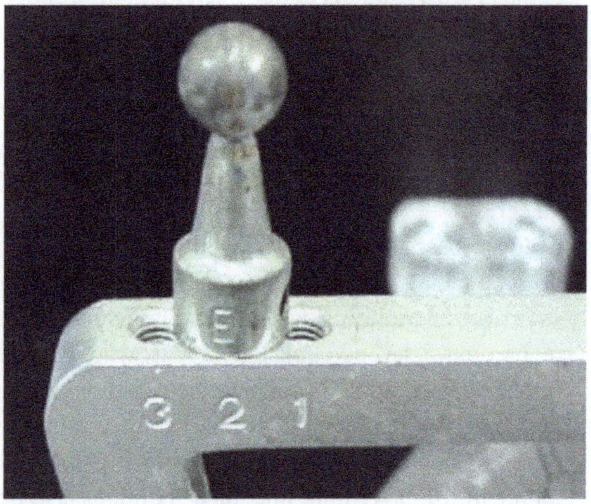

FIGURA 1 Distância intercondilar padronizada em M ou 2: média.

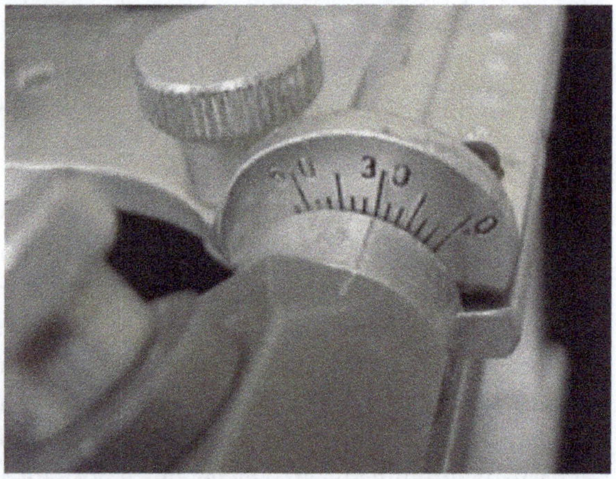

FIGURA 2 Trajetória condilar em 30 graus ajustada no articulador.

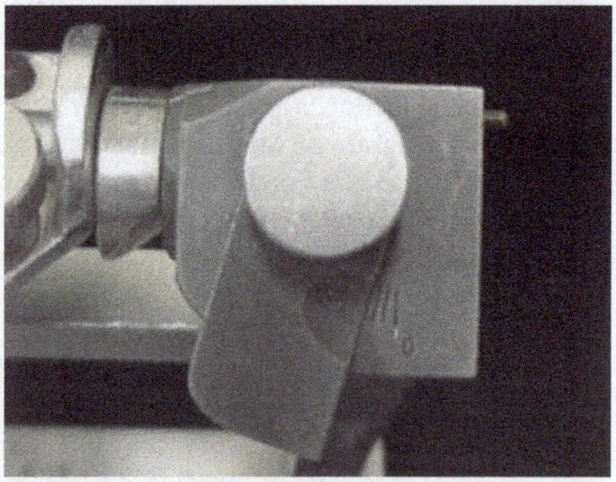

FIGURA 3 Ângulo de Bennett em 15 graus ajustado no articulador.

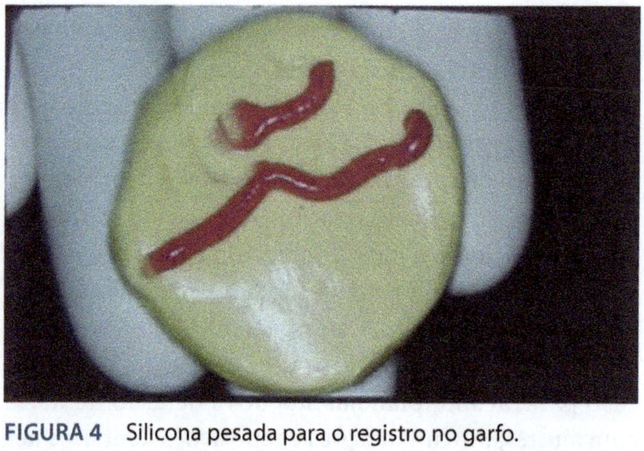

FIGURA 4 Silicona pesada para o registro no garfo.

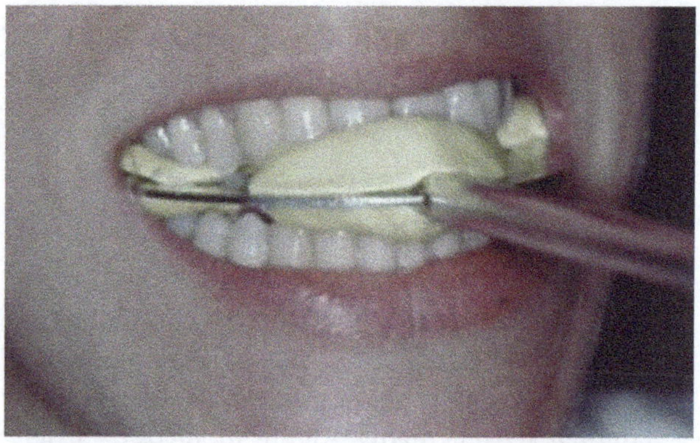

FIGURA 5 Registro da mordida com a silicona aplicada no garfo. Importante registrar os dentes inferiores para facilitar a manutenção da posição da forquilha durante a fixação do arco facial. O paciente morde no eixo que ele quiser. A preocupação é só com a indentação superior.

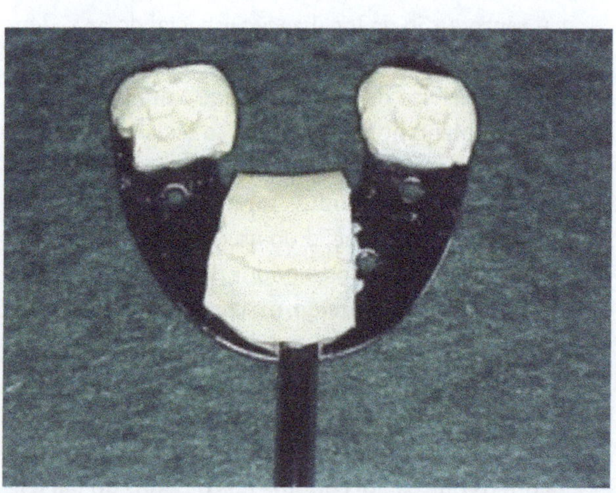

FIGURA 6 O registro sobre a forquilha. Não é necessário cobrir todas as oclusais. Bastam três áreas a fim de estabilizar o modelo superior.

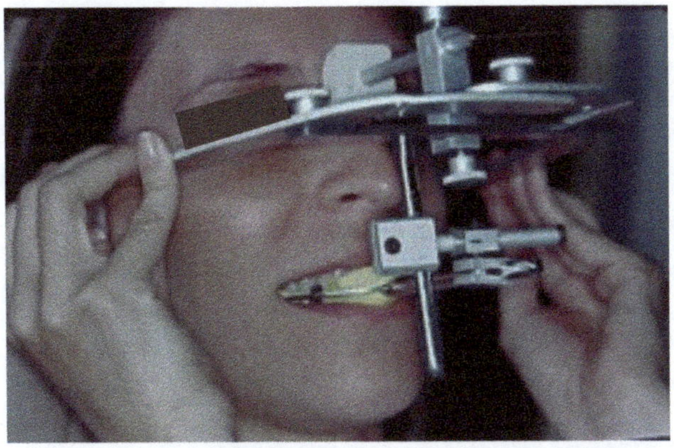

FIGURA 7 Arco facial posicionado paralelo ao plano de Frankfurt nos três pontos de fixação. A forquilha presa pelos dentes do paciente encaixados no registro da silicona é presa pelo dispositivo do arco facial apropriado para isso.

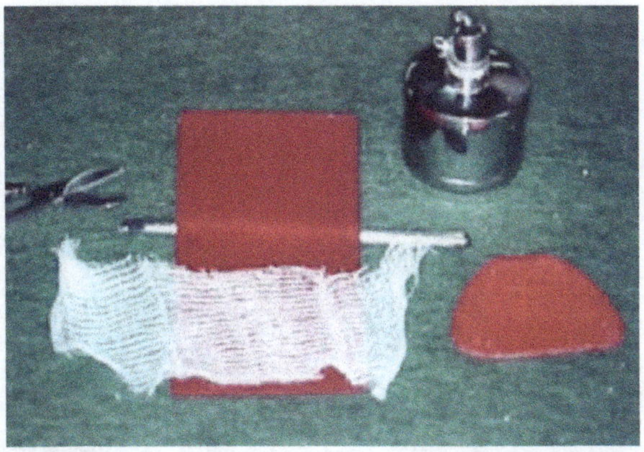

FIGURA 10 Confecciona-se uma placa de cera com uma única camada de gaze interposta e recorta-se no tamanho do arco superior.

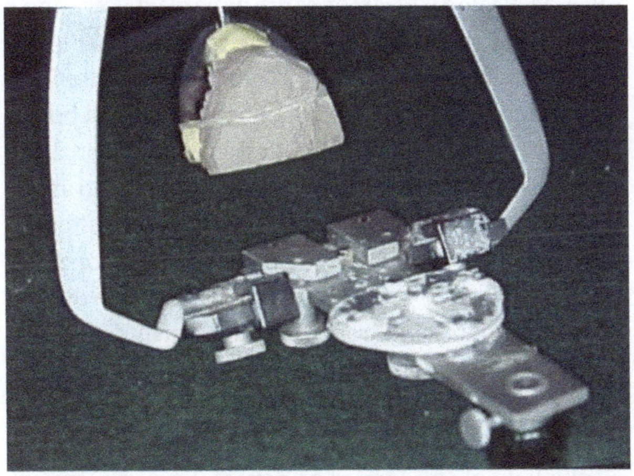

FIGURA 8 O arco facial é levado ao ramo superior do articulador com o modelo encaixado. No registro de silicona, o modelo é preso por um elástico.

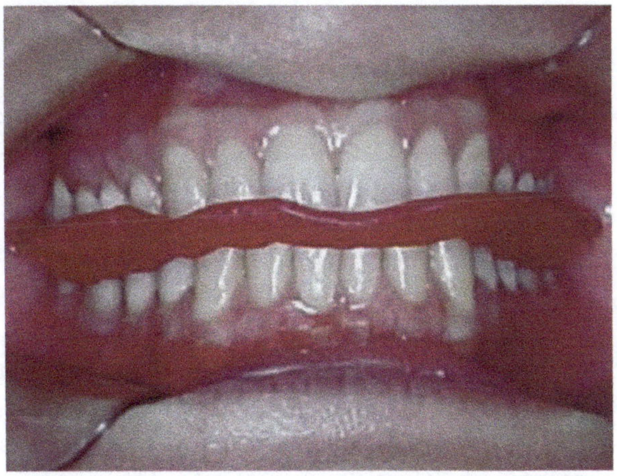

FIGURA 11 O paciente fecha em máxima intercuspidação.

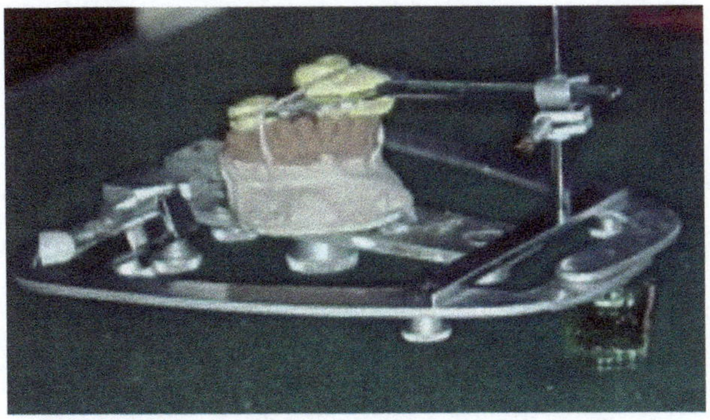

FIGURA 9 Agora se coloca o gesso na base do articulador e o modelo superior é fixado.

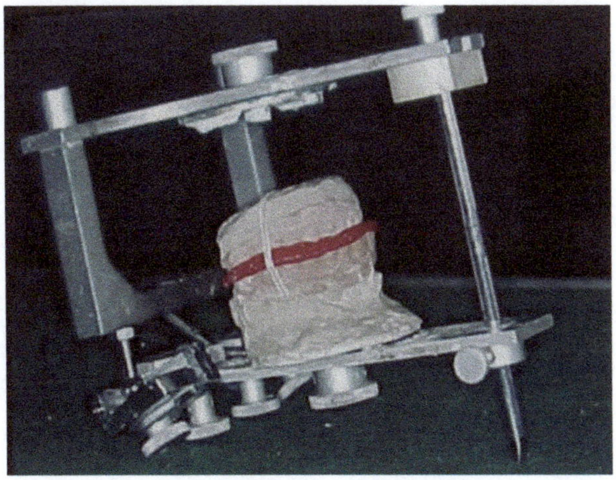

FIGURA 12 Encaixa-se o modelo inferior com o uso desse registro.

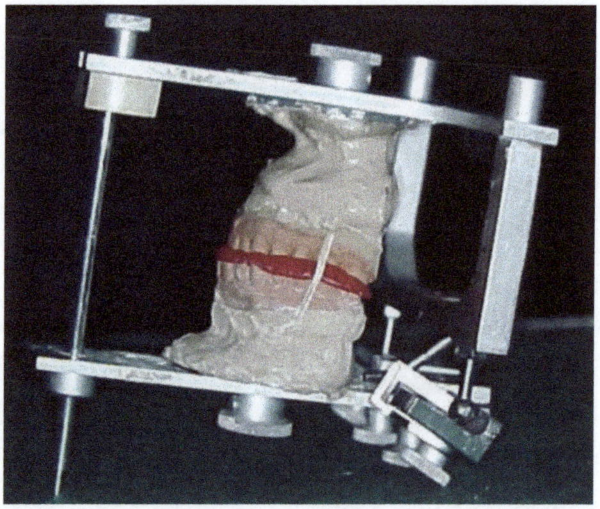

FIGURA 13 Fixa-se o modelo inferior com gesso. A partir daí pode-se usar essa montagem para fazer a ceroplastia de uma placa interoclusal para tratar a sintomatologia desse paciente.

- Passos para a montagem do paciente assintomático: os passos 1, 2 e 3 são os mesmos dos pacientes sintomáticos, e a partir daí temos os seguintes passos:

1. Obtenção do registro em RC: embora esse paciente seja assintomático, não podemos usar a MIC para a montagem do caso, pois a intercuspidação pode estar tirando os côndilos de sua posição centralizada nas fossas articulares. Para termos certeza de quanto a MIC muda os côndilos de posição, precisamos montar em RC, pois estamos montando o caso para um planejamento protético. Assim, conhecendo o quanto o paciente desliza de MIC para RC, podemos decidir se alteramos a MIC ou a mantemos. Fazer uma MIC com os côndilos em RC nunca vai trazer problemas. Essa adequação vai depender da nossa estratégia de tratamento, porém ela sempre é conveniente.
2. Para obter o registro em RC temos vários caminhos, desde a manipulação, pois esse paciente é assintomático e tem RC, até usarmos dispositivos que fazem a desoclusão dos posteriores, que normalmente ocorre onde ficam os contatos em vertentes que desviam a mandíbula em seu arco de fechamento em RC. Podemos usar o calibrador de Long, os fios de Roca e o *jig*, conforme já mencionamos.
3. Confecção do *jig*: usamos esse dispositivo para termos um gabarito do registro em RC, pois durante sua confecção vamos manipulando a mandíbula e sentindo clinicamente a rotação dos côndilos em seu eixo de RC. Inicialmente pegamos uma porção de resina acrílica ativada quimicamente na fase plástica e a aplicamos sobre os incisivos vaselinados. Damos uma forma plana na porção palatina, acompanhando o plano oclusal do paciente. Vamos refrigerando com água e removemos e recolocamos o *jig* até ele polimerizar. Testamos sua adaptação nos incisivos e pedimos para o paciente ocluir. Devemos verificar uma desoclusão do dente posterior mais próximo de 1 mm e a marca dos incisivos centrais o mais centralizada possível. Vamos manipulando e conferindo com carbono a marca na palatina do *jig* até termos certeza de que o paciente está reproduzindo o eixo de rotação. Pegamos um pouco de polímero com o pincel molhado no monômero (técnica de Nealon), levamos sobre a marca de carbono e pedimos para o paciente fechar após vaselinar os incisivos inferiores. A posição dos incisivos inferiores ficará marcada no acrílico. O paciente abre a boca e nós tiramos o *jig* e deixamos essa pequena porção de acrílico polimerizar fora da boca, caso contrário o paciente pode movimentar a mandíbula e alterar a indentação. Agora que temos um verdadeiro gabarito da posição de RC, cortamos uma placa de cera e interpomos entre as arcadas do paciente com o *jig* em posição. O paciente morde, o gabarito orienta a posição da mandíbula e as cúspides inferiores e superiores marcam a cera com a mandíbula em RC sem que haja contato entre os dentes. Esse registro em cera adaptamos no modelo superior que já está montado no ramo superior do articulador, e também encaixamos o modelo inferior. Posicionamos os dispositivos condilares do ramo inferior dentro dos estojos condilares do ramo superior, e isso corresponde à posição de RC no paciente. Prendemos com gesso o modelo inferior já posicionado. O articulador permite uma única posição condilar, e montando dessa maneira estamos em RC; podemos a partir dessa posição movimentar os modelos para MIC e visualizar no articulador o deslize MIC-RC que o paciente está fazendo. Vai depender de nossa avaliação o ajuste. Vale novamente lembrar que, se reabilitarmos o paciente com os côndilos em RC, não há nenhuma contraindicação; pelo contrário, estaremos dando estabilidade ortopédica ao caso. Acompanhar as explicações pelas Figuras 14 a 31.

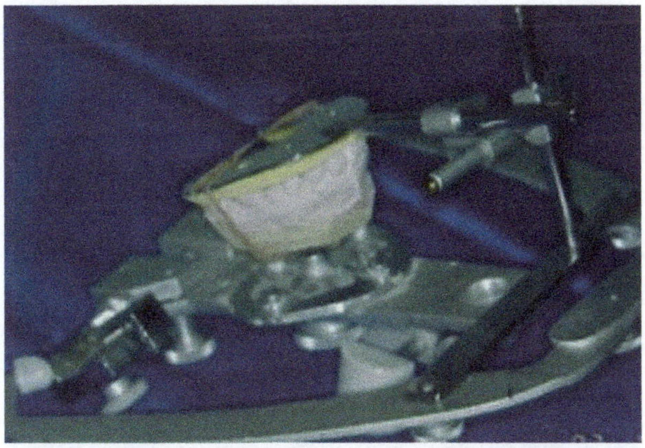

FIGURA 14 Nos pacientes assintomáticos o modelo superior é montado da mesma forma descrita para os pacientes sintomáticos.

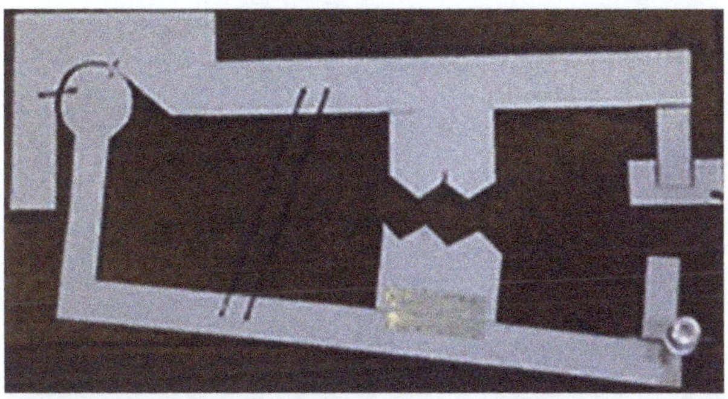

FIGURA 15 Esquema de paciente assintomático com os côndilos em relação central, fechando a boca. Nota-se que as vertentes A e B vão se tocar em planos inclinados. Isso vai resultar na máxima intercuspidação vista na Figura 5.

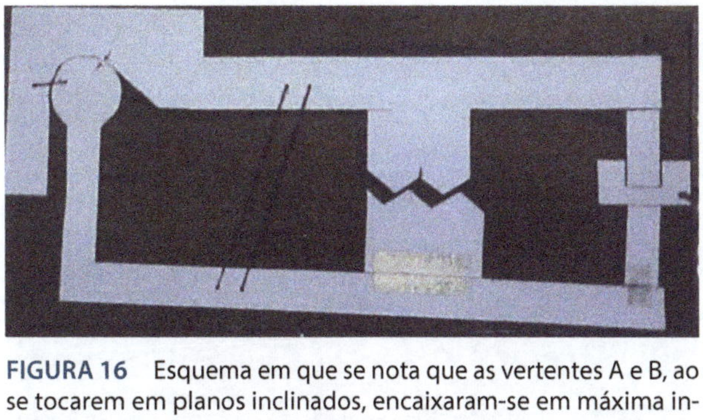

FIGURA 16 Esquema em que se nota que as vertentes A e B, ao se tocarem em planos inclinados, encaixaram-se em máxima intercuspidação, entretanto levaram os côndilos a uma posição diferente da relação central.

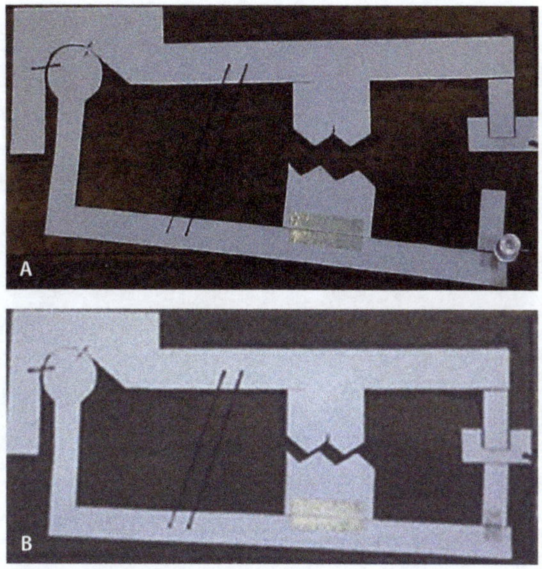

FIGURA 17 A: esquema mostrando que um anteparo na região anterior, que pode ser um *jig* ou um fio de náilon (fio de Roca) ou tiras de plástico (calibrador de Long), impede que o paciente toque os posteriores, evitando o contato em planos inclinados das vertentes A e B, resultando na situação de B: o anteparo na região anterior, um *jig* impedindo que os posteriores toquem, mantendo a mandíbula em uma DV bastante próxima da DVO e os côndilos em RC. Nessa relação maxilomandibular com os côndilos em RC, relacionamos os dentes com um material de registro e o modelo inferior é montado contra o modelo superior com os côndilos em RC.

DV: dimensão vertical; DVO: dimensão vertical de oclusão; RC: relação central.

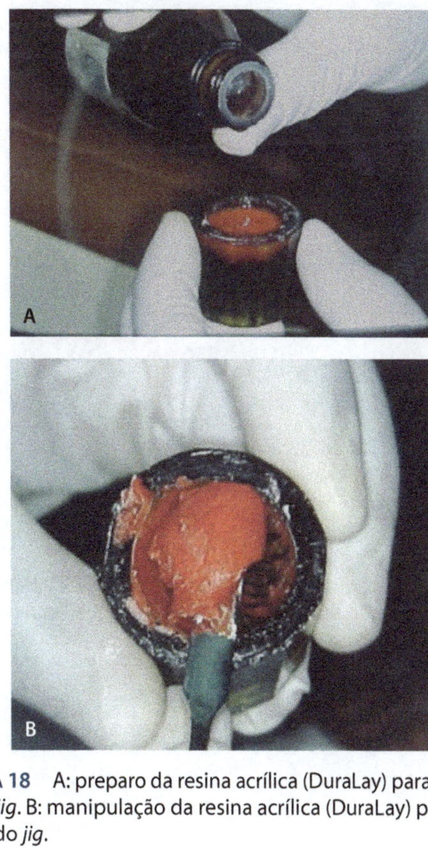

FIGURA 18 A: preparo da resina acrílica (DuraLay) para a confecção do *jig*. B: manipulação da resina acrílica (DuraLay) para a confecção do *jig*.

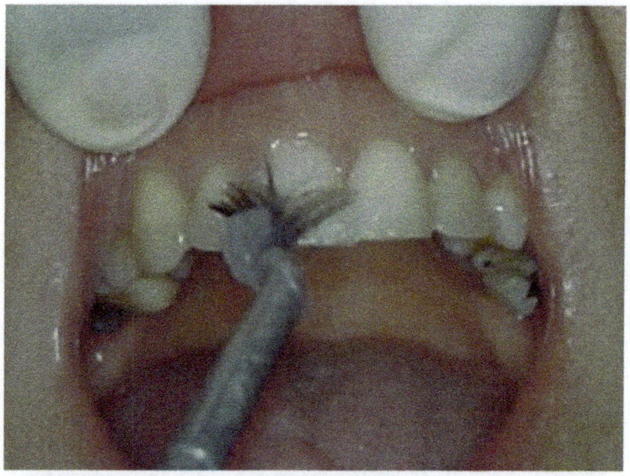

FIGURA 19 Vaselinar os dentes.

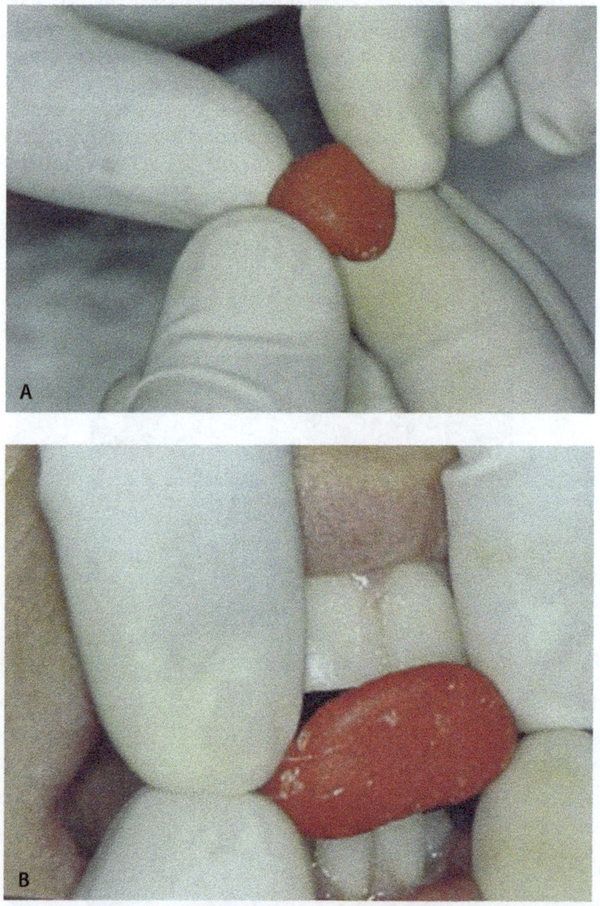

FIGURA 20 A: aguardar a fase plástica para levar à boca do paciente. B: enquanto a resina polimeriza, jogar água, retirar e colocar até que polimerize.

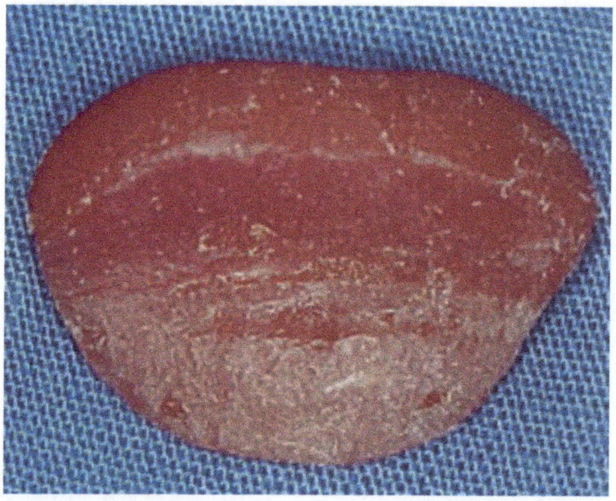

FIGURA 21 O *jig* deve formar uma plataforma paralela ao plano oclusal do paciente. Devem-se evitar plataformas inclinadas que podem distalizar a mandíbula.

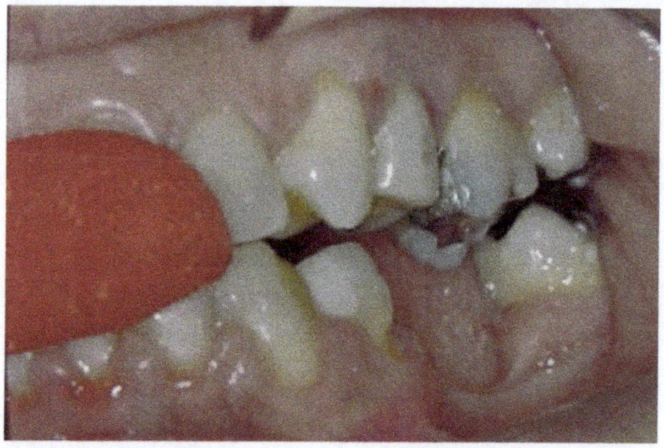

FIGURA 22 Verificar a desoclusão posterior de aproximadamente 1 mm.

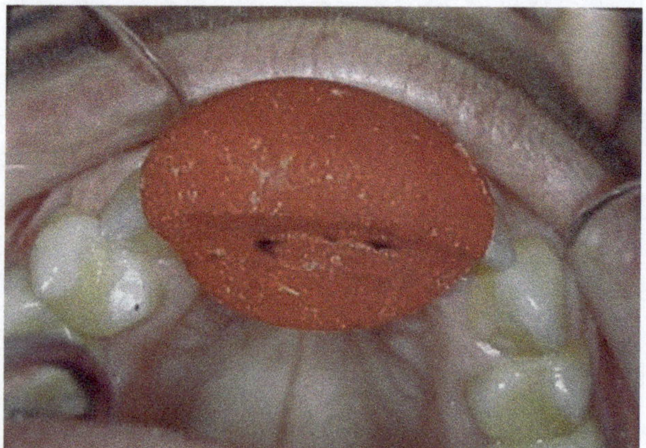

FIGURA 23 Procura-se deixar o contato mais centralizado sobre o *jig*.

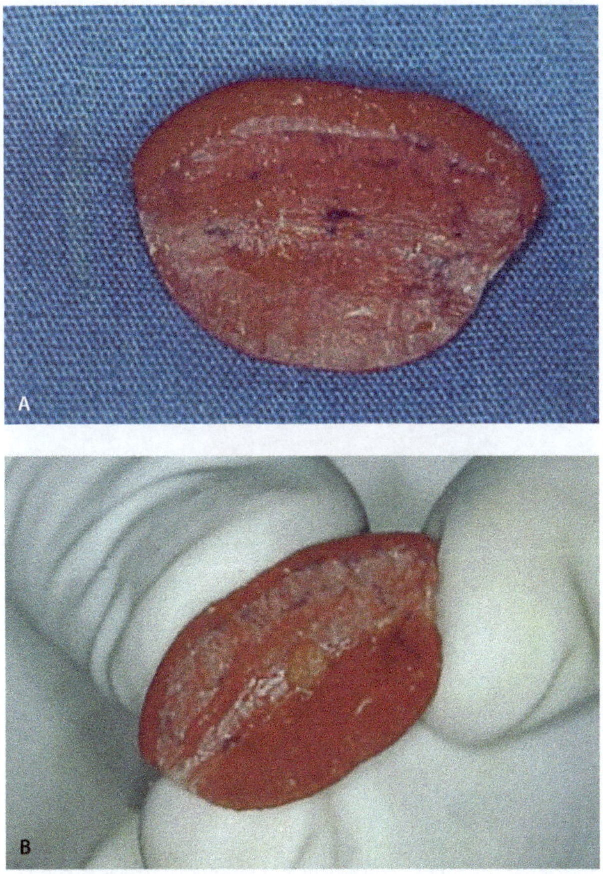

FIGURA 24 A: verifica-se se o paciente reproduz o mesmo contato sobre o *jig* e se está bem centralizado. B: sobre o contato centralizado, coloca-se pequena quantidade de acrílico com a técnica do pincel e vaselinam-se os dentes inferiores.

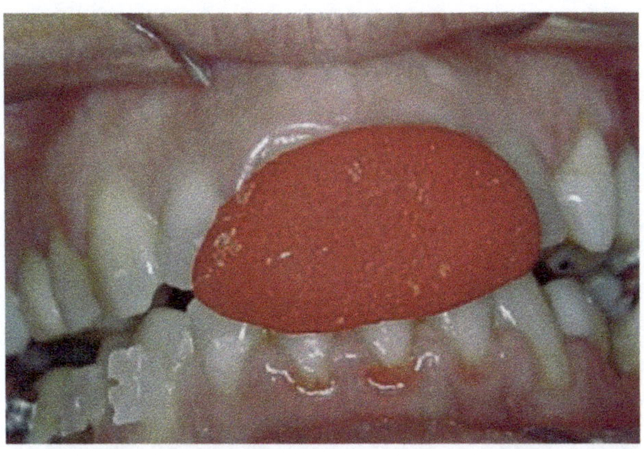

FIGURA 25 Solicita-se para o paciente indentar.

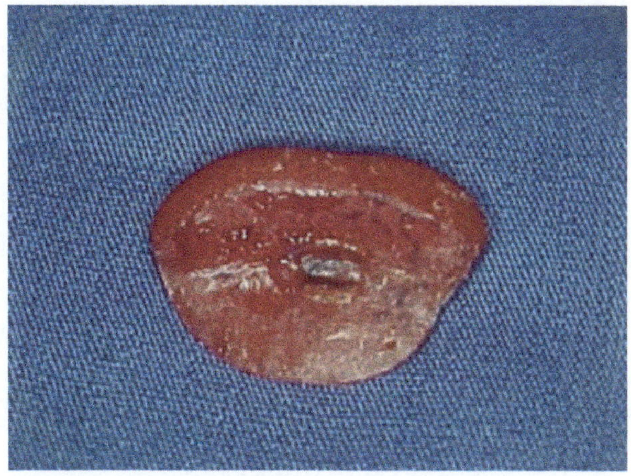

FIGURA 26 O *jig* com a indentação, na posição em que a mandíbula está em relação central.

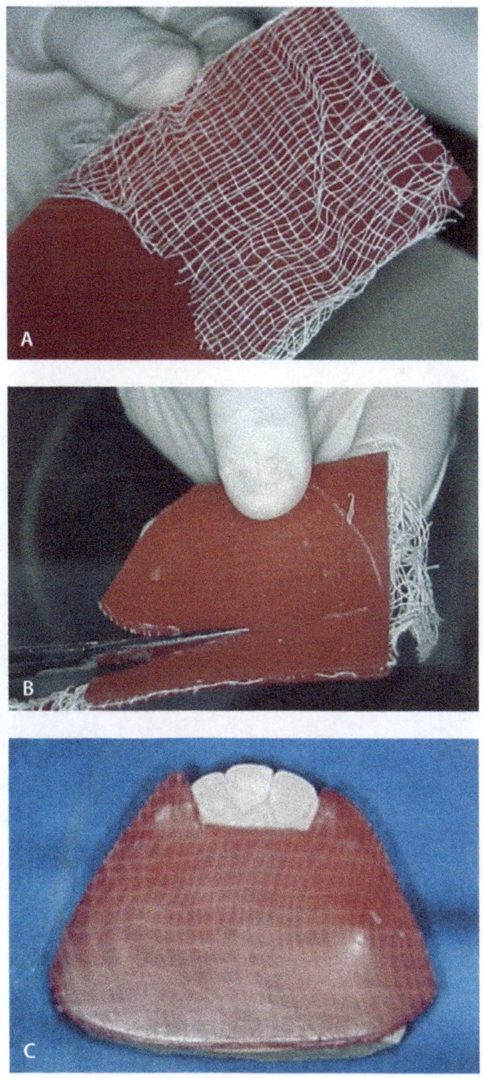

FIGURA 27 A: confecção da placa de cera para o registro da relação intermaxilar de RC. B: contorno da placa de cera. C: notar o recorte na região anterior para o *jig*.

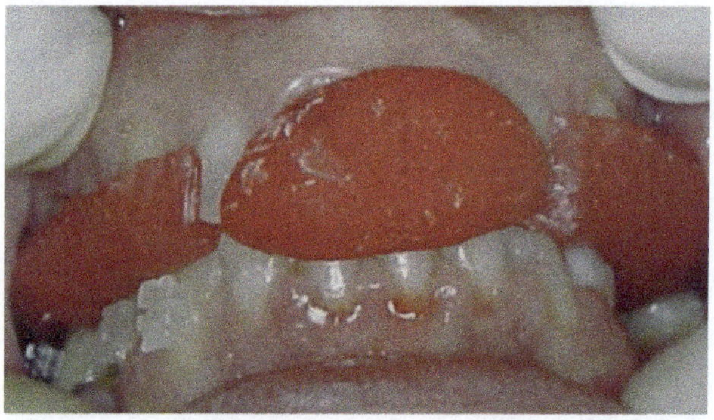

FIGURA 28 Orientando o fechamento sobre a cera até que o incisivo inferior se encaixe na indentação do *jig*.

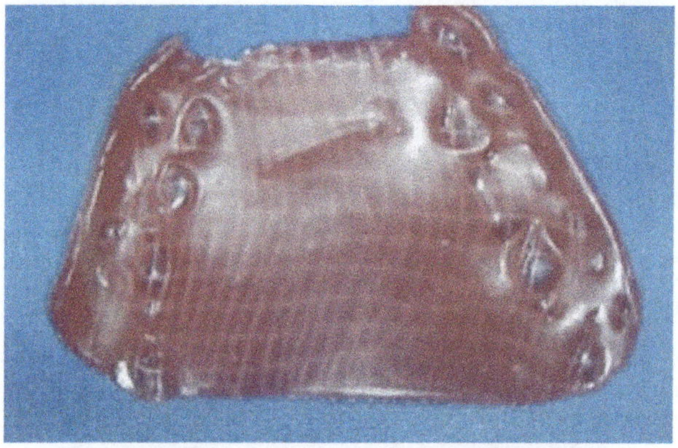

FIGURA 29 Registro em relação central.

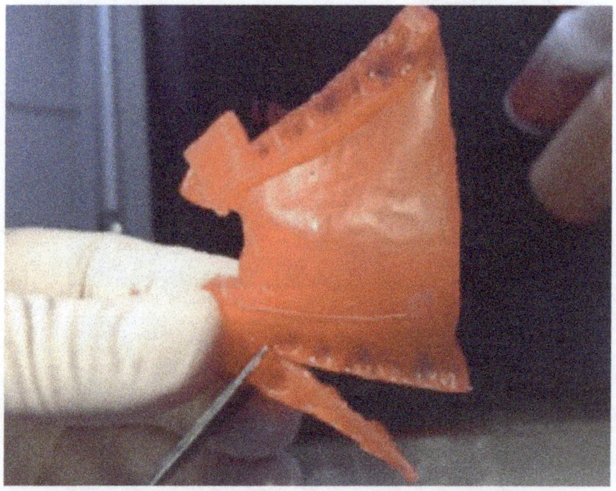

FIGURA 30 O registro é recortado, deixando apenas a metade lingual da intercuspidação, para melhor visualização da relação dos modelos.

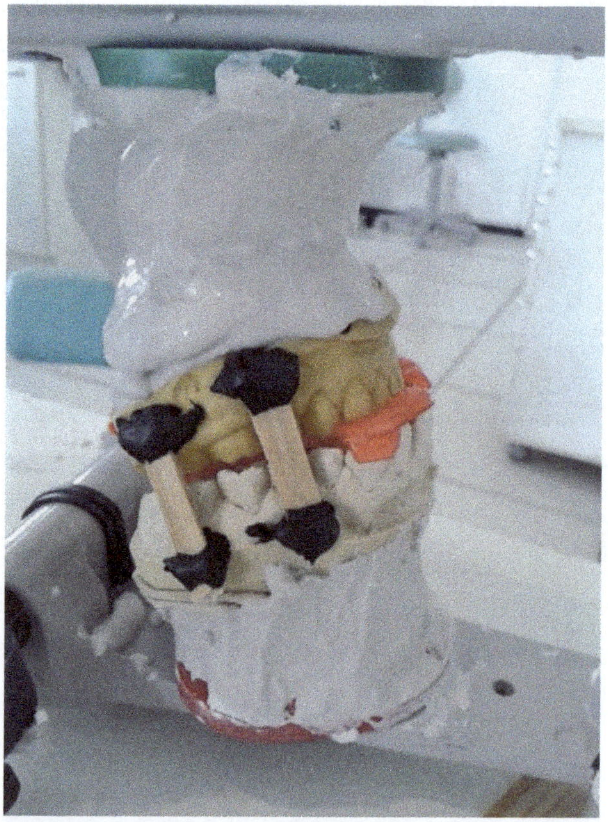

FIGURA 31 Montagem do modelo inferior que indiretamente posicionará os côndilos do articulador também em relação central.

- Remontagem em RC: seguimos os passos já descritos para a montagem do paciente que era assintomático desde o primeiro dia de consulta e verificamos se há diferença da posição condilar, dos contatos em MIC e dos contatos dentários com os côndilos em RC. Acompanhar pelas Figuras 32 a 37.

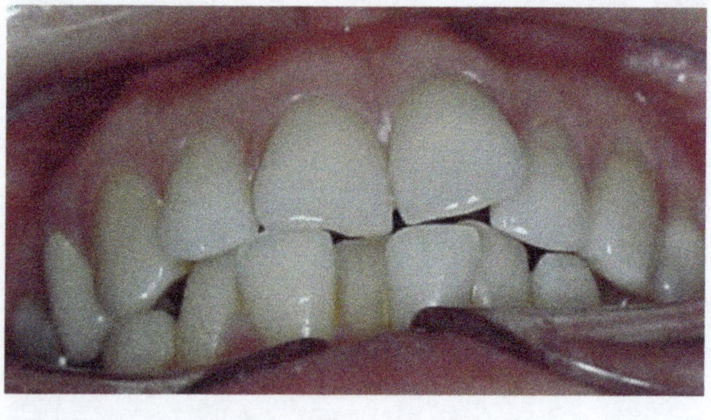

FIGURA 32 Paciente em máxima intercuspidação.

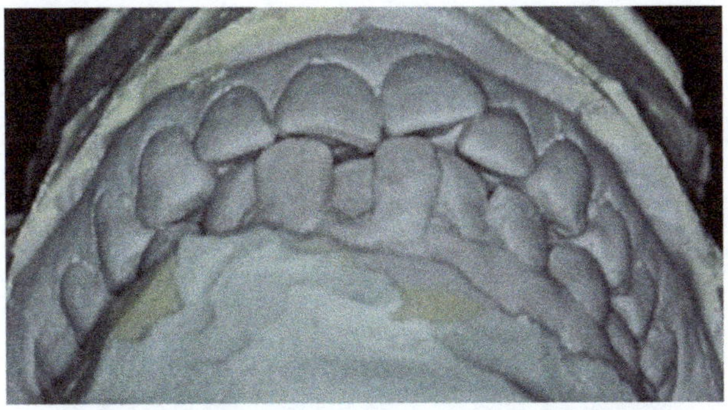

FIGURA 33 A relação no articulador quando o paciente era sintomático.

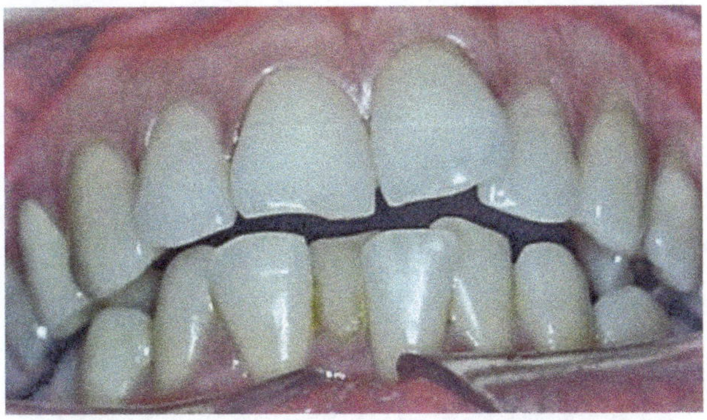

FIGURAS 34 O paciente passou ser assintomático.

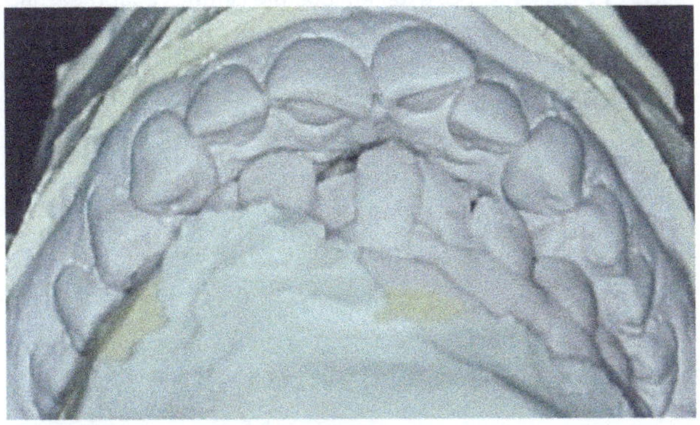

FIGURA 35 Na remontagem do modelo inferior em relação central, há nova relação dentária.

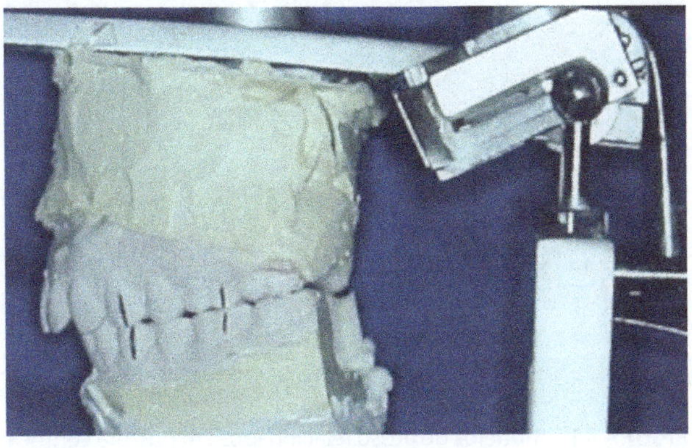

FIGURA 36 Remontagem em relação central.

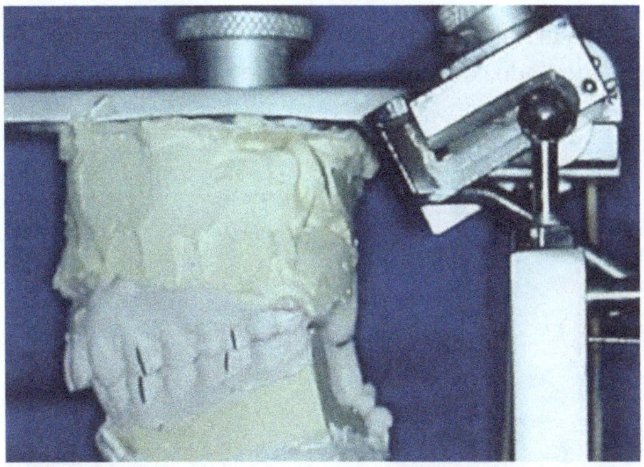

FIGURA 37 Escorregando para máxima intercuspidação (observar os côndilos).

- Remontagem em PCA:

1. Seguimos os passos 1, 2 e 3 já descritos para a montagem dos pacientes assintomáticos.
2. A montagem do modelo inferior será feita com o registro do paciente em PCA. Essa posição não conseguimos manipulando esse paciente pois, conforme diz a definição, ele tem as suas ATM possivelmente estruturalmente deformadas, assim a manipulação poderá colocar os côndilos em posição indeterminada. Vamos recapitular um pouco a situação desse paciente: ele está usando uma placa interoclusal à qual se adaptou e passou a ser assintomático quanto à dor muscular e articular, embora sua abertura ocorra com certo desvio e exista algum tipo de ruído articular; essa é a condição que chamamos de PCA. Muito bem, sua condição articular é instável, porém é suportada pelos contatos dentários com a placa, que foi semanalmente ajustada, gerando um eixo de rotação. Faremos um recorte na placa na região anterior, suficiente para fazermos um *jig* nessa área. Manipulamos uma porção de acrílico de rápida e aplicamos no local do recorte, onde vaselinamos os dentes e a placa. Com o acrílico ainda plástico pedimos para o paciente fechar contra a placa, que permanece a mesma na região posterior. Os dentes posteriores tocam a placa rígida e os dentes anteriores indentam o acrílico plástico colocado no recorte na região anterior, deixando a marca dos dentes inferiores. Uma vez que o gabarito indentado tenha tomado presa, separamos da placa e agora temos uma guia para conduzir a mandíbula, que gira no eixo determinado pela placa, interpomos cera ou silicona pesada e registramos a indentação dos posteriores, que servirá para montar o modelo inferior

no articulador contra o modelo superior, que foi montado com o arco facial. Verificar Figuras 38 a 44.

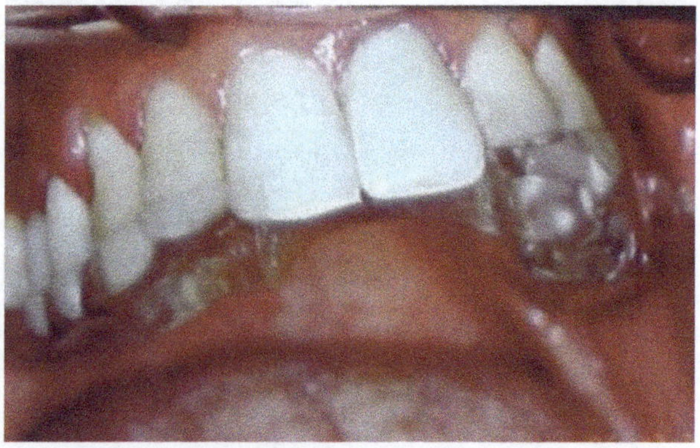

FIGURA 38 Placa interoclusal recortada na boca.

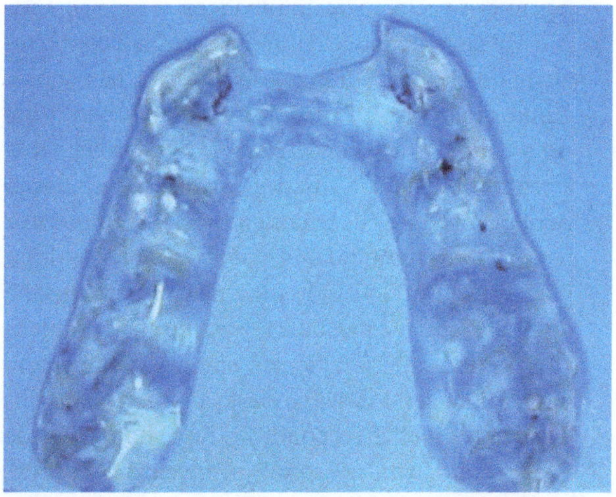

FIGURA 39 Vista da placa recortada.

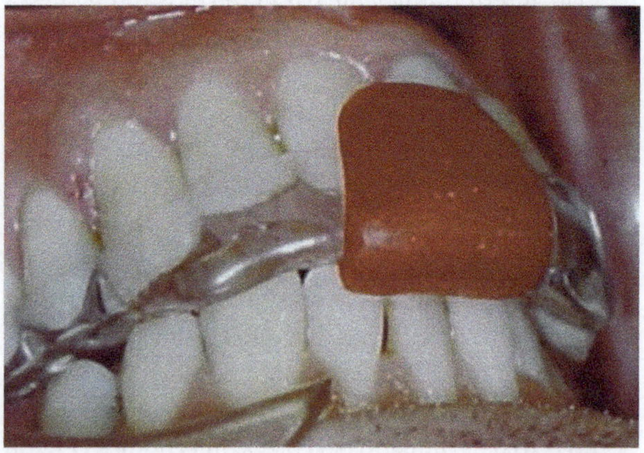

FIGURA 40 Placa recortada na boca e a resina na fase plástica sendo indentada.

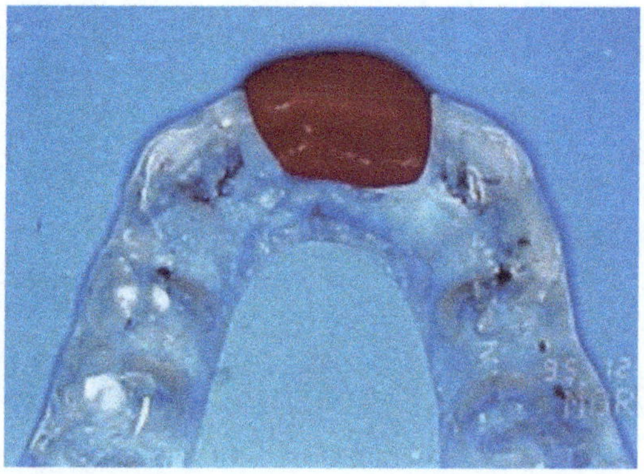

FIGURA 41 Placa recortada e a resina já polimerizada mostrando a indentação.

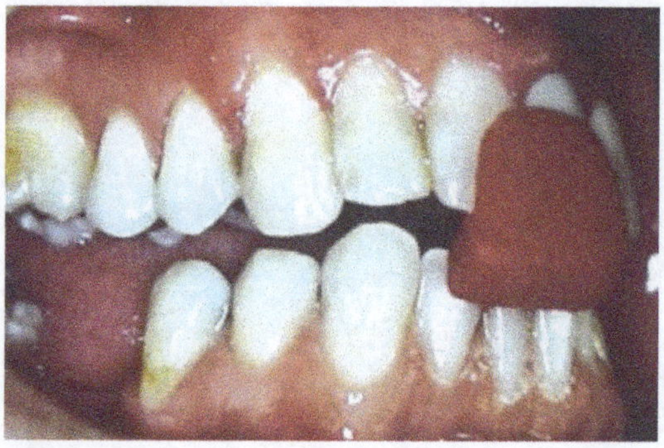

FIGURA 42 Resina polimerizada e indentada encaixada nos dentes do paciente, gabaritando a posição condilar obtida com a placa. Este paciente, por estar em postura cêntrica adaptada, não pode ser manipulado.

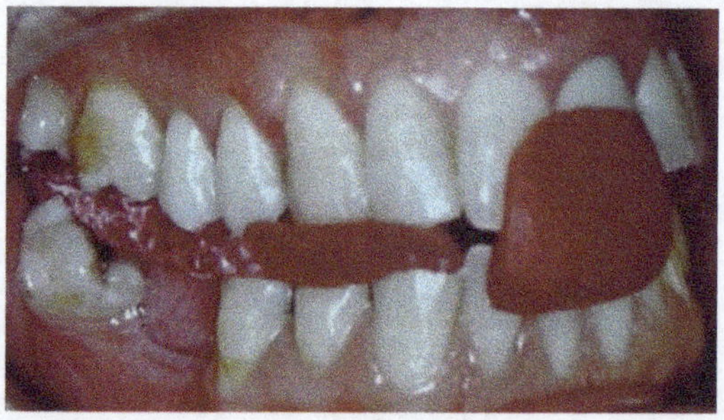

FIGURA 43 Placa de cera registrando a posição concêntrica adaptada (PCA), intermediada pelo gabarito de PCA.

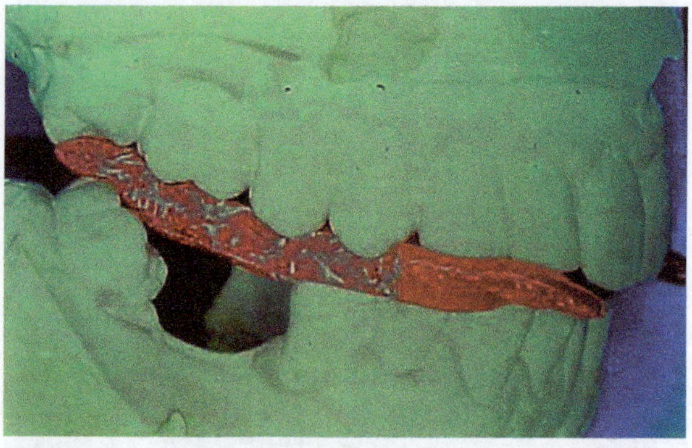

FIGURA 44 Modelos de gesso relacionados em postura cêntrica adaptada.

INTERPRETAÇÃO DO CASO MONTADO NO ARTICULADOR

Côndilos em RC

Agora temos os modelos montados em articulador em uma posição condilar adequada para o paciente, ou seja, é uma posição na qual articulações e músculos estão sem qualquer sintoma. Verificamos agora o que a intercuspidação dentária faz com as posições condilares e interpretaremos qual o tipo de tratamento dentário de que o paciente precisa para atingir todos os requisitos da oclusão ideal. O tratamento do paciente pode, algumas vezes, necessitar de todas as especialidades odontológicas e até ser complementado com fono e fisioterapia, ou pode ser simplesmente resolvido com um ajuste oclusal por desgaste seletivo dos dentes.

Côndilos em PCA

Nos pacientes que não possuem estabilidade condilar, podemos iniciar o tratamento reabilitador com próteses, ortodontia e outras modalidades, porém algumas vezes necessitamos retomar o tratamento com placa interoclusal, pois o quadro sintomático pode voltar. São os casos mais complicados, e levaremos mais tempo para termos uma condição articular e muscular mais estável; dependerá de quão instável seja a alteração interna das articulações.

REFERÊNCIAS BIBLIOGRÁFICAS

1. Ash MM, Ramfjord SP, Schmidseder J. Oclusão. 2.ed. São Paulo: Santos; 2001.
2. Dawson PE. New definition for relating occlusion to varying conditions of the temporomandibular joint. J Prosthet Dent. 1995;74:619-27.
3. Dawson PE. Oclusão funcional da ATM ao desenho do sorriso. São Paulo: Santos; 2008.
4. Mori M, Campos TN, Contin I. Ajuste oclusal em restaurações diretas. In: Cardoso RJA, Gonçalves EAN. Dentística/laser. odontologia - arte - ciência - técnica. v.1. São Paulo: Artes Médicas; 2002. p.425-38.
5. Okeson JP. Tratamento das desordens temporomandibulares e oclusão. 4.ed. São Paulo: Artes Médicas; 2000.
6. The glossary of prosthodontic terms. J Prosthet Dent. 2005;94:10-92.

CAPÍTULO 18

A análise eletromiográfica em pacientes com disfunção temporomandibular

Leandro Lauriti
Sandra Kalil Bussadori

A disfunção temporomandibular (DTM) é um termo que agrupa diversos problemas relacionados aos músculos da mastigação, à articulação temporomandibular (ATM) e a suas estruturas. Inúmeras alterações clínicas, como má postura, má oclusão e bruxismo, podem estar relacionadas com a causa da DTM, levando a micro e macrotraumas oclusais que afetam a função mastigatória, causando desvios mandibulares, resultando em pressões excessivas para a articulação.[1] Os sinais e sintomas clínicos da DTM são variados, caracterizados por dor nas articulações e nos músculos da cabeça e pescoço, limitação na abertura e fechamento da mandíbula, ruídos articulares, cefaleias e deformidades na face.[2]

Quando a mandíbula não está em atividade, deve permanecer em uma posição coordenada pelos músculos posteriores cervicais e os músculos anteriores à coluna cervical,[3] que está intimamente relacionada ao sistema mastigatório.[4] Os movimentos da mandíbula e o posicionamento da cervical são influenciados pelo controle neuromuscular da região cervical e da oclusão.

Segundo Okeson, a oclusão é definida como a relação dos dentes superiores e inferiores em contato funcional durante a atividade mandibular, e sua compreensão de forma aprofundada pelos cirurgiões-dentistas é de importância fundamental, pelo grande número de pacientes que apresentam distúrbio mastigatório e, ainda, porque pode ser utilizada como estratégia terapêutica em distúrbios miofuncionais orofaciais.

A eletromiografia (EMG), introduzida por Moyers,[5] avalia a função e a disfunção muscular durante repouso, oclusão e mastigação, sendo importante para o diagnóstico e o conhecimento da fisiologia muscular *in vivo*, assim como no diagnóstico diferencial e monitoramento da DTM. A EMG tem sido amplamente utilizada em pesquisas e é reconhecida como um método válido para avaliação da função dos músculos da mastigação, sendo correlacionada à eficiência mastigatória. Além disso, alguns indivíduos jovens apresentam alterações musculares que só podem ser diagnosticadas por meio da eletromiografia.[6]

O sinal EMG é obtido por um sistema de aquisição com 4 ou 8 canais (Figura 1), composto por eletrodos ativos bipolares e filtro analógico. A frequência de amostragem de aquisição do sinal é digitalizado por placa de conversão A/D (analógico-digital) e por um programa de aquisição (Figura 2).

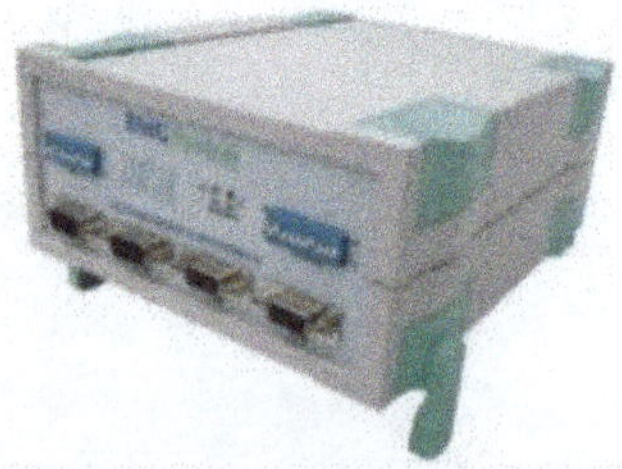

FIGURA 1 Aparelho de eletromiografia – EMG System do Brasil Ltda.

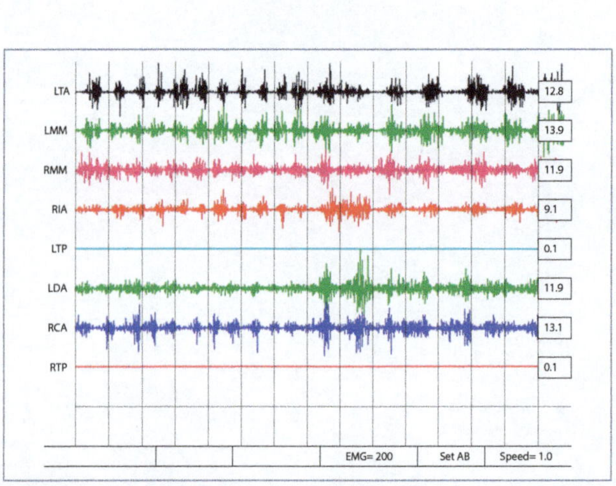

FIGURA 2 Programa para aquisição do sinal eletromiográfico.

Para a captação do sinal EMG, os eletrodos de superfície descartáveis são fixados no ventre muscular na região que apresente maior tônus. A fixação dos eletrodos é realizada após a limpeza da pele, para diminuir a impedância. A distância intereletrodos é de 20 mm entre os centros, como sugerido pela Seniam.[6] Os músculos analisados com a EMG de superfície podem ser, por exemplo, o masseter e o feixe anterior do músculo temporal (Figuras 3 e 4). A atividade EMG desses músculos pode ser verificada durante o repouso sem contato dental, na mastigação habitual (isotonia) e na máxima intercuspidação (isometria).[6,7]

A relação entre o aumento da atividade muscular também foi relacionada ao aumento no número de contatos oclusais em diferentes estudos.[8] Contatos oclusais prematuros são possíveis causas de cefaleias, dores faciais e DTM, afetando a função mastigatória e causando assimetria do sistema estomatognático. Essas interferências

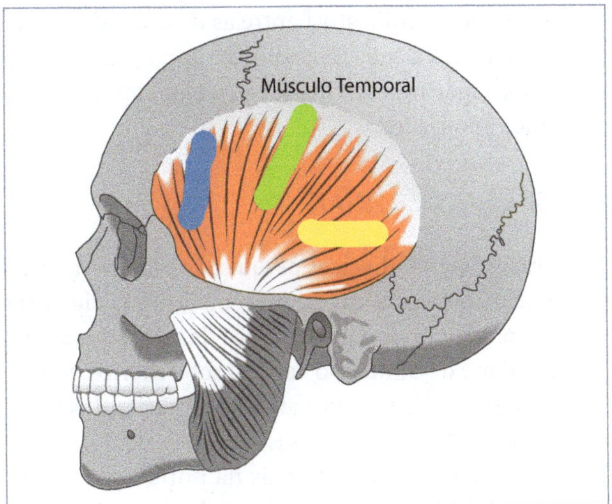

FIGURA 3 Local de fixação dos eletrodos no músculo temporal.

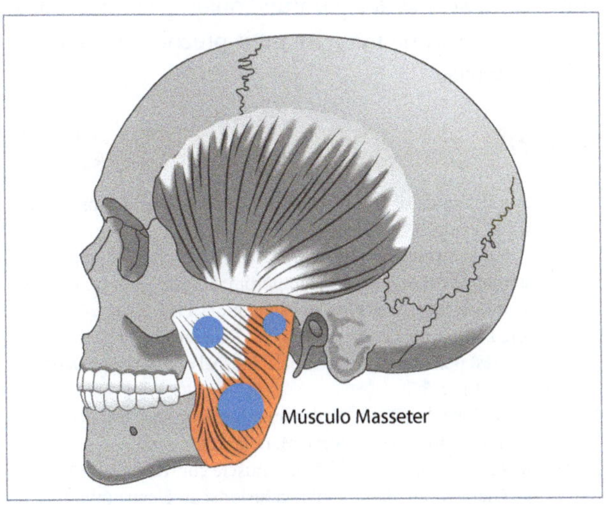

FIGURA 4 Local de fixação dos eletrodos no músculo masseter.

podem ser consequências secundárias pela mudança na posição oclusal devido a dores articulares e musculares, causando um desvio na mandíbula e levando a pressão excessiva sobre a articulação e a zona bilaminar. Na fase de crescimento as interferências oclusais podem levar a sintomas maiores pelo desvio funcional da mandíbula e por alterações periodontais pela dor. Essa alteração funcional entre arcos pode ter uma influência negativa neuromuscular, com graves distúrbios craniocervicais, que podem levar ao desenvolvimento de DTM e influenciar diretamente a gravidade da patologia e da qualidade de vida.[9]

Godoy et al.[10] desenvolveram um protocolo para estudar o efeito da fotobiomodulação em pacientes entre 14-23 anos de idade com DTM, utilizando a análise eletromiográfica para avaliar a atividade muscular antes e após o tratamento.

Em um estudo de Ferrario et al.,[11] buscou-se comparar a atividade muscular e os contatos oclusais em 62 adultos assintomáticos com oclusão normal. O número de contatos foi adquirido com sensor oclusal em máxima intercuspidação e oclusão habitual, e a atividade do músculo temporal anterior por meio de EMG. O número de contatos aumentou com a força de mordida, indo da oclusão habitual à máxima intercuspidação, porém a atividade muscular não apresentou diferença estatística nas diferentes posições. Em outro estudo, realizado por Lauriti,[12] foi observada uma correlação entre o aumento do número de contatos oclusais e a atividade eletromiográfica dos músculos mastigatórios em repouso, porém durante a mastigação essa correlação não ocorreu.

A influência da DTM nos músculos temporal e masseter e uma possível associação com contatos oclusais em adolescentes foi tema de um estudo de Lauriti et al.[13] Os pacientes foram distribuídos em três grupos: grupo sem DTM, grupo com DTM moderada e grupo com DTM moderada/grave, cada um com 14 voluntários. Os contatos oclusais foram avaliados com papel-carbono, simultaneamente em ambos os lados, e não mostraram diferenças significantes entre os grupos estudados. O índice de Helkimo foi utilizado para avaliação da DTM, por ser facilmente compreendido pela população pediátrica. A eletromiografia revelou diferenças significantes nos três grupos, em repouso e mastigação, havendo maior atividade muscular nos adolescentes com DTM moderada/severa. Esse estudo corrobora os resultados de outro trabalho,[14] que concluiu que adolescentes com DTM, especialmente com sintomatologia mais grave, exibiram hiperatividade dos músculos da mastigação.

Em análise eletromiográfica do masseter e temporal anterior de 40 pacientes jovens e adultos de ambos os sexos sem DTM, foi demonstrada variação do espectro de sinal de acordo com composição, tipo e tamanho das fibras musculares na isometria durante máxima intercuspidação. Concluiu-se existir diferença significante nos valores da frequência média de potência dos adultos do sexo masculino e feminino, sendo a EMG importante ferramenta no estudo das alterações funcionais adaptativas.[15]

Um estudo procurou comparar, qualitativa e quantitativamente, a amplitude eletromiográfica normalizada e não normalizada (dados absolutos) dos músculos masseter e temporal anterior, durante a mastigação habitual de 41 mulheres, sendo 20 sintomáticas e 21 assintomáticas para a DTM, e constatar se o procedimento de normalização afeta ou não a interpretação dos achados clínicos. Notou-se que a atividade do músculo masseter foi significativamente menor no grupo DTM em relação à do grupo controle. De acordo com os resultados, pode-se sugerir que os dados absolutos podem representar achados clínicos, observados na análise qualitativa do sinal.[16]

Um estudo sobre a posição de repouso mandibular e a atividade elétrica dos músculos mastigatórios sugere que uma postura da mandíbula, com poucos milímetros de distância interoclusal, envolve uma grande redução da atividade eletromiográfica dos músculos mastigatórios.[17]

Foram comparados os sinais elétricos do masseter e temporal em repouso, isotonia e isometria, além dos ruídos em abertura e fechamento em grupo com DTM antes e após tratamento, e se verificou que após a disfunção ser tratada ocorreu diminuição da intensidade vibratória constatada pela eletrovibratografia, enquanto a atividade elétrica do masseter na isotonia e na isometria aumentou e a do temporal diminuiu pela eletromiografia, mas sem diferenças estatisticamente significantes. Estudos de eletromiografia mostram que as DTM produzem alterações na atividade muscular, diminuindo sua força, principalmente no lado não utilizado na mastigação. A diminuição dessa força tem sido atribuída à ansiedade e ao encurtamento muscular.[18]

As patologias musculares são progressivas, apresentam etiologias variadas, podendo ser decorrentes de interferências oclusais, contrações isométricas com retenção de líquido no tecido muscular e redução no suprimento sanguíneo, com acúmulo de produtos metabólicos, em consequência de um efeito coprotetor que afeta a atividade elétrica do músculo. Sabe-se que a atividade elétrica está diretamente relacionada com a força muscular, e, com a melhora nas condições musculares, aumenta a capacidade mastigatória e consequentemente a atividade elétrica dos músculos.[19,20]

L'Estrange et al., em 1993,[21] estudaram a importância da utilização de sistemas informatizados na obtenção e análise de dados sobre a fisiologia muscular e sugeriram que a utilização de avaliações eletromiográficas permitia monitorar a atividade elétrica dos músculos mastigadores, que poderia ser alterada em função do aumento ou diminuição da dimensão vertical e da posição mandibular no plano horizontal, influenciando o relacionamento maxilomandibular nos planos horizontal e vertical.

De acordo com Ferrario et al. em 2002,[11] a avaliação da atividade elétrica de alguns músculos durante o desempenho de suas funções naturais permitia quantificar alguns tipos de alterações que poderiam ser monitoradas na progressão de doenças, bem como os efeitos de seu tratamento. Esses autores avaliaram a atividade elétrica dos músculos masseter e temporal anterior durante o apertamento dental, em um grupo de pacientes com DTM, antes e imediatamente após a instalação de um aparelho oclusal plano, e obtiveram como resultados uma diferença significativa entre as duas condições. A atividade elétrica muscular diminuiu na presença do aparelho, sugerindo atividade muscular simétrica dos músculos analisados.

CONSIDERAÇÕES FINAIS

De acordo com diversas pesquisas e estudos, as avaliações eletromiográficas da musculatura mastigatória e postural proporcionam a análise da relação maxilomandibular e da dimensão vertical sob critérios neurofisiológicos, considerando a atividade elétrica dos músculos mastigadores em diversas situações, dentre elas as DTM, presentes cada vez mais na população e com crescente incidência em uma população mais jovem exposta a fatores etiológicos desencadeantes da DTM, como estresse, hábitos parafuncionais, problemas posturais e oclusais de maneira mais precoce em suas atividades diárias.

REFERÊNCIAS BIBLIOGRÁFICAS

1. Okeson JP. Fundamentos de oclusão e desordens temporomandibulares. São Paulo: Artes Médicas; 1992.
2. De Wijer A, Steenks M, Bosman F, Helders P, Faber J. Symptoms of the stomatognathic system in temporomandibular and cervical spine disorders. Journal of Oral Rehabilitation. 1996;23(11):733-41.
3. Darling D, Kraus S, Glasheen-Wray M. Relationship of head posture and the rest position of the mandible. Journal of Prosthetic Dentistry. 1984;52(1):111-5.
4. Biasotto-Gonzalez DA. Abordagem interdisciplinar das disfunções temporomandibulares. Barueri: Manole; 2005.
5. Moyers RE. Temporomandibular muscle contraction patterns in Angle Class II, Division 1 malocclusions: an electromyographic analysis. American Journal of Orthodontics. 1949;35(11):837-57.

6. Hermes HJ, et al. European Recommendations for Surface eletromyography - Seniam. Deliverable 8. Biomedical and Health Research Program. Roessingh Research and Development, 1999.
7. da Silva FC, Palácio PRdC, Gomes AO, Politti F, Lima GRd, da Silva DdFT, et al. Electromyographic evaluation of masticatory muscles in individuals with hemiparesis and temporomandibular disorder. Cogent Medicine. 2018(just-accepted):1.
8. Bortoletto CC, da Silva FC, Salgueiro MdCC, Motta LJ, Curiki LM, Mesquita-Ferarri RA, et al. Evaluation of electromyographic signals in children with bruxism before and after therapy with Melissa Officinalis L: a randomized controlled clinical trial. Journal of Physical therapy Science. 2016;28(3):738-42.
9. El Hage Y, Politti F, de Sousa DFM, Herpich CM, dos Santos Gloria IP, de Paula Gomes CAF, et al. Effect of mandibular mobilization on electromyographic signals in muscles of mastication and static balance in individuals with temporomandibular disorder: study protocol for a randomized controlled trial. Trials. 2013;14(1):316.
10. de Godoy CHL, Motta LJ, Garcia EJ, Fernandes KPS, Mesquita-Ferrari RA, Sfalcin RA, et al. Electromyographic evaluation of a low-level laser protocol for the treatment of temporomandibular disorder: a randomized, controlled, blind trial. Journal of Physical Therapy Science. 2017;29(12):2107-11.
11. Ferrario V, Tartaglia G, Galletta A, Grassi G, Sforza C. The influence of occlusion on jaw and neck muscle activity: a surface EMG study in healthy young adults. Journal of Oral Rehabilitation. 2006;33(5):341-8.
12. Lauriti L. Avaliação da morfologia facial, contatos oclusais e atividade eletromiográfica de músculos mastigatórios em adolescentes com e sem disfunção temporomandibular. 2011.
13. Lauriti L, Motta LJ, de Godoy CHL, Biasotto-Gonzalez DA, Politti F, Mesquita-Ferrari RA, et al. Influence of temporomandibular disorder on temporal and masseter muscles and occlusal contacts in adolescents: an electromyographic study. BMC musculoskeletal disorders. 2014;15(1):123.
14. Lauriti L, da Costa Silva PF, Politti F, Biasotto-Gonzalez DA, Fernandes KPS, Mesquita-Ferrari RA, et al. Pattern of electromyographic activity in mastication muscles of adolescents with temporomandibular disorder. Journal of physical therapy science. 2013;25(10):1303-7.
15. Gadotti I, Berzin F, Biasotto-Gonzalez D. Preliminary rapport on head posture and muscle activity in subjects with class I and II. Journal of Oral Rehabilitation. 2005;32(11):794-9.
16. Kroll C, Bérzin F, Alves M. Clinical evaluation of masticatory muscles activity during habitual mastication: a study about normalization of electromyographic data. Rev Odontol Unesp. 2010;39(3):157-62.
17. Michelotti A, Farella M, Vollaro S, Martina R. Mandibular rest position and electrical activity of the masticatory muscles. Journal of Prosthetic Dentistry. 1997;78(1):48-53.
18. Turcio K, Garcia A, Derogis A, Zuim P. Electromyographic and electrovibratographic evaluation before and after TMJ treatment. Pós Grad Rev Odontol. 2002;5(2):36-43.
19. Kimoto K, Fushima K, Tamaki K, Toyoda M, Sato S, Uchimura N. Asymmetry of masticatory muscle activity during the closing phase of mastication. Cranio®. 2000;18(4):257-63.
20. de Felício CM, do Couto GA, Ferreira CLP, Junior WM. Confiabilidade da eficiência mastigatória com beads e correlação com a atividade muscular. Pró-Fono Revista de Atualização Científica. 2008; 20(4):4.
21. L'Estrange P, Rowell J, Stokes M. Acoustic myography in the assessment of human masseter muscle. Journal of Oral Rehabilitation. 1993; 20(4):353-62.

CAPÍTULO 19

Conduta medicamentosa

Samantha Cristine Santos Xisto Braga Cavalcanti
João Gualberto de Cerqueira Luz

CONDUTA MEDICAMENTOSA EM DOR OROFACIAL

A farmacoterapia é a utilização de medicamentos como meio auxiliar no tratamento da dor orofacial, e em alguns casos pode ser o próprio tratamento da dor orofacial. O objetivo da conduta medicamentosa é selecionar fármacos com o efeito terapêutico máximo e mínimos efeitos colaterais ao paciente. Para selecionar a farmacoterapia adequada é importante a realização de uma boa anamnese com a coleta de todas as informações da história médica do paciente. Com isso é possível verificar possíveis interações medicamentosas com fármacos de que o paciente faz uso, histórico de alergias, intolerância ou qualquer outra contraindicação a medicamentos específicos.

Diversas são as classes de medicamentos utilizadas para controle e tratamento da dor, com diferentes mecanismos de ação e reações adversas. As mais utilizadas são os analgésicos de ação periférica e de ação central, os anti-inflamatórios não esteroidais e os esteroidais, os relaxantes musculares, os ansiolíticos, os anticonvulsivantes e os antidepressivos. Diante dessa diversidade de drogas que podem ser utilizadas no controle, prevenção e tratamento da dor, é importante conhecer a forma adequada de prescrição de medicamentos para sua correta dispensação e utilização pelo paciente. Os medicamentos são classificados pelas Denominações Comuns Brasileira e Internacional, e a partir dessas classificações o tipo de receituário adequado deve ser selecionado para cada fármaco de acordo com a legislação brasileira.

A receita comum é utilizada apenas na prescrição de medicamentos industrializados e de preparações magistrais, de medicamentos e substâncias que não constam nas listas sujeitas a controle especial ou necessidade de notificação de receita. No caso de medicamentos para controle e tratamento da dor das listas C1, C2, C4, C5, A1, A2 e A3 a receita de controle especial deve ser utilizada para sua prescrição. Esta deve conter orientações de uso para o paciente e deve ser efetuada por profissional legalmente habilitado (Figura 1).

Já a notificação de receita é o documento padronizado destinado à notificação da prescrição de medicamentos das listas: A1, A2 e A3 – notificação de receita tipo A –, entorpecentes e psicotrópicos, na cor amarela; das listas B1 e B2 – notificação de receita tipo B –, psicotrópicos e anorexígenos, na cor azul (Figuras 2 e 3); e das listas C2 e C3 – notificação de receita tipo C –, retinoides de uso sistêmico e imunossupressores, na cor branca, de uso exclusivo da área médica. De importância para notificações de receita em farmacoterapia da dor orofacial temos que preparações, da lista A2, que não excedam 100 mg por unidade posológica de codeína, dextropropoxifeno ou tramadol ou ainda que não excedam 40 mg de oxicodona, da lista A1, ficam sujeitas a prescrição com utilização apenas da Receita de Controle Especial.

Para prescrever o fármaco adequado e ter sucesso na conduta medicamentosa do tratamento da dor orofacial também é importante que se conheça a farmacodinâmica, ou seja o local e o mecanismo de ação do fármaco de escolha, assim como seus efeitos terapêutico e adverso, e também sua farmacocinética, que consiste no percurso específico de cada fármaco no organismo, sendo ele sua absorção, distribuição, metabolismo e excreção. Além disso, é preciso selecionar a forma de apresentação – comprimidos, cápsulas, drágeas, soluções ou suspensões orais – e a via de administração – oral, retal, sublingual, subcutânea, intramuscular ou intravenosa – mais indicadas para cada caso.

RECEITUÁRIO DE CONTROLE ESPECIAL

Identificação do emitente
Nome completo: ______
CRO ______ nº: ______ Especialidade: ______
Endereço: ______
Cidade: ______ UF: ______ CEP: ______
Telefone: ______ E-mail: ______

1ª via – Paciente
2ª via – Farmácia
3ª via – Prontuário

Paciente: *Nome completo*

Endereço: *Endereço residencial*

Prescrição:

Uso interno: *Cabeçalho com forma de uso do medicamento*

Cloridrato de tramadol – 50 mg – 9 comprimidos
Nome do medicamento *Concentração* *Forma farmacêutica*
Quantidade total de medicamento

Tomar 1 comprimido de 8 em 8 horas por até 3 dias

Orientações ao paciente. Intervalo entre as doses, a dose máxima por dia e a duração do tratamento

ANULAR ESPAÇOS NÃO UTILIZADOS

______
Assinatura e carimbo
do cirurgião-dentista

Identificação do Comprador
Nome: ______
Identidade: ______ Org. emissor: ______
Endereço: ______
______
Cidade: ______ UF: ______
Telefone: ______

Identificação do Fornecedor	
______ Assinatura e carimbo do farmacêutico	__/__/__ Data

FIGURA 1 Modelo de receita de controle especial com exemplo de prescrição com as respectivas informações obrigatórias.

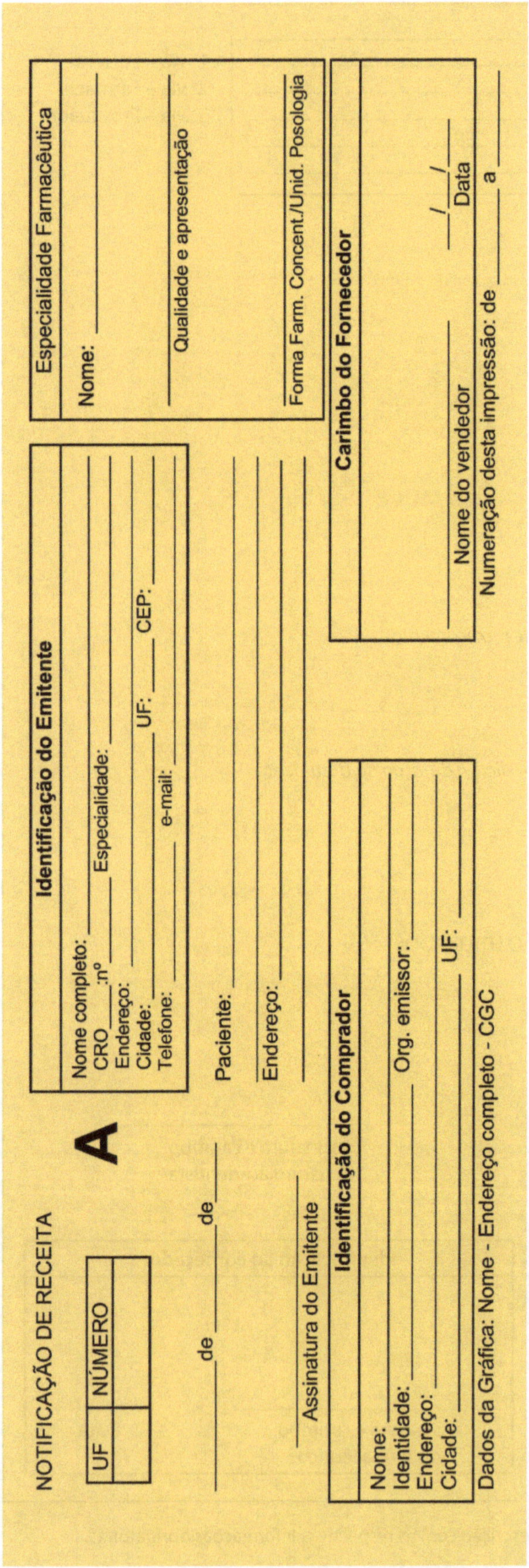

NOTIFICAÇÃO DE RECEITA

UF	NÚMERO

A

______ de ______ de ______

Assinatura do Emitente

Identificação do Emitente

Nome completo: ______
CRO ____ :nº ______ Especialidade: ______
Endereço: ______
Cidade: ______ UF: ______ CEP: ______
Telefone: ______ e-mail: ______

Paciente: ______

Endereço: ______

Especialidade Farmacêutica

Nome: ______

Qualidade e apresentação

Forma Farm. Concent./Unid. Posologia

Identificação do Comprador

Nome: ______
Identidade: ______ Org. emissor: ______
Endereço: ______
Cidade: ______ UF: ______

Carimbo do Fornecedor

Nome do vendedor ______ __/__/__ Data

Dados da Gráfica: Nome - Endereço completo - CGC

Numeração desta impressão: de ______ a ______

FIGURA 2 Modelo de notificação de receita tipo A.

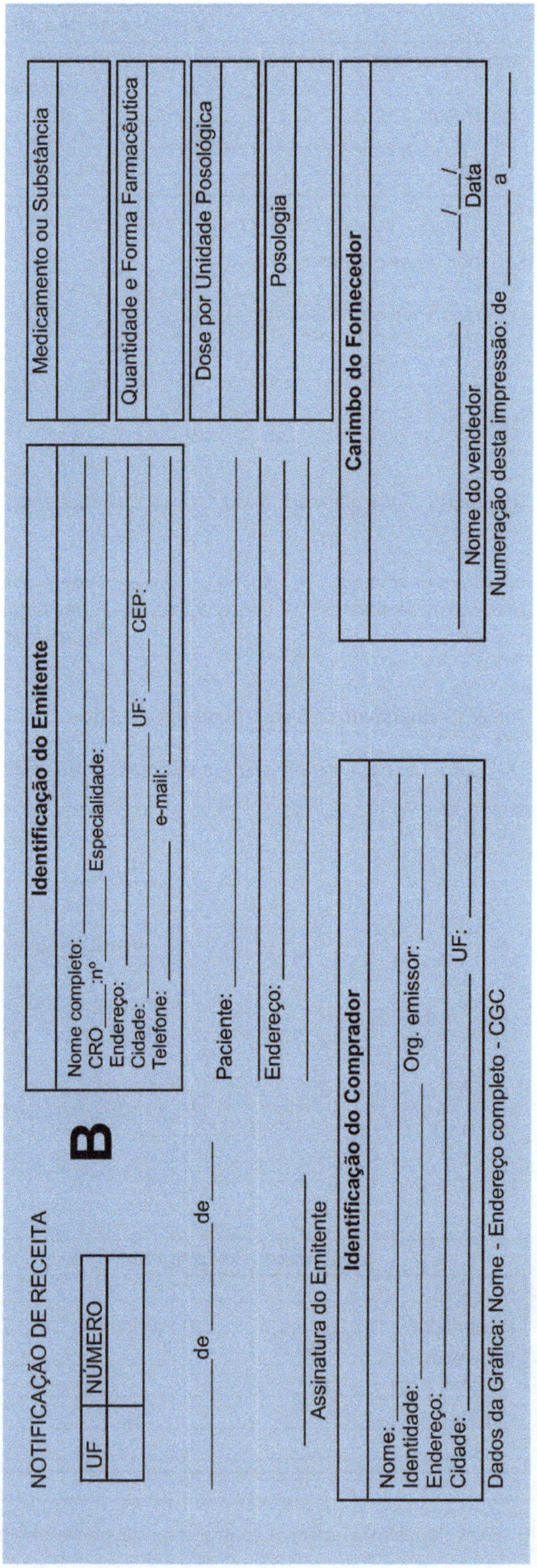

NOTIFICAÇÃO DE RECEITA

UF	NÚMERO

B

______ de ______ de ______

Assinatura do Emitente

Identificação do Emitente

Nome completo: ______
CRO ____ :nº ______ Especialidade: ______
Endereço: ______
Cidade: ______ UF: ______ CEP: ______
Telefone: ______ e-mail: ______

Paciente: ______

Endereço: ______

Medicamento ou Substância

Quantidade e Forma Farmacêutica

Dose por Unidade Posológica

Posologia

Identificação do Comprador

Nome: ______
Identidade: ______ Org. emissor: ______
Endereço: ______
Cidade: ______ UF: ______

Carimbo do Fornecedor

Nome do vendedor ______ __/__/__ Data

Dados da Gráfica: Nome - Endereço completo - CGC

Numeração desta impressão: de ______ a ______

FIGURA 3 Modelo de notificação de receita tipo B.

Neste capítulo serão descritas as principais características das classes dos fármacos mais utilizados no tratamento da dor orofacial. Esses fármacos podem ser utilizados no tratamento da fisiopatologia da dor de origem nociceptiva, neuropática ou psicogênica. Lembrando que um fármaco pode apresentar efeitos terapêuticos amplos com propriedades analgésica, anti-inflamatória, antipirética, ou ainda um medicamento pode ser a associação de duas ou mais substâncias com propriedades diferentes, o que pode beneficiar a conduta medicamentosa proposta.

ANALGÉSICOS

Analgésicos de ação periférica

A hiperalgesia ou dor nociceptiva tem origem pelo estímulo térmico, mecânico ou químico das terminações nervosas livres, ou nociceptores, e os analgésicos e anti-inflamatórios são indicados para seu tratamento. Os analgésicos de ação periférica têm mecanismo de ação pelo bloqueio das alterações na membrana de terminações nervosas livres, inibindo assim a deflagração de potenciais de ação, que, quando transmitidos ao córtex cerebral, são interpretados como dor. Os analgésicos de ação periférica também pertencem ao grupo dos anti-inflamatórios não esteroidais.

Os analgésicos de ação periférica são indicados no tratamento da dor de origem nociceptiva de uso eventual. Os principais medicamentos que representam essa classe são o metamizol, dipirona, e o acetaminofeno, paracetamol (Quadro 1). Ambos possuem efeito antipirético. O uso de dipirona deve ser evitado em pacientes com histórico de anemia ou leucopenia, pelo risco de agranulocitose, e o paracetamol pode ser hepatotóxico quando administrado em doses elevadas, maiores que a dose diária máxima recomendada, ou ainda em pacientes com histórico de alterações hepáticas. O paracetamol apresenta também propriedades anti-inflamatórias, atuando preferencialmente no sistema nervoso central, inibindo a cicloxigenase 3 (COX 3), considerada uma variante da COX 1, inibindo a conversão do ácido araquidônico em prostaglandinas. Também, não promove a ulceração gástrica que pode ocorrer com o emprego da aspirina. Normalmente, para os casos de dor articular nas disfunções intra-articulares e de dor muscular nas dores miofasciais, com histórico de dias ou mesmo semanas, não prescrevemos esses tipos de analgésicos, considerando o quadro apresentado e o uso prévio desses medicamentos pelo paciente, recomendando os anti-inflamatórios não esteroidais ou os analgésicos de ação central.

Analgésicos de ação central

A estimulação local dos nociceptores provoca a resposta dolorosa, entretanto este não é o único evento resultante da alteração no sistema nervoso central. A sensibilização central também implica alterações dos impulsos nervosos periféricos, na liberação de neurotransmissores específicos e consequente ativação enzimática, entre elas as cicloxigenases e a fosfolipase A2, além da estimulação de proto-oncogenes envolvidos na formação de endorfinas, encefalinas e dinorfinas, que são substâncias algogênicas e antinociceptivas envolvidas na redução da hiperalgesia e nas respostas neuroendócrinas e emocionais à dor.

Os analgésicos de ação central, ou opioides, são derivados sintéticos e alcaloides naturais do ópio que se ligam a receptores neuronais específicos ativando as vias descendentes antinociceptivas do sistema nervoso central. Eles são indicados para o tratamento da dor aguda, moderada a intensa, associada a traumatismo ou a pós-operatório de procedimento cirúrgico. Apresentam efeito terapêutico maior se associado a um anti-inflamatório não esteroidal. Os mais utilizados para o tratamento da dor orofacial são o cloridrato de tramadol (Tramal®), a codeína associada ao paracetamol (Tylex®) e a oxicodona (Oxycontin®) (Quadro 2). A codeína é mais utilizada

QUADRO 1 Nomes genéricos, posologia por dose, forma de apresentação para administração via oral, dose máxima diária recomendada e intervalos entre as doses, para adultos, dos analgésicos de ação periférica mais empregados no tratamento da dor orofacial

Analgésico	Posologia/dose	Forma de apresentação	Dose máxima diária	Intervalo entre as doses
Dipirona	500 mg a 1 g	Comprimidos	6.000 mg	4-6 horas
Paracetamol	500-750 mg	Comprimidos	4.000 mg	6-8 horas

QUADRO 2 Nomes genéricos, posologia por dose, forma de apresentação para administração via oral, dose máxima diária recomendada e intervalos entre as doses, para adultos, dos analgésicos de ação central mais empregados no tratamento da dor orofacial

Analgésico	Posologia/dose	Forma de apresentação	Dose máxima diária	Intervalo entre as doses
Tramadol	50 mg	Comprimidos	400 mg	4-8 horas
Paracetamol/codeína	500/30 mg	Comprimidos	240 mg de codeína 4.000 mg de paracetamol	4-8 horas

em associação com analgésicos não opioides no controle da dor, reduzindo a necessidade de opioide necessária para este fim. Vale ressaltar que sobre as doses recomendadas da associação codeína-paracetamol, que podem ser de 4-8 horas, uma opção melhor para evitar dependência e efeitos adversos seria manter a cada 8 horas com a alternativa de um comprimido de dipirona nos intervalos, se necessário. A posologia para o tratamento com analgésicos de ação central, entre os citados especialmente a oxicodona, deve ser individualizada, e o tratamento deve ser iniciado com doses baixas, administradas a intervalos fixos e adaptadas a cada caso.

Os analgésicos opioides podem causar restrição nas atividades dos pacientes, pois, durante o tratamento, o paciente não deve dirigir veículos ou operar máquinas, considerando que sua habilidade e atenção podem estar prejudicadas. Os principais efeitos adversos que podem ocorrer são depressão respiratória (risco somente em doses elevadas), constipação (uso contínuo), distúrbios do sistema nervoso central, tolerância e dependência química (sobretudo em terapias de longa duração). Vale lembrar que a duração do uso desses analgésicos deve ser restrita à reversão do quadro álgico e à tomada de outras medidas de tratamento, por exemplo, a instalação de placas interoclusais.

ANTI-INFLAMATÓRIOS

Anti-inflamatórios esteroidais

Diversas substâncias químicas podem sensibilizar os nociceptores, entre elas acetilcolina, bradicinina, histamina, serotonina, fatores de necrose tumoral (TNF-alfa), monofosfato cíclico de adenosina (AMPc), leucotrienos, tromboxanos e prostaglandinas. Quando um estímulo provoca a lesão tecidual, inicia-se a cadeia do processo inflamatório. A fosfolipase A2 age sobre os fosfolipídios das membranas celulares lesadas liberando ácido araquidônico no meio extracelular, o que desencadeia a ação das cicloxigenases, liberando os mediadores químicos prostaglandinas, tromboxanos e prostaciclinas, e das lipoxigenases, provocando a produção de leucotrienos (Figura 4).

Os anti-inflamatórios esteroidais, ou corticosteroides, são análogos sintéticos dos glicocorticoides naturais, secretados pelo córtex cerebral e pelas suprarrenais, que são hormônios mediadores de diversos processos fisiológicos. O mecanismo de ação do fármaco é o bloqueio da formação do ácido araquidônico pela inibição da fosfolipase A2. Deve-se evitar sua utilização por tempo prolongado para evitar alterações fisiológicas danosas e reações adversas ao paciente como supressão adrenal e hipofisária, depressão imunorreguladora ou alteração na biossíntese de várias proteínas. São efeitos adversos dos anti-inflamatórios esteroidais arritmias cardíacas, hipertensão arterial, tromboembolismo, hiperglicemia, pancreatite, fraqueza, osteoporose, entre outros.

As indicações para o tratamento farmacológico com utilização de anti-inflamatórios esteroidais são presença de dor intensa não remissiva na articulação temporomandibular, processo inflamatório intra-articular representado por edema pré-auricular e dor articular, inflamação local associada a poliartrite, na prevenção da dor no pré ou pós-operatório de cirurgia bucomaxilofacial

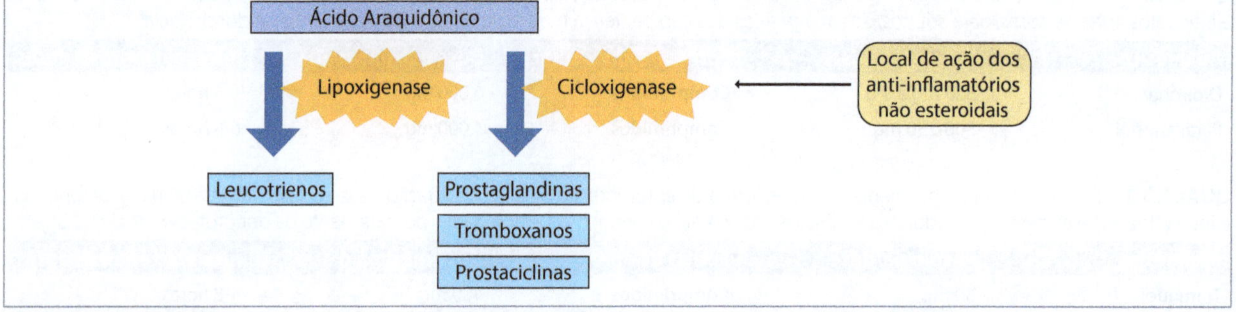

FIGURA 4 Representação gráfica dos locais de ação dos anti-inflamatórios esteroidais e não esteroidais na cadeia do processo inflamatório após lesão tecidual.

e como coadjuvante nas técnicas de fonoforese e iontoforese. Também são utilizados na irrigação da cavidade da articulação temporomandibular por artrocentese. Vale ressaltar que estes não representam uma primeira opção nos quadros inflamatórios da ATM, sendo mais prescritos os anti-inflamatórios não esteroidais. Os medicamentos mais utilizados da classe para o tratamento das disfunções intra-articulares com quadros inflamatórios são a prednisolona (Meticorten®, prednisona), a dexametasona (Decadron®) e a betametasona (Celestone®). A dose, posologia, intervalos entre as doses, forma de apresentação e via de administração empregados nesses casos devem ser decididos individualmente de acordo com as características do paciente e do caso clínico. Normalmente são utilizados por alguns dias, com vistas à regressão do quadro apresentado. Quando existe a necessidade de tratamento com anti-inflamatórios esteroidais por período prolongado, é fundamental que ao final da farmacoterapia seja realizada uma redução controlada e progressiva da dose do medicamento para não causar danos à homeostasia do paciente.

Anti-inflamatórios não esteroidais

As cicloxigenases (COX) convertem o ácido araquidônico liberando prostaglandinas, tromboxanos e prostaciclinas. Das isoformas COX-1 e COX-2 sabe-se que, enquanto a COX-2 é expressa em condições patológicas em que libera mediadores químicos da dor, inflamação e febre, a COX-1 é responsável pela liberação de mediadores químicos envolvidos na homeostase, como citoproteção da mucosa gástrica, homeostasia da função renal e controles da temperatura corporal, da motilidade intestinal, do tônus do miométrio e da função plaquetária.

O mecanismo de ação dos anti-inflamatórios não esteroidais (Aine) é a inibição das cicloxigenases. Os efeitos benéficos dos Aine estão associados à inibição da COX-2, enquanto seus efeitos secundários estão ligados à inibição da COX-1. O efeito terapêutico ideal de um fármaco é alcançado quando ele é suficiente para eliminar sinais e sintomas de uma condição patológica sem causar alterações das funções fisiológicas ao paciente. Diante disso, dentro da classe dos Aine estão também incluídos os inibidores seletivos da COX-2 que não interferem na homeostasia regulada pela secreção de mediadores químicos resultantes da ação da COX-1.

As indicações para utilização de Aine são para o tratamento de sinovite, capsulite, osteoartrite e dor musculoesquelética. Os principais Aine utilizados para o tratamento da dor orofacial estão apresentados no Quadro 3. As reações adversas provocadas são distúrbios gastrointestinais, presença de zumbido, vertigem e complicações renais. Os salicilatos apresentam ação antiagregante plaquetária, além das propriedades anti-inflamatórias e analgésicas que não são muito eficazes, levando ao aumento no tempo de sangramento, sendo contraindicados para utilização na prescrição pós-operatória cirúrgica. É importante ressaltar que os Aine devem ser mantidos por poucos dias, de acordo com a melhora do quadro, seguidos pela adoção de outras medidas, como o emprego de placas interoclusais. Também é válido lembrar que certos pacientes com disfunções temporomandibulares de longa duração apresentam alterações psicossomáticas e históricos de gastrite. Nesse caso deverão ser utilizados os Aine inibidores seletivos da COX-2, como o celecoxibe e o etoricoxibe.

RELAXANTES MUSCULARES

Sinapse é o local de ligação entre neurônios ou entre um neurônio e o tecido muscular, nesse caso também conhecida como placa motora. O impulso nervoso resultante do sistema nervoso central de um neurônio motor causa a liberação de neurotransmissores na região da fenda sináptica, sendo o principal deles, na placa motora, a acetilcolina. Esses neurotransmissores se ligam

QUADRO 3 Nomes genéricos, posologia por dose, forma de apresentação para administração via oral, dose máxima diária recomendada e intervalos entre as doses, para adultos, dos anti-inflamatórios não esteroidais mais empregados no tratamento da dor orofacial

Anti-inflamatório	Posologia/dose	Forma de apresentação	Dose máxima diária	Intervalo entre as doses
Salicilatos	500 mg	Comprimidos	4.000 mg	4-8 horas
Ibuprofeno	400-600 mg	Cápsulas	3.200 mg	8-12 horas
Diclofenaco de sódio	50 mg	Comprimidos	150 mg	8-12 horas
Diclofenaco de potássio	50 mg	Comprimidos	150 mg	8-12 horas
Piroxicam	20 mg	Cápsulas	40 mg	24 horas
Meloxicam	15 mg	Comprimidos	15 mg	24 horas
Cetoprofeno	50 mg	Cápsulas	300 mg	8-12 horas
Celecoxibe	100-200 mg	Cápsulas	400 mg	12-24 horas
Etoricoxibe	60-90 mg	Comprimidos	90 mg	24 horas

aos receptores nicotínicos presentes nas junções neuromusculares, promovendo alterações que resultam na contração muscular (Figura 5).

Alterações na recepção de neurotransmissores resultantes de impulsos nervosos dos neurônios motores, nos músculos do sistema estomatognático e da cintura escapular podem causar dor miofascial. Esta pode ser causada por espasmos musculares com pontos-gatilho miofasciais. O espasmo muscular é a contração muscular involuntária, súbita e anormal, geralmente acompanhada por dor, e os pontos-gatilho são áreas, localizadas nos músculos, altamente sensíveis à palpação que, ao serem estimuladas, podem gerar dor local ou referida. A dor miofascial também pode ser causada por esforços repetitivos e pelo processo inflamatório muscular, sendo sua ocorrência mais rara estando associada a doenças autoimunes.

O mecanismo de ação dos relaxantes musculares pode ser por ação central, diminuindo a corrente tônica dos impulsos nervosos aos músculos esqueléticos estriados, e por ação periférica, bloqueando a transmissão sináptica na junção neuromuscular. São indicados para o tratamento de dor musculoesquelética aguda, dor associada a espasmo e espasticidade secundária a lesão no sistema nervoso central. Quando precisamos utilizar farmacoterapia com relaxantes musculares para o tratamento da dor miofascial os principais utilizados são a tizanidina (Sirdalud®) (2-4 mg, 3 vezes ao dia), a ciclobenzaprina (Miosan®), o tiocolchicosido (Coltrax®), o carisoprodol (Tandrilax® – associado a cafeína, diclofenaco sódico e paracetamol) e a orfenadrina (Dorflex® – associado a dipirona e cafeína). Aconselha-se individualizar a posologia do relaxante muscular, adaptando-a ao quadro clínico, bem como a idade do paciente e a suas condições gerais. Seus possíveis efeitos adversos são sedação, vertigens e cefaleia. A ação efetiva dos relaxantes musculares é verificada nos primeiros dias de sua utilização, sendo mantidos até a melhora clínica do quadro apresentado.

ANTICONVULSIVANTES

Neuralgia significa a ocorrência de dor intensa no curso ou distribuição de um nervo sensitivo ou misto, sem alterações estruturais demonstráveis. Trata-se da manifestação de dor neuropática que é decorrente de uma anormalidade estrutural do sistema nervoso periférico ou central. Um pequeno número de casos de neuralgias do trigêmeo pode ser da forma sintomática, ou seja, decorrente de alguma lesão patológica. Estes apresentam outros sintomas na ausência de dor e podem ser decorrentes de lesões intracranianas.

O mecanismo de ação dos anticonvulsivantes, ou antiepiléticos, está relacionado à inativação dos canais de sódio nas membranas neuronais, reduzindo as correntes induzidas por transporte de sódio e potássio.

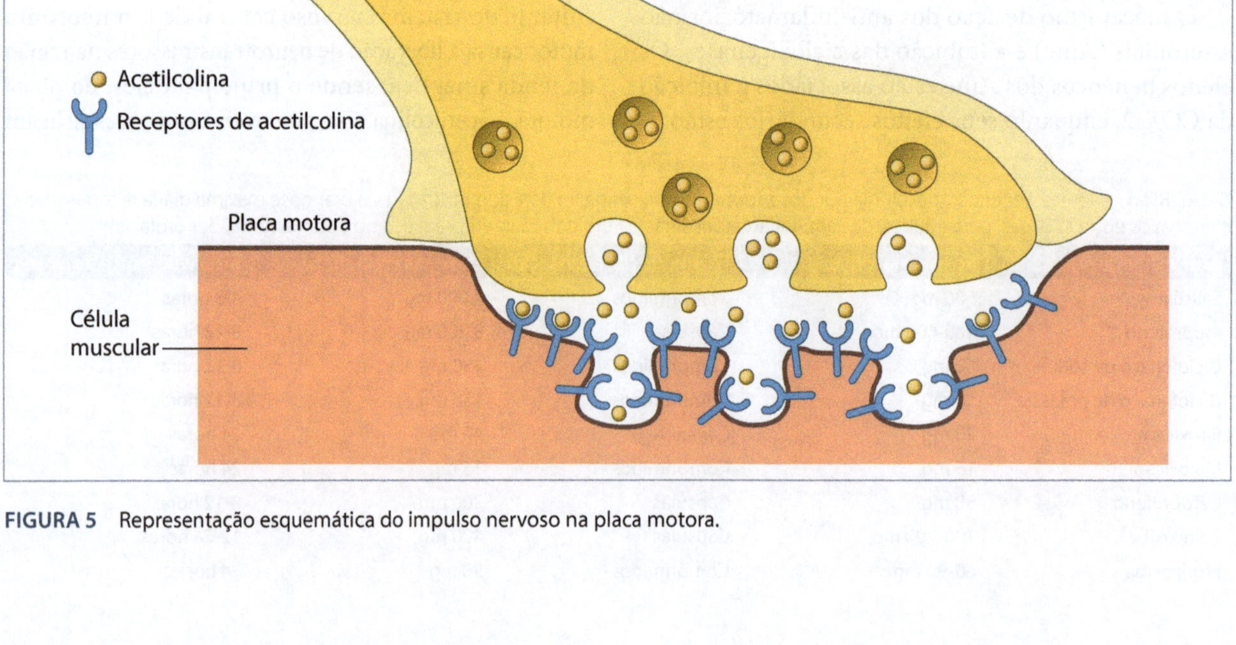

FIGURA 5 Representação esquemática do impulso nervoso na placa motora.

Também, à potencialização de ação do ácido gama-aminobutírico (Gaba), um importante neurotransmissor inibidor do sistema nervoso central, e à inativação dos receptores de glutamato, outro importante neurotransmissor excitatório do sistema nervoso central. Resultam assim na depressão dos arcos reflexos pós-sinápticos na medula espinhal, suprimindo disparos repetitivos neuronais e, consequentemente, inibindo a sensação de dor. Embora esses fármacos sejam muito eficazes na resolução da dor, não abordam a causa da neuralgia que deve ser investigada.

A primeira opção entre os anticonvulsivantes para o tratamento farmacológico da dor orofacial de origem neuropática é a carbamazepina (Tegretol®). Sua posologia deve ser individualizada para cada paciente, sendo a dose inicial de 200-400 mg/dia, e deve ser elevada lentamente até a obtenção do alívio da dor (normalmente 200 mg, 3-4 vezes ao dia), não ultrapassando a dose máxima diária de 1.200 mg. A dosagem deve, então, ser reduzida gradualmente para o menor nível de manutenção possível. Existem outros anticonvulsivantes que também podem ser utilizados, sendo suas doses tituladas e individualizadas para cada caso clínico, como a oxcarbazepina (Trileptal®, 600-1.800 mg/dia), a gabapentina (600 mg, 3 vezes ao dia, até o máximo de 1.800 mg por dia), a fenitoína (Dilantin®), a pregabalina e o valproato de sódio.

As possíveis reações adversas da utilização de anticonvulsivantes, principalmente por períodos prolongados, são sedação, vertigem, visão turva, ataxia, sonolência e ganho de peso, além de risco de anemia, leucopenia, trombocitopenia e agranulocitose. Os níveis terapêuticos devem ser seguidos para evitar eventos adversos, assim como a realização de exames hematológicos para controle e o acompanhamento dos níveis séricos das drogas durante o tratamento. Não devem ser utilizados em pacientes com uso de antidepressivos denominados inibidores da monoaminoxidase (IMAO). Sua utilização em usuárias de hormônio contraceptivo pode tornar o contraceptivo ineficaz, devendo ser orientadas. Vale ressaltar que muitos casos de neuralgias deverão ser acompanhados por especialista em neurologia, considerando que são quadros de difícil remissão e requerem controle prolongado, inclusive no acompanhamento de reações adversas.

ANSIOLÍTICOS

A ansiedade, estresse ou nervosismo é um sentimento vago e desagradável de medo, apreensão, caracterizado por tensão ou desconforto. É um estado emocional que pode se tornar patológico quando é exagerado, de longa duração ou desproporcional em relação ao estímulo psicológico. A ansiedade pode causar alterações fisiológicas importantes e também pode estar relacionada a dor orofacial. Como a dor é causada por fatores físicos, químicos e condições comportamentais psicológicas, a avaliação comportamental e psicossocial do paciente é importante e necessária. Vale ressaltar que pacientes ansiosos apresentam baixo limiar da dor.

A dor de origem psicogênica deve ser considerada quando forem descartadas todas as outras possibilidades de causas de dor, seja de origem nociceptiva ou neuropática. Seu diagnóstico é baseado em questionários e escalas de graduação de dor, específicas para dor crônica, que avaliam a qualidade de vida do paciente. E tanto o diagnóstico definitivo quanto o tratamento devem ser multiprofissionais, envolvendo médicos, cirurgiões bucomaxilofaciais, psicólogos e psiquiatras.

O mecanismo de ação dos ansiolíticos é pela inibição do sistema de neurotransmissão no sistema nervoso central. Com isso os ansiolíticos não apresentam propriedades analgésicas, mas ajudam o paciente a lidar com a dor e têm ação indireta no relaxamento muscular com efeitos da tensão emocional nos músculos. Na dose adequada para o tratamento da dor orofacial ansiolítico atinge-se o nível de sedação mínima, ou ansiólise, que é um estado de sedação em que o paciente responde ao comando verbal, e a função cognitiva e a coordenação motora podem estar comprometidas, entretanto as funções cardiovascular e respiratória não apresentam comprometimento. Com doses mais elevadas do medicamento ou com interação medicamentosa, com álcool, por exemplo, pode-se atingir níveis mais profundos de sedação com risco de hipoventilação, hipóxia ou hipotensão.

Os ansiolíticos são indicados para o tratamento da dor orofacial nos casos de espasmo muscular, briquismo, ansiedade e estresse, com implicações em disfunções do sistema estomatognático, assim como no tratamento da neuralgia do trigêmeo.

São exemplos de ansiolíticos que podemos utilizar como auxiliar no tratamento da dor orofacial diazepam (Valium®), clonazepam (Rivotril®), lorazepam (Lorax® – primeira escolha entre os ansiolíticos para pacientes idosos), midazolam (Dormonid® – também apresenta ação hipnótica, induzindo ao sono) e alprazolam (Frontal®). Eles possuem baixo custo e uma boa margem de segurança com eficácia clínica em sua dose. São contraindicados para o tratamento por longos períodos pela inibição da liberação de serotonina, que pode causar depressão e diminuição da percepção da dor, que, por sua vez, também é um mecanismo de defesa do corpo humano. As possíveis reações adversas dos ansiolíticos são amnésia retrógrada, sonolência, confusão mental, ataxia, depressão, diplopia, alterações na libido, falta de coordenação motora e restrição nas atividades diárias dos pacientes como operação de máquinas perigosas ou direção de veículos automotores. Devem ser mantidos por cerca de 4-6 semanas, quando se pode avaliar seu efeito tranquilizante e de relaxamento muscular. Há risco de dependência nos tratamentos prolongados. São contraindicados em pacientes usuários de álcool.

ANTIDEPRESSIVOS

Os antidepressivos são indicados para o tratamento da dor crônica, cefaleia tipo tensional, disfunções musculoesqueléticas crônicas, como a dor miofascial e a fibromialgia, e algumas dores de origem neuropática, como as odontalgias atípicas, a neuralgia pós-herpética, a neuralgia traumática do trigêmeo e a dor neuropática diabética. A utilização desses fármacos no tratamento da dor orofacial é realizada em doses mais baixas que as usuais do tratamento da depressão. Eles são classificados em três categorias principais: os antidepressivos tricíclicos, os inibidores seletivos da recaptação de serotonina e noradrenalina e os inibidores da monoaminoxidase. Os antidepressivos tricíclicos são os mais comumente prescritos para o tratamento da dor orofacial, seguidos dos inibidores seletivos da recaptação de serotonina e noradrenalina. Os inibidores da monoaminoxidase são pouco utilizados no tratamento da dor.

O bloqueio da recaptação de neurotransmissores como a serotonina e a noradrenalina está intimamente ligado ao mecanismo endógeno de modulação da dor. Os antidepressivos tricíclicos boqueiam a recaptação de serotonina e noradrenalina e também são responsáveis pelo bloqueio da recaptação de neurotransmissores adrenérgicos e colinérgicos e de receptores de histamina, além do bloqueio da ação de enzimas envolvidas na cadeia da inflamação e na atuação como estabilizadores de membrana e seus efeitos trans-sinápticos consequentes, justificando sua maior eficácia na ação relaxante muscular e analgésica.

O aumento ou a redução da dose diária do medicamento deve ser determinado individualmente de acordo com o caso clínico. A administração deve ser preferencialmente no período noturno, pois o medicamento pode comprometer o estado de alerta em alguns pacientes, por isso se deve evitar dirigir automóveis e outras atividades, como operar máquinas, devido à possibilidade de diminuição das habilidades físicas e/ou mentais.

Os principais antidepressivos utilizados para o tratamento da dor orofacial são amitriptilina (Tryptanol®), nortriptilina (Pamelor®), imipramina (Tofranil®) (tricíclicos), fluoxetina (Prozac®) e escitalopram (Esc®) (inibidores seletivos da recaptação de serotonina) (Quadro 4). Doses baixas produzem analgesia, mas não alteram o humor e melhoram a qualidade do sono. Deve-se iniciar o tratamento com uma dose baixa do fármaco, que poderá ser aumentada gradualmente até atingir o efeito desejado de analgesia. Vale ressaltar que a dose terapêutica atinge o nível após 7 dias de uso, em média. A utilização da amitriptilina em doses baixas e como tratamento de suporte na dor crônica em disfunções temporomandibulares é capaz de reduzir as queixas de dor e desconforto. Entretanto, seu emprego é mais eficiente em períodos curtos, de algumas semanas, do que em períodos longos, de 1 ano, por exemplo, indicando a necessidade de outros procedimentos específicos, como a utilização da placa interoclusal e de recursos específicos no plano de tratamento. É aconselhável o tratamento multiprofissional quando existe suspeita de depressão associada à dor crônica ou ainda quando a dose necessária para o tratamento da dor atingir efeito antidepressivo. As possíveis reações adversas relacionadas à utilização de antidepressivos são xerostomia, constipação, visão turva, retenção urinária, hipotensão, taquicardia compensatória, ganho de peso, respostas alérgicas e sedação. Os antidepressivos tricíclicos não devem ser utilizados em pacientes com uso de antidepressivos denominados inibidores da monoaminoxidase (IMAO).

CONSIDERAÇÕES FINAIS

O uso racional de medicamentos preconiza que o tratamento farmacológico proposto ao paciente deve ser em doses adequadas a suas necessidades individuais, por um período adequado, ao menor custo possível. Evidências apontam sucesso no tratamento farmacológico da dor orofacial também com a utilização da injeção de toxina botulínica do tipo A e na utilização de anestésicos como a cetamina ou a lidocaína e até no emprego de placebo, assim como no tratamento não farmacológico, com a realização de acupuntura, orientação psicológica e fisioterapia. O diagnóstico e o tratamento da dor orofacial podem necessitar de atuação multiprofissional, envolvendo cirurgiões-dentistas, médicos, fisioterapeutas e psicólogos, para elaboração do plano de tratamento adequado, seja ele farmacológico ou não.

QUADRO 4 Nomes genéricos, posologia por dose, forma de apresentação para administração via oral, dose máxima diária recomendada e intervalos entre as doses, para adultos, dos antidepressivos tricíclicos e inibidores seletivos da recaptação de serotonina mais empregados no tratamento da dor orofacial

Antidepressivo	Posologia/dose	Forma de apresentação	Dose máxima diária	Intervalo entre as doses
Triciclico				
Amitriptilina	10-150 mg	Comprimidos	300 mg	24 horas
Imipramina	25-75 mg	Comprimidos	300 mg	24 horas
Inibidores seletivos da recaptação de serotonina				
Escitalopram	10-20 mg	Comprimidos	20 mg	24 horas
Fluoxetina	20 mg	Comprimidos	80 mg	24 horas

REFERÊNCIAS BIBLIOGRÁFICAS

1. Brasil. Ministério da Saúde. Agência Nacional de Vigilância Sanitária. Portaria n. 344, de 12 de maio de 1998. Aprova o Regulamento Técnico sobre substâncias e medicamentos sujeitos a controle especial. Disponível em: http://bvsms.saude.gov.br/bvs/saudelegis/svs/1998/prt0344_12_05_1998_rep.html. Acesso em: 24 fev. 2019.
2. Andrade ED. Terapêutica medicamentosa em odontologia. 3. ed. São Paulo: Artes Médicas; 2014.
3. Craig CR, Stitzel RE. Farmacologia moderna com aplicações clínicas. Rio de Janeiro: Guanabara Koogan; 2005.
4. Andersohn F, Konzen C, Garbe E. Systematic review: agranulocytosis induced by nonchemotherapy drugs. Ann Intern Med. 2007; 146(9):657-65.
5. Jaeschke H1, Gores GJ, Cederbaum AI, Hinson JA, Pessayre D, Lemasters JJ. Mechanisms of hepatotoxicity. Toxicol Sci. 2002;65(2):166-76.
6. Rocha AP, Kraychete DC, Lemonica L, de Carvalho LR, de Barros GA, Garcia JB, et al. Pain: current aspects on peripheral and central sensitization. Rev Bras Anestesiol. 2007;57(1):94-105.
7. Teixeira MJ, Valle JBS, Teixeira WGJ. Tratamento farmacológico da dor. In: de Siqueira JTT, Teixeira MJ et al. Dores orofaciais: diagnóstico e tratamento. São Paulo: Artes Médicas; 2012.
8. Cairns BE. Pathophysiology of TMD pain: basic mechanisms and their implications for pharmacotherapy. J Oral Rehabil. 2010;37(6):391-410.
9. Dionne RA, Berthold CW. Therapeutic uses of non-steroidal anti-inflammatory drugs in dentistry. Crit Rev Oral Biol Med. 2001;12(4):315-30.
10. Borg-Stein J, Simons DG. Focused review: myofascial pain. Arch Phys Med Rehabil. 2002;83(3 Suppl 1):S40-7, S48-9.
11. Halpern L, Willis P. Orofacial pain: pharmacologic paradigms for therapeutic intervention. Dent Clin North Am. 2016;60(2):381-405.
12. Okeson JP. The classification of orofacial pains. Oral Maxillofac Surg Clin North Am. 2008;20(2):133-44.
13. Schiffman E, Ohrbach R, Truelove E, Look J, Anderson G, Goulet JP, et al. Diagnostic criteria for temporomandibular disorders (DC/TMD) for clinical and research applications: Recommendations of the International RDC/TMD Consortium Network and Orofacial Pain Special Interest Group. J Oral Facial Pain Headache. 2014; 28:6-27.
14. Practice Guidelines for Moderate Procedural Sedation and Analgesia 2018: a report by the American Society of Anesthesiologists Task Force on Moderate Procedural Sedation and Analgesia, the American Association of Oral and Maxillofacial Surgeons, American College of Radiology, American Dental Association, American Society of Dentist Anesthesiologists, and Society of Interventional Radiology. Anesthesiology. 2018;128(3):437-79.
15. Plesh O, Curtis D, Levine J, McCall WD Jr. Amitriptyline treatment of chronic pain in patients with temporomandibular disorders. J Oral Rehabil. 2000;27(10):834-41.
16. Rizzatti-Barbosa CM, Nogueira MT, de Andrade ED, Ambrosano GM, de Barbosa JR. Clinical evaluation of amitriptyline for the control of chronic pain caused by temporomandibular joint disorders. Cranio. 2003;21(3):221-5.

CAPÍTULO 20

Placas interoclusais

Lucimar Rodrigues
João Gualberto de Cerqueira Luz

CONCEITO

A placa interoclusal é um dispositivo intraoral, removível, geralmente confeccionado em acrílico, que recobre as superfícies oclusais dos dentes do arco superior ou inferior, proporcionado um contato bilateral simultâneo com o arco antagonista. Tem efeitos terapêuticos nas disfunções temporomandibulares e nos hábitos deletérios como o briquismo.

SINONÍMIA

Optamos pelo termo placa interoclusal, que é um descritivo genérico, mas não limitado desse dispositivo. Outros termos têm sido utilizados, em uma tentativa de correlacioná-los a sua função, sendo, portanto, incompletos. Esses termos são: placa de mordida, placa miorrelaxante, placa neuromiorrelaxante, placa reposicionadora mandibular, protetor noturno, placa oclusal, desprogramador oclusal, protetor noturno, férula oclusal, placa de briquismo, placa de Michigan e placa estabilizadora.

HISTÓRICO

Os aparelhos oclusais foram introduzidos na odontologia há mais de cem anos por Karolyi, em 1901, que preconizou um aparelho feito de vulcanite para tratar piorreia alveolar, pois na época acreditava-se ser provocada por briquismo. Foi utilizado o mesmo material empregado por Gunning em 1862 na confecção de goteiras para tratamento de fraturas mandibulares. Em 1934, Costen preconizou o emprego de placas oclusais para o aumento da dimensão vertical no tratamento das disfunções temporomandibulares.[1]

Por muito tempo houve controvérsia entre os autores a respeito do material de confecção das placas interoclusais, sendo flexíveis ou rígidas. O uso de placas rígidas foi considerado mais efetivo no tratamento do briquismo por Posselt e Wolff em 1963. A seguir, vários autores indicaram de modo diverso essas duas formas do dispositivo. Finalmente, em um estudo clássico, em uma comparação entre placas rígidas e flexíveis no tratamento do briquismo, demonstrou-se que a forma rígida foi mais efetiva por ser capaz de reduzir a hiperatividade muscular.[2]

OBJETIVOS

As placas interoclusais têm a finalidade de estabilizar e melhorar a função da articulação temporomandibular (ATM), melhorar a função do sistema motor mastigatório, reduzir a atividade muscular anormal e proteger os dentes do atrito e de cargas traumáticas adversas.[3] Além disso, podem ser utilizadas para promover uma posição articular mais estável e funcional e uma condição oclusal ideal que reorganiza a atividade neuromuscular.[4]

As placas interoclusais têm as seguintes funções:

- Promover o relaxamento muscular.
- Desprogramar a memória neuromuscular feita pela intercuspidação, alterando a posição mandibular.
- Permitir a livre movimentação dos côndilos para restabelecer o eixo de rotação ideal (RC).
- Diminuir compressões intra-articulares.
- Mimetizar a oclusão ideal.

- Reorganizar a atividade neuromuscular, com o aumento dos impulsos periféricos inibitórios do sistema nervoso central (SNC) e a conscientização de nova posição.
- Controlar forças anormais sobre a articulação e sobre os dentes.
- Possibilitar uma posição articular mais estável.
- Criar apoio dentário adequado para a livre movimentação da mandíbula.

Como dispositivo diagnóstico, o aparelho pode ajudar a estabelecer uma relação maxilomandibular confortável e relaxada, sendo um método reversível para testar as respostas musculares e articulares às alterações tanto no posicionamento vertical quanto no horizontal da mandíbula, previamente à estabilização permanente da oclusão, por meio do ajuste oclusal, reabilitação protética ou tratamento ortodôntico. Um exemplo da atuação do aparelho como dispositivo diagnóstico pode ser considerado quando os sintomas aparecem e desaparecem concomitantemente à suspensão de seu uso.[5]

CLASSIFICAÇÃO

As placas interoclusais com superfície oclusal plana são chamadas de placas estabilizadoras e são indicadas para disfunções temporomandibulares de origem muscular e articular, bem como hábitos deletérios como o briquismo, sendo as mais utilizadas. Podem ser confeccionadas nos arcos superiores ou inferiores, com os mesmos efeitos esperados. As placas interoclusais chamadas de reposicionadoras, ou também protrusivas, apresentam superfície oclusal denteada e são montadas em protrusão, sendo indicadas para disfunções articulares, em especial os deslocamentos do disco articular, têm indicação muito restrita e são utilizadas apenas em casos muito específicos.

Outros dispositivos oclusais existem e podem ser utilizados em situações especiais. O *jig* de Lucia, que é descrito como um desprogramador neuromuscular, foi desenvolvido para registro da relação cêntrica.[6] Esse dispositivo é confeccionado em resina acrílica sobre os incisivos superiores e desoclui os dentes posteriores, desprogramando o padrão de atividade neuromuscular e permitindo uma manipulação adequada da mandíbula, possibilitando que os côndilos assumam uma posição ideal na fossa mandibular. É utilizado rotineiramente na montagem dos modelos em articulador em casos assintomáticos. Alguns autores o utilizam no tratamento das disfunções temporomandibulares, mas essa indicação não é ideal, devendo sempre ser utilizada a placa interoclusal com esse fim.

A placa anterior, também conhecida como *front-plateau*, recobre somente as faces incisais de incisivos e caninos superiores e, consequentemente, apresenta contatos apenas com os dentes inferiores anteriores. Alguns profissionais a utilizam no tratamento das disfunções temporomandibulares, mas essa indicação não é ideal, devendo sempre ser utilizada a placa interoclusal com esse fim. Seu uso prolongado pode dar origem a sequelas oclusais, como mordidas abertas. O mesmo raciocínio se aplica à placa posterior, que recobre somente os dentes posteriores e tem contatos apenas com os dentes posteriores inferiores. Seu uso a longo prazo também pode dar origem a sequelas oclusais, com a extrusão de dentes sem contato.

A placa interoclusal pode ser confeccionada de material resiliente, normalmente de silicones, sendo menos resistente e de difícil adaptação pois não permite ajustes. Estudos comparativos com o emprego de placas interoclusais rígidas têm demonstrado menor efetividade desses aparelhos resilientes no tratamento das disfunções temporomandibulares e dos hábitos deletérios. Existem também placas resilientes pré-fabricadas e que são plastificadas sob água quente e adaptadas ao paciente, tendo indicação em casos urgentes. Alguns profissionais indicam que o uso das placas resilientes é mais confortável para os pacientes, o que não é confirmado pela experiência clínica, que mostra conforto no uso de placas rígidas bem ajustadas. Atualmente são indicadas exclusivamente como proteção dos arcos dentais ao trauma na prática de esportes.

Mais recentemente surgiu um dispositivo pré-fabricado chamado de *NTI*, cuja sigla provém de *nociceptive trigeminal inhibition* (inibição nociceptiva trigeminal), que visa proporcionar um modo de suprimir a atividade de alguns músculos elevadores da mandíbula. Apresenta em sua borda incisiva uma protuberância que configura um anteparo. O NTI permite contato com incisivos inferiores um pouco antes da oclusão posterior, o que permite melhor posicionamento condilar durante o fechamento. O dispositivo é adaptado em consultório, com a colocação de resina autopolimerizável diretamente sobre os dentes anteriores superiores do paciente. Sua principal indicação é nas disfunções musculares associadas ao hábito de briquismo.

REQUISITOS

A placa interoclusal deve apresentar o recobrimento de todos os dentes do arco, ter espessura mínima de

1-2 mm e apresentar superfície plana e lisa que permita eliminar a intercuspidação. Deve ser confeccionada de material resistente e reparável e apresentar estética aceitável, o que normalmente é obtido ao ser confeccionada em resina acrílica incolor. Deve apresentar retenção e estabilidade, o que permite ser efetiva. Um critério importante é ter contatos bilaterais simultâneos. Normalmente deve apresentar guias caninas e incisal de desoclusão, sem permitir interferências, havendo casos em que esse item não é necessário a critério clínico. Deve ser confortável, permitindo o uso diário pelo paciente. A escolha do arco no qual será instalada a placa, se superior ou inferior, deve levar em conta aspectos oclusais, ausências dentárias e tipos de próteses que os pacientes utilizam.

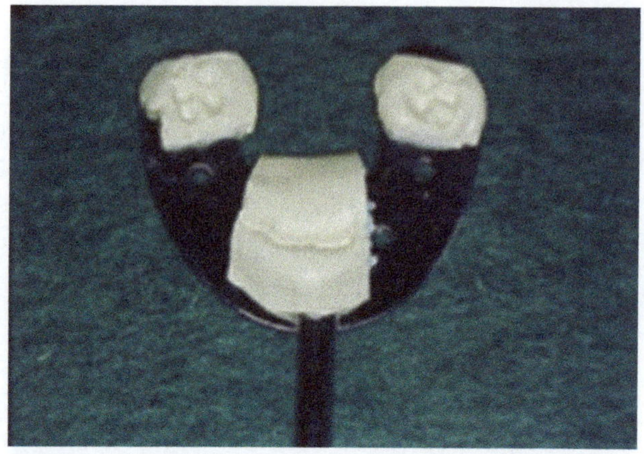

FIGURA 1 Contatos na região anterior e posterior marcados com silicone de condensação sobre o garfo do articulador.

CONFECÇÃO

Obtenção de modelos dos arcos dentais

Inicialmente são feitas moldagens totais dos arcos dentais superior e inferior com alginato e a seguir são confeccionados modelos, com gesso especial na parte dental e gesso comum no restante dos modelos. A moldagem deve ser verificada quanto à presença de bolhas ou deformações, que, se ocorrerem, podem dificultar a adaptação da placa.

Montagem em articulador

A montagem dos modelos em articulador semiajustável é feita de modo padronizado, com angulações predeterminadas. Incialmente se marcam os contatos na região anterior e posterior utilizando silicone de condensação sobre o garfo do articulador (Figura 1). Com o emprego do arco facial do articulador (Figura 2A), obtém-se a distância intercondilar, que pode ser pequena, média ou grande (Figura 2B). A seguir, essa distância é ajustada no articulador. Posteriormente, o articulador terá a trajetória condilar ajustada em 30 graus (Figura 3) e o ângulo de Benett ajustado em 15 graus (Figura 4).

Na montagem dos modelos em articulador deve-se ter como guia o registro intraoral confeccionado com o uso de uma lâmina de cera rosa número 7, dobrada e recortada na forma do arco dental, que a seguir é plastificada (Figura 5). Deve-se obter o maior número possível de contatos no registro em cera, na posição habitual do paciente em máxima intercuspidação, pois a presença de dor e disfunção impedem o registro em relação central.

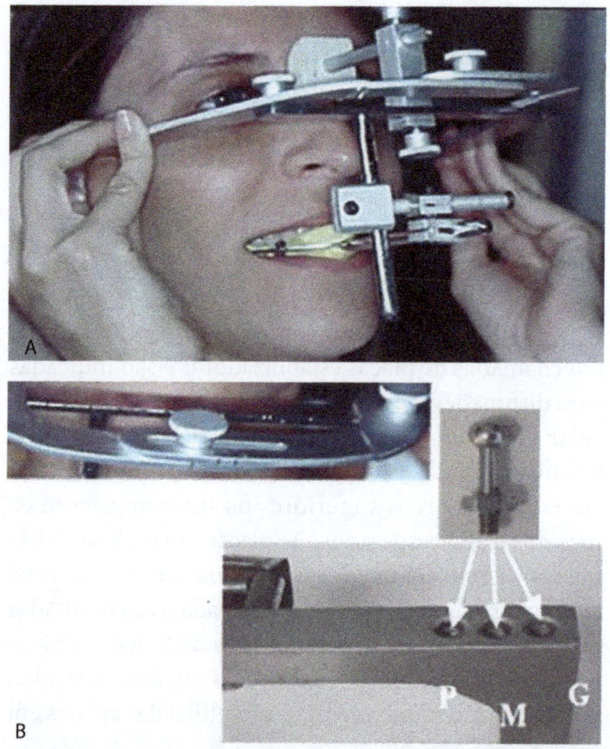

FIGURA 2 Distância intercondilar. A: no arco facial. B: no articulador (P = pequena; M = média; G = grande).

O modelo do arco dental superior é montado no articulador com auxílio do registro do arco facial, sendo fixado com gesso comum. Após a presa do gesso, o registro em cera é posicionado sobre a superfície oclusal dos dentes superiores e o modelo do arco inferior posicionado de encontro ao registro de cera. Então, o modelo inferior é fixado ao articulador de modo que essa montagem configure a reprodução da posição mais próxima da máxima intercuspidação do paciente (Figura 6).

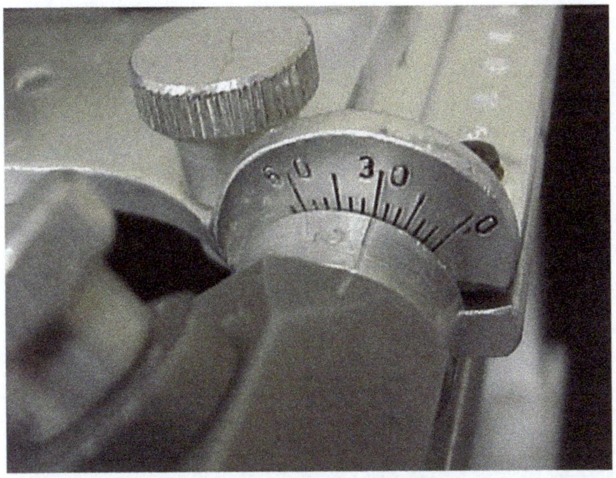

FIGURA 3 Trajetória condilar em 30 graus ajustada no articulador.

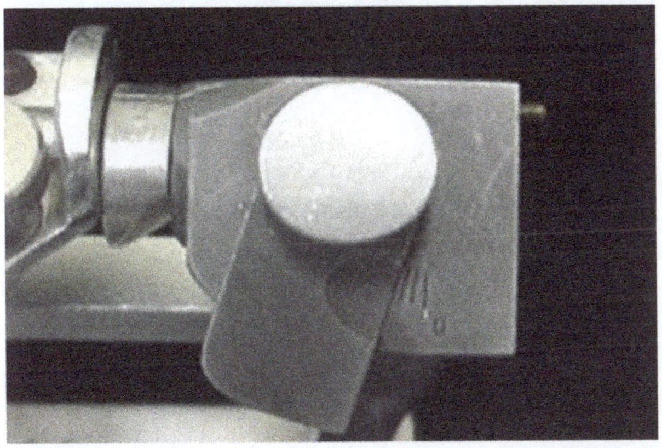

FIGURA 4 Ângulo de Benett em 15 graus ajustado no articulador.

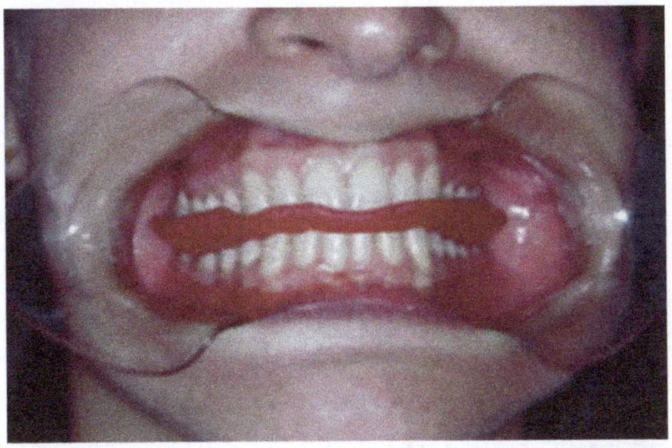

FIGURA 5 Registro intraoral obtido em máxima intercuspidação.

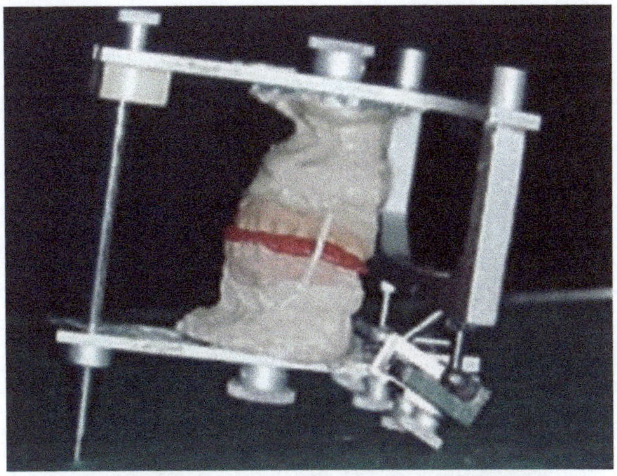

FIGURA 6 Montagem dos modelos em articulador concluída.

Ceroplastia

Inicialmente se deve delimitar no modelo superior ou inferior, no qual será feita a placa, em 2 mm abaixo da incisal (Figura 7). A seguir, uma lâmina de cera número 7 é plastificada e adaptada sobre as superfícies oclusais e incisais dos dentes do arco em questão e estendida para as superfícies vestibulares e palatinas ou linguais até a delimitação. Em seguida, acrescentam-se tiras de cera até se obter a espessura de 1,5-2 mm em sua porção mais fina ou do dente mais próximo da primeira camada de cera (Figura 8), ou se determina a espessura com o pino guia do articulador. Assim, fecha-se o articulador na dimensão estipulada, seguida da verificação de guias de desoclusão em caninos e anteriores, devendo os contatos posteriores ser bilaterais e simultâneos. A cera endentada deve ser removida de forma a ter no final uma superfície plana para contato das superfícies oclusais, pois a placa deve ser plana (Figura 9). Em seguida, verificar movimentos de lateralidade direita e esquerda e protrusiva, obtendo as marcas de contato com carbono (Figura 10).

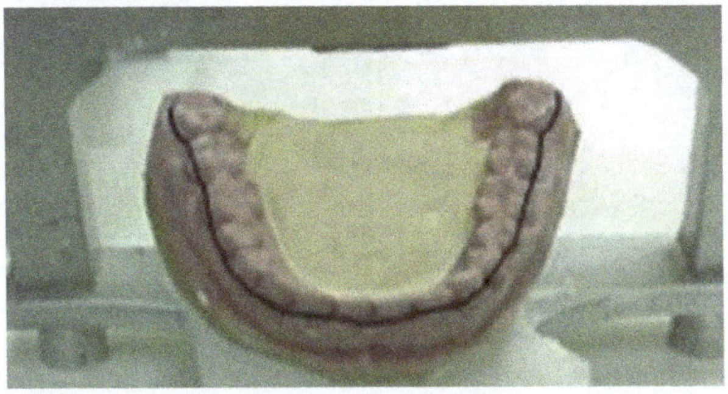

FIGURA 7 Delimitação no modelo de gesso.

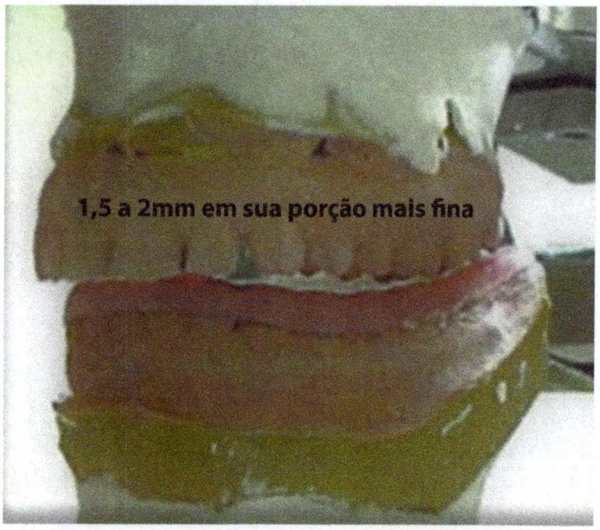

FIGURA 8 Cobertura da área delimitada com tiras de cera.

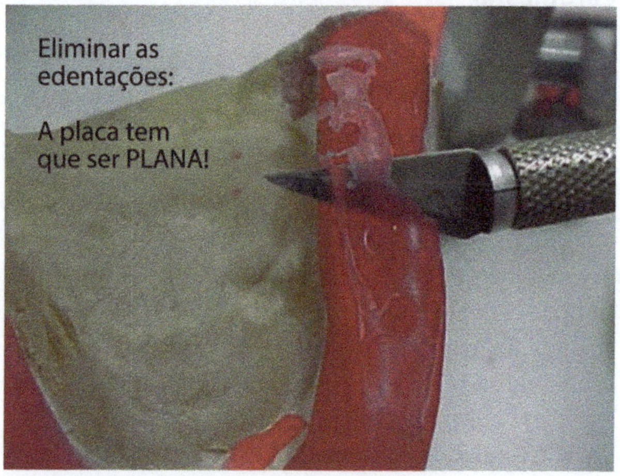

FIGURA 9 Eliminação das edentações na cera.

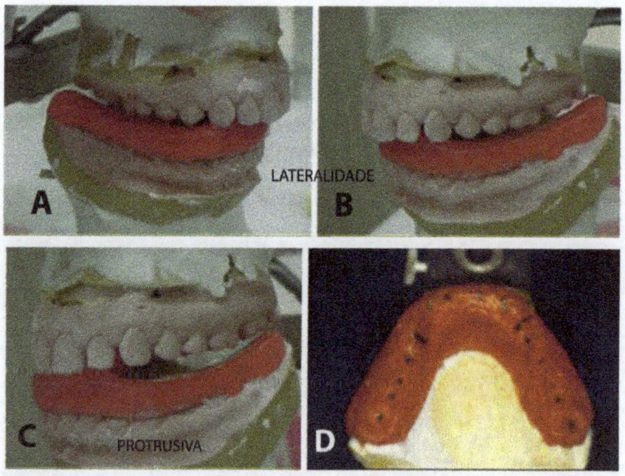

FIGURA 10 Verificação da lateralidade direita (A), esquerda (B), protrusiva (C) e as marcas de contato com carbono (D).

Uma vez concluída a ceroplastia, o modelo com o enceramento é enviado para o laboratório de prótese dentária para proceder à acrilização com acrílico incolor termopolimerizável (Figura 11).

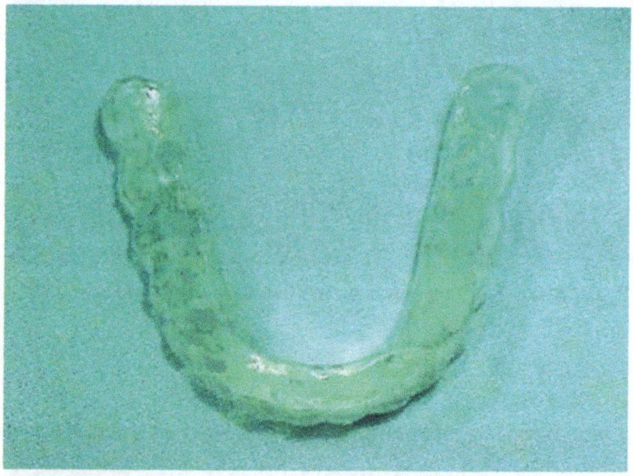

FIGURA 11 Placa interoclusal acrilizada.

AJUSTE DA PLACA INTEROCLUSAL

Uma vez recebida a placa do laboratório, ela pode ser testada no articulador. Para tanto, utiliza-se pinça de Muller (Figura 12), com carbono de articulação, a fim de verificar os contatos com pontos homogêneos bilateralmente, sem contatos na região anterior, conferindo as guias (Figura 13).

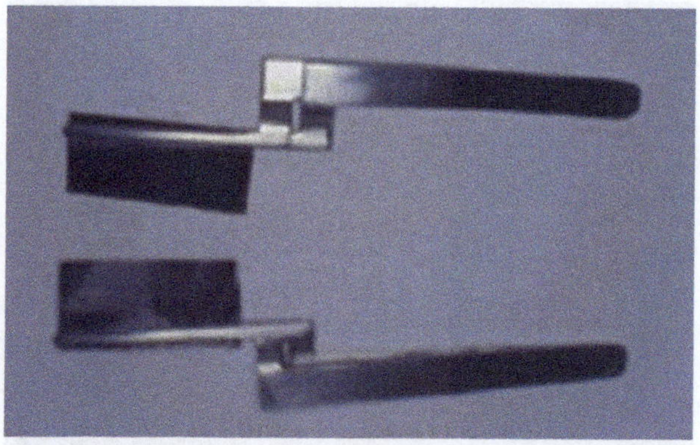

FIGURA 12 Pinças de Muller para carbono.

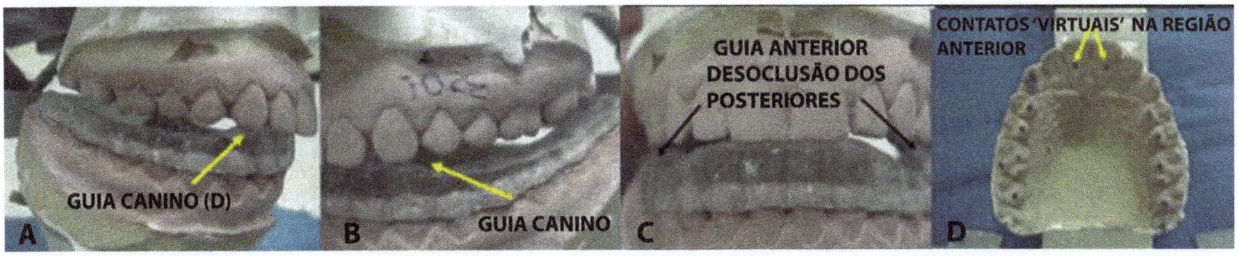

FIGURA 13 Avaliação da placa no articulador. Lateralidade direita (A), esquerda (B), protrusiva (C) e as marcas de contato com carbono no arco antagonista (D).

Então, faz-se a instalação, conferindo todos os contatos obtidos no articulador. Inicialmente a placa é avaliada quanto à estabilidade e à retenção (Figura 14). As guias anterior e de lateralidade direita e esquerda são também conferidas e ajustadas. Durante o movimento protrusivo, os incisivos devem contactar a placa. Nos movimentos laterais direito e esquerdo somente o canino deve ter contato laterotrusivo na placa (Figura 15). Na região posterior, nas excursões horizontais não deve haver contatos na placa. O acréscimo para ajuste das guias, se necessário, pode ser feito com a adição de resina acrílica autopolimerizável (Figura 16).

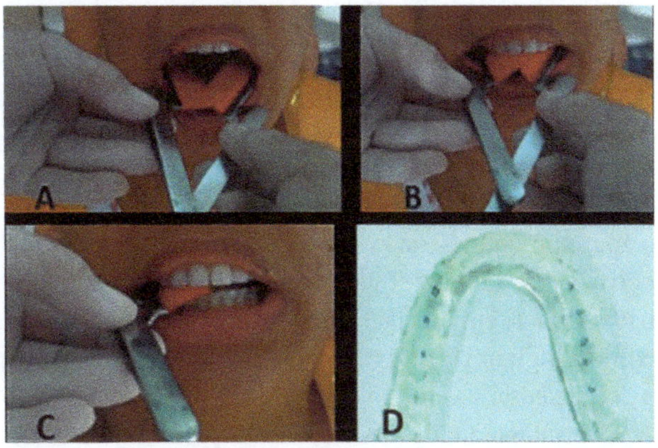

FIGURA 15 Conferência dos contatos obtidos após a instalação da placa interoclusal. Registro dos contatos com carbono (A, B e C), contatos obtidos na placa interoclusal (D).

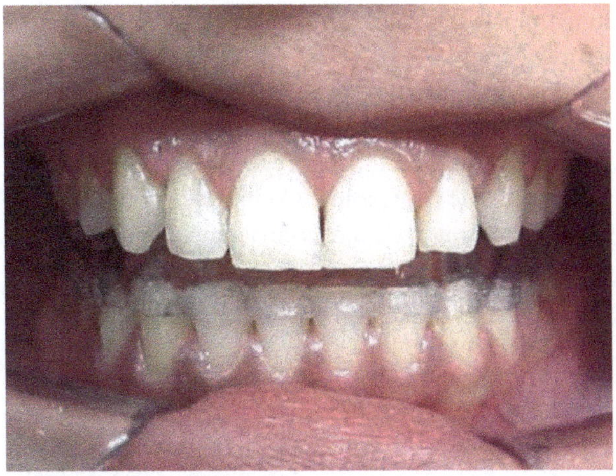

FIGURA 14 Instalação da placa.

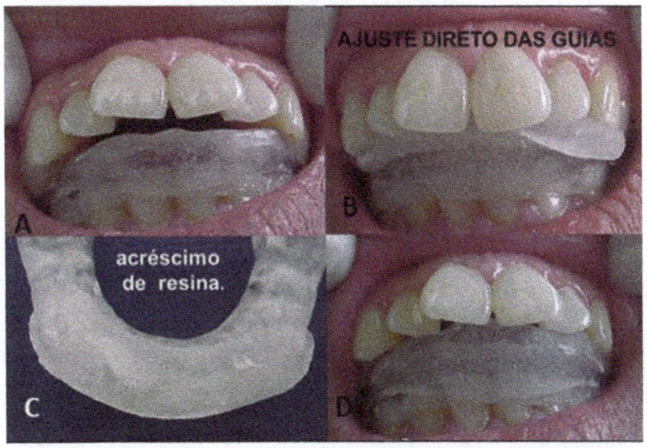

FIGURA 16 Acréscimo de resina acrílica para ajuste das guias. Ausência de guias (A), colocação de resina acrílica (B), placa interoclusal com acréscimos (C) e placa interoclusal com guias (D).

TRATAMENTO COM PLACA INTEROCLUSAL

Inicialmente, no primeiro atendimento, o paciente deve receber orientação para diminuir a demanda funcional com o uso de uma dieta mais macia, sobre o autocontrole de hábitos deletérios diurnos, recursos de fisioterapia e, se necessária, a prescrição de anti-inflamatórios e/ou analgésicos. Muitas vezes apenas esse aconselhamento faz o paciente se sentir melhor em seu quadro de disfunção temporomandibular. No retorno após a moldagem será feita a instalação da placa.

O paciente deve ser informado quanto a um possível desconforto nos primeiros dias de uso da placa, com sensibilidade dental no arco onde está instalada ou nos músculos ou articulações afetados pela disfunção. Também, que é esperada maior salivação nos primeiros dias, que ele deve usar um recipiente de plástico para guardar o aparelho quando não estiver em uso, evitando que se perca, e que a higiene bucal deve ser reforçada antes do uso da placa, em especial à noite antes de se deitar, bem como a higiene da própria placa, que deve ser realizada pelo paciente.

No tratamento das disfunções temporomandibulares o uso pode ser constante em casos de dor intensa com envolvimento articular ou o uso pode ser apenas noturno quando com envolvimento muscular. Sua utilização pode variar entre 10-30 semanas a depender do caso clínico.[7,8] O tempo de duração do tratamento com a placa varia entre os autores, indo desde a melhora ou remissão dos sintomas a um período de 45 dias, mas, a nosso ver, deve ter duração de 3-6 meses em média. Os ajustes da placa devem ser inicialmente semanais, a seguir quinzenais e mensais até a conclusão da estabilidade e ausência de sintomatologia. Nesses ajustes deve-se verificar e ajustar os contatos em oclusão de caninos para trás, e das guias caninas em movimentos de lateralidade e anterior em protrusão. No tratamento dos hábitos deletérios o uso pode ser apenas noturno e de duração prolongada. Não é recomendável a manutenção do uso quando já ocorreu a remissão dos sintomas em longo prazo, considerando a possibilidade de o paciente desenvolver dependência com o uso da placa interoclusal. É contraindicado o uso a longo prazo em crianças na fase de crescimento.

A placa interoclusal é eficaz no tratamento das dores articulares, musculares e no controle dos hábitos deletérios devido basicamente a sua facilidade de confecção e ao fato de ser uma terapia reversível e conservadora. O tratamento pode ser combinado com outras estratégias que abordem as alterações das disfunções temporomandibulares. Assim, pode ser associado um tratamento multidisciplinar, com *laser*, toxina botulínica, acupuntura, mioterapia oral e fisioterapia, de acordo com a necessidade e a disponibilidade.

O emprego da placa interoclusal no tratamento das disfunções temporomandibulares é efetivo. Vários estudos clínicos têm demonstrado seus efeitos benéficos na remissão de sinais e sintomas dessas disfunções. Uma revisão sistemática sobre os efeitos a curto e longo prazo da placa interoclusal mostrou que a curto prazo esse dispositivo foi efetivo no controle da dor e na intensidade da dor, em especial no grupo de disfunções de origem muscular, com melhora da dor muscular e da abertura bucal. Seu uso contínuo durante o dia foi um fator que influenciou nos resultados. Já os resultados a longo prazo não mostraram diferenças entre os tipos de disfunção.[9] O emprego da placa interoclusal em disfunções temporomandibulares foi reavaliado após o período de 1 ano, e foi constatado que a maioria dos pacientes apresentou melhora da dor, havendo apenas a persistência da ocorrência de estalos articulares.[10] No que se refere ao tipo de disfunção, uma revisão sistemática mostrou que diante da dor miofascial o uso da placa interoclusal foi efetivo na redução da intensidade da dor, em repouso e à palpação.[11] O uso isolado da placa interoclusal foi descrito como efetivo nos vários tipos de disfunções temporomandibulares em avaliação a longo prazo, e o valor de terapias oclusais posteriores foi menor.[12]

Também o uso da placa interoclusal pode melhorar os aspectos psicológicos dos pacientes com disfunções temporomandibulares, com regressão dos sintomas de ansiedade e de depressão.[13] O emprego de medicações ansiolíticas e miorrelaxantes em associação com a placa interoclusal é indicado no tratamento de casos crônicos de disfunções temporomandibulares. Sua utilização, comparada ao uso da placa interoclusal e do placebo, mostrou diferença significante na remissão dos sinais e sintomas.[14] A utilização de placa interoclusal associada a fisioterapia e a anti-inflamatórios não esteroidais mostrou ser capaz de controlar sintomas de dor, mas foi limitada nas situações de ruídos articulares e travamentos à abertura bucal.[15]

Em seguida, pode ser feito, se necessário, o ajuste oclusal, que é o refinamento dos contatos oclusais para proporcionar equilíbrio. É indicado em pacientes assintomáticos, com o objetivo de atingir a oclusão ideal, manter a estabilidade das ATM, com contatos simultâneos e bilaterais, lado de trabalho com guia sem interferências, lado de balanceio livre de interferências e desoclusão em protrusiva. Os procedimentos restauradores e protéticos devem ser adiados até que a oclusão seja reavaliada e pela ausência de sinais e sintomas após um período de observação.

REFERÊNCIAS BIBLIOGRÁFICAS

1. DuPont JS Jr, Brown CE. Occlusal splints from the beginning to the present. Cranio. 2006;24:141-5.
2. Okeson JP. The effects of hard and soft occlusal splints on nocturnal bruxism. J Am Dent Assoc. 1987;114:788-91.
3. Clark GT. A critical evaluation of orthopedic interocclusal appliance therapy: design, theory, and overal effectiveness. J Am Dent Assoc. 1984;108:359-336.
4. Okeson JP. Fundamentos de oclusão e desordens têmporo-mandibulares. São Paulo: Artes Médicas; 1992.
5. Dawson PE. New definition for relating occlusion to varying conditions of the temporomandibular joint. J Prosthet Dent. 1995;74:619-27.
6. Pagnano VO, Bezzon OL, de Mattos MG, Ribeiro RF. A clinical evaluation of materials for interocclusal registration in centric relation. Braz Dent J. 2000;11:41-7.
7. Aldrigue RH, Sánchez-Ayala A, Urban VM, Pavarina AC, Jorge JH, Campanha NH. A survey of the management of patients with temporomandibular disorders by general dental practitioners in southern Brazil. J Prosthodont. 2016;25:33-8.
8. van Grootel RJ, Buchner R, Wismeijer D, van der Glas HW. Towards an optimal therapy strategy for myogenous TMD, physiotherapy compared with occlusal splint therapy in an RCT with therapy-and--patient-specific treatment durations. BMC Musculoskelet Disord. 2017;18(1):76.
9. Kuzmanovic Pficer J, Dodic S, Lazic V, Trajkovic, Milic N, Milicic B. Occlusal stabilization splint for patients with temporomandibular disorders: meta-analysis of short and long term effects. PLoS One. 2017 Feb 6;12:e0171296.
10. Wassell RW, Adams N, Kelly PJ. The treatment of temporomandibular disorders with stabilizing splints in general dental practice: one-year follow-up. J Am Dent Assoc. 2006;137:1089-98.
11. Al-Ani Z, Gray RJ, Davies SJ, Sloan P, Glenny AM. Stabilization splint therapy for the treatment of temporomandibular myofascial pain: a systematic review. J Dent Educ. 2005;69:1242-50.
12. Yatani H, Minakuchi H, Matsuka Y, Fujisawa T, Yamashita A. The long-term effect of occlusal therapy on self-administered treatment outcomes of TMD. J Orofac Pain. 1998;12:75-88.
13. Costa YM, Porporatti AL, Stuginski-Barbosa J, Bonjardim LR, Conti PC. Additional effect of occlusal splints on the improvement of psychological aspects in temporomandibular disorder subjects: a randomized controlled trial. Arch Oral Biol. 2015;60:738-44.
14. Inchingolo F, Tatullo M, Marrelli M, Inchingolo AM, Tarullo A, Inchingolo AD, et al. Combined occlusal and pharmacological therapy in the treatment of temporo-mandibular disorders. Eur Rev Med Pharmacol Sci. 2011;15:1296-300.15.
15. Clark GT, Baba K, McCreary CP. Predicting the outcome of a physical medicine treatment for temporomandibular disorder patients. J Orofac Pain. 2009;23:221-9.

BIBLIOGRAFIA

1. Chen CN, Boulton JL, Gage JP. Effects of splint therapy in TMJ dysfunction: a study using magnetic resonance imaging. Aust Dent J. 1995;40:71-8.
2. Coelho Filho D, Santos L, Rocha Jr AS, Magri LV, Mazzetto MO. Influence of the interocclusal splint in condylar position of patients with tmd: a cone beam computed tomography. Braz Dent Sci. 2016;19:32-8.
3. Contin I. Estudo comparativo do reposicionamento mandibular (MIC-RC), frente ao uso do jig e da placa miorrelaxante em pacientes dentados assintomáticos e com dor miofascial na região da cabeça e pescoço. [Tese]. São Paulo: Universidade de São Paulo; 1997.
4. Davies SJ, Gray RJ. The pattern of splint usage in the management of two common temporomandibular disorders. Part II: The stabilization splint in the treatment of pain dysfunction syndrome. Br Dent J. 1997;183:247-51.
5. Gilboe DR. Centric relation as the treatment position. J Prosthet Dent. 1983;50:685-9.
6. Glaros AG, Owais Z, Lausten L. Reduction in parafunctional activity: a potential mechanism for the effectiveness of splint therapy. J Oral Rehabil. 2007;34:97-104.
7. Kerstein NB. Treatment of myofascial pain dysfunction syndrome with occlusal therapy to reduce lengthy disclusion time: a recall evaluation. J Craniomand Pract. 1995;13:105-15.
8. Lisboa MCMS, Luz JGC. A placa interoclusal no tratamento do briquismo. Rev Odontol Unicid. 2002;14:121-6.
9. Magnusson T, Adiels AM, Nilsson HL, Helkimo M. Effect of treatment on signs and symptoms of temporomandibular dysfunction: comparison between the stabilization plate and a new type of plaque (NTI). A pilot study. Swed Dent J. 2004;28:11-20.
10. Mortazavi SH, Motamedi MH, Navi F, Pourshahab M, Bayanzadeh SM, Hajmiragha H, et al. Outcomes of management of early temporomandibular joint disorders: how effective is nonsurgical therapy in the long-term? Natl J Maxillofac Surg. 2010;1:108-11.
11. Nelson SJ. Principles of stabilization bite splint therapy. Dent Clin North Am. 1995;39:403-21.
12. Petterson LJ, Ellis E, Hupp JR. Cirurgia oral e maxillofacial contemporânea. Rio de Janeiro: Guanabara Koogan; 1996.
13. Rodrigues L. Correia FAZ. Indicações de terapia com placa interoclusal. RBO. 2000;57:401-3.
14. Rosar JV, Barbosa TS, Dias IOV, Kobayashi FY, Costa YM, Gavião MBD, et al. Effect of interocclusal appliance on bite force, sleep quality, salivary cortisol levels and signs and symptoms of temporomandibular dysfunction in adults with sleep bruxism. Arch Oral Biol. 2017; 82:62-70.
15. Sasaki S. Application of myofunctional therapy in cases with craniomandibular disorders. Int J Orofacial Myology. 1994;20:27-31.
16. Sato H, Fujii T, Uetani M, Kitamori H. Anterior mandibular repositioning in a patient with temporomandibular disorders: a clinical and tomographic follow-up case report. Cranio. 1997;15:84-8.
17. Silva MC, Luz JGC. Princípios do tratamento do briquismo. Odonto Caderno Documento. 1992;1:187-91.
18. Willis WA. The effectiveness of an extreme canine-protected splint with limited lateral movement in treatment of temporomandibular dysfunction. Am J Orthod Dentofacial Orthop. 1994;20:27-31.

Abordagem fisioterápica na relação entre a postura corporal e as disfunções de articulação temporomandibular

Carlos Wiering

FISIOTERAPIA: ETIMOLOGIA

Vocábulo comparativo do grego *phýsis* + o + terapia, como na língua francesa, *physiothérapie*.

FISIOTERAPIA: DEFINIÇÃO

Fisioterapia é, portanto, definida como a terapia do físico, reabilitando-o, recuperando suas funções e seus movimentos, reduzindo e extinguindo inflamações, equilibrando e equalizando ações de movimento e até de repouso.

EVOLUÇÃO COMO CIÊNCIA

Para atingir tais objetivos, a fisioterapia veio evoluindo como ciência. São recursos de eletroterapia, termoterapia, terapias manuais e até mesmo aplicações cognitivas, promovendo para o paciente o conhecimento e o melhor uso de suas funções físicas e funcionais. Outra característica da fisioterapia, como qualquer ciência, é ter direcionamentos – paralelos ou complementares – para a abordagem terapêutica do paciente.

Dentro dessas escolhas de abordagem terapêutica podemos ter duas linhas distintas e paralelas: a abordagem analítica e a global.

ABORDAGEM ANALÍTICA

A abordagem analítica tem seu direcionamento direto na patologia. Trata de forma única a região da queixa ou da disfunção. Ligando a abordagem analítica ao objeto deste livro, tem-se um pensamento direcionado unicamente à ATM em todo o processo de tratamento. Inflamações, algias, disfunções, tudo isso visto exclusivamente sob a lente do microuniverso da ATM.

Termoterapia

Sob a visão analítica, têm-se aplicações de termoterapia, que visam à desinflamação da região. Tanto o frio como o calor têm aplicações desinflamatórias, e suas escolhas novamente têm relação com a linha de trabalho e estudo de tratamento. Tais abordagens podem ser feitas mediante aplicações superficiais – geralmente sobre cutânea – de compressas quentes ou frias ou ainda por meio de aplicações profundas, feitas com equipamentos eletrotérmicos, que promovem o aumento ou a diminuição de temperatura em camadas mais profundas no tecido muscular ou atingindo diretamente a própria articulação.

Os principais métodos utilizados são:

- Ultrassom (calor): tratamento de ondas sonoras de alta frequência entre 1-3 MHz com efeito anti-inflamatório e de soltura de pequenas aderências. O ultrassom tem penetração nesses tecidos, e sua vibração estimula a reabsorção do líquido inflamatório (Figuras 1 a 3).
- *Laser* (calor e reação metabólica): radiação eletromagnética não ionizante e monocromática que tem como indicação a reparação de tecido mole, ósseo e nervoso, a diminuição de edemas e processos inflamatórios e de dores (Figuras 4 a 6).
- Crioterapia (frio): além da forma superficial, com compressas ou imersão, pode ser aplicada por meio de *sprays* de nitrogênio ou de aparelhos que produzem o vapor de nitrogênio com frio extremo de curta duração.

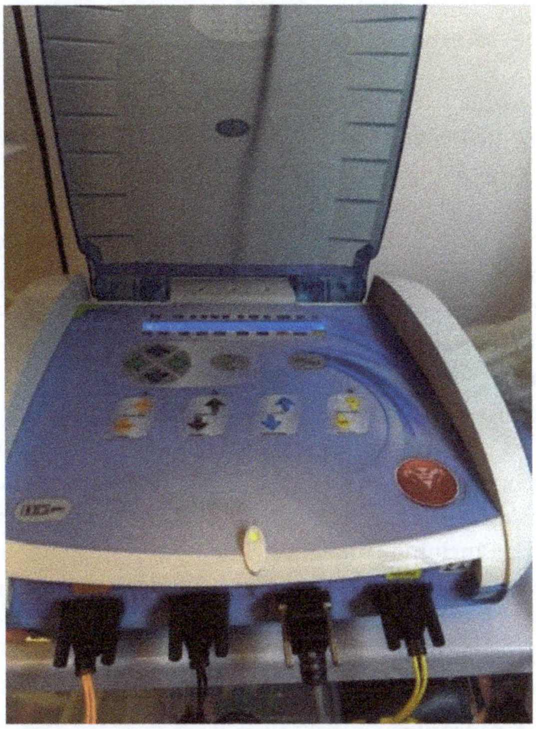

FIGURA 1 Aparelho de ultrassom capaz de gerar pulsos de onda com intervalos rápidos e eletroestimulação.

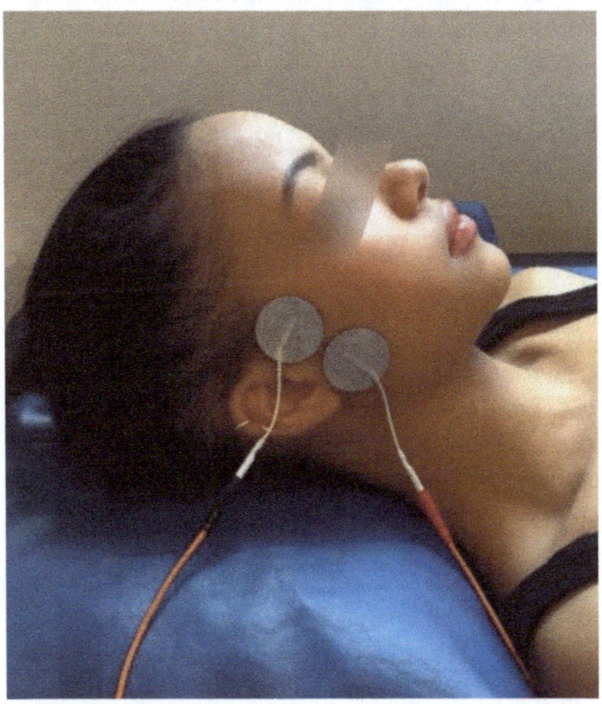

FIGURA 2 Eletrodos para eletroestimulação posicionados na região de ATM.

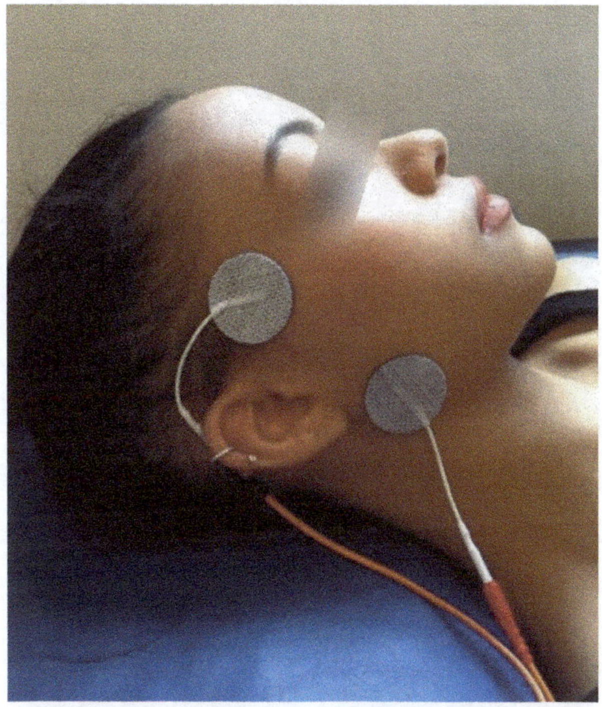

FIGURA 3 Eletrodos para eletroestimulação posicionados na região dos músculos temporal e masseter.

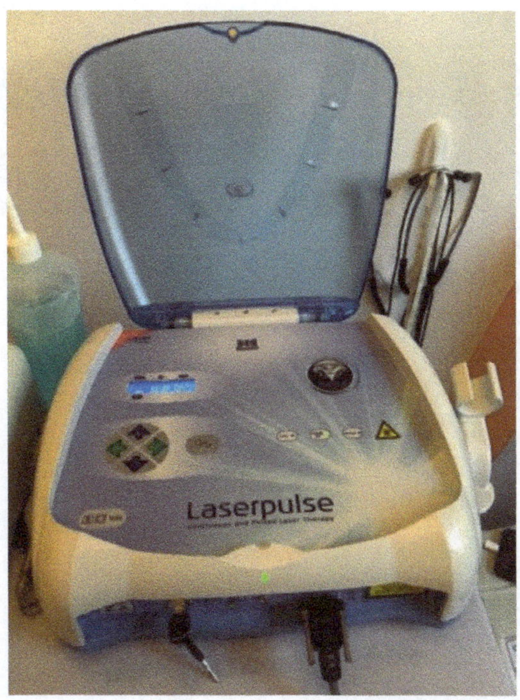

FIGURA 4 Aparelho de *laser* terapêutico de baixa intensidade.

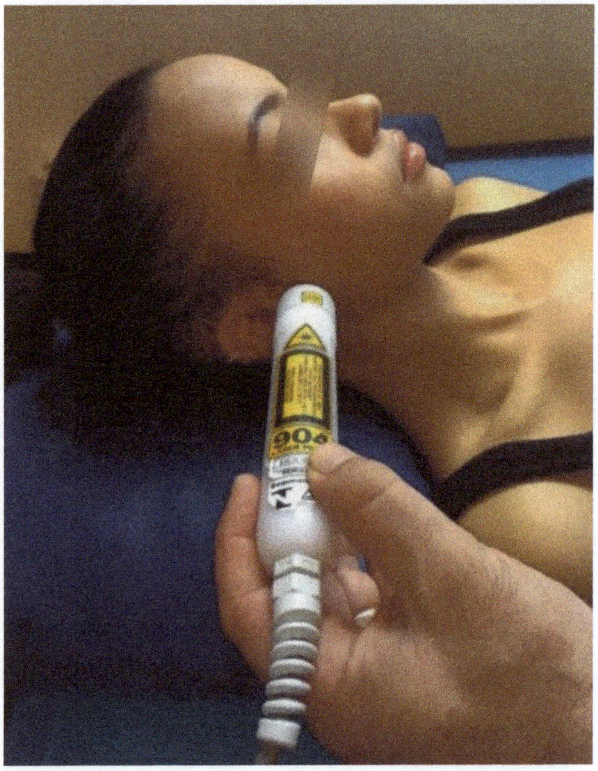

FIGURA 5 Demonstração de ponto de aplicação em região de ATM, vista lateral.

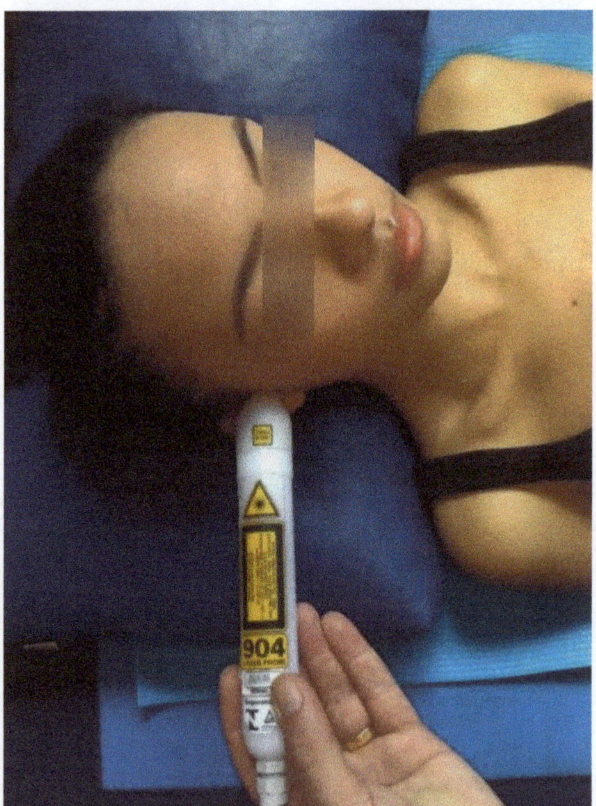

FIGURA 6 Demonstração de ponto de aplicação em região de ATM, vista anterior.

Cinesioterapia

Ainda dentro da visão analítica, a abordagem do movimento para a reabilitação da ATM passa por exercícios de alongamento e fortalecimento da musculatura responsável pelo seu funcionamento.

Considerando que problemas de oclusão, mordida, movimentação assimétrica e excesso de tensão são decorrentes de desordens musculares, intervir em tais músculos alongando, fortalecendo ou reequilibrando sua força, estimulando sua correta fisiologia, é pensar em uma abordagem correta, ainda que analítica.

As intervenções de fortalecimento na musculatura responsável pela movimentação da ATM vão de aplicações de resistência, fazendo oposição ao abrir e fechar a boca, incluindo ainda movimentos de alongamento, que podem ser realizados com a simulação de bocejos, exercícios de abertura ampla e gradativa da boca e exercícios de movimentação lateral da mandíbula.

Massoterapia

Aplicar técnicas de massagem diretamente na musculatura responsável pela movimentação da ATM, apesar de ser uma ação limitada, pode trazer melhoras em dores e até em disfunções. Se associada a outras técnicas, tem seu resultado de aplicação potencializado principalmente ligado a relaxamento, vasodilatação e como aplicação prévia aos exercícios de alongamento.

ABORDAGEM GLOBAL

A fisioterapia, como qualquer outra ciência, evolui e estabelece padrões cada vez mais globais de abordagem. Com isso, aumentamos essa relação global entre as ciências e o estudo do próprio corpo. Isso porque a fisiologia, a endocrinologia, a cinesiologia e a neurologia são ciências que evoluem para um conceito de relação global entre as várias partes, órgãos e seguimentos do corpo. De que o corpo é único e seu funcionamento é, em tempo integral, uma relação de interação, sempre soubemos. Mas que cada interferência em um sistema, positiva ou negativa, causa reações em cadeia é um conceito que vem ganhando volume em todos os segmentos de estudo patológico e fisiológico. O simples ato de respirar não só nos mantém vivos (sistema respiratório) como a cada ciclo respiratório temos reações de tensão/relaxamento (sistema neurológico e somático), reações no funcionamento do aparelho circulatório (sistema cardiocirculatório), reações no equilíbrio estático (sistema musculoesquelético). Se eu respiro melhor, com mais eficiência, de forma mais tranquila e profunda, todos esses sistemas se beneficiarão. Caso contrário, todos passarão a acumular alguma espécie de prejuízo e sobrecarga.

Se isso acontece fisiologicamente, os estudos patológicos precisam aumentar sua lente de observação para os sistemas interdependentes, estabelecendo não obrigatoriamente causa e consequência, mas principalmente a correlação de atuação entre eles.

A ATM não deve mais ser vista exclusivamente como parte do aparelho mastigatório, mas, sim, como uma estrutura que participa do corpo todo e também dos processos respiratório, bioquímico e emocional.[1]

Se temos essa relação de sistemas ligados a uma articulação, há ainda uma ligação do próprio funcionamento muscular e articular da ATM ligado ao resto do sistema musculoesquelético.

Todo o desequilíbrio do aparelho mastigatório poderá, através das vias acima, repercutir no sistema tônico postural, levando a alterações posturais importantes no paciente.[2]

Há também uma ligação da ATM com a coluna cervical através da musculatura, que serve de contra-apoio à oclusão e à deglutição.[3]

São muitas as técnicas e tratamentos fisioterápicos que estudam a globalidade na relação entre equilíbrio e funcionamento musculoesquelético. É como se saíssemos do pontual para correlacionarmos a patologia do analítico ao equilíbrio do todo, e aí então, buscando a harmonia do todo, recuperássemos o analítico de forma saudável.

Na reeducação postural global, método nascido da obra *Campo fechado*, de Philippe Souchard, levam-se em conta os reequilíbrios causados por compensações causadas por patologias ortopédicas posturais. Em uma comparação do corpo a uma pilha de blocos, se um desses blocos estiver fora do eixo, os outros também saíram do eixo fisiológico para buscar um reequilíbrio para o bloco "problema". Exemplo: a região torácica posteriorizada por uma hipercifose geralmente causa um desequilíbrio nas curvas da lordose lombar e da lordose cervical.

Sob esse prisma, podemos analisar a relação da mandíbula e da ATM com sua relação de reequilíbrio com a coluna cervical.

A questão da postura corporal inadequada pode ter, também, como origem a má oclusão.[4] No corpo humano, os músculos não trabalham de forma isolada, e sim em cadeia.[5-8] A partir do mecanismo das cadeias musculares, a mandíbula e a coluna vertebral encontram-se em íntima relação na participação da postura ereta do homem.[9] Um exemplo disso é a alteração postural global do paciente tendo como origem a má postura mandibular. Isso porque a caixa craniana se equilibra em duas articulações: uma é a ATM e a outra é a articulação do crânio com a coluna cervical.[10]

Essa relação de reequilíbrio postural entre a mandíbula e o crânio, e por sua vez do crânio com a cervical, são uma relação de ida e volta. O posicionamento patológico da cervical e o posicionamento patológico da mandíbula/ATM podem ser causa e consequência um do outro. As ações se revertem e se reequilibram, assim como os posicionamentos.

Uma das razões dessa ligação tão íntima entre essas duas partes do corpo – ATM e cervical – são as fáscias. A fáscia superficial cervical, por exemplo, está ligada da cervical até o quadril posteriormente ao corpo. E, anteriormente, da mandíbula até a pelve.[5]

As tensões se transmitem passando de uma estrutura próxima para a mais distante ao longo de uma cadeia miofascial.[11]

São várias as técnicas fisioterápicas de tratamentos globais ligadas ao conjunto de abordagem ATM/coluna/postura. Algumas referências:

- Reeducação postural global (RPG).
- Método de cadeias musculares (GDS).
- Osteopatia.
- Posturologia.
- Método Busquet – as cadeias fisiológicas.

Todas as técnicas são baseadas na ligação de estruturas, musculares, ligamentares e fasciais e sua relação de todo.

O que nos traz o resumo de todas essas referências que relacionam postura corporal à ATM e suas funções é o reconhecimento da importância de uma abordagem global, senão para todas as referências patológicas, mas para aquelas que indiquem tal correlação.

RELAÇÃO DAS ABORDAGENS ANALÍTICA E GLOBAL COM AS DISFUNÇÕES DE ARTICULAÇÃO

Disfunções ligadas à ATM

- Modificação da motricidade padrão.
- Alteração da amplitude do movimento.
- Interferências neurofuncionais.
- Parafunção.
- Alteração da relação posicional e postural.

Se avaliarmos cada uma dessas disfunções, poderemos ter mais de uma abordagem terapêutica válida. Teremos resultado com abordagens analíticas e também com abordagens globais. Qual a melhor escolha?

Ter um protocolo de escolha ou de escolhas para cada disfunção não respeitaria a própria individualidade e unicidade do paciente, nem seu momento. São muitos os vetores, e a combinação deles pode mudar inclusive a cada sessão de tratamento.

A capacitação do profissional de fisioterapia pode aumentar essa gama de escolhas terapêuticas a serem associadas. Escolher tratamentos combinados, analíticos e globais, pode trazer resultados mais consistentes e mais rápidos.

Pode parecer óbvio, mas uma anamnese detalhada é primordial para o direcionamento do melhor tratamento:

- Histórico da doença ou da queixa.
- Tempo de existência.
- Momento de maior e menor referência da queixa (horas do dia/dias da semana).
- Atividades diárias, profissionais, sociais e físicas e sua relação com a queixa.
- Posições estáticas e de movimentação do corpo que acentuam a referência da queixa.
- Obter referências do momento psíquico, social e profissional/estudos por que passa o paciente.
- Histórico familiar.

Após a anamnese, a realização de uma avaliação postural e/ou fotográfica pode trazer mais informação sobre as referências posturais, compensações musculares e desvios patológicos tão importantes no direcionamento do tratamento.

Cada fisioterapeuta e cada método podem ter um conjunto de posições a serem avaliadas na análise postural e na avaliação fotográfica. Como sugestão, estes são os principais planos a serem registrados:

Paciente em pé, com os pés em posição paralela, próximos ou no alinhamento dos quadris (Figuras 7 a 11):

- Foto do plano anterior/frontal, braços soltos ao longo do corpo.
- Foto do plano posterior/dorsal, braços soltos ao longo do corpo.
- Foto do plano posterior/dorsal, braços elevados ao lado e acima da cabeça.
- Foto do plano lateral/perfil (padronize um lado a sua escolha), braços soltos ao longo do corpo.
- Foto do plano lateral/perfil, braços elevados ao lado e acima da cabeça.

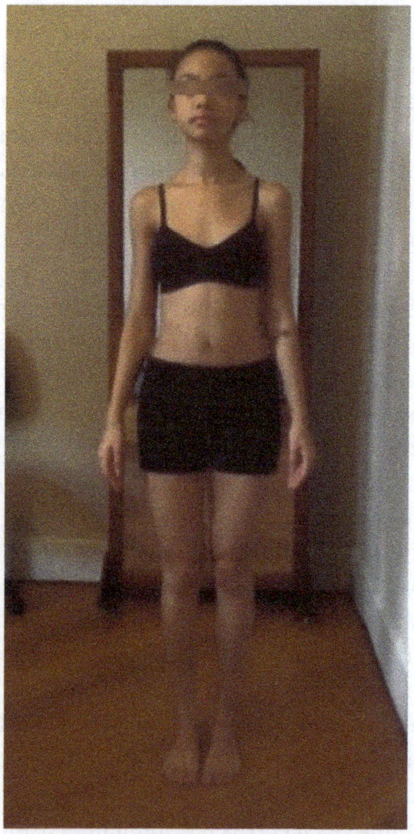

FIGURA 7 Paciente em pé, plano anterior, com braços ao longo do corpo.

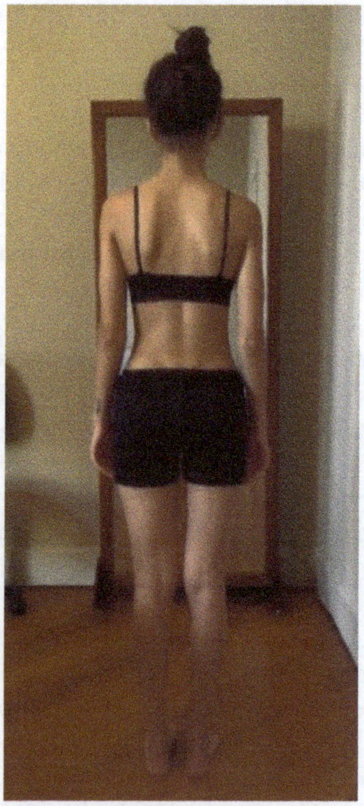

FIGURA 8 Paciente em pé, plano posterior, com braços ao longo do corpo.

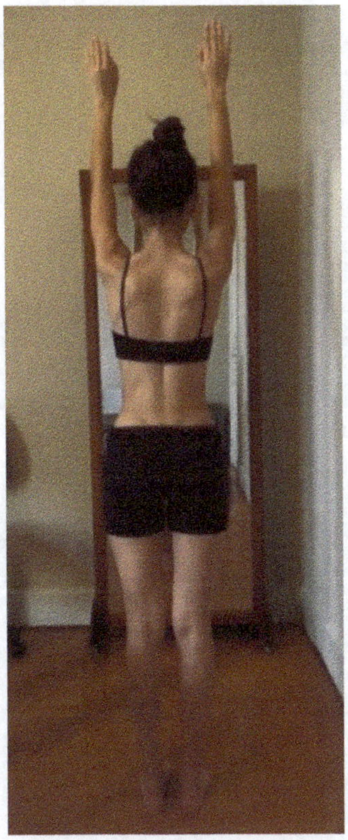

FIGURA 9 Paciente em pé, plano posterior, com braços elevados.

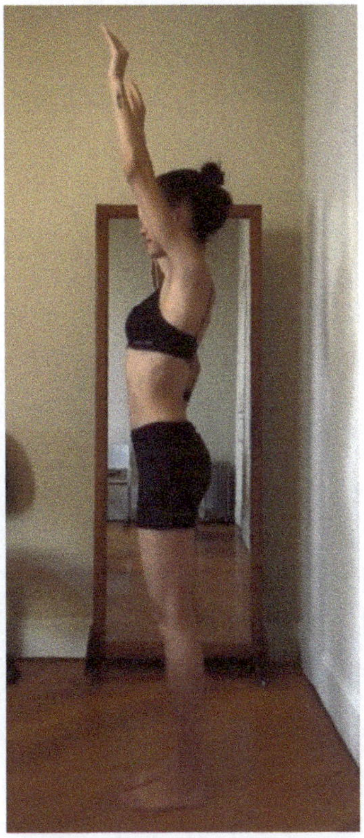

FIGURA 11 Paciente em pé, perfil, com braços elevados.

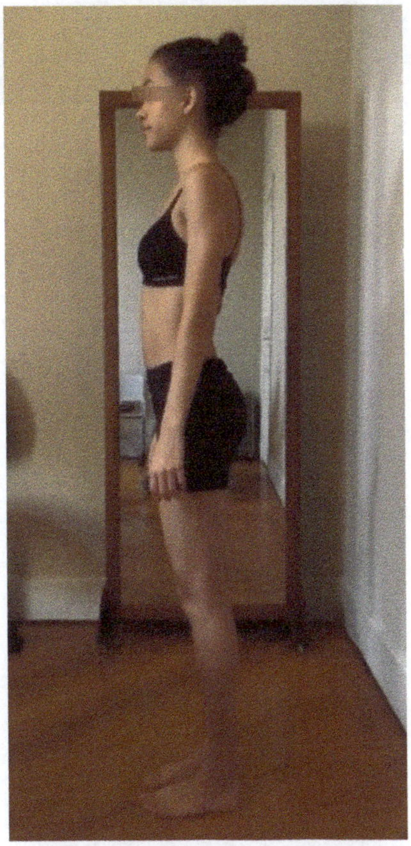

FIGURA 10 Paciente em pé, perfil, com braços ao longo do corpo.

Paciente sentado, com as pernas paralelas, próximas ou no alinhamento dos quadris, joelhos estendidos (Figuras 12 e 13):

- Foto do plano lateral/perfil, braços ao longo do corpo e apoiados.
- Foto do plano anterior/frontal, braços ao longo do corpo e apoiados.
- Foto do plano posterior/dorsal, braços ao longo do corpo e apoiados.

Feitas a anamnese, a avaliação postural e o registro fotográfico do paciente, iniciamos o tratamento fisioterápico propriamente dito (Figuras 14 a 19).

CONSIDERAÇÕES FINAIS

O enfoque do tratamento é a queixa da ATM, que se liga por estruturas musculares, ósseas, neurais, articulares e fasciais a outras articulações, órgãos e sistemas, e que por sua vez fazem parte do todo que é o paciente.

O paciente tem sua individualidade, é único, vive um momento diferente a cada sessão e tem sua própria resposta a cada abordagem terapêutica.

Deve-se observar o paciente de forma mais global, pois se sabe que fatores orgânicos, posturais e emocionais

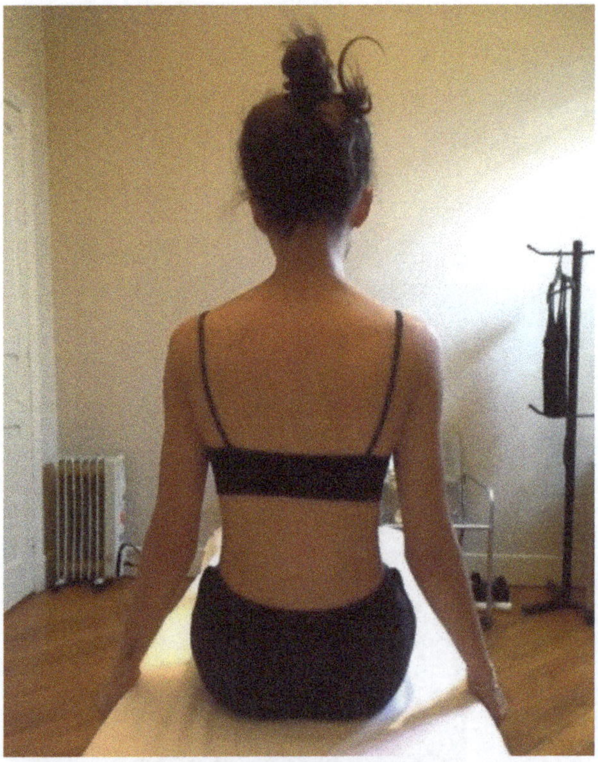

FIGURA 12 Paciente sentada, pernas paralelas, joelhos estendidos, plano posterior, com braços ao longo do corpo.

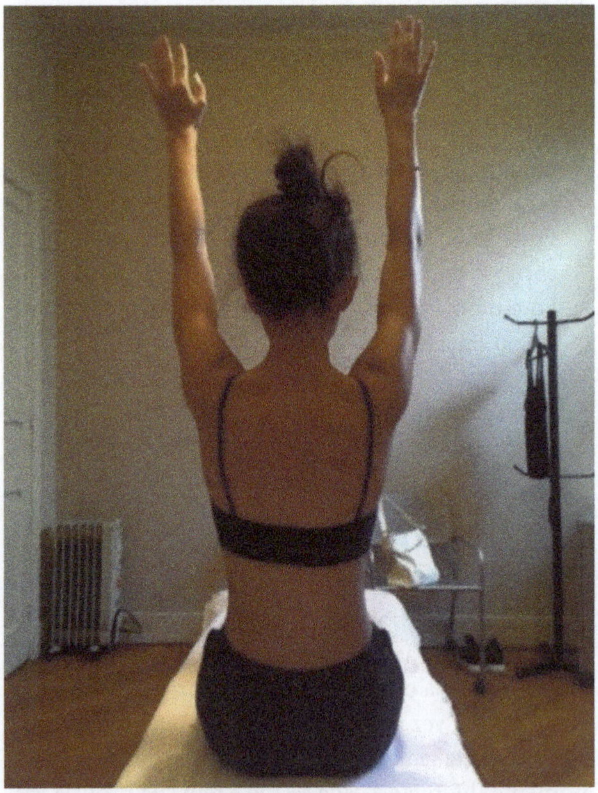

FIGURA 13 Paciente sentada, pernas paralelas, joelhos estendidos, plano posterior, com braços estendidos.

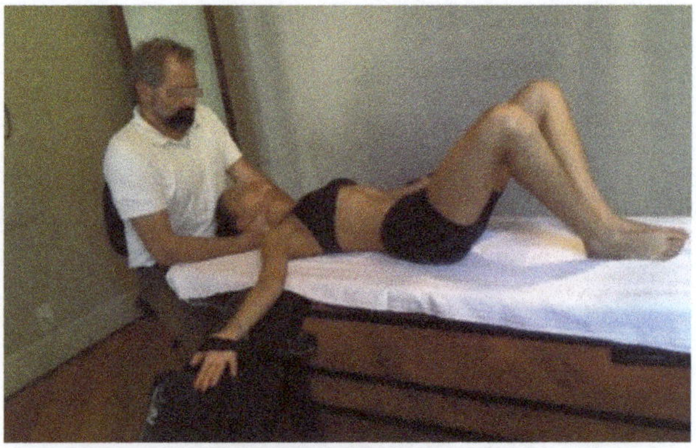

FIGURA 14 Tratamento fisioterápico.

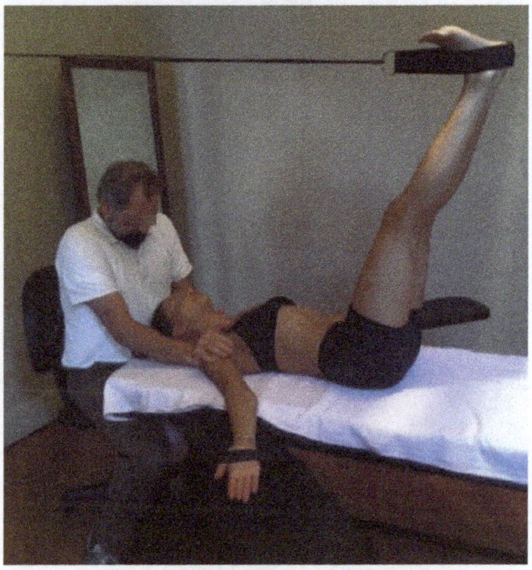

FIGURA 15 Tratamento fisioterápico.

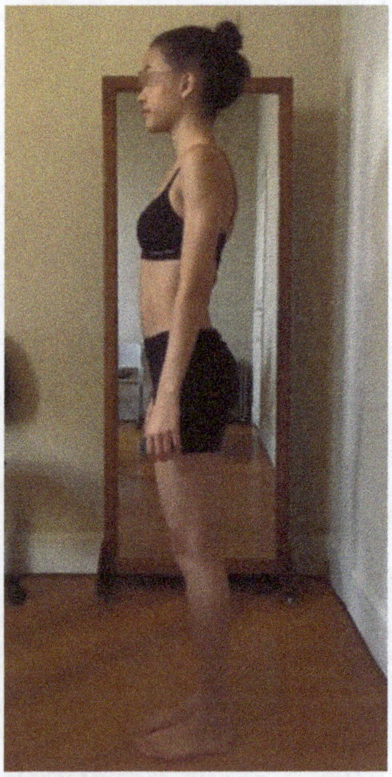

FIGURA 16 Postura inicial.

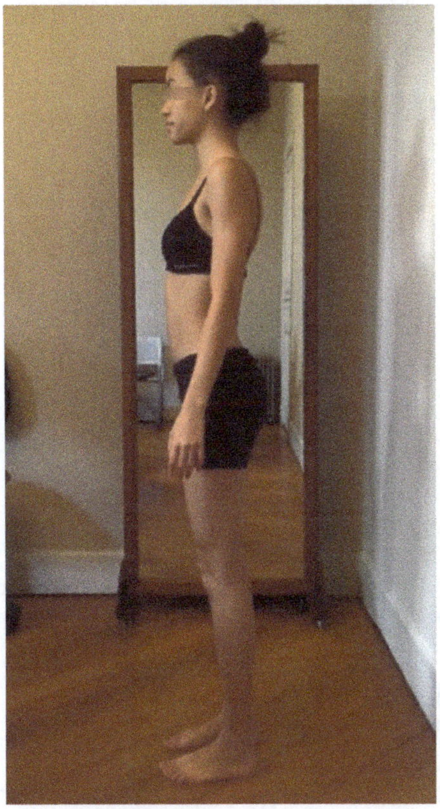

FIGURA 17 Melhora postural.

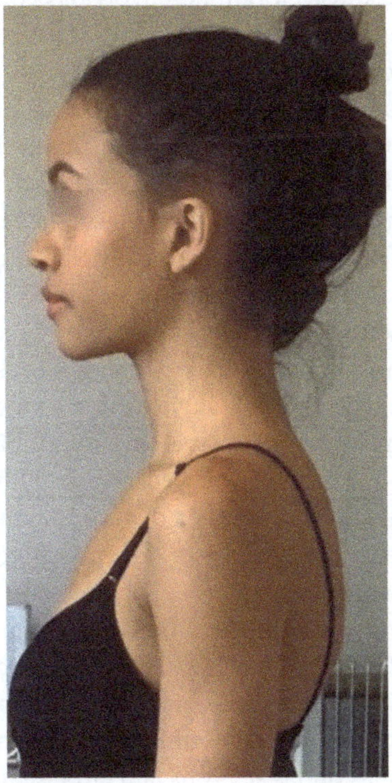

FIGURA 18 Postura inicial.

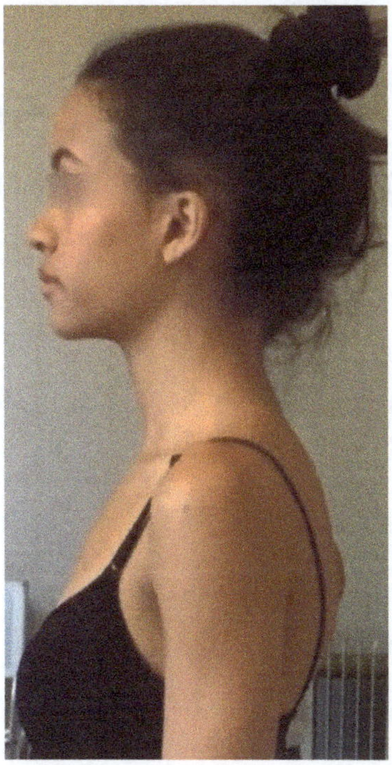

FIGURA 19 Melhora postural.

podem ter sua origem no sistema estomatognático, e o contrário também pode ser observado.[7]

A ATM não deve mais ser vista exclusivamente como parte do aparelho mastigatório, mas, sim, como uma estrutura que participa do corpo todo e também dos processos respiratório, bioquímico e emocional.[1]

REFERÊNCIAS BIBLIOGRÁFICAS

1. Steenks MH, Wijer A. Disfunções da articulação temporomandibular. São Paulo: Santos; 1996.
2. Shumway-Cook A, Woollacott H. Controle motor: teoria e aplicações práticas. Barueri: Manole; 2003.
3. Bricot B. Posturologia. São Paulo: Ícone; 2004.
4. Tedeschi-Marzola F, Pasqual-Marques A, Marzola C. Contribuição da fisioterapia para a odontologia nas disfunções da articulação temporomandibular. Revista Odonto Ciência. 2002 Apr/Jun;17(36): 119-34.
5. Souchard P, Ollier M. As escolioses: seu tratamento fisioterapêutico e ortopédico. São Paulo: Editora É Realizações; 2001.
6. Campignion P. Aspectos biomecânicos: cadeias musculares e articulares. Método GDS. São Paulo: Summus; 2003.
7. Bricot B. Posturologia. São Paulo: Ícone; 2004.
8. Busquet. As cadeias fisiológicas: fundamentos do método Busquet. Tronco, coluna cervical, membro superior. 2004.
9. Gagey PM, Weber B. Posturologia: regulação e distúrbios da posição ortostática: Barueri: Manole; 2000.
10. Butler DS. Mobilização do sistema nervoso. Barueri: Manole; 2003.
11. Adler S, Beckers D, Buck M. Facilitação neuromuscular proprioceptiva: um guia ilustrado. Barueri: Manole; 2001.

CAPÍTULO 22

Terapia de fotobiomodulação aplicada às disfunções temporomandibulares

Caroline Maria Gomes Dantas
Carolina Lapaz Vivan
Fernando Rodrigues Carvalho
Alyne Simões Gonçalves
Patricia Moreira de Freitas

INTRODUÇÃO

A disfunção temporomandibular (DTM) consiste em um grupo de alterações patológicas que afeta os músculos mastigatórios, a articulação temporomandibular (ATM) e estruturas relacionadas.[1] A DTM está entre as principais queixas odontológicas, representando um problema relevante em saúde pública, pois uma expressiva parcela dos pacientes vivencia incapacidades, queda no desempenho laboral, no aprendizado e dificuldades no convívio social.[2] Além disso, a dor, um dos principais sintomas dessa disfunção,[3-5] perturba o sono, modifica o humor e o comportamento, além de dificultar o desempenho de atividades da vida diária.[6]

É estimado que aproximadamente 70% dos casos de DTM podem ser resolvidos com sucesso, sem cirurgias.[7] Ainda assim, a escolha pela terapêutica no manejo da DTM é bastante discutida e não há um protocolo consagrado na literatura.[8] Dentre as alternativas conservadoras disponíveis atualmente, destacam-se a fisioterapia (para otimizar a mobilidade e função),[9] a farmacoterapia (administração de anti-inflamatórios, antidepressivos etc.),[10] a terapia de fotobiomodulação (por sua ação analgésica e biomoduladora),[11] a terapia oclusal (com placas para desprogramação neuromuscular)[12] e a psicoterapia (como a terapia cognitivo-comportamental).[13] Essas opções podem ser indicadas isoladamente ou em associação.

A terapia de fotobiomodulação (TFBM) apresenta-se como alternativa terapêutica promissora no manejo da sintomatologia presente nos pacientes com DTM, por ser uma terapia não invasiva,[14] bem-aceita pelos pacientes, com escassez de efeitos colaterais e de baixa complexidade de aplicação. Está relacionada a relatos de melhora imediata na dor[15] e amplitude de movimentos mandibulares,[14] o que viabilizaria intervenções na cavidade oral de pacientes com limitações funcionais.

PRINCÍPIOS DA TERAPIA DE FOTOBIOMODULAÇÃO

A utilização da luz para fins terapêuticos é reportada desde 1.400 a.C., quando já se indicava a luz solar para fins medicinais em doenças de pele (helioterapia).[16] Esse costume perdurou por séculos e em diferentes culturas,[16] e, com os avanços nos estudos de novas tecnologias, diversas pesquisas foram desenvolvidas com o intuito de entender e aprimorar o emprego das diferentes fontes de luz em cuidados de saúde.

Fotobiomodulação é o termo utilizado para indicar a terapia que utiliza formas não ionizantes de luz, provenientes de equipamentos como *laser* e *led*, usualmente com comprimento de onda na faixa do vermelho visível e infravermelho próximo.[17] Não há alteração térmica dos tecidos irradiados nessa modalidade de terapia, visto que são utilizados *lasers* de baixa potência ou *lasers* em baixa intensidade de energia. Seus principais efeitos terapêuticos são o alívio da dor, a modulação do processo inflamatório e o reparo tecidual.[15] São diversos os estudos que comprovam a eficácia da TFBM no manejo dos sinais e sintomas da disfunção temporomandibular, sendo o *laser* a fonte de luz mais comumente utilizada para esse fim.[11,18-21]

A palavra *laser* é um acrônimo de *light amplification by stimulated emission of radiation* (amplificação da luz por emissão estimulada de radiação).[22,23] Sua luz é monocromática (emite apenas um comprimento de onda), coerente (suas ondas se propagam em fase no espaço e tempo) e colimada (com mínima divergência do feixe luminoso).[22,23] Essas características são essenciais para a interação da luz com os tecidos a serem irradiados, otimizando a resposta biológica alcançada.[23]

De maneira geral, quanto maior o comprimento de onda, mais profunda a penetração da luz no tecido.[24] Para fotobiomodulação, é indicado o uso de equipamentos com emissão no espectro do vermelho (625-700 nm) e infravermelho próximo (740-1.000 nm). A fotobiomodulação ocorre quando cromóforos endógenos absorvem a luz e desencadeiam eventos fotofísicos e fotoquímicos no tecido irradiado. Os efeitos básicos que a TFBM vai produzir são: efeito analgésico, efeito de modulação do processo inflamatório e reparação tecidual. A partir dos eventos primários, que ocorrem no local da absorção da luz, uma cascata de alterações bioquímicas é deflagrada, por exemplo, aumento de adenosina trifosfato (ATP), adesonina-monofosfato-cíclico (AMPc), óxido nítrico (NO) e cálcio (Ca^{2+}), os quais são moléculas sinalizadoras que podem ativar vias relacionadas à proliferação e à migração celular, produção de proteínas, diferenciação celular, entre outras. A proliferação de células, como queratinócitos e fibroblastos, o aumento na produção de colágeno, a maturação mais rápida do epitélio, assim como a diferenciação de fibroblastos em miofibroblastos, podem justificar os benefícios da TFBM nos casos de reparação tecidual.[25]

Com relação à modulação do processo inflamatório, podemos citar a ação da TFBM na diminuição de prostaglandina E_2 (PGE_2), cicloxigenase 2, fator de necrose tumoral alfa (TNF-alfa) e interleucina 1 beta (IL-1-beta). Além disso, a TFBM pode reduzir o infiltrado de células inflamatórias e o volume do edema no local da inflamação.[26] Além de a diminuição do processo inflamatório contribuir para a diminuição da dor, podemos destacar também o efeito analgésico ocasionado pela TFBM, por meio da liberação de neurotransmissores, como serotonina e beta-endorfina, assim como bloqueio do potencial de ação.[27]

TERAPIA DE FOTOBIOMODULAÇÃO EM DISFUNÇÃO TEMPOROMANDIBULAR

Ainda que a fisiopatologia da DTM não tenha sido completamente esclarecida,[28] a busca por modalidades terapêuticas conservadoras para o manejo dos sintomas dessa disfunção tem sido o maior foco das pesquisas nesse campo. A literatura recente mostra que a fotobiomodulação vem se tornando uma opção terapêutica cada vez mais popular no controle dos sintomas de alterações patológicas musculoesqueléticas.[29,30]

Simunovic et al. (1998)[31] analisaram os efeitos de relaxamento muscular e analgesia promovidos pela ação do *laser* em 324 pacientes esportistas e enfatizam que esse efeito benéfico da TFBM se relaciona com a produção de endorfinas e influência no limiar de dor. Nesse estudo, a utilização do *laser* provocou redução da dor e da contração muscular. Em estudo conduzido em ratos submetidos a trauma mecânico do músculo gastrocnêmio, observou-se que a irradiação com *laser* infravermelho foi capaz de atenuar os danos da inflamação muscular e a fibrose, além de otimizar a recuperação do tecido.[32] Outros efeitos da terapia de fotobiomodulação com *laser*, reportados na literatura, são o estímulo à microcirculação local, o trofismo celular, a redução de edema e da hiperemia.[33] De forma geral, os objetivos clínicos mais comuns dessa terapia são a indução de analgesia com atuação direta nas terminações nervosas, a promoção da cicatrização e remodelação tecidual, a redução da inflamação por estímulo de drenagem linfática e/ou a modulação de mediadores químicos álgicos e pró-inflamatórios, a indução de relaxamento muscular e a dissolução de pontos-gatilho.[34]

Paolillo et al. (2012),[18] em uma revisão sistemática, apontam que a TFBM, com *lasers* de baixa potência, pode aumentar a atividade metabólica do músculo e diminuir a fadiga eletromiográfica durante testes fisioterápicos. Sendo assim, a TFBM, nos parâmetros adequados, pode melhorar a atividade motora do sistema estomatognático. Bjordal et al. (2003)[19] sugerem que a TFBM pode reduzir significativamente a dor e aumentar a saúde articular em casos de disfunções crônicas. Uma recente revisão sistemática reportou que a TFBM é eficaz no tratamento da DTM, agindo especialmente na redução da dor de origem muscular, embora exista grande divergência quanto aos parâmetros terapêuticos utilizados.[15]

Külekçioglu et al. (2003),[35] em ensaio clínico, demonstraram que a TFBM promoveu alívio dos sintomas clínicos da DTM tanto de origem articular quanto muscular. Nuñez et al. (2006)[36] investigaram a eficácia da irradiação com *laser* vermelho (685 nm, 50 mW, 3 J por ponto) sobre a abertura de boca de pacientes com DTM e a compararam à eletroestimulação nervosa transcutânea (TENS – *transcutaneous electrical nerve stimulation*). Os autores observaram que a TFBM foi capaz de promover ganho maior na amplitude da abertura de boca, quando comparada com os pacientes submetidos à TENS. Mais recentemente, um grupo de autores conduziu uma investigação com diferentes tipos de fontes de luz, irradiando a ATM, músculos masseter e temporal bilateralmente com *led* vermelho (630 ± 10 nm), infravermelho (850 ± 10 nm) e *laser* com emissão no espectro do infravermelho próximo (780 nm) e relataram que houve redução na dor e melhora na amplitude da abertura mandibular em todos os grupos, sem diferença quando comparados entre si.[37] Há relato também de que, ao irradiar pontos musculares e articulares, tanto a luz *laser* no comprimento de onda de 660 nm (vermelho) quanto a luz com comprimento de onda de 795 nm (infravermelho) são eficazes na redução de dor associada à DTM.[38] Assim, na literatura atual, há diversos relatos positivos quanto ao uso da TFBM em DTM, embora ainda seja necessária a determinação de um protocolo ideal, baseado em evidências científicas.

A IMPORTÂNCIA DE UM CORRETO DIAGNÓSTICO PARA A EFICÁCIA DA TERAPIA DE FOTOBIOMODULAÇÃO

O correto diagnóstico da DTM é primordial para a determinação do protocolo ideal da TFBM, sendo o mais individualizado possível para cada caso. Na prática clínica diária, a identificação dos sítios álgicos é um dos pontos-chave para alcançar os efeitos analgésico e de modulação da inflamação, influenciando diretamente o bem-estar do paciente acometido por essa disfunção.

Uma classificação diagnóstica amplamente aceita no meio científico é o *research diagnostic criteria for temporomandibular disorders* (RDC/TMD),[39] que, com anamnese e exame clínico padronizados, direciona o diagnóstico da DTM. Esse instrumento possibilita identificar a ausência ou presença de DTM, o tipo de disfunção instalada, dimensionar a resposta terapêutica alcançada e elaborar um protocolo de atendimento individualizado. Esse exame clínico detalha as características individuais da dor apresentada, sua localização (muscular e/ou articular) e a extensão do acometimento funcional (perfil da excursão mandibular).

PROTOCOLO CLÍNICO DE TERAPIA DE FOTOBIOMODULAÇÃO APLICADA À DISFUNÇÃO TEMPOROMANDIBULAR

A TFBM deve visar inicialmente o alívio da dor em quadros álgicos e a recuperação da extensão dos movimentos mandibulares, favorecendo a regularização das funções básicas do sistema estomatognático e contribuindo para que o indivíduo retome suas atividades diárias com qualidade de vida.

A literatura reporta uma grande variação nos protocolos clínicos para abordagem da DTM. Dentre esses protocolos, destacam-se alguns mais utilizados, conforme exposto na Tabela 1.

TABELA 1 Variação dos parâmetros dosimétricos para fotobiomodulação em DTM, segundo fontes da literatura

Parâmetro	Variação reportada na literatura
Comprimento de onda	632,80[40] a 910[41] nm
Potência	15[42] a 500[43] mW
Densidade de energia	0,9[44] a 105[45] J/cm²
Energia/ponto	0,3[46] a 10[43] J
Sessões por semana	1[47] a 7[44]
Tempo de tratamento	1[36] a 10[48] semanas

Com base nos relatos da literatura e a partir da experiência clínica dos autores,* sugere-se um protocolo-base para a TFBM em DTM, que deve ser adaptado à necessidade de cada paciente. Como já mencionado, as informações da anamnese e do exame clínico (RDC/TMD) guiarão o profissional na seleção dos pontos de irradiação, para a escolha de um protocolo terapêutico individualizado.

Passo a passo da terapia de fotobiomodulação em disfunção temporomandibular

- Passo 1: anamnese detalhada.
- Passo 2: exame clínico com marcação dos pontos álgicos (recomenda-se utilizar o RDC como guia).
- Passo 3: diagnóstico e desenvolvimento de protocolo individualizado de irradiação.
- Passo 4: limpeza das áreas que receberão irradiação (umidade, cremes e maquiagem podem afetar a penetração da luz).
- Passo 5: proteção da ponteira do equipamento com barreira transparente e lisa.
- Passo 6: proteção ocular do paciente e equipe profissional (óculos de proteção específicos para evitar efeitos potenciais do *laser*).
- Passo 7: irradiação pontual, em contato e perpendicular à superfície. Recomenda-se seguir os pontos de aplicação conforme ilustrado nas figuras do item "Protocolo de TFBM sugerido". Também se mostra de grande importância a calibração periódica do equipamento, fazendo uso de um equipamento medidor de potência.
- Passo 8: novo exame clínico para registro da evolução do quadro.

Esses passos devem ser seguidos em todas as sessões de atendimento e ajustados, caso necessário.

* Experiência obtida no atendimento na clínica do Laboratório Especial de *Laser* em Odontologia (LELO) da Faculdade de Odontologia da Universidade de São Paulo (USP).

Protocolo de terapia de fotobiomodulação sugerido

Com base no exposto, recomenda-se o uso do *laser* de baixa potência, com os seguintes parâmetros: *laser* infravermelho com potência de 100 mW e 3 J/ponto de irradiação.[49] O tempo de irradiação por ponto de aplicação e densidade de energia calculados poderão variar de acordo com a potência do equipamento e a área do feixe do *laser* (*spot size*) (Tabela 2).

TABELA 2 Parâmetros dosimétricos utilizados no Laboratório Especial de *Laser* em Odontologia

Parâmetro	
Comprimento de onda	780-808 nm
Potência	100 mW
Energia/ponto	3-4 J
Sessões por semana	1-2
Tempo de tratamento	6-10 semanas

Como mencionado previamente, é importante ressaltar que os parâmetros sugeridos podem ser adaptados a qualquer equipamento de *laser* de baixa potência, respeitando-se os parâmetros de cálculo de dose que seguem na fórmula a seguir:

Densidade de energia (J/cm²) = energia (J)/área do feixe de *laser* (cm²), em que energia (J) = potência (W) × tempo (segundos)

Pontos de aplicação do *laser* na terapia de fotobiomodulação para disfunção temporomandibular

Os pontos de aplicação podem ser distribuídos conforme descrito a seguir.

Terapia de fotobiomodulação em tecido muscular

- Músculo temporal: 3 pontos, sendo 1 no feixe anterior, 1 no médio e 1 no posterior (Figuras 1 a 3).

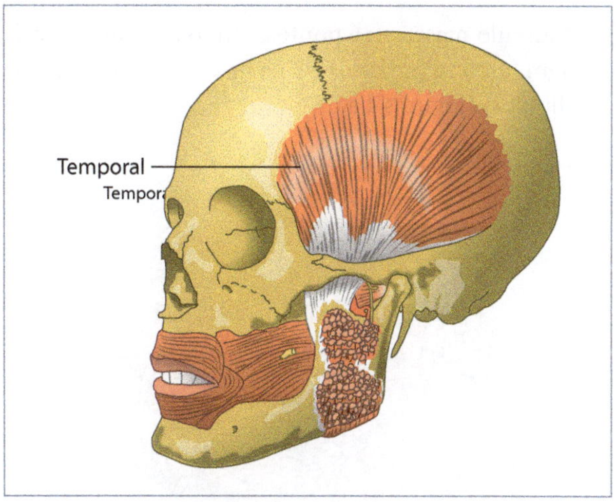

FIGURA 1 Localização anatômica do músculo temporal.

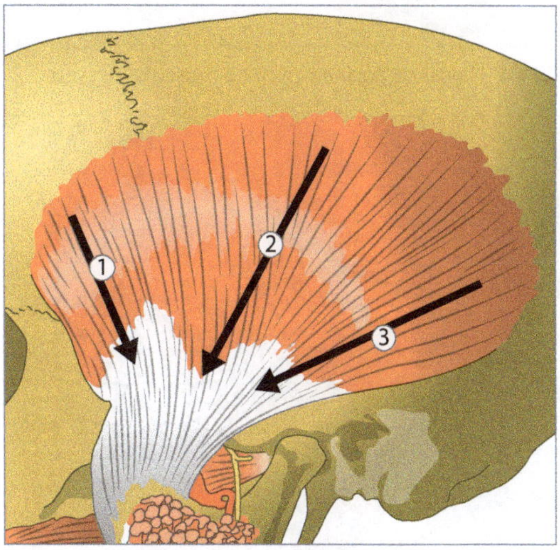

FIGURA 2 Localização dos feixes do músculo temporal.

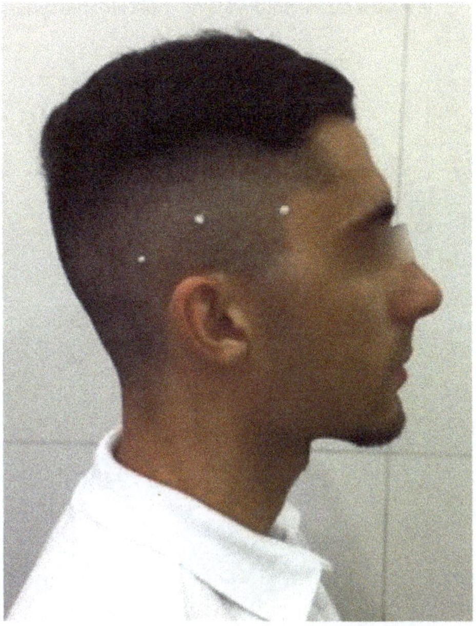

FIGURA 3 Localização dos pontos a serem irradiados no paciente.

- Músculo masseter: 6 pontos, sendo 3 pontos na origem (arco zigomático) e 3 na inserção (ângulo mandibular) (Figuras 4 a 6).

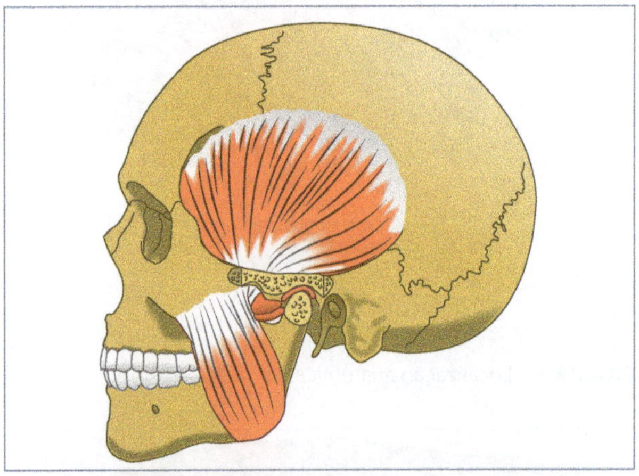

FIGURA 4 Localização anatômica do músculo masseter.

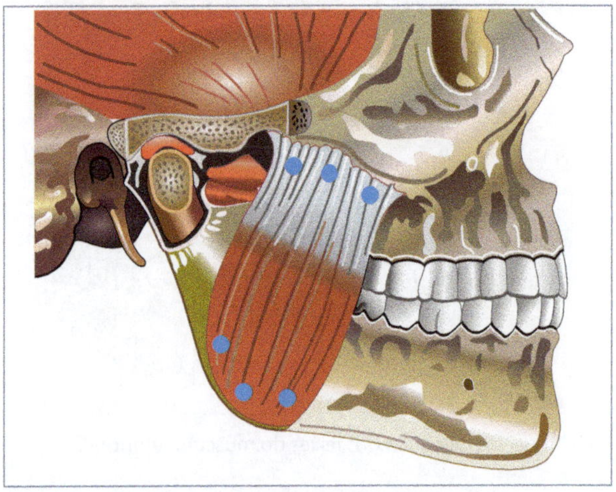

FIGURA 5 Pontos a serem irradiados no músculo masseter.

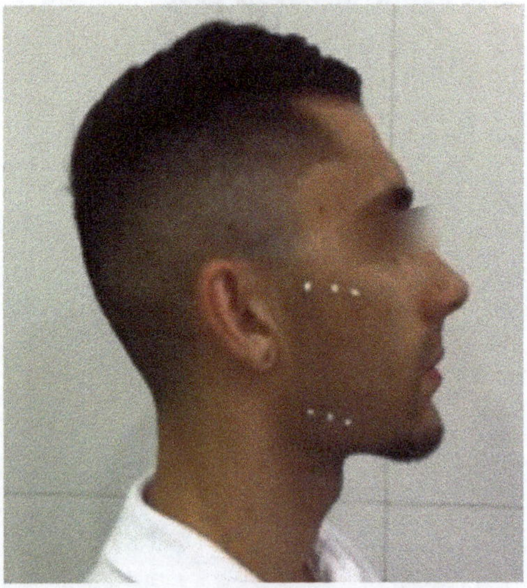

FIGURA 6 Localização dos pontos a serem irradiados no paciente.

- Músculo pterigóideo medial: 1 ponto medial localizado atrás do trígono retromolar (Figuras 7 e 8).

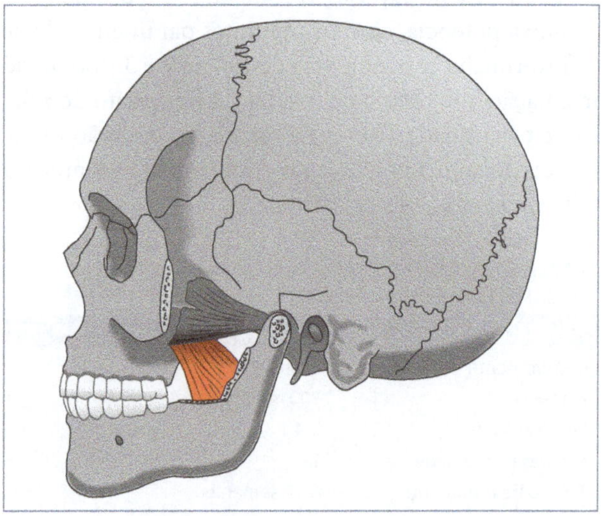

FIGURA 7 Localização anatômica do músculo pterigóideo medial.

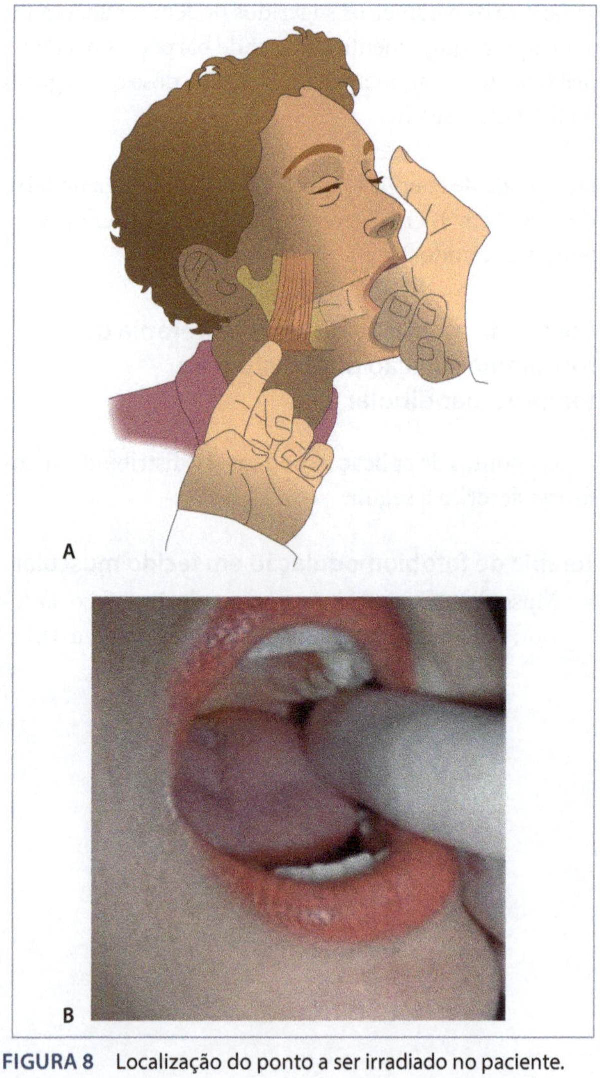

FIGURA 8 Localização do ponto a ser irradiado no paciente.

- Músculo esternocleidomastóideo: 6 pontos, sendo 2 na origem do músculo, 2 na porção média e 2 na inserção do músculo (Figuras 9 a 11).

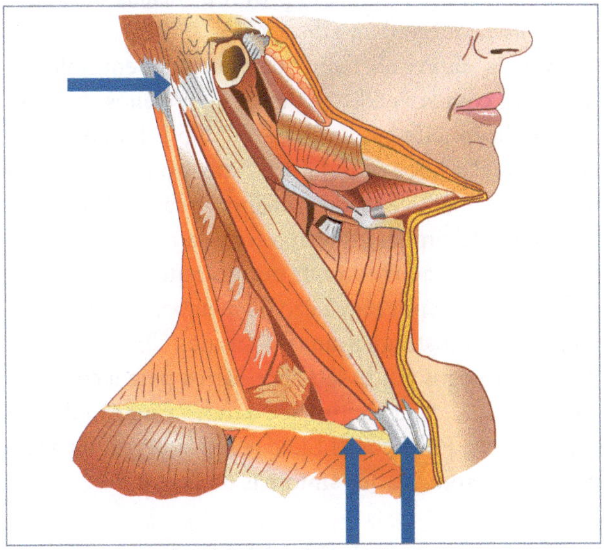

FIGURA 9 Localização anatômica do músculo esternocleidomastóideo.

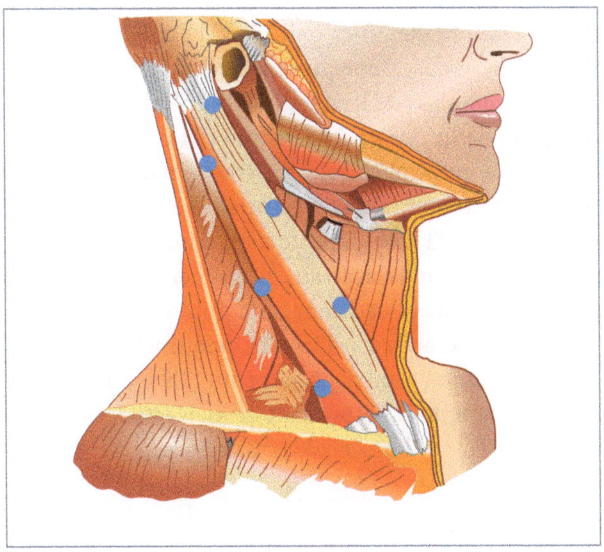

FIGURA 10 Pontos a serem irradiados no músculo esternocleidomastóideo.

Terapia de fotobiomodulação na região da articulação temporomandibular

Na região da ATM: 3 pontos, sendo 1 ponto na parte mais posterior da região da ATM (a introdução da luz de *laser* deve ser através da orelha externa posicionando para anterior), 1 na porção mais superior da ATM e 1 na porção anterior da ATM (Figuras 12 a 14).

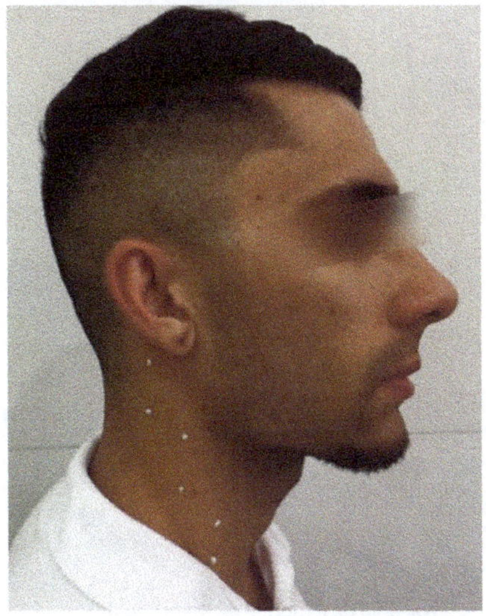

FIGURA 11 Localização dos pontos a serem irradiados no paciente (à direita).

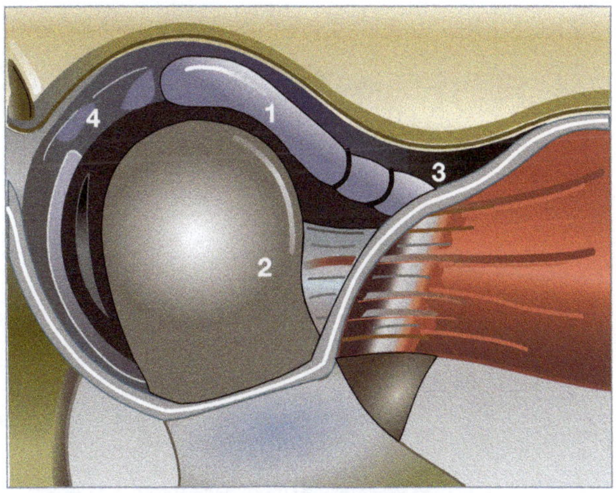

FIGURA 12 Componentes anatômicos da articulação temporomandibular. 1: disco articular; 2: cabeça da mandíbula; 3: tubérculo articular; 4: região retrodiscal.

Terapia de fotobiomodulação em pontos-gatilho

Em pontos-gatilho para dor, recomenda-se 1 ponto para cada ponto álgico encontrado no exame clínico, durante a palpação.

AVALIAÇÃO DA EFICÁCIA TERAPÊUTICA

A resposta do paciente à terapia deve ser checada periodicamente. Ela fornecerá os dados para se verificar se o objetivo inicial está sendo atingido ou se a dosimetria deve ser ajustada para que se cumpra o plano de tratamento.

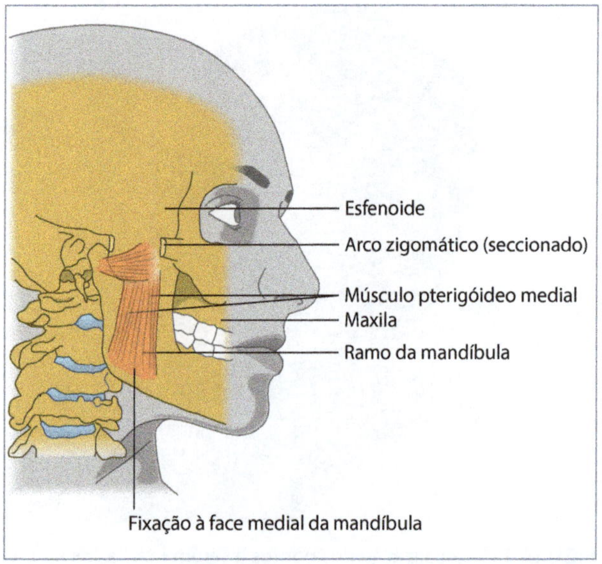

FIGURA 13 Localização anatômica da articulação temporomandibular.

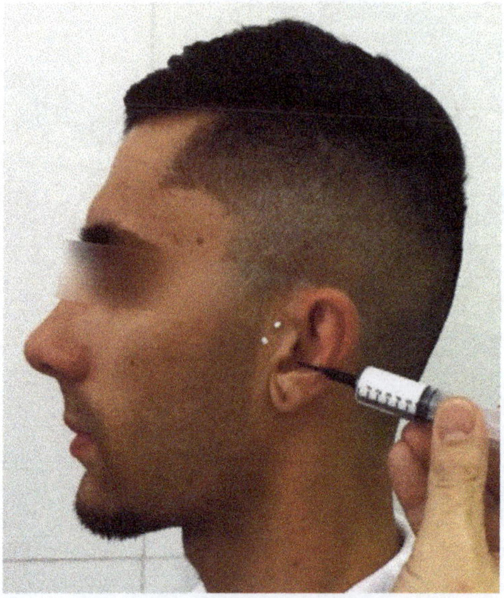

FIGURA 14 Localização dos pontos a serem irradiados no paciente.

Os principais parâmetros a serem avaliados são: diminuição da dor e/ou desconforto à palpação e durante os movimentos mandibulares e amplitude da excursão mandibular.

TERAPIA DE FOTOBIOMODULAÇÃO COM *LEDs*

Relativamente recente no campo da TFBM, o uso de *leds* (*light-emitting diodes* ou diodos emissores de luz) também é referido como efetivo no controle da dor em quadros inflamatórios.[49-51] Por se tratar de uma fonte de luz de baixo custo operacional e alta durabilidade em relação aos equipamentos *laser*, novas investigações vêm sendo conduzidas para comprovar a eficácia dos *leds* e elucidar seu mecanismo de ação.[52]

Alguns autores afirmam que protocolos equivalentes de TFBM com *laser* e *led* podem atingir efeitos similares em condições clínicas variadas.[53-55] Em DTM, o estudo clínico de Panhoca et al. (2015)[37] mostrou que a TFBM com *led* vermelho e infravermelho foi capaz de promover analgesia similar ao grupo tratado com *laser* infravermelho. De acordo com outros autores, sua ação analgésica se dá por regulação do metabolismo de ciclo-xigenases e prostraglandinas.[49] Ensaios clínicos randomizados e cegos ainda são necessários para a comprovação de sua eficácia clínica e a determinação de um protocolo de FBM com LED que seja adequado para o manejo e resolução dos sintomas da DTM.

LIMITAÇÕES PARA USO DA TERAPIA DE FOTOBIOMODULAÇÃO APLICADA À DISFUNÇÃO TEMPOROMANDIBULAR

A literatura científica para TFBM em DTM é vasta, mas ainda se busca um consenso em relação ao protocolo e parâmetros de irradiação ideais. A dificuldade de obtenção de um protocolo padrão para tratamento da DTM pode ser explicada por se tratar de uma alteração patológica complexa e multifatorial. Além disso, no que diz respeito à TFBM, os protocolos descritos são muito diversificados em relação ao comprimento de onda utilizado, energia aplicada em cada ponto de irradiação, pontos de irradiação considerados, frequência das sessões clínicas e tempo total de tratamento (Tabela 1). Considera-se, portanto, a necessidade de mais estudos clínicos para elucidar qual protocolo é mais eficaz.

PERSPECTIVAS

Com a evolução dos equipamentos disponíveis no mercado, tem-se observado maior utilização clínica de irradiação simultânea de *laser* vermelho e infravermelho. Há estudos que apontam bons resultados de recuperação tecidual associando irradiações de *laser* vermelho e infravermelho.[56,57] Tratar casos complexos com comprimentos de onda combinados pode ser vantajoso por estender o campo de atuação da fotobiomodulação, agindo sobre estruturas profundas e superficiais simultaneamente.[58] Além do mais, a irradiação combinada pode ampliar os efeitos terapêuticos por influenciar diferentes fotorreceptores.[59,60]

A luz vermelha pode aumentar o aporte de ATP para a reparação de tecidos quando absorvido pelo citocromo, enquanto o infravermelho eleva o limiar de dor ao alterar o potencial da membrana celular, por exemplo. No entanto, para escolha desse tipo de protocolo é recomendada atenção especial aos diferentes fototipos de pele, pois a potência recebida em cada ponto será somada (p. ex., 100 mW emitidos pelo feixe vermelho + 100 mW pelo infravermelho = 200 mW de potência por ponto). Joensen et al.[60] investigaram os efeitos térmicos da irradiação com *laser* infravermelho (810 nm, 200 mW) com doses distintas (2, 6, 9 e 12 J/ponto) em indivíduos com diferentes tons de pele (clara, média e escura). Não houve alteração térmica significativa (menos de 2°C) em indivíduos com pele clara e média. Porém, doses mais elevadas de energia (com consequente tempo de irradiação maior) foram capazes de aumentar significativamente a temperatura da pele em indivíduos melanodermas, a ponto de solicitarem interrupção da irradiação por dor relacionada ao calor gerado.

Por fim, devemos considerar que ainda pode haver variação nos protocolos propostos hoje para TFBM para manejo da DTM, visto que esforços têm sido feitos para que alcancemos um consenso no protocolo de utilização do *laser* de baixa potência para tratamento ou controle da dor nos pacientes com essa disfunção. Para tanto necessitamos de estudos do tipo ensaios clínicos controlados randomizados (ECCR), duplo cego, com qualidade metodológica.

Os ECCR devem estar endereçados a não só estabelecer parâmetros e protocolos clínicos de atendimento, mas também as possíveis diferenças existentes entre a aplicação do *laser* de baixa potência emitido com comprimento de ondas vermelho, infravermelho e com o uso concomitante dos dois tipos de comprimentos de ondas (vermelho e infravermelho associados), e qual resultado podemos esperar com o *laser* nos diversos tipos de DTM.

REFERÊNCIAS BIBLIOGRÁFICAS

1. De Leeuw R, Klasser GD (eds.). Orofacial pain: guidelines for assessment, diagnosis, and management. 5.ed. Chicago: Quintessence; 2013.
2. Gremillion HA. The prevalence and etiology of temporomandibular disorders and orofacial pain. Tex Dent J. 2000;117:30-9.
3. Feine JS, Widmer CG, Lund JP. Physical therapy: a critique. Oral Surg Oral Med Oral Pathol Oral Radiol Endod. 1997;83(1):123-7.
4. Manfredini D. Research diagnostic criteria for temporomandibular disorders: a systematic review of axis I epidemiologic findings. Oral Surg Oral Med Oral Pathol Oral Radiol Endod. 2011;112(4):453-62.
5. LeResche L. Epidemiology of temporomandibular disorders: implications for the investigation of etiologic factors. Crit Rev Oral Biol Med. 1997;8(3):291-305.
6. Tjakkes GE, Reinders JJ, Tenvergert EM, Stegenga B. TMD pain: the effect on health related quality of life and the influence of pain duration. Health Qual Life Outcomes. 2010 May 2;8:46.
7. Sato S, Kawamura H, Nagasaka H, Motegi K. The natural course of anterior disc displacement without reduction in the temporomandibular joint: follow-up at 6, 12, and 18 months. J Oral Maxillofac Surg. 1997;55(3):234-8.
8. List T, Axelsson S. Management of TMD: evidence from systematic reviews and meta-analyses. J Oral Rehabil. 2010;37:430-51.
9. 9McNeely ML, Olivo SA, Magee DJ. A systematic review of the effectiveness of physical therapy interventions for temporomandibular disorders. Phys Ther. 2006;86(5):710-25.
10. Cairns BE. Pathophysiology of TMD pain: basic mechanisms and their implications for pharmacotherapy. J Oral Rehabil. 2010;37(6):391-410.
11. Pereira TS, Flecha OD, Guimarães RC, de Oliveira D, Botelho AM, Glória JC, et al. Efficacy of red and infrared lasers in treatment of temporomandibular disorders: a double-blind, randomized, parallel clinical trial. Cranio. 2014;32(1):51-6.
12. Ekberg E, Vallon D, Nilner M. The efficacy of appliance therapy in patients with temporomandibular disorders of mainly myogenous origin: a randomized, controlled, short term trial. J Orofac Pain. 2003;17:133-9.
13. Orlando B, Manfredini D, Salvetti G, Bosco M. Evaluation of the effectiveness of biobehavioral therapy in the treatment of temporomandibular disorders: a literature review. Behav Med. 2007;33(3):101-18.
14. Santos TS, Piva MR, Ribeiro MH, Antunes AA, Melo AR, Silva EDO. Lasertherapy efficacy in temporomandibular disorders: control study. Braz J Otorhinolaryngol. 2010;76(3):294-9.
15. Herpich CM, Amaral AP, Leal-Junior EC, Tosato JP, Gomes CA, Arruda EE, et al. Analysis of laser therapy and assessment methods in the rehabilitation of temporomandibular disorder: a systematic review of the literature. J Phys Ther Sci. 2015;27(1):295-301.
16. Roelandts R. The history of phototherapy: something new under the sun? J Am Acad Dermatol 2002;46(6):926-30.
17. Anders JJ, Lanzafame RJ, Arany PR. Low-level light/laser therapy versus photobiomodulation therapy. Photomed Laser Surg. 2015;33(4):183-4.
18. Paolillo FR, et al. Fototerapia aplicada à motricidade orofacial e corporal: novas perspectivas. Implantnews. 2012;9(1a):62-7.
19. Bjordal JM, Couppé C, Chow RC, Tunér J, Ljunggren EA. A systematic review of low level laser therapy with location-specific doses for pain from chronic joint disorders. Aust J Physiother. 2003; 49(2):107-16.
20. Bertolucci LE, Grey T. Clinical analysis of mid-laser versus placebo treatment of arthralgic TMJ degenerative joints. Cranio. 1995;13(1):26-9.
21. Mazzetto MO, Carrasco TG, Bidinelo EF, Pizzo RC, Mazzetto RG. Low intensity laser application in temporomandibular disorders: a phase I double-blind study. Cranio. 2007;25(3):186-92.
22. Gutknecht N, Franzen R. In: Gutknecht N, Eduardo CP. A odontologia e o laser: atuação do laser na especialidade odontológica. São Paulo: Quintessence; 2004. p. 25-60.
23. Grecco C, et al. Physics of lasers and leds: basic concepts. In: Freitas P, Simões A. (orgs..). Lasers in dentistry: guide for clinical practice. Iowa: Wiley Blackwell; 2015. p.3-10.
24. Enwemeka CS. Attenuation and penetration of visible 632.8 nm and invisible infra-red 904 nm light in soft tissues. Laser Ther. 2001;13:95-101.
25. de Freitas LF, Hamblin MR. Proposed mechanisms of photobiomodulation or low-level light therapy. IEEE J Sel Top Quantum Electron. 2016;22(3):7000417.
26. Bjordal JM, Lopes-Martins RAB, Frigo L. Low level laser therapy: mechanism of action: inflammatory process. In: Freitas P, Simões A (orgs.). Lasers in dentistry: guide for clinical practice. Iowa: Wiley Blackwell; 2015. p.27-33.

27. Chow R. Low level laser therapy: mechanism of action. Analgesia. In: Freitas P, Simões A (orgs.). Lasers in dentistry: guide for clinical practice. Iowa: Wiley Blackwell; 2015. p.34-9.
28. Lin C. Brain signature of chronic orofacial pain: a systematic review and meta-analysis on neuroimaging research of trigeminal neuropathic pain and temporomandibular joint disorders. PLoS One 2014 Apr 23;9(4):e94300.
29. Kahraman SA. Low-level laser therapy in oral and maxillofacial surgery. Oral Maxillofac Surg Clin North Am. 2004;16(2):277-88.
30. Simunovic Z. Low level laser therapy with trigger points technique: a clinical study on 243 patients. J Clin Laser Med Surg. 1996;14(4):163-7.
31. Simunovic Z, Trobonjaca T, Trobonjaca Z. Treatment of medial and lateral epicondylitis: tennis and golfer's elbow. With low level laser therapy. A multicenter double blind, placebo-controlled clinical study on 324 patients. J Clin Laser Med Surg. 1998;16(3):145-51.
32. Rizzi CF, Mauriz JL, Corrêa DS, Moreira AJ, Zettler CG, Filippin LI, et al. Effects of low-level laser therapy (LLLT) on the nuclear factor (NF)-kappaB signaling pathway in traumatized muscle. Lasers Surg Med. 2006;38(7):704-13.
33. Schindl A, Heinze G, Schindl M, Pernerstorfer-Schön H, Schindl L. Systemic effects of low-intensity laser irradiation on skin microcirculation in patients with diabetic microangiopathy. Microvasc Res. 2002;64(2):240-6.
34. Carroll JD, Milward MR, Cooper PR, Hadis M, Palin WM. Developments in low level light therapy (LLLT) for dentistry. Dent Mater. 2014;30(5):465-75.
35. Kulekcioglu S, Sivrioglu K, Ozcan O, Parlak M. Effectiveness of low-level laser therapy in temporomandibular disorder. Scand J Rheumatol. 2003;32(2):114-8.
36. Núñez SC, Garcez AS, Suzuki SS, Ribeiro MS. Management of mouth opening in patients with temporomandibular disorders through low-level laser therapy and transcutaneous electrical neural stimulation. Photomed Laser Surg. 2006;24(1):45-9.
37. Panhoca VH, Lizarelli RF, Nunez SC, Pizzo RC, Grecco C, Paolillo FR, et al. Comparative clinical study of light analgesic effect on temporomandibular disorder (TMD) using red and infrared led therapy. Lasers Med Sci. 2015;30(2):815-22.
38. Pereira TS, Flecha OD, Guimarães RC, de Oliveira D, Botelho AM, Glória JC, et al. Efficacy of red and infrared lasers in treatment of temporomandibular disorders: a double-blind, randomized, parallel clinical trial. Cranio. 2014;32(1):51-6.
39. Dworkin SF, LeResche L. Research diagnostic criteria for temporomandibular disorders: review, criteria, examinations and specifications, critique. J Craniomandib Disord. 1992;6(4):301-55.
40. Emshoff R, Bösch R, Pümpel E, Schöning H, Strobl H. Low-level laser therapy for treatment of temporomandibular joint pain: a double-blind and placebo-controlled trial. Oral Surg Oral Med Oral Pathol Oral Radiol Endod. 2008;105(4):452-6.
41. Manfredini D, Winocur E, Ahlberg J, Guarda-Nardini L, Lobbezoo F. Psychosocial impairment in temporomandibular disorders patients. RDC/TMD axis II findings from a multicentre study. J Dent. 2010;38(10):765-72.
42. de Medeiros JS, Vieira GF, Nishimura PY. Laser application effects on the bite strength of the masseter muscle, as an orofacial pain treatment. Photomed Laser Surg. 2005;23(4):373-6.
43. da Cunha LA, Firoozmand LM, da Silva AP, Camargo SE, Oliveira W. Efficacy of low-level laser therapy in the treatment of temporomandibular disorder. Int Dent J. 2008 Aug;58(4):213-7.
44. León IG, Almagro S, García RC. Los trastornos temporomandibulares y la radiación láser. Rev Cubana Estomatol. 2007;44(3):1-8.
45. Carrasco TG, Mazzetto MO, Mazzetto RG, Mestriner Jr W. Low intensity laser therapy in temporomandibular disorder: a phase II double-blind study. Cranio. 2008;26:274-81.
46. Venancio RA, Camparis CM, Lizarelli RF. Low intensity laser therapy in the treatment of temporomandibular disorders: a double-blind study. J Oral Rehabil. 2005;32(11):800-7.
47. Shinozaki EB, dos Santos MB, Okazaki LK, Marchini L, Brugnera Junior A. Clinical assessment of the efficacy of low-level laser therapy on muscle pain in women with temporomandibular dysfunction, by surface electromyography. Braz J Oral Sci. 2010;9(4):434-8.
48. Hotta PT, Hotta TH, Bataglion C, Bataglion SA, Coronatto EA, Siéssere S, et al. Emg analysis after laser acupuncture in patients with temporomandibular dysfunction (TMD). Implications for practice. Complement Ther Clin Pract. 2010;16(3):158-60.
49. Lim W, Lee S, Kim I, Chung M, Kim M, Lim H, et al. The anti-inflammatory mechanism of 635 nm light-emitting-diode irradiation compared with existing COX inhibitors. Lasers Surg Med. 2007;39(7):614-21.
50. Xavier M, David DR, de Souza RA, Arrieiro AN, Miranda H, Santana ET, et al. Anti-inflammatory effects of low-level light emitting diode therapy on achilles tendinitis in rats. Lasers Surg Med. 2010;42(6):553-8.
51. Oshima Y, Coutts RD, Badlani NM, Healey RM, Kubo T, Amiel D. Effect of light-emitting diode (LED) therapy on the development of osteoarthritis (OA) in a rabbit model. Biomed Pharmacother. 2011;65(3):224-9.
52. de Castro IC, Rosa CB, Carvalho CM, Aragão JS, Cangussu MC, dos Santos JN, et al. Assessment of different energy delivery settings in laser and LED phototherapies in the inflammatory process of rat's TMJ induced by carrageenan. Lasers Med Sci. 2015;30(8):2105-13.
53. de Sousa AP, Paraguassú GM, Silveira NT, de Souza J, Cangussú MC, dos Santos JN, et al. Laser and LED phototherapies on angiogenesis. Lasers Med Sci. 2013;28(3):981-7.
54. Sampaio SC, Monteiro JS, Cangussú MC, Santos GM, dos Santos MA, dos Santos JN, et al. Effect of laser and LED phototherapies on the healing of cutaneous wound on healthy and iron-deficient Wistar rats and their impact on fibroblastic activity during wound healing. Lasers Med Sci 2013;28(3):799-806.
55. Barolet D. Light-emitting diodes (LEDs) in Dermatology. Semin Cutan Med Surg. 2008;27(4):227-38.
56. Khouri VY, Stracieri AB, Rodrigues MC, de Moraes DA, Pieroni F, Simões BP, et al. Use of therapeutic laser for prevention and treatment of oral mucositis. Braz Dent J. 2009;20(3):215-20.
57. Cunha CB, Eduardo FP, Zezell DM, Bezinelli LM, Shitara PPL, Correa L. Effect of irradiation with red and infrared laser in the treatment of oral mucositis: a pilot study with patients undergoing chemotherapy with 5-FU. Lasers Med Sci. 2012;27(6):1233-240.
58. Enwemeka CS. Intricacies of dose in laser phototherapy for tissue repair and pain relief. Photomed Laser Surg. 2009;27(3):387-93.
59. Sommer AP, Pinheiro AL, Mester AR, Franke RP, Whelan HT. Biostimulatory windows in low intensity laser activation: lasers, scanners, and NASA's light emitting diode array system. J Clin Laser Med Surg. 2001;19(1):29-33.
60. Joensen J, Demmink JH, Johnson MI, Iversen VV, Lopes-Martins RA, Bjordal JM. The thermal effects of therapeutic lasers with 810 and 904 nm wavelengths on human skin. Photomed Laser Surg. 2011;29(3):145-53.
61. Sancakli E, Gökçen-Röhlıg B, Balık A, Öngül D, Kıpırdı S, Keskın H. Early results of low-level laser application for masticatory muscle pain: a double-blind randomized clinical study. BMC Oral Health. 2015;15(1):131.

CAPÍTULO 23

Recursos da terapia miofuncional orofacial

Esther Mandelbaum Gonçalves Bianchini

INTRODUÇÃO: O QUE É A TERAPIA MIOFUNCIONAL OROFACIAL?

A terapia fonoaudiológica miofuncional orofacial (TFMO) refere-se a um conjunto de técnicas e procedimentos individualizados destinados a aprimorar, corrigir ou reabilitar padrões musculares e funcionais orofaciais visando especialmente às funções de respiração, sucção, mastigação, deglutição, fala e expressões faciais. A definição de planejamento terapêutico é baseada no diagnóstico miofuncional orofacial. Esse diagnóstico é realizado considerando-se as informações obtidas a partir do histórico do problema, das características musculares e dos problemas miofuncionais levantados em avaliação clínica, completados por dados de exames complementares e de avaliações de outros profissionais. Assim, é estabelecida a atuação de forma interdisciplinar.

Quando indicado, o tratamento baseado em TFMO é um processo que envolve o desenvolvimento da percepção do que está alterado e dos hábitos nocivos ao problema constatado; o preparo dos músculos, geralmente realizado com manipulações e exercícios, e o treinamento funcional corretivo dirigido pelo terapeuta fonoaudiólogo. Trata-se de uma reeducação miofuncional com a intenção de modificar os comportamentos miofuncionais, na qual o planejamento terapêutico é sempre individual, direcionado para as dificuldades específicas constatadas e para a definição interdisciplinar quanto às outras abordagens necessárias.

No Brasil, o diagnóstico miofuncional orofacial e a terapêutica miofuncional orofacial são atribuições do fonoaudiólogo, especialista em motricidade orofacial, de acordo com o Conselho Federal de Fonoaudiologia.[1]

INTER-RELAÇÕES: TERAPIA MIOFUNCIONAL OROFACIAL, ARTICULAÇÃO TEMPOROMANDIBULAR E DISFUNÇÕES TEMPOROMANDIBULARES

A fonoaudiologia estabelece interfaces com a área odontológica em função da grande influência dos tecidos moles e da funcionalidade orofacial sobre os tecidos duros: posição dos dentes, oclusão, bases ósseas e articulação temporomandibular (ATM). A desorganização miofuncional configura-se como causa ou como efeito da desarmonia estrutural, sendo fundamental aos profissionais amplo conhecimento dessas relações e interferências, uma vez que são decisivas para o planejamento e a execução dos tratamentos.

A ATM permite os movimentos mandibulares utilizados na mastigação, na deglutição e na articulação da fala por meio de um funcionamento altamente complexo, que envolve controle neuromotor específico, modulado por fatores diretamente relacionados às estruturas de tecidos duros e de tecidos moles.[2] Vários são os fatores etiológicos dos distúrbios da ATM. Sempre que exista uma alteração, seja ela dentária, oclusal, dentoesquelética ou articular, o comportamento muscular irá se modificar. Esse processo refere-se a uma tentativa de adaptação miofuncional, buscando manter a funcionalidade mesmo em situações desfavoráveis. Nesse sentido, a musculatura se reorganiza com a utilização de predomínio de alguns músculos em detrimento de outros ou com utilização de musculatura correlata.

Essa situação é rapidamente automatizada, mesmo com sobrecarrega da musculatura, resultando principalmente em piores desempenhos funcionais.[3] Esse processo envolve o sistema neuromotor e se perpetua, aumentando o desequilíbrio muscular e deflagrando muitas vezes a sintomatologia dolorosa, especialmente nos pacientes crônicos, com sintomatologia mais grave.[3]

A descrição da dor, seu diagnóstico e associações costumam ser de difícil precisão devido a sua subjetividade. O limiar da dor é individual, diferenciado e modifica bastante a informação transmitida. A intensidade da dor facial depende de modulação do sistema nervoso central, da atenção, atitude e temperamento do indivíduo, resultando em grande variação de informações conforme a pessoa afetada, especialmente em se tratando de pacientes com dor difusa e recorrente, constituindo assim um grupo de difícil diagnóstico e tratamento.[4,5] A dor, compreendida como queixa principal, constitui-se fundamentalmente em uma importante advertência do organismo modulando respostas motoras para que comportamentos e funções sejam modificados na tentativa de minimizar a sensação desagradável.[4,5] Especialmente a mastigação e a articulação da fala se modificam na presença da dor advinda das disfunções temporomandibulares.[2,3,6] Estudos indicam aumento da atividade elétrica dos músculos levantadores mastigatórios do lado do equilíbrio durante a mastigação unilateral,[6] assim como redução da amplitude do movimento mandibular na fala e prevalência de desvios unilaterais no percurso mandibular durante essa função,[2] caracterizando controle motor orofacial alterado.

A reabilitação dos distúrbios da ATM continua sendo um desafio, e assim o delineamento das influências das funções orofaciais parece necessário. De acordo com a literatura, em função da etiologia multifatorial da disfunção temporomandibular (DTM), inicialmente o método de tratamento deverá ser conservador, reversível e não invasivo.[7-9] Deve-se considerar que a musculatura precisará se reorganizar após a remoção do fator causal, quando este é detectado e resolvido. Porém, nem sempre esse fator é isolado ou facilmente detectável, sendo comum que a musculatura já tenha automatizado algum comportamento miofuncional compensatório e interferente. Assim, a TFMO configura-se como importante alternativa de tratamento conservador. Trata-se de um instrumento terapêutico para os pacientes que apresentam disfunções e alterações temporomandibulares, podendo ser indicada de maneira isolada ou, mais correntemente, em conjunta com as outras abordagens que se façam necessárias.

Os principais objetivos da TFMO são: promover mecanismos para aliviar a dor, diminuir a sobrecarga funcional, orientar a postura e a mobilidade mandibular, direcionar a simetria muscular e funcional, organizar e coordenar a musculatura orofacial e mastigatória, reduzir e/ou remover os fatores funcionais agravantes ou perpetuantes da DTM e buscar o equilíbrio das funções estomatognáticas.[10-12]

EM QUAIS CASOS OS RECURSOS DA TERAPÊUTICA FONOAUDIOLÓGICA PODEM SER INDICADOS?

Basicamente, o atendimento fonoaudiológico em motricidade orofacial segue um protocolo[11,13] que inclui:

1. Avaliação inicial: anamnese, exame miofuncional orofacial, documentação inicial em fotos e vídeos e análise de exames complementares.
2. Definição da elegibilidade para a terapia e contato interdisciplinar.
3. Planejamento terapêutico e execução da TFMO.
4. Reavaliações periódicas com documentação completa.
5. Alta ou finalização assistida do processo.
6. Revisões para manutenção dos resultados obtidos.

Existem critérios de elegibilidade que definem a indicação da terapêutica miofuncional orofacial e como deverá ser empregada: se de forma isolada ou em conjunto com outras terapêuticas. Tais critérios baseiam-se nos dados completos de avaliação miofuncional orofacial, de exames complementares e dos tratamentos correlatos.

No âmbito clínico, o fonoaudiólogo especialista poderá utilizar o protocolo com o qual estiver mais familiarizado para realizar a avaliação de maneira criteriosa. Entretanto, a especificidade dessa avaliação para os distúrbios da ATM deve envolver algumas considerações importantes para o adequado planejamento terapêutico. Atualmente existem dois protocolos de avaliação da motricidade orofacial, com escores, validados para DTM.[14,15] Esses protocolos são amplamente utilizados em pesquisas controladas, assim como na clínica para verificação da evolução dos casos a partir da TFMO, com reavaliações periódicas.

O exame específico para os distúrbios da ATM compreende aspectos da avaliação fonoaudiológica da motricidade orofacial, observações peculiares referentes à situação da ATM e musculatura correlata, além de dados odontológicos, fornecidos pelo dentista responsável pelo caso. O principal objetivo da avaliação fonoaudiológica é verificar a existência de desequilíbrios musculares e funcionais. Busca, assim, analisar os possíveis efeitos das situações observadas em relação às alterações estruturais existentes, à programação odontológica e aos procedimentos cirúrgicos caso necessários.

A avaliação miofuncional orofacial verifica a necessidade de amenizar fatores agravantes, de auxiliar na reorganização miofuncional ou na reabilitação dos movimentos mandibulares e da funcionalidade após cirurgias da ATM.[13-16] Portanto, a análise detalhada dos dados obtidos em avaliação miofuncional orofacial define também os itens a serem trabalhados e a maneira de enfocá-los em TFMO.

A partir do exame miofuncional orofacial algumas características importantes podem ser detalhadas, como a verificação de sinais incipientes de tensão e/ou de modificação da tonicidade da musculatura perioral por hipotonia (Figura 1) ou por hipertonia funcional (Figura 2), da musculatura mastigatória (Figura 3) e da língua, frequentemente se observando marcas dentadas na borda da língua (Figura 4).

A análise da musculatura da língua é fundamental, pois seus movimentos associam-se aos movimentos mandibulares. A avaliação envolve principalmente a verificação de volume em relação ao espaço intraoral para definir sua postura habitual. A tonicidade, simetria, coordenação e comportamento diferenciado da musculatura intrínseca e extrínseca da língua completam a análise.

Importante estudo utilizando imagens tridimensionais[17] ilustra e facilita a compreensão funcional da musculatura da língua, detalhando a visualização da musculatura intrínseca (Figura 5) e da musculatura extrínseca (Figura 6). Vale ressaltar que especialmente a musculatura extrínseca associa-se diretamente à mandíbula, interferindo nos movimentos mandibulares. Assim, essa musculatura deve ser cuidadosamente avaliada, pois

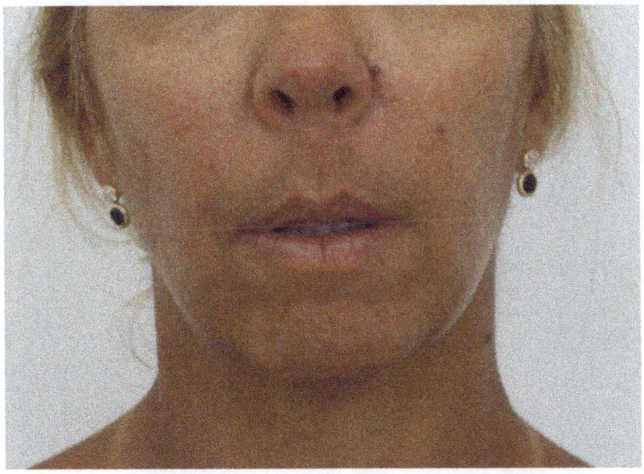

FIGURA 1 Hipotonia funcional da musculatura perioral com hiperfunção compensatória do músculo mentual como postura habitual.

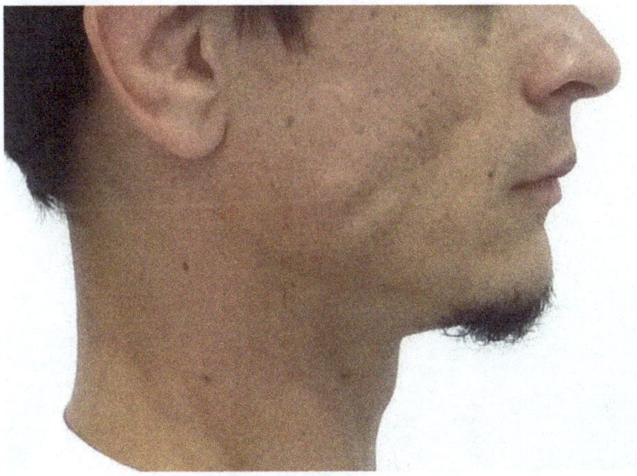

FIGURA 3 Hiperfunção do músculo masseter em paciente com hábito de aperto de dentes.

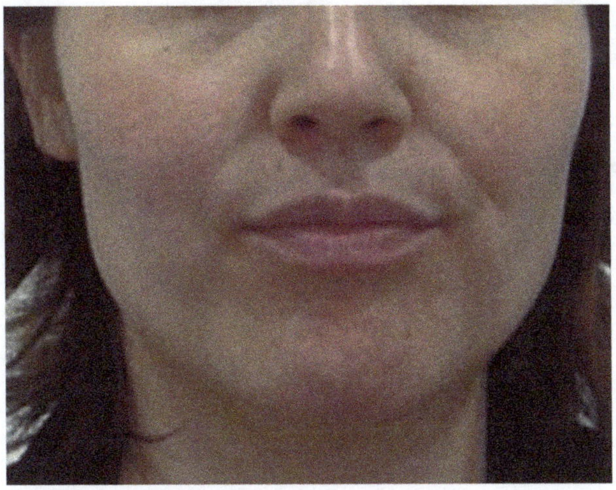

FIGURA 2 Hiperfunção da musculatura perioral, especialmente em região de modíolos, como postura habitual.

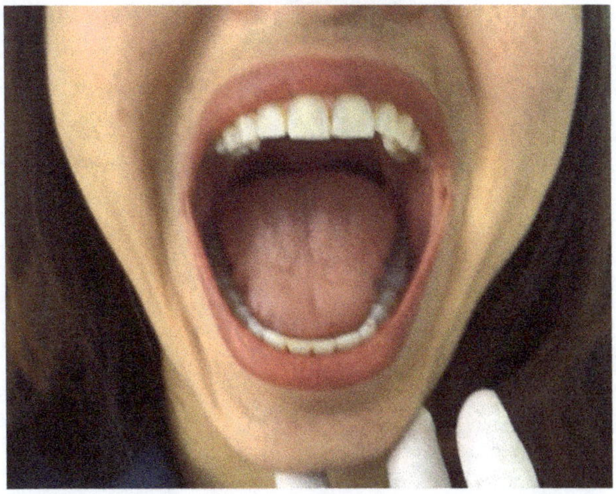

FIGURA 4 Língua volumosa, assimétrica e com marcas dentadas na borda por pressionamento. Paciente com ampla abertura, com mais de cinco sinais de frouxidão ligamentar benigna.

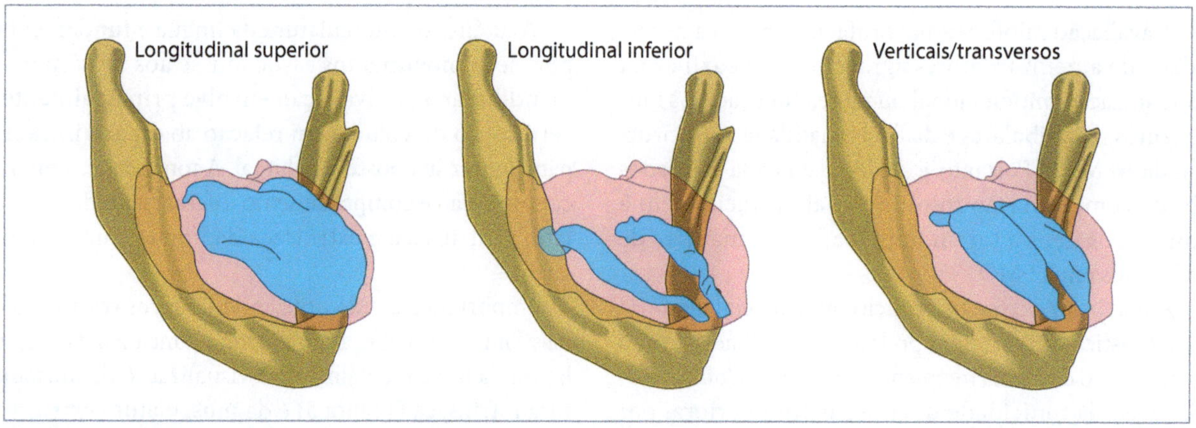

FIGURA 5 Disposição dos músculos intrínsecos da língua.[17]

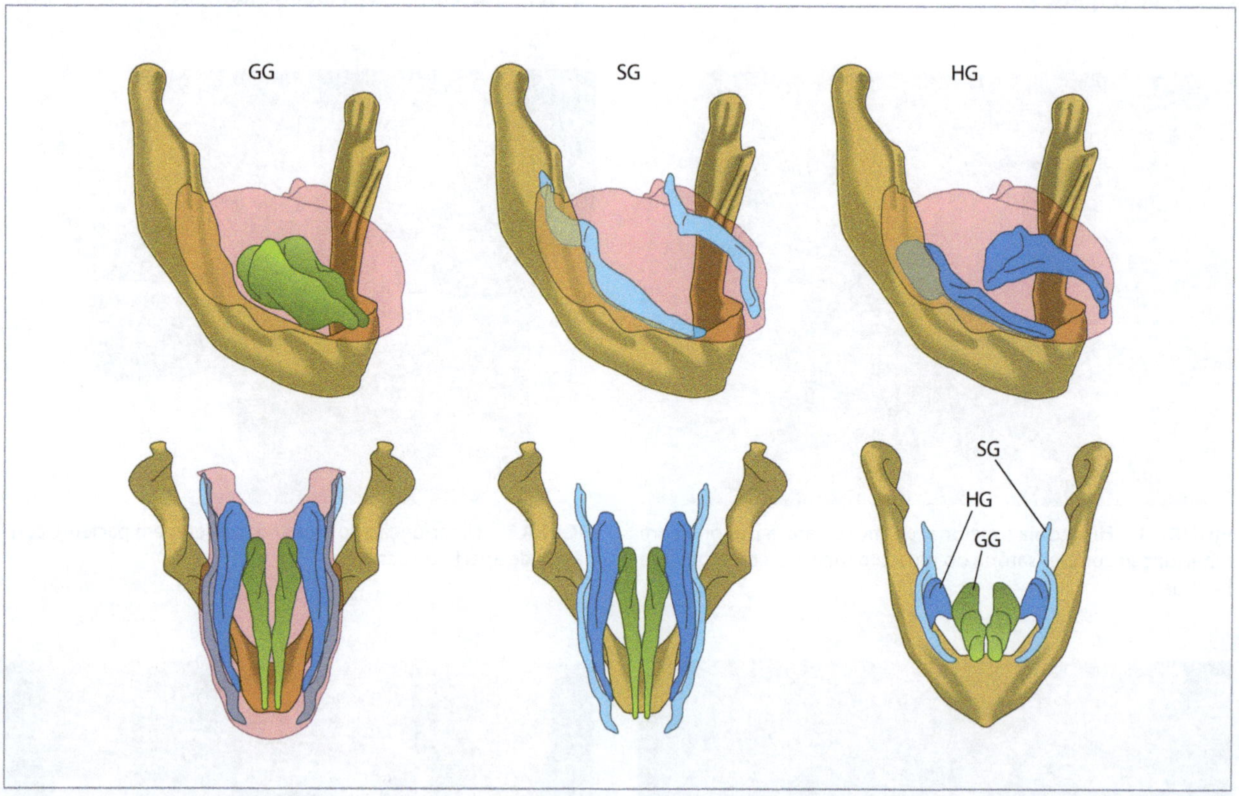

FIGURA 6 Disposição dos principais músculos extrínsecos da língua[17] que se associam aos movimentos mandibulares.
GG: genioglosso; HG: hioglosso; SG: estiloglosso.

assimetrias importantes, hipotonia funcional ou hiperfunção dos músculos extrínsecos são fatores coadjuvantes e perpetuantes de modificação postural da mandíbula e de desvios mandibulares durante os movimentos funcionais (Figuras 7 e 8). A mesma atenção deverá ser atribuída à musculatura supra-hióidea, em especial aos milo-hióideos, que formam o assoalho da boca (Figuras 9 e 10).

A musculatura da língua e supra-hióidea frequentemente será trabalhada na abordagem fonoaudiológica, direcionando a organização e a simetria dos movimentos mandibulares. A postura habitual correta da língua, com apoio por acoplamento em palato duro, permite reduzir a sobrecarga na musculatura levantadora da mandíbula. Entretanto, as dimensões do palato duro (largura e altura) são fundamentais para possibilitar esse tipo de apoio da língua.[13] A verificação da possibilidade de acoplamento de língua em palato duro, por meio de posicionamento orientado e análise da musculatura envolvida, é um dos principais focos da avaliação miofuncional orofacial nos casos de DTM (Figuras 11, 12 e 13).

A análise dos movimentos mandibulares inclui a verificação da amplitude em termos de restrição ou hipermobilidade; distalização excessiva; hiperfunção de musculatura associada; modificação do percurso mandibular e sua associação com ausculta, excursão condilar, interferência cervical e toda a caracterização da musculatura. Busca-se, assim, definir a presença ou ausência de problemas musculares e desarranjo interno (Figura 14).

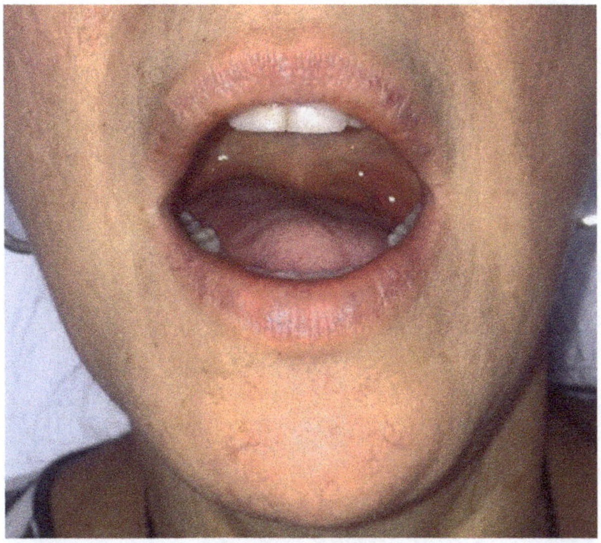

FIGURA 7 Assimetria do corpo da língua, em paciente com restrição de abertura mandibular. Assimetria de musculatura intrínseca quanto ao tônus e ao volume. Assimetria de musculatura extrínseca refletida pela acomodação inclinada.

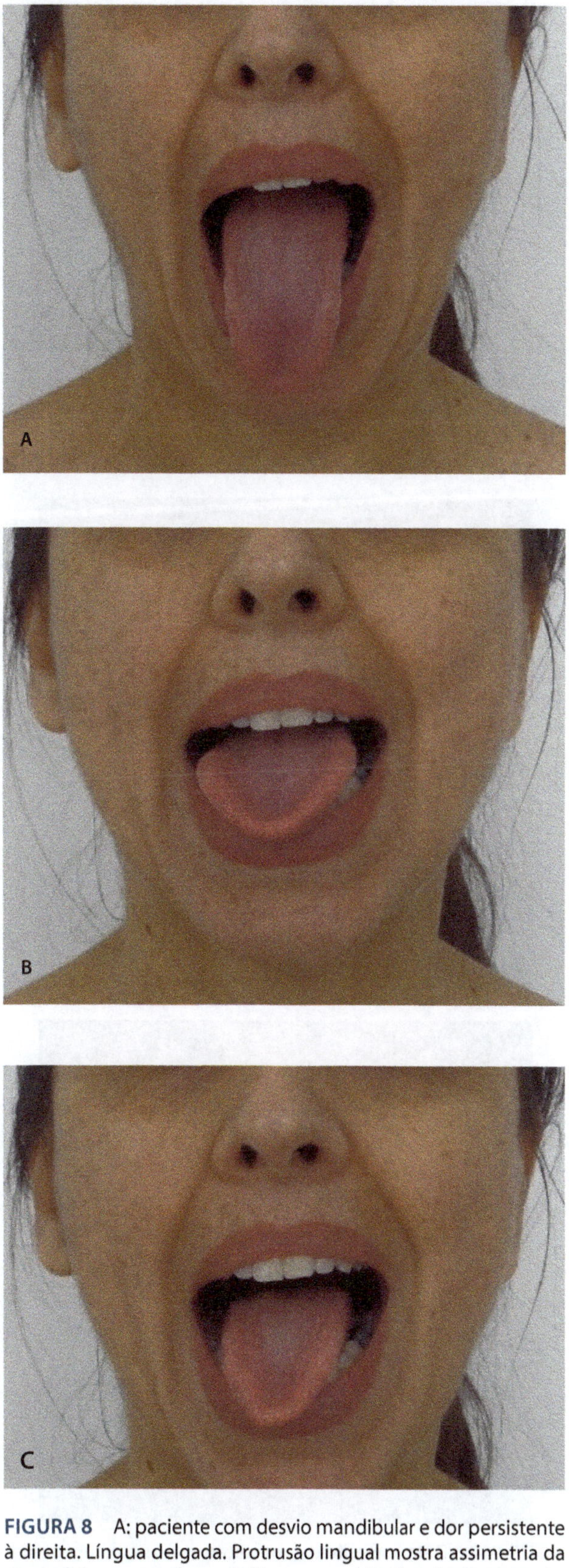

FIGURA 8 A: paciente com desvio mandibular e dor persistente à direita. Língua delgada. Protrusão lingual mostra assimetria da musculatura propulsora da língua com hipofunção à esquerda, levando ao desvio para direita. B e C: protrusão lingual com controle de musculatura intrínseca e assimetria posicional persistente confirma assimetria predominante em musculatura extrínseca e em depressores da mandíbula.

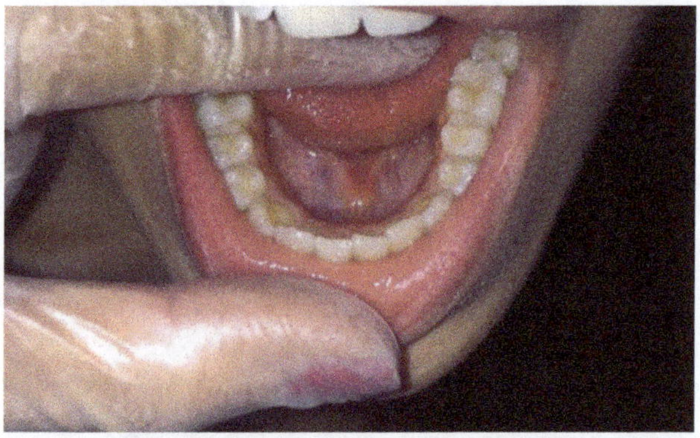

FIGURA 9 Detalhamento da verificação da musculatura extrínseca e da região supra-hióidea em paciente sem alteração dessa musculatura.

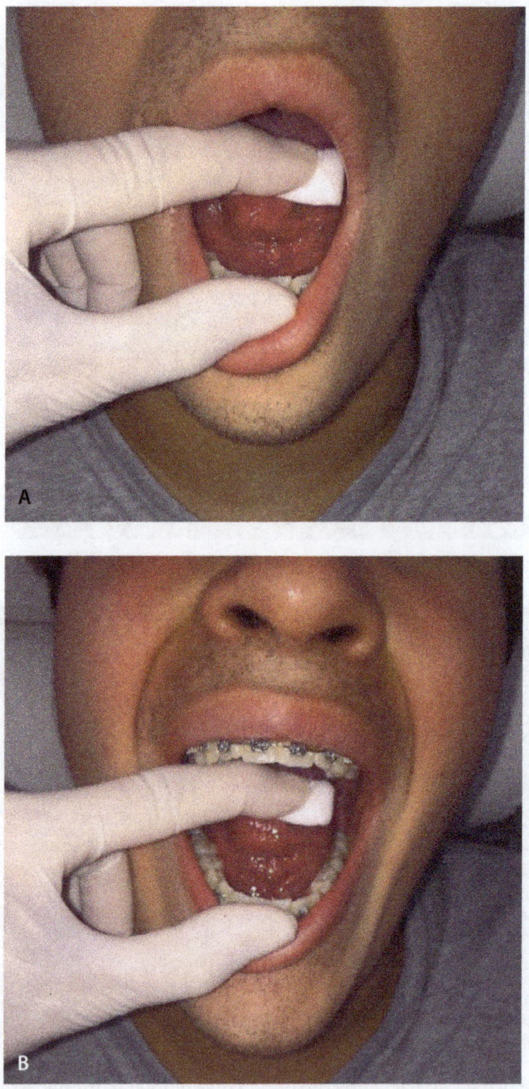

FIGURA 10 Detalhamento da verificação da musculatura extrínseca da língua (genioglosso e estiloglosso) e da região supra-hióidea (milo-hióideo) mostrando hipotonia funcional principalmente dos estiloglossos bilateralmente (A), de genioglosso (B) e da região de milo-hióideo (A e B).

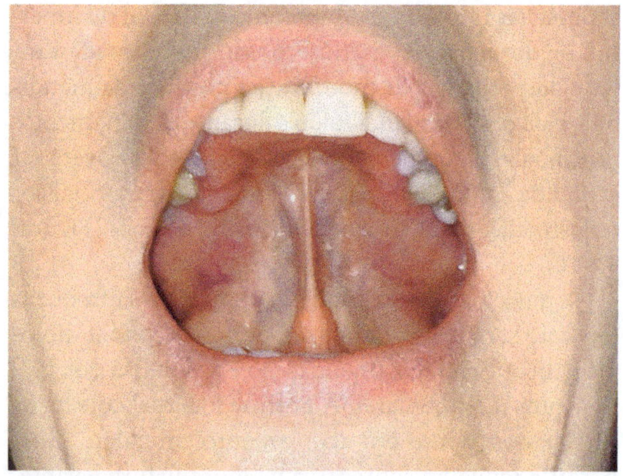

FIGURA 11 Exercício de acoplamento de língua em palato para verificação da proporção entre espaço e tecidos moles, executado de forma adequada.

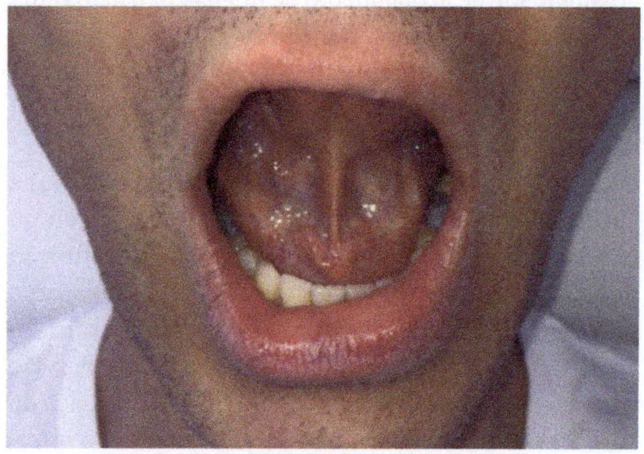

FIGURA 12 Acoplamento de língua possível quanto à proporção de espaço, porém com nítida hipotonia funcional da musculatura de assoalho da boca, em especial do músculo milo-hióideo.

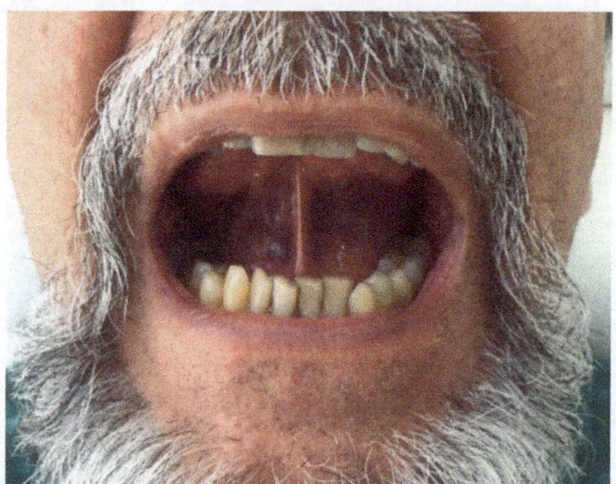

FIGURA 13 Ótima acomodação da língua por acoplamento com adequada contenção de musculatura de assoalho da boca.

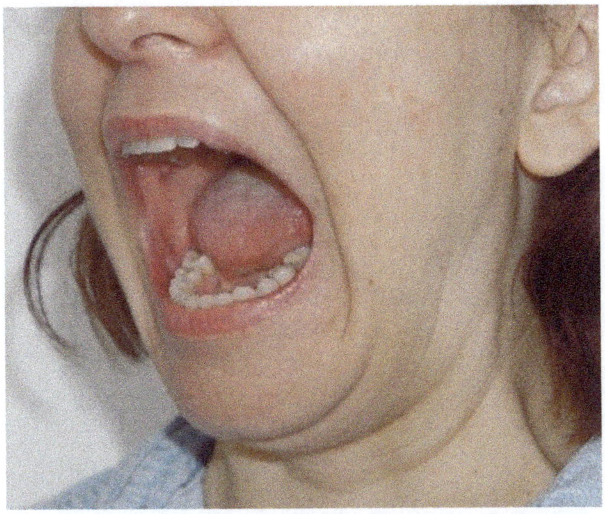

FIGURA 14 Movimento mandibular de abertura dentro dos limites de referência, porém com perceptível predomínio do movimento para distal, com retração e elevação da língua, indicativo de alteração funcional na musculatura extrínseca, além de utilização indevida de musculatura associada, refletida pelo músculo platisma em hiperfunção.

A palpação da musculatura e das estruturas articulares deve ser realizada sempre em postura habitual, com os dentes desencostados. Especial atenção deve ser dada aos pontos de musculatura enovelada, que podem configurar-se como pontos-gatilho de dor, irradiando para regiões específicas.

A verificação da presença de laxidão ligamentar benigna é um importante item de verificação associativa. Quando presente, proporciona movimentos articulares amplos, devendo ser considerados ao menos cinco pontos de hipermobilidade para definir o quadro.[13,16] Nessa situação os dados de exame mostrarão amplitude dos movimentos mandibulares dentro dos padrões de referência e até em seus limites máximos, mesmo nos casos em que exista desarranjo interno. Constitui-se como possível fator preditor de movimento mandibular amplo, mesmo na presença de deslocamento de disco articular sem redução, e de eventual luxação articular. A terapêutica nesses casos visa conscientizar os danos que podem advir dos movimentos extremos, e a restrição de sua amplitude é treinada em terapia.

O exame funcional, especialmente em relação aos aspectos de postura corporal habitual, tensões, respiração, deglutição de saliva, caracterização dos movimentos utilizados durante a fala, esforço da voz e realização de hábitos orais, deve ser realizado durante toda a situação de anamnese.[13] Dessa forma, enquanto o paciente faz seu relato, pode-se perceber suas características em situação espontânea. Segue-se o exame com a verificação eminentemente funcional específica, na qual são analisadas a mastigação, utilizando alimentos; a deglutição de líquidos, pastosos e sólidos. As preferências funcionais na mastigação, por exemplo, unilateral com um dos lados prevalente, podem refletir as dificuldades musculares ou articulares. Nesse sentido o diagnóstico funcional busca definir se a modificação funcional observada é compensatória de um problema inicial (dentário, oclusal, articular) ou se caracteriza como um hábito agravante do problema em tratamento. O mesmo raciocínio deve ser colocado em relação à deglutição. A interposição da língua entre as arcadas dentárias pode significar proteção para evitar o contato dentário e a contração dos masseteres durante a deglutição ou definir atipia, prejudicando a estabilidade muscular e articular.[13]

As Figuras 15 e 16 sintetizam os itens da avaliação fonoaudiológica miofuncional orofacial. A partir dessa avaliação serão definidos os pontos fundamentais do caso, a necessidade ou não de exames complementares tais como eletromiografia de superfície, exames de imagens e diagnóstico de outros profissionais. Todos esses dados devem ser cuidadosamente analisados e correlacionados, e cada um dos itens verificados tem sua relevância para a definição da elegibilidade da terapêutica fonoaudiológica, assim como para direcionar os tipos de exercícios e abordagens terapêuticas miofuncionais indicados.

A avaliação instrumental utilizando eletromiografia de superfície (EMG) complementa o processo de avaliação clínica e possibilita revisões comparativas quanto à evolução do caso.[6,18] A EMG mostrará os potenciais elétricos dos músculos analisados em repouso e em função, podendo ser associada a prova de força de mordida com o uso de célula de carga.

A ultrassonografia dos músculos masseteres também pode ser solicitada e analisada em associação com a EMG, uma vez que existe correlação entre o aumento da atividade elétrica e o aumento correspondente da espessura do músculo, trazendo importantes informações sobre fisiologia dessa musculatura esquelética.[19]

Os principais critérios de elegibilidade para a terapêutica fonoaudiológica referem-se à constatação de compensações musculares inadequadas, à presença de hábitos que interfiram nos resultados de outras terapêuticas, à perpetuação de modificações musculares mesmo após a modificação das estruturas de tecido duro e da oclusão e modificações funcionais incipientes. Após o contato com os profissionais da equipe interdisciplinar, definem-se o diagnóstico e prognóstico miofuncionais, o planejamento terapêutico quanto à abordagem fonoaudiológica, quanto ao número e à frequência das terapias.

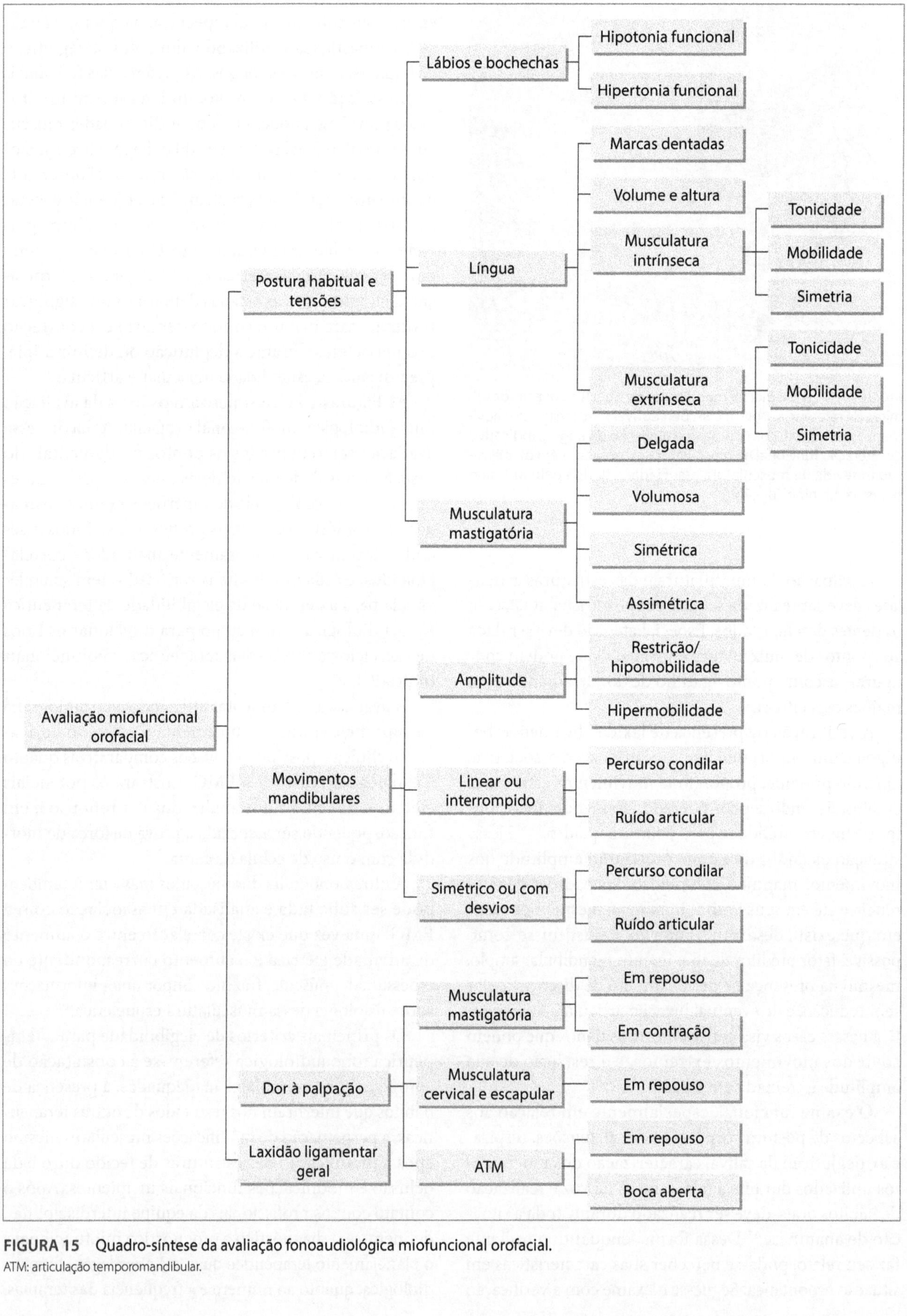

FIGURA 15 Quadro-síntese da avaliação fonoaudiológica miofuncional orofacial.
ATM: articulação temporomandibular.

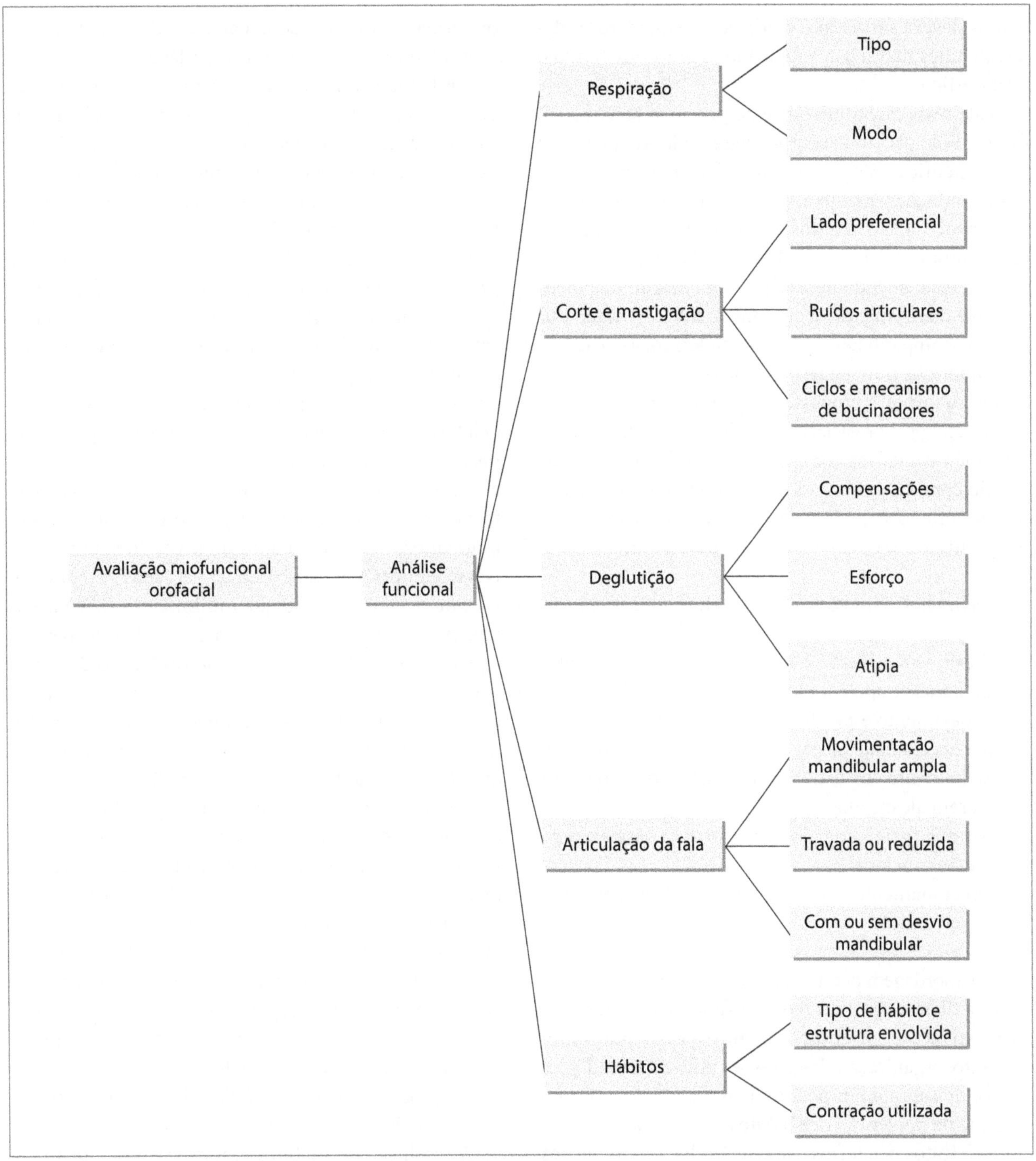

FIGURA 16 Quadro-síntese da avaliação fonoaudiológica funcional específica.

COMO É REALIZADA A TERAPIA FONOAUDIOLÓGICA MIOFUNCIONAL OROFACIAL?

São muitas as situações em que a terapêutica fonoaudiológica pode ajudar. Se elegível, os recursos terapêuticos miofuncionais orofaciais englobam diversos casos, desde os eminentemente funcionais até os casos estruturais graves que necessitem de cirurgia. Os principais enfoques e técnicas variam em função da gravidade do caso e da atuação interdisciplinar. Respeitando-se o diagnóstico e as etapas das abordagens interdisciplinares que se fizerem necessárias, a definição terapêutica fonoaudiológica miofuncional orofacial pode envolver trabalho isolado ou associado às diversas abordagens odontológicas e medicamentosas. A hierarquia dos trabalhos deverá ser sempre cuidada para que fatores determinantes não sejam subjugados, comprometendo o prognóstico.

Vale ressaltar, como parte do processo terapêutico fonoaudiológico, todo o apoio que é realizado por meio de terapêutica comportamental. O acompanhamento das orientações quanto a postura corporal, percepção das tensões faciais, hábitos de tensão e direcionamento de manobras de alívio, modificação da consistência da alimentação, quando necessário, organização da postura oral e da mastigação é continuamente orientado durante o acompanhamento fonoaudiológico, associado a quaisquer dos tratamentos correlatos.

Dessa forma, a proposta terapêutica fonoaudiológica miofuncional orofacial envolve frequência das terapias usualmente uma vez por semana,[11,12] podendo variar de acordo com a gravidade do caso e com a dinâmica dos tratamentos associados: conservador ou reabilitação pós-cirúrgica. Basicamente é constituída por:

- Realização diária em casa dos treinos orientados em terapia.
- Abordagem perceptual, mudança de comportamentos funcionais e apoio à remoção de hábitos deletérios.
- Planejamento específico muscular: definição quanto à necessidade de exercícios e quais, dependendo estritamente dos dados de avaliação e dos objetivos a serem alcançados.
- Acompanhamento para evolução dos treinos e verificação funcional.
- Direcionamento em situações específicas como em pós-cirúrgico.

Em abordagem perceptual são enfocadas as orientações da dieta e eventual redução funcional, percepção da mastigação e orientação quanto à distribuição do alimento, organização das pressões utilizadas na deglutição e dos apoios em postura habitual, assim como o enfoque na percepção dos hábitos constatados.

Os hábitos deletérios, caracterizados por situações repetitivas e automáticas, usualmente não são devidamente percebidos em sua real frequência e gravidade para o sistema miofuncional. Onicofagia, apertar de dentes, pressionamento de língua, morder os lábios ou bochechas são exemplos de hábitos diurnos que se enquadram nas maiores dificuldades de modificação. Justamente por serem hábitos, ocorrem em diferentes situações. Podem associar-se a momentos de tensão ou de ansiedade, mas também são realizados em momentos de quietude e introspecção, como durante uma leitura ou ao assistir um filme. Passam, portanto, a fazer parte da rotina e provocam sobrecarga contínua e intensa na musculatura e nas estruturas correlatas.

Os hábitos diurnos podem ser de pressão contínua, que definem contração isométrica da musculatura, levando a déficit de oxigenação, maior produção de resíduos metabólicos e possivelmente fadiga. Os principais exemplos são: apertar os dentes e pressionar língua, lábios e/ou bochechas. Onicofagia, morder lábios, bochechas ou língua são hábitos que definem contração principalmente isotônica. Apesar de menor interferência em tônus muscular, podem acarretar importantes sobrecarga articular e modificações estruturais, incluindo alteração progressiva da oclusão.

O primeiro passo para buscar a remissão do hábito deletério diurno é seu reconhecimento, interpretação e percepção. Entretanto, apenas a informação quanto à existência do hábito e suas consequências não é suficiente para reduzi-lo. Justamente por serem padrões automatizados, ocorrem abaixo do nível de consciência. Nesse sentido, a percepção se dá pela sensação das tensões ou esforço, mesmo que mínimo, que tal comportamento repetitivo provoca. Para possibilitar tal percepção, deve-se solicitar a execução do hábito de forma consciente. De início essa solicitação causa estranheza, pois o paciente sempre foi orientado a parar de realizá-lo. Durante a terapia o hábito deverá ser realizado enquanto se busca direcionar a descrição das sensações que esse comportamento propicia. Dessa forma, o hábito incomoda e seu reconhecimento se torna possível. Após a percepção poderá ser indicada alguma manobra inversa, seguindo-se para manobra de alívio, buscando oxigenação da musculatura em hiperfunção e/ou substituição do hábito por outro ato motor auxiliar. O Quadro 1 ilustra algumas dessas situações e respectivas sugestões de manobras. Entretanto, para que essa abordagem tenha resultado, deverá ser seguidamente realizada com a assessoria do terapeuta, semanalmente, direcionando-se a percepção de tensão e de alívio e diariamente inserida nas atividades usuais do paciente.

A resolução dos hábitos noturnos é bastante difícil. Como exemplos podem ser citados ranger de dentes, dormir de decúbito ventral ou com a mão sob a mandíbula.

O ranger de dentes noturno é relativamente comum e produz importantes alterações estruturais, tais como desgaste dos dentes, sobrecarga muscular e articular. Trata-se de um problema reconhecido pela Academia Americana da Medicina do Sono.[20] De acordo com a terceira edição da Classificação Internacional dos Distúrbios do Sono de 2014,[20] é incluído na categoria "Distúrbios do sono relacionados ao movimento", caracterizados por movimentos relativamente simples, geralmente estereotipados, que perturbam o sono. O ranger de dentes noturno é frequente em pacientes com distúrbios respiratórios do sono. Sinais específicos indicativos desse distúrbio devem ser questionados e avaliados em exame clínico, como presença de dor em região dos músculos temporais e masseteres principalmente ao acordar, tensão mandibular e restrição dos movimentos mandibulares pela manhã e presença de desgastes dentários evidentes. Esses sintomas e sinais comprometem a musculatura e a funcionalidade orofacial.

No ranger de dentes noturno, conhecido como bruxismo do sono, ocorre principalmente contração isotônica, porém comumente acompanhada por atividade muscular com alto potencial elétrico constatado pela EMG dos músculos masseteres, realizada durante exames de polissonografia (Figura 17). Nesses casos, a ajuda mecânica da placa interoclusal rígida é fundamental, uma vez que os desgastes dentários presentes direcionam o ato motor de ranger, e serão perpetuados. Paralelamente, a terapia fonoaudiológica deverá direcionar a oxigenação da musculatura ao despertar e exercícios isotônicos leves e repetitivos envolvendo abertura controlada da boca. O apoio da língua em palato, por sucção, treinado diariamente em vigília, também propicia a redução da sobrecarga na musculatura mastigatória. Entretanto, o tratamento para o ranger noturno possui poucas evidências. As placas interoclusais são bem-sucedidas na prevenção de danos dentários e na redução dos sons de moagem associados ao ranger durante o sono, entretanto a literatura aponta que seus efeitos na redução de eventos eletromiográficos vistos na polissonografia são vistos como transitórios.[21] Diferentes modalidades de tratamento (técnicas comportamentais, aparelhos intraorais, medicamentos e estimulação elétrica contingente) têm sido utilizadas, mas as evidências

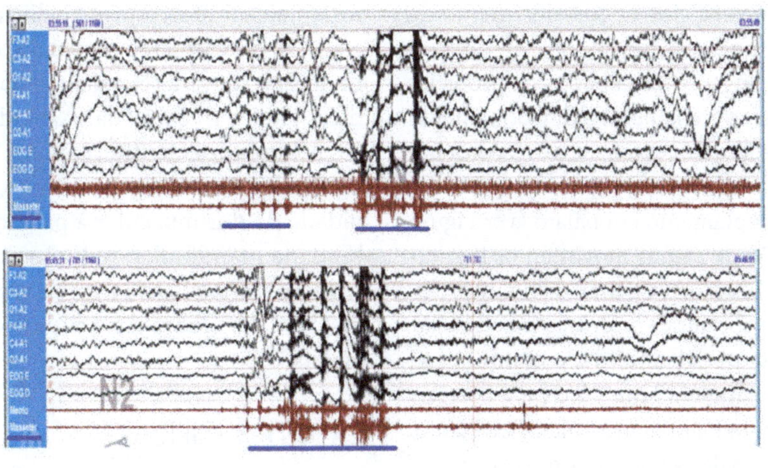

FIGURA 17 Polissonografia de paciente com DTM e ranger noturno. Registro gráfico de múltiplas variáveis fisiológicas, com amostras de atividade muscular rítmica de masseteres, evidenciando os episódios de ranger de dentes (demonstrando duas etapas).
DTM: disfunção temporomandibular.

QUADRO 1 Hábitos deletérios e respectivas opções de manobras.

Hábito	Manobra inversa	Manobras de alívio	
Apertar de dentes	Abrir a boca (10 mm)	Inflar as bochechas com os dentes separados e soltar várias vezes	Massagear os masseteres mantendo os dentes separados
Pressionar ou sugar bochechas e/ou lábios	Abrir os lábios e mantê-los abertos	Inflar as bochechas com os dentes separados e soltar várias vezes	Vibrar os lábios
Pressionar a língua contra os dentes	Abrir a boca e acoplar a língua no palato duro	Empurrar a bochecha com a língua	Vibrar a língua
Morder os lábios	Morder suavemente o outro lado do lábio	Vibrar os lábios	Massagear os lábios

para o tratamento do bruxismo ainda são baixas. Quanto à TFMO, até o presente não há evidências na literatura científica de que essa terapêutica traga redução ou resolução do bruxismo durante o sono.

A postura para dormir, além de ser orientada prioritariamente para decúbito lateral, deverá também ser induzida por apoios. O uso de travesseiro entre as pernas, bandagem elástica sobre o músculo esternocleidomastóideo que ficaria distendido ao dormir de bruços e adequação da altura do travesseiro da cabeça poderão ser direcionados. Ao acordar e no decorrer do dia, alongamento da musculatura cervical e dos levantadores da mandíbula também são orientados.

Quanto ao planejamento muscular específico, de acordo com os resultados da avaliação, alguns procedimentos serão orientados, podendo envolver: termoterapia na musculatura acometida, massagens pontuais para oxigenação, exercícios de mobilização (isotônicos) para liberação da musculatura perioral, exercícios isotônicos para musculatura mastigatória envolvendo mobilização mandibular em movimentos lentos e de pequena amplitude, ou exercícios de fortalecimento da musculatura em hipofunção.

A musculatura da língua é trabalhada por propiciar grande apoio e auxiliar sobremaneira o direcionamento dos movimentos mandibulares. Exercícios de coordenação e limitação do movimento mandibular envolvem o apoio de língua por acoplamento em palato (ver Figura 13). Quanto à obtenção de alguns movimentos mandibulares, podem ser indicados: protrusão da língua e elevação de seu ápice para abertura e protrusão mandibular; lateralização de língua para lateralidade mandibular; rotação de língua e/ou apoio assimétrico para corrigir desvio no percurso de abertura mandibular. Entretanto, especial atenção aos itens da avaliação torna-se necessária, uma vez que a posição do disco articular e/ou sua recaptura deverão ser respeitados. Manobras associadas com exercícios isocinéticos de contrarresistência poderão ser facilitadoras nesses casos, respeitando-se as limitações individuais. Os exercícios isocinéticos, tais como abertura e fechamento contra resistência visam à simetria e à coordenação muscular, porém focam também o músculo pterigóideo lateral, facilitando a recaptura do disco, quando possível, e vinculando-se aos objetivos e etapas da terapêutica odontológica.

Exercícios peculiares, por exemplo, de preensão do músculo bucinador e de organização dos movimentos de lateralidade mandibular, são enfocados visando ao direcionamento do padrão da mastigação.

Manobras podem ser necessárias, como manipulação passiva da mandíbula seguida por direcionamento muscular com exercícios, em casos específicos. Procedimentos instrumentais, como utilização de estimulação elétrica neuromotora (EENM) com diferentes tipos de corrente elétrica (TENS, FES, russa); utilização de *laser* e ultrassom terapêutico, podem ser indicados.[12-22]

A evolução dos treinos específicos e o acompanhamento para direcionamento funcional são realizados semanalmente, sendo enfocados: postura habitual mandibular, de língua e de lábios; mastigação; deglutição; articulação da fala e redução de esforço vocal.

Buscando trabalhar com controle de resultados e de prazos, são realizadas reavaliações periódicas em torno de 6-8 semanas após o início das terapias, dependendo do tipo de problema e dos objetivos propostos. A análise da reavaliação comparada com a documentação da avaliação inicial deve ser analisada junto ao paciente para que ele acompanhe as mudanças: o que melhorou e o que falta. O paciente ganha motivação ao ver os resultados (Figuras 18 e 19).

O término do tratamento é baseado nas análises das reavaliações. Quando definido que os objetivos possíveis foram alcançados, e principalmente que se encontram estáveis, o tratamento sistemático está terminado. Essa finalização deverá ser acompanhada em revisões periódicas para verificação da estabilidade dos resultados.

A literatura científica aponta que a TFMO resulta em efeitos claramente positivos, como redução da gravidade da dor muscular à palpação, aumento da mobilidade mandibular, redução do índice de Helkimo, redução da frequência e gravidade dos sinais e sintomas de DTM e melhora das condições miofuncionais orofaciais.[10,12,22]

CASOS ESPECÍFICOS

São comuns os casos de disfunção temporomandibular associados às deformidades dentofaciais com indicação de cirurgia ortognática. Nesses, os recursos da TFMO visam acelerar os resultados obtidos com o procedimento cirúrgico, estabilizando a funcionalidade e promovendo adaptações miofuncionais favoráveis à remissão da DTM.[23]

A abordagem fonoaudiológica miofuncional orofacial é também preconizada como tratamento conservador das fraturas altas da cabeça da mandíbula, com procedimentos específicos, prazo controlado e resultados acompanhados a médio e longo prazo. A reabilitação miofuncional fonoaudiológica busca a remodelação estrutural por ação da musculatura diretamente envolvida e da musculatura associada, com protocolo específico de 8-10 semanas de terapêutica.[24-26]

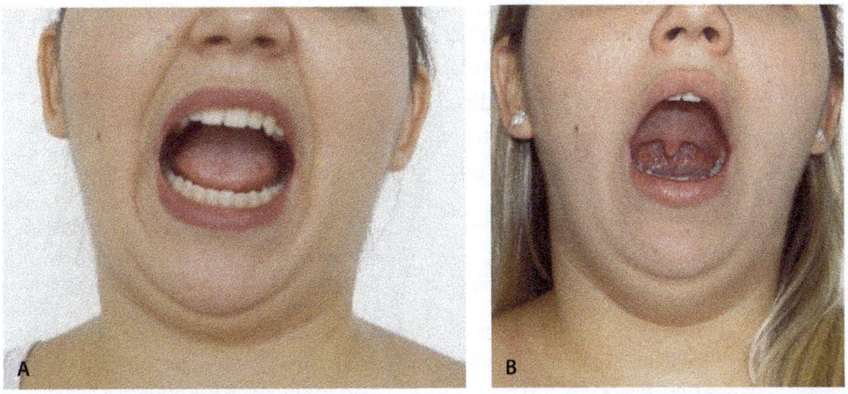

FIGURA 18 A: movimento mandibular restrito de abertura, com esforço, desvio e inclinação mandibular sem correção, em paciente com predomínio de dor unilateral direita, modificação da postura cervical, da musculatura da língua e assimetria de masseteres. Dados de imagem (RNM) indicam adequação da posição do disco articular e do percurso associado, embora com redução da excursão da cabeça da mandíbula bilateralmente, pior à direita. B: reavaliação após 8 semanas de TFMO mostra evolução favorável quanto à amplitude do movimento, redução do esforço, redução do desvio e da inclinação mandibular, modificação da posição da língua auxiliando o movimento. Ausência de sintomatologia dolorosa e redução da modificação de postura cervical.

RNM: ressonância nuclear magnética; TFMO: terapia miofuncional orofacial.

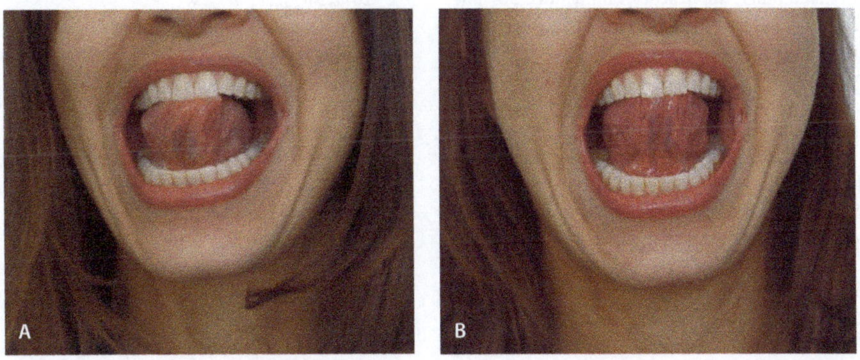

FIGURA 19 A: assimetria do movimento mandibular por desvio e inclinação em paciente com distúrbio muscular e articular. Notar importante assimetria da musculatura intrínseca e extrínseca da língua em posicionamento lingual solicitado com apoio por ápice lingual. Alteração nítida também em postura da cabeça na execução do movimento. B: paciente após 6 semanas de TFMO realizando o mesmo posicionamento lingual, mostrando resultado obtido na musculatura da língua e seu reflexo na organização do mesmo movimento mandibular e da posição de cabeça.

TFMO: terapia miofuncional orofacial.

A abordagem fonoaudiológica pode ser coadjuvante aos eventualmente necessários procedimentos cirúrgicos da ATM, desde os menos invasivos até aqueles que envolvem ressecção da estrutura articular e/ou colocação de próteses. A reabilitação fonoaudiológica miofuncional pode acelerar o período de recuperação das estruturas comprometidas, induzir a redução ou remissão de possíveis sequelas, orientar e agilizar a reabilitação funcional e fornecer apoio ao paciente.[16,26]

CONSIDERAÇÕES FINAIS

Os recursos da TFMO envolvem técnicas conservadoras com procedimentos específicos, como exercícios para a musculatura envolvida, direcionamento dos movimentos articulares e abordagens de reabilitação em casos funcionais. Pode ser indicada em casos musculares e/ou articulares, simples ou complexos e/ou secundários a procedimentos cirúrgicos.

A base da terapêutica é a avaliação miofuncional específica criteriosa, que define a indicação da TFMO e seus procedimentos.

Uma importante dificuldade dos recursos da TFMO refere-se à adesão ao tratamento. Essa terapêutica requer a disponibilidade do paciente para a realização dos treinos diariamente e a atenção constante buscando eliminar hábitos, assim como ao se alimentar e falar. Entretanto, a constatação da ajuda dos recursos da TFMO define o interesse, a credibilidade e a adesão contínua. Constitui-se assim em mais uma possibilidade de ajuda interdisciplinar. Muitas vezes, a intervenção fonoaudiológica miofuncional orofacial, no momento correto e associada aos demais tratamentos, poderá definir a eficácia esperada.

REFERÊNCIAS BIBLIOGRÁFICAS

1. Resoluções do Conselho Federal de Fonoaudiologia [Internet]. 2017. Disponível em: https://www.fonoaudiologia.org.br/legislac%c-c%a7a%cc%83o/resolucoes/. Acesso em: 3 mar. 2022.
2. Bianchini EMG, Paiva G, Andrade CRF. Mandibular movement patterns during speech in subjects with temporomandibular disorders and in asymptomatic individuals. Cranio. 2008;26(1):50-8.
3. Mapelli A, Zanandréa Machado BC, Giglio LD, Sforza C, De Felício CM. Reorganization of muscle activity in patients with chronic temporomandibular disorders. Arch Oral Biol. 2016;72:164-71.
4. Assencio-Ferreira VJ. Fisiopatologia da dor. In: Bianchini EMG (org.). Articulação temporomandibular: implicações, limitações e possibilidades fonoaudiológicas. 2.ed. Barueri: Pró-Fono; 2010. p.81-104.
5. Rodrigues L. Avaliação odontológica. In: Bianchini EMG (org.). Articulação temporomandibular: implicações, limitações e possibilidades fonoaudiológicas. 2.ed. Barueri: Pró-Fono; 2010. p.133-66.
6. Ferreira CL, Machado BC, Borges CG, Silva MA, Sforza C, Felício CM. Impaired orofacial motor functions on chronic temporomandibular disorders. J Electromyogr Kinesiol. 2014;24(4):565-71.
7. Greene CS, Klasser GD, Epstein JB. Revision of the American Association of Dental Research's science information statement about temporomandibular disorders. J Can Dent Assoc. 2010;76(a):115.
8. Reid KI, Greene CS. Diagnosis and treatment of temporomandibular disorders: an ethical analysis of current practices. J Oral Rehabil. 2013;40(7):546-61.
9. Bender SD. Orofacial pain and headache: a review and look at the commonalities. Curr Pain Headache Rep. 2014;18(3):400.
10. Felício CM, Oliveira MM, Silva MA. Effects of orofacial myofunctional therapy on temporomandibular disorders. Cranio. 2010;28(4): 249-59.
11. Bianchini EMG. A ajuda fonoaudiológica. In: Bianchini EMG (org.). Articulação temporomandibular: implicações, limitações e possibilidades fonoaudiológicas. 2.ed. Barueri: Pró-Fono; 2010. p.321-61.
12. Sassi FC, Silva AP, Santos RKS, Andrade CRF. Tratamento para disfunções temporomandibulares: uma revisão sistemática. Audiol Commun Res [Internet]. 2018;23:e1871. Disponível em: http://www.scielo.br/scielo.php?script=sci_arttext&pid=S2317-64312018000100500&lng=en. Acesso em: 3 mar. 2022.
13. Bianchini EMG. Avaliação fonoaudiológica da motricidade orofacial: anamnese, exame clínico, o quê e por que avaliar. In: Bianchini EMG (org.). Articulação temporomandibular: implicações, limitações e possibilidades fonoaudiológicas. 2.ed. Barueri: Pró-Fono; 2010. p.193-256.
14. Felício CM, Medeiros APM, Melchior MO. Validity of the "protocol of oro-facial myofunctional evaluation with scores" for young and adult subjects. J Oral Rehabil. 2012;39(10):744-53.
15. Bueno MRS. Validação do protocolo de avaliação miofuncional orofacial MBGR para adultos com disfunção temporomandibular. [Dissertação]. Bauru: Faculdade de Odontologia de Bauru; 2014.
16. Bianchini EMG. Fonoterapia relacionada com a ATM em casos cirúrgicos e não cirúrgicos. In: Manganello LCS, Silveira ME, da Silva AAS. Cirurgia da articulação temporomandibular. São Paulo: Santos; 2014. p.214-23.
17. Sanders I, Mu L. Three-dimensional atlas of human tongue muscles. Anat Rec (Hoboken). 2013;296(7):1102-14.
18. Mapelli A, Tartaglia GM, Connelly ST, Ferrario VF, De Felicio CM, Sforza C. Normalizing surface electromyographic measures of the masticatory muscles: comparison of two different methods for clinical purpose. J Electromyogr Kinesiol. 2016;30:238-42.
19. Mangilli LD, Sassi FC, Sernik RA, Tanaka C, Andrade CRF. Caracterização eletromiográfica e ultrassonográfica da função mastigatória em indivíduos com oclusão normal. J Soc Bras Fonoaudiol. 2012;24(3):211-7.
20. American Academy of Sleep Medicine. International classification of sleep disorders. 3.ed. Darien: American Academy of Sleep Medicine; 2014.
21. Guaita M, Högl B. Current treatments of bruxism. Curr Treat Options Neurol. 2016;18(2):10.
22. Machado BC, Mazzetto MO, Silva MA, Felício CM. Effects of oral motor exercises and laser therapy on chronic temporomandibular disorders: a randomized study with follow-up. Lasers Med Sci. 2016;31(5):945-54.
23. Bianchini EMG. Fonoaudiologia em cirurgia ortognática. In: Manganello LCS, Silveira ME (org.). Cirurgia ortognática e ortodontia. 2.ed. São Paulo: Santos; 2010. p.257-78.
24. Bianchini EMG, Luz JGC. Nossos casos especiais In: Bianchini EMG. Articulação temporomandibular: implicações, limitações e possibilidades fonoaudiológicas. Carapicuíba: Pró-Fono; 2010. p.363-401.
25. Bianchini EMG, Moraes RB, Nazário D, Luz JGC. Terapêutica interdisciplinar para fratura cominutiva de côndilo por projétil de arma de fogo: enfoque miofuncional. Rev Cefac. 2010;12:881-8.
26. Bianchini EMG. Atuação fonoaudiológica nos traumatismos faciais: reabilitação miofuncional orofacial. In: Oliveira JAGP. Traumatologia bucomaxilofacial e reabilitação morfofuncional. São Paulo: Santos; 2012. p.331-52.

CAPÍTULO 24

Emprego da toxina botulínica

Lilian Victoria Pérez Espínola
Ricardo Pimenta D'Ávila

CONCEITO

A toxina botulínica (TB) é uma neurotoxina de origem bacteriana utilizada no tratamento de distonias craniocervicais, com emprego na oftalmologia e na neurologia, bem como em outras áreas. A TB também pode ser utilizada no tratamento de quadros de disfunções temporomandibulares e em tratamentos estéticos faciais. Neste capítulo será abordada apenas sua indicação nas referidas disfunções.

HISTÓRIA DO USO MÉDICO DA TOXINA BOTULÍNICA

O primeiro relato do potencial uso terapêutico da TB data de 1817, quando o médico e poeta alemão Christian Andreas Justinus Kerner extraiu a toxina de salsichas infectadas e mostrou em modelos animais que poderia causar paralisia dos músculos esqueléticos e perda de função parassimpática. Ele propôs que a TB poderia ser usada para tratar a dança de St. Vitus, também conhecida como coreia reumática de Sydenham (do grego *khorea*, dança), um distúrbio neurológico que afeta a coordenação motora de 20-40% dos portadores. Além disso, a TB poderia ser utilizada para tratar a hipersalivação e a hiperidrose.[1,2]

Em 1897, enquanto tocava em um funeral, um grupo de músicos belgas consumiu presunto defumado e desenvolveu sintomas visuais e gastrointestinais característicos do botulismo; três deles morreram. O presunto restante e alguns dos órgãos dos falecidos foram enviados para Emile van Ermengem, professor de microbiologia da Universidade de Ghent. Ele encontrou o patógeno responsável e o chamou de *Bacillus botulinum*, derivada da palavra latina *botulus*, que significa salsicha, e que em 1922 foi renomeado *Clostridium botulinum*.[3] As possibilidades de sua utilização no relaxamento do sistema motor hiperativado foram subsequentemente relatadas.[4]

Durante os últimos anos da Segunda Guerra Mundial, Carl Lamanna e Edward Schantz isolaram e purificaram a toxina em uma instalação do Exército dos EUA, em Maryland. Em 1946, Schantz produziu um grande volume de toxina purificada. Arnold Burgen descobriu que a TB desempenha um importante papel bloqueando a transmissão neuromuscular ao inibir a liberação de acetilcolina pré-sináptica e em 1949 lançou as bases para a aplicação clínica dessa toxina.[1,3,4]

Entre 1979 e 1981, o oftalmologista Allan Scott publicou o resultado de suas experiências em macacos mostrando que a TB podia ser utilizada como alternativa à cirurgia de estrabismo.[5,6] Jankovic e Orman (1987) relataram os resultados de seu estudo do emprego de TB no tratamento da distonia craniocervical, incluindo blefarospasmo e distonia cervical.[7] Em 1989, a TB tipo A (TB-A) (toxina onabotulínica A ou ONA, botox) foi o primeiro produto aprovado pela US Food and Drug Administration para o tratamento do estrabismo, blefarospasmo e distúrbios do sétimo nervo, incluindo o espasmo hemifacial.[1,3,4] Posteriormente, ao tratar um paciente com blefarospasmo usando TBA, Carruthers e Carruthers (1992) descobriram que sua utilização reduziu a aparência de rugas na região glabelar e nasolabial como resultado do relaxamento dos músculos que controlam as expressões faciais.[8]

Desde então, muitas pesquisas foram realizadas e diferentes toxinas foram desenvolvidas, expandindo o escopo da aplicação da TB-A para além do tratamento de distúrbios oftalmológicos e distúrbios neurológicos, como bexiga hiperativa, sialorreia, hiperidrose, osmidrose, enxaqueca e espasticidade. Além disso, sua gama de aplicação foi recentemente expandida para o tratamento da dor dos músculos mastigatórios, assimetria facial, bem como a redução cosmética dos músculos mastigatórios e da panturrilha.[3,4,9]

ESTRUTURA E MECANISMO DE AÇÃO DA TOXINA BOTULÍNICA

A TB é uma das substâncias mais venenosas conhecidas.[1] Um único grama de toxina cristalina, uniformemente dispersa e inalada, mataria mais de 1 milhão de pessoas, embora fatores técnicos tornassem essa disseminação difícil. A base da potência fenomenal da toxina botulínica é enzimática; a toxina é uma proteinase de zinco que divide uma ou mais proteínas de fusão pelas quais as vesículas neuronais liberam acetilcolina na junção neuromuscular.[2]

Estruturalmente, a TB consiste em uma cadeia leve N-terminal (LC, 50 kDa), uma metaloprotease e uma cadeia pesada C-terminal (HC, 100 kDa). A cadeia pesada C-terminal (HC) consiste nos seguintes dois domínios: a porção N-terminal (50 kDa), que é o domínio de translocação envolvido na liberação de LC no citosol, e outra parte C-terminal (50 kDa), que é o domínio de ligação ao receptor, crítico para a ligação e endocitose da TB no neurônio pré-sináptico.[1]

A TB é conhecida por causar paralisia muscular por sua ação na junção neuromuscular (JNM), onde bloqueia a liberação de acetilcolina nas sinapses dos neurônios colinérgicos. Após a injeção da TB, sua cadeia pesada liga-se a terminais nervosos motores colinérgicos pré-sinápticos na JNM e subsequentemente entra no neurônio por endocitose. A cadeia leve, que é liberada do endossomo para o citoplasma da célula, divide a proteína 25 kDa associada a sinaptossoma (SNAP-25) envolvida na exocitose da acetilcolina. Consequentemente, a TB causa relaxamento, inibindo a despolarização dos terminais nervosos pós-sinápticos.[4,10]

A regulação da fusão da vesícula sináptica com a membrana plasmática envolve um complexo de proteínas coletivamente referidas como Snare (receptor de proteína de ligação ao fator sensível à N-etilmaleimida solúvel) ou receptores Snap-25 (receptor de proteína 25 kDa associada a sinaptossoma). A TB interfere na fusão normal da membrana plasmática da vesícula pelo seguinte processo de quatro etapas:

- O passo 1 compreende a ligação da extremidade terminal carboxila do domínio da cadeia pesada a um receptor gangliosídeo na membrana pré-sináptica. A TB/A liga-se a um receptor da proteína da vesícula sináptica (SV2), e a TB/B à sinaptotagmina localizada dentro da vesícula sináptica exocitada ou na membrana pré-sináptica.
- No passo 2 a TB é então endocitada dentro das vesículas sinápticas que envolvem a bomba de prótons adenosinatrifosfatases (ATPases).
- No passo 3 a cadeia leve N-terminal (LC), depois de ser translocada através da membrana da vesícula sináptica para o citosol, é liberada da cadeia pesada e cliva a ligação dissulfeto intercadeia.
- No passo 4 as proteases da cadeia leve de zinco da TB/A e da TB/E clivam o SNAP-25, da TB/B, TB/D e TB/F; a TB/G cliva Vamp (proteína de membrana associada à vesícula) e a TB/C cliva Snap-25 e sintaxina. Isso, então, leva à inibição da liberação do neurotransmissor e consequente paralisia[1] (Figura 1).

A TB não inibe a produção de acetilcolina, e, por conseguinte, a função motora é recuperada ao passo do crescimento do axônio motor, que envolve o surgimento de axônios na placa motora após certo tempo da injeção da toxina.[4] Além disso, a TB não atravessa a barreira hematoencefálica, e não há evidências de que seja tóxica quando injetada diretamente no cérebro.

Os efeitos centrais diretos da TB pelo transporte retrógrado do músculo injetado têm sido difíceis de demonstrar. Embora alguns investigadores tenham sugerido que a TB tem um efeito central direto via anterógrada e transporte retrógrado nos cornos dorsais e ventrais da medula espinhal, outros não encontraram evidências de transporte retrógrado após a injeção de TB.[1]

A dose letal de TB para humanos não é conhecida, mas pode ser estimada a partir de estudos realizados em primatas. Por extrapolação, as quantidades letais de toxina cristalina do tipo A para um humano de 70 kg seriam aproximadamente 0,09-0,15 mcg por via intravenosa ou intramuscular, 0,70-0,90 mcg por via inalatória e 70 mcg por via oral.[11]

TIPOS DE TOXINA BOTULÍNICA

A TB é uma neurotoxina produzida pela bactéria Gram-positiva *Clostridium botulinum*. O patógeno é encontrado de forma onipresente no solo e na água. Oito subtipos sorológicos da TB, como A, B, C, D, E, F, G e H, foram distinguidos, porém apenas os tipos A e B são utilizados na prática clínica por causa de seu longo período de ação.[3,6] Existem quatro preparações aprovadas pela US Food and Drug Administration: toxina onabotulínica A (ONA, Botox®), toxina abobotulínica A (ABO,

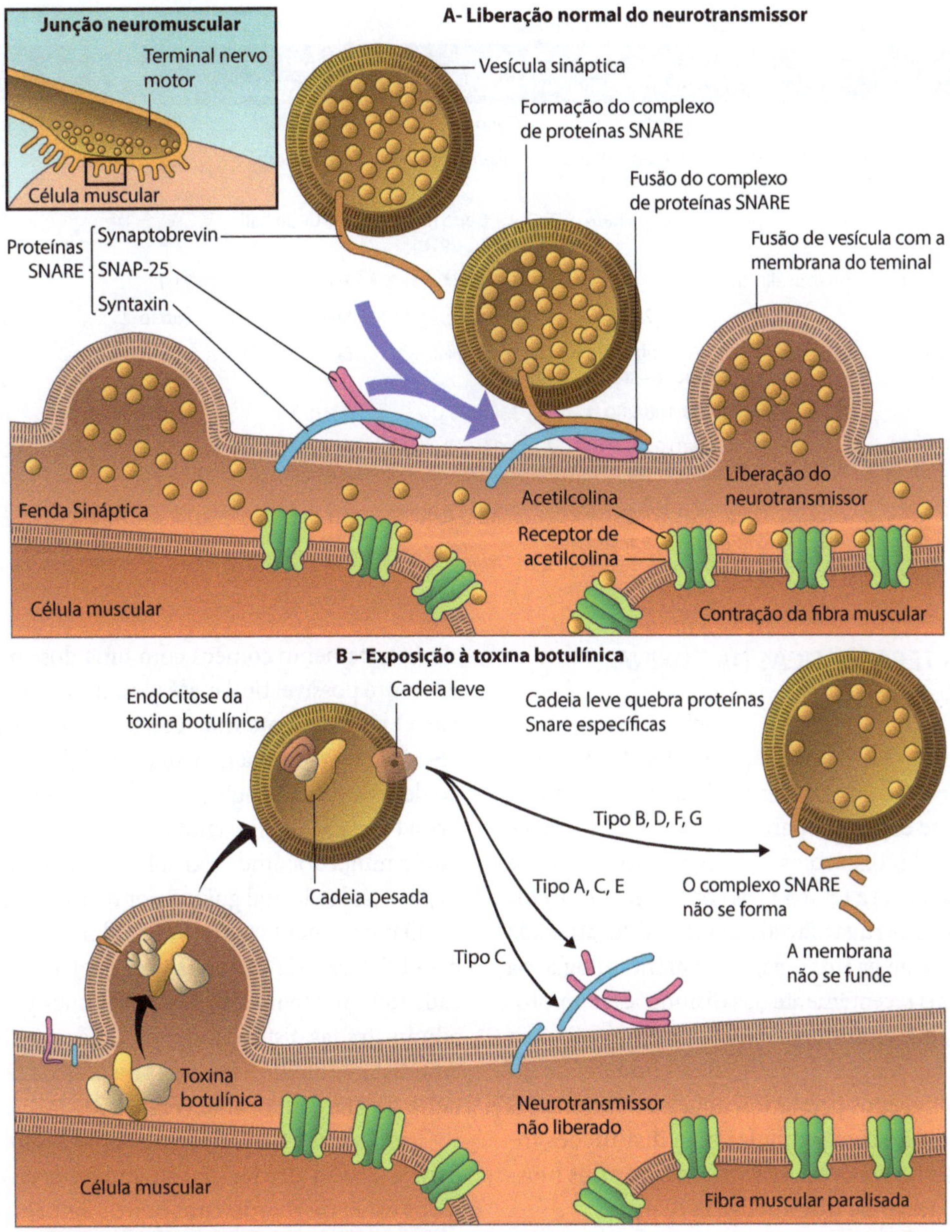

FIGURA 1 A: processo normal de liberação do neurotransmissor levando à contração muscular. B: bloqueio da liberação do neurotransmissor sob a ação da toxina botulínica.

Fonte: Sposito.[10]

Dysport®), toxina incobotulínica A (INCO, Xeomim®) e toxina rimabotulínica B (Rima, Myobloc®).[1,4,12]

Embora o mecanismo de ação seja semelhante, os diversos tipos de toxinas disponíveis no mercado diferem na maneira como são fabricados, no tamanho do complexo, na presença ou não de proteínas associadas e nas próprias formulações. No Brasil, apenas a TB tipo A (TB-A) encontra-se disponível para uso terapêutico, estando presentes comercialmente no mercado e aprovadas pela Agência Nacional de Vigilância Sanitária (Anvisa) as seguintes preparações:

- Toxina onabotulínica A: ONA, Botox® (Allergan, Inc., Irvine, Califórnia).
- Toxina abobotulínica A: ABO, Dysport® (Ipsen Ltd., Berkshire, Reino Unido).
- TBA: Prosigne® (Lanzhou, China).
- Toxina incobotulínica A: Inco, Xeomin® (Merz Pharma, Frankfurt).
- TBA: Botulift® (MedyTox Inc., Coreia do Sul).

As especificações de cada produto estão resumidas no Quadro 1.[13]

QUADRO 1 Toxina botulínica: formulações disponíveis no Brasil

	Toxina onabotulínica	Toxina abobotulínica	Toxina incobotulínica	TBA	TBA
Nome comercial	Botox®	Dysport®	Xeomin®	Prosigne®	Botulift®
Laboratório/produção/comercialização	Allergan/Allergan	Ipsen/Galderma	Merz/Merz-Biolab	Lanzhou/Cristália	Medy-Tox/Bergamo
Subtipo	A – Cepa hall	A – Cepa hall (NCTC 2916)	A – Cepa hall	A	A
Correlação de dose (toxina onabotulínica)	1:1	1:2-1:4 (1:2,5)	1:1	1:1	1:1
Mecanismo de ação	Snap-25	Snap-25	Snap-25	Snap-25	Snap-25
Forma farmacêutica	Pó congelado a vácuo estéril	Pó liofilizado	Pó liofilizado	Pó liofilizado	Pó liofilizado
Unidades/frasco	50/100/200 U	300/500 U	50/100 U	50/100 U	100 U
Armazenamento/validade	2-8 °C ou < –5 °C / 2-3 anos	2-8 °C / 2 anos	Até 25 °C / 3-4 anos	2-8 ° C / 2 anos	2-8 °C / 2 anos
Armazenamento após diluição	2-8 °C / 24 horas	2-8 °C / 4 horas	2-8 °C / 24 horas	2-8 °C / 4 horas	2-8 °C / 4 horas

TBA: toxina botulínica tipo A; Snap-25: proteína associada ao sinaptossoma.

Fonte: adaptado de Ayres e Sandoval.[13]

INDICAÇÕES TERAPÊUTICAS DA TOXINA BOTULÍNICA

Desde a aprovação da utilização da TB-A, em 1989, para o tratamento do estrabismo e da distonia cervical, sua utilização se expandiu para além da oftalmologia e da neurologia e dos distúrbios do movimento. Embora a TB-A seja atualmente a toxina mais comumente utilizada para a melhora das rugas faciais, ela tem sido utilizada convencionalmente na urologia, na gastrenterologia, na ortopedia e mais recentemente nas disfunções temporomandibulares, que constituem o foco deste tópico.

As disfunções temporomandibulares podem ser divididas em dois grupos primários: aqueles relacionados à articulação temporomandibular ou a disfunções intra-articulares e aqueles relacionados aos próprios músculos da mastigação ou dor miofascial.[14]

Disfunções temporomandibulares

Nas disfunções temporomandibulares em que predomina o envolvimento muscular, na forma de dor miofascial, o emprego da TB está indicado. Esses pacientes frequentemente apresentam limitação de abertura de boca, e a terapia com TB-A nos músculos da mastigação, incluindo os músculos pterigóideos laterais, pode promover o relaxamento dos músculos, diminuindo a dor causada pela hiperatividade muscular e assim levar a uma melhor abertura de boca.[4,15,16]

O tratamento começa com uma dose menor, porque é sempre possível titular até uma dose maior, se necessário. O componente massetérico da dor é tratado com 25-50 U injetados na porção central desse músculo abaixo de uma linha imaginária unindo o trágus e o canto da boca (Figura 2). Em alguns casos de pacientes apresentando muita dor ainda são aplicados 7,5-10 U no músculo pterigóideo lateral guiado por meio de eletromiografia.

O componente temporal da dor é tratado com injeções bilaterais de 10 U nas fibras verticais anteriores de cada músculo temporal. Nos casos mais graves, 20 U são administradas distribuindo múltiplas injeções de 5-10 U equidistantemente espaçadas na área da têmpora e distante da margem orbital (Figura 3).[16]

Embora não haja consenso sobre a diluição da TB-A para as disfunções temporomandibulares, nossos resultados estão de acordo com outros autores que observaram melhor resposta usando concentrações menores em múltiplos locais com maiores volumes de injeção (p. ex., 2,5-5 U por 0,1 mL), em oposição a concentrações maiores em locais menores com volumes de injeção menores (Figura 4).[14,17] A difusão da toxina é de cerca de 1 cm em cada local de injeção. Áreas afetadas podem permanecer sem tratamento se um número inadequado de locais de injeção for infiltrado, resultando em uma resposta incompleta. A administração de dose total é frequentemente individualizada, levando em consideração a gravidade dos sintomas, a distribuição da dor e a resposta individual do paciente à toxina.

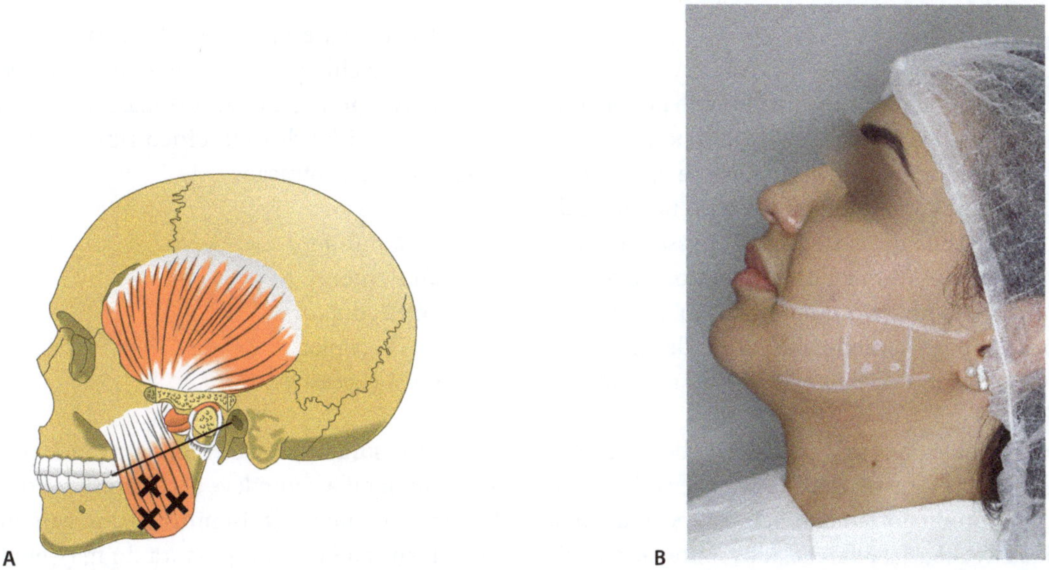

FIGURA 2 Esquema representando os pontos de aplicação da toxina botulínica no músculo masseter seguindo a linha de segurança trágus-comissura labial.

Fonte: acervo dos autores.

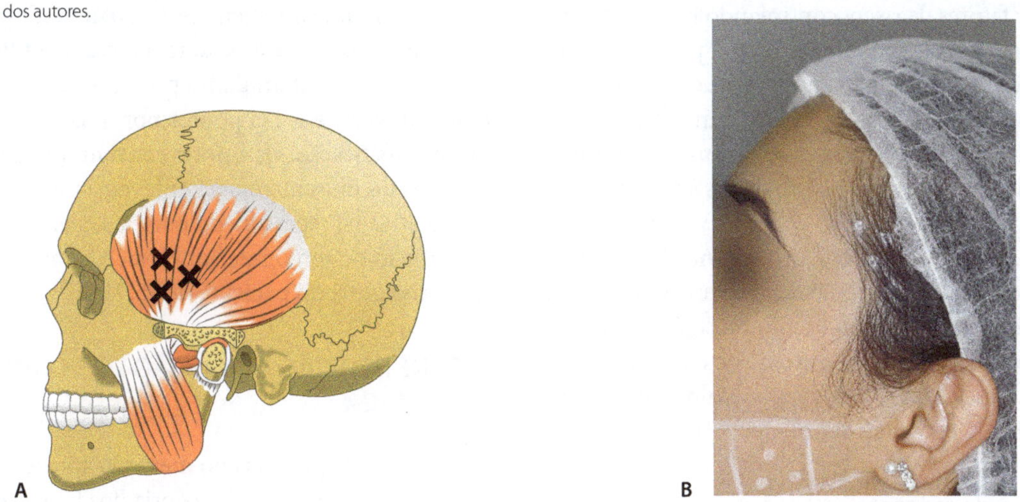

FIGURA 3 Esquema representando os pontos de aplicação da toxina botulínica no músculo temporal.

Fonte: acervo dos autores.

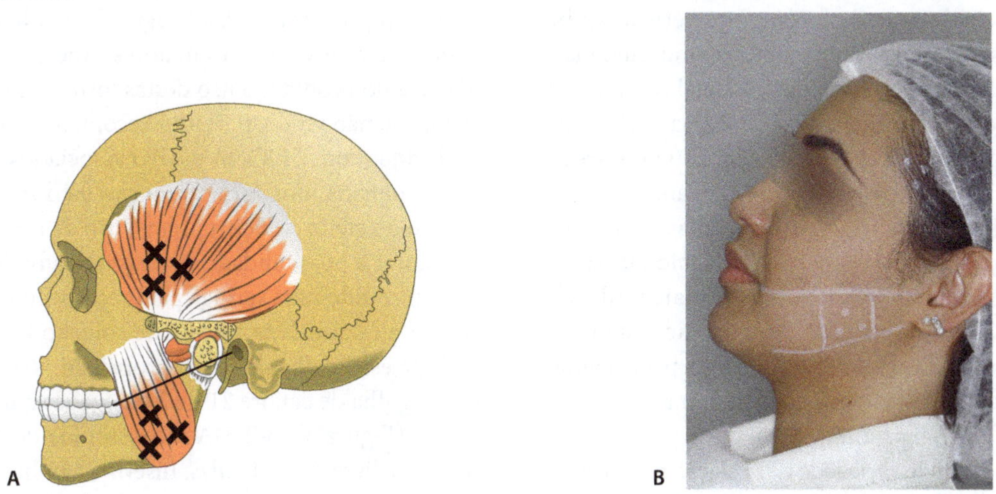

FIGURA 4 Esquema representando vários pontos de aplicação da toxina botulínica nos músculos temporal e masseter.

Fonte: acervo dos autores.

Briquismo

O briquismo ou bruxismo, manifestado por apertamento da mandíbula e ranger de dentes, pode ocorrer durante o dia na forma de apertamento de vigília, mas é particularmente comum durante o sono na forma de briquismo/bruxismo do sono. Embora possa ser assintomático em alguns indivíduos, em muitos casos esse hábito deletério pode causar a destruição dos dentes, disfunções temporomandibulares, dores de cabeça e a interrupção do sono do parceiro devido ao ruído de trituração.[18]

A etiopatogenia do bruxismo não está bem elucidada, e a dificuldade de estabelecê-la deve-se ao fato de o bruxismo ser multifatorial, familiar, comportamental, com variada frequência, diferenciados sintomas e sinais clínicos.[18,19] Dessa forma, o tratamento deve ser multidisciplinar, intervindo em estratégias comportamentais para evitar fatores de risco, controlando hábitos deletérios, melhorando a qualidade do sono, praticando atividade física, diminuindo a ansiedade e o estresse, protegendo as superfícies oclusais e auxiliando no relaxamento muscular por meio de recursos intraorais como as placas interoclusais, associados à farmacoterapia por um breve período.[13]

Como a contração muscular involuntária, especialmente envolvendo os músculos masseter e temporal – e possivelmente também o músculo pterigóideo medial –, parece estar envolvida na distonia dos maxilares e no briquismo. O relaxamento desses músculos com injeção local de TB-A é eficaz em seu alívio.[4,15,18]

Hipertrofia de masseter

Embora o ângulo mandibular proeminente se desenvolva principalmente de forma esquelética, também pode se desenvolver por hipertrofia do músculo masseter bilateral, enquanto a assimetria facial se desenvolve quando ocorre uma hipertrofia de forma unilateral ou assimétrica.[4] Os fatores etiológicos incluem estresse e briquismo, mas a mastigação unilateral também atua no desenvolvimento da hipertrofia do masseter. Com a introdução da injeção de TB-A no músculo hipertrófico para tratar problemas funcionais e, mais tarde, para redução estética do volume do músculo, esta tem se tornado a primeira opção de tratamento, principalmente nas populações asiáticas, que tendem a ter um contorno facial mais harmônico.

Devido à grande variedade de titulação da TB-A para o tratamento da hipertrofia do masseter, Xie et al. (2014) propuseram uma classificação da hipertrofia do músculo masseter com base em um estudo prospectivo envolvendo avaliação clínica, ultrassonográfica e dissecção anatômica. Assim, 252 casos (504 masseteres) foram examinados e divididos em cinco tipos de hipertrofia observada na contração:

- Tipo I, mínimo.
- Tipo II, mono.
- Tipo III, duplo.
- Tipo IV, triplo.
- Tipo V, excessivo.

A espessura do masseter foi classificada por meio de ultrassonografia como leve (< 10 mm), moderada (10-13,9 mm) e intensa (> 14 mm). A dosagem da injeção foi determinada pela espessura do masseter. Para os casos de espessura leve foi utilizada uma dose de 20-25 unidades por músculo, os casos de hipertrofia moderada exigiram uma dosagem de 25-30 unidades por músculo, para os casos de espessura intensa foi utilizada uma dosagem de 30-40 unidades por músculo. O ponto de aplicação varia em 1-3 pontos por músculo, de acordo com a classificação. Os autores concluíram que a injeção de TB-A no músculo masseter levou a uma diminuição significativa na espessura do músculo, além de melhorar o contorno do terço inferior da face, com uma taxa de satisfação geral do paciente de 95,91%.[20]

RECONSTITUIÇÃO E DILUIÇÃO DA TOXINA BOTULÍNICA

As TB-A disponíveis no mercado apresentam-se na forma de pó liofilizado. A maioria dos fabricantes recomenda que a reconstituição seja realizada com solução salina sem conservantes, ou seja, soro fisiológico a 0,9%. Também pode ser utilizada água destilada ou solução salina em concentrações maiores. Apesar de manter a eficácia do produto, o uso destas torna a injeção muito dolorosa, não sendo, portanto, recomendado. Trabalhos realizados com TB ONA e ABO associados à lidocaína e à epinefrina mostraram redução da dor com manutenção do efeito clínico, porém o uso da lidocaína pode aumentar a possibilidade de reação anafilática.[13]

Utilizando uma seringa para reconstituição, deve-se retirar a quantidade correta de solução fisiológica na seringa estéril de tamanho apropriado. Recomenda-se uma agulha de calibre 21 de 2 polegadas para reconstituição (Figura 5). A TB-A reconstituída deve ser clara, incolor e livre de partículas. Inserir a agulha diretamente no frasco, incliná-lo a um ângulo de 45 graus e injetar lentamente a solução salina no frasco de TB-A. O vácuo

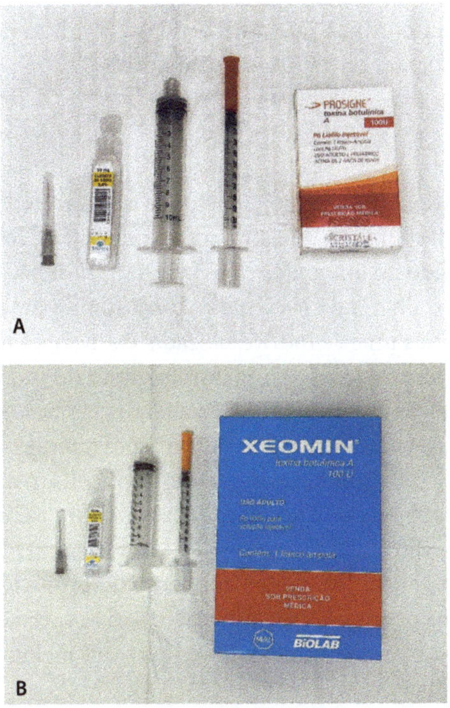

FIGURA 5 Arsenal utilizado para reconstituição e injeção da toxina botulínica.

Fonte: acervo dos autores.

está presente no frasco, o que demonstra que a esterilidade do frasco está intacta. Não utilizar se o vácuo não puxar a solução salina para dentro do frasco. Liberar o vácuo, desconectando a seringa da agulha e permitindo que o ar flua para dentro do frasco. Misturar suavemente a TB-A com a solução fisiológica movendo o frasco de lado a lado ou girando o frasco sem agitá-lo de modo a evitar a formação de bolhas. Puxar o conteúdo para a seringa de aspiração, colocando a agulha no canto inferior do frasco para uma completa extração, e não inverter completamente o frasco. Por último, remover a seringa de aspiração do frasco e colocar uma agulha apropriada para injeção.[21]

Pode-se diluir a toxina para qualquer volume, desde que sejam respeitadas as orientações do fabricante, já que essa relação varia para cada marca. A dose exata e o número de pontos de injeção devem ser adaptados às necessidades dos pacientes com base no tamanho, número e localização dos músculos a serem tratados, intensidade da doença e presença de fraqueza muscular diante da resposta individual em tratamentos prévios e à condição médica do paciente.[22]

Há uma discussão sobre os efeitos da diluição das formulações em relação à efetividade clínica, duração do efeito e difusão. A bula da ONA (Botox®) recomenda a diluição de 100 unidades em 0,5-10 mL de solução fisiológica (1-20 U/0,1 mL). Trezentas unidades de ABO (Dysport®) podem ser diluídas em 0,6-2,5 mL de solução fisiológica e 500 unidades, em 1,66; 2,5 ou 3,3 mL (120-500 U/mL). Recomenda-se a diluição da TBA (Prosigne®/ Botulift®) em 0,5-8 mL de solução fisiológica estéril não preservada para o frasco de 100 U, com 1,25-10 U/0,1 mL, orientações semelhantes às encontradas na bula da Inco.[13]

Alguns trabalhos, particularmente aqueles baseados no uso cosmético da TB-A, preconizam diluições que variam de 100 U/1 mL a 10 U/1 mL. Entretanto, há pouca ou nenhuma evidência de que várias diluições resultem em difusão previsível. Como o tamanho do campo de denervação é largamente determinado pela dose e pelo volume, quando a TB-A é injetada em bólus no centro do músculo, seus efeitos podem se espalhar além dos limites do músculo pretendido. No entanto, quando a dose total é distribuída em alíquotas de doses menores ao longo do músculo, o efeito biológico atua dentro do músculo alvo (Figura 6).[23]

CONTRAINDICAÇÕES E EFEITOS ADVERSOS DA TOXINA BOTULÍNICA

Apesar de o tratamento com TB-A ser seguro, é importante que se conheçam as contraindicações e possíveis eventos adversos de forma a minimizar os riscos. O uso da TB-A é contraindicado em pacientes com dis-

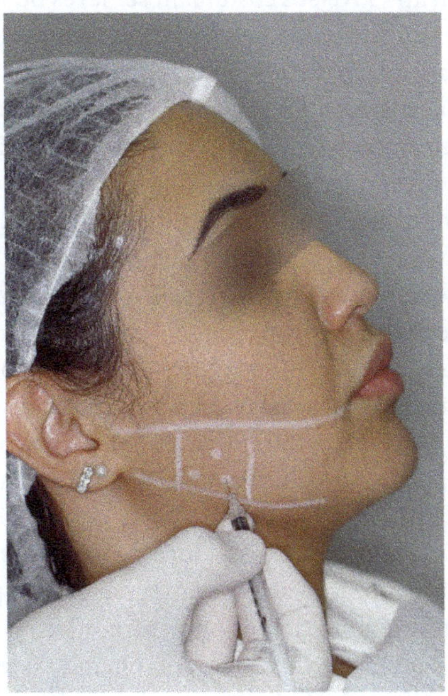

FIGURA 6 A dose total de toxina botulínica é distribuída em alíquotas de doses menores ao longo do músculo, para que o efeito biológico atue dentro do músculo alvo.

Fonte: acervo dos autores.

túrbios neuromusculares, como neuropatias motoras periféricas, síndrome de Eaton-Lambert, esclerose múltipla e miastenia *gravis*. A TB-A é um medicamento da categoria C, portanto não deve ser prescrito para mulheres grávidas ou amamentando. Além disso, deve-se ter extrema cautela em pacientes com doenças sistêmicas, como asma e arritmia, que podem apresentar alta incidência de efeitos adversos.[13]

As complicações da injeção da TB-A podem ser classificadas em três, isto é, efeitos terapêuticos sistêmicos, locais e reduzidos devido à formação de anticorpos. Complicações sistêmicas desenvolvem-se principalmente quando uma *overdose* de TB-A é injetada, e incluem náusea, fadiga, mal-estar, sintomas semelhantes aos da gripe, como febre e calafrios, aumento da pressão arterial, diarreia e dor abdominal. Também pode ocorrer anafilaxia devido a reações alérgicas. As complicações locais, que podem variar de acordo com o local da injeção, incluem dor de cabeça, dor no local da injeção, edema, equimose, ptose, síndrome do olho seco, lagoftalmia, edema orofacial, disfonia e anormalidade sensorial. Dor de cabeça é o efeito adverso mais comum. Embora se saiba que as cefaleias induzidas pela TB-A se desenvolvem dentro de 24 horas após a injeção, edema ou equimoses podem se desenvolver em qualquer área, e para evitar isso é importante evitar vasos superficiais usando a agulha mais fina possível e iluminação adequada durante o procedimento.

Os efeitos adversos costumam ser leves ou transitórios e geralmente podem ser minimizados por meio de técnica adequada de injeção.[4] Os efeitos da TB podem ser potencializados em pacientes que tomam antibióticos como aminoglicosídeos e ciclosporina, relaxantes musculares, bloqueadores dos canais de cálcio e outras drogas anticolinérgicas, enquanto drogas da família das cloroquinas podem diminuir o efeito da toxina. De modo semelhante a todos os antígenos estranhos, a toxina botulínica também produz anticorpos (anticorpos neutralizantes) que inibem seu efeito terapêutico ao induzir reações imunológicas no organismo. Os fatores que aumentam os riscos de produção de anticorpos neutralizantes durante o tratamento com TB-A incluem injeção frequente de TB-A durante um curto período, injeções de altas doses e aumento da dose de injeções da TB.[24] Portanto, a utilização de dose tão baixa quanto possível e o prolongamento do período entre injeções podem impedir a produção de anticorpos. Quando o resultado do tratamento não é eficaz, a produção de anticorpos deve ser suspeitada, e, quando não há reação, mesmo após a dose ser aumentada duas vezes, o teste de anticorpos deve ser considerado. Se o tratamento falhar por causa da produção de anticorpos, o produto deve ser mudado para outra formulação de TB.

CONSIDERAÇÕES FINAIS

Desde a introdução e posterior aprovação da TB-A para o tratamento do estrabismo, sua utilização tem se expandido ao longo dos anos para outras áreas, beneficiando milhares de pacientes e constituindo uma opção terapêutica única e individualizada. Os avanços nas pesquisas têm revelado uma ampla gama de indicações terapêuticas nas variadas especialidades médicas e odontológicas, como no caso das disfunções temporomandibulares. Os resultados das pesquisas mostram melhora significativa na dor nos casos tratados com a TB como terapia adjuvante.

A experiência e o conhecimento do profissional, os cuidados quanto à dose, diluição e conservação do produto também são fundamentais para um melhor resultado clínico.

Apesar de sua versatilidade e segurança, a TB-A ainda apresenta algumas limitações, como o desconforto associado com a injeção, uma duração relativamente curta de resposta, a possibilidade de imunogenicidade e o alto custo. O sucesso clínico da toxina botulínica tem estimulado o estudo de novas indicações terapêuticas e de novas estratégias de aplicação principalmente no campo da odontologia, onde a aprovação da sua utilização com finalidade terapêutica pelos cirurgiões-dentistas ocorreu em 2011 pelo Conselho Federal de Odontologia.

REFERÊNCIAS BIBLIOGRÁFICAS

1. Jankovic J. Botulinum toxin: state of the art. Mov Disord. 2017;32(8):1131-38.
2. Walker KG, Wilmshurst JM. An update on the treatment of Sydenham's chorea: the evidence for established and evolving interventions. Ther Adv Neurol Disord. 2010;3(5):301-9.
3. Jabbari B. History of botulinum toxin treatment in movement disorders. Tremor Other Hyperkinet Mov (NY). 2016;6:394.
4. Park KS, Lee CH, Lee JW. Use of a botulinum toxin A in dentistry and oral and maxillofacial surgery. J Dent Anesth Pain Med. 2016;16(3):151-7.
5. Scott AB. Botulinum toxin injection of eye muscles to correct strabismus. Trans Am Ophthalmol Soc. 1981;79:734-70.
6. Erbguth FJ. From poison to remedy: the chequered history of botulinum toxin. J Neural Transm (Vienna). 2008;115(4):559-65.
7. Jankovic J, Orman J. Botulinum A toxin for cranial-cervical dystonia: a double-blind, placebo-controlled study. Neurology. 1987;37(4):616-23.
8. Carruthers JD, Carruthers JA. Treatment of glabellar frown lines with C. botulinum-A exotoxin. J Dermatol Surg Oncol. 1992;18(1):17-21.
9. Jankovic J, Brin MF. Therapeutic uses of botulinum toxin. N Engl J Med. 1991;324(17):1186-94.
10. Sposito MMM. Toxina botulínica do tipo A: mecanismo de ação. Acta Fisiátrica. 2009;16:25-37.

11. Arnon SS, Schechter R, Inglesby TV, Henderson DA, Bartlett JG, Ascher MS, et al. Botulinum toxin as a biological weapon: medical and public health management. JAMA. 2001;285(8):1059-70.
12. Simpson DM, Hallett M, Ashman EJ, Comella CL, Green MW, Gronseth GS, et al. Practice guideline update summary: Botulinum neurotoxin for the treatment of blepharospasm, cervical dystonia, adult spasticity, and headache: Report of the Guideline Development Subcommittee of the American Academy of Neurology. Neurology. 2016;86(19):1818-26.
13. Ayres EL, Sandoval MHL. Toxina botulínica na dermatologia. 1.ed. Rio de Janeiro: Guanabara Koogan; 2016.
14. Song PC, Schwartz J, Blitzer A. The emerging role of botulinum toxin in the treatment of temporomandibular disorders. Oral Dis. 2007;13(3):253-60.
15. Ataran R, Bahramian A, Jamali Z, Pishahang V, Sadeghi Barzegani H, Sarbakhsh P, et al. The role of botulinum toxin A in treatment of temporomandibular joint disorders: a review. J Dent (Shiraz). 2017;18(3):157-64.
16. Rao LB, Sangur R, Pradeep S. Application of botulinum toxin type A: an arsenal in dentistry. Indian J Dent Res. 2011;22(3):440-5.
17. Blumenfeld A, Binder WJ, Blitzer A, Katz H. The emerging role of botulinum toxin type A in headache prevention. Operative Techniques in Otolaryngology-Head and Neck Surgery.15(2):90-6.
18. Jankovic J. An update on new and unique uses of botulinum toxin in movement disorders. Toxicon. 2018;147:84-8.
19. Ella B, Ghorayeb I, Burbaud P, Guehl D. Bruxism in movement disorders: a comprehensive review. J Prosthodont. 2017;26(7):599-605.
20. Xie Y, Zhou J, Li H, Cheng C, Herrler T, Li Q. Classification of masseter hypertrophy for tailored botulinum toxin type A treatment. Plast Reconstr Surg. 2014;134(2):209e-18e.
21. Rovner E. Chapter 6: Practical aspects of administration of onabotulinumtoxin A. Neurourol Urodyn. 2014;33(Suppl 3):S32-7.
22. Bass Kaplan J. The dilution confusion: easy dosing for botulinum toxins. Plast Surg Nurs. 2016;36(1):24-7.
23. Ramirez-Castaneda J, Jankovic J, Comella C, Dashtipour K, Fernandez HH, Mari Z. Diffusion, spread, and migration of botulinum toxin. Mov Disord. 2013;28(13):1775-83.
24. Adelson RT. Botulinum neurotoxins: fundamentals for the facial plastic surgeon. Am J Otolaryngol. 2007;28(4):260-6.

CAPÍTULO 25

Acupuntura na odontologia: aproximações possíveis

Marina Cleia Palo Prado

A acupuntura é parte da Medicina Tradicional Chinesa (MTC) que engloba também a dietoterapia e a fitoterapia chinesa, a moxabustão, a auriculoterapia, que é a estimulação de pontos reflexos na orelha – referentes ao microssistema auricular, o uso de ventosas, as massagens, como o *tui na*, e os exercícios corporais chineses, como o *oi gong*. Todas essas práticas visam ao cuidado com a saúde, o bem-estar do paciente e a prevenção de doenças (Figura 1). Para iniciar, é fundamental ressaltar que os conceitos tradicionais apresentados aqui em chinês foram padronizados pelo sistema *pinyin*, que significa a romanização dos caracteres chineses, ou seja, uma forma de representar essa linguagem por meio do alfabeto latino.

Este capítulo partirá de uma contextualização do universo da MTC, seguido por uma definição e uma explanação sobre a prática da acupuntura, para formar as bases necessárias para ingressar nas discussões a respeito de como a acupuntura pode ser utilizada na odontologia, unindo saberes milenares e práticas tradicionais orientais à ciência e à técnica odontológicas, tendo em vista a saúde integral do paciente, de forma holística.

A MEDICINA TRADICIONAL CHINESA

É primordial apresentar os fundamentos da MTC como subsídios para compreendê-la e dar insumos para se chegar ao diagnóstico e ao tratamento de acupuntura na clínica diária da prática odontológica. Cabe ao profissional integrar essas teorias, conhecer o conceito da acupuntura, seus benefícios e aplicações na odontologia,

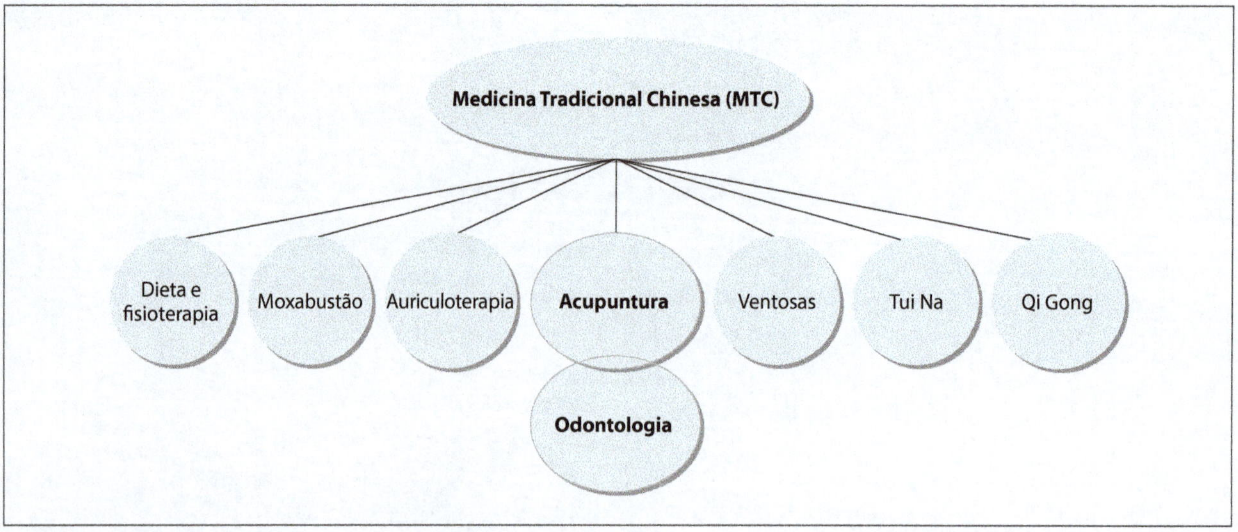

FIGURA 1 Esquema sobre alguns dos componentes da Medicina Tradicional Chinesa.
Fonte: elaborado pela autora.

ter uma base para estudar e exercer com precisão e segurança ou encaminhar seus pacientes para os profissionais habilitados. É importante saber quando a acupuntura pode ser uma opção de tratamento nos casos de dor orofacial e de disfunções temporomandibulares, por exemplo.

A MTC é uma ciência muito antiga. Existem inscrições encontradas em oráculos ósseos e carapaças de tartaruga[1] que sugerem a utilização dessa prática no tratamento de doenças que datam mais de mil anos. Ela continuou a se desenvolver, tendo seus conceitos aprimorados durante centenas de anos, expandindo seus horizontes e alcançando respeito em todo o mundo. Não se pode deixar de citar o cânone da medicina interna do imperador amarelo, Huang Di Nei Jing, cujos estudos provavelmente foram ampliados e aprofundados ao longo de vários séculos de observações e práticas até chegar a sua versão definitiva, por volta do século I a.C. Nesse material, a MTC já abrangia várias formas de tratamento, havendo a descrição da moxabustão, da acupuntura e do uso de ervas fitoterapêuticas.[2]

Fundada na observação dos fenômenos da natureza desde os primórdios de sua existência, a MTC reflete sobre a filosofia, a cultura e o pensamento chinês secular para aplicá-la aos dias atuais, inclusive no que diz respeito à prática da acupuntura na rotina odontológica. Para seu estudo, é preciso atentar aos entraves culturais que distanciam os universos oriental e ocidental e as visões de mundo, em sua definição mais ampla, não havendo clara correspondência direta entre elas. Para a tradição chinesa, há um conjunto de termos ou padrões simbólicos comuns, culturalmente únicos, com conotações distintas da tradição ocidental, que se relacionam, como *yin*, *yang*, umidade, vento, fogo, secura, frio e terra, por exemplo.[3]

Os fundamentos da MTC e a concepção filosófica chinesa, segundo Yamamura (2004),[4] estão apoiados em três pilares básicos: teoria yin/yang, teoria dos cinco movimentos e dos *zang fu* (órgãos e vísceras), descritas a seguir. Além delas, há as substâncias fundamentais *oi*, *xue* (sangue) e *jin ye* (líquidos corpóreos) e a *jing luo* (teoria dos meridianos e colaterais), que também serão comentados.[1,4,5]

A teoria *yin/yang* é abstrata e resultante da observação dos fenômenos da natureza. Para ela, o universo é um todo material composto pela unidade de dois opostos e, ao mesmo tempo, interdependentes.[1] Em outras palavras, *yin* e *yang* são, simultaneamente, opostos e complementares. Esses aspectos, então, seguem os princípios de transformação, de transmutação e de relatividade, entre si, e estão em constante movimento. E é do equilíbrio dinâmico entre essas duas forças que surge todo movimento, mutação e mudança[1,4,6] (Figura 2).

Yin está associado ao princípio passivo, feminino, noturno, escuro, frio, e *yang*, ao princípio ativo, masculino, diurno, luminoso, quente.[5] Para exemplificar, pensemos no movimento diário: o final do dia ainda tem a característica *yang* e o início da noite, *yin*. Esse é o momento em que as características de ambos os princípios

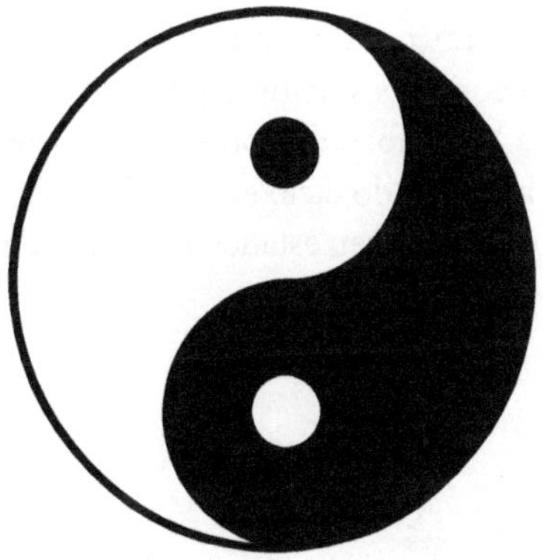

FIGURA 2 Símbolo yin yang.

QUADRO 1 Representação das principais correspondências dos cinco elementos

Cores	Verde	Vermelho	Amarelo	Branco	Preto
Clima	Vento	Quente	Úmido	Seco	Frio
Estação do ano	Primavera	Verão	Final de verão	Outono	Inverno
Direção	Leste	Sul	Centro	Oeste	Norte
Órgãos	Fígado	Coração	Baço/pâncreas	Pulmão	Rim
Vísceras	Vesícula biliar	Intestino delgado	Estômago	Intestino grosso	Bexiga
Órgãos dos sentidos	Olhos	Língua	Boca	Nariz	Ouvidos
Tecidos	Tendões e ligamentos	Vasos sanguíneos	Músculos	Pele e pelos	Ossos e dentes
Emoções	Raiva	Alegria	Preocupação	Tristeza	Medo

estão presentes, de maneira fluida e que possibilitam a passagem de um para o outro, como se pode perceber na Figura 2. O mesmo vale para a passagem da noite para o dia, deixando claro que se trata de uma imagem que, embora fixa, representa o movimento contínuo e em equilíbrio.

No ser humano, em um estado de anormalidade, pode haver o desequilíbrio entre esses elementos, *yin* e *yang*. Esse estado representa a doença e é traduzido por excesso ou deficiência de algum deles.[(1,4,5)]

A *teoria dos cinco movimentos, wu xing*, classifica todas as coisas e os fenômenos naturais do universo em madeira, fogo, terra, metal e água. Ela está representada pela tabela de correspondência, que cada autor e estudioso do assunto interpreta, adapta e complementa de acordo com diferentes qualidades e perspectivas de análise[1,5,6] (Tabela 1). De importância ímpar para a MTC, essa teoria apresenta uma analogia com o corpo humano: órgãos e vísceras – *zang fu*, tecidos, manifestações e emoções – e é uma ferramenta para a elaboração do diagnóstico e tratamento quando verificados desequilíbrios.

Fazem parte da teoria dos cinco elementos os ciclos de geração *shen* e de dominância ou de controle *ko*, nos quais se tem a correlação entre os elementos e suas mudanças em condições de harmonia, representada pela saúde, e em condições de desequilíbrios, representada pela doença.[1,4-7] O foco da apresentação a seguir dessa teoria será a análise do ciclo em condições harmônicas, ou seja, do corpo em seu estado de normalidade. O ciclo

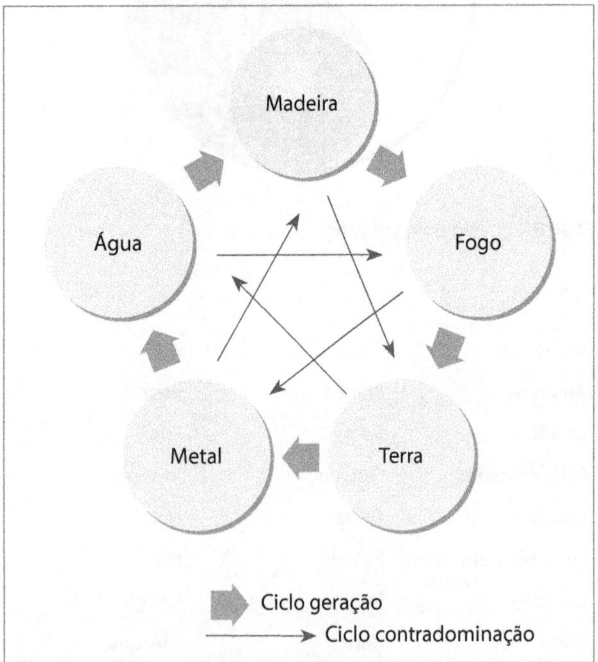

FIGURA 3 Esquema dos cinco movimentos.
Fonte: elaborado pela autora.

de geração *shen*, nessas condições de equilíbrio, funciona da seguinte maneira: o movimento madeira gera o movimento fogo, que gera o movimento terra e assim sucessivamente. Já no ciclo de controle ou de dominação, *ko*, os elementos se controlam para manter esse equilíbrio,[1,4,5,7] conforme o apresentado na Figura 3.

A *teoria de zang fu*, na MTC, também é importante. Nela, os órgãos, *zang*, e as vísceras, *fu*, têm o aspecto funcional e energético, diferente da visão ocidental, que foca apenas a funcionalidade deles. Vale lembrar os aspectos culturais e o processo de associação entre os órgãos para as culturas oriental e ocidental. Para essa teoria, então, os órgãos, *zang*, possuem características mais *yin*, são mais sólidos e correspondem à estrutura corpórea e são representados pelo *xin* (coração), *fei* (pulmão), *gan* (fígado), *pi* (baço/pâncreas) e *shen* (rim). As vísceras, *fu*, possuem aspectos mais *yang*, são ocas e mais externas em relação aos órgãos, correspondem à função fisiológica do organismo e são representadas pelo *da chang* (intestino grosso), *xiao chang* (intestino delgado), *pang guang* (bexiga), *dan* (vesícula biliar) e *san jiao* (triplo aquecedor), que é composto pelas partes que foram denominadas como:

- O "aquecedor superior", região torácica acima do diafragma, incluindo coração e pulmão.
- "Aquecedor médio", região epigástrica, que inclui o baço, o pâncreas e o estômago; "aquecedor inferior", que se situa na região inferior ao umbigo e inclui o fígado, os rins, a bexiga e os intestinos grosso e delgado[1,4,5,7] (Figura 4).

Nesse universo do corpo humano, deve-se ressaltar, para as reflexões a respeito das pesquisas odontológicas, que os dentes, para a MTC, são considerados excedentes dos ossos, ou seja, possuem importância ímpar para as correlações na odontologia. Não se trata de um elemento em separado, mas sim de uma extensão, da parte de um todo mais complexo.

Na MTC, ainda, coexistem as substâncias fundamentais que circulam e lubrificam o corpo, além de nutri-lo. O *oi* é considerado uma fonte de energia. Trata-se da substância vital que compõe todo o universo.[1] Faz parte da composição do corpo humano e também mantém suas funções fisiológicas. O *oi* é conceituado como uma substância essencial que faz parte do corpo e por outro lado refere-se às atividades do *zang fu* e dos tecidos corpóreos.[5] Já o *xue* é a tradução aproximada de "sangue" que circula por todo o corpo e tem a função de nutrir e umedecer o organismo, além de ser a base material da mente, *shen*.[1,4,5]

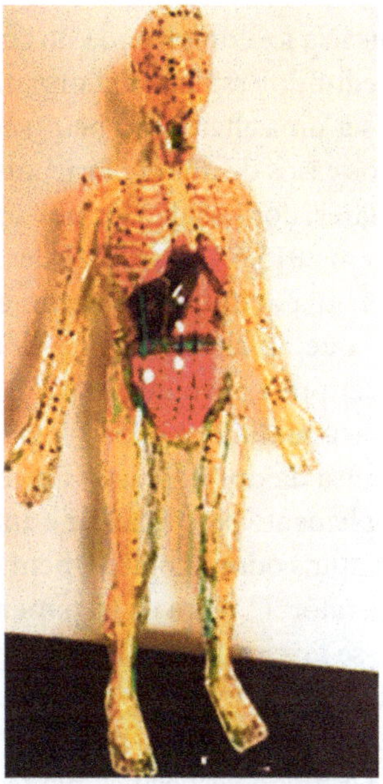

FIGURA 4 Modelo com a representação dos *zang fu* e alguns dos pontos de acupuntura ao longo dos meridianos.

Para os estudos e reflexões sobre a odontologia, é interessante frisar que *jin ye* são os líquidos corpóreos, representados pela saliva e também pelo suor, lágrimas, muco e urina.[5] Servem principalmente para umedecer, daí sua importância nos quadros de xerostomia, por exemplo.

Resta mencionar a *teoria dos meridianos e colaterais, jing luo*. Trata-se da comunicação interna, com os órgãos *zang fu* e, externamente, com a superfície do corpo. Essa teoria apresenta, ainda, formas de regular as funções e as eventuais alterações fisiopatológicas do corpo, visando mantê-las em harmonia, além de transportar o *oi* e o *xue*. Merecem destaque neste texto os meridianos principais ou regulares, que se apresentam em 12 pares e são distribuídos em *yin* e *yang* das mãos e *yin* e *yang* dos pés, são relacionados e se comunicam com os *zang fu*. Além deles temos, no corpo, 8 meridianos extraordinários, 12 meridianos divergentes, 12 meridianos músculo-tendíneos e 12 regiões cutâneas. E, ainda, há os colaterais que são 15 meridianos, e outros canais menores.[1,4,5,7]

Nesse contexto, é imprescindível relacionar o estudo da acupuntura com a teoria dos meridianos, já que os pontos estimulados irão movimentar o fluxo de energia por meio desses meridionais e tratar os eventuais desequilíbrios e desarmonias energéticas que são expressos pelas doenças ou síndromes energéticas. As doenças, segundo a MTC, são causadas, por fatores externos e internos, que impedem o funcionamento adequado dos órgãos e vísceras, *zang fu*, e a circulação de *oi* e de "sangue", *xue*, pelo corpo, principalmente através dos canais e colaterais, *jing luo*, onde estão localizados os pontos de acupuntura.[7] Por exemplo, nas disfunções temporomandibulares e na dor orofacial, é importante relacionar quais são os fatores causais, quais órgãos e vísceras *zang fu* estão acometidos e quais são os canais relacionados para estabelecer um plano de tratamento adequado.

ACUPUNTURA

Como um ramo da MTC, a acupuntura utiliza a estimulação de pontos específicos, chamados acupontos, localizados na superfície do corpo para promover a saúde ou prevenir certas doenças (Figura 5). Essa terapia foi transportada para o Ocidente, e, conforme afirmou Kaptchuk (2002), sua estrutura conceitual tradicional é radicalmente distinta da biomedicina, apesar de existir um consenso sobre sua eficácia.[6] Apesar de se tratar de uma prática milenar, a acupuntura é dinâmica e visa ao tratamento holístico do paciente.

A escolha dos pontos se baseia nas teorias de diagnóstico da MTC, e merecem destaque, entre outros, o feito a partir da inspeção da língua – corpo e saburra ou revestimento – e o feito pela palpação do pulso. Ambos mantêm relação direta com os órgãos e vísceras, *zang fu*, diferentemente da abordagem ocidental (Figura 6).

Além do conhecimento teórico, para a prática da acupuntura é imprescindível localizar os pontos com exatidão, ter treinamento na manipulação das agulhas para a obtenção do *de oi*, que é uma sensação específica de dor, dormência, calor, peso ou distensão na área onde uma agulha é inserida, podendo, também, ser irradiada

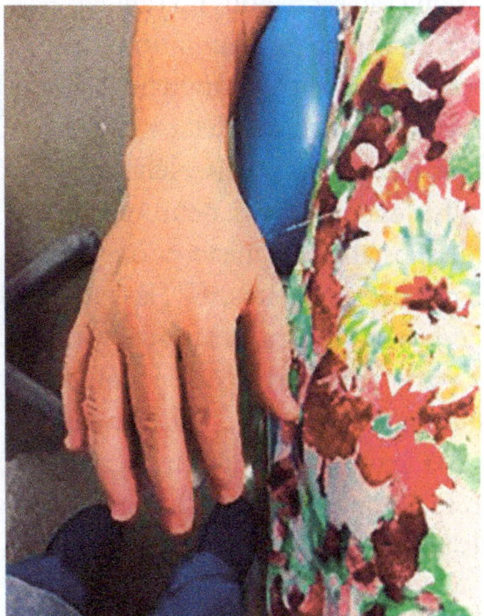

FIGURA 5 Aplicação do ponto IG4, *hegu*, em uma paciente de ambulatório.
Fonte: acervo da autora.

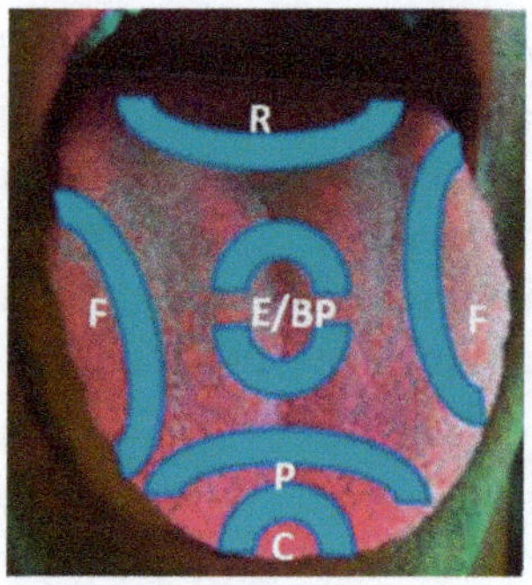

FIGURA 6 Exame da língua com as principais correlações dos *zang fu*, nas quais C corresponde a área do coração; P ao pulmão; F ao fígado; E ao estômago; BP a baço-pâncreas; e R aos rins.

Fonte: acervo da autora.

ao longo do trajeto dos meridianos.[8] Ainda, são fundamentais a concentração e o preparo por parte do executor, contando também com um ambiente adequado, calmo, sem barulhos, respeitando o paciente. Lembrando sempre que os tratamentos são feitos visando, principalmente, corrigir as desarmonias do corpo.[6]

Ainda não estão esclarecidos todos os mecanismos de ação da acupuntura.[9] Sua complexidade justifica o grande número de pesquisas, ensaios clínicos e revisões sistemáticas para esclarecer sua vasta área de abrangência, não se limitando ao tratamento de dores, como as orofaciais, mas também em várias outras condições clínicas, tanto na área médica como na odontológica. De acordo com Yamamura (2004), a ação da acupuntura compreende os mecanismos energético, humoral e neural. O primeiro está relacionado aos conceitos clássicos da MTC, e o mecanismo neuro-humoral relaciona-se ao sistema nervoso central (SNC), neuro-hormônios, neurotransmissores e hormônios que são secretados no sangue.[4]

Ao inserir a agulha de acupuntura e estimulá-la, são gerados potenciais de ação, conduzidos até o SNC pelas fibras nervosas aferentes A delta e fibras C. Com isso, são causados três efeitos locais: elétrico por ação mecânica, a agulha lesa os tecidos; neuroquímico, a partir da liberação de substâncias; e misto, correspondendo a uma associação dos dois primeiros.[4,8,10] Há evidências também da eficácia da acupuntura nas funções imunológicas.[11] Com isso, pode-se perceber que acontecem, no corpo do paciente, muitas ações desencadeadas por meio do estímulo dos acupontos, induzindo a homeostasia, a reparação tecidual, a modulação da dor e o alívio do estresse físico e emocional.[8]

ACUPUNTURA NA ODONTOLOGIA

A acupuntura é reconhecida pela Organização Mundial da Saúde (OMS) desde 1979, como meio de tratamento, cuja eficácia foi comprovada no combate a dores orofaciais.[12] Segundo essa mesma organização, a acupuntura pode ser uma alternativa bem-sucedida de tratamento para os casos de dor dentária, disfunções temporomandibulares, dor facial e dor pós-operatória.[3] No Brasil, apenas em 2015 o Conselho Federal de Odontologia reconheceu a acupuntura como especialidade odontológica,[13] que, atualmente, pode ser uma opção de tratamento, quer preventivo ou curativo.

O papel da acupuntura na odontologia não envolve a remoção da causa da dor dentária. Em vez disso, atua como um complemento para alcançar a analgesia durante os procedimentos odontológicos, bem como o alívio da dor pós-operatória.[13] Para os tratamentos com acupuntura, deve-se fazer uma associação de pontos, buscando o equilíbrio e a harmonia do paciente em sua individualidade. Não há uma fórmula padrão; cada caso deve ser analisado e estudado especificamente com base nas síndromes energéticas e no quadro da queixa do paciente. Alguns pontos têm características específicas e merecem destaque para determinados sintomas, como os apresentados a seguir. Na maioria das vezes são utilizadas combinações de pontos, sendo muito comum a associação de pontos a distância, localizados nos membros superiores e inferiores, com os pontos locais, situados na face.

Nas exodontias, por exemplo, obtém-se melhora no trans e pos-operatório, se utilizado o ponto do meridiano do intestino grosso, IG4, *hegu*, havendo maior colaboração do paciente, minimizando os sinais e os sintomas inflamatórios decorrentes do trauma cirúrgico.

Outras indicações possíveis são para pacientes com briquismo ou apertamento dental, hábitos parafuncionais que podem acometer pacientes de diversas faixas etárias. Nesses casos, o ponto a distância, do meridiano do estômago 44 (E44), *neiting*, e os pontos locais, do estômago 7(E7), *xiaguan*, e E6, *jiache*.

A acupuntura pode ser utilizada como forma de tratamento isolado ou como terapia complementar para pacientes com disfunções temporomandibulares do tipo muscular, com resultados de eficiente melhora da dor e da função, conforme o apresentado por Porporatti et al. (2015), que apresentaram protocolos de acupuntura em revisão bibliográfica.[14] Em relação às queixas dolorosas, incluindo as dores musculares ou espasmo crônico, a dor facial atípica, a neuralgia, especialmente a neuralgia trigeminal,[3] a neuralgia pós-herpética e a dor decorrente de processos neoplásicos da face, a acupuntura também pode ser indicada como tratamento. Além disso, essa prática também pode ser recomendada para o tratamento de parestesias, principalmente do nervo alveolar inferior em decorrência de sequelas pós-cirúrgicas.[15]

No cotidiano odontológico, é comum os pacientes apresentarem sintomas de náuseas e de reflexo de engasgo durante as moldagens e as tomadas radiográficas convencionais. Para tanto, é possível amenizar esses sintomas por meio da estimulação de pontos específicos, por exemplo, o do pericárdio 6 (PC6), *neiguan*.[3] Para os pacientes que apresentam medo do tratamento dentário, pode-se optar pela acupuntura para o controle da ansiedade.[13] Os benefícios serão sentidos no paciente para além das queixas odontológicas, e para esses casos podem ser utilizados os pontos tranquilizantes, que acalmam a mente, *shen*, como os do meridiano do coração 7 (C7), *shenmen*, o do pericárdio (CS7), *daling* e o *yintang*, um ponto extra de ação sedativa, por exemplo.

Já na área de estomatologia, aplicam-se protocolos de acupuntura em pontos locais e sistêmicos nos casos de xerostomia,[3] síndrome se ardência bucal, ulcerações aftosas recorrentes e mucosites. entre outras alterações patológicas.

Há um universo bastante vasto, tanto no que se refere aos benefícios da acupuntura quanto em seus estudos. Por outro lado, as dificuldades em elaborar trabalhos científicos nessa área são consideráveis. Ensaios clínicos publicados apresentam limitações e falhas metodológicas, pois existem muitas variáveis e os parâmetros para avaliar e comparar a eficiência da acupuntura são subjetivos. Em outras palavras, muitos resultados são imensuráveis; por exemplo, dificuldades na mensuração da dor. Outro fator que deve ser ponderado é que há trabalhos em que são apresentados resultados com base na aplicação de questionários quantitativos e/ou testes específicos, com uma considerável margem de erro ou enviesamento de dados. Afinal, trata-se de uma relação complexa e, talvez até, paradoxal, de utilizar um método terapêutico ao lado de outros critérios, provenientes e fundamentais da ciência contemporânea ocidental. Em contrapartida, apesar de milenar, a acupuntura é uma ciência dinâmica, viva e, por isso mesmo, aberta à pesquisa. Sua raiz primeira encontra-se no texto clássico da antiquíssima tradição chinesa.[16] As palavras de Wen (2009) servem de estímulo para os profissionais abraçarem essa técnica tão benéfica para o ser humano.

CONSIDERAÇÕES FINAIS

Conhecer os princípios básicos da MTC, seus fundamentos, suas teorias e suas substâncias fundamentais nos dão as bases para iniciarmos uma longa jornada. A associação do conhecimento científico ocidental aos preceitos da MTC, mais especificamente aos da acupuntura, visa obter melhores resultados em relação ao paciente quer preventiva ou curativamente, minimizando as dores e as possíveis sequelas deixadas pelas marcas da temporalidade.

Quando o foco é o paciente e o seu bem-estar, é preciso considerá-lo como um todo que apresenta uma complexidade individual e, portanto, única desde os momentos em que adentra o nosso consultório. Ter na acupuntura o suporte terapêutico amplia os horizontes e as possibilidades de recursos e tratamentos pensando em minimizar dor e desconfortos, com foco em uma melhora na qualidade de vida.

REFERÊNCIAS BIBLIOGRÁFICAS

1. Gongwang L. Fundamentals of acupuncture and moxibustion. 2.ed. Tianjin: Huaxia Publishing House; 2006.
2. Ernst E, White A. Acupuntura: uma avaliação científica. São Paulo: Manole; 2001.
3. Kaptchuk TJ. Acupuncture: theory, efficacy, and practice. Ann Intern Med. 2002;136:374-83.
4. Yamamura Y. Acupuntura tradicional: a arte de inserir. 2.ed. São Paulo: Roca; 2004.
5. Wenbu X. Tratado de medicina chinesa. Chonghuo T, assessor médico. Tradução de Ysao Yamamura, Y. São Paulo: Roca; 1993.
6. Kaptchuk TJ. The web that has no weaver: understanding Chinese medicine. Chicago: Contemporary Books; 2000.
7. Wen TS. Manual terapêutico de acupuntura. Editor Hsing WT. Tradução de Mirian A. Kumatsu. Barueri: Manole; 2008.
8. Ma Y-T, Ma M, Cho ZH. Acupuntura para controle da dor: um enfoque integrado. São Paulo: Roca; 2006.
9. Medeiros R, Saad M. Acupuntura: efeitos fisiológicos além do efeito placebo. O Mundo da Saúde (São Paulo). 2009;33:69-72.
10. Chernyak GV, Sessler DI. Perioperative acupuncture and related techniques. Anesthesiology. 2005;102:1031-49.
11. Tabosa AMF. Mecanismo neuro-humoral da ação da acupuntura. In: Yamamura Y, Yamamura ML. Guia de acupuntura. Barueri: Manole; 2015.
12. NIH consensus conference. Acupuncture. JAMA. 1998;280:1518-24.
13. A acupuntura, a homeopatia e a odontologia do esporte são reconhecidas como especialidades odontológicas. Conselho Federal de Odontologia. 13 de novembro de 2015. Disponível em: http://www.crosp.org.br/noticia/ver/2344-cfo-reconhece-acupuntura-homeopatia-e-odontologia-do-esporte-como-especialidades-odontolgicas.html. Acesso em: 23 mar. 2018.
14. Porporatti AL, Costa YM, Barbosa JS, Bonjardim LR, Conti PCR. Protocolos de acupuntura para o tratamento da disfunção temporomandibular. Rev Dor. 2015;16(1).
15. Wong LB. Acupuncture in dentistry: its possible role and application. Proc Singapore Healthcare. 2012;21:48-56.
16. Wen TS. Acupuntura clássica chinesa. 2.ed. São Paulo: Cultrix; 2009.
17. Naik PN, Kiran RA, Yalamanchal S, Kumar VA, Goli S, Vashist N. Acupuncture: an alternative therapy in dentistry and its possible applications. Med Acupunct. 2014;26:308-14.

CAPÍTULO 26

Saúde oclusal por desgaste seletivo dos dentes (ajuste oclusal)

Ivo Contin

INTRODUÇÃO

A saúde oclusal de um indivíduo pode ser caracterizada pelo fato de este preencher todos os requisitos de uma oclusão ideal, possibilitando o correto processamento dos alimentos e demais funções do sistema, sem que nenhum de seus componente sofra por essas ações.

A saúde oclusal começa com a posição ótima dos côndilos e uma dimensão vertical (DV) correta. Sem esses dois componentes corretamente acertados, pensar em repor ou ajustar dentes é totalmente ineficiente. Assim, para ajustar dentes é pressuposto que o paciente não sofra mais de nenhum distúrbio articular ou muscular, mesmo que sua DV e a posição dos côndilos estejam mantidas por uma placa de mordida.

É importante destacar que muitos ajustes são feitos por acréscimo, após uma avaliação clínica, e refinados por ajustes (degastes). Isto posto, iniciaremos este capítulo perguntando: o que é ajuste oclusal? Poderíamos responder: é devolver o equilíbrio oclusal.

Nova pergunta: o que é equilíbrio oclusal? Resposta: é possibilitar à mandíbula executar os requisitos funcionais de uma oclusão ideal, mantendo assim a saúde oclusal. Essa resposta é mais esclarecedora, assim devemos entender que o equilíbrio oclusal é dinâmico e não estático.

Esse equilíbrio deve ocorrer em cada posição mandibular durante todos os seus movimentos nas várias funções, como mastigação, fonação e deglutição, em que os dentes como apoio e suporte mandibular não sofram e nenhum dano deve ocorrer aos componentes articulares e musculares do sistema mastigatório.

A devolução dos requisitos funcionais de uma oclusão ideal deve ocorrer a uma dentição que por algum motivo não os possui. Os requisitos funcionais da *oclusão ideal* são:

- Estabilidade das articulações temporomandibulares (ATM) em RC ou PCA através dos contatos dentários posteriores simultâneos e bilaterais, mínimo deslize RC-MIC (0-1,5 mm) em uma DV correta.
- Lado de trabalho com guia canino ou função parcial ou total de grupo, sem interferências.
- Ausência de interferência do lado de não trabalho (balanceio).
- Contatos suaves em MIC nos anteriores e harmônicos só em anteriores na protrusão.
- Para obtermos os requisitos funcionais dependemos dos morfológicos:
- Relação das bases ósseas
  - Ideal: seria a relação de classe I de Angle. Nesses pacientes, tendo bases ósseas adequadas e dentes bem posicionados, com ajuste dente a dente, consegue-se o equilíbrio oclusal
  - Ideal alterado: seria um paciente que possui as bases ósseas adequadas, porém os dentes mal posicionados e inclusive ausência de alguns deles. Esse paciente deveria passar por ortodontia e prótese dentária para depois ter sua oclusão recomposta e ajustada dente a dente.
  - Fora do ideal: seriam os casos em que as bases ósseas são desordenadas. Esse paciente deverá passar por ortodontia e eventualmente até por cirurgia ortognática para que finalmente a oclusão seja ajustada dente a dente.
- DV: sobre este item já tratamos no capítulo sobre montagem e articulador. O paciente que tem problema em sua DV foi tratado inicialmente com placa

de mordida, e dessa forma testamos uma nova DV, e aí devolvemos provisórios na DV determinada e a comprovamos clinicamente pelo conforto, fonética e ausência de sinais e sintomas, com os dentes devidamente ajustados.

- Quantidade de elementos dentários
  - Suficientes: análise e ajuste oclusal.
  - Insuficientes: tratamento protético e ajuste oclusal de dentes e elementos protéticos.
- Dentes mal posicionados: resolvemos ortodonticamente e pode ser complementado com tratamento fonoaudiológico, caso haja maus hábitos funcionais.

A Figura 1 relaciona todas as possibilidades de tratamentos dos mais variados casos envolvendo as várias especialidades odontológicas e paraodontológicas para alcançar o equilíbrio oclusal depois que o paciente já tenha tratado uma possível disfunção temporomandibular com placas de mordida ou outros recursos. É importante relembrar que os tratamentos morfológicos (prótese, ortodontia, cirurgia ortognática) só devem ser iniciados após a melhora da disfunção temporomandibular. É fundamental que o paciente já tenha atingido sua RC ou sua PCA e tenha resolvido a dor que acometia a região antes de iniciarmos qualquer tratamento mais invasivo, mesmo que seja um mínimo desgaste de estrutura dentária.

Após a melhora muscular e articular do caso usando placa de mordida, por exemplo, e estando as bases ósseas organizadas, os dentes do paciente na posição adequada e em número suficiente, podemos obter os requisitos da oclusão ideal por desgaste de dentes ou restaurações que eventualmente interfiram na posição final do eixo de rotação mandibular e nos movimentos fisiológicos da mandíbula, impedindo os requisitos funcionais da oclusão ideal por meio do que se chama de *desgaste seletivo*.

DESGASTE SELETIVO OU REFINAMENTO DO EQUILÍBRIO OCLUSAL POR DESGASTE DA FACE OCLUSAL, PALATINA E INCISAL DENTÁRIA OU DE RESTAURAÇÕES

O degaste seletivo tem esse nome porque devemos selecionar a face dentária a ser desgastada usando critérios bem definidos, pois esmalte não se recupera e é bom lembrar que, no momento em que desgastamos um contato, a musculatura buscará outro contato, podendo criar uma relação intermaxilar menos equilibrada, portanto mais danosa. O desgaste seletivo, quando indicado, é feito após a melhora do quadro muscular e articular, sempre que notarmos que o dente ou restauração interferem no eixo terminal de rotação e na dinâmica mandibular correta em lateralidade e protrusão.

Antes de tratarmos sobre as regras de desgaste seletivo para o ajuste oclusal, é fundamental lembrarmos dos sulcos oclusais funcionais, pois esses sulcos se constituem no fundamento dos ajustes oclusais por desgaste seletivo.

São três os sulcos oclusais funcionais que estão presentes nas faces oclusais dos dentes posteriores:

- Trabalho.
- Protrusivo.
- Balanceio.

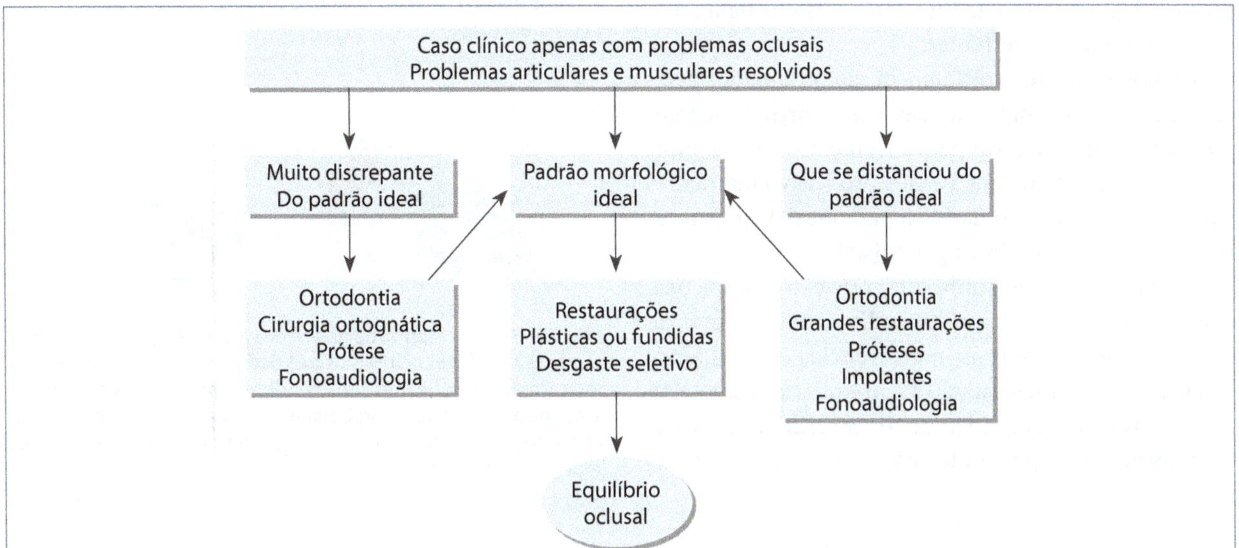

FIGURA 1 Quadro esquemático das possibilidades de tratamento envolvendo especialidades odontológicas e fonoaudiologia para se alcançar o equilíbrio oclusal depois que o paciente já tenha tratado a disfunção temporomandibular.

Esses sulcos dependem de guias de caninos e incisal competentes.

Como aparecem esses sulcos? As cúspides de suporte, que são as vestibulares inferiores e palatinas superiores (VIPS), estão alojadas nas fossas dos dentes antagonistas. Então façamos um exercício de visualização: imagine um primeiro molar inferior encaixado em um primeiro molar superior do lado esquerdo, focando a cúspide mediana do molar inferior e a mesiopalatina do superior. A cúspide vestibular do dente inferior do lado esquerdo está encaixada na fossa do dente superior do lado esquerdo, e a cúspide palatina do dente superior está encaixada na fossa do inferior, quando a mandíbula se movimenta para o lado esquerdo devidamente guiada pelos caninos esquerdos, que é o lado de trabalho. A cúspide vestibular inferior tem de passar entre as duas cúspides vestibulares do superior; essa área por onde a cúspide passa é chamada de sulco de trabalho. Enquanto isso, a cúspide palatina está passando entre as cúspides linguais do inferior, determinando aí o sulco de trabalho do inferior, ou seja, genericamente os sulcos de trabalhos dos dentes superiores estão entre as vertentes internas das cúspides vestibulares e os dos inferiores nas vertentes internas das cúspides linguais. Logo, se tivermos uma interferência do lado de trabalho, será nessas vertentes, como veremos mais adiante.

Os sulcos de balanceio são determinados pelas mesmas cúspides VIPS, só que desta vez no lado de balanceio. Para acontecer o desengrenamento cuspídico, a cúspide palatina do dente superior escapa pela vertente interna da vestibular inferior, e a cúspide vestibular escapa pela vertente interna da palatina superior. Dessa forma, os sulcos de balanceio estão nas vertentes internas das cúspides VIPS, portanto as interferências em balanceio acontecerão nessas vertentes.

Os sulcos protrusivos também são produzidos pelas cúspides VIPS ao saírem de suas fossas correspondentes quando a mandíbula vai para a frente. Como é a mandíbula que se movimenta, o sulco protrusivo nos dentes superiores é do centro da fossa para mesial e nos inferiores é do centro da fossa para distal.

A importância de conhecer a posição dos sulcos e como são formados está no entendimento das regras de desgaste seletivo, pois as interferências em trabalho, balanceio e protrusão estarão localizadas exatamente na região dos chamados sulcos, que na verdade são áreas entre as vertentes por onde passam as cúspides de suporte.

Usamos há muitos anos os pés de galinha para explicar o posicionamento dos sulcos funcionais nas superfícies oclusais dos dentes (Figura 2). Por esse recurso, imaginando cada dedo do pé de galinha um sulco, o interno é o de trabalho (vermelho), o do meio (verde) é o protrusivo e o externo (azul) é o balanceio. Ao pisar nos dentes, ele imprime a posição dos sulcos, só que nos superiores a galinha tem de trançar as pernas para que continue dando se lembrarem das posições dos sulcos.

Outro recurso que usamos é uma luva de três dedos coloridos (Figura 3): o polegar é o sulco de trabalho, o indicador é o protrusivo e o dedo médio é o sulco de balanceio. Com as mão calçando essas luvas, fazemos o trajeto da galinha, marcando os sulcos funcionais sobre as superfícies oclusais dos dentes.

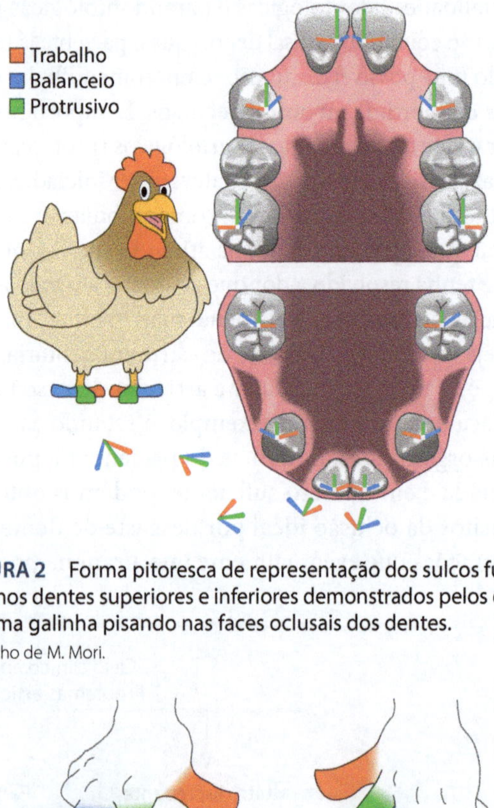

FIGURA 2 Forma pitoresca de representação dos sulcos funcionais nos dentes superiores e inferiores demonstrados pelos dedos de uma galinha pisando nas faces oclusais dos dentes.

Desenho de M. Mori.

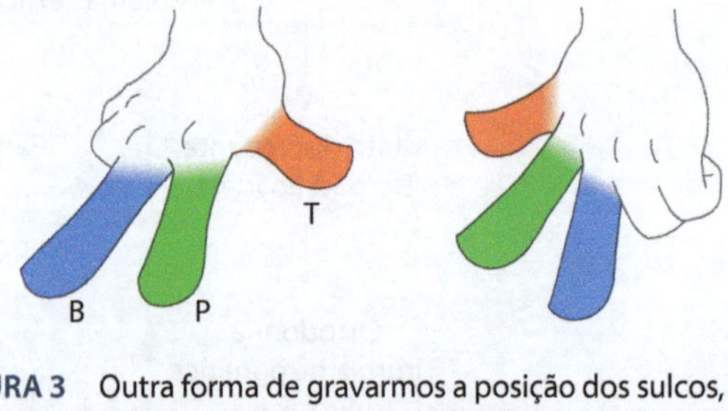

FIGURA 3 Outra forma de gravarmos a posição dos sulcos, apontando para as faces oclusais os três dedos das mãos. Os polegares indicam os sulcos de trabalho, os indicadores os sulcos protrusivos e os médios, os sulcos de balanceio. Lembrando que, quando iniciamos nos dentes superiores, cruzamos as mãos, pois os sulcos mudam de direção.

Desenho de M. Mori.

Ao pensar em desgastar faces oclusais, que englobam também a incisal e palatina lingual e vestibular dos dentes anteriores, surgem as questões a seguir.

QUE ESTRUTURAS DESGASTAR?

A ordem é a seguinte:

- Dentes mal posicionados: nesse caso, quando por alguma razão não se pode melhorar sua posição com ortodontia, iremos desgastá-los para que possam se enquadrar no esquema oclusal adequado. Assim, no caso de um dente inclinado que acaba ficando com uma cúspide mais alta, essa cúspide é desgastada para não ser um contato prematuro nem uma interferência oclusal. Para dentes extruídos é a mesma situação. Os planos oclusais são caracterizados pelas curvaturas anteroposteriores e laterolaterais, em existindo uma harmonia morfológica na distribuição dos dentes. Essa distribuição morfológica tem de ser conseguida pelo ortodontista e pelo protesista na distribuição dos dentes. Nesse momento os conhecimentos adquiridos na elaboração de uma prótese total têm de ser utilizados por quem está reconstruindo o caso. O aspecto organizado dos arcos é importante para a reabilitação oral. A forma e a função são elementos inseparáveis na odontologia.
- Restaurações e próteses: entre um dente hígido bem-posicionado e uma prótese ou restauração, desgastaremos o material sintético, mesmo que às vezes tenhamos de substituí-la.
- Dentes bem-posicionados: quando o contato prematuro ou interferência ocorrer entre dois dentes bem-posicionados, desgastaremos um pouco de cada dente envolvido, preferencialmente em esmalte. Nas interferências em lateralidade e protrusão, temos de ter certeza se as guias anteriores de canino e incisal são competentes, pois muitas vezes a incompetência da guia anterior é que gera as interferências entre os dentes posteriores.

ONDE EFETUAR OS DESGASTES?

Ajuste em RC

Os contatos deslizantes são os primeiros ajustes que devem ser feitos. São os contatos em vertentes que tiram a mandíbula de seu eixo terminal de rotação, ou seja, quando a mandíbula vem rotacionando em sua posição de RC, os dentes entram em contato buscando a MIC e o paciente é obrigado a mudar a mandíbula de posição para chegar à MIC, esses contatos são os mais danosos ao sistema. Geralmente são as vertentes que olham para mesial do superiores que fazem contato com as vertentes que olham para distal dos inferiores (MSDI). Portanto, chamamos esses contatos de prematuros MSDI.

O paciente pode tocar em vários pontos de um lado e do outro com os côndilos em RC e dessa posição levar a mandíbula um pouco mais para a frente (1-1,5 mm) em nível dentário até alcançar a MIC. Esse fenômeno é chamado de cêntrica longa. Não fazemos qualquer ajuste, pois a maioria da população apresenta esse pequeno deslize MIC-RC. Desvios maiores e excêntricos são mal tolerados pelo sistema e devem ser ajustados. Para esse ajuste é interessante usarmos carbono grosso, e o paciente deve estar bem desprogramado, ou seja, os pacientes que tinham sintomas muscular e articular devem ser tratados previamente aos ajustes.

Devemos retirar a placa de mordida e não permitir que o paciente toque os dentes. Manipulamos lentamente sua mandíbula e perguntamos onde ele sente o primeiro contato, mandamos abrir novamente, colocamos o carbono grosso no lado assinalado e mandamos o paciente fechar delicadamente. Quando sentimos que ele toca o carbono, puxamos para ver se o carbono está preso, mandamos abrir novamente e localizamos o contato prematuro que provoca o deslize e providenciamos o ajuste.

Outra maneira de acharmos essas prematuridades consiste em usar o *jig*. Colocamos o *jig* em posição e vamos desgastando sua porção palatina até que o primeiro contato posterior ocorra e assim por diante até que o *jig* se perfure e os contatos fiquem simultâneos e bilaterais com os côndilos em RC. É importante ressaltar que só podem ser ajustados em RC os pacientes que possuem essa posição, ou seja pacientes assintomáticos para dor e barulho articular, pacientes que podem ter a sua mandíbula manipulada em RC; os demais pacientes que têm barulho, mesmo que não tenham mais dor, não são pacientes com RC restabelecida, portanto não são manipuláveis, deverão ser tratados montando-se o caso em PCA no articulador. O planejamento oclusal será idealizado provavelmente por acréscimos e não por desgaste, ou seja, são casos em que o equilíbrio oclusal demandará vários tipos de manobras. Podemos dizer sem medo de errar que o objetivo do ajuste oclusal é criar uma MIC como os côndilos em RC.

Ajuste em MIC

Ajuste nos posteriores: regra de Schuyler

Esse é o conhecido contato prematuro, "Tá alto". Acontece quando o paciente fecha a boca e sente um dente mais alto. Ele pode estar com os côndilos em RC ou em outra posição dentro dos limites fisiológicos para atingir a MIC. Esse contato mais alto ocorre normalmente entre uma cúspide e um fundo de fossa (Figura 4). Onde desgastar? O fundo da fossa ou a ponta da cúspide?

Schuyler, que foi um pioneiro das regras de ajuste oclusal, ensinou a desgastarmos o fundo de fossa; porém, antes de fazê-lo, mandamos o paciente fazer movimentos de lateralidade. Caso a cúspide responsável pelo contato prematuro se converta em interferência no trabalho ou no lado de balanceio, devemos desgastar a cúspide (Figura 5). Caso isso não ocorra, fazemos valer a regra, ou seja, desgastamos o fundo da fossa (Figura 6).

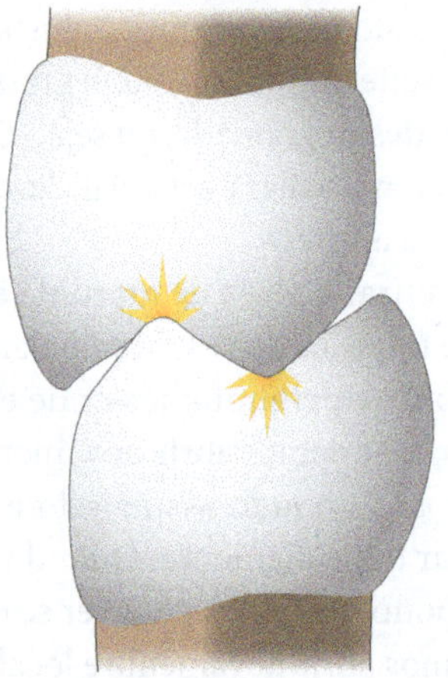

FIGURA 4 Contato prematuro entre fossa e cúspide.

É evidente que devemos analisar também a posição dos caninos responsáveis pela desoclusão de trabalho e balanceio. Eles devem estar bem-posicionados e íntegros, pois caninos mal posicionados ou desgastados prejudicam as desoclusões em trabalho e balanceio.

Contato prematuro em MIC nos anteriores

Usamos também a regra básica de Schuyler, que consiste em desgastar a palatina dos anteriores. Porém, mandamos o paciente fazer a protrusiva. Se esse contato prematuro se constituir em uma interferência, devemos desgastar a borda incisal do inferior, assim resolvemos os dois problemas (Figura 7A e B).

O ajuste dos caninos é mais complicado, pois ele é único e não tem outro dente que sirva de parâmetro para que possa ser comparado. O ajuste dos caninos é mais clínico. O ajuste em MIC não tem problema: é só fazer tocar junto com os demais dentes; já a guia de canino, é conseguida clinicamente, perguntando ao paciente se ela está confortável e tentando deixá-la o mais baixo possível sem criar interferências em trabalho e equilíbrio e tornando-a confortável ao paciente O protesista pode conseguir isso ainda na fase de temporários, e o ortodontista na fase de acabamento do tratamento.

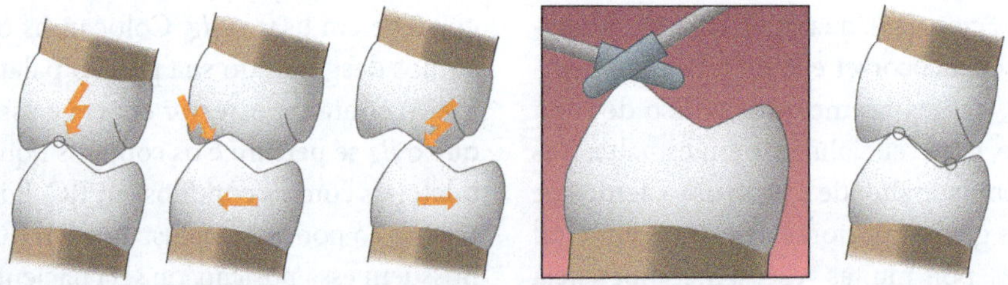

FIGURA 5 O paciente faz lateralidade esquerda e direita. Caso o contato prematuro se transforme em uma interferência em trabalho ou equilíbrio, desgasta-se a ponta da cúspide, assim resolvendo os dois problemas o contato prematuro em MIC ou as interferências em trabalho ou equilíbrio.

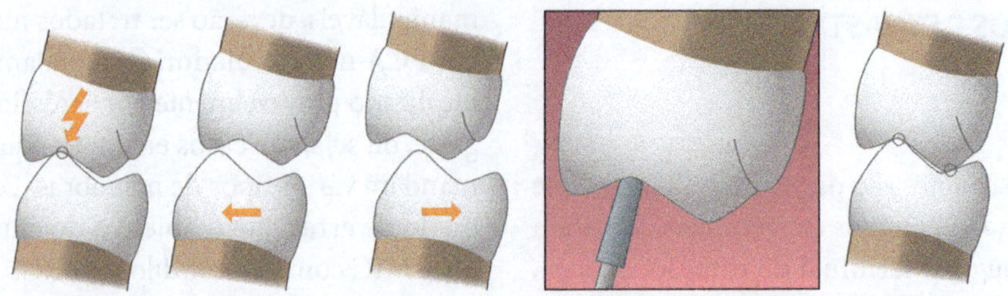

FIGURA 6 A mesma situação anterior, em que a cúspide que está em contato prematuro não interfere nem em trabalho nem em equilíbrio. Aqui prevalece a regra básica, que é desgastar o fundo da fossa para resolver o contato prematuro.

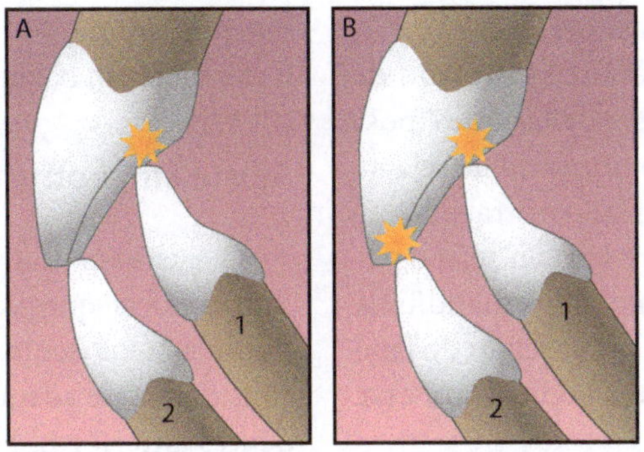

FIGURA 7 Nesta situação temos um contato prematuro na região anterior. A: ao pedir ao paciente que execute a protrusiva, o contato prematuro não se transformou em interferência. Aqui vale a regra, ou seja, ajusta-se a palatina do superior. B: o contato prematuro transformou-se em interferência, portanto desgasta-se a ponta do incisivo inferior.

Ajuste no lado de trabalho: vestibular superior e lingual inferior (VSLI)

Tendo um canino bem-posicionado e ajustado, é fácil fazer o ajuste no lado de trabalho. Sabemos que na lateralidade para o lado de trabalho o canino deve ser a principal guia.

Vamos imaginar somente as cúspides inferiores trabalhando. No canino superior a ponta do inferior corre por sua vertente palatina. De pré-molar para trás as pontas de cúspides vestibulares dos inferiores correm contra as vertentes internas das cúspides vestibulares dos superiores e devem tocar na mesma intensidade do canino, ou com menos intensidade ou sem toque. Nessa maneira de se tocarem, teremos os diversos tipos de *ciclos mastigatórios*.

Quando apenas os prés tocam como os caninos, temos a função parcial de grupo; quando os pré-molares e molares também tocam como os caninos temos a função de grupo; quando apenas os caninos tocam, temos a guia de canino.

Esse mesmo princípio é aplicado aos dentes inferiores, que têm no fundo de suas fossas as cúspides palatinas dos dentes superiores que durante o movimento de trabalho devem escapar pelas vertentes internas das cúspides linguais dos inferiores sem interferências. Aqui se aplicam os conceitos dos sulcos funcionais de trabalho, já mencionados. Devemos fazer os ajustes exatamente nas vertentes que contêm esses sulcos.

Orientação básica do uso dos carbonos: marcamos com um carbono de cor vermelha as possíveis interferências no lado de trabalho e depois marcamos com carbono azul os contatos em MIC. Assim, só desgastamos o marcado em vermelho, que são as interferências, e não tocamos as marcas em azul, que são as marcas de MIC, já acertadas inicialmente.

Ajuste no lado de balanceio (não trabalho) (VIPS)

O termo "balanceio" surgiu do termo *balance side*, ou seja, lado de equilíbrio, nas próteses totais. Na minha opinião a tradução para "balanceio" ficou sem sentido, principalmente nos pacientes dentados, assim é mais significativo e mais definido chamar de "não trabalho". Entretanto pelo costume no uso, continuaremos chamando de balanceio, mas lembrando que é o lado de não trabalho.

Relembrando onde estão localizados os sulcos de balanceio, ou seja, nas vertentes internas das cúspides

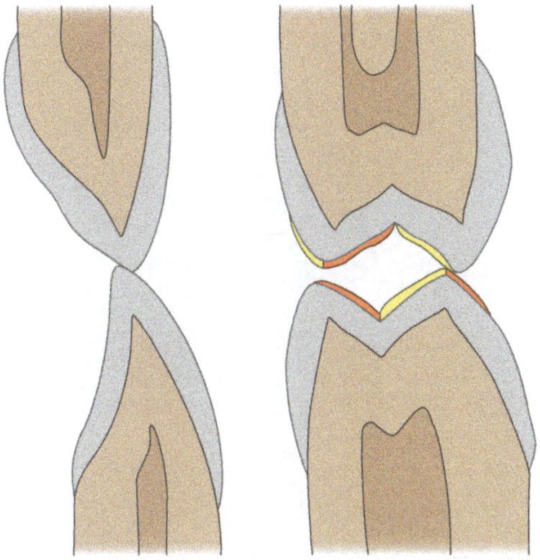

FIGURA 8 Observamos os dentes inferiores que saíram da MIC e foram para o lado direito. Os caninos fazem a guia e as cúspides dos posteriores passam pelas vertentes internas das cúspides de corte, ou seja, a vestibular superior e lingual inferior, exatamente onde estão os sulcos de trabalho. Caso haja alguma interferência, será nesse sulco que ela estará localizada.
LI: lingual inferior; VS: vestibular superior.
Desenho de M. Mori.

vestibulares inferiores e palatinas superiores (VIPS), saberemos onde ajustar as interferências no lado de balanceio (Figura 9). É importante ressaltar que é possível ter contato no lado de balanceio, desde que seja na mesma intensidade dos contatos no lado de trabalho. O que não deve existir é uma interferência, ou seja, o paciente não conseguir guiar corretamente a mandíbula para o lado de trabalho, guiando-se pelos dentes do lado de trabalho, porque existem dentes que travam esse movimento no lado de balanceio.

As interferências no lado de balanceio são extremamente danosas para o sistema articular e muscular e devem ser corretamente ajustadas. Os ajustes serão exatamente feitos nas vertentes internas das cúspides VIPS, até que não mais interfiram no movimento de trabalho do outro lado. Normalmente esse ajuste é feito em esmalte um pouco em cada dente quando ambos estão bem-posicionados ou mais à custa do dente mais mal posicionado.

O uso do carbono aqui é feito do mesmo modo que se indicou no ajuste do lado de trabalho: inicialmente marcamos as interferências em balanceio com um carbono vermelho e depois marcamos a MIC com um carbono azul. Os ajustes devem ser feitos nas marcações vermelhas, sem tocar nas azuis, que correspondem às marcas da MIC, que já foram ajustadas.

Antes de iniciar o ajuste, certificar-se de que o canino esteja com bom formato e posição no lado de trabalho, pois em muitos casos clínicos essa é a razão da interferência em balanceio.

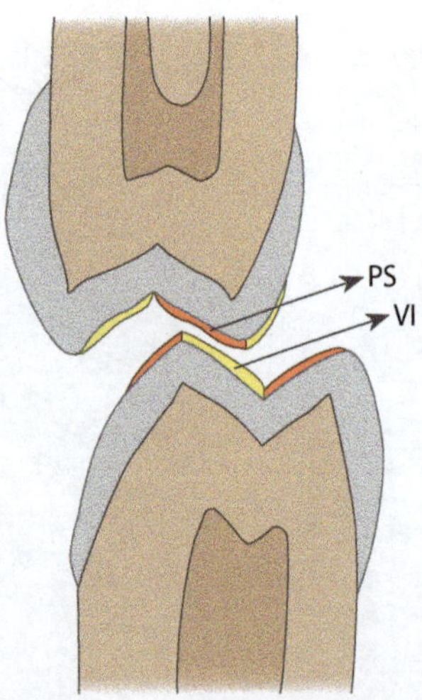

FIGURA 9 Observamos a mandíbula movimentando-se para o lado direito e as cúspides VIPS passando pelos sulcos de balanceio situados em suas vertentes internas. As interferências em balanceio acontecerão exatamente nessas vertentes, portanto os ajustes serão feitos desgastando nessas vertentes e adequando os sulcos de balanceio.

PS: palatina superior; VI: vestibular inferior; VIPS: vestibulares inferiores e palatinas superiores.

Desenho de M. Mori.

Ajuste em protrusão

O ajuste em protrusiva tem como base o requisito da oclusão ideal, que preconiza desoclusão dos dentes posteriores pelos dentes anteriores. Para fazer esse ajuste consideram-se adequadas a quantidade e a posição dos dentes anteriores. Esse parâmetro estando correto, a interferência pode acontecer entre dentes posteriores ou anteriores.

Dentes posteriores (MIDS)

Estando os dentes encaixados em MIC, quando o paciente projetar a mandíbula para a frente as interferências poderão acontecer entre as vertentes que olham para mesial dos inferiores contra as vertentes que olham para distal dos superiores, portanto a regra é desgastar as MIDS, um pouco em cada, até que a guia anterior possa funcionar corretamente, criando os sulcos protrusivos (Figura 10).

Dentes anteriores: regra de Schuyler

Na região anterior todos os dentes têm de guiar a mandíbula de forma equilibrada até que o paciente atinja a posição de topo a topo. Nessa posição, em algumas distribuições dentárias existe apenas o toque dos inferiores com as bordas dos dois incisivos centrais superiores.

É importante ressaltar que nesse movimento, quando só tocam os anteriores, existe um relaxamento dos músculos elevadores. Esse fato se deve à propriocepção dos dentes anteriores que fazem as devidas conexões nervosas que desligam os músculos elevadores.

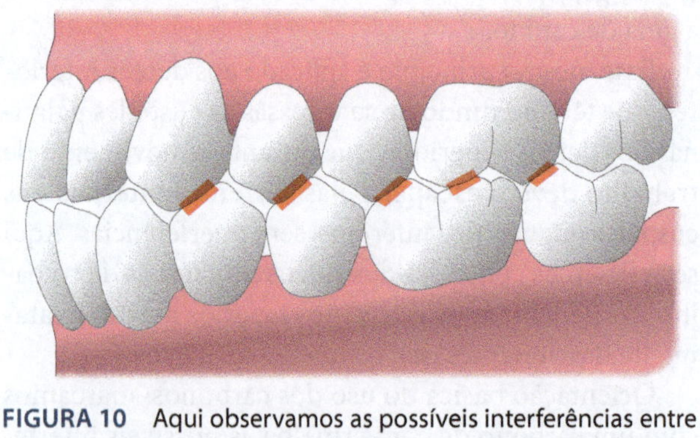

FIGURA 10 Aqui observamos as possíveis interferências entre as vertentes que olham para distal dos superiores contra as vertentes que olham para mesial dos inferiores que impedem que os dentes anteriores façam a guia corretamente. Para resolver esse problema, podemos ajustar a forma ou a posição dos anteriores caso eles estejam desgastados, por exemplo, para acertar a guia anterior ou desgastar as vertentes DSMI e eliminar as interferências em protrusiva.

O ajuste se faz mandando o paciente protruir a mandíbula com o carbono interposto, observando o desenho marcado pelo carbono e refinando esse caminho equalizando por todos os dentes participantes da guia.

Quanto mais caminhos com a mesma intensidade, melhor (Figura 11). Pode ocorrer um contato prematuro entre a borda incisal do inferior e a palatina do superior em MIC. Aqui usamos o mesmo recurso da regra de Schuyler já mencionado no ajuste em MIC. A regra diz que devemos desgastar a palatina do superior, porém pedimos ao paciente que faça a protrusão. Se a borda do inferior que toca mais forte na palatina do superior se transformar em uma interferência em protrusão, desgasta-se a borda do inferior, que resolve os dois problemas; porém, se a borda do inferior trabalhar normalmente, desgasta-se a palatina do superior. Isso foi visto no ajuste em MIC dos dentes anteriores.

É importante ressaltar que as regras nos auxiliam nos ajustes, e tudo isso é feito de forma cuidadosa e com muita observação. A avaliação clínica da oclusão é extremamente importante para não desgastarmos dentes sem certeza desse ato.

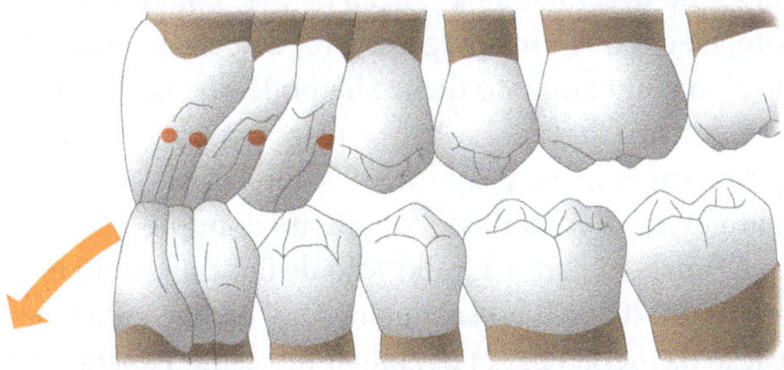

FIGURA 11 Podemos ver a desoclusão dos posteriores equilibradamente feita pela guia anterior, que é um dos requisitos da oclusão ideal. Caso a marca de carbono da trajetória seja mais intensa em determinado dente e em MIC não é um contato prematuro, refinamos a trajetória da guia. Caso o dente inferior que toca mais na trajetória em protrusiva se constitua em contato prematuro em MI, desgastamos a ponta do incisivo inferior.

Placas de mordida e restaurações provisórias devem ser implementadas com o objetivo de devolver ou criar os requisitos da oclusão ideal. O paciente deve ser observado por um tempo com esses aparelhos, seus sintomas resolvidos e aí sim as técnicas de ajustes podem ser implementadas.

Lembrando sempre que a oclusão é um sistema de recepção de cargas sobre os dentes que as transmite para os demais componentes, e essa transmissão será tão adequada quanto mais adequada for sua recepção pelas faces oclusais dentárias.

REFERÊNCIAS BIBLIOGRÁFICAS

1. Schuyler CH. Fundamental principles in the correction of occlusal disharmony, natural and artificial. J Am Dent Assoc. 1935; 53(5):228-31.
2. Beyron HL. Characteristics of functionally optimal occlusion and principles of occlusal rehabilitation. J Am Dent Assoc. 1954 Jun;48(6) 648-56.
3. Schuyler CH. Factors of occlusion to be observed in everyday practice. J Am Dent Assoc. 1958. Aug;57(2):221-31
4. McHorris WH. Occlusal adjustment via selective cutting of natural teeth: Part I. Int J Periodontics Restrative Dent. 1985;5(5):8-25.
5. Okeson JP. Tratamento das desordens temporomandibulares e oclusão. Tradução de Milton Edson Miranda. 4.ed. Artes Médicas, 2000.
6. Schmidseder AR. Oclusão. 2.ed. São Paulo: Santos; 2001.
7. Mori M, Contin I, Campos TN. Ajuste oclusal em restaurações diretas. In: Odontologia: arte - ciência - técnica. Livro do Congresso Artes Médicas, 2002. p.425.
8. Giffin KM. Mandibular adaptive reposturing: the etiology of a common and multifaceted auto destructive syndrome. Gen Dent. 2003 Jan-Feb;51(1):62-7.
9. Barker DK. Occlusal interferences and temporomandibular dysfunction. Gen Dent. 2004 Jan-Feb;52(1):56-61.
10. Dawson PE. Oclusão funcional da ATM ao desenho do sorriso. Tradução de Paulo Henrique Orlato Rossetti. São Paulo: Santos; 2008.

CAPÍTULO 27

Cirurgia da articulação temporomandibular

Ricardo Pimenta D'Ávila
André Sakima Serrano
Luiz Carlos Souza Manganello
João Gualberto de Cerqueira Luz

Neste capítulo são abordados aspectos essenciais sobre os acessos cirúrgicos para a articulação temporomandibular e os principais procedimentos realizados no tratamento cirúrgico de afecções dessa articulação, como: discopexia da articulação temporomandibular (ATM), luxação do côndilo, hiperplasia do côndilo e reconstrução ou substituição total da própria articulação.

ACESSOS CIRÚRGICOS PARA A ARTICULAÇÃO TEMPOROMANDIBULAR

A ATM e suas estruturas frequentemente requerem exposição cirúrgica para uma série de procedimentos. Desarranjos internos da ATM, artrites e degenerações, traumatismos, alterações de desenvolvimento e neoplasias podem afetar a ATM em seus tecidos mole e esquelético. Ao longo do tempo, diversas abordagens cirúrgicas vêm sendo propostas e utilizadas. Entretanto o acesso mais comumente utilizado é o pré-auricular e suas variações,[1,2] melhor detalhadas ao longo deste capítulo.

Considerações anatômicas

A ATM, mesmo se tratando de uma região pequena, tem proximidade a diversas estruturas nobres. Na região encontramos a glândula parótida, os vasos temporais superficiais e os nervos facial (VII par craniano) e auriculotemporal (ramo do V par craniano),[1,3] além da proximidade com o conduto auditivo externo. Recomendamos previamente à leitura deste capítulo observarem atentamente o capítulo referente à anatomia da articulação temporomandibular.

Acesso pré-auricular

Convencional

Para a abordagem da ATM, uma incisão foi proposta sendo desenhada na junção da pele com o hélix da orelha, em que uma prega natural da pele ao longo de todo o comprimento da orelha pode ser usada como referência[1] (Figura 1). Após a marcação da incisão da pele é aconselhável a colocação de um tampão auricular para evitar a entrada de sangue no conduto auditivo externo, bem como a infiltração de lidocaína com epinefrina 1:200.000 no subcutâneo ao logo de toda marcação da incisão para possibilitar um campo operatório com menor sangramento. A incisão é feita através da pele e dos tecidos subcutâneos. Através de dissecção com tesoura e/ou com um descolador de periósteo chegamos até a profundidade da camada superficial da fáscia temporal (Figuras 2 e 3A e B).

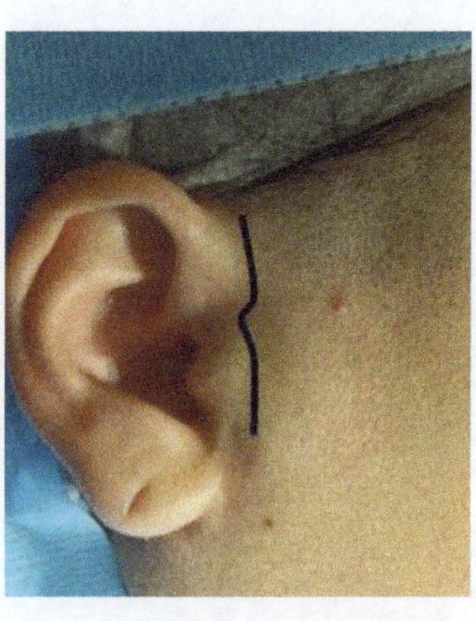

FIGURA 1 Demarcação de incisão pré auricular.

Não se deve confundir a fáscia com a aponeurose do músculo temporal. A fáscia é um tecido conectivo frouxo, ao passo que a aponeurose é um tecido rígido. Após a divulsão da fáscia temporal chegamos à aponeurose, e, nesse ponto, uma incisão oblíqua é realizada na aponeurose temporal (Figura 4A a C), e um elevador de

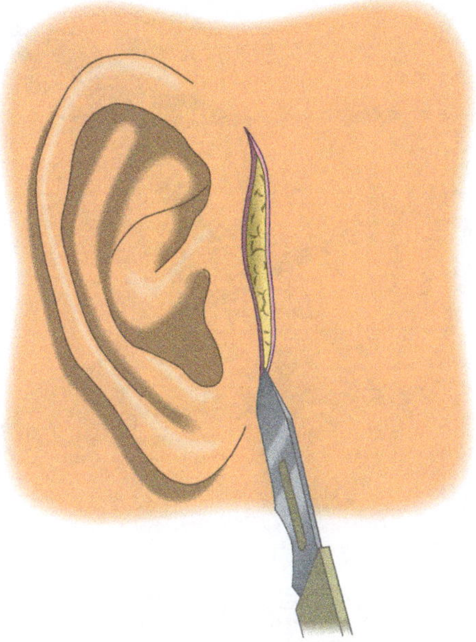

FIGURA 2 Esquema da exposição da fáscia superficial.

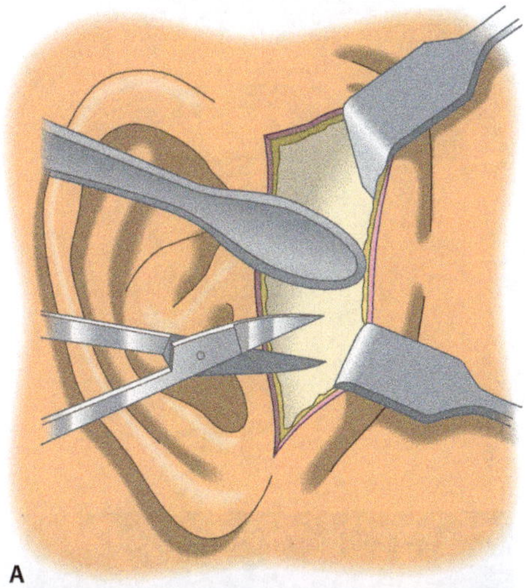

A

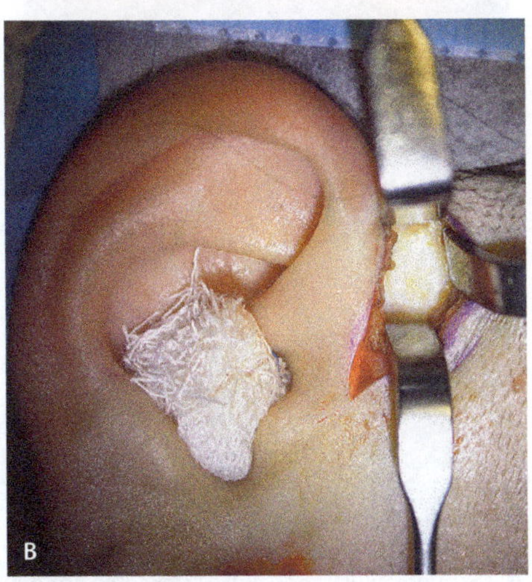

B

FIGURA 3 Exposição da aponeurose do músculo temporal. A: esquema. B: transoperatório.

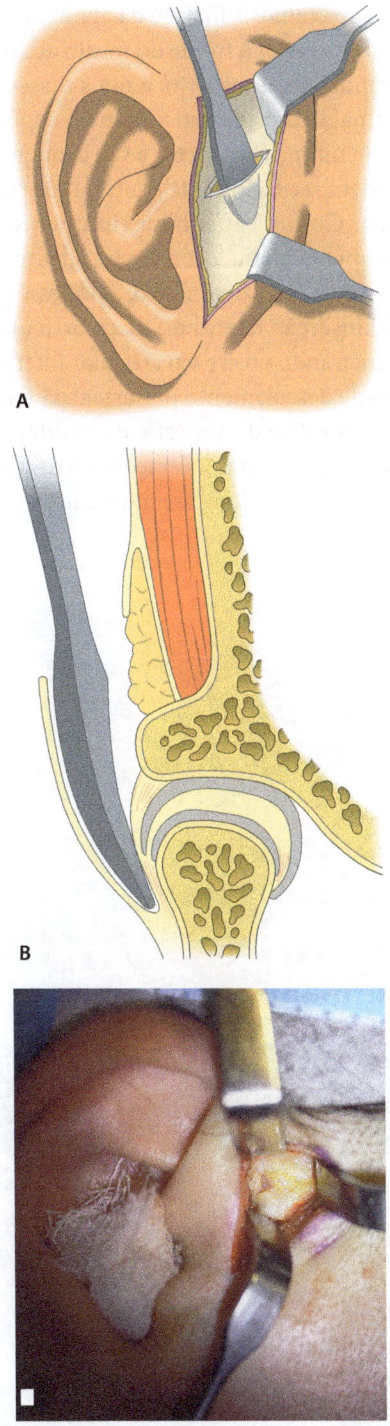

A

B

FIGURA 4 Aponeurose do temporal incisada mostrando tecido gorduroso. A: esquema. B: esquema em corte coronal. C: transoperatório.

periósteo é inserido abaixo dessa aponeurose para descolar o periósteo da parte lateral do arco zigomático (Figura 5A e B). Assim temos certeza de que o nervo facial ficará protegido do afastamento pela aponeurose temporal.[4]

Segue-se com dissecção romba, em direção inferior, superficialmente à cápsula da articulação temporomandibular. Completamos a incisão da aponeurose temporal no sentido inferior à frente do meato acústico externo, associando, se necessário, a mais dissecção sob a fáscia e acima da cápsula articular para expor adequadamente esta última (Figura 6A a C). Pequenos sangramentos podem ser facilmente controlados com eletrocoagulação. Com a cápsula devidamente exposta, utilizamos um bisturi ou tesoura para adentrar a cápsula logo abaixo do arco zigomático. Após esse ponto inicia-se a desinserção lateral do disco articular junto à cápsula, penetrando no espaço articular inferior e superior através de descolamento periosteal da fossa articular e do pericôndrio da superfície condilar, tomando muito cuidado para evitar lacerações no disco articular, que pode ser mobilizado nesse momento.

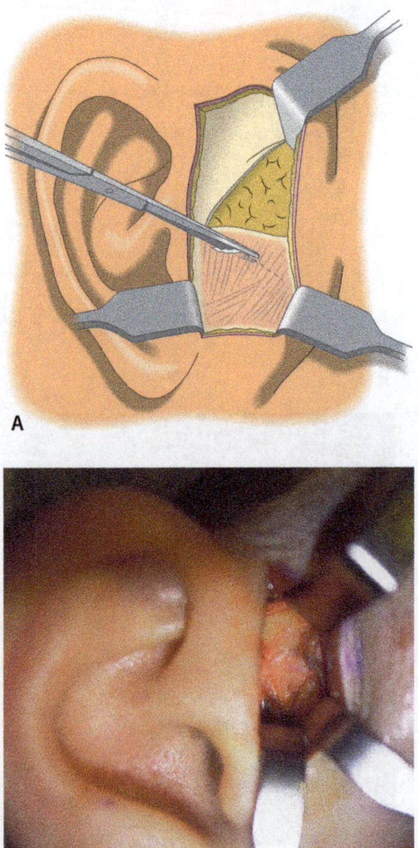

FIGURA 5 Exposição do arco zigomático e da porção superior da fossa articular. A: esquema. B: transoperatório.

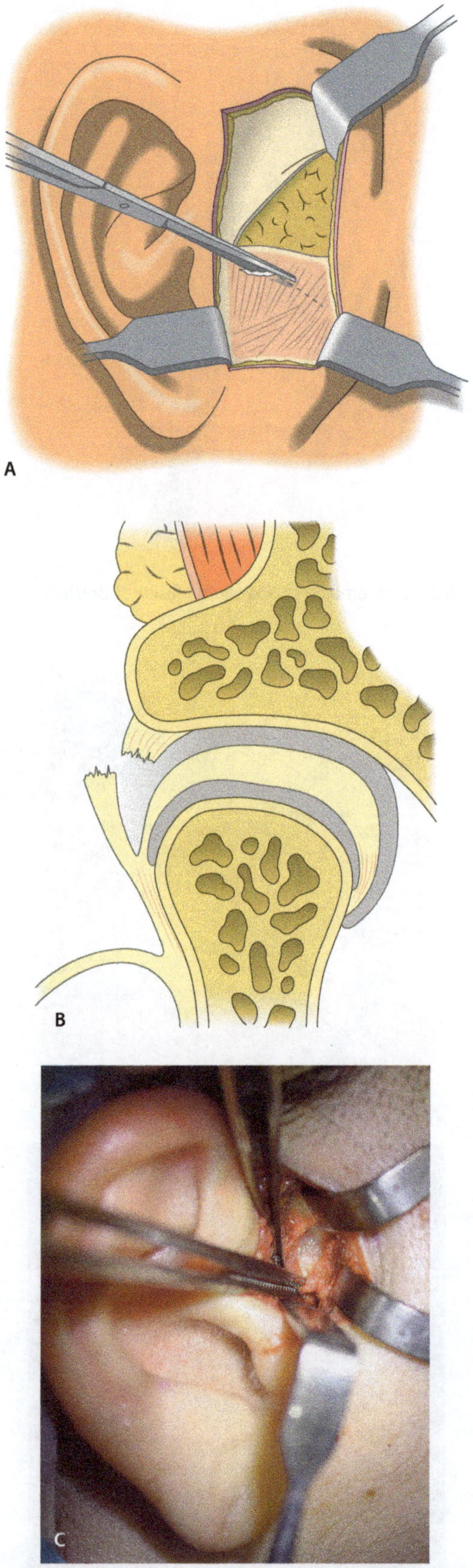

FIGURA 6 Esquema ilustrando a divulsão sob a aponeurose do temporal. A: esquema. B: Esquema em corte coronal. C: transoperatório.

Após a realização do objetivo da cirurgia, deve-se proceder ao fechamento mediante sutura por planos da cápsula articular, seguido da fáscia temporal, do tecido subcutâneo e, por fim, da pele através de uma sutura intradérmica. Para a sutura interna utilizamos um fio absorvível monofilamentar n.º 4.0 e para pele um fio monofilamentar nº 5.0 absorvível ou não (Figura 7).

O acesso pré-auricular convencional pode ser indicado principalmente para correções cirúrgicas de desarranjos internos da ATM, que tem indicação cirúrgica, hiperplasia do côndilo mandibular ativa e fratura de côndilo mandibular com grande deslocamento medial onde não foi possível fazer a redução somente pelo acesso submandibular ou retromandibular.[5]

Uma variação do acesso pré-auricular convencional seria acrescentar a este uma pequena extensão temporal com o objetivo de facilitar o afastamento dos tecidos e melhorar a exposição do campo operatório O prolongamento da incisão na região temporal ocorre na região do cabelo, e a cicatriz resultante fica escondida por este. A vantagem dessa incisão é que, por ser o afastamento dos tecidos menos tensos, temos menos possibilidade de neuropraxia do nervo facial, que, quando ocorre no acesso pré-auricular, é, na grande maioria das vezes, temporária e geralmente ocasionada por afastamento traumático dos tecidos.

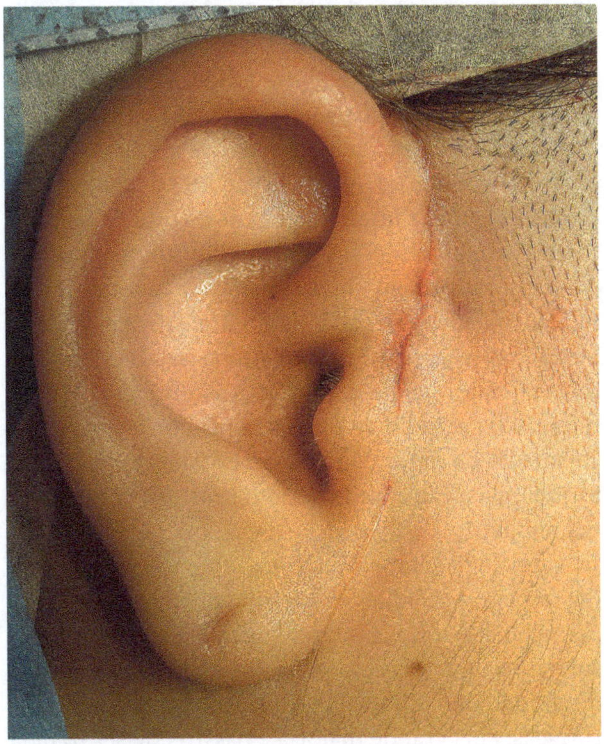

FIGURA 7 Sutura da ferida cirúrgica.

Acesso endoaural

A abordagem endoaural é iniciada no espaço articular posterior 1 a 1,5 mm medial à borda lateral do trágus através da porção avascular, anterior ao meato acústico externo.[1] A divulsão é direcionada em sentido anterossuperior e ligeiramente medial até o arco zigomático. Após essa etapa, a divulsão até os espaços articulares é feita como no acesso pré-auricular convencional.

As indicações do acesso endoaural são as mesmas do acesso convencional, e a escolha de um ou outro fica a critério do cirurgião. Os cirurgiões que gostam do acesso endoaural alegam que com esse acesso a cicatriz fica menos visível, portanto seria mais estética. Entretanto, a nosso ver, em pacientes cujo trágus seja mais delicado e a pele que o reveste muito fina, com a retração cicatricial que ocorre no pós-operatório, pode frequentemente alterar o formato do trágus e proporcionar uma assimetria com o lado oposto. A cicatriz produzida pelo acesso pré-auricular convencional é muito favorável e estética na grande maioria dos pacientes. Portanto, aconselhamos observar bem o trágus para ajudar na escolha do acesso. Em trágus delicados com cobertura de pele fina sempre optamos pelo acesso pré-auricular convencional. Quando estamos diante de trágus mais definidos e com uma pele mais espessa, podemos usar o acesso endoaural com tranquilidade.

Extensão de Al-Kayat e Bramley

Para essa extensão (Figura 8A e B) a incisão é iniciada na região temporal, anterossuperiormente à orelha externa, e segue descrevendo um semicírculo até a base da orelha externa em uma direção inferoposterior para evitar os ramos principais dos vasos temporais. Continua-se contornando a porção anterior da orelha externa, a cartilagem do trágus e até a inserção do lóbulo. Na região temporal deve compreender pele e fáscia temporoparietal até a margem superficial da fáscia temporal.

A divulsão é feita cuidadosamente, sendo toda a espessura dessa fáscia refletida juntamente com o retalho de pele e tecido subcutâneo, uma vez que as fibras nervosas encontram-se no interior da fáscia temporoparietal. Até 2 cm da margem superior do arco zigomático, onde a fáscia temporal se bifurca, a dissecção é prosseguida, e, a partir dessa fase, uma incisão em 45 graus partindo da porção posterior do arco zigomático; em direção anterossuperior deverá ser realizada sobre a lâmina lateral da fáscia temporal até a margem posterior do processo frontal do osso zigomático. Seguramente agora o periósteo do arco zigomático pode ser incisado, descolado e incisado em um retalho único, rebatendo as estruturas anatômicas nobres.

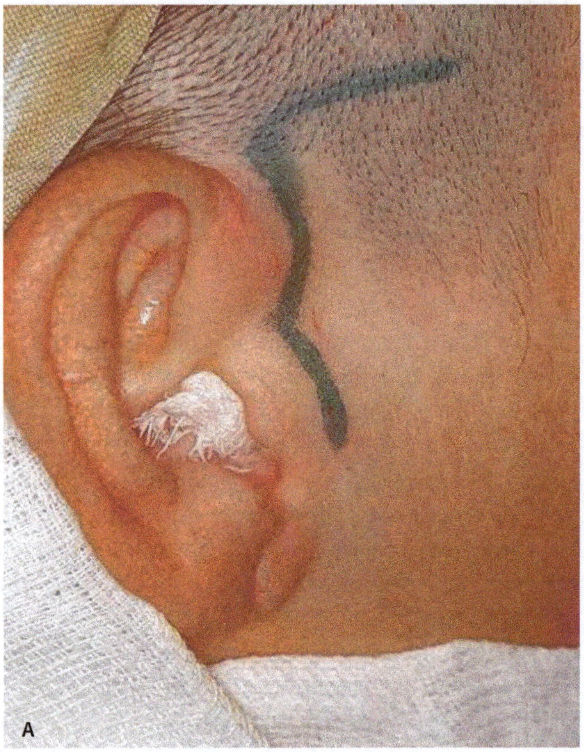

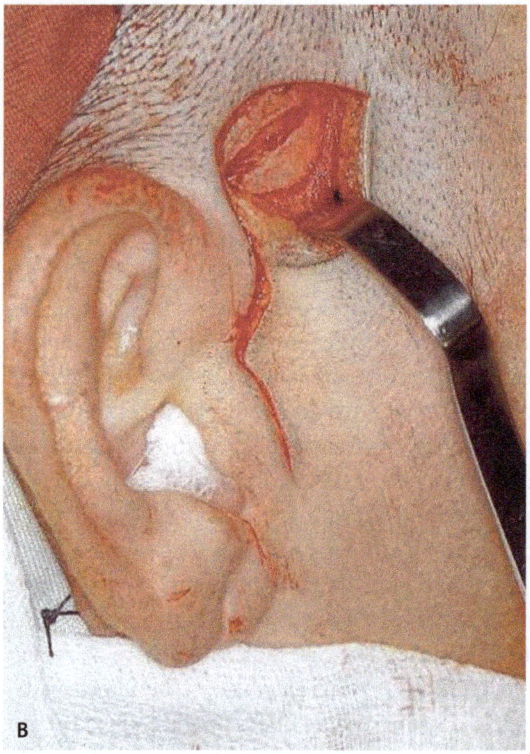

FIGURA 8 Incisão com extensão temporal. A: marcação. B: exposição da aponeurose do temporal.

A dissecção prossegue no sentido caudal, até o encontro com a cápsula articular e o ligamento lateral da articulação temporomandibular. Então, uma incisão horizontal sobre a inserção superior da cápsula é realizada para ter acesso ao interior da articulação.[6]

O acesso de Al-Kayat e Bramley (1979) é bastante utilizado para cirurgias de anquiloses da ATM e de tumores localizados no côndilo mandibular. Quando há a necessidade de remover o processo coronoide e/ou de reconstruir o côndilo mandibular com prótese ou enxerto, esse tipo de acesso torna-se muito interessante devido à excelente exposição do campo operatório. Como no acesso convencional, por vezes se faz necessário associá-lo ao acesso submandibular ou retromandibular para auxiliar na fixação de prótese ou enxerto quando precisamos reconstruir o côndilo mandibular.

Acesso submandibular (Risdom)

O acesso submandibular é uma das mais úteis abordagens para o ramo mandibular e a região de corpo posterior. Essa abordagem pode ser utilizada também para uma série de osteotomias mandibulares, além de anquilose da articulação temporomandibular. A incisão é realizada entre 1,5-2 cm inferiormente à basal da mandíbula. A incisão é localizada dentro de uma ruga própria da pele na posição anteroposterior. A incisão inicial é conduzida através da pele e dos tecidos subcutâneos até o nível do músculo platisma.

A pele é divulsionada por meio de tesouras rombas em todas as direções. A porção superior é divulsionada cerca de 3 cm e a inferior cerca de 2 cm. Em seguida, realiza-se a divulsão das fibras do músculo platisma. Com um instrumento internamente ao músculo, este é incisado de uma extremidade à outra. Disseca-se a alça pterigomassetérica, e a veia e a artéria faciais, bem como o nervo marginal da mandíbula, são isolados. Maior retração da mandíbula é conseguida por meio de descolamento do músculo masseter e assim expor satisfatoriamente o ramo bem como o processo condilar da mandíbula.

Como dito anteriormente nos outros acessos, no que diz respeito à ATM, o acesso submandibular ou retromandibular é um acesso coadjuvante que auxilia as cirurgias reconstrutivas da ATM. Exceção feita às fraturas de côndilo mandibular, que apresentam indicações cirúrgicas, cuja grande maioria é passível de ser tratada somente pelo acesso submandibular ou retromandibular.

DISCOPEXIA DA ARTICULAÇÃO TEMPOROMANDIBULAR

A maioria dos distúrbios da articulação temporomandibular é tratada de forma conservadora, no entanto, cerca de 5% dos pacientes são tratados com cirurgia. O deslocamento do disco da ATM é a condição mais comumente associada à disfunção articular. Esses deslocamentos são resultados de uma função biomecânica anormal entre o côndilo e o disco, que pode acontecer com ou sem redução espontânea.

O deslocamento do disco pode levar à diminuição do espaço articular, crepitação ou estalidos durante a movimentação mandibular, artrite, reabsorção condilar, deformidades mandibulares, maloclusão, inflamação e compressão do tecido retrodiscal, resultando em perda de função e dor. Já o deslocamento crônico do disco pode causar deformação do disco, diminuição da flexibilidade, vascularização do disco e quebra da fibrocartilagem que cobre o côndilo e a fossa, levando em muitos casos ao *deslocamento sem redução*, em que o disco não recupera mais a relação côndilo-disco, sendo essa condição a principal causa dos travamentos, limitação de abertura bucal e dor.

Atualmente vem crescendo o número de indicações de artroscopia da ATM para tratamento do deslocamento anterior do disco articular com ou sem redução, porém o procedimento cirúrgico aberto ainda é o mais adequado para o reposicionamento do disco articular. Estudos clínicos sobre a cirurgia de reposicionamento de disco demonstram *resultado favorável* em termos de diminuição da dor e melhora da função mandibular em 80-94% dos pacientes.

A cirurgia de reposicionamento do disco articular recebe nomenclaturas diferentes, podendo ser denominada discopexia ou plicatura do disco da ATM. Neste capítulo usaremos a nomenclatura *discopexia*. O objetivo principal da discopexia é estabilizar o disco articular em uma posição funcional, restaurando a relação normal entre o côndilo e o disco através de suturas ou *âncoras de titânio* de 1,7 ou 2 mm associadas a suturas. A cirurgia é geralmente considerada nos casos em que o tratamento conservador não conseguiu reduzir a dor e melhorar a abertura da boca ou mesmo em casos avançados de desarranjos internos, na presença de osteoartrite, degeneração, deslocamento de disco sem redução, aderências e perfurações do disco.

Técnica cirúrgica

A técnica cirúrgica será ilustrada por meio de um caso clínico de um paciente, 53 anos, feminino, que apresentava quadro álgico intenso na região da ATM bilateral, limitação de abertura bucal em 28 mm, movimentos laterais de excursão restritos e episódios de travamentos articulares repetitivos. Foi submetida a diversos tratamentos clínicos, como: instalação de placa interoclusal, toxina botulínica do tipo A nos músculos mastigatórios e fisioterapia para ATM, sem sucesso, persistindo a limitação de abertura da boca e dor.

Após ser submetida ao exame de ressonância magnética da ATM, verificou-se que os discos estavam deslocados anteriormente com a boca fechada bilateralmente, persistindo o deslocamento sem redução na posição de boca aberta (Figura 9). Somando a história prévia, exames clínicos e exames de imagem, confirmou-se o diagnóstico de deslocamento do disco articular sem redução bilateral. Foi indicado o tratamento cirúrgico de artroplastia por meio de uma discopexia com reposicionamento e fixação do disco articular com o uso de âncoras de titânio.

Após avaliações clínica e cardiológica, a paciente foi liberada para procedimento cirúrgico eletivo sob anestesia geral, com intubação nasotraqueal. O preparo do campo operatório foi realizado com a individualização da área a ser operada, tricotomia, antissepsia e aposição dos campos estéreis (Figura 10A). Uma demarcação em pele é realizada para uma *incisão do tipo endaural* modificada com uma leve extensão superior. Logo em seguida, uma infiltração nos tecidos pré-auriculares de anestésico local do tipo lidocaína com vasoconstrictor (1:100.000) é administrada.

Após atingir a vasoconstrição adequada, a incisão (Figura 10B) é realizada na pele e tecido subcutâneo, e com uma tesoura Metzembaum a dissecção é estendida 2 cm anteriormente. Nesse momento pode haver necessidade de eletrocoagulação dos vasos superficiais, e, com o uso de afastadores do tipo Senn-Miller, a dissecção mais profunda continua até expor por completo toda a fáscia temporal superficial (Figura 11), lembrando que

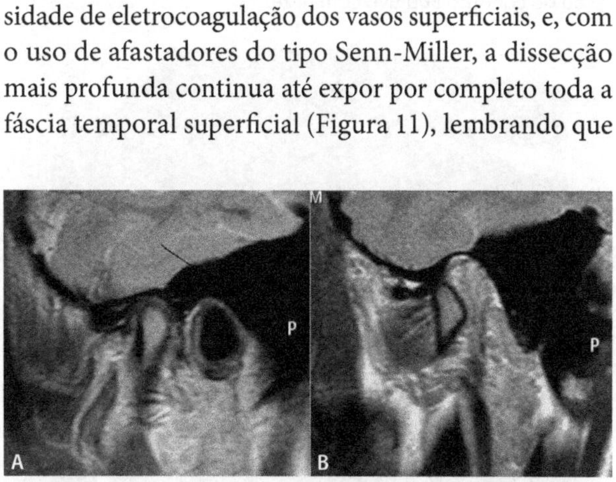

FIGURA 9 Imagem por ressonância magnética nuclear de paciente do gênero feminino, 52 anos de idade. A: deslocamento anterior do disco articular com a boca fechada; B: deslocamento anterior do disco articular sem redução na tentativa de abertura da boca.

podem ser encontrados vasos temporais superficiais, que serão ligados, se necessário.

Neste ponto devemos lembrar que o ramo temporal do nervo facial está passando à frente do meato acústico externo em cerca de 20 mm, e, para não haver lesão a esse ramo do nervo facial, uma incisão oblíqua é realizada na fáscia temporal (Figura 12A), e um elevador de periósteo do tipo Molt é inserido abaixo dessa fáscia (Figura 12B) para então completar a incisão do tipo "L" invertida.

Após a continuidade da dissecção romba em direção inferior, *a cápsula* é então totalmente exposta (Figura 13). Então realizamos a insuflação no compartimento superior com ringer lactato. Uma incisão horizontal é realizada cuidadosamente sobre a cápsula da ATM para não danificar o disco articular, e, através de uma dissecção com elevador de Molt e tesoura Metzembaum, acessamos o espaço articular superior da ATM (Figura 14A). Nesse momento podemos ou não realizar a eminectomia com brocas de desgaste ósseo ou pontas piezoelétricas, procedimento que classicamente é realizado nas luxações recidivantes da ATM, porém também pode ser realiza-

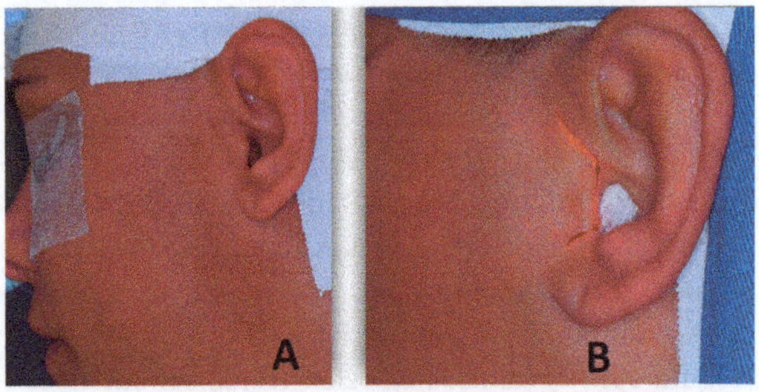

FIGURA 10 A: vista de perfil, demonstrando o preparo e a exposição do campo operatório. B: incisão endaural modificada e proteção do conduto auditivo com gaze.

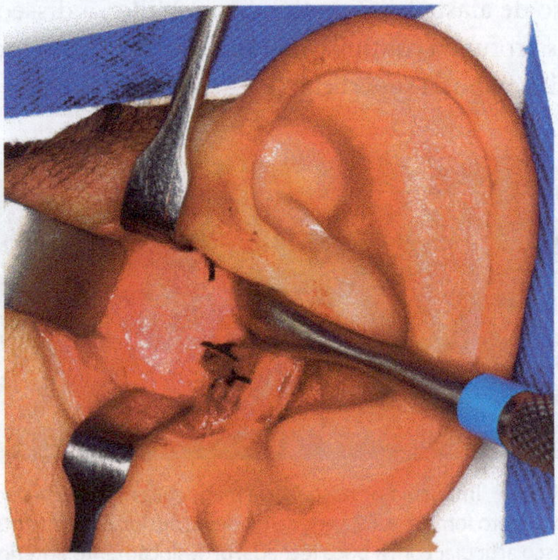

FIGURA 11 Divulsão por planos, fáscia do músculo temporal.

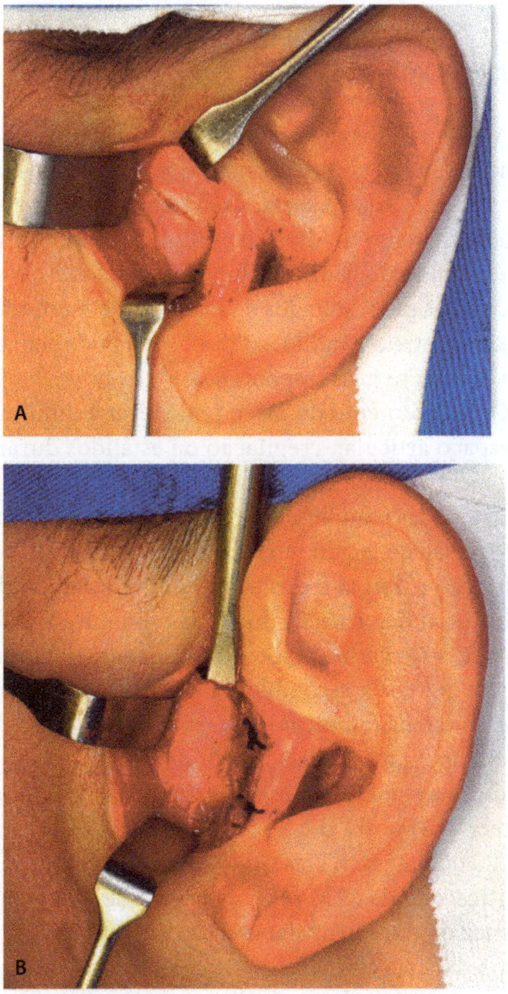

FIGURA 12 A: incisão em 45 graus na fáscia do músculo temporal. B: introdução do descolador de Molt para incisão em L invertido seguida de divulsão na fáscia do músculo temporal.

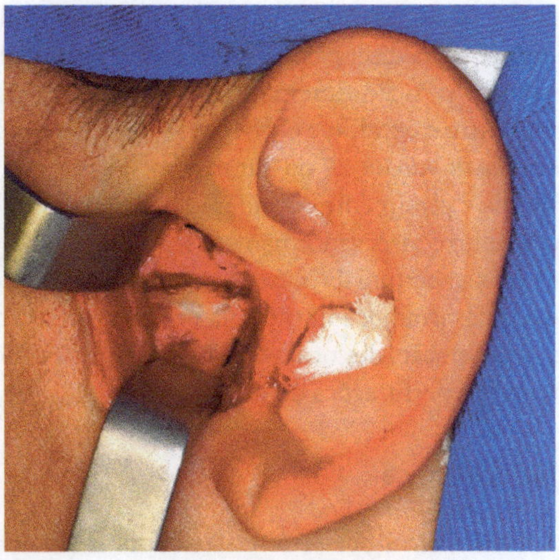

FIGURA 13 Exposição da cápsula articular.

do nas discopexias, aumentando de forma considerável o volume do espaço articular superior, auxiliando na movimentação do disco naqueles casos em que se verifique a necessidade (Figura 14B).

O *disco articular* deve ser mobilizado posteriormente para uma correta posição anatômica e funcional. Com o uso de tesoura Dean, pinça Kelly curva, descolador tipo Molt ou, se necessário, o eletrocautério, são realizadas desinserção e liberação das regiões anterior e medial do disco articular na inserção do feixe superior do músculo pterigóideo lateral. O espaço articular inferior também é explorado através de uma incisão horizontal na inserção lateral do disco articular. Todas essas manobras são realizadas para permitir melhor passividade e correta movimentação do disco articular (Figura 14C).

Com relação à zona bilaminar ou região retrodiscal, área intensamente inervada e vascularizada, normalmente há um processo inflamatório e hiperplasia desse tecido quando dos deslocamentos crônicos do disco articular. Por isso, durante o procedimento de discopexia devemos optar por sua remoção ou eletrocoagulação, e nesse caso especificamente realizamos a eletrocoagulação com o intuito de promover uma fibrose local, melhorando a estabilidade do disco e também a diminuição do desconforto álgico.

A plicatura do disco articular é realizada com o emprego de uma âncora de titânio agulhada de 1,7 mm, que já vem montada em uma chave para inserção (Figura 15A). Para a inserção da âncora é necessária a exposição do polo posterior do côndilo mandibular através de uma pequena incisão (Figura 15B); a seguir uma perfuração com broca de 1,3 mm é realizada na cortical do colo do côndilo e então a âncora é inserida manualmente até seu travamento. Um teste de tração é realizado para verificar sua inserção e fixação (Figura 15C).

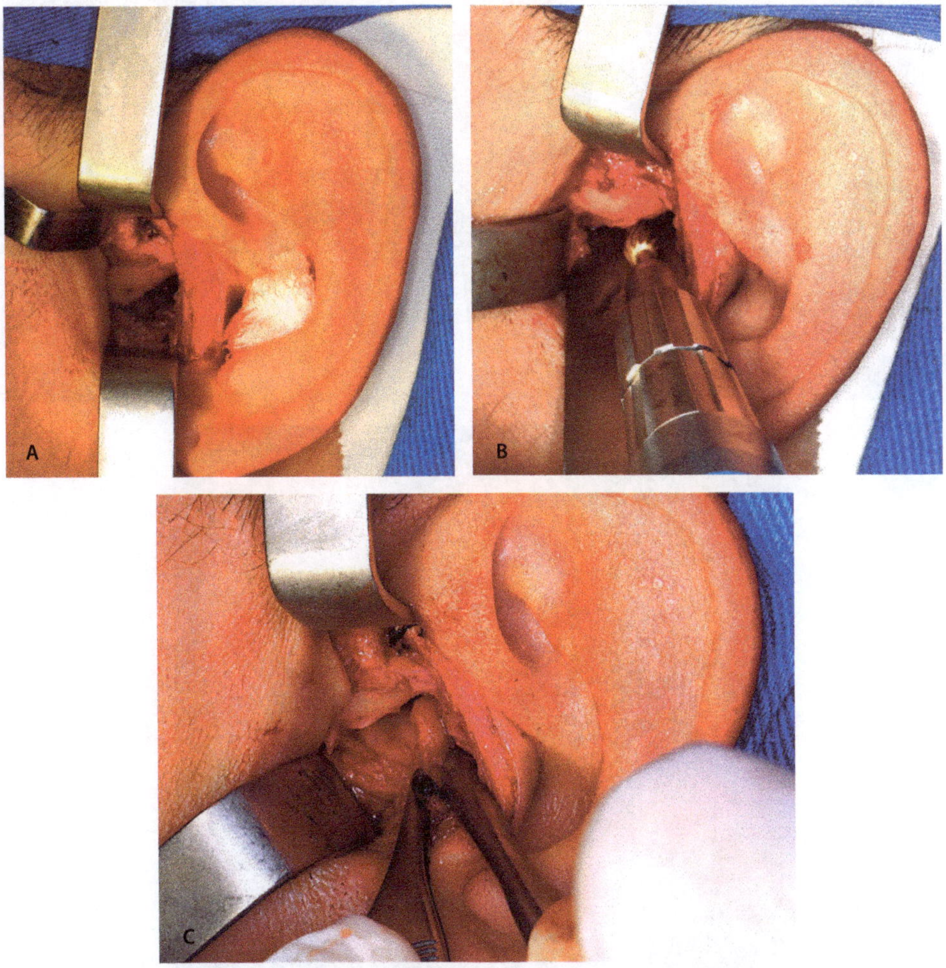

FIGURA 14 A: Após a incisão da cápsula articular, acesso ao espaço articular superior. B: quando o espaço articular está muito diminuído, realizamos a eminectomia visando ao aumento do espaço articular superior. C: mobilização do disco articular e reposicionamento posterior.

Nesse momento, a sutura do disco é realizada com a quantidade mínima de três seminós, podendo ser realizada a passada mais de uma vez no disco articular (Figura 16A). Após as suturas serem finalizadas, o *reposicionamento do disco* e a integridade das suturas são finalmente avaliados por movimentos manuais de abertura, lateralidade e protrusão do côndilo (Figura 16B).

Após abundante irrigação com ringer lactato e controle da hemostasia, as suturas por planos são realizadas, iniciando com suturas simples da cápsula articular seguidas pelo tecido celular subcutâneo com fio absorvível do tipo poliglactina 4-0. A pele é então suturada com pontos simples interrompidos com fio absorvível do tipo monofilamentar 5-0 (Figura 17A). Os curativos são realizados com curativo estéril de Micropore com filamentos de poliéster, cobertos com um penso impermeável transparente com barreira antibacteriana e almofada absorvente pequeno. Esse cuidado na escolha do fio e das suturas vai garantir um excelente *resultado estético*, deixando uma cicatriz imperceptível no pós-operatório (Figura 17B).

Os pacientes submetidos a esse tipo de procedimento recebem alta hospitalar no dia seguinte à cirurgia, com orientações quanto ao tipo de dieta, que deve ser pastosa. Além disso, restrição de atividade física por 10 dias e prescrições de antimicrobianos, anti-inflamatórios e analgésicos. Quanto à fisioterapia, os pacientes são aconselhados a limitar os movimentos da mandíbula

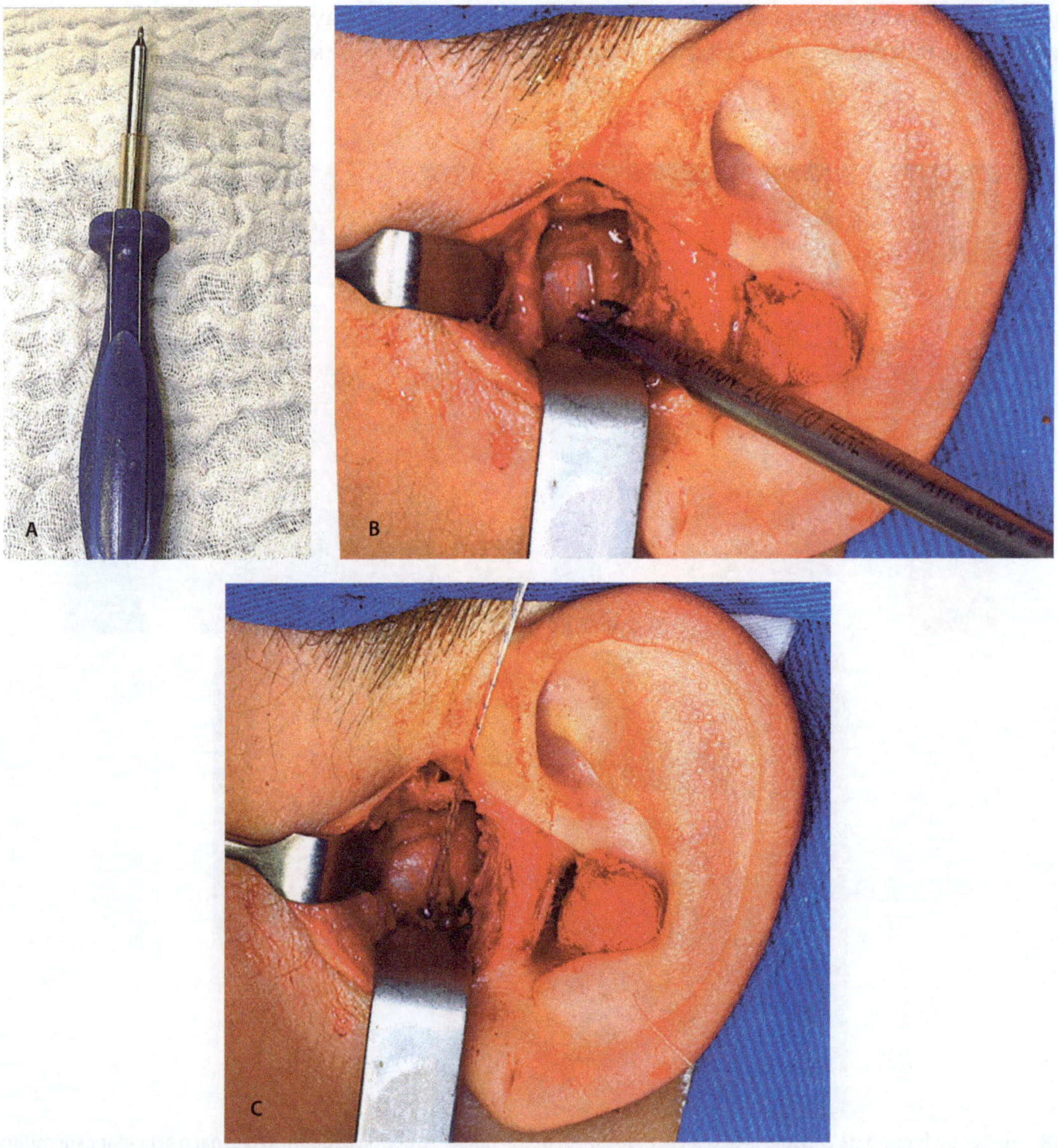

FIGURA 15 A: âncora de titânio 1,7 mm agulhada e montada em chave de inserção. B: exposição do côndilo e instalação da âncora no polo posterior. C: tração do fio para o teste de fixação da âncora.

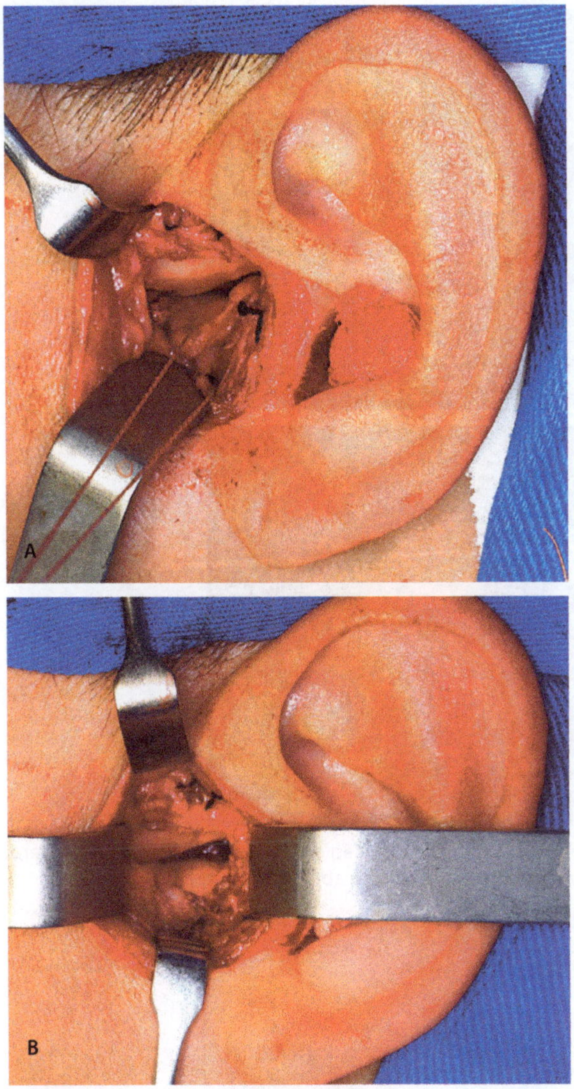

FIGURA 16 A: passagem do fio no disco articular. B: sutura do disco articular concluída e teste dos movimentos mandibulares.

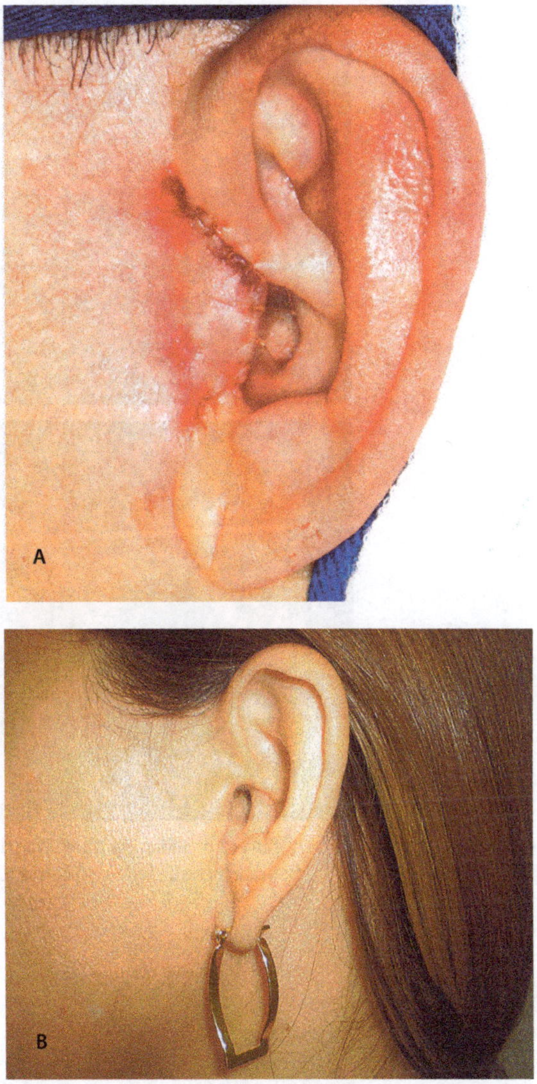

FIGURA 17 A: sutura simples com fio Monocryl 5-0. B: cicatriz imperceptível após 6 meses.

por 15 dias, a fim de reduzir a tensão no disco suturado. Após esse período o trabalho fisioterápico deve ser iniciado com profissional capacitado para essa reabilitação, que pode ser fonoaudiólogo ou fisioterapeuta.

O acompanhamento pós-operatório é realizado semanalmente até o primeiro mês pós-operatório e então mensalmente até completar 6 meses. Nesse período são solicitados exames radiográficos de controle do tipo panorâmica modificada para ATM – com o paciente em boca aberta e boca fechada (Figura 18). Quando o paciente relata melhora significante nos movimentos mandibulares, trazendo alívio da sintomatologia dolorosa, retorno às atividades diárias e melhora na qualidade de vida, podemos considerar que o tratamento foi bem-sucedido (Figura 19).

ARTROCENTESE

O termo "artrocentese" origina-se de *árthron* (gr.) = articulação + *centesis* (gr.) = punção. Trata-se de um procedimento minimamente invasivo, relativamente simples, de baixo custo, de grande efetividade e com baixa morbidade. Para a ATM, consiste na lavagem do compartimento supradiscal com Ringer lactato ou soro fisiológico, visando à melhora do quadro de distúrbios intra-articulares com dor e limitação de movimentos, que pode ser complementada com o emprego local de medicamentos. Suas indicações incluem o deslocamento do disco articular com ou sem redução, capsulites, sinovites e até osteoartrites, bem como em casos de trauma articular sem fratura condilar (Figuras 20 a 24).

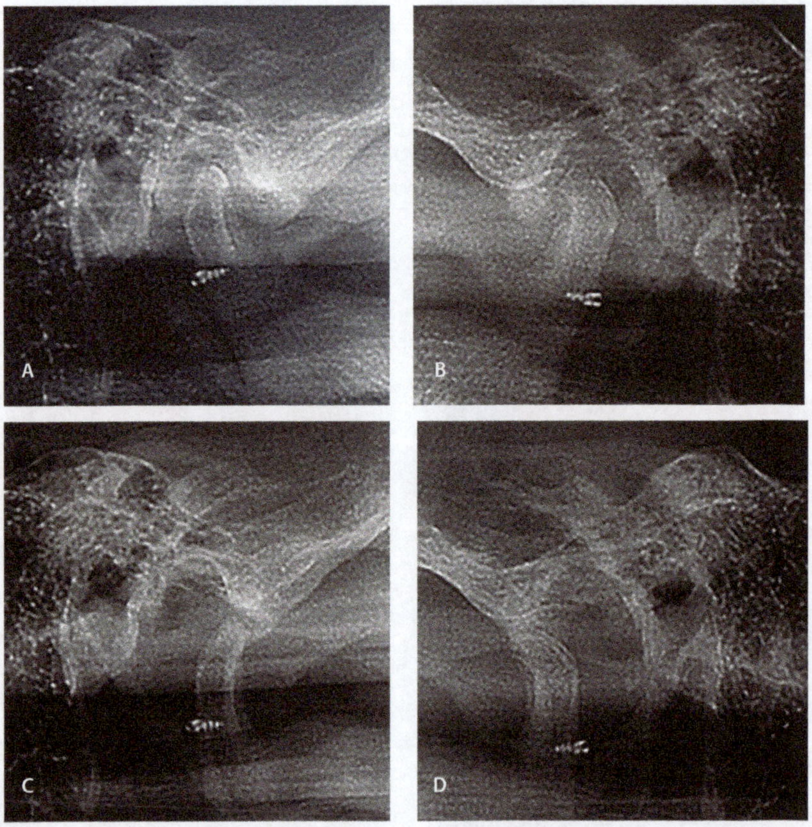

FIGURA 18 Radiografia panorâmica modificada para ATM demonstrando a posição de inserção das âncoras lado direito e esquerdo. A: boca fechada lado direito. B: boca fechada lado esquerdo. C: boca aberta lado direito. D: boca aberta lado esquerdo.

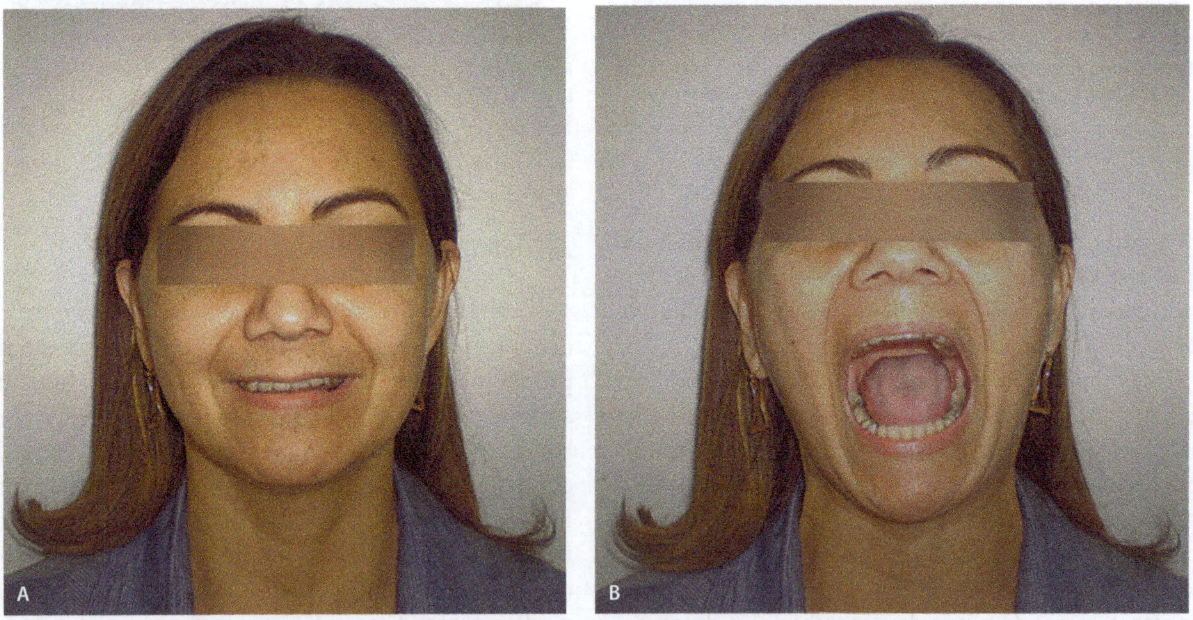

FIGURA 19 A: paciente com pós-operatório de 6 meses. B: excelente abertura bucal sem sintomatologia dolorosa.

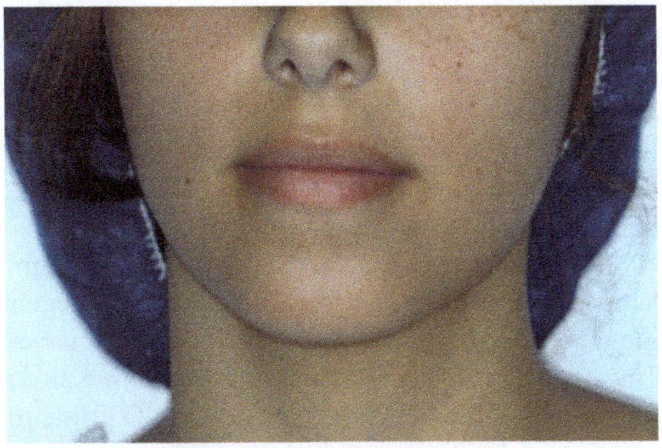

FIGURA 20 Vista do terço inferior da face de paciente jovem com quadro agudo de dor de ATM e limitação da abertura bucal.
ATM: articulação temporomandicular.

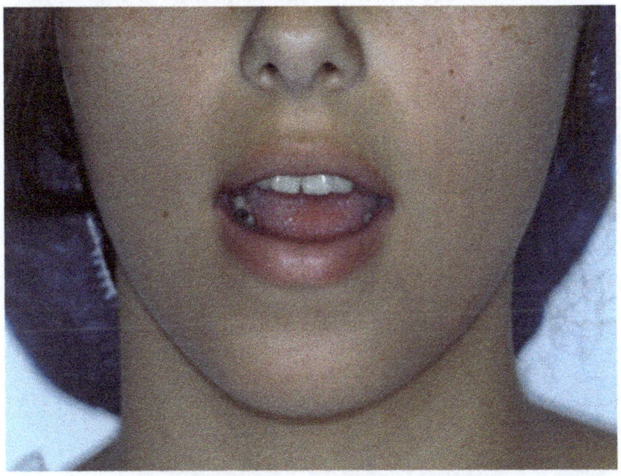

FIGURA 21 Tentativa de abertura da boca mostrando limitação.

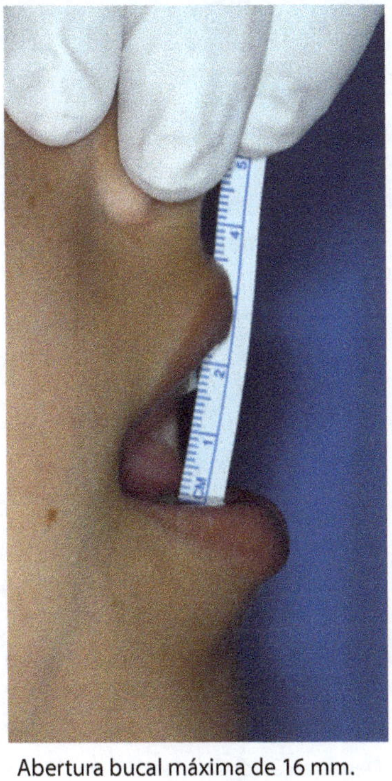

FIGURA 22 Abertura bucal máxima de 16 mm.

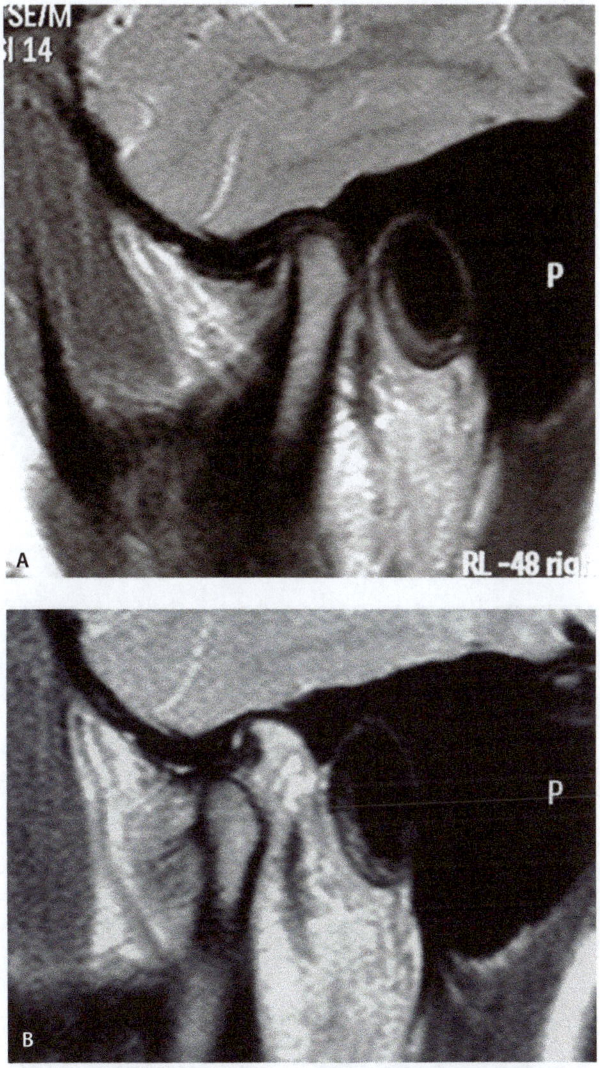

FIGURA 23 Imagem por ressonância nuclear magnética. A: com a boca fechada mostrando deslocamento do disco articular direito. B: com a boca aberta mostrando recaptura do disco articular direito.

Pode ser utilizada em casos agudos ou crônicos, sendo a melhor resposta na primeira opção, devendo ser indicada o mais breve possível visando à melhora do caso. Apresenta melhores resultados em pacientes jovens do que naqueles acima dos 40 anos de idade. Os casos refratários a esse procedimento provavelmente apresentam aderências intra-articulares. Os resultados da artrocentese em comparação à artroscopia são relatados como inferiores, tendo em vista a possibilidade de a artroscopia liberar tais aderências.

A artrocentese compreende uma *ação mecânica* de lavagem intra-articular, permitindo que os mediadores químicos da inflamação sejam eliminados, juntamente com aderências do disco articular no espaço articular superior e que foram soltas pela manipulação sejam descartadas. A injeção de corticoides, ou mesmo de

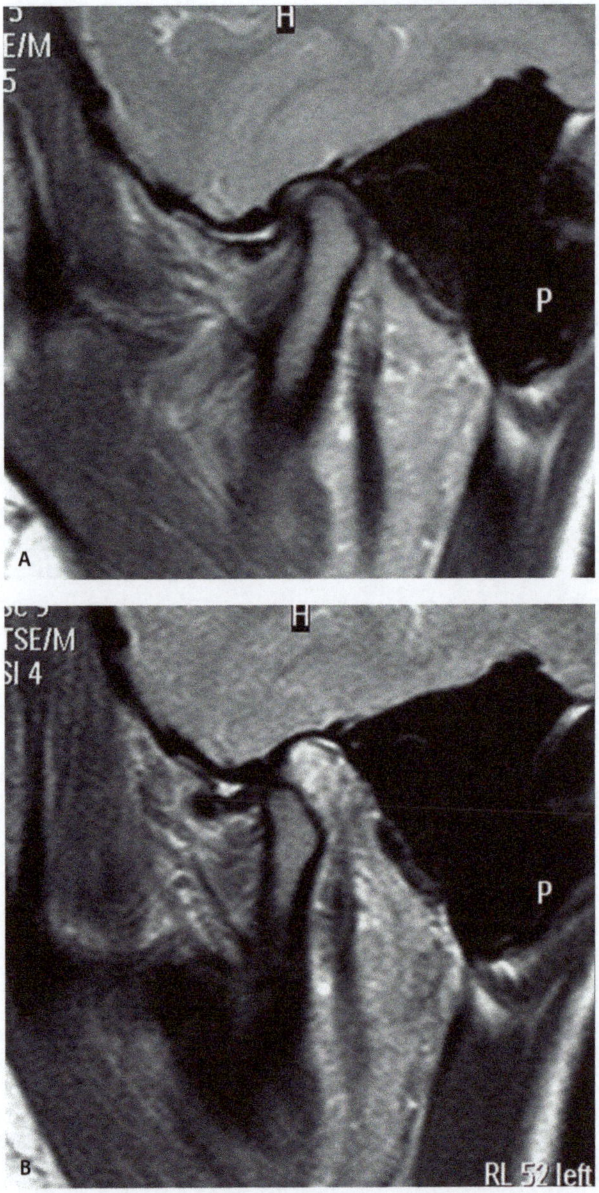

FIGURA 24 Imagem por ressonância nuclear magnética. A: com a boca fechada mostrando deslocamento do disco articular esquerdo. B: com a boca aberta mostrando não haver recaptura do disco articular esquerdo.

analgésicos opioides, após a lavagem pode auxiliar no controle da dor, e a de hialuronato de sódio pode favorecer a mobilização mandibular.

Técnica

Esse procedimento pode ser feito sob anestesia local, sedação intravenosa e anestesia geral. Esta última é mais favorável, considerando a possibilidade do profissional realizar vários *movimentos mandibulares* com vistas à resolução do quadro intra-articular. O sucesso do procedimento se verifica com a melhora na abertura bucal e na redução dos sintomas de dor articular. Tem sido relatada uma taxa de sucesso de mais de 80% dos casos. Apresenta baixo risco de complicações, podendo ocorrer edema por injeção da solução fora do espaço articular, bem como paresia dos ramos zigomático ou temporal do nervo facial, de ocorrência transitória.

O paciente é posicionado em decúbito dorsal e um tampão é colocado no meato acústico externo. A seguir são marcados *dois pontos* para a *inserção das agulhas*. Traça-se de uma linha reta que vai da porção média do trágus da orelha externa ao canto do olho. O primeiro ponto (posterior) fica a uma distância de 10 mm do trágus e 2 mm abaixo da linha cantotragal, e o segundo (anterior) fica a 20 mm do trágus e 10 mm abaixo da referida linha.

Para favorecer a introdução da primeira agulha junto ao recesso posterior do compartimento superior da ATM o auxiliar faz a abertura da boca, o que proporciona o deslocamento do côndilo, facilitando a manobra. Utiliza-se uma agulha 30 x 0,7 mm conectada por um extensor a uma seringa nesse ponto, e outra agulha do mesmo tipo é introduzida no segundo ponto (Figuras 25 a 29). O uso do extensor evita a movimentação da agulha e seu deslocamento, agilizando o procedimento.

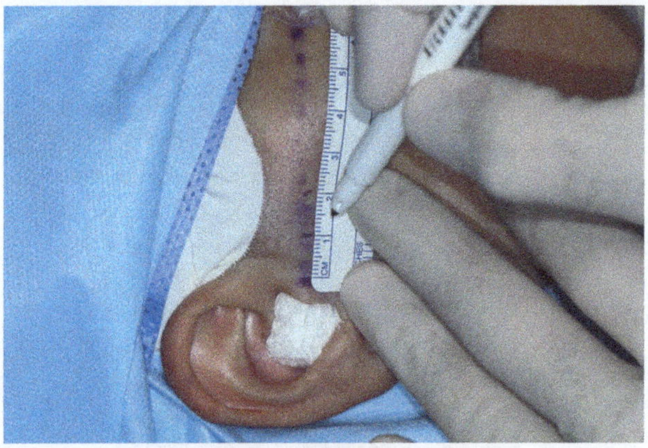

FIGURA 25 Demarcação da linha do trágus da orelha externa ao canto do olho.

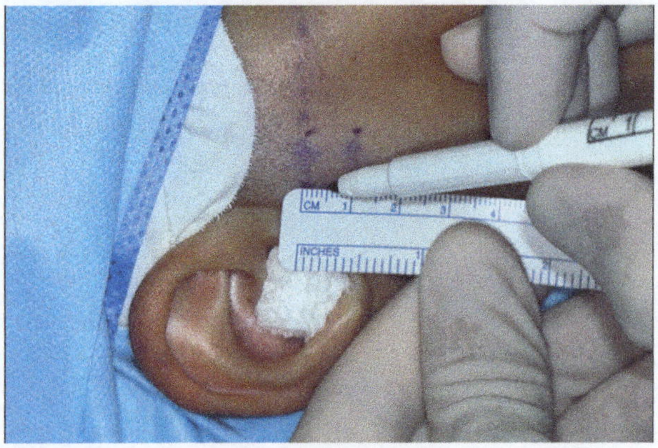

FIGURA 26 Demarcação dos pontos anterior e posterior.

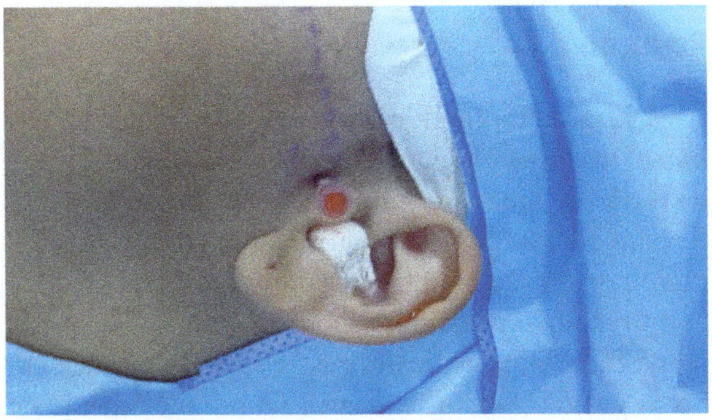

FIGURA 27 Inserção da agulha no ponto posterior após a abertura da boca.

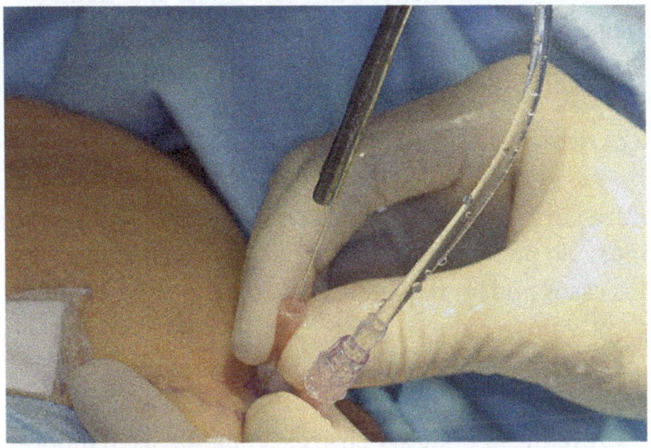

FIGURA 28 Irrigação com extensor na agulha do ponto posterior e saída de solução pela agulha do ponto anterior.

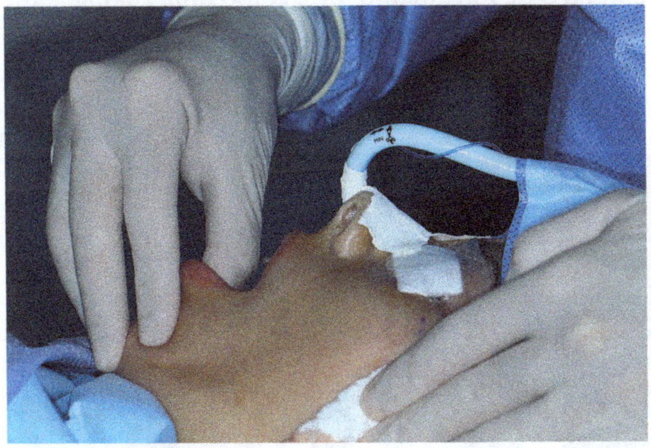

FIGURA 29 Manipulação da mandíbula.

Normalmente são utilizadas duas agulhas para a realização da artrocentese, mas há profissionais que utilizam apenas uma. Nesse caso, a agulha será puncionada no ponto do recesso posterior ou o primeiro ponto da técnica de duas agulhas, e a aspiração é feita imediatamente após a irrigação pela mesma punção.

A lavagem é iniciada com atenção à posição das agulhas para evitar o extravasamento de líquido nos tecidos moles adjacentes, o que pode provocar dor e edema. Se isso ocorrer, o procedimento é suspenso momentaneamente e as agulhas devem ser reposicionadas. A quantidade de solução varia entre 200-400 mL, sendo feito o controle da irrigação e comparando-se o volume de entrada e saída. Na vigência de aderências a pressão da seringa deve ser aumentada e os movimentos mandibulares intensificados, objetivando o restabelecimento da abertura bucal e dos movimentos de lateralidade e protrusão.

No pós-operatório imediato não se deve restringir a dieta e deve-se orientar exercícios de abertura bucal e movimentos horizontais (Figuras 30 e 31). São prescritos anti-inflamatórios não esteroidais e analgésicos por curtos períodos. A aplicação local de bolsas de gelo é recomendada.

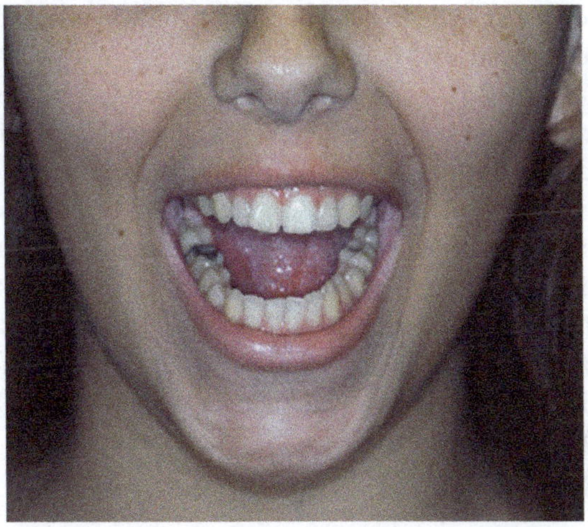

FIGURA 30 Vista pós-operatória mostrando a abertura bucal obtida.

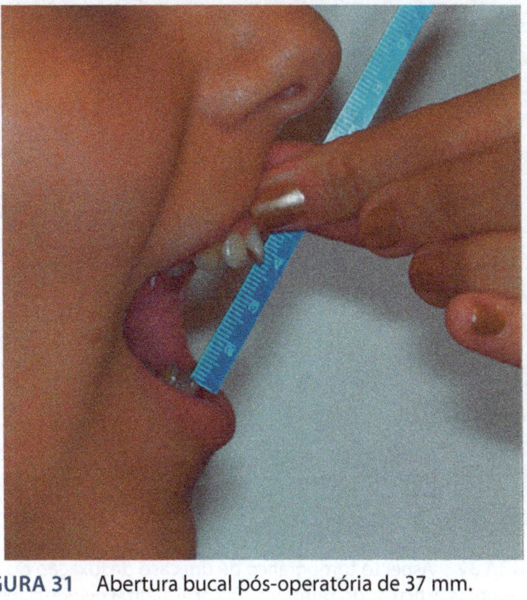

FIGURA 31 Abertura bucal pós-operatória de 37 mm.

LUXAÇÃO DO CÔNDILO

A luxação do côndilo é representada pela situação em que o côndilo ultrapassa a amplitude normal do movimento de abertura máxima da boca e permanece deslocado à frente da eminência articular do temporal devido à ação muscular.

Essa condição geralmente é bilateral e é caracterizada pela impossibilidade do paciente reverter o quadro, requerendo o auxílio de um profissional. É considerada *aguda* quando ocorre dor na musculatura associada e dificuldade de conter a saliva, de falar e de alimentar-se. O paciente se mostra tenso e ansioso pelas consequências do evento antes da sua redução. Observa-se aumento de volume na região jugal, devido ao deslocamento do côndilo, havendo uma depressão na região pré-auricular. Pode haver também um falso prognatismo pela tentativa do paciente de fechar a boca por rotação com os côndilos anteriorizados.

A luxação passa a ser *recidivante* quando o paciente apresenta episódios frequentes, com alguma periodicidade, sendo critério para sua classificação a ocorrência de mais de dois episódios em um período de 6 meses. A sintomatologia dolorosa é menos intensa. O exame de imagem por radiografia simples ou tomografia computadorizada pode ser utilizado para confirmar o quadro, mostrando o côndilo posicionado à frente da eminência articular do temporal bilateralmente (Figura 32A e B). Entretanto, seu diagnóstico é clínico e a conduta de urgência.

Redução

A luxação do côndilo normalmente é reduzida pela *manobra clássica*, com base em pressão bimanual firme na região de molares. Dessa forma, a mandíbula é levada para baixo e para trás, retornando a seu posicionamento original. Os polegares do profissional fazem a compressão, e os demais dedos englobam a base da mandíbula. O paciente deve estar sentado e com a cabeça apoiada. A redução ocorre em um movimento de fechamento brusco da mandíbula, devendo o profissional guiar o movimento. Um enfaixamento é feito no final do procedimento para estabilizar a articulação (Figura 33A a D). Outra forma é manter o paciente em posição supina com o operador posicionado atrás de sua cabeça com os polegares na base do processo coronoide e os demais dedos na base da mandíbula.

Para casos de dor intensa ou de luxações de longa duração pode ser necessária anestesia local junto ao músculo pterigóideo lateral e na cápsula articular. Certos casos podem requerer sedação ou mesmo anestesia geral. Após a redução recomenda-se o enfaixamento ou bandagem da mandíbula, o que dá conforto e segurança e alivia a sintomatologia.

A redução pode ser cirúrgica quando as manobras citadas acima não obtiverem sucesso. Assim, por acesso pré-auricular, exposição dos componentes articulares e emprego de intrumento forte como uma rugina, a redução é obtida. Porém, isso é pouco utilizado, pois nas luxações persistentes é indicada uma das técnicaas para luxação recidivante, descritas a seguir.

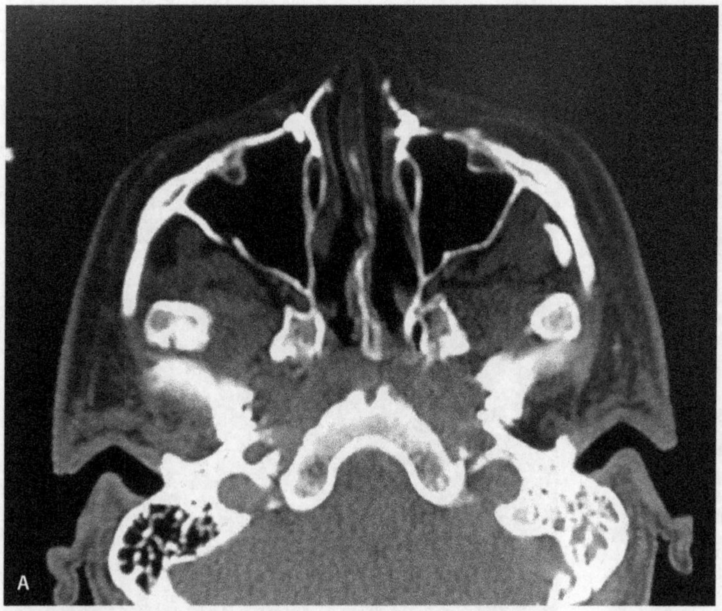

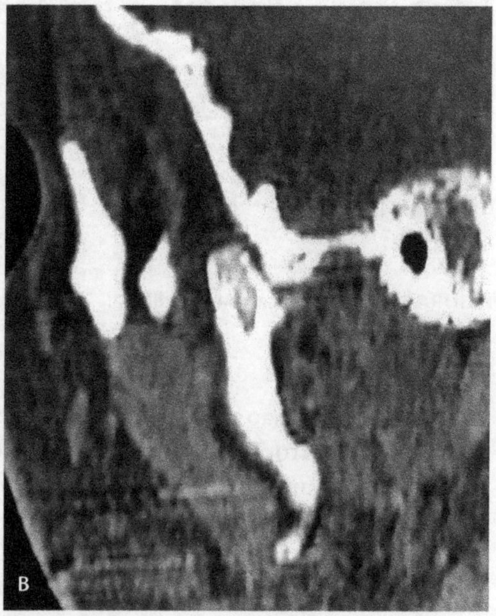

FIGURA 32 Aspecto tomográfico de um caso de luxação do côndilo. A: corte axial evidenciando a posição dos côndilos anteriormente à eminência articular do temporal. B: corte sagital evidenciando o côndilo em posição anterior à eminência articular do temporal.

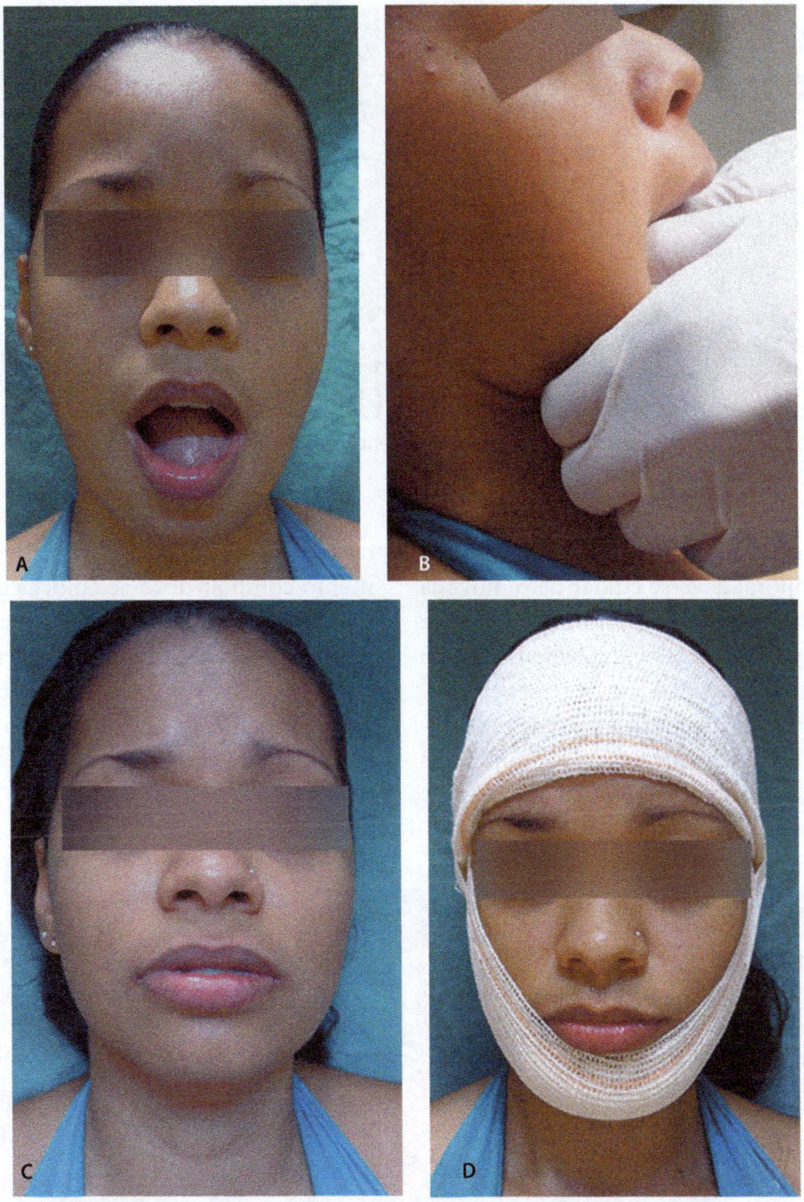

FIGURA 33 Caso de luxação bilateral do côndilo. A: vista frontal mostrando a mandíbula projetada para a frente. B: momento da manobra de redução manual com compressão na região de molares. C: redução obtida. D: enfaixamento realizado.

Luxação recidivante

Diante dessa condição há procedimentos conservadores que podem ter efeito temporário ou procedimentos cirúrgicos que podem solucionar o problema. As condutas conservadoras compreendem bloqueio intermaxilar, infiltração intracapsular de agentes esclerosantes ou mesmo de toxina botulínica, em especial no músculo pterigóideo lateral.

Os procedimentos cirúrgicos mais utilizados são os que visam à remoção de obstáculos que impedem o reposicionamento condilar ou a criação de um obstáculo que visa impedir o deslocamento condilar. Ambos os procedimentos devem ser realizados de modo bilateral, sendo usual o acesso pré-auricular. Como remoção de obstáculos que impedem o reposicionamento condilar, a *eminectomia* é o procedimento indicado e que promove resultados mais consistentes. Esta consiste na remoção da eminência articular do temporal, promovendo seu achatamento (Figura 34A e B).

Por meio de incisão da fáscia do temporal e divulsão até o arco zigomático e eminência articular, o risco de danos ao nervo facial é reduzido. A eminência articular é exposta pelo descolamento do periósteo, evitando-se

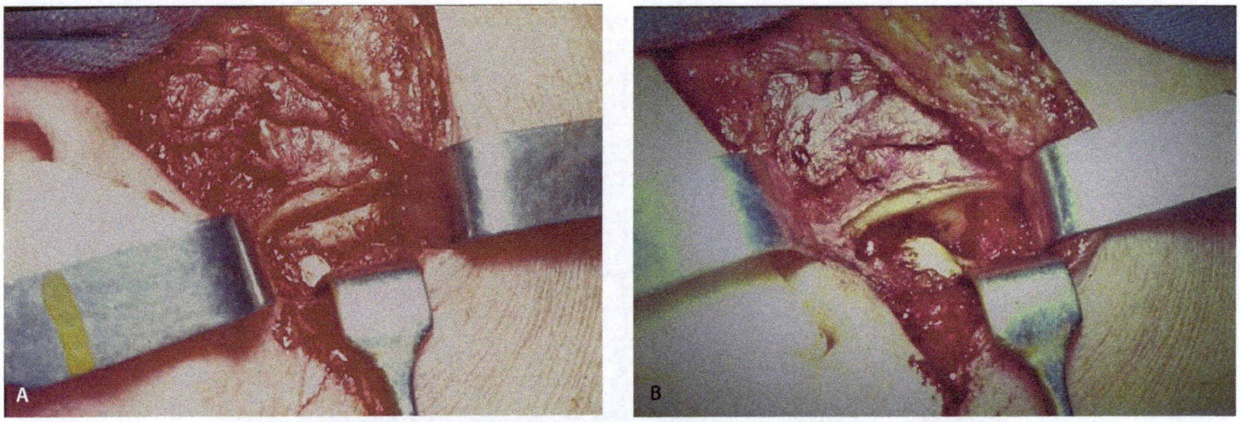

FIGURA 34 Eminectomia, tempo principal. A: osteotomia da eminência articular. B: achatamento obtido.

a abertura do espaço articular. Na remoção da eminência articular do temporal deve-se cuidar de removê-la inclusive no aspecto medial. A osteotomia é feita por meio de perfurações com brocas e complementada com o uso de cinzéis, ou apenas com o uso de fresas cirúrgicas, sendo posteriormente a superfície regularizada (Figura 35 A a E). Vale lembrar que na eminectomia não há uso de material aloplástico.

Na *criação de um obstáculo* para evitar o deslocamento condilar deve-se colocar um material que aumente a eminência articular em pelo menos 1 cm. Nesse caso, uma miniplaca em forma de "T" é inserida e fixada na raiz do arco zigomático. A seguir, o braço vertical da miniplaca é localiado abaixo e levemente anteriorizado à eminência articular, formando um anteparo ao côndilo.

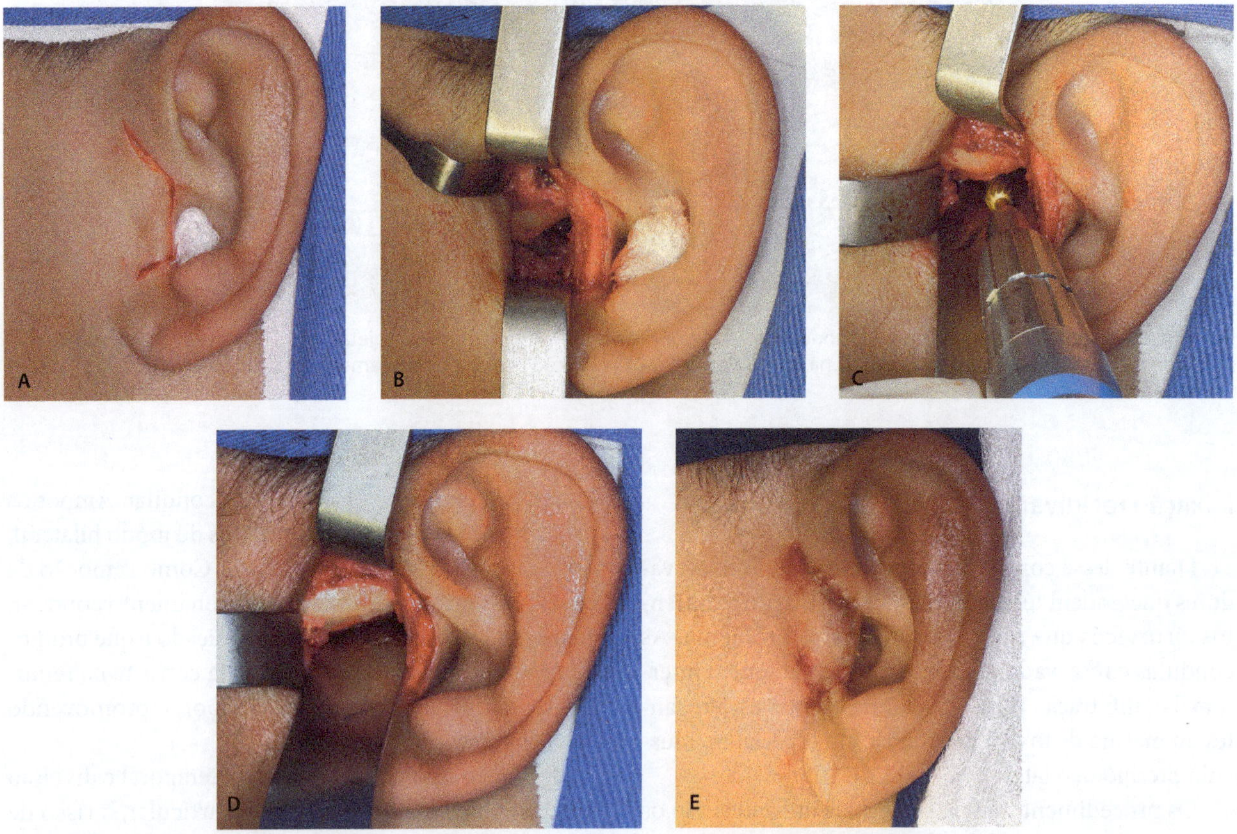

FIGURA 35 Eminectomia. A: acesso pré-auricular endoaural. B: exposição da eminência articular. C: osteotomia. D: remanescente regularizado. E: sutura concluída.

HIPERPLASIA DO CÔNDILO

Também chamada de hiperplasia unilateral do côndilo mandibular, é representada pela condição em que o côndilo apresenta crescimento além da época normal de sua ocorrência. A queixa do paciente é referente a uma assimertria progressiva da mandíbula e geralmente assintomática. É mais frequente no gênero feminino, o que leva a indicações sobre um fator hormonal associado. O trauma é um fator a ser considerado como causa.

Essa condição é unilateral e é caracterizada por uma assimetria da mandíbula de modo vertical ou horizontal. É considerada *juvenil* ou *adulta* de acordo com a época de sua ocorrência. O paciente apresenta assimetria mandibular, associada à mordida aberta posterior ipsilateral ou mordida cruzada contralateral (Figura 36A e B). Normalmente os movimentos mandibulares estão preservados.

O exame de imagem por radiografia panorâmica mostra o processo condilar com maior volume, podendo haver alterações de forma (Figura 37). A telerradiografia de perfil mostra o desnivelamento da borda inferior da mandíbula. A tomografia computadorizada fornece as dimensões e a forma do côndilo alterado (Figura 38A). A hiperplasia do côndilo pode ser *ativa*, e nesse caso o exame de cintilografia óssea vai mostrar hipercaptação do radioisótopo (Figura 38B).

Tratamento cirúrgico

O tratamento da hiperplasia do côndilo é cirúrgico. Se a hiperplasia for ativa, estará indicada a condilectomia alta, mas, se for inativ,a o tratamento da deformidade poderá ser somente pela cirurgia ortognática. A condilectomia alta pode ser realizada na fase de crescimento, visando evitar a deformidade causada pela assimetria (Figura 39A a E). A condilectomia normalmente é feita associada a cirurgia ortognática. Assim, o preparo ortodôntico prévio é essencial. Uma vez concluído esse preparo, os modelos são montados no articulador e confeccionada guia cirúrgica. O planejamento virtual também pode contribuir para a solução do caso.

A *condilectomia alta* é realizada pelo acesso pré-auricular. Após o acesso à cápsula articular, o côndilo é identificado, muitas vezes com coloração mais escurecida devido à maior vascularização. A osteotomia é realizada com brocas cirúrgicas ou microsserras e deve compreender os sentidos anteroposterior e laterolateral. A superfície resultante deve ser regularizada com limas de osso ou fresas. Normalmente o disco articular é preservado (Figura 40A a F).

A *cirurgia ortognática* associada normalmente é bimaxilar. A osteotomia tipo Le Fort I é necessária para a correção do plano oclusal alterado de modo compensatório à deformidade mandibular. A osteotmia sagital bilateral da mandíbula, muitas vezes associada à men-

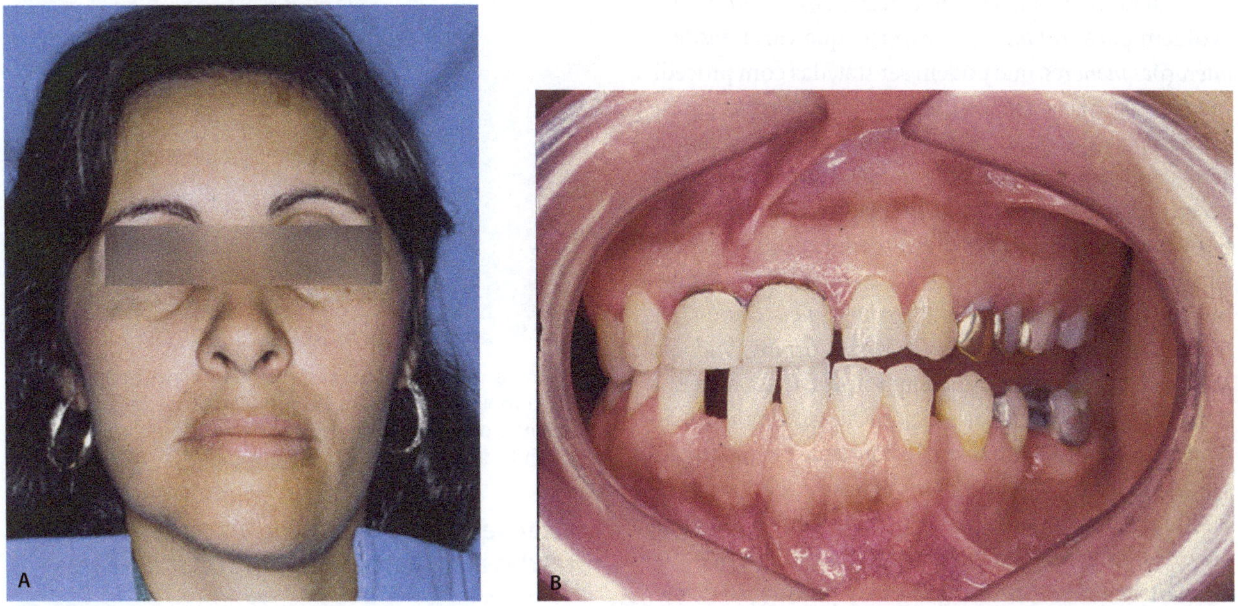

FIGURA 36 Caso de hiperplasia do côndilo adulta. A: assimetria facial com maior altura do ramo mandibular esquerdo. B: mordida aberta ipsilateral.

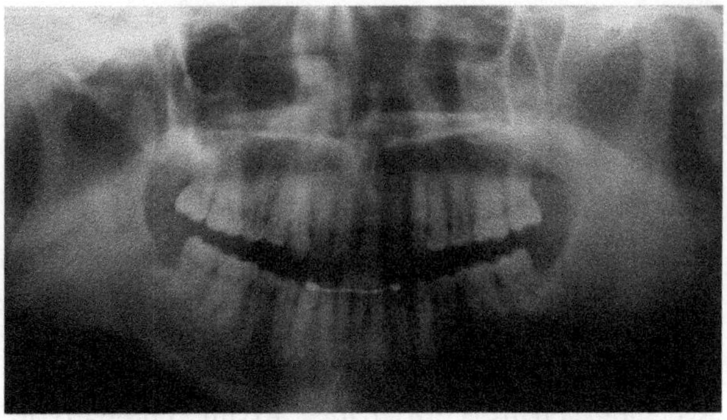

FIGURA 37 Radiografia panorâmica de caso de hiperplasia do côndilo esquerda.

toplastia, permite a correção da deformidade mandibular. Em alguns casos pode ser necessária osteoplastia ipsilateral da base da mandíbula. Os cuidados pós-operatórios incluem os aspectos da cirurgia articular e da cirurgia ortognática (Figura 41A a D).

RECONSTRUÇÃO OU SUBSTITUIÇÃO TOTAL DAS ARTICULAÇÕES TEMPOROMANDIBULARES

As alterações patológicas das articulações temporomandibulares podem resultar em problemas clínicos na musculatura mastigatória, arcadas dentais, oclusão e outras estruturas associadas, resultando em dor e disfunção. Muitos casos de disfunção temporomandibular (DTM) podem ser tratados com terapias não a cirúrgicas, e, quando ocorre alteração estrutural das ATM por fatores diversos, com diferentes causas e intensidades, pode estar indicado tratamento cirúrgico.

A literatura relata que cerca de *5% dos casos* de DTM evoluem para *tratamento cirúrgico*, que varia desde as *alterações menores*, que podem ser tratadas com procedimentos cirúrgicos menos invasivos, como artrocentese, artroscopia exploratória e diagnóstica, discopexia por via artroscópica ou aberta, eminectomia e artroplastias. Nas décadas de 1970 e 1980 foram amplamente utilizados nos EUA, e em seguida no Brasil em menor escala, materiais aloplásticos para *reconstrução parcial das ATM*. A substituição do disco articular utilizando *Proplast/Teflon* (Vitek, Inc., Houston, Tex.) e *Silastic* (Dow-Corning, Midland, Mo.) resultou em inúmeras complicações. Esses materiais se fragmentam sob cargas funcionais e geram micropartículas que o corpo humano não consegue degradar, causando graves *reações locais e sistêmicas*, incluindo fragmentação, reação do tipo corpo estranho por células gigantes, migração de partículas, dor, linfadenopatia, osteoartrite intensa, reabsorção óssea, perfuração da fossa craniana média, perda da dimensão vertical de oclusão e disfunção no sistema imunológico.

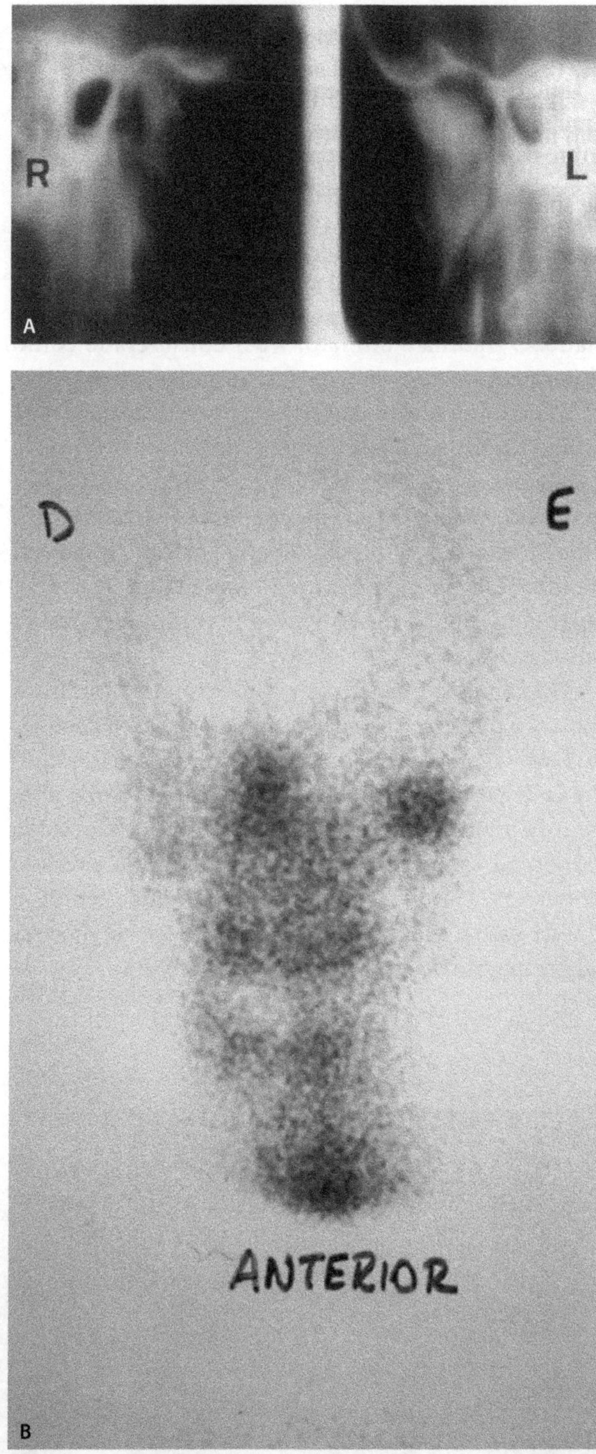

FIGURA 38 Caso de hiperplasia do côndilo esquerda. A: tomografia computadorizada dos lados direito (R) e esquerdo (L) evidenciando o maior volume deste último. B: cintilografia óssea mostrando atividade do côndilo esquerdo.

Indicações para a reconstrução ou substituição total das articulações temporomandibulares

Alterações mais graves, as chamadas *alterações patológicas de estágio final requerem reconstrução ou subs-*

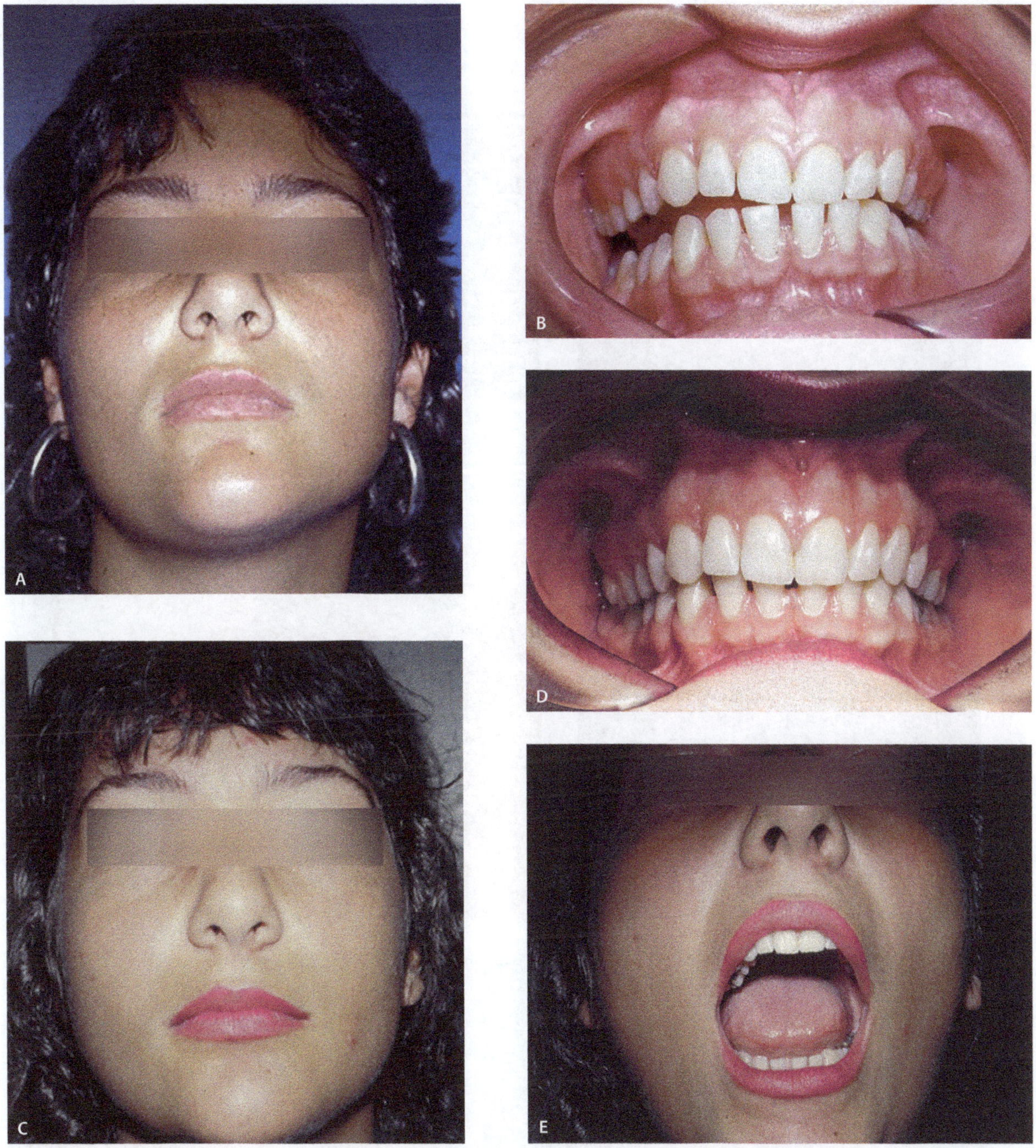

FIGURA 39 Caso de hiperplasia do côndilo juvenil. A: assimetria facial com maior altura do ramo mandibular direito. B: mordida aberta ipsilateral. C: contorno facial pós-operatório. D: oclusão dental pós-operatória. E: abertura bucal sem desvio.

tituição total das ATM. As *indicações clássicas* são anquilose, grande destruição da ATM por trauma, tumores e neoplasias, doença inflamatória grave como: artrite reumatoide, artrite psoriática, síndrome de Sjörgren, lúpus eritematoso sistêmico e espondilite anquilosante com alteração na forma e função, reação a materiais aloplásticos – após a década de 1980 –, ausência ou deformidade congênita do côndilo mandibular, reabsorção condilar, deformidades dentofaciais associadas a disfunção, síndrome da apneia obstrutiva do sono (Saos) e ATM submetidas a múltiplas cirurgias sem sucesso.

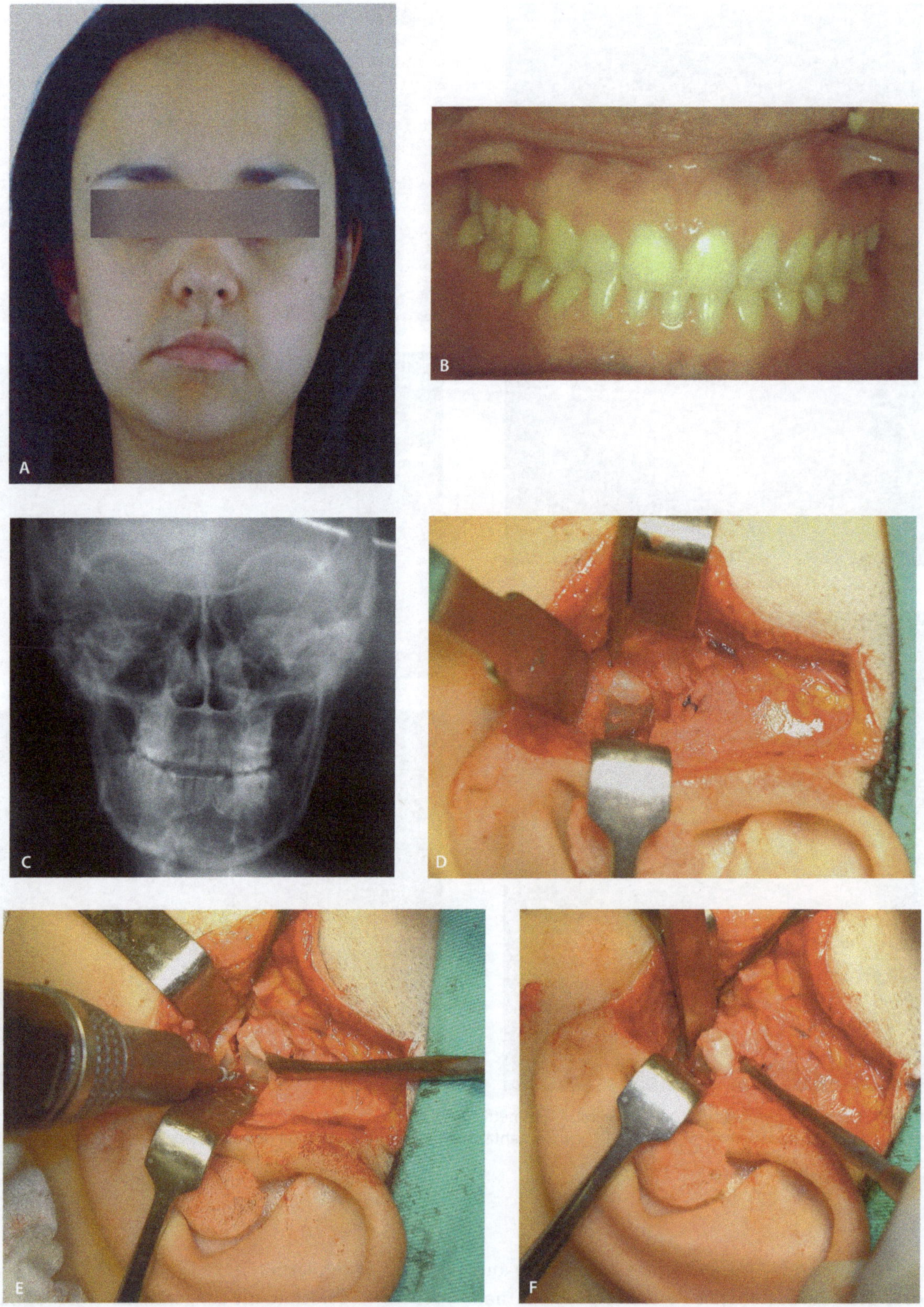

FIGURA 40 Caso de hiperplasia do côndilo esquerda. A: assimetria facial com maior altura do lado esquerdo. B: oclusão dental apresentando *cant* com maior altura do plano oclusal contralateral. C: telerradiografia frontal mostrando assimetria de maxila e mandíbula. D: acesso à cápsula articular. E: osteotomia com broca. F: osteotomia concluída.

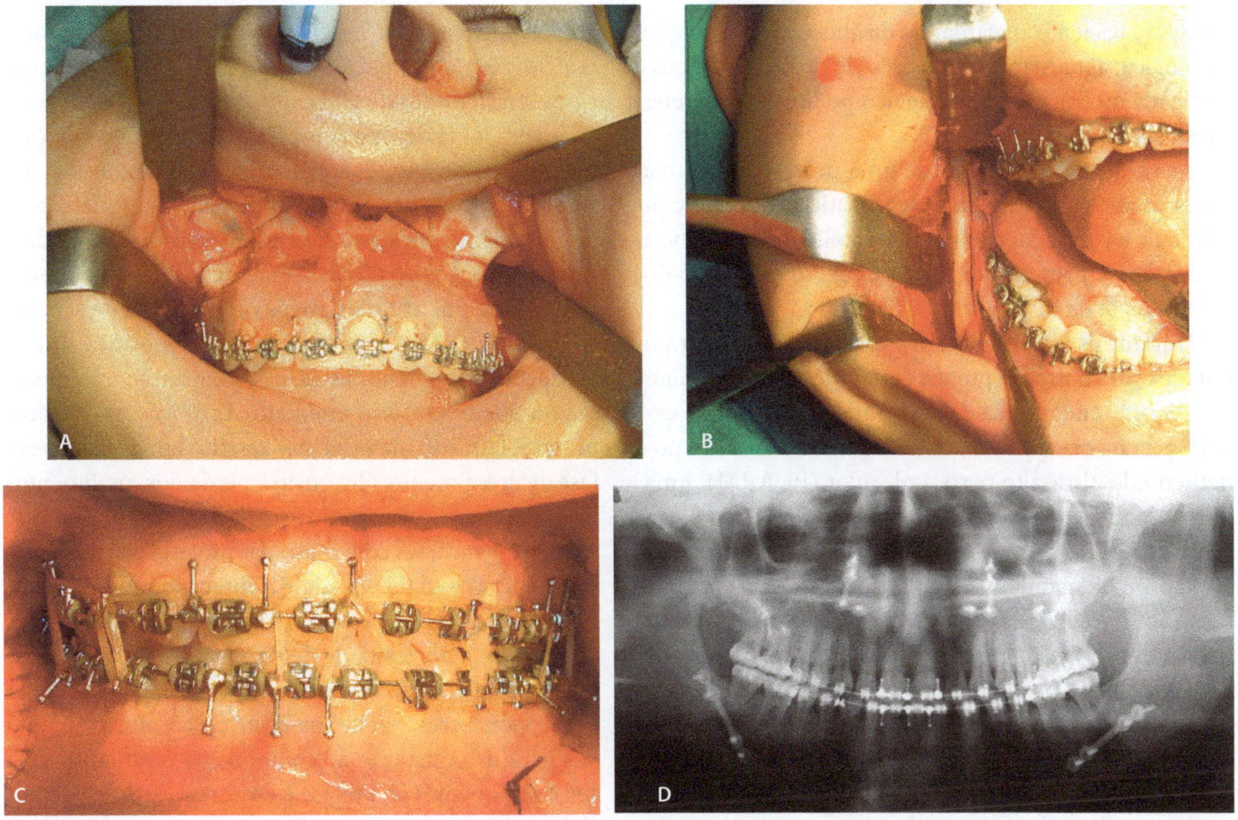

FIGURA 41 Osteotomias ortognáticas do caso anterior. A: osteotomia para correção da assimetria maxilar. B: osteotomia sagital da mandíbula. C: oclusão no pós-operatório imediato. D: radiografia panorâmica mostrando as osteotomias realizadas e os meios de fixação em posição.

Objetivos

Independentemente de ser autógena ou aloplástica, os objetivos da reconstrução ou substituição total das ATM devem ser:

- *Melhorar forma e função*, sendo capaz de sustentar as mesmas forças experimentadas pela articulação normal e de reproduzir seus movimentos funcionais.
- *Reduzir o sofrimento e disfunção.*
- Contenção de tratamento excessivo e custos.
- reduzir morbidade, sabendo que a dor neuropática é o principal componente da incapacitação em pacientes multioperados e que a *melhora no sintoma* é benefício secundário, que *não pode ser garantido* ao paciente.

Reconstrução autógena

Foram descritos o uso de *enxertos autógenos e retalhos*, incluindo costocondral, esternoclavicular, metatarso, fíbula, tíbia, crista ilíaca, epicôndilo femoral medial, processo coronoide e calota craniana para a *reconstrução* das ATM com bons resultados.

Os *enxertos costocondrais* foram amplamente utilizados devido à facilidade relativa de acesso, adaptabilidade à região da ATM e tradição, porém apresentam problemas associados à integridade estrutural e padrões não previsíveis de crescimento.

Os *enxertos esternoclaviculares* apresentam características mais semelhantes ao côndilo mandibular, mas têm graus de remodelação e reabsorção não previsíveis.

Prótese total de articulação temporomandibular

As primeiras reconstruções modernas aloplásticas da ATM consistiam em uma placa de fixação rígida com um componente apenas condilar e estavam relacionadas a complicações graves, como a perfuração da fossa craniana média devido à reabsorção do teto da fossa mandibular. Desde a popularização da *substituição total aloplástica* da ATM com componente *condilar* e *fossa*, as placas de fixação rígida com um componente apenas condilar ficaram reservadas para reconstrução temporária para pacientes aguardando diagnóstico da alteração patológica, aguardando confecção de prótese total customizada ou em pacientes que não podem se submeter a procedimentos extensos.

As *características ideais* de uma prótese incluem a necessidade de ser atóxica, biocompatibilidade, funcionalidade, leveza, adaptabilidade, estabilidade, resistência à corrosão e presença de *stop* na região posterior do componente da fossa.

Durante as últimas décadas vários materiais foram testados para o uso em próteses totais de ATM. A *melhor combinação* encontrada e usada atualmente vem da experiência da ortopedia e consiste em uma fossa de polietileno de ultra-alto peso molecular (PUAPM), uma porção condilar de cromo-cobalto-molibdênio e um ramo de liga de titânio (Ti 6Al 4V) que se une ao ramo e ao corpo da mandíbula. A liga de *Cr-Co-Mb* em contato com o *PUAPM* mostrou-se muito eficaz por não apresentar desgaste, nem fragmentação de material a longo prazo.

Existem basicamente *dois tipos* de próteses totais de ATM: as de estoque e as customizadas. As de *estoque* têm tamanhos predeterminados nas medidas pequeno, médio e grande no que se refere ao comprimento do corpo, sendo que a fossa e côndilo não variam (Figura 42). A grande dificuldade desse sistema é a adaptação da fossa na região receptora, uma vez que deve ser feito o desgaste ósseo com uma broca especial no formato da fossa protética até atingir a forma adequada para a adaptação sem báscula (Figura 43A a D). As *customizadas* são planejadas virtualmente e confeccionadas com base na tomografia do paciente com excelente adaptação, o que facilita o procedimento cirúrgico e traz maior estabilidade ao sistema, além de possuírem *stop* posterior na fossa, porém apresentam maior custo (Figura 44).

Se houver necessidade de ajustes ou ressecções em região receptora, estes podem ser planejados virtualmente e guias de corte e desgaste podem ser confeccionados. Nos casos em que são necessários grandes avanços mandibulares, rotações anti-horárias do plano oclusal ou apoio ósseo em região de corpo mandibular, as próteses customizadas estão indicadas, uma vez que as de estoque são limitadas ao ramo e ângulo mandibular e não têm *stop* posterior na fossa (Figura 45A a J).

As próteses totais de ATM são *contraindicadas* em pacientes com quadros *infecciosos* no local receptor, pacientes com *suporte ósseo insuficiente* para fixação dos componentes da prótese, para os pacientes *alérgicos* a qualquer um dos componentes da prótese e, classicamente, pacientes em *fase de crescimento*. Alguns autores consideram a *utilização* da prótese total de ATM em *casos selecionados de pacientes em fase de crescimento*, como em falha de enxertos prévios, artrite inflamatória juvenil grave e anquilose recorrente, podendo estar associadas à Saos, não responsivos a outras modalidades de tratamento em que a função esteja muito limitada.

As vantagens do uso das próteses de ATM são: menor morbidade por abordar apenas um sítio cirúrgico, resultados estáveis a longo prazo de 20 anos de estudos prospectivos e possibilidade de mobilização e fisioterapia no pós-operatório imediato. As *desvantagens* são a possível falha do material, uso restrito em pacientes em fase de crescimento, alto custo e perda dos movimentos de lateralidade e protrusão.

As *complicações* com o uso das próteses são *mínimas*. A principal e mais temida é a infecção, que deve ser controlada localmente e com medicação sistêmica, mas pode haver a necessidade de remoção da prótese. Pode ocorrer cicatrização hipertrófica, paresia ou paralisia do nervo facial, crescimento ósseo ectópico, afrouxamento dos parafusos, luxação do componente condilar, alergia aos componentes da prótese e exacerbação de processos álgicos crônicos.

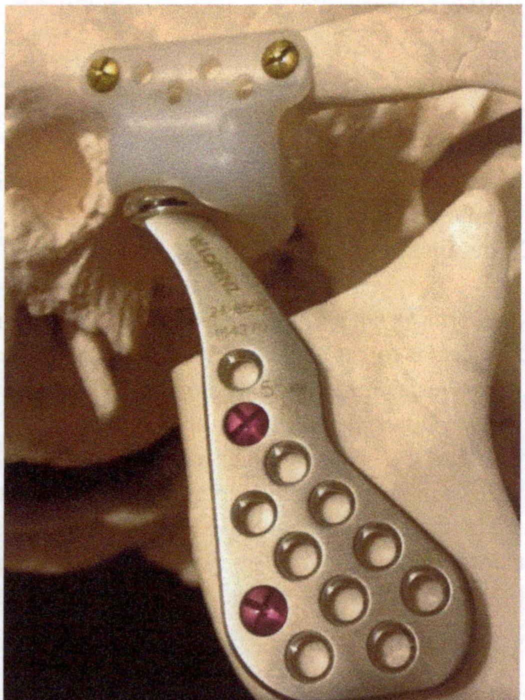

FIGURA 42 Prótese total de ATM do tipo estoque com componente de fossa sem *stop* posterior.
ATM: articulação temporomandibular.

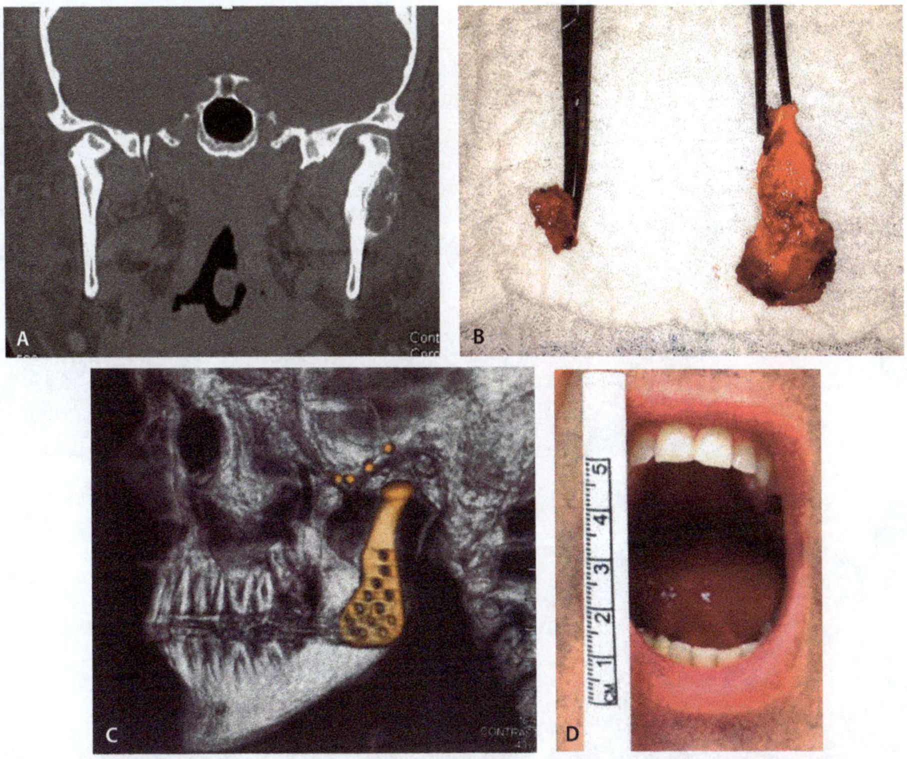

FIGURA 43 Tumor em ramo mandibular esquerdo. A: corte tomográfico coronal. B: peça anatômica de tumor benigno do ramo e côndilo mandibular esquerdo. C: reconstrução tomográfica mostrando substituição total aloplástica da ATM esquerda com prótese de estoque (Cirurgiões Dr. Sérgio Gonçalves e André Sakima Serrano). D: pós-operatório mostrando manutenção da abertura bucal.
ATM: articulação temporomandibular.

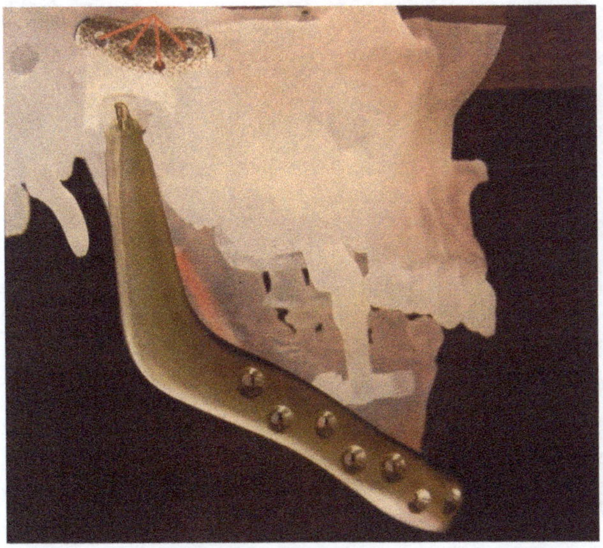

FIGURA 44 Prótese total de articulação temporomandibular customizada.

Atualmente a *substituição total aloplástica da ATM* tende a ser a *primeira escolha* no adulto, principalmente nas doenças com alto índice inflamatório ou alteração da anatomia, resultando em deformidade dentofacial, maloclusão, impedimento funcional, obstrução de vias aéreas e dor (Figura 46A a H). O alto custo inicial das próteses, quando comparado à redução nos dias de internação e redução na morbidade, equivale a curto prazo ao custo das reconstruções autógenas e pode ser menor no médio prazo se for considerada a possibilidade de futuras intervenções nas reconstruções autógenas.

Em *crianças* a reconstrução *autógena* é a *primeira escolha*, e alguns profissionais têm reportado o uso de substituição total aloplástica em casos selecionados com bons resultados e certo crescimento funcional de acordo com a teoria de Moss. Os estudos a longo prazo poderão mostrar a eficácia desse tipo de abordagem.

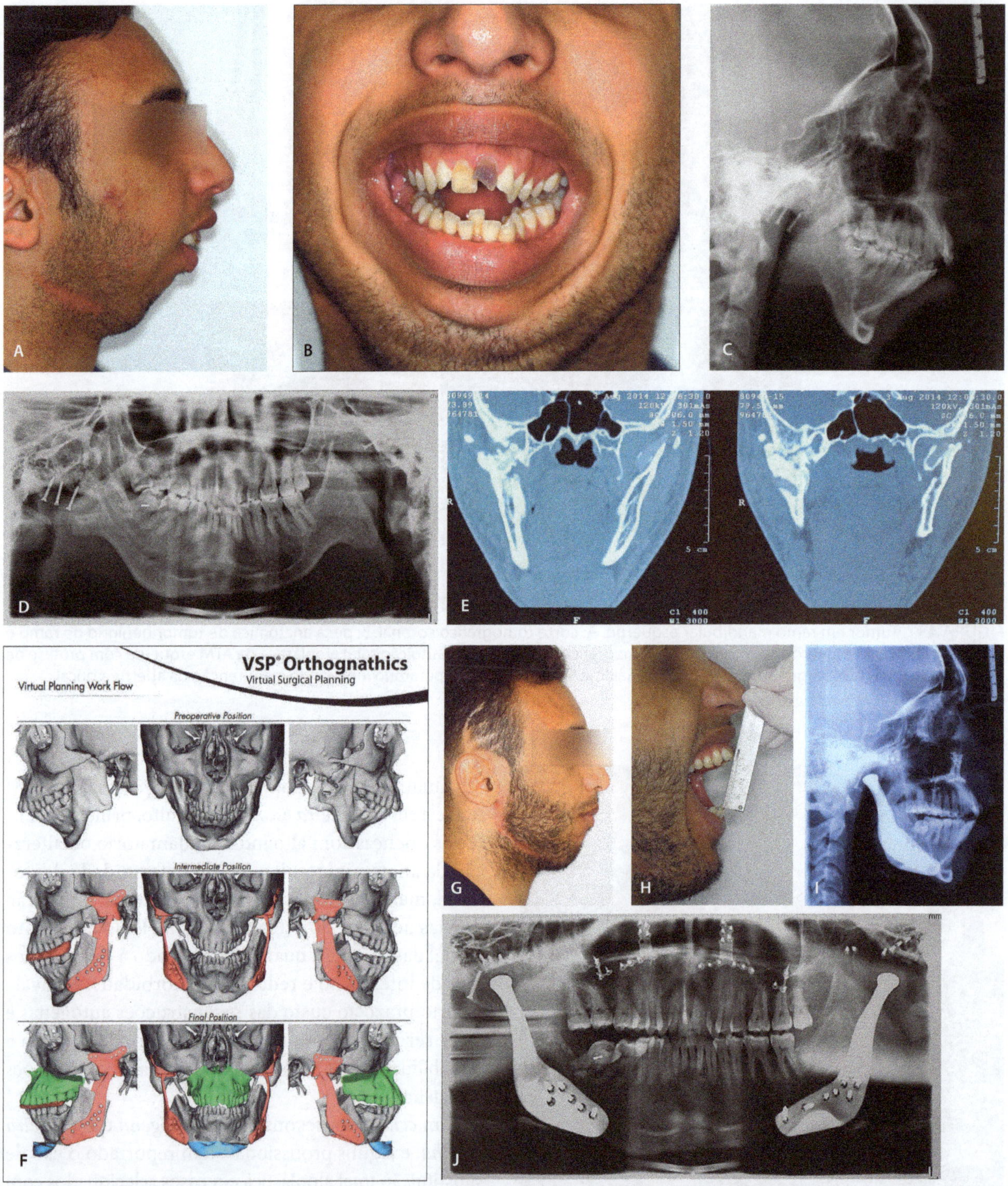

FIGURA 45 Paciente portador de anquilose das ATM por parto a fórceps submetido a múltiplas cirurgias (7 no total) incluindo enxerto costocondral bilateral, distração osteogênica e interposição de silicone. A: perfil pré-operatório. B: limitação grave na abertura bucal máxima. C: telerradiografia lateral mostrando necessidade de rotação anti-horária do complexo maxilomandibular. D: radiografia panorâmica mostrando presença de material de fixação para prótese de silicone. E: corte tomográfico coronal mostrando a extensão dos blocos anquilóticos. F: planejamento cirúrgico virtual com rotação anti-horária do complexo maxilomandibular e das próteses totais de ATM bilaterais. G: perfil pós-operatório (Cirurgiões Drs. Ricardo D'Avila, André Sakima Serrano e Alessandro Silva). H: melhora significativa na abertura bucal máxima, acima de 30 mm. I: telerradiografia lateral mostrando a alteração do plano oclusal. J: radiografia panorâmica mostrando materiais de fixação em posição.

ATM: articulação temporomandibular.

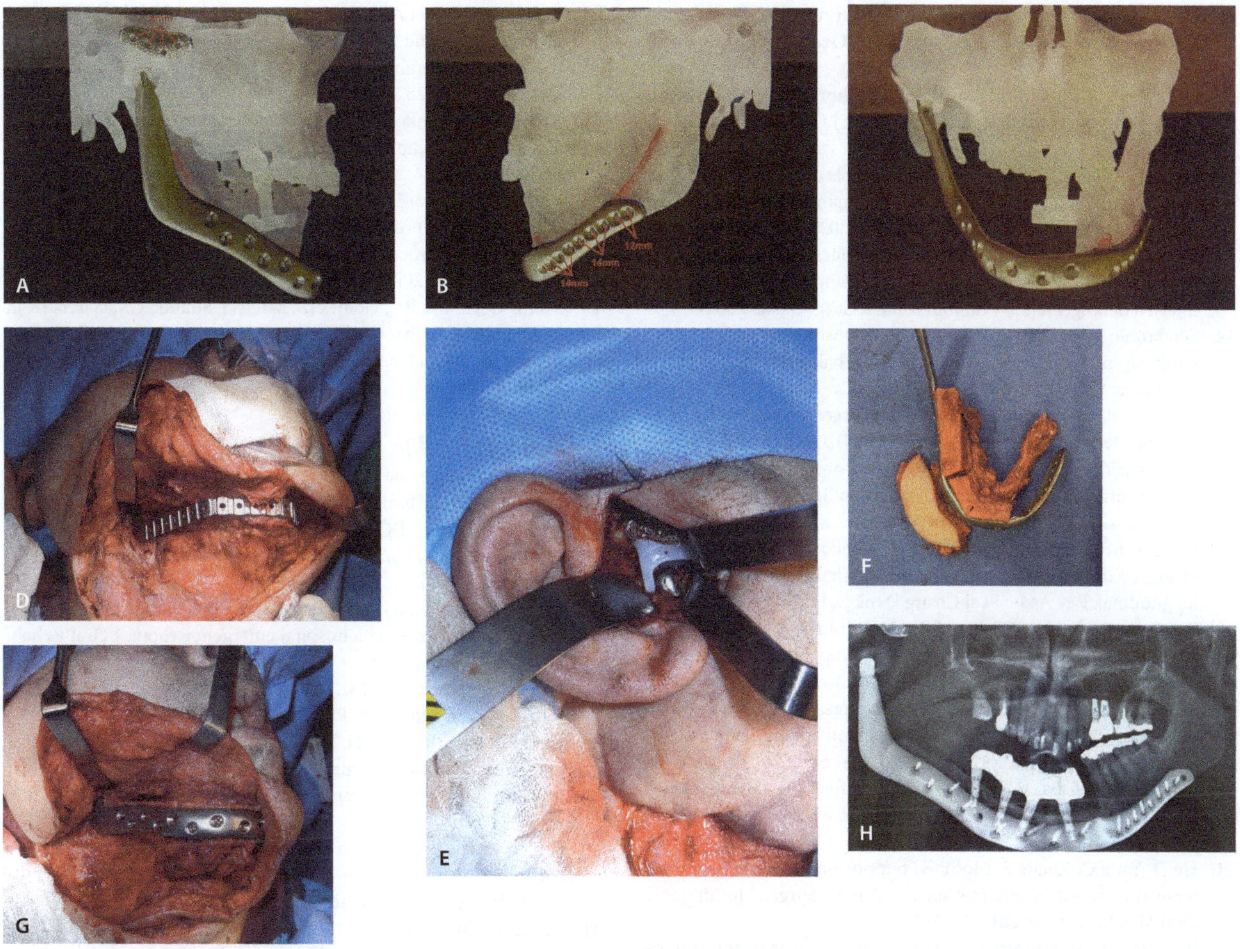

FIGURA 46 Paciente a ser submetido a uma segunda reconstrução mandibular com retalho microvascularizado de fíbula com prótese total customizada de ATM, pós-ressecção de osteossarcoma de corpo mandibular direito com ressecção da ATM direita. Havia sido realizado um primeiro retalho microvascularizado sem prótese total de ATM no mesmo tempo cirúrgico da ressecção do tumor, porém houve necrose e perda total do retalho devido a trombose na anastomose. A: protótipo. B: vista lateral esquerda da prótese. C: vista frontal da prótese. D: placa reconstrutiva utilizada em caráter temporário entre o primeiro retalho microvascularizado e o planejamento do segundo retalho microvascularizado com a prótese total de ATM direita. E: componente da fossa protética customizada com stop posterior fixado. F: retalho de fíbula microvascularizado fixado no componente do corpo da prótese previamente à fixação na mandíbula e microanastomose na artéria facial. G: conjunto componente do corpo da prótese e retalho de fíbula microvascularizado fixado à mandíbula (Cirurgiões Drs. Sérgio Gonçalves, Luis Carlos Ichida, Rui Bueno de Oliveira, André Sakima Serrano, Bárbara Bressani). H: radiografia panorâmica de 4 anos de pós-operatório do segundo retalho com reabilitação sobre implantes dentais osseointegrados.
ATM: articulação temporomandibular.

REFERÊNCIAS BIBLIOGRÁFICAS

Acessos cirúrgicos para a articulação temporomandibular

1. Ellis III E, Zide MF. Surgical approaches to the facial skeleton. Philadelphia: Lippincott Williams & Wilkins; 1995.
2. Devides NJ, Souza-Silva GH, Toledo-Filho JL, Marzola C. Anatomia cirúrgica e morfométrica da região parotídea: bases para os acessos à ATM. Rev Odontol (Eletrônica – Academia Tiradentes de Odontologia – ATO). 2006;7:444-54.
3. Keith DA. Surgery of temporomandibular joint. In: Keith DA. Atlas of oral and maxillofacial surgery. Ear Nose Throat J. 1992;72:692-701.
4. Baker DC, Conley J. Avoiding facial nerve injuries rhytidectomy: anatomical variations and pitfalls. Plast Reconstr Surg. 1979;64:781-95.
5. Yang XJ Jr, Yang C, Chen MJ, Zhang XH, Qiu YT, He DM, et al. Preauricular transcondylar approach for basal cell adenoma of parotid coexist with ganglion cyst of the ipsilateral temporomandibular joint. J Craniofac Surg. 2011;22:e23-6.
6. Al-Kayat A, Bramley P. A modified pre-auricular approach to the temporomandibular joint and malar arch. Br J Oral Surg. 1979;17:91-103.
7. Silva AAF, Manganello LCS, Barros RCM, Silveira ME. Acessos cirúrgicos para articulação temporomandibular. In: Manganello LCS, Silveira ME, Silva AAF. Cirurgia da articulação temporomandibular. São Paulo: Santos; 2014. p.87-94.
8. Mercuri LG. Avoiding and managing temporomandibular joint total joint replacement surgical site infections. J Oral Maxillofac Surg. 2012;70:2280-9.

Discopexia da ATM

9. Dolwick MF, Nitzan DW. The role of disc-repositioning surgery for internal derangements of the temporomandibular joint. Oral Maxillofac Surg Clin North Am. 1994;6:271-5.

10. Ruíz CA, Guerrero JS. A new modified endaural approach for access to the temporomandibular joint. Br J Oral Maxillofac Surg. 2001;39:371-3.
11. Mehra P, Wolford LM. The Mitek mini anchor for TMJ disc repositioning: surgical technique and results. Int J Oral Maxillofac Surg. 2001;30:497-503.
12. Kondoh T, Hamada Y, Kamei K, Seto K. Simple disc reshaping surgery for internal derangement of the temporomandibular joint: 5-year follow-up results. J Oral Maxillofac Surg. 2003;61:41-8.
13. Baldwin AJ, Cooper JC. Eminectomy and plication of the posterior disc attachment following arthrotomy for temporomandibular joint internal derangement. J Craniomaxillofac Surg. 2004;32:354-9.
14. Sembronio S, Robiony M, Politi M. Disc-repositioning surgery of the temporo- mandibular joint using bioresorbable screws. Int J Oral Maxillofac Surg. 2006; 35:1149-52.
15. Dolwick MF. Temporomandibular joint surgery for internal derangement. Dent Clin North Am. 2007; 51:195-208.
16. Abramowicz S, Dolwick MF. 20-year follow-up study of disc repositioning surgery for temporomandibular joint internal derangement. J Oral Maxillofac Surg. 2010;68:239-42.
17. Campos EPMA, Moraes RB, Luz JGC. A ancoragem no tratamento cirúrgico dos deslocamentos do disco articular da ATM: estudo longitudinal. Rev Assoc Paul Cirurg Dent. 2011;65:308-13.
18. Lauria A, Rodrigues DC, Sato FRL, Moreira RWF. Biomechanical strength analysis of mini anchors for the temporomandibular joint. Oral Maxillofac Surg. 2014;18:425-30.
19. Al-Moraissi EA. Open versus arthroscopic surgery for the management of internal derangement of the temporomandibular joint: a meta-analysis of the literature. Int J Oral Maxillofac Surg. 2015;44:763-70.
20. Gonçalves JR, Cassano DS, Rezende L, Wolford LM. Disc repositioning: does it really work? Oral Maxillofac Surg Clin North Am. 2015;27:85-107.
21. He D, Yang C, Zhang S. Modified temporomandibular joint disc repositioning with miniscrew anchor: Part I – Surgical technique. J Oral Maxillofac Surg. 2015;73:47e1.
22. Ryba FM, Ali A, Matthews NS. Temporomandibular joint meniscopexy using the Arthrex Corkscrew mini anchor system: technical note. Br J Oral Maxillofac Surg. 2015;53:299-300.
23. He D, Yang C, Zhu H, Ellis III E. Temporomandibular joint disc repositioning by suturing through open incision: a technical note. J Oral Maxillofac Surg. 2018;76:948-54.
24. Pedraza-Alarcon R, Pinzón-Navarro M, Bachelet CE, Villamor P. Disc repositioning plus temporal eminectomy for temporomandibular joint internal derangement: a pilot study. J Stomatol Oral Maxillofac Surg. 2018;119:16-8.

Artrocentese

25. Monje-Gil F, Nitzan D, González-Garcia R. Temporomandibular joint arthrocentesis: review of the literature. Med Oral Patol Oral Cir Bucal. 2012 Jul 1;17(4):e575-81.
26. Nitzan DW, Dolwick MF. An alternative explanation for the genesis of closed-lock symptoms in the internal derangement process. J Oral Maxillofac Surg. 1991;49:810-5.
27. Nitzan DW, Etsion Y. Adhesive force: the underlying cause of the "anchored disc phenomenon". Int J Oral maxillofac Surg. 2002;31:94-9.
28. Nitzan DW, Dolwick MF, Martinez GA. Temporomandibular joint arthrocentesis: a simplified treatment for severe, limited mouth opening. J Oral Maxillofac Surg. 1991;49:1163-7.
29. Carvajal WA, Laskin DM. Long-term evaluation of arthocentesis for the temporomandibular joint. J Oral Maxillofac Surg. 2000;58:852-5.
30. Murakami K, Hosaka H, Moriya Y, Segami N, Iizuka T. Short-term treatment outcome study for the management of temporomandibular joint closed lock: a comparison of arthrocentesis to nonsurgical therapy and arthroscopic lysis and lavage. Oral Surg Oral Med Oral Pathol Oral Radiol Endod. 1995;80:253-7.
31. Goudot P, Jaquinet AR, Hugonnet S, Haefliger W, Richter M. Improvement of pain and function after arthroscopy and arthrocentesis of the temporomandibular joint: a comparative study. J Craniomaxillofac Surg. 2000;28:39-43.
32. Brennan PA, Ilankovan V. Arthrocentesis for temporomandibular joint pain dysfunction syndrome. J Oral Maxillofac Surg. 2006;64:949-51.
33. Manfredini D, Bonini S, Arboretti R, Guarda Nardini L. Temporomandibular joint osteoarthritis: an open label trial of 76 patients treated with arthrocentesis plus hyaluronic acid injections. Int J Oral Maxillofac Surg. 2009;38:827-34.
34. Santos GS, Sousa RC, Gomes JB, Maciel J, Sonoda CK, Garcia IR Jr, de Melo WM. Arthrocentesis procedure: using this therapeutic maneuver for TMJ closed lock management. J Craniofac Surg. 2013 Jul;24(4):1347-9.

Luxação do côndilo

35. Blankestijn J, Boering G. Myrhaug's operation for treating recurrent dislocation of the temporomandibular joint. Cranio. 1985;3:245-50.
36. Buckley MJ, Terry BC. Use of bone plates to manage chronic mandibular dislocation: report of cases. J Oral Maxillofac Surg. 1988;46:998-1002.
37. Luz JGC, Oliveira NG. Incidence of temporomandibular joint disorders in patients seen at a hospital emergency room. J Oral Rehab. 1994;21:349-51.
38. Luz JGC. Cirurgia da ATM. In: Bianchini EMG. Articulação temporomandibular. São Paulo: Pró-Fono; 2000. p.305-20.
39. Kuttenberger JJ, Hardt N. Long-term results following miniplate eminoplasty for the treatment of recurrent dislocation and habitual luxation of the temporomandibular joint. Int J Oral Maxillofac Surg. 2003;32:474-9.
40. Guven O. Inappropriate treatments in temporomandibular joint chronic recurrent dislocation: a literature review presenting three particular cases. J Craniofac Surg. 2005;16:449-52.
41. Akinambi BO. Evaluation of the mechanism and principles of management of temporomandibular joint dislocation: systematic review of literature and a proposed new classification of temporomandibular joint dislocation. Head Face Med. 2011;15:7-10.

Hiperplasia do côndilo

42. Luz JGC, Rezende JRV, Araújo VC, Chilvarquer I. Active unilateral condylar hyperplasia. Cranio. 1994;12:58-62.
43. Munõz MF. Active condylar hyperplasia treated by high condylectomy: report of case. J Oral Maxillofac Surg. 1999;57:1455-9.
44. Wolford LM, Mehra P, Reiche-Fischel O, Morales-Ryan CA, García-Morales P. Efficacy of high condylectomy for management of condylar hyperplasia. Am J Orthod Dentofacial Orthop. 2001;121:136-51.
45. Bertolini F, Bianchi B, De Riu G, Di Blasio A, Sesenna E. Hemimandibular hyperplasia treated by early high condylectomy: a case report. Int J Adult Orthod Orthognath Surg. 2001;16:227-30.
46. Brusati R, Pedrazzoli M, Colletti G. Functional results after condylectomy in active laterognathia. J Craniomaxillofac Surg. 2010;38:179-84.

Reconstrução ou substituição total das articulações temporomandibulares

47. Wolford LM, Cottrell DA, Henry C. Sternoclavicular grafts for temporomandibular joint reconstruction. J Oral Maxillofac Surg. 1994;52:119-28.
48. Mercuri LG. Total joint reconstruction: autologous or alloplastic. Oral Maxillofac Surg Clin North Am. 2006;18:399-410.
49. Dolwick MF. Temporomandibular joint surgery for internal derangement. Dent Clin North Am. 2007;51:195-208.
50. Driemel O, Ach T, Müller-Richter, Behr M, Reichert TE, Kunkel M, et al. Historical development of alloplastic temporomandibular joint replacement before 1945. Int J Oral Maxillofac Surg. 2009;38:909-20.

51. Mehra P, Wolford LM, Baran S, Cassano DS. Single-stage comprehensive surgical treatment of the rheumatoid arthritis temporomandibular joint patient. J Oral Maxillofac Surg. 2009;67:1959-72.
52. Mercuri LG, Swift JQ. Considerations for the use of alloplastic temporomandibular joint replacement in the growing patient. J Oral Maxillofac Surg. 2009;67:1979-90.
53. Westmark A, Hedén P, Aagaard E, Cornelius CP. The use of TMJ concepts prostheses to reconstruct patients with major temporomandibular joint and mandibular defects. Int J Oral Maxillofac Surg. 2011;40:487-96.
54. Mercuri LG. Alloplastic temporomandibular joint replacement: rationale for the use of custom devices. Int J Oral Maxillofac Surg. 2012;41:1033-40.
55. Leandro LF, Ono HY, Loureiro CC, Marinho K, Guevara HA. A ten-year experience and follow-up of three hundred patients fitted with the Biomet/Lorenz Microfixation TMJ replacement system. Int J Oral Maxillofac Surg. 2013;42:1007-13.
56. Sidebottom AJ. Alloplastic or autogenous reconstruction of the TMJ. J Oral Biol Craniofac Res. 2013;3:135-9.
57. Manganello LCS, Mallet RGA, Silveira ME, Silva AAF. Reconstrução da articulação temporomandibular. In: Manganello LCS, Silveira ME, Silva AAF. Cirurgia da articulação temporomandibular. São Paulo: Santos; 2014. p.199-213.
58. Wolford LM, Mercuri LG, Schneiderman ED, Movahed R, Allen W. Twenty-year follow-up study on a patient-fitted temporomandibular joint prosthesis: the Techmedia/TMJ Concepts device. J Oral Maxillofac Surg. 2015;73(5):952-60.
59. Cascone P, Basile E, Angeletti D, Vellone V, Ramieri V; Pecram Study Group. TMJ replacement utilizing patient-fitted TMJ TJR devices in a re-ankylosis child. J Craniomaxillofac Surg. 2016;44:493-9.

CAPÍTULO 28

Artroscopia intervencionista

Helcio Ono

INTRODUÇÃO

A palavra "artroscopia" vem da junção dos termos gregos *arthro* (articulação) e *skopein* (olhar para), significando "olhar dentro da articulação".

Cita-se em literatura que essa palavra foi utilizada quando o Professor K. Takagi, em 1918, introduziu um citoscópio modificado no interior de uma articulação humana e pôde observar internamente o joelho. A partir desse feito o procedimento evoluiu dentro da especialidade da ortopedia, sendo praticado na maioria das articulações do corpo humano.

O primeiro artigo publicado utilizando artroscopia em articulação temporomandibular (ATM) foi publicado em 1975 pelo Professor Onishi.[1] Ainda na década de 1970 publicou-se artigo sobre a efetividade e segurança da técnica artroscópica em animais,[2] seguido por estudos em cadáver humano[3] e pelo estabelecimento de referências anatômicas para que a técnica pudesse ser praticada de forma padronizada e segura em humanos.[4-5] Em 1986, Sanders[6] mostrou os benefícios terapêuticos da artroscopia de ATM em pacientes com *closed lock*. Murakami e Ono[7] descreveram técnicas para lise de aderências discais.

Um marco importante que ajudou alavancar o desenvolvimento da artroscopia de ATM, foi a publicação de Nitzan e Dolwick[8] em 1991, que descreveu os benefícios da simples artrocentese da ATM, com melhora em quadro de dor, abertura bucal e estalidos. Parece que a partir daí os autores associaram a visão direta da articulação com os benefícios da artrocentese.[9]

Técnicas mais complexas de artroscopia, chamadas de artroscopia operatória ou intervencionista, foram ultrapassando a barreira da simples visualização intra-articular (diagnóstico), e autores como Kondoh,[10] Israel,[11] Tarro,[12] McCain,[13] Yang[14-15] e Granizo[16] descreveram técnicas avançadas de plicatura discal, miotomias e diferentes vias artroscópicas em ATM.

EQUIPAMENTO

O desenvolvimento da videoartroscopia de ATM passou por várias fases, e um dos pontos cruciais foi a transição da utilização de equipamentos inicialmente adaptados até os artroscópios específicos para essa articulação. O primeiro artigo a citar essa técnica em ATM[1] utilizou um artroscópio de 1,7 mm de diâmetro com cânula de 2 mm, criado por Watanabe em 1971, que o indicava para pequenas articulações como cotovelo, punho e tornozelo.

Inicialmente se criou um equipamento com lentes (óptica) associado a um sistema de iluminação que pudesse capturar imagens em estruturas fechadas e escuras. Para outras cavidades de tamanhos maiores, foi necessária, ainda, a criação de um equipamento que insuflasse tais cavidades virtuais, o que permitia que as ópticas não ficassem encostadas nas estruturas, o insuflador. Este não é utilizado em ATM, pois utilizamos a expansão com ringer lactato.

O equipamento que utilizamos hoje é composto por sistema óptico, fonte de luz, videocâmera, monitor e instrumentos diversos.

Sistema óptico

Considerado a parte mais delicada e importante de todo o equipamento, é a parte que entrará em contato direto com a estrutura anatômica a ser visualizada. Pode ser semirrígido ou rígido, que apresenta melhor definição de imagem (Figura 1).

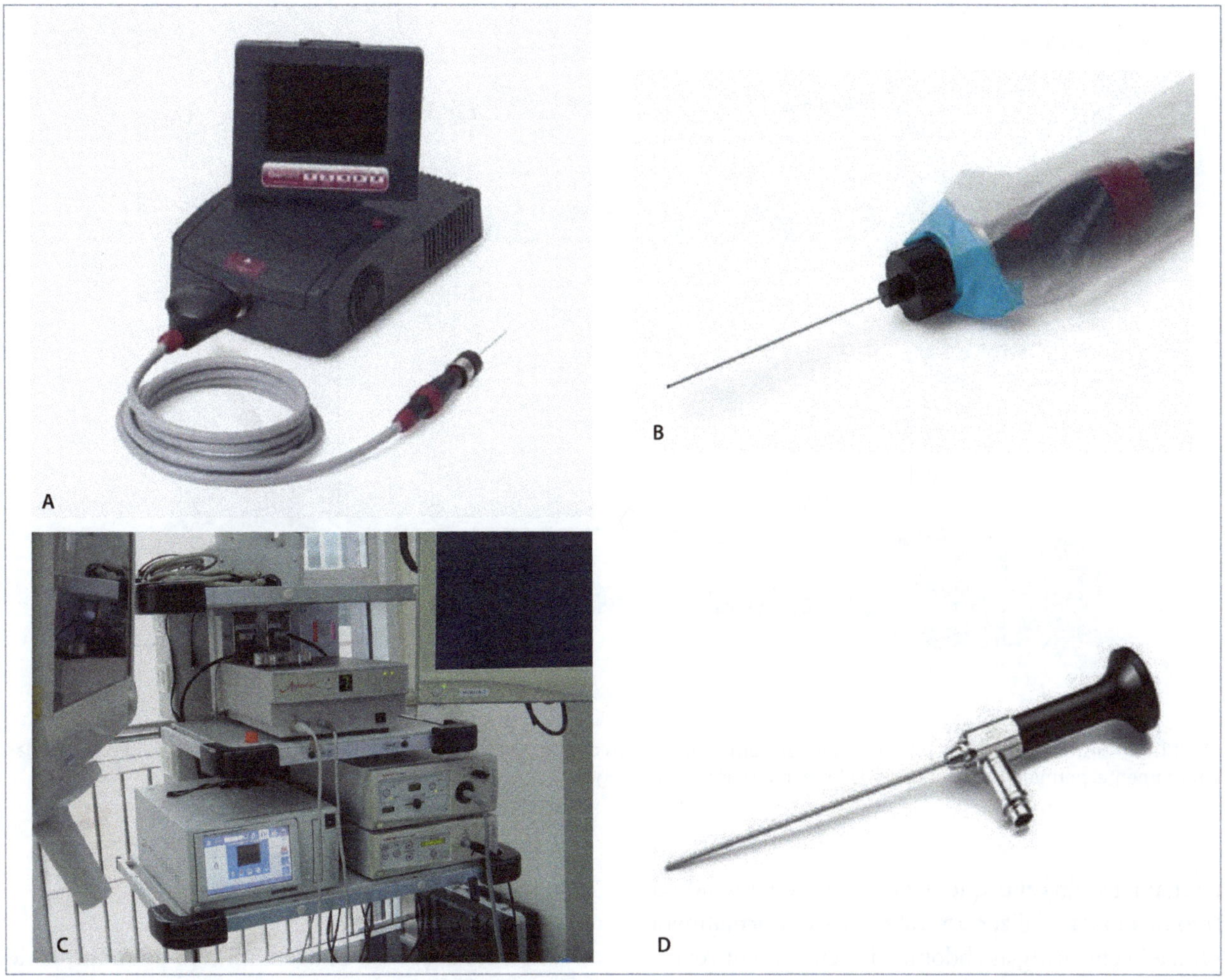

FIGURA 1 A a D: Sistema portátil "on point" Biomet, com óptica semirrígida e equipamento de vídeo/fonte de luz/processador de imagem e óptica rígida.

O sistema da fabricante norte-americana Biomet® apresenta como vantagem o fato de possuir um diâmetro menor (1,2 mm com trocar de 1,9 mm). Isso foi possível devido ao uso de fibras óticas agrupadas. Como desvantagem, essa óptica é descartável e sua definição de imagem é muito inferior à das ópticas que utilizam sistema de lentes.

As ópticas mais modernas foram desenvolvidas a partir do sistema *rod lens* de Hopkins, que é composto por um cilindro metálico oco e várias lentes convexas de vidro espaçadas internamente (Figura 2). Assim podemos a permitir passagem de luz e magnificação de imagens. Esse aumento de imagem pode variar entre 1-30 vezes o tamanho original, podendo variar de acordo com a distância focal da estrutura.

Nessa parte do equipamento, atenção especial deve ser dada tanto ao manuseio como principalmente a sua esterilização.

A recomendação dos principais fabricantes é que se faça sempre o mesmo tipo de esterilização em cada óptica. Hoje a maioria dos hospitais no Brasil utiliza como meio físico a autoclavagem (vapor saturado por pressão) ou meio físico-químico, a esterilização por plasma de peróxido de hidrogênio (Sterrad®).

A alternação desses métodos facilitaria o acúmulo de impurezas e a infiltração do sistema óptico, diminuindo sua vida útil.

Fonte de luz

O módulo do equipamento que fornece luz até o sistema óptico pode utilizar lâmpada incandescente, *led*, luz xenon (luz fria) ou até mesmo fonte de *laser*. Essa luz é encaminhada do módulo de luz até a óptica, através de um cabo de fibras ópticas flexíveis que geralmente pode ser esterilizado. Atenção especial deve ser dado

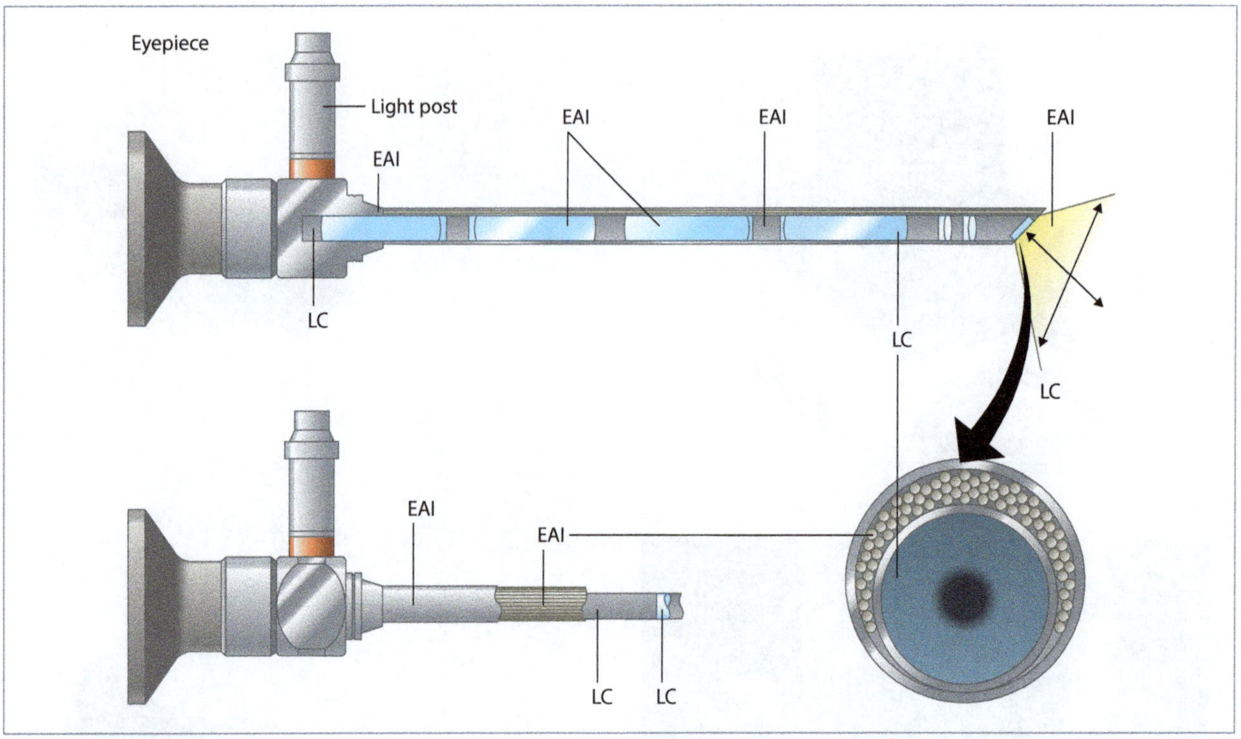

FIGURA 2 Sistema de óptica com lentes (Storz), composto por um cilindro metálico oco e várias lentes convexas de vidro espaçadas internamente, permitindo a passagem de luz e magnificação de imagens.

ao diâmetro do cabo, que pode variar dependendo do tipo de óptica. Utilizar um cabo grosso, normalmente utilizado em cirurgias abdominais, tem o inconveniente de necessitar de uma potência maior do módulo de luz e ainda tende a esquentar mais rapidamente nossa óptica específica e delicada de ATM.

Em todos os tipos de óptica, como os já descritos, mesmo que trabalhem com sistema de lentes, estas são rodeadas externamente por feixes de fibra óptica para transmissão de luz (Figura 3).

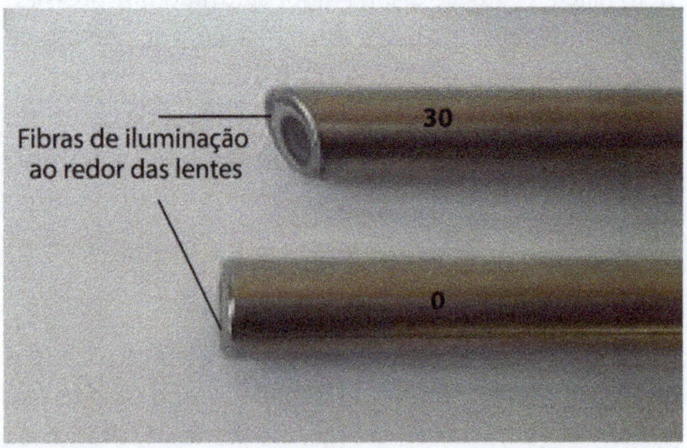

FIGURA 3 Ópticas de 0 e 30 graus.

Videocâmera e monitor

A visualização da imagem através do monitor de vídeo, que pode possuir tamanhos e resoluções variadas, foi possível devido ao acoplamento de uma microcâmera ao sistema óptico (Figura 4). Antes a visualização era direta e incômoda.

Assim, podemos agora gravar as imagens obtidas em resoluções de alta definição (HD), diretamente em *pendrives* (formatados previamente em extensão *FAT32*) ou em sistema de gravador de DVD acoplado. Acredita-se

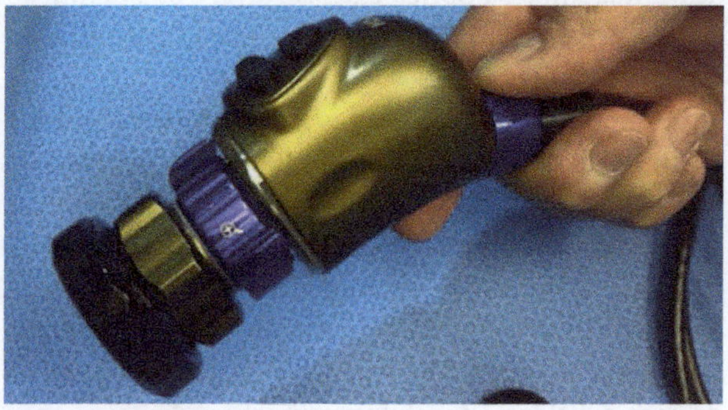

FIGURA 4 Câmera utilizada.

hoje que, devido ao tamanho de nosso sistema óptico e diâmetro de lentes, as imagens dificilmente possam evoluir em definição, por exemplo, resolução 4K.

A câmera nunca é esterilizada, devendo ser protegida por camisas descartáveis estéreis. O treinamento do instrumentador é muito importante para que não haja contaminação das partes encaixadas. O encaixe junto ao sistema óptico (Figura 5) geralmente é universal e pode acoplar vários tipos de ópticas.

Como ajustes principais, temos o *zoom* (aumento da imagem circular que é mostrada no monitor) e o foco (que define melhor a imagem da estrutura focalizada). As diversas marcas existentes no mercado têm diferentes formas de controle desses ajustes principais, tornando importante, antes do procedimento, que o cirurgião possa manipular previamente a câmera.

INSTRUMENTOS DIVERSOS

Os primeiros instrumentos a serem citados são aqueles essenciais à prática da artroscopia. São eles o trocar (cânula), o instrumento perfurador e o rombo (ver Figura 6).

Trocarte

Tem um diâmetro de pelo menos 0,1 mm maior que a óptica e os demais instrumentos, pois, além de permitir a inserção da óptica, deve ter um espaço para que o líquido insuflador passe para o interior da articulação.

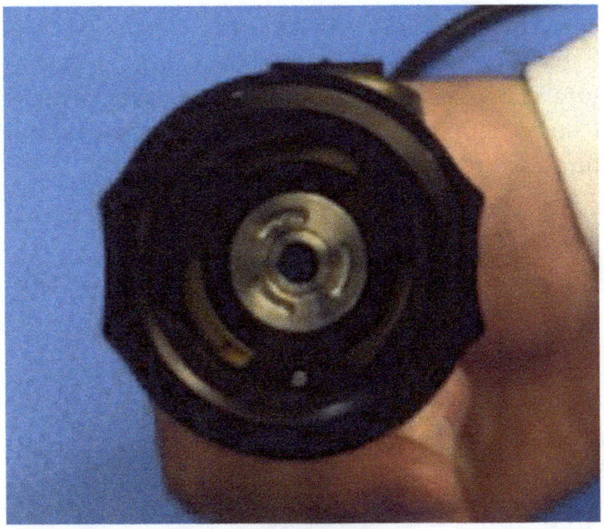

FIGURA 5 Encaixe universal da câmera.

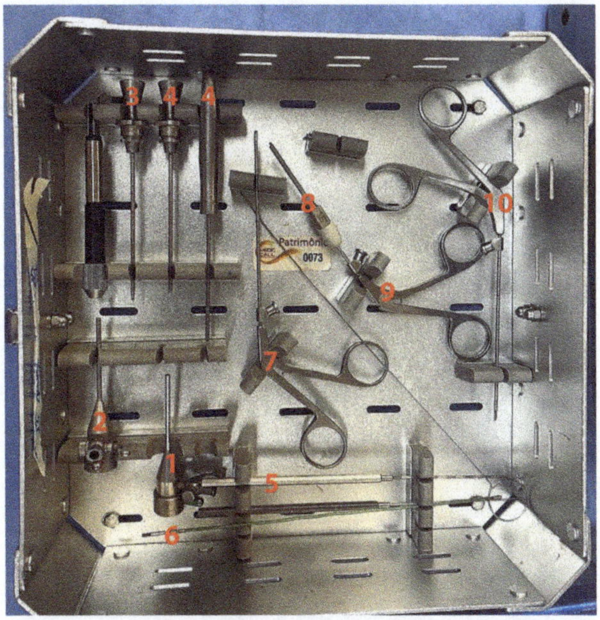

FIGURA 6 1: Trocarte 0 grau; 2: Trocarte 30 graus; 3: Rombo; 4: Perfurador; 5: Palpador; 6: Eletrocautério; 7: Pinça grasper; 8: Trocarte de segundo portal; 9: Pinça de biópsia; 10: Tesoura.

É importante que haja compatibilidade da cânula com a óptica a ser inserida, seja em diâmetro, comprimento e angulação.

Esse instrumento é sempre o primeiro a ser inserido na articulação. Encaixa-se o perfurador (Figura 7) dentro dele para fazer a manobra de inserção, e logo em seguida o trocarte é removido e trocado pelo instrumento rombo ou cego, menos traumático, que serve para confirmar e aprofundar o trocarte. Nesse momento removemos o trocarte e inserimos a óptica.

Palpador

O instrumento palpador (Figuras 6 a 8) talvez seja o mais utilizado na exploração de todos os recessos. Possui uma extremidade em 90 graus ou reta, mas com ponta arredondada, podendo ser milimetrado. Permite que se tenha uma percepção adequada de consistência de todas as estruturas, assim como ajuda a romper alguns tipos de aderência discal com segurança.

Instrumentos cortantes

Uma série de instrumentos cortantes, como facas (retas, curvas) e tesouras (corte inferior, superior), é utilizada para romper aderências, miotomias etc. (Figura 7).

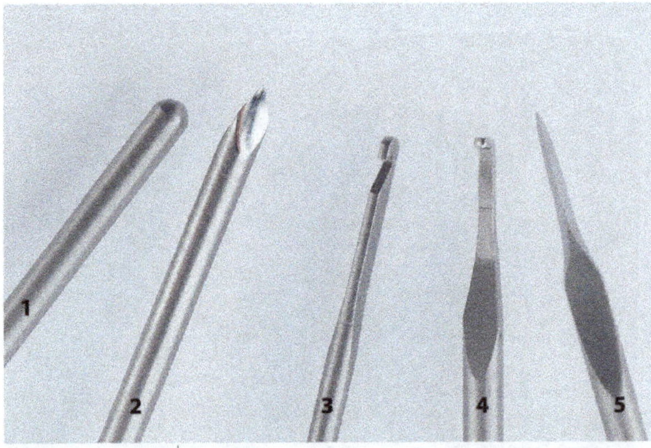

FIGURA 7 1: Rombo ou cego; 2: Perfurador; 3: Gancho; 4: Palpador; 5: Faca.

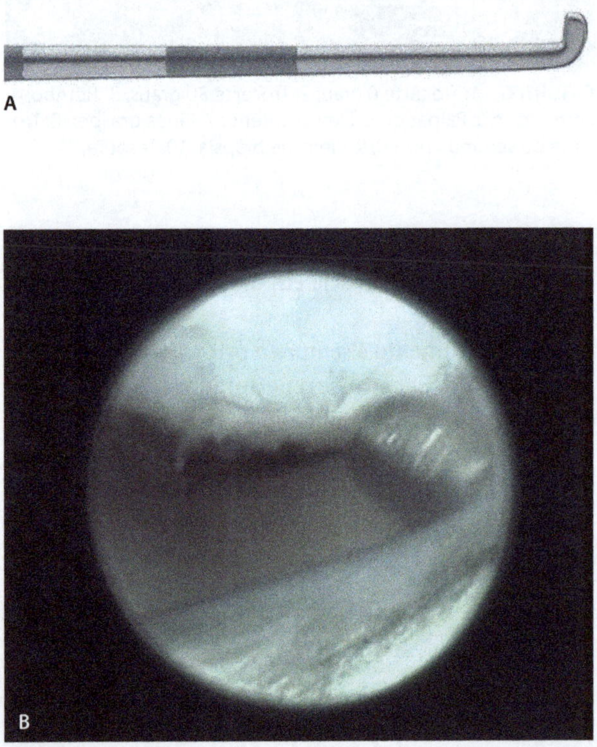

FIGURA 8 Palpador.

Pinças

As pinças Grasper e de biópsia permitem apreensão como a de tesouras e são muito delicadas. Servem para remoção de tecidos (discal, capsular, revestimento, retrodiscais) e até das condromatoses (Figura 6).

Agulhas

Como instrumentos diversos, podemos citar a agulha espinhal larga (tipo "Chiba"), utilizada para injeção direta em regiões específicas como as sinovites. Temos alguns instrumentos utilizados para mobilizar o disco articular (ganchos) e ainda captadores de fio (tipo "alça" ou gancho "pescador").

Instrumentos rotatórios

Os instrumentos rotatórios são os chamados *shavers*, para correção de irregularidades subcondrais, principalmente em estágios avançados de condomalácias. Essas pontas são ligadas a motores rotatórios e devem ter sistema de aspiração acoplados para remoção de *debris*.

Pontas eletrocoaguladoras

As pontas eletrocoaguladoras podem ser mono ou bipolares. Estas últimas são mais precisas e propiciam menor aumento de temperatura que as monopolares, mesmo assim podem atingir uma temperatura entre 400-600 ºC.

Pontas de coblação

As pontas de coblação utilizam sistema de radiofrequência (desnatura a proteínas das estruturas incididas, destruindo-as) para a realização de corte ou ablação de estruturas com temperatura próxima de 70 ºC. Podem ter a ponta esférica (Figura 9) ou reta.

Pontas de *laser*

As pontas de *laser* têm também o objetivo de corte e ablação, com precisão ainda maior e menor temperatura. Como desvantagem dos *lasers* de alta potência, temos seu preço e a alta especificidade para cada estrutura a ser tratada.

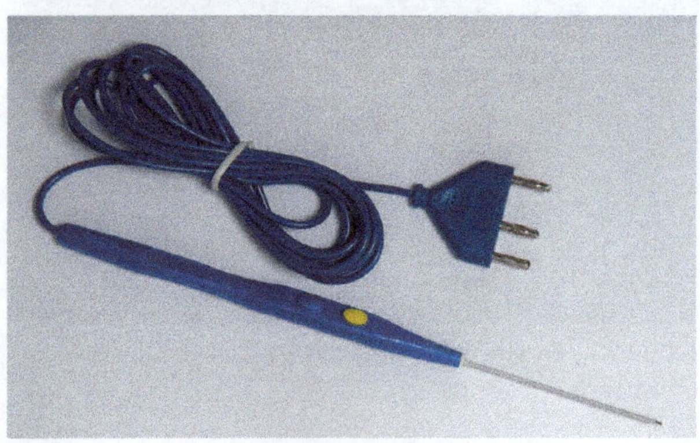

FIGURA 9 Ponta de coblação (radiofrequência).

O *laser* mais indicado para as artroscopias de ATM é o de Holmiun YAG.

Instrumentos manipuladores

Existem algumas técnicas que necessitam de instrumentos específicos para, por exemplo, capturar fios usados em sutura intra-articular. Os captadores podem ser do tipo gancho ou fechados (Figura 10). Este último é utilizado para captar a ponta dos fios, e os em gancho para capturar o fio em sua porção intermediária.

Punches ou instrumentos de biópsia são como tubos com extremidade cortante. O tecido escolhido vai ser cortado circularmente e já colhido no interior desse cilindro para posterior biópsia.

Equipamento acessório de irrigação

O sistema de irrigação recomendado utiliza bolsa de ringer lactato, equipo de soro, torneira de três vias, seringa de 60 mL e extensão de mesmo calibre do equipo de soro (Figura 11). Nesse sistema a irrigação corre dentro de um sistema fechado, evitando contaminação e permitindo rápida recarga da seringa. O Ringer lactato é o veículo expansor mais adequado devido ao fato de o pH ser mais parecido com o do soro sanguíneo, permitir imagem cristalina e ser rapidamente absorvido.

TÉCNICA BÁSICA

Como mencionado, em ATM não utilizamos o aparato insuflador, como em cirurgias abdominais, por exemplo. Em ATM a articulação é insuflada com anestésicos locais. Geralmente, em câmara supradiscal, conseguimos infundir até 2 mL de anestésico, facilitando a entrada dos passos básicos da artroscopia. A direção utilizada é muito semelhante à do primeiro portal ou portal de acesso.

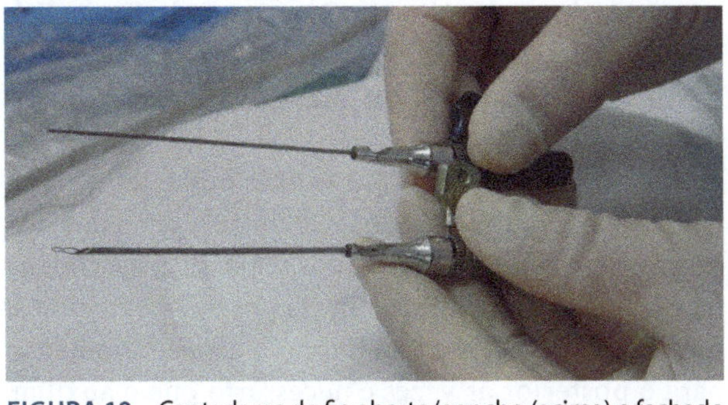

FIGURA 10 Captadores de fio aberto/gancho (acima) e fechado (abaixo).

A técnica básica de realização de um portal de acesso se inicia com a introdução da cânula (ou camisa de óptica) encaixada em um instrumento perfurador afiado (Figura 12). O primeiro portal deve ser realizado seguindo referências anatômicas, como no caso da linha de Holmlund e Hellsing (Figura 13) ou demarcação anatômica (Figura 14). Acreditamos que uma incisão em pele de 1,5 mm de comprimento com bisturi 11 e divulsão com pinça tipo mosquito deva previamente ser realizada para evitar cicatriz em pele. Com apreensão dígito-palmar e direção inferossuperior e posteroanterior, é introduzido o conjunto cânula/perfurador, buscando como anteparo a vertente posterior da eminência articular, que se apresenta como estrutura mais segura por possuir maior quantidade óssea. Nesse momento procura-se sentir a concavidade do processo zigomático do osso temporal, até que possa cair dentro da câmara supradiscal.

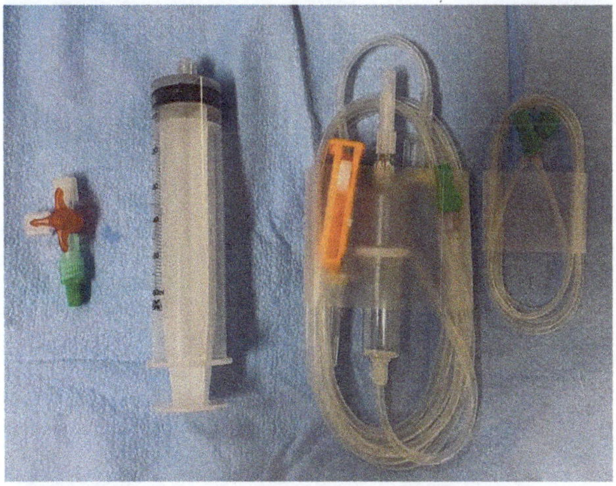

FIGURA 11 Sistema para irrigação.

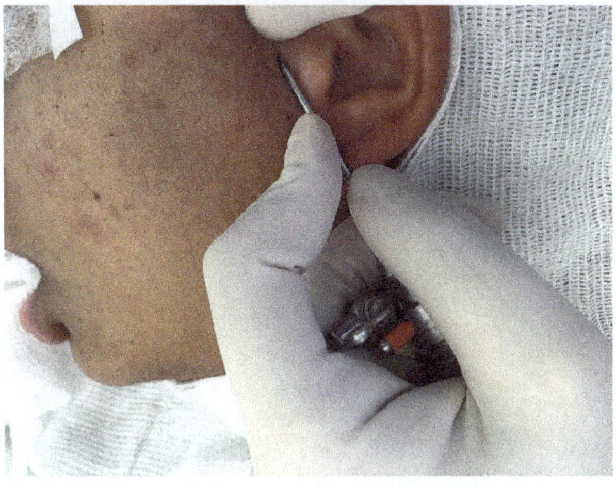

FIGURA 12 Preensão dígito-palmar do trocarte montado com ponta perfuradora (Cortesia Dr. Romualdo Barros).

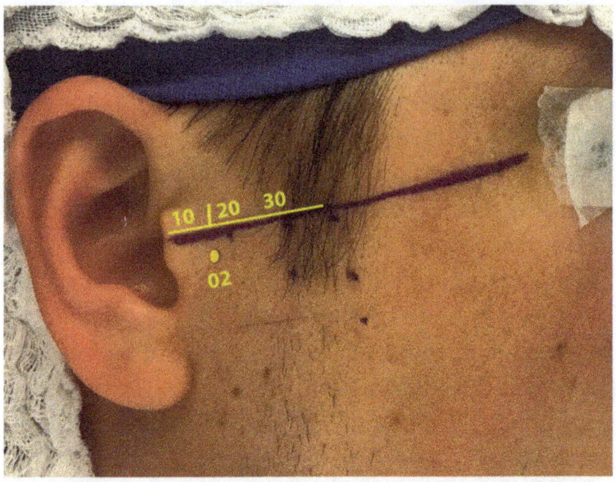

FIGURA 13 Linha de Holmlund & Hellsing (Cortesia Dr. Romualdo Barros).

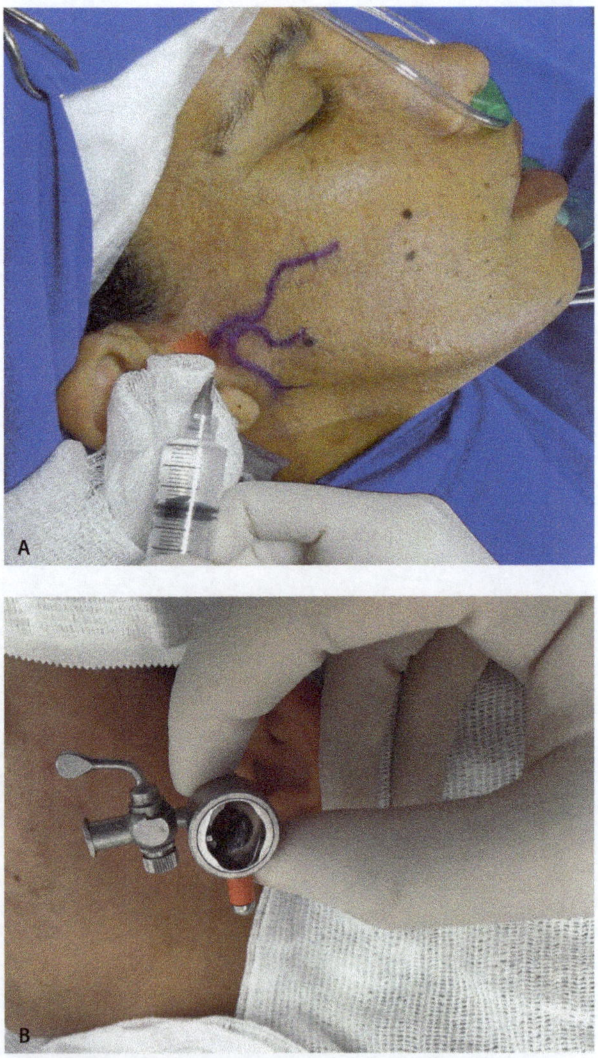

FIGURA 14 A: Marcação anatômica e insulflação da cápsula. B: Trocarte posicionado e refluxo de anestésico (Cortesia Dr. Romualdo Barros).

Após o acesso na fossa articular escolhida, deixamos o trocar em posição, desencaixamos o perfurador (soltando sua trava) (Figura 14) e inserimos o instrumento de ponta romba (também conhecido como ponta romba, *blunt* ou cego), que será encaixado na cânula para nesse momento aprofundar o trocar com a certeza de evitar grandes lesões em estruturas adjacentes.

Realizadas as manobras de acesso, removemos a ponta romba e inserimos a óptica. Importante sempre utilizar o trocar adequado à óptica, ou seja, quando a óptica for de 0 grau, trocar de 0 graus; óptica de 30 graus com trocar de 30 graus. Se essa regra não for seguida, a imagem será prejudicada.

Com a óptica inserida, procuramos focalizar uma estrutura e assim partimos para os movimentos básicos e a exploração dos recessos.

O segundo portal, ou portal de trabalho, permite ao cirurgião a introdução de uma série de instrumentos para manipulação das estruturas intracapsulares. Existem alguns métodos para realização desse portal. O primeiro utiliza a profundidade do trocar do primeiro portal como referência. Para tanto, devemos ter montado um trocar com perfurador semelhante ao já inserido. Com o artroscópio inserido em ATM e já em recesso anterior, procuramos manter a imagem bem próxima à sinóvia lateral, observando a cápsula medial. Nesse momento observamos a profundidade de inserção do trocar que está sendo utilizado. Colocamos o trocar similar paralelo a este e realizamos o ponto anterior de segundo portal, utilizando como distância a mesma da profundidade já analisada (Figura 15).

Com o ponto definido, aprofundamos o conjunto em direção anteroposterior e levemente inferossuperior, buscando a ponta do artroscópio; um bom anteparo a ser buscado é a vertente anterior da eminência articular. Nunca evoluímos em profundidade ou atravessamos qualquer barreira sólida com esse perfurador; os danos ao ouvido médio são os mais acometidos neste momento. Indicamos que só se prossiga com a inserção desse portal quando se estiver observando diretamente a ponta do perfurador atingir a sinóvia lateromedial. Nesse momento podemos inserir todo o trocar dentro da cápsula e remover o perfurador para colocação do palpador.

O cirurgião trabalha com as duas mãos, sendo uma delas o "operador de câmera" e a outra o operador dos diversos instrumentos indicados. É possível movimentar o conjunto instrumento/câmera por todos os recessos. Em zona intermediária para transição do recesso anterior para o posterior às vezes é necessário que o auxiliar manipule a mandíbula, abaixando o côndilo.

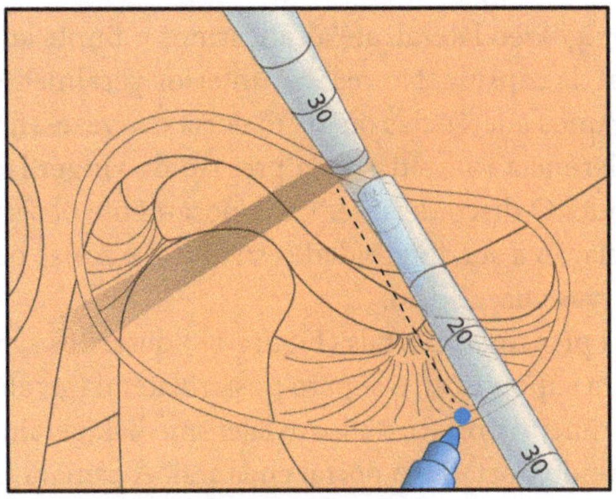

FIGURA 15 Segundo portal, demarcação.

Às vezes um terceiro portal ainda é necessário, principalmente nos casos de plicatura discal. O portal endaural oferece várias vantagens ao operador, e isso será comentado na parte de técnicas de discopexia.

ANATOMIA ARTROSCÓPICA

A visualização artroscópica (Figura 16) é indireta, por meio do uso de sistemas de vídeo, e praticamente microscópica, devido ao aumento das estruturas visualizadas através das lentes. Além disso, temos um meio líquido entre a óptica e as estruturas, o que resulta em certa distorção das estruturas visualizadas. Portanto, a visualização macroscópica à qual estamos acostumados é totalmente diferente da que vamos descrever.

Inicialmente, precisamos ter a noção topográfica de onde estamos atuando.

Existem duas câmaras que podem ser acessadas através de diversos portais. A mais acessada é a câmara supradiscal (ou temporodiscal), e a outra é chamada infradiscal (ou côndilo-discal).

A supradiscal tem um volume de aproximadamente 1,2 mL (podendo distender entre 1,5-3 mL), enquanto a infradiscal tem um volume muito menor, variando de 0,9 mL (podendo se distender entre 1-1,5 ml).[18]

Existem motivos importantes para que a exploração da câmara supradiscal seja a mais acessada. Uma delas é seu maior volume, outras citam que as aderências discais se encontram entre o disco e o teto da cavidade articular e ainda que o acesso da câmara infradiscal, por ter menor volume, torna-se mais difícil e mais lesiva à superfície articular do côndilo.

A exploração da câmara supradiscal geralmente se inicia utilizando o primeiro portal, também conhecido como súpero posterolateral. Para esse acesso, o côndilo mandibular encontra-se alinhado com a eminência articular (boca aberta ou lateralizada para o lado oposto). A primeira estrutura é a sinóvia medial (porção medial da cápsula articular), tida como limite de introdução de nosso artroscópio no sentido lateromedial. A imagem é mais avermelhada, podendo apresentar estrias verticais, e, à medida que visualizamos a região mais anterior, ela vai escurecendo, mostrando o que chamamos de sombra do músculo pterigóideo lateral (Figura 16). Quando realizamos o movimento de recuo do artroscópio no sentido médio-lateral, procuramos visualizar as estruturas retrodiscais, muito vascularizadas, e o disco mais esbranquiçado e avascular, em sua porção mais central (de maior atrito).

A região retrodiscal apresenta um tecido ricamente vascularizado e com muitas dobras e conglomerados, mas que em situações não patológicas não se observam,

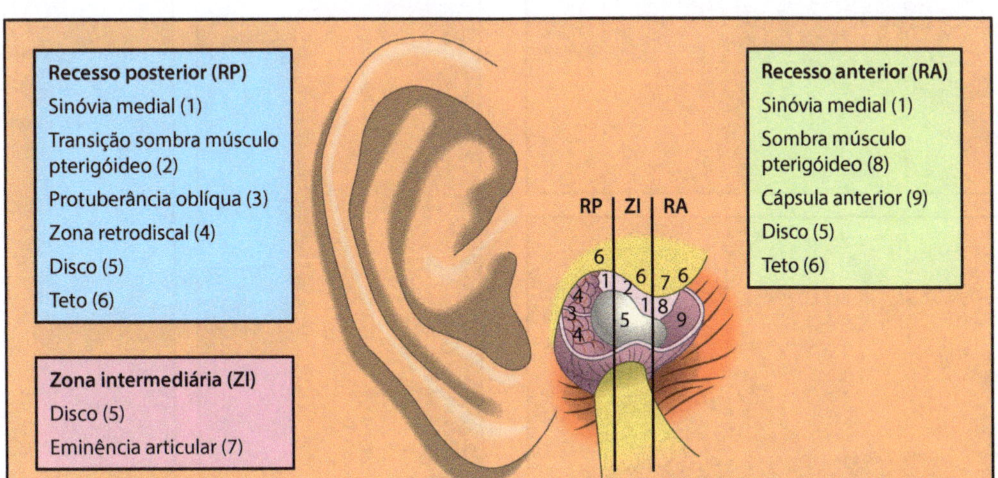

FIGURA 16 Anatomia artroscópica. RC: Recesso posterior; ZI: Zona intermediária; RA: Recesso anterior.

ou aparecem como textura lisa, pois na exploração desse recesso a boca está aberta e esses tecidos encontram-se tensionados. Ainda no recesso posterior, observamos uma estrutura conhecida como protuberância oblíqua (Figura 16), uma banda fibroelástica avascular que se encontra distendida com a boca aberta e praticamente divide o recesso posterior em duas metades (medial e lateral). Acredita-se que seja um resquício embriológico do ligamento discomaleolar.

O limite de saída, ainda utilizando o sentido médio-lateral (movimento também conhecido como pistão) (Figura 17), é a cápsula lateral. Nesse ponto é comum o iniciante sair da cápsula e ser preciso retomar todos os procedimentos de inserção da óptica.

Com o movimento de varredura (Figura 17), procuramos observar a zona intermediária, que é o encontro da superfície discal com a eminência articular (ainda em boca aberta ou lateralizada).

Quando o auxiliar fecha a boca do paciente ou abaixa o côndilo, passamos ao recesso anterior. Neste, semelhantemente ao recesso posterior, buscamos a sinóvia medial, como limite de profundidade na inserção do instrumento. A imagem que obtemos nesse ponto é uma parede de tom avermelhado que pode ter estrias verticais; em direção anterior, podemos observar uma zona de vermelho mais escuro, que seria o início da sombra do músculo pterigóideo lateral. Ao retroceder a óptica em movimento de pistão (médio-lateral), observamos a cápsula anterior, onde estão inseridas fibras do músculo pterigóideo lateral, até alcançarmos o limite anterolateral da cápsula. No recesso anterior geralmente encontramos aderências ou, na maioria das vezes, fibrilas de aderência rompidas pela pressão do ringer lactato injetado. O disco deve ser cuidadosamente observado em relação a sua integridade estrutural e zonas periféricas (vascularizadas).

Os principais portais (Figura 18) descritos são, em câmara supradiscal, o súpero posterolateral (geralmente o primeiro portal), o súpero lateromedial (geralmente o segundo portal) e o portal endaural. A câmara infradiscal possui dois portais descritos, o ínfero posterolateral e o ínfero anterolateral.

PATOLOGIAS

Sinovite

A sinovite é uma das patologias mais frequentes em ATM. Antes das imagens artroscópicas, essa patologia era praticamente desconhecida, pois não havia métodos de diagnóstico específicos.

A membrana sinovial reveste toda a parte interna da cápsula articular da ATM e é responsável pela produção do líquido sinovial, que nutre e lubrifica as estruturas internas dessa articulação. Além disso, tem a função de destruir detritos celulares residuais, bactérias e diversas substâncias bioquímicas e mediadores de dor decorrentes do processo inflamatório.

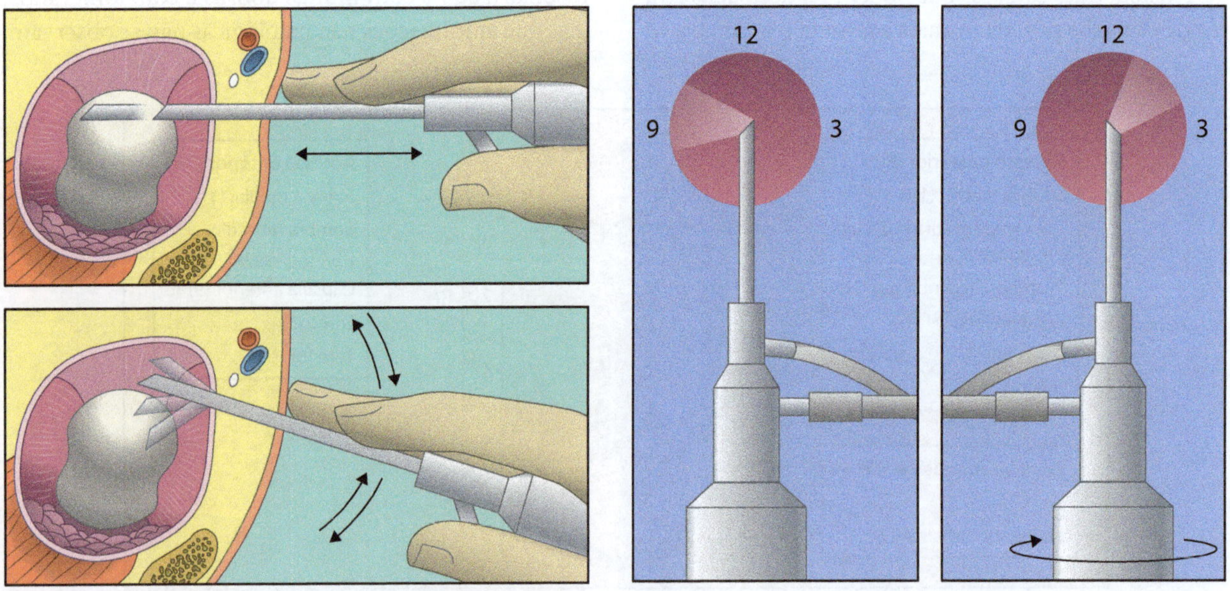

FIGURA 17 Movimentos (Mc Cainn): Pistão; Varredura; Rotação.

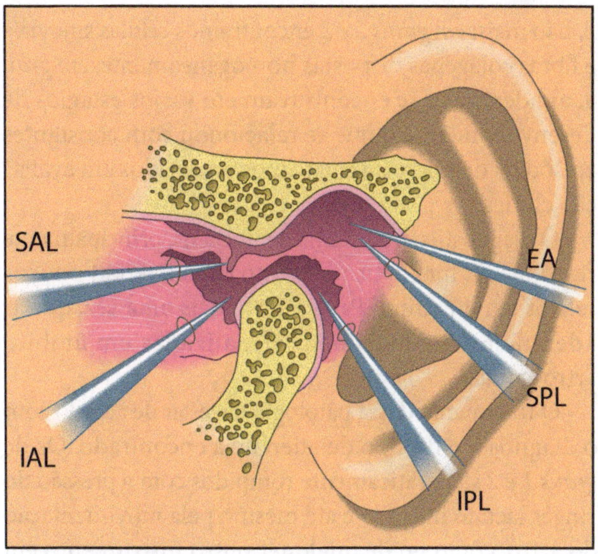

FIGURA 18 Portais: SPL: Súpero-posterolateral; SAL: Súpero-anterolateral; IPL: Ínfero-posterolateral; IAL: Ínfero-anterolateral; EA: Endaural.

A sinovite é um processo inflamatório da membrana sinovial que acontece quando os níveis de detritos celulares e agentes inflamatórios (bradicininas, leucotrienos, prostaglandinas e outros) alcançam alta concentração intra-articular que não permite que sejam normalmente processados e eliminados pelas células da membrana sinovial. Assim, acontece uma resposta inflamatória por parte dos capilares sinoviais superficiais e se instala a sinovite aguda. Clinicamente pode apresentar diversos graus, diferenciados pelos aspectos vasculares apresentados nos Quadros 1, 2 e 3.

QUADRO 1 Sinovite aguda

Tipo	Vasodilatação	Hiperemia
1	Mínimo	Não
2	Moderada	Inicial
3	Aumentada	Moderada
4	Placas	Total

Fonte: McCainn, 1996.

QUADRO 2 Sinovite aguda

Tipo	Eventos
0	Coloração normal, quase translucente, membrana sinovial com pequena rede de vasos sanguíneos.
1	Áreas localizadas com aumento de vascularização e hiperemia capilar.
2	Dois ou mais eventos: hiperemia capilar, hiperplasia sinovial.

Fonte: Holmund, 1996.

QUADRO 3 Índice de grau de sinovite aguda

Tipo	Vasodilatação	Hiperemia	Cor avermelhada
1	+	–	–
2	++	+	+
3	+++	++	++
4	–	+++	–

Fonte: Martín-Granizo, 2014.

A sinovite crônica é caracterizada por hiperplasia tissular e aumento de fibras sinoviais, principalmente em recesso posterior. Essas hiperplasias podem aparecer como placas que podem ser localizadas ou generalizadas.

Existe uma variação, chamada sinovite vilonodular pigmentada, que pode estar associada a osteoartrose e histologicamente apresenta células gigantes carregadas com hemossiderina. Em seu estágio inicial, pode apresentar-se como pigmentações castanho-amarronzadas, e nessa fase pode ser tratada artroscopicamente, realizando coblação ou sinovectomia parcial.[19] Em alguns casos, pode também estar associada a condromatoses.

A sinovite da artrite reumatoide, que afeta a ATM em mais de 50% dos pacientes, apresenta infiltrado linfocitário e sinóvia com capilares dilatados.

A pseudogota ou condrocalcinose se caracteriza histologicamente pelo acúmulo de cristais de pirofosfato cálcico na sinóvia e na cartilagem.[20]

Os sintomas de sinovite variam com o grau de inflamação, apresentando-se como dor à mastigação e à palpação em região pré-auricular, estalos e limitação de abertura bucal.

Os achados de imagem em tomografia e mesmo em ressonância magnética merecem mais estudos. Mesmo com o uso de substância de contraste como gadolínio, não se pode diagnosticar com precisão o quadro de sinovite.

O tratamento das sinovites pode ser feito por meio de ablação via artroscópica (eletrocautérios, coblação ou *laser*) ou de forma medicamentosa, injetando pontualmente e diretamente nas sinovites anti-inflamatórios esteroidais (dexametasona). O uso de ácido hialurônico (HA) também tem demonstrado bons resultados.

Entre os meios de ablação, indicamos os que tenham maior precisão e menor temperatura (como comentado em equipamentos).

A sinovectomia, ou remoção da sinóvia inflamada, pode ser realizada com instrumentos específicos e é considerada, dentro da artroscopia, um tratamento muito agressivo, podendo resultar em hemorragias e em grande lesão à membrana sinovial.

Aderência discal

É uma patologia muito encontrada em artroscopia de ATM. Sua implicação no funcionamento dessa articulação é ainda controverso, pois pequenas aderências parecem não comprometer a mobilidade discal. No entanto, outros estudos mostram que podem estar associadas com alteração do líquido sinovial, com capsulites e diminuição do espaço articular, que assim podem comprometer a movimentação côndilo-discal.[21]

Existem várias teorias sobre a causa das aderências. A mais antiga delas relaciona as sinovites com o colapso na produção do líquido sinovial e a deposição de fibrinas, permitindo menor mobilidade discal e assim sua aderência. Outra teoria cita a formação de hematomas intra-articulares, que levariam a um acúmulo de fibrócitos e fibroblastos, estimulando a fibrose da membrana sinovial, que terminaria em formação de aderências.

Israel[22] considera que os microtraumatismos podem causar pequenos sangramentos intra-articulares, que não são absorvidos em uma articulação com metabolismo previamente alterado.

Existem diversos tipos de aderências descritos, e elas podem ser classificadas em relação a sua localização, forma, tamanho e grau de severidade.[23]

A classificação mais utilizada é a de Zhang et al.:[24]

- Grau 1: aderências de aspecto sedoso do teto ao disco, que podem aparecer em todos os recessos.
- Grau 2: são mais espessas que as anteriores, muitas vezes confundidas com a cápsula. Em seu interior podem aparecer vasos e capilares. Mais comum aparecerem no limite medial do recesso anterior.
- Grau 3: aderências em banda, que conectam o revestimento da cavidade glenoide com a parte posterior do disco. Podem causar limitação de mobilidade discal.
- Grau 4: são aderências extensas formadas em três ou mais lugares na articulação, sendo conectadas entre si. Também podem afetar a mobilidade discal.

O mesmo grupo de autores relata que, em achados artroscópicos, a maioria das adesões se encontra em recesso anterior (82,13%), e, nesse recesso (36,43%) em porção lateral. Existe também a associação do número de achados de aderências relacionados diretamente aos estágios mais avançados de Wilkes e à idade avançada dos pacientes.

Estudos histológicos[25] mostraram que, *em grau 1*, os fibroblastos estavam ativos, indicando atividade; em *grau 2*, não mais; *em graus 2 e 3* encontramos células sinoviais e fibras colágenas dispostas homogeneamente; *em grau 4*, as aderências se encontravam em vários estágios de desenvolvimento, o que se relacionou com constantes episódios de microtraumatismos associados em avaliação clínica.

O diagnóstico por exame de imagens, principalmente ressonância magnética, é muito difícil, tendo poucos relatos em literatura. Parece-nos, mais uma vez, que as aderências são mais bem visualizadas em âmbito artroscópico.

O tratamento dessa patologia deve ser de acordo com o diagnóstico do tipo de aderência encontrado. Os de *graus 1 e 2* são praticamente rompidos com a pressão do ringer lactato injetado e até mesmo pela movimentação do artroscópio ou de qualquer outro instrumento em segundo portal, e é o que denominamos lise direta. As aderências mais espessas ou complexas podem necessitar de instrumentos específicos, como facas, fórceps, tesouras e instrumentos abladores (eletrocautérios bipolares, coblação ou *laser*).

Após o rompimento destas, acreditamos que a infusão de HA de alto peso molecular possa atuar como fator importante para evitar recidivas imediatas, associando também o uso de dispositivos intraorais e dieta leve.

Condromalácias

Por definição, condromalácia significa amolecimento da cartilagem articular. Esse termo foi utilizado inicialmente para descrever processos degenerativos em região patelar.

Em ATM, encontramos revestindo as superfícies articulares a fibrocartilagem, um tecido conjuntivo denso e fibroso que tem a capacidade de absorver traumas significativos e grande poder de reparação. Histologicamente, o teto da cavidade glenoide é estratificado sequencialmente da profundidade até a superfície em osso, fibrocartilagem, camada de células indiferenciadas (podem se diferenciar em osteoblastos ou condroblastos) e camada fibrosa (tecido conjuntivo fibroso denso que protege a fibrocartilagem) (Figura 19). No côndilo é muito semelhante, podendo ser adicionada a camada de cartilagem calcificada (Figura 20).

As condromalácias são lesões que podem acometer mais de uma dessas camadas, dependendo da gravidade ou da evolução da doença.

Essa é uma patologia osteocartilaginosa não inflamatória que consiste na degeneração progressiva da cartilagem e do osso em sequência. Pode ser oriunda de um trauma regional (ou trauma oclusal), no qual a ca-

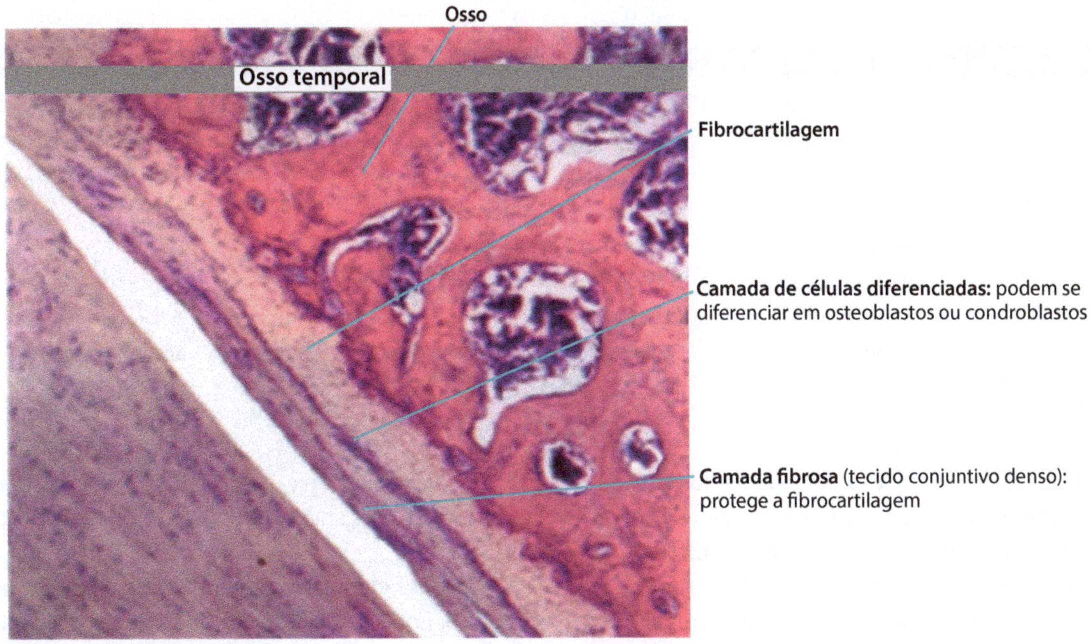

FIGURA 19 Histologia Teto. Superfície articular do osso temporal.

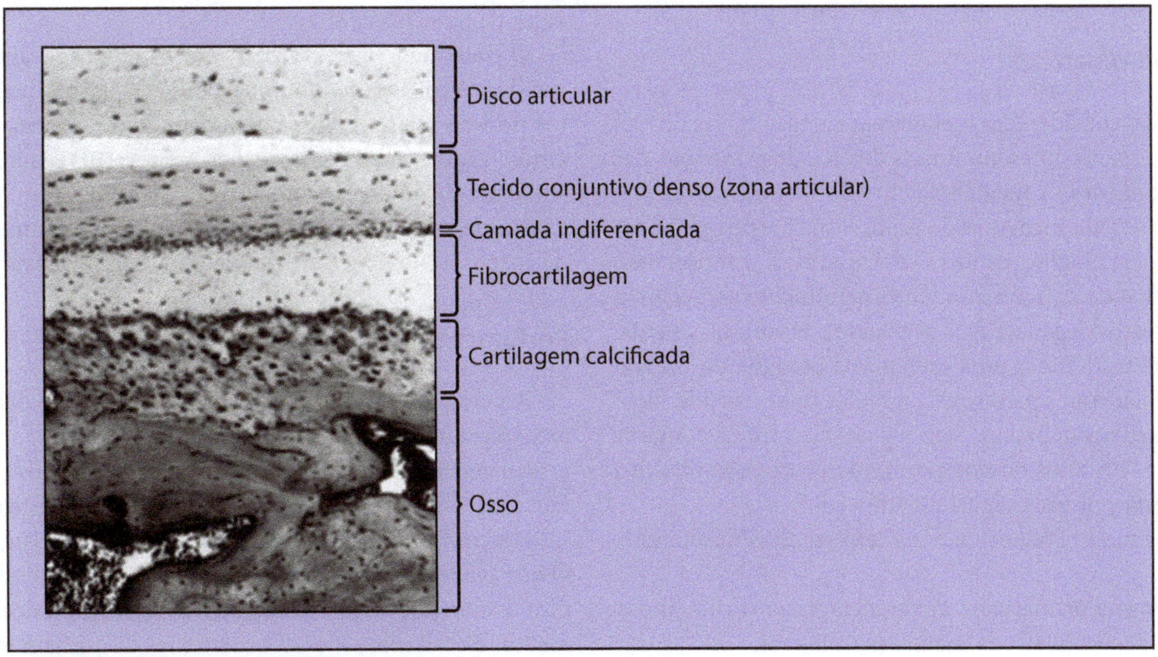

FIGURA 20 Histologia condilar. Camadas da cartilagem e osso subcondral.

pacidade de absorção de impacto tenha sido superada. Nesses casos, a degradação superará a capacidade regenerativa e haverá um colapso do mecanismo de adaptação. De Bont et al. (1989)[26] relataram a liberação de catepsina B e D e de outras colagenases (metaloproteinases), que atuariam sobre as cartilagens promovendo a ruptura de proteoglicanas e criando inicialmente desidratação e fissuras. Estas seriam posteriormente preenchidas por água, levando ao amolecimento da fibrocartilagem. A evolução desse quadro levaria à exposição da região subcondral.

Sua incidência é pouco clara em literatura, pois os exames mais adequados à observação clínica dessas alterações são feitos por meio da videoartroscopia (padrão ouro). A palpação da fibrocartilagem torna-se então um importante fator para um diagnóstico preciso

QUADRO 4 Condromalácia

Condromalácia	Grau I	Grau II	Grau III	Grau IV
Histologia	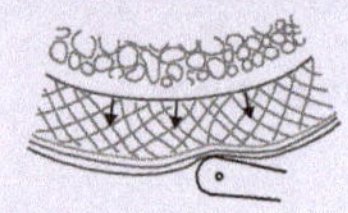	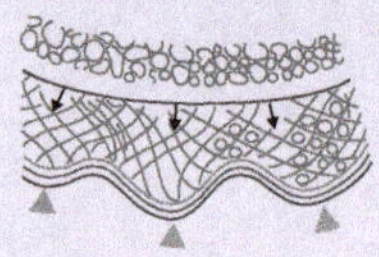	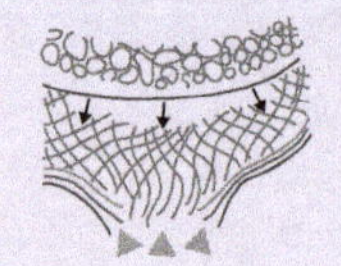	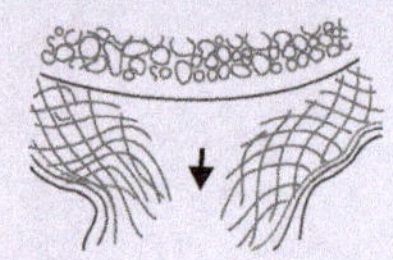
Morfologia	Edema	Sulcos	Fibras	Ruptura
Sinais	Suave ao palpar	Vascularização	Fibras flutuantes	Osso visível
Cores	Branco opaco	Branco opaco	Branco	Amarelado
Tratamento	Nenhum	Vaporização	Vaporização biópsia	*Shaver*

Fonte: Martín-Granizo, 2014.

(comparando clinicamente a densidade da fibrocartilagem). A única dificuldade seria a investigação da superfície articular condilar, que está em câmara infradiscal, requerendo outro portal. É importante lembrar que as maiores alterações de superfície articular ocorrem em côndilo e não em teto de cavidade glenoide.

Granizo et al. classificaram as condromalácias em quatro estágios principais (Quadro 4).

Condromatoses

São consideradas metaplasias cartilaginosas dos remanescentes mesenquimais dos tecidos sinoviais das articulações. A incidência em ATM é rara. Caracterizam-se pela formação de numerosos corpos globosos osteocartilaginosos intra-articulares. É um processo crônico de crescimento lento, geralmente associado a processos degenerativos avançados. Histologicamente, são consideradas uma metaplasia benigna da sinóvia articular com a presença de nódulos (livres ou aderidos) de cartilagem hialina com regiões escleróticas. Alguns desses nódulos possuem um núcleo de osso maduro coberto por uma superfície sinovial.

Segundo Petito et al.,[27] podem ser classificados em:

- Forma primária ou ativa: metaplasia cartilaginosa ativa originada da membrana sinovial.
- Forma secundária ou passiva: fragmentos livre intra-articulares com menos atipias celulares e originados por outras causas (traumatismos, artroses etc.).

Os sintomas principais dessa patologia são dor, inflamação da região pré-auricular, limitação de abertura bucal e ruídos articulares como crepitação. Clinicamente podem causar mordida aberta posterior ipsilateral e diminuição de translado da articulação afetada. O diagnóstico por imagem é preferencialmente realizado por tomografias e ressonância magnética. Como fatos interessantes, temos que na maioria dos casos apresentados as condromatoses encontram-se em câmara supradiscal e unilateral.

As formas globulares podem ter entre 0,5-16 mm de diâmetro, podendo ser encontradas em recesso anterior e posterior da câmara supradiscal. Podem também ser encontradas como ilhas cartilaginosas intrassinoviais, geralmente relacionadas aos estágios iniciais, junto às áreas de hiperplasia sinovial.

O tratamento é cirúrgico,[28] e geralmente a lavagem remove os corpos menores que 2 mm. Os corpos maiores podem ser removidos com a ajuda de fórceps ou ainda fragmentados em porções menores para serem então removidos via artroscópica. Existem casos em que a cirurgia aberta é indicada, devido ao grande número de corpos e à lesão a estruturas como o disco articular.

Perfuração discal

A perda de continuidade da porção central do disco articular em ATM provoca comunicação dos espaços articulares superior e inferior e consequentemente o contato direto entre as superfícies articulares (côndilo e teto).

Desconhecemos uma causa direta dessa patologia. O que sabemos é que geralmente se relaciona com estágios avançados de processos degenerativos. Deslocamentos discais sem redução e aderências discais também são achados associados com essa patologia.[29]

O disco articular possui uma região central avascular e mais afilada; sua periferia é vascular e inervada, principalmente em transição com a região retrodiscal. Acredita-se que a reparação de uma perfuração discal possa ocorrer nessa região, mas relatos em estudos animais referem que em perfurações maiores que 2 mm isso dificilmente ocorre.[30] Em região central, devido à falta de vascularização e aos traumas frequentes, dificilmente aconteceria uma reparação ideal mesmo em mínimas perfurações.[31]

O diagnóstico por imagens é difícil e pouco eficiente. As artrografias com contraste eram o método antigo mais utilizado, pois evidenciavam a comunicação entre os espaços articulares inferior e superior. A tomografia e mesmo a ressonância magnética dificilmente evidenciavam perfurações em seus cortes finos.

A ressonância magnética é motivo de várias publicações a respeito desse assunto, mas se mostra pouco conclusiva. A associação da ressonância com contraste semelhante ao das artrografias (artrorressonância) depende de uma técnica apurada, dificultando os resultados desse método.

Em artroscopia, que realiza distensão interna da cápsula sinovial, as perfurações são visualizadas, e podemos utilizar instrumentos, como o palpador, para inspecionar mais cuidadosamente o disco articular, sobretudo nas regiões onde o disco possa estar dobrado. Apesar de ser um método considerado invasivo, ainda é o padrão ouro para detecção das perfurações discais de ATM.

A manifestação clínica geralmente é iniciada com sintomatologia dolorosa, evoluindo com crepitação em abertura, alteração oclusal e degeneração das superfícies articulares.

A incidência nas análises artroscópicas é muito variável em literatura, mas um importante estudo que investigou 1.812 articulações[32] mostra que a maioria das perfurações é encontrada em região posterolateral.

O tratamento artroscópico intervencionista pode vir desde a lise e a lavagem, que remove substâncias inflamatórias, aderências, detritos e permite maior mobilidade discal, até procedimentos com coblação ou *laser*, que procuram tratar os bordos fibrosos das perfurações, ou tratar as superfícies articulares danificadas. A infusão de HA, plasma rico em plaquetas (PRP) e células-tronco também merece estudos mais específicos, no caso das perfurações. As suturas discais podem ser possíveis em pequenas perfurações (menores que 5 mm) e se localizadas em região posterior. Alguns trabalhos citam as discectomias com *laser*, mas ainda consideramos agressivas demais para serem realizadas com as vantagens da artroscopias.

Deslocamento discal

Considerados um dos principais desarranjos internos da ATM, os deslocamentos discais foram diagnosticados por meio de ressonância magnética em aproximadamente 35% da população assintomática.[33] Apesar desses dados, em pacientes indicados e submetidos a artroscopia de ATM, continuam sendo um dos achados mais frequentes.

Santler et al.[34] demonstraram que a ressonância magnética apresentava efetividade entre 80-90% na detecção de deformidades e deslocamentos discais

Merril e Bronstein[35] relatam que o deslocamento discal é um dos principais indicativos de disfunção que levam o paciente a procurar tratamento. Limitação de abertura bucal, desvios em abertura, dores musculares e intra-articulares e estalidos são os principais sintomas resultantes dessa alteração. Dada essa importância, criaram uma classificação que pudesse avaliar os deslocamentos discais (Quadro 5).

QUADRO 5 Merril e Bronstein, 1992

Fase	*Roofing* Cobertura discal	Achados artroscópicos
Estágio inicial	I (80-100%)	▪ Discreto alongamento da zona bilaminar. ▪ Sinóvia e discos normais. ▪ Sem alteração cartilaginosa.
Estágio inicial/ intermediário	II (50-100%)	▪ Alongamento da zona bilaminar. ▪ Sinovites com aderências em fase inicial. ▪ Dobra anterolateral da cápsula.
Estágio intermediário	III (25-50%)	▪ Alongamento da zona bilaminar. ▪ Sinovite importante. ▪ Diminuição do recesso lateral. ▪ Aderências. ▪ Condromalácias I-II.
Estágio intermediário/ tardio	IV (0-25%)	▪ Hialinização do ligamento posterior. ▪ Sinovites, aderências. ▪ Condromalácias III-IV.
Estágio tardio	V (0%)	▪ Hialinização do ligamento posterior. ▪ Perfuração discal. ▪ Fibrilação das superfícies articulares. ▪ Sinovite avançada. ▪ Aderências grau avançado. ▪ Condromalácia IV.

Tratamentos com infusão

A artroscopia intervencionista de segundo nível, ou que utiliza segundo portal, tem a vantagem de atuar diretamente sobre uma estrutura específica dentro da ATM. Pode utilizar diversas substâncias/medicações a serem injetadas com visão direta e localizada.

Esclerosantes

São representados principalmente por substâncias como etanolamina, sulfato sódico de tetradecil e psiliato sódico. Em ATM foi demonstrada na técnica de Onishi,[36] na qual é diretamente injetada em zona retrodiscal, com agulha fina e comprida (0,5-2 mL em vários pontos). É esperado que haja uma retração cicatricial dessa região e que assim o disco possa ser retraído em região mais posterior.

Corticoides

Estudos mais recentes descartam o uso de corticoides em região intra-articular, devido ao processo degenerativo gerado principalmente em pacientes jovens. Apesar disso, a injeção direta em placas de sinovite tem estudos com resultados significativos para o tratamento dessas áreas inflamadas.

Ácido hialurônico

São polissacarídeos da família dos glucosaminoglicanos, também chamados de hialuronato sódico, encontrados em várias estruturas do corpo humano. Podem ter pesos moleculares diferentes, e suas cadeias se enovelam, formando uma rede molecular flexível e hidrofílica que retém água, sendo essa sua principal característica. É produzido na membrana celular de células como fibroblastos, sinoviócitos, condrócitos e outras. Pode ser produzido por meio da coleta tecidual (cristas de galo) e cultura, sendo que os ácidos de origem animal têm o inconveniente da presença de impurezas, que atuam como antígenos e aceleram sua degradação juntamente com a oxidação associada aos radicais livres do processo inflamatório.

Atualmente temos a produção de HA por meio de biotecnologia, que utiliza bactérias (estreptococos), tem alta biocompatibilidade e menor nível de impurezas, o que melhora sua meia-vida. São chamados de Nasha (*non animal stabilized hyaluronic acid*).

Talvez o grande problema dessa terapêutica medicamentosa seja a meia-vida no organismo. Na pele, 60% se degrada nas primeiras 24 horas. Na ATM temos utilizado HA de alto peso molecular, que permite maior tempo de permanência dentro da articulação. Estudos mostram que os de baixo peso molecular penetram no espaço intercelular, permitindo o estímulo de sinoviócitos, mas são rapidamente degradados e têm menor eficiência mecânica de lubrificação. Mais estudos devem ser realizados para que haja um intermediário que una as melhores propriedades em um só HA.

Os efeitos do HA são de analgesia (bloqueio de nociceptores), inibição de resposta de células inflamatórias (expressão de interleucina 1 beta/metaloproteinase 3), diminuição da vascularização e fibrose sinovial e proteção da cartilagem (diminuindo a apoptose dos condrócitos).

Tecnicamente, pode ser injetado através do portal de irrigação ou de qualquer outro portal acessório. Geralmente injetamos 1 mL para cada lado da articulação.

Os melhores protocolos relatam o processo de repetição dessa técnica de viscossuplementação (3-4 vezes), dependendo do peso molecular.

Plasma rico em plaquetas

Os fatores de crescimento são largamente estudados para reparação tecidual. São considerados polipeptídeos biologicamente ativos produzidos pelo nosso organismo que atuam estimulando divisão, crescimento e diferenciação celular. Encontrados em grânulos secretórios especializados das plaquetas.

O plasma rico em plaquetas (PRP) é o plasma sanguíneo, que pode apresentar um alto número de concentrado de plaquetas. Pode ser preparado a partir do próprio sangue do paciente por meio de centrifugações e de coleta por pipetagem.

Um desses fatores de crescimento, *Insulin Growth Factor*-1 (IGF-1), foi estudado por Liu et al.,[37] e demonstrou que melhora o poder de reparo em cartilagem e do osso medular subcondral. A condrogênese também tem sido estudada e demonstra bons resultados histológicos em processos osteodegenerativos e osteoartrites.

No Brasil, é tido pela Agência Nacional de Saúde como procedimento experimental (Resolução CFM n. 2.128/2015), e talvez esse fato dificulte as pesquisas.

Fernández-Ferro et al.[38] comparam os resultados do tratamento associando artroscopia de ATM com ácido hialurônico e PRP. Os autores relatam resultados estatisticamente significativos e superiores de melhora em dor e abertura bucal com o uso do PRP em seguimento de casos com 18 meses pós-operatórios.

Células-tronco

Os resultados com células mesenquimais com potencial de diferenciação são promissores sobretudo em pesquisas relacionando a ATM.

Souza Tesch et al., em artigo de 2018,[39] relatam os resultados de reparo de superfície condilar por meio da injeção intra-articular de um concentrado autógeno, preparado *in vitro*, de células-tronco derivadas do septo nasal. A via artroscópica, minimamente invasiva e muito pontual em sua deposição de medicamentos, pode ser um método importante no tratamento clínico utilizando células-tronco. Talvez esse seja um método a revolucionar o tratamento de grandes degenerações em ATM.

TÉCNICAS DE DISCOPEXIA/PLICATURA DISCAL VIA ARTROSCOPIA

Israel, 1989[40]

Inicia-se a técnica com os procedimento de triangulação para remoção de aderências e lavagem.

O artroscópio é colocado em portal anterossuperior e a sonda romba em portal posterossuperior, apreendendo o disco na região anterior. Com o côndilo assentado em fossa (boca fechada) é passada uma agulha 20 G perpendicular à pele e inferior aos dois portais já realizados. Essa agulha é colocada "às cegas", procurando a porção posterossuperior do côndilo. Abre-se a boca do paciente e então a agulha é aprofundada superomedialmente, até que extravase o fluido de irrigação, esperando que a agulha esteja então em câmara supradiscal. Nesse momento o fio de nylon 3-0 é passado pela agulha 20 G e visualizado pelo artroscópio. O instrumento de ponta romba (portal posterossuperior) é removido e trocado por um fórceps ou Grasper para captura do fio. Realiza-se manobra para deslocamento discal posterior com manipulação bucal e os instrumentos são removidos. É realizada a sutura em região pré-auricular sobre um botão plástico (Figura 21).

A sutura é removida com 1-2 semanas. O autor ainda cita que essa técnica pode utilizar a cauterização da zona retrodiscal para manter o disco em posição (Quadro 6).

QUADRO 6 Israel, 1989

Vantagem	Desvantagem
▪ Técnica simples.	▪ Ancoragem posterolateral.
▪ Reproduzível.	▪ Ancoragem de tecidos moles.
	▪ Recidiva.
	▪ Lesão condilar.
	▪ Lateralização discal.
	▪ Técnica cega.

Tarro, 1989[41]

A técnica de Tarro também se inicia com o rompimento de aderências e o tratamento de hiperplasias sinoviais, citando até mesmo o uso de instrumentos rotatórios. Relata a miotomia do feixe superior do músculo pterigóideo lateral com tesouras, eletrocautérios bipolares ou outros métodos. Relata também a eletrocoagulação da zona retrodiscal. A manipulação mandibular reduziria então o disco articular.

Na técnica de sutura é utilizada uma agulha semicircular associada com vicryl 3-0 (Ethicon® J868) que é inserida na região pré-auricular próxima ao portal posterior, buscando a região lateral do disco, saindo em pele novamente próximo ao portal anterior. É realizada uma incisão vertical de 3-4 mm anterior ao trágus e posterior aos portais. Nessa região serão passados os fios que emergiram na pele e realizada sutura subcutânea (Figura 22 e Quadro 7).

QUADRO 7 Tarro

Vantagem	Desvantagem
▪ Técnica simples.	▪ Ancoragem posterolateral.
▪ Reproduzível.	▪ Ancoragem de tecidos moles.
	▪ Recidiva.
	▪ Lesão condilar.
	▪ Lateralização discal.
	▪ Técnica cega.

Kondoh, 1990[10]

Inicia-se com a inserção da agulha 18 G em direção ao compartimento inferior da ATM. É utilizado um portal posterolaterossuperior e outro endaural, para a óptica e a via de trabalho, respectivamente.

A agulha 18 G é então passada para a câmara supradiscal, onde é visualizada. O fio é passado através da

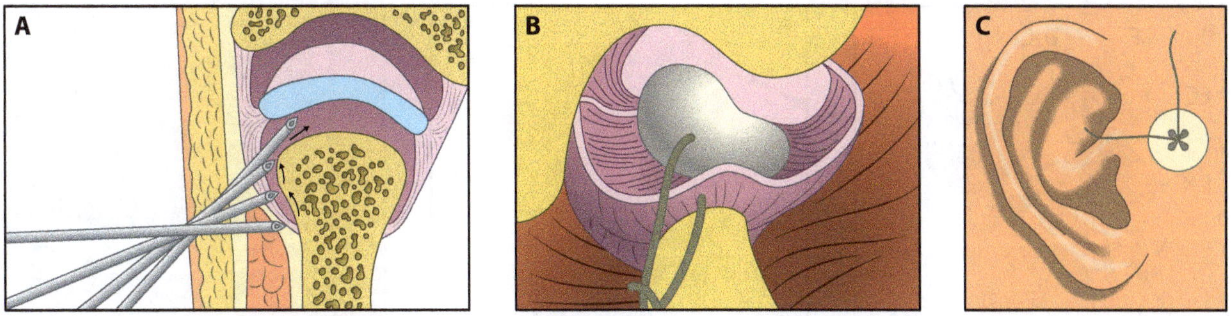

FIGURA 21 Técnica de Israel, 1989.

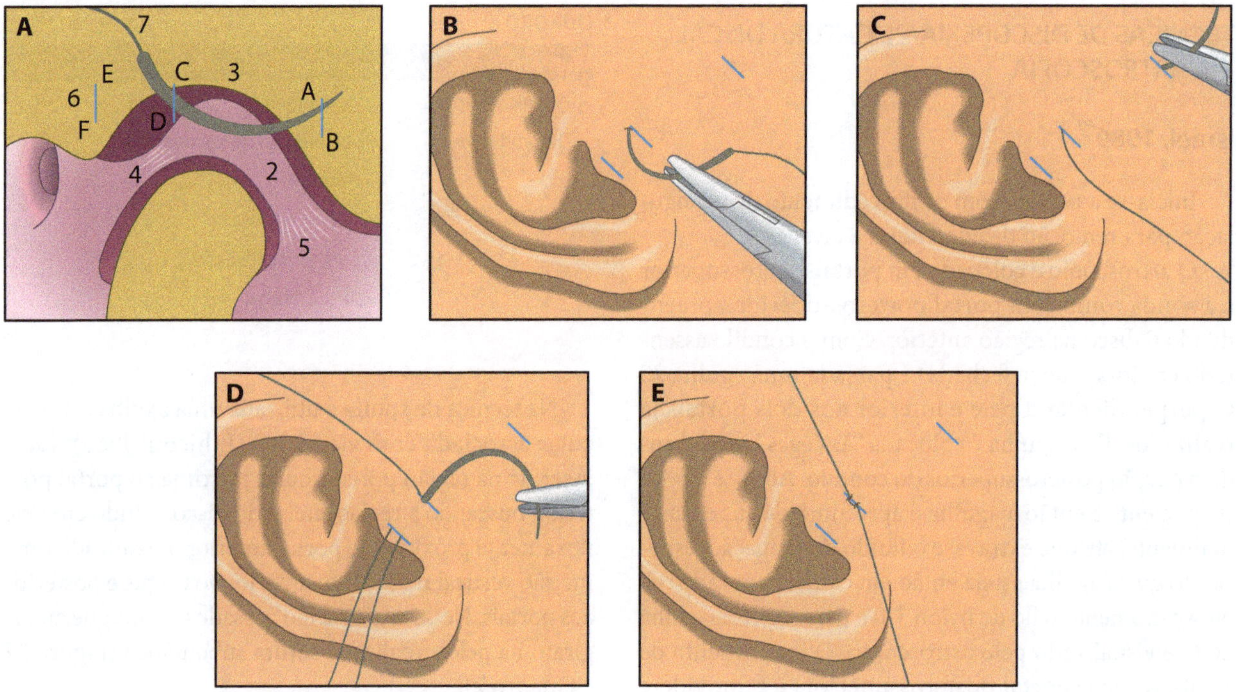

FIGURA 22 Técnica de Tarro, 1989.

agulha e capturado por um fórceps, sendo removido por essa via endaural. Remove-se nesse momento o trocar endaural. A agulha 18 G retorna então à câmara infradiscal e, com inclinação posterior, sua ponta é levada próxima ao ponto endaural. A ponta do fio é então capturada e a agulha removida, e a sutura próxima à cartilagem do trágus é realizada. Essa sutura fica intradermicamente localizada e outra sutura de pele é feita nessa região. Também como as técnicas anteriores, utiliza-se a inserção de agulhas em regiões não visualizadas pelo artroscópio, por isso indicamos em tabela com "técnica cega". Uma grande evolução foi a ancoragem endaural, que possibilita a redução discal no sentido anteroposterior e não lateraliza tanto o disco (Figura 23 e Quadro 8).

QUADRO 8 Kondoh

Vantagem	Desvantagem
▪ Técnica simples.	▪ Recidiva.
▪ Reproduzível.	▪ Lesão de conduto auditivo/ ouvido interno.
▪ Ancoragem posteroanterior.	▪ Lesão condilar.
▪ Ancoragem semirrígida.	▪ Técnica cega.

Onishi, 1991[42]

Esse autor é um dos principais precursores da artroscopia em ATM. Em sua técnica já aborda, desde essa época, o uso de *laser* de alta potência (Nd-YAG) para tratar aderências e sinovites encontradas. Relata ainda

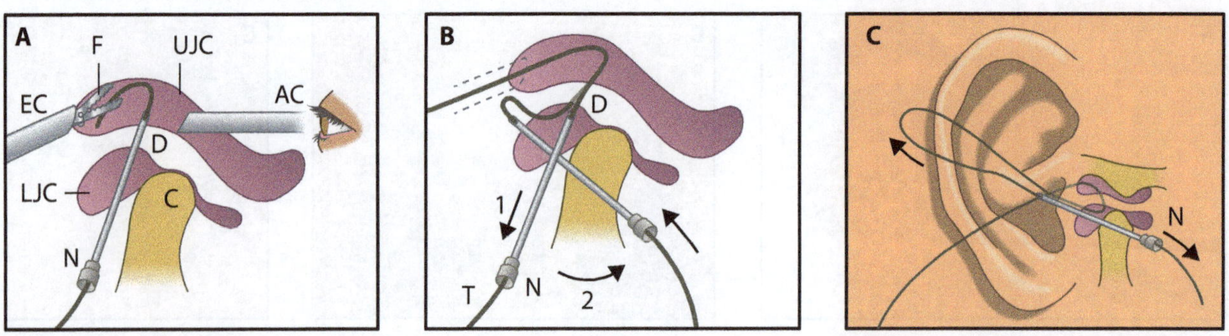

FIGURA 23 Técnica de Kondoh, 1993.

a retração da região de protuberância oblíqua após ablação com *laser*.

Utiliza uma agulha customizada de 21 cm (sendo metade desta o comprimento o cabo) que tem uma curvatura e um orifício de 1 mm próximo a sua ponta. A agulha é inserida na pele a 10-15 mm abaixo e à frente da eminência articular, e espera-se que atinja a cápsula articular em recesso anterior. Agora com observação artroscópica, a boca é mantida aberta e movimenta-se a agulha até que ela perfure o bordo posterior do disco e busque sair em região endaural. Com o "olho" da agulha exposto, o fio de nylon 3-0 é passado e a agulha retorna à câmara supradiscal. Desse ponto ela retorna à região endaural e é então realizada uma sutura com o disco devidamente posicionado. Outra sutura superficial é feita em pele, praticamente dentro do meato acústico interno (Quadro 9).

QUADRO 9 Onishi

Vantagem	Desvantagem
▪ Técnica simples.	▪ Lesão de conduto auditivo/ ouvido interno.
▪ Ancoragem posteroanterior.	▪ Lesão condilar.
▪ Ancoragem semirrígida.	▪ Técnica cega.
▪ Somente óptica e um instrumento.	▪ Recidiva.

McCainn, 1989[43]

O maior representante da técnica artroscópica em ATM norte-americana foi responsável pelo desenvolvimento de instrumentos específicos e equipamentos. Possui inúmeras publicações e já em 1989 preconizava sua técnica de discopexia via artroscópica.

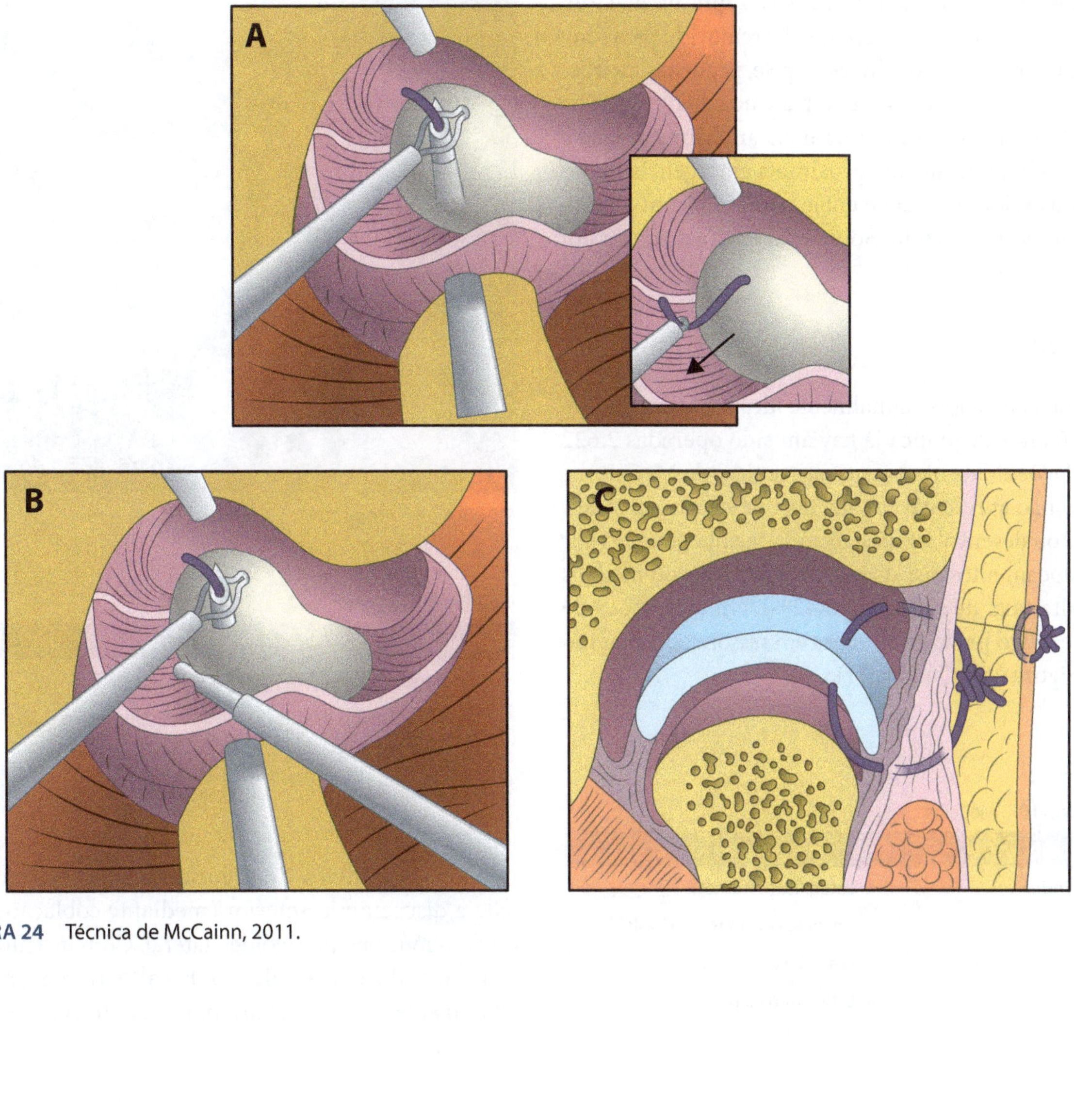

FIGURA 24 Técnica de McCainn, 2011.

Realizadas as entradas de primeiro e segundo portal, é realizada a miotomia, soltando a cápsula anterior do feixe superior do músculo pterigóideo lateral. Esse procedimento é realizado mediante coblação (radiofrequência). O autor menciona que nesse passo pode haver algum sangramento, e este pode ser tratado com *laser* ou eletrocautérios bipolares (nos casos de sangramento mais intenso). Com o disco podendo ser reduzido, o côndilo é trazido para a posição de boca aberta e o conjunto artroscópio/cânula de trabalho é levado ao recesso posterior. A zona retrodiscal é então cauterizada (coblação, *laser* ou bipolar), e isso causa uma retração cicatricial que manterá o disco reduzido.

Utilizando uma agulha 20 G com fio de poliéster trançado (Ethibond) passado em seu interior, esta é passada através da pele, buscando tocar o côndilo mandibular e atingir a câmara infradiscal, perfurando o disco de baixo para cima e chegando com a ponta em câmara supradiscal. Nesse momento é introduzido um instrumento captador de fio (Meniscus Mender II – Figura 24 e Quadro 10), até a câmara supradiscal. Com esse instrumento, o fio é capturado e removido para fora. Com duas extremidades livres na pele, pequenas incisões de 2-3 mm são realizadas, e com a ajuda de uma agulha semicircular o fio com saída mais anterior em face é levado subcutaneamente próximo à emergência do fio mais posterior. A sutura é então realizada, com o disco devidamente reduzido. Sobre esta é feita a sutura em pele.

Yang, 2012[44]

Essa técnica foi originalmente idealizada em 2001, e com 10 anos de prática já haviam sido operadas 2.622 articulações. Cita o autor que as técnicas de McCainn e Onishi não apresentavam alta taxa de sucesso, por isso ele tentou desenvolver uma técnica que pudesse corrigir os deslocamentos discais anteriores laterais ou mediais com alta taxa de sucesso (95,42%), em avaliações de curto e longo prazo observadas em ressonância magnética (Figura 25 e Quadro 11).

QUADRO 10 McCainn

Vantagem	Desvantagem
▪ Reproduzível.	▪ Lateralização. discal.
	▪ Ancoragem em tecido mole.
	▪ Lesão facial.
	▪ Depressão na pele.

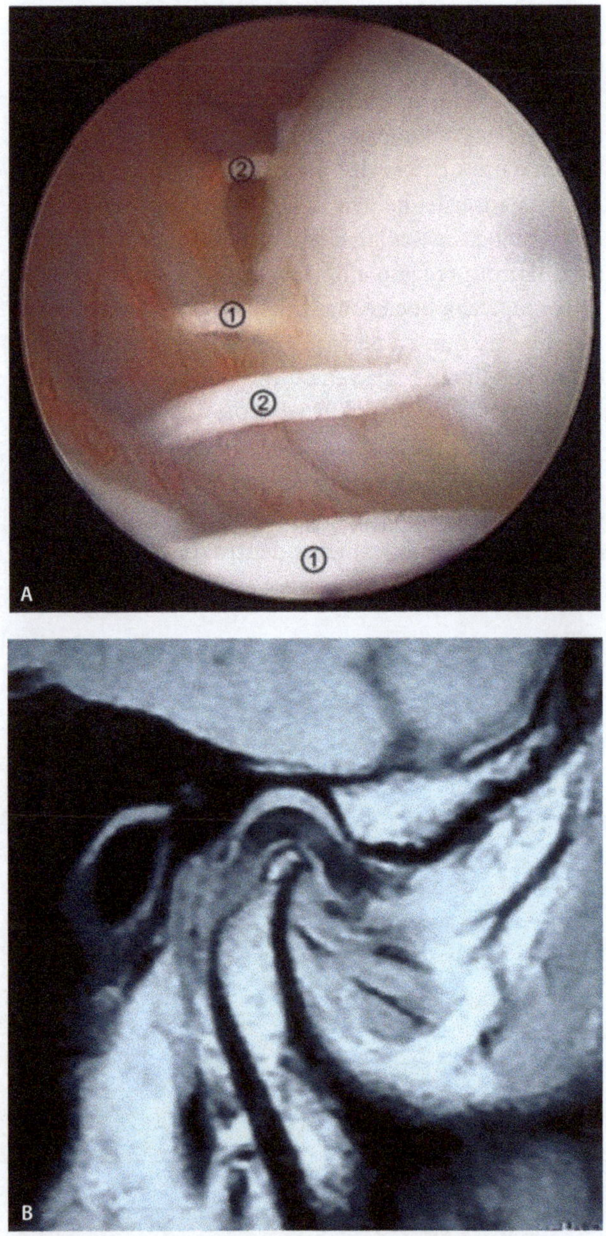

FIGURA 25 Yang, 2011.

QUADRO 11 Yang, 2012

Vantagem	Desvantagem
▪ Ancoragem dupla.	▪ Dificuldade técnica.
▪ Sentido anteroposterior.	▪ Uso de instrumentos específicos.
▪ Ancoragem semirrígida.	▪ Lesão facial.
▪ Estabilidade.	▪ Lesão de conduto auditivo.

Com o primeiro e o segundo portal realizados, é feita a discectomia anterior (mediante coblação), soltando o músculo pterigóideo lateral. Com instrumento rombo, realiza-se a redução discal para posterior. A 10 mm anterior ao primeiro portal um terceiro ponto é feito nessa região pré-auricular. Com uma agulha customizada de 12 G, é acessada a câmara supradiscal. Com visualização direta, essa agulha perfura a transição disco/região retrodiscal próximo à cápsula lateral, voltando a emergir do disco em uma região mais medial da câmara supradiscal (Figura 26). Nesse momento é realizado o portal endaural, por onde é introduzido um instrumento que vai laçar a ponta do fio de poliéster trançado. Esse fio é passado pela agulha que transfixou o disco e então capturado por esse laço e removido na região endaural.

Ainda nesse portal, após a remoção do laço, é introduzido um gancho, que busca agora remover a porção lateral do fio, removendo-o também em região endaural. A segunda sutura é realizada de forma semelhante, sendo localizada mais medialmente a essa primeira, buscando maior estabilidade. Os nós são então realizados, ficando subcutaneamente a pele do meato, que também é suturada.

Martin-Granizo, 2016[45]

A técnica de discopexia que usa parafusos transdiscais foi inicialmente descrita em 2011, por McCain e Hossameldin. Em 2014, Goizueta-Adame et al. publicaram o resultado do uso de pinos reabsorvíveis em 27 pacientes, mas sem mostrar estabilidade em exames de ressonância magnética. Esse trabalho demonstra melhora de dor, abertura bucal e estabilidade em controle de ressonância de até 1 ano e meio de seguimento. Como principal desvantagens temos a alteração oclusal imediata (pino em região de atrito), alto custo e imobilidade discal.

Com o primeiro e o segundo portais realizados, segue-se com miotomia/discectomia anterior com coblação e redução discal com instrumento de ponta romba. O disco é mantido sob redução e um terceiro portal, anterior e perpendicular ao primeiro, é realizado. Neste é introduzido um trocar com janela de visualização pró-

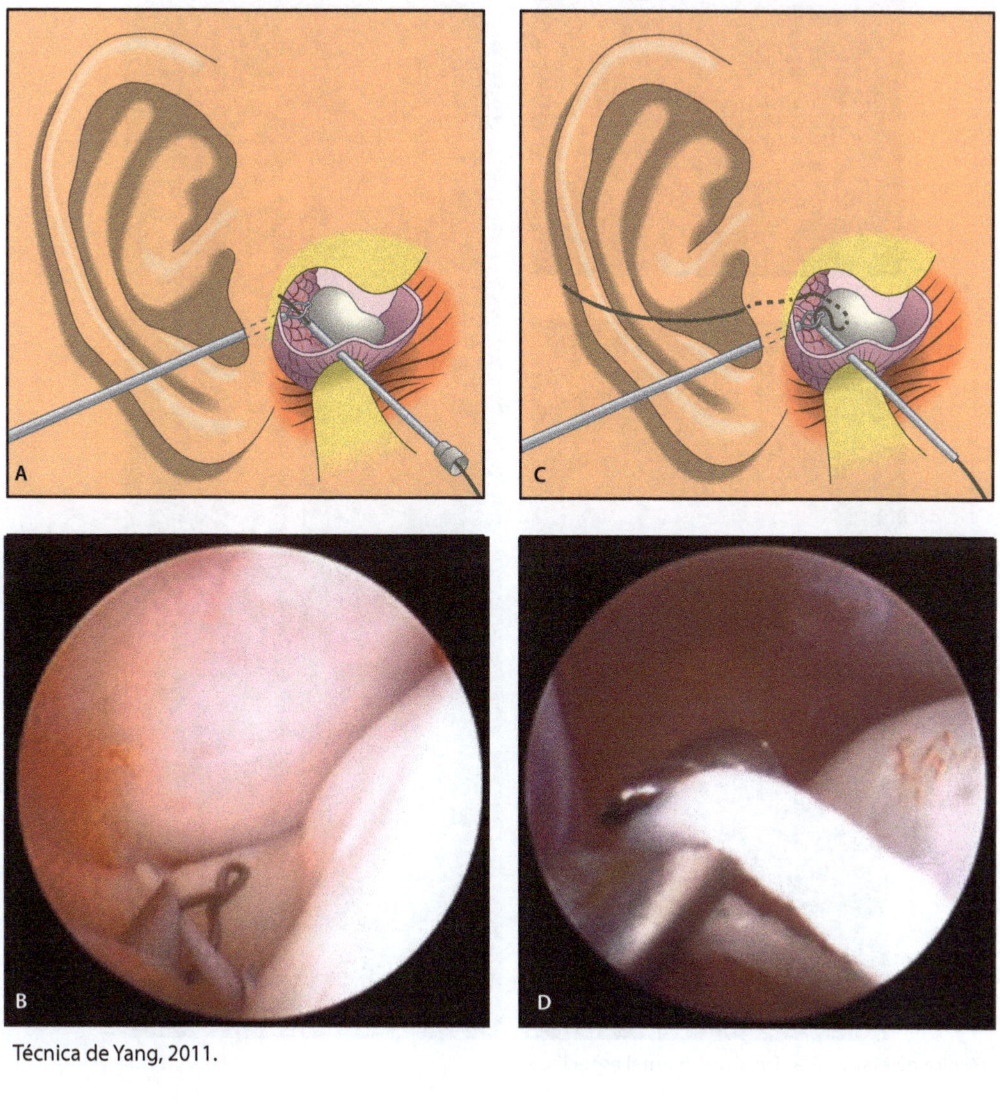

FIGURA 26 Técnica de Yang, 2011.

xima à extremidade. Por ela, com visualização direta, observa-se a perfuração do disco/côndilo até 20 mm de profundidade, com fresa e motor. A fresa é removida e o pino reabsorvível (copolímero de ácido poliláctico) é inserido por impacto (Figura 27 e Quadro 12).

Ono, 2017

Nossa técnica de discopexia via artroscópica vem se desenvolvendo e utilizando o que acreditamos ser o mais funcional e menos agressivo às estruturas da ATM. Acre-

QUADRO 12 Martin-Granizo

Vantagem	Desvantagem
▪ Ancoragem estável.	▪ Dificuldade técnica.
▪ Possibilita ressonância magnética pós-controle.	▪ Uso de parafusos reabsorvíveis.
	▪ Alto custo dos pinos.
	▪ Transdiscal.
	▪ Lesão condilar.
	▪ Alteração oclusal.
	▪ Imobilidade discal.

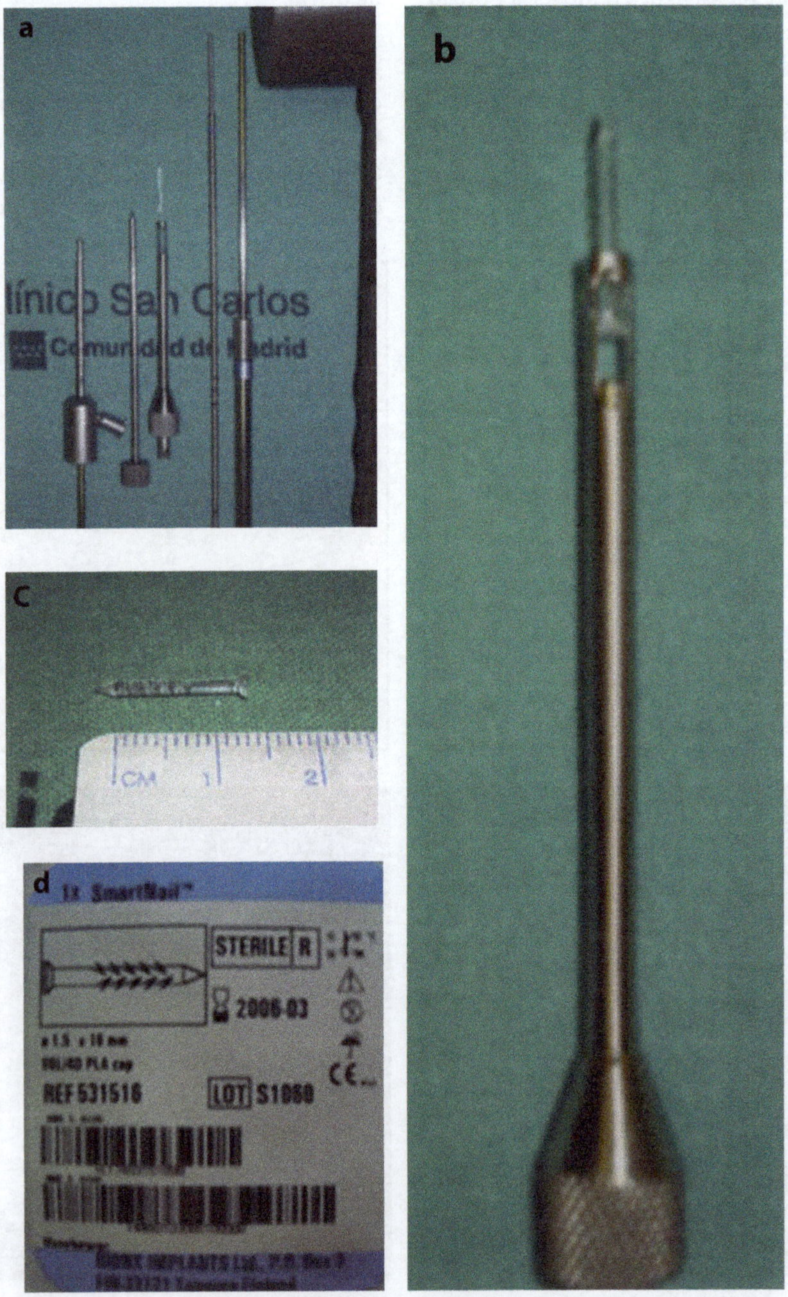

FIGURA 27 Técnica de Martín-Granizo. Instrumental específico.

ditamos que a grande vantagem da artroscopia seja a de preservar as estruturas internas, permitindo o retorno de uma fisiologia baseada na capacidade de homeostase (produção de líquido sinovial e reparo de fibrocartilagem), mesmo assim não deixando de intervir nos desarranjos internos.

Um dos detalhes que gostamos de frisar é o de que não realizamos a discectomia anterior em todos os casos. Acreditamos que o rompimento da cápsula possa gerar, sobretudo em pacientes com hiperexcursão, a chance de causar atrito côndilo/teto a longo prazo.

A redução discal é realizada, como na maioria das técnicas, usando o instrumento rombo reto apreendendo o disco sobre o côndilo. Nos casos em que mecanicamente isso não é possível, realizamos a discectomia com coblação. Somente a evitamos em casos de hiperexcursão condilar e zona retrodiscal muito espessa (observada previamente em ressonância magnética), esta última considerada por nós um fator de recidiva.

Com a coblação recentemente adicionada ao rol de procedimentos da Agência Nacional de Saúde Suplementar (2018), estamos tendo a experiência de observar retração cicatricial na região de transição retrodiscal, buscando não somente a retração propriamente dita, mas também uma região reforçada (fibrosa) onde será passado o fio de plicatura discal.

Inicialmente utilizamos agulha 18 G com fio de poliéster 2-0 transpassado, que é colocada imediatamente anterior ao primeiro portal. Essa agulha deve imediatamente ser observada em câmara supradiscal pois, evitamos que haja contato e danos em superfície condilar. Essa agulha é passada em região de transição retrodiscal e próxima à cápsula lateral, emergindo novamente em região mais medial, também de região de transição. Nesse momento o portal endaural é realizado e por este é passada uma pinça *grasper* (fórceps), que capta a ponta do fio e a retira para região endaural. É realizado o recuo da agulha 18 G, que expõe a porção de entrada do fio no disco articular. Esse fio também é apreendido pelo Grasper e removido para a região endaural. Com visualização direta, observamos a redução discal, tracionando os dois fios emergentes e movimentando a boca. Quando o disco se encontra bem posicionado, realizamos a sutura, que ficará próxima à cartilagem do trágus e subcutânea. Outra sutura é feita em pele, dento do meato auditivo externo.

Essa é uma variação de técnica com instrumentos a que todos temos acesso no centro cirúrgico.

Em outra variação de técnica, utilizamos uma agulha longa e curva customizada com cabo (Figuras 28 a 33). Nessa situação inserimos a agulha, buscando visualização direta em recesso posterior. Buscamos a mesma zona de transição (tratada ou não por coblação), próxima à protuberância oblíqua, e a transfixamos com a agulha. Com essa zona apreendida, direcionamos a ponta da agulha para o portal endaural, realizamos uma pequena incisão na parte interna do trágus, de 1-2 mm, e expomos a ponta da agulha. Por dentro do instrumento é passado o fio de poliéster 2-0, que já fica com uma ponta em região endaural. Recuamos a agulha ao recesso posterior, recuamos da zona retrodiscal e a redirecionamos novamente ao portal endaural. O fio é então capturado com a ajuda de pinça hemostática e a agulha é removida cuidadosamente. Conferimos com visão direta a redução discal e realizamos a sutura subcutânea e de pele (Quadro 13).

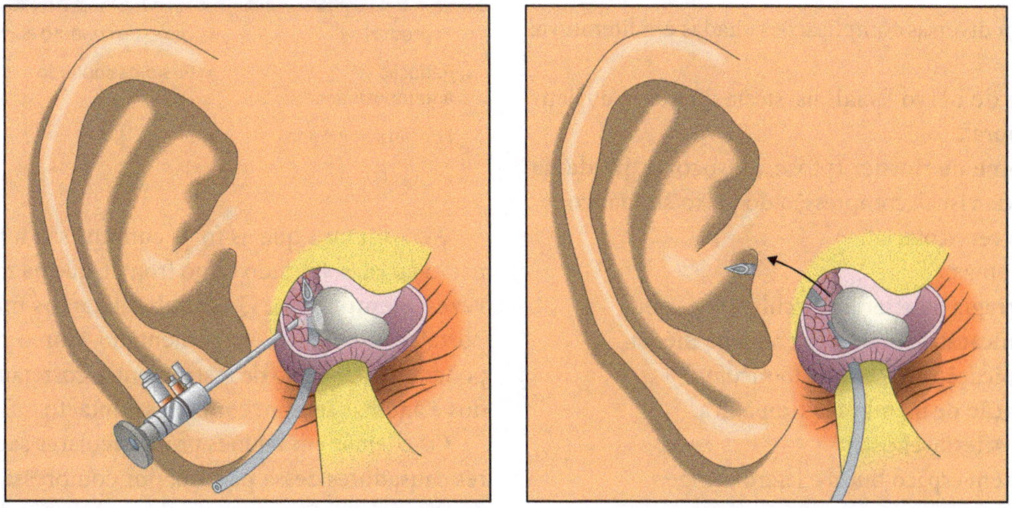

FIGURA 28 Técnica de Ono.

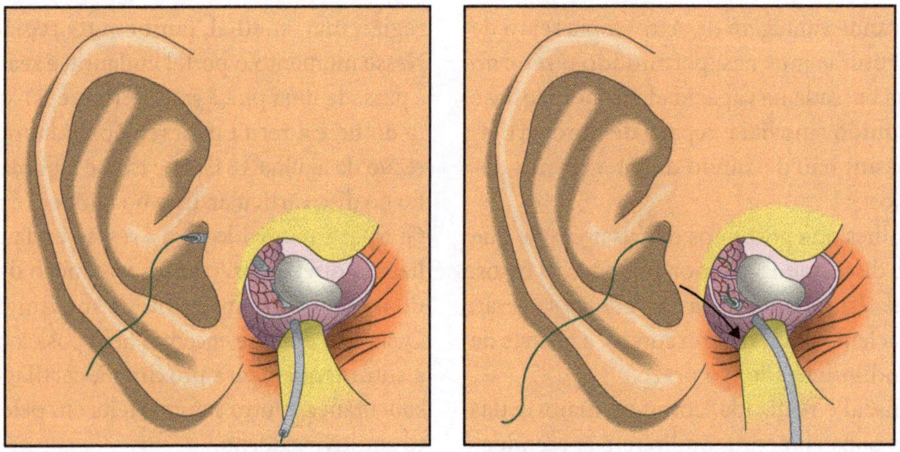

FIGURA 29 Técnica de Ono.

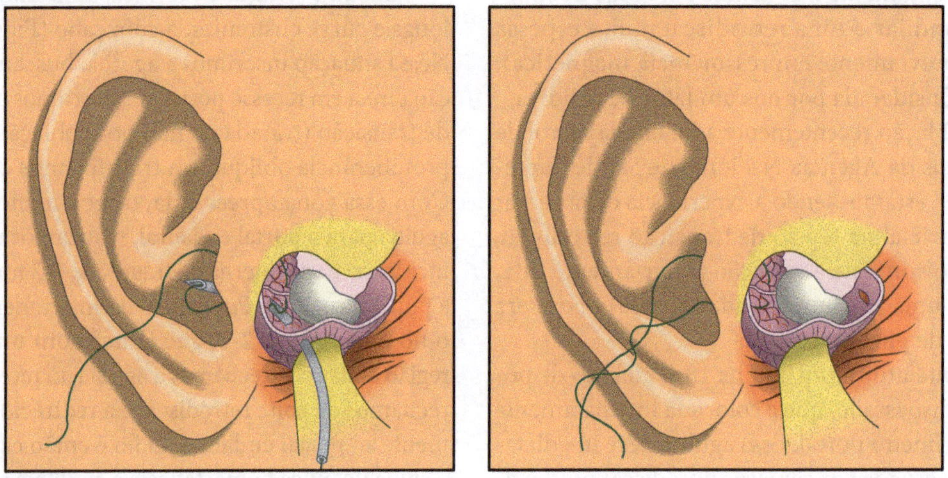

FIGURA 30 Técnica de Ono.

COMPLICAÇÕES

Existem diversas complicações citadas em literatura:

- Paresia do nervo facial/disestesia do nervo auriculotemporal.
- Síndrome de Horner (ptose, anisocoria, perda da acuidade visual, compressão do plexo simpático).
- Edema cervicofacial.
- Hematomas.
- Hemorragia da artéria auricular posterior.
- Comunicação com a fossa craniana média.
- Comunicação com o ouvido médio.
- Perfuração de membrana timpânica.
- Fístula arteriovenosa.
- Edema em espaço bucal e laterofaríngeo.
- Vertigem.

QUADRO 13 Técnica mista (Ono)

Vantagem	Desvantagem
▪ Reproduzível.	▪ Lesão de conduto auditivo.
▪ Redução anteroposterior.	▪ Custo da coblação.
▪ Fixação semirrígida.	

Acreditamos que as mais comuns são a paresia do nervo facial, sobretudo ramo frontal, que na maioria das vezes é temporária. Quando realizamos mais de um portal, o risco é sempre aumentado. Como prevenção, podemos citar o uso de instrumentos corretamente afiados e agulhas sempre com o bisel intacto.

Os edemas em regiões pré-auriculares são os maiores causadores dessa paresia, por compressão do feixe nervoso. A vantagem é que ela na maioria das vezes é reversível em alguns dias. Quando a drenagem não é eficiente, o líquido de irrigação extravasa, através da cápsula, para os tecidos adjacentes. Acreditamos que a solução de ringer lactato tenha ainda a vantagem de ser reabsorvida rapidamente no tecido subcutâneo, propiciando uma rápida regressão de edema. As hemorragias da artéria temporal superficial podem ser importantes, mas geralmente cessam com compressão local e não inviabilizam o procedimento.

A comunicação com fossa craniana média tem sido motivo de estudos anatômicos, nos quais é verificada a possibilidade de fissuras preexistentes no teto da cavidade glenoide. Os exames prévios com tomografia seriam os mais indicados na prevenção desses casos, contraindicando o procedimento videoartroscópico. Os trabalhos

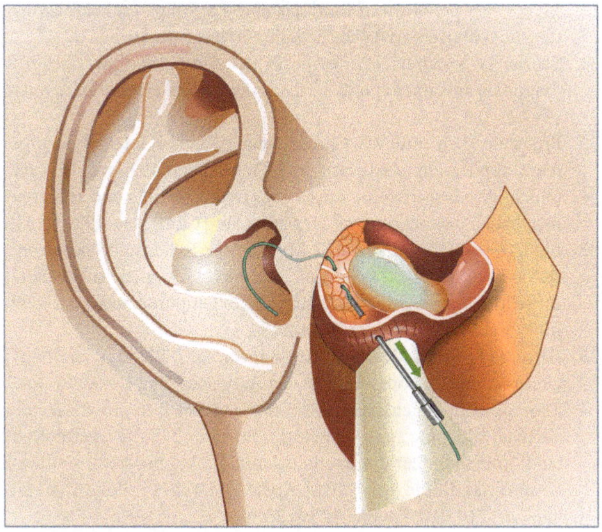

FIGURA 31 Passagem da agulha com fio em região de transição (tecido retrodiscal).

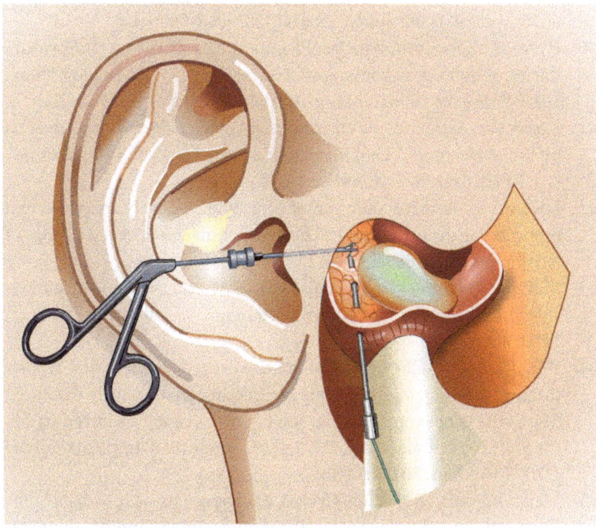

FIGURA 32 Pinça grasper, em portal endaural, utilizada para capturar o fio na região medial do recesso posterior.

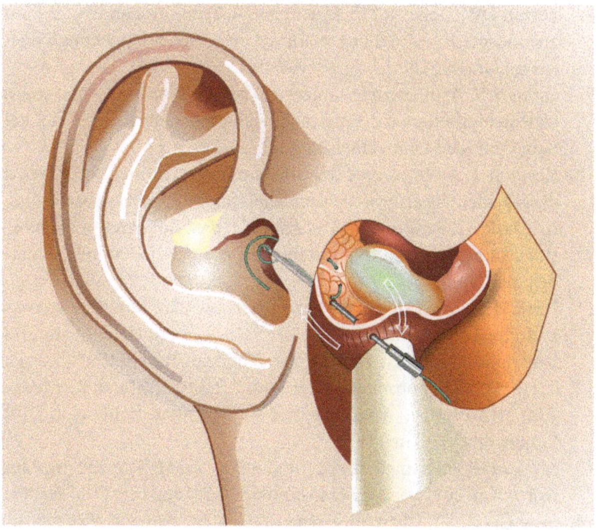

FIGURA 33 Recuo da agulha e passagem direta para o portal endaural.

que relatam essa comunicação citam o rápido reestabelecimento da dura-máter com repouso de alguns dias.

Os problemas com o ouvido podem estar associados ao coágulo no interior do canal, manobras indevidas de acesso ou acidentes operatórios. A perfuração de membrana timpânica na maioria das vezes também tem fechamento espontâneo. O extravasamento de líquido em membrana sinovial medial pode levar ao edema em espaço bucal ou laterofaríngeo.

Sempre que terminamos um procedimento, realizamos oroscopia para avaliar esses edemas e às vezes solicitamos retardo de extubação para proteção de vias aéreas. Os problemas de vertigem parecem estar associados a fatores previamente observados por exame otorrinolaringológico, por isso essa avaliação está sempre indicada antes do procedimento. O acesso endaural pode causar lesão no conduto auditivo externo, portanto indicamos cuidado na sutura, limpeza e drenagem de canal.

REFERÊNCIAS BIBLIOGRÁFICAS

1. Ohnishi M. Arthroscopy of the temporomandibular joint. J Stomatol Soc Jpn. 1975;42:207-13.
2. Hilsabech RB, Laskin DM. Arthroscopy of the rabbit temporomandibular joint. Int J Oral Maxillofac Surg. 1978;36:938.
3. Murakami K, Hoshino K. Regional anatomical nomenclature and arthroscopic terminology in human temporomandibular. Okajimas Folia Anat Jpn. 1982;58:745.
4. Holmlund A, Hellsing G. Arthroscopy of the temporomandibular joint: an autopsy study. Int J Oral Maxillofac Surg. 1985;14:169.
5. McCain J. Arthroscopy of the human temporomandibular joint. J Oral Maxillofac Surg. 1988;46:648.
6. Sanders B. Arthroscopic surgery of temporo mandibular joint: treatment of internal derangement with persistent closed lock. Oral Surg. 1986;62:361.
7. Murakami K, Ono T. TMJ Arthroscopy by inferolateral approach. Int J Oral Maxillofac Surg. 1986;15:410.

8. Nitzan DW, Dolwick MF, Martinez GA. Temporomandibular joint arthrocentesis: a simplified treatment for severe, limited mouth opening. J Oral Maxillofac Surg. 1991;49(11):1163-70.
9. Sanders B. Arthroscopic surgery of the temporomandibular joint: treatment of internal derangement with persistent closed lock. Oral Surg Oral Med Oral Pathol. 1986;62:361-72.
10. Kondoh T. Arthroscopic traction suturing: treatment of internal derangement by arthroscopic repositioning and suturing of the disc. In: Clark GT, Sanders B, Bertolami CN (eds.). Advances in diagnostic and surgical arthroscopy of the temporomandibular joint. Philadelphia: Saunders; 1993.
11. Israel H. Arthroscopy of the temporomandibular joint. In: Peterson LJ, Indresano AT, Marciani R, Roser SM (eds.). Principles of oral and maxillofacial surgery. Philadelphia: Lippincot-Raven; 1997.
12. Tarro AW. Temporomandibular joint Surgery. In: Tarro AW (ed.). TMJ arthroscopy: diagnostic and surgical atlas. Philadelphia: JB Lippincott Company; 1993.
13. McCain JP, Hossameldin RH. Joint. Atlas Oral Maxillofac Surg Clin North Am. 2011 Sep;19(2):145-67. doi: 10.1016/j.cxom.2011.06.001.
14. Yang C, Cai XY, Chen MJ, Zhang SY. New arthroscopic disc repositioning and suturing technique for treating an anteriorly displaced disc of the temporomandibular joint: part I. Technique introduction. Int J Oral Maxillofac Surg. 2012 Sep;41(9):1058-63.
15. Zhang SY, Liu XM, Yang C, Cai XY, Chen MJ, Haddad MS, et al. New arthroscopic disc repositioning and suturing technique for treating internal derangement of the temporomandibular joint: part II. Magnetic resonance imaging evaluation. J Oral Maxillofac Surg. 2010 Aug;68(8):1813-7.
16. Martín-Granizo R, Millón-Cruz A. Discopexy using resorbable pins in temporomandibular joint arthroscopy: clinical and magnetic resonance imaging medium-term results. J Craniomaxillofac Surg. 2016 Apr;44(4):479-86.
17. Sanders B. Arthroscopic surgery of the temporomandibular joint: treatment of internal derangement with persistent closed lock. Oral Surg Oral Med Oral Pathol. 1986;62:361-72.
18. González-García R, Rodríguez-Campo FJ. Arthroscopic lysis and lavage versus operative arthroscopy in the outcome of temporomandibular joint internal derangement: a comparative study based on Wilkes stages. J Oral Maxillofac Surg. 2011 Oct;69(10):2513-24. doi:10.1016/j.joms.2011.05.027.
19. Cai XY, Yang C, Chen MJ, Jiang B, Yun B, Fang B. Arthroscopic management of intra-articular pigmented villonodular synovitis of temporomandibular joint. Int J Oral Maxillofac Surg. 2011;40:150-4.
20. Granizo RM. Revista Maxillaris Julio 2014;(93-104) x. Katzberg RW, Westesson PL, Tallents RH, Drake CM. Anatomic disorders of the temporomandibular joint disc in asymptomatic subjects. J Oral Maxillofac Surg. 1996;54:147-53.
21. McCain JP. Principles and practice of temporomandibular joint arthroscopy. Ed. Mosby Year Book, Inc., 1996.
22. Israel HA, Langevin CJ, Singer MD, Behrman DA. The relationship between temporomandibular joint synovitis and adhesions: pathogenic mechanisms and clinical implications for surgical management. J Oral Maxillofac Surg. 2006;64:1066-74.
23. Murakami K, Segami N, Moriya Y, Iizuka T. Correlation between pain and dysfunction and intra-articular adhesions in patients with internal derangement of the temporomandibular joint. J Oral Maxillofac Surg. 1992;50:705-8.
24. Zhang SY, Liu X, Yang C, Cai X, Chen M, et al. Intra-articular adhesions of the temporomandibular joint: relation bet- ween arthroscopic findings and clinical symptoms. BMC Musculoskeletal Disorders. 2009;10:70.
25. Zhang SY, Yang C, Chen M, Liu X, Feng Z, Cai X, et al. Histologic study of adhesions in the upper joint compartment of the temporomandibular joint. J Oral Maxillofac Surg. 2009;67:1184-90.
26. De Bont LGM. Osteoarthrosis and internal derangement of the TMJ: a light microscopic study. J Oral Maxillofac Surg Clin North Am. 1989;44:634.
27. Petito AR, Bennett J, Assael LA, Carlotti AE. Synovial condromatosis of the temporomandibular joint: varying presentation in 4 cases. Oral Surg Oral Med Oral Pathol Oral Radiol Endod. 2000;90:758-64.
28. Cai XY, Yang C, Chen MJ, Jiang B, Zhou Q, Jin JM, et al. Arthroscopic management for synovial chondromatosis of the temporomandibular joint: a retrospective review of 33 cases. J Oral Maxillofac Surg. 2012;70:2106-13.
29. Dijkgraaf LC, Spijkkervet FKL, de Bont LGM. Arthroscopic findings in osteoarthritic temporomandibular joints. J Oral Maxillofac Surg. 1999;57:255.
30. Lin W, Zhang W, Zhang J, Hu J, Zhu S. Self-repair capability of surgically created incisions in TMJ disc: an experimental study on goats. J Craniomaxillofac Surg. 2014.
31. Wallace DW, Laskin DM. Healing of surgical incisions in the disc and retrodiscal tissue of the rabbit temporomandibular joint. J Oral Maxillofac Surg. 1986;44:965.
32. Liu XM, Zhang SY, Yang C, Chen MJ, Cai XY, Haddad MS, et al. Correlation between disc displacements and locations of disc perforation in the temporomandibular joint. Dentomaxillofac Radiol. 2010;39:149.
33. Ribeiro RF, Tallents RH, Katzberg RW, Murphy WC, Moss ME, Magalhães AC et al. The prevalence of disc displacement in symptomatic and asymptomatic volunteers aged 6 to 25 years. J Orofac Pain. 1997;11:37-47.
34. Santler G, KarcherH, Simbrunner JM, Rimagingofthe TMJ. MR diagnosis and intraoperative findings. J Craniomaxillofac Surg. 1993;21:284.
35. Bronstein SL, Merrill RG. Clinical staging for TMJ internal derangement: application to arthroscopy. J Craniomandib Disord. 1992;6:7.
36. Onishi, M. Arthroscopic surgery for hypermobility and recurrent mandibular dislocation. Oral Maxillofac Surg Clin N Am. 1989;1(153).
37. Liu XW, Hu J, Man C, Zhang B, Ma Y-Q, Zhu S-S. Insulin-like growth factor-1 suspended in hyaluronan improves cartilage and subchondral cancellous bone repair in osteoarthritis of temporomandibular joint. Int J Oral Maxillofac Surg. 2011;2:184.
38. Fernández-Ferro M, Fernández-Sanromán J, Blanco-Carrión A, Costas-López A, López-Betancourt A, Arenaz-Bua J, et al. Comparison of intra-articular injection of plasma rich in growth factors versus hyaluronic acid following arthroscopy in the treatment of temporomandibular dysfunction: a randomised prospective study. J Craniomaxillofac Surg. 2017 Apr;45(4):449-54. doi:10.1016/j.jcms.2017.01.010. Epub 2017 Jan 25.
39. de Souza Tesch R, Takamori ER, Menezes K, Carias RBV, Dutra CLM, de Freitas Aguiar M, et al. Temporomandibular joint regeneration: proposal of a novel treatment for condylar resorption after orthognathic surgery using transplantation of autologous nasal septum chondrocytes, and the first human case report. Stem Cell Res Ther. 2018 Apr 7;9(1):94. doi:10.1186/s13287-018-0806-4.
40. Israel HA. Technique for replacement of a discal traction suture during temporomandibular joint arthroscopy. J Oral Maxillofac Surg. 1989;47:311. http://dx.doi.org/ 10.1016/0278-2391(89)90240-1.
41. Tarro AW. Arthroscopic treatment of anterior disc displacement: a preliminary report. J Oral Maxillofac Surg. 1989;47:353. http://dx.doi.org/10.1016/0278-2391(89) 90336-4.
42. Ohnishi M. Arthroscopic surgery for hypermobility and recurrent mandibular dislocation. Oral and Maxihofacial Surgery Clinics of North America. 1989;1:154-63.
43. McCain JP, Podrasky AE, Zabiegalski NAJ. Arthroscopic disc repositioning and suturing: a preliminary report. J Oral Maxillofac Surg. 1989;50:469.
44. Yang C, Cai XY, Chen MJ, Zhang SY. New arthroscopic disc repositioning and suturing technique for treating an anteriorly displaced disc of the temporomandibular joint: part I. Technique introduction. Int J Oral Maxillofac Surg. 2012;41(9):1058e1063. http://dx.doi.org/10.1016/j.ijom.2012.05.025.
45. Martín-Granizo R, Millon-Cruz A. Discopexy using resorbable pins in temporomandibular joint arthroscopy: clinical and magnetic resonance imaging medium-term results. Journal of Cranio-Maxillo-Facial Surgery. 2016. http://dx.doi.org/10.1016/ j.jcms.2016.01.007.

Índice remissivo